Medicina Interna

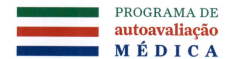
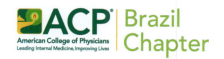

Medicina Interna

Atualização avançada em Clínica Médica do American College of Physicians

ACP | MKSAP 17

American College
of Physicians

Título original em inglês: *General Internal Medicine – MKSAP17*

Publicado originalmente nos EUA pelo American College of Physicians, Philadelphia, PA. Copyright © 2015. Todos os direitos reservados.
Publicado no Brasil, em língua portuguesa, pela Editora Manole por meio de acordo com o American College of Physicians. Esta obra contempla as atualizações de 2016 e 2017 publicadas pelo ACP.

Esta edição possui autorização para ser distribuída em âmbito mundial.

Esta publicação foi realizada pela Editora Manole, a qual detém total responsabilidade por sua acurácia.
O American College of Physicians, Inc., não se responsabiliza pela acurácia desta tradução ou reprodução, resultantes da versão original desta publicação, assim como se exime de quaisquer erros de tradução ou reprodução.

Este livro contempla as regras do Acordo Ortográfico da Língua Portuguesa.

Editora-gestora: Sônia Midori Fujiyoshi
Editora de traduções: Denise Yumi Chinem
Produção editorial: Cláudia Lahr Tetzlaff

Tradução: Fernando Gomes do Nascimento (p. 138 até a p. 296)
Luiz Euclydes Frazão Filho (p. 38 até a p. 138)
Soraya Imon de Oliveira (pré-textual até a p. 38)

Revisão científica: ver lista de profissionais na p. viii
Revisão de tradução e revisão de prova: Depto. editorial da Editora Manole
Diagramação: Elisabete Nagahama
Capa: Daniel Justi

Dados Internacionais de Catalogação na Publicação (CIP)
(Câmara Brasileira do Livro, SP, Brasil)

Medicina interna : programa de autoavaliação médica / American College of Physicians ; [tradução Fernando Gomes do Nascimento, Soraya Imon de Oliveira e Luiz Euclydes Frazão Filho]. -- 17. ed. -- Barueri : Editora Manole, 2018.

Título original: General Internal Medicine
Bibliografia
ISBN 978-85-204-5387-2

1. Clínica médica 2. Medicina interna I. American College of Physicians.

17-09353   CDD-610
     NLM WB-100

Índices para catálogo sistemático:
1. Medicina interna 610

Nenhuma parte deste livro poderá ser reproduzida, por qualquer processo, sem a permissão expressa dos editores. É proibida a reprodução por xerox.
A Editora Manole é filiada à ABDR – Associação Brasileira de Direitos Reprográficos.

1ª edição brasileira: 2018

Editora Manole Ltda.
Av. Ceci, 672 – Tamboré
06460-120 – Barueri – SP
Tel.: (11) 4196-6000
www.manole.com.br | info@manole.com.br

Impresso no Brasil | *Printed in Brazil*

Bem-vindo ao volume dedicado à Medicina Interna do programa MKSAP17

Nesta obra, o médico encontrará informação atualizada sobre os seguintes tópicos: assistência de rotina ao paciente saudável; melhora da qualidade e segurança do paciente; profissionalismo e ética; cuidados paliativos; sintomas comuns – incluindo dor crônica, tosse, tontura e insônia; dor musculoesquelética; dislipidemia; obesidade; saúde do homem e da mulher; distúrbios de olhos, ouvidos, nariz, boca e garganta; saúde mental e comportamental; medicina geriátrica; medicina perioperatória; e diversos outros desafios clínicos. Todos estes tópicos enfocam exclusivamente as necessidades do médico internista/clínico geral.

A publicação da 17ª edição do *Medical Knowledge Self-Assessment Program* (MKSAP – Programa de autoavaliação médica) representa quase meio século como fonte de conhecimento considerada padrão-ouro na Medicina Interna. Além disso, marca sua evolução em um sistema de aprendizagem inovador, para melhor atender às necessidades educacionais em constante mudança e diferentes estilos de aprendizagem.

O conteúdo essencial do programa MKSAP foi desenvolvido como nas edições anteriores – informação essencial, atualizada, sobre diversos tópicos da Medicina Interna, elaborado por diversos dos mais respeitados especialistas, e norteado por exigências relacionadas ao processo de certificação e revalidação de título, pelo conhecimento científico emergente e também pelo *feedback* de usuários. O programa completo do MKSAP17 [disponível nos EUA] apresenta 1.200 questões de múltipla escolha totalmente novas, validadas e revisadas por pares, destinadas a autoavaliação e estudo. Dentre as quais, 168 referem-se à Medicina interna. O programa continua a apresentar as recomendações de *High Value Care* (HVC – cuidado em saúde baseado em valor), atreladas ao conceito de equilibrar o benefício clínico com seus custos e prejuízos. Além disso, os pontos-chave de HVC estão destacados em vermelho no texto. Há também destacado no texto (em azul) o conteúdo focado no médico hospitalista, abordando diretamente as necessidades educacionais dos clínicos que atuam no contexto hospitalar.

Esperamos que você aproveite o MKSAP17 e que ele atenda e até supere suas necessidades pessoais de aprendizado.

Em nome dos diversos internistas que dedicaram seu tempo e conhecimento para criar o conteúdo do MKSAP17, bem como da equipe editorial que trabalhou para levar este material até você da melhor forma possível, nos sentimos honrados pela sua escolha de fazer uso do MKSAP17 e apreciaremos quaisquer comentários que queira fazer acerca do programa. Sinta-se à vontade para nos enviar críticas, sugestões e comentários [em inglês] para mksap_editors@acponline.org.

Atenciosamente,

Philip A. Masters, MD, FACP
Editor-in-Chief
Senior Physician Educator
Director, Clinical Content Development
Medical Education Division
American College of Physicians

A Medicina é uma área do conhecimento em constante evolução. Os protocolos de segurança devem ser seguidos, porém novas pesquisas e testes clínicos podem merecer análises e revisões. Alterações em tratamentos medicamentosos ou decorrentes de procedimentos tornam-se necessárias e adequadas. Os leitores são aconselhados a conferir as informações sobre produtos fornecidas pelo fabricante de cada medicamento a ser administrado, verificando a dose recomendada, o modo e a duração da administração, bem como as contra-indicações e os efeitos adversos. É responsabilidade do médico, com base na sua experiência e no conhecimento do paciente, determinar as dosagens e o melhor tratamento aplicável a cada situação. Os autores e os editores eximem-se da responsabilidade por quaisquer erros ou omissões ou por quaisquer consequências decorrentes da aplicação das informações presentes nesta obra.

Durante o processo de edição desta obra, foram empregados todos os esforços para garantir a autorização das imagens aqui reproduzidas. Caso algum autor sinta-se prejudicado, favor entrar em contato com a editora.

Medicina Interna

Comitê

Karen F. Mauck, MD, MSc, FACP, Section Editor[2]
Associate Professor of Medicine
Firm Chief, Internal Medicine Residency Program
Consultant and Chair of Faculty Development
Division of General Internal Medicine
Mayo Clinic
Rochester, Minnesota

Jack Ende, MD, MACP, Associate Editor[1]
The Schaeffer Professor of Medicine
Perelman School of Medicine at the University of Pennsylvania
Philadelphia, Pennsylvania

Thomas J. Beckman, MD, FACP[2]
Professor of Medicine and Medical Education
Associate Director, Internal Medicine Residency Program
Consultant and Chair for Education
Division of General Internal Medicine
Mayo Clinic
Rochester, Minnesota

Molly A. Feely, MD, FACP[1]
Assistant Professor of Medicine
Consultant, Division of General Internal Medicine, Section of Palliative Medicine
Program Director, Hospice Palliative Medicine Fellowship
Mayo Clinic
Rochester, Minnesota

Rosanne Granieri, MD, FACP[1]
Professor of Medicine
Division of General Internal Medicine
Department of Medicine
University of Pittsburgh School of Medicine
Pittsburgh, Pennsylvania

Scott Herrle, MD, MS, FACP[1]
Assistant Professor of Medicine
Division of General Internal Medicine
Department of Medicine
University of Pittsburgh School of Medicine
Veterans Affairs Pittsburgh Healthcare System
Pittsburgh, Pennsylvania

Wendy S. Klein, MD, MACP[2]
Associate Professor Emeritus of Medicine, Obstetrics and Gynecology
Department of Internal Medicine
Virginia Commonwealth University School of Medicine
Richmond, Virginia

Paul S. Mueller, MD, MPH, FACP[2]
Professor of Medicine and Professor of Biomedical Ethics
Consultant and Chair
Division of General Internal Medicine
Mayo Clinic
Rochester, Minnesota

Kurt J. Pfeifer, MD, FACP[1]
Professor of Medicine
Division of General Internal Medicine
Department of Medicine
Medical College of Wisconsin
Milwaukee, Wisconsin

Amy Tu Wang, MD, FACP[2]
Assistant Professor of Medicine
Division of General Internal Medicine
Harbor-UCLA Medical Center
Torrance, California

Christopher M. Wittich, MD, PharmD, FACP[1]
Associate Professor of Medicine
Associate Director, Internal Medicine Residency Program
Consultant and Practice Chair
Division of General Internal Medicine
Mayo Clinic
Rochester, Minnesota

Editor-chefe

Philip A. Masters, MD, FACP[1]
Senior Physician Educator
Director, Clinical Content Development
American College of Physicians
Philadelphia, Pennsylvania

Diretor de desenvolvimento do programa clínico

Cynthia D. Smith, MD, FACP[2]
American College of Physicians
Philadelphia, Pennsylvania

Editor da edição brasileira

Henrique Grunspun, MD, FACP
Médico internista
Governador do Capítulo Brasileiro do American College of Physicians
Ex-presidente da Comissão de Bioética do Hospital Israelita Albert Einstein

Revisores científicos da edição norte-americana

Leslie F. Blum, MD, FACP[1]; Ravi Gupta, MD, FACP[1]; Kouta Ito, MD, MS, FACP[1]; Richard J. Lin, MD, PhD, FACP[1]; Lia Logio, MD, FACP[1]; George Moxley, MD[2]; Steven Ricanati, MD, FACP[1]; Adrian Sequeira, MD, FACP[2]; Susan Wolver, MD, FACP[1].

Revisores científicos da edição brasileira

Chin An Lin
Formado pela Faculdade de Medicina da Universidade de São Paulo (USP). Título de Especialista em Clínica Médica-Medicina Interna pela Associação Médica Brasileira (AMB). Professor Colaborador do Departamento de Clínica Médica da Faculdade de Medicina da USP. Médico Assistente-doutor da Clínica Geral do Hospital das Clínicas da Faculdade de Medicina da USP. Coordenador dos Ambulatórios da Clínica Geral do Hospital das Clínicas da Faculdade de Medicina da Universidade de São Paulo (HCFMUSP). Presidente do Comitê de Bioética da Diretoria Clínica do HCFMUSP. Vice-Supervisor do Programa de Residência Médica em Clínica Médica da FMUSP. Um dos Coordenadores do Núcleo de Medicina Integrativa do Departamento de Clínica Médica da FMUSP
Tópico revisado: Sintomas comuns

Claudio Reingenheim
Pediatra, médico da unidade neonatal do Hospital Israelita Albert Einstein, membro da Comissão de Bioética do Hospital Israelita Albert Einstein, professor convidado do Eixo de Humanidades do Curso de Medicina da Faculdade Israelita Ciências da Saúde Albert Einstein
Tópico revisado: Profissionalismo e ética

Fabio Grunspun Pitta
Graduação em Medicina pela Faculdade de Medicina da Universidade de São Paulo (USP)
Cardiologista pelo Instituto do Coração do Hospital das Clínicas da Faculdade de Medicina da Universidade de São Paulo
Tópico revisado: Medicina perioperatória

Fernando Korkes
Médico urologista do Hospital Israelita Albert Einstein
Doutor em Oncologia e Fellow em Urologia Minimamente Invasiva e Robótica de Harvard
Tópico revisado: Saúde do homem

Flavia Sasaya Camiz
Graduação e residência em Clínica Médica pela Faculdade de Medicina da Universidade de São Paulo (USP)
Médico hospitalista do Hospital Sírio Libanês e membro ativo do American College of Physicians
Tópico revisado: Obesidade

Ivan Mario Braun
Psiquiatra
Mestre e doutor em Medicina pela Faculdade de Medicina da Universidade de São Paulo (USP)
Tópico revisado: Saúde mental e comportamental

Jaime Roizenblatt
Postdoctoral Fellow, Jules Stein Eye Institute, UCLA School of Medicine, EUA, 1978-1979. Médico Voluntário da Clínica Oftalmológica do Hospital das Clínicas da Universidade de São Paulo (USP) 1979-1984. Médico Assistente Doutor da Clínica Oftalmológica do Hospital das Clínicas da USP, 1984-2006. American Academy of Ophthalmology International Member. Especialista em Oftalmologia pela Associação Médica Brasileira (AMB). Diretor da Roizenblatt Médicos Associados
Tópico revisado: Distúrbios oculares

Jamal Azzam
Formado pela Faculdade de Medicina da Universidade de São Paulo (USP)
Especialista em Otorrinolaringologia pelo Hospital das Clínicas da Faculdade de Medicina da USP
Mestrando em Gestão para Competitividade na Fundação Getúlio Vargas - FGV/SP
Tópico revisado: Distúrbios dos ouvidos, nariz e garganta

José Luiz Bonamigo Filho
Médico formado pela Universidade Federal de Ciências da Saúde de Porto Alegre (UFCSPA), com Residência Médica em Clínica Médica pelo Hospital Nossa Senhora da Conceição (Porto Alegre-RS) e em Hematologia e Hemoterapia pela Santa Casa de São Paulo. Coordenador do Programa de Residência Médica em Clínica Médica do Hospital Israelita Albert Einstein. Fellow do American College of Physicians. Governador eleito do Capítulo Brasileiro do American College of Physicians para o período 2018-2022.
Tópico revisado: Assistência de rotina ao paciente saudável

Leng Na Tseng Lin
Formada pela Escola Paulista de Medicina da Universidade Federal de São Paulo (EPM – UNIFESP). Mestre em Reumatologia pela EPM – UNIFESP. Especialista em

Acupuntura pelo Colégio Médico Brasileiro de Acupuntura – Associação Médica Brasileira (CMBA – AMB). Especialista em Atuação em Dor pela AMB. Fellow do American College of Physicians.
Tópico revisado: Dor musculoesquelética

Lucas Zambon
Doutorado em Segurança do Paciente pela Faculdade de Medicina da Universidade de São Paulo (USP). Especialista em Clínica Médica pelo Hospital das Clínicas da Faculdade de Medicina da Universidade de São Paulo (HCFMUSP). Diretor Científico do Instituto Brasileiro para Segurança do Paciente (IBSP). Fellow da International Society for Quality in Healthcare (ISQua). Membro dos Grupos de Trabalho do Choosing Wisely Brasil. Membro da Academia Brasileira de Medicina Hospitalar (ABMH). Assessor de Práticas Assistenciais da Diretoria Médica do Hospital Samaritano - SP
Tópico revisado: Segurança do paciente e melhoria da qualidade

Marcelo Katz
Doutor em Cardiologia pela Faculdade de Medicina da Universidade de São Paulo (USP)
Médico Cardiologista e Pesquisador do Hospital Israelita Albert Einstein
Tópico revisado: Cuidado em saúde baseado em valor e interpretação da literatura médica

Marina Roizenblatt
Médica pela Universidade Federal de São Paulo - UNIFESP (2007-2012)
Residência em Oftalmologia pela UNIFESP (2013-2015)
Mestrado em Oftalmologia pela UNIFESP (2014-2016)
Especialista em Oftalmologia pelo Conselho Brasileiro de Oftalmologia
Research Fellow in Retina and Vitreous Surgery, Johns Hopkins University (2017-2018)
Tópico revisado: Distúrbios oculares

Norma Azzam Grunspun
Mestre na área de concentração em Oncologia
Pós-graduada em Tratamento da Dor e Cuidados Paliativos
Tópico revisado: Cuidados paliativos

Paulo Camiz
Geriatra pela Sociedade Brasileira de Geriatria e Gerontologia (SBGG)
Membro do American Geriatrics Society
Professor de Clínica Geral do Hospital das Clínicas da Faculdade de Medicina da Universidade de São Paulo (HCFMUSP)
Membro e Fellow do American College of Physicians
Tópico revisado: Medicina geriátrica

Rubens Paulo Gonçalves Filho
Ginecologista e Obstetra
Mestre em Genética e Reprodução Humana pela Faculdade de Medicina do ABC
Tópico revisado: Saúde da mulher

Simão Lottenberg
Prof. Assistente Doutor da Disciplina de Endocrinologia do Hospital das Clínicas da Faculdade de Medicina da Universidade de São Paulo (USP)
Coordenador da Liga de Diabetes da Faculdade de Medicina da USP
Endocrinologista do Hospital Israelita Albert Einstein
Tópico revisado: Dislipidemia

Medicina Interna
Equipe editorial do ACP

Jackie Twomey[1], *Staff Editor*
Megan Zborowski[1], *Senior Staff Editor*
Margaret Wells[1], *Director, Self-Assessment and Educational Programs*
Becky Krumm[1], *Managing Editor*

Equipe sênior do ACP

Patrick C. Alguire, MD, FACP[2] (*Senior Vice President, Medical Education*)

Sean McKinney[1] (*Vice President, Medical Education*)

Margaret Wells[1] (*Director, Self-Assessment and Educational Programs*)

Becky Krumm[1] (*Managing Editor*)

Katie Idell[1] (*Manager, Clinical Skills Program and Digital Products*)

Valerie A. Dangovetsky[1] (*Administrator*)

Ellen McDonald, PhD[1] (*Senior Staff Editor*)

Megan Zborowski[1] (*Senior Staff Editor*)

Randy Hendrickson[1] (*Production Administrator/Editor*)

Linnea Donnarumma[1] (*Staff Editor*)

Susan Galeone[1] (*Staff Editor*)

Jackie Twomey[1] (*Staff Editor*)

Julia Nawrocki[1] (*Staff Editor*)

Kimberly Kerns[1] (*Administrative Coordinator*)

Rosemarie Houton[1] (*Administrative Representative*)

---

1. Sem relações com qualquer entidade que produza, comercialize, revenda ou distribua mercadorias de assistência médica, ou que tenha seus serviços consumidos por ou utilizados por pacientes.

2. Tem relação(ões) declarada(s) com qualquer entidade que produza, comercialize, revenda ou distribua produtos de assistência médica, ou que tenha seus serviços consumidos por ou utilizados por pacientes.

Divulgação de relações com qualquer entidade que produza, comercialize, revenda ou distribua produtos de assistência médica, ou que tenha seus serviços consumidos por ou usados em pacientes.

Patrick C. Alguire, MD, FACP
Consultantship
National Board of Medical Examiners
Royalties
UpToDate
Stock Options/Holdings
Amgen Inc., Bristol-Myers Squibb, GlaxoSmithKline, Stryker Corporation, Zimmer Orthopedics, Teva Pharmaceuticals, Medtronic, Covidien Inc., Express Scripts

Thomas J. Beckman, MD, FACP
Research/Grants/Contracts
Pfizer Medical Education Group
Other (Associate Editor)
Mayo Clinic Proceedings

Wendy S. Klein, MD, MACP
Consultantship
Pfizer

Karen F. Mauck, MD, MSc, FACP
Research/Grants/Contracts
Pfizer
Stock Options/Holdings
Exact Sciences

George Moxley, MD
Employment
Virginia Commonwealth University

Paul S. Mueller, MD, MPH, FACP
Board Member
Boston Scientific Patient Safety Advisory Board
Other (Associate Editor)
NEJM Journal Watch General Medicine, Massachusetts Medical Society

Adrian Sequeira, MD, FACP
Employment
Louisiana State University Health Shreveport School of Medicine

Cynthia D. Smith, MD, FACP
Stock Options/Holdings
Merck and Co.; spousal employment at Merck

Amy Tu Wang, MD, FACP
Consultantship
Agency for Healthcare Research and Quality–funded Evidence-based Practice Center – The Technology Evaluation Center of Blue Cross Blue Shield of America

Agradecimentos

O American College of Physicians (ACP) agradece as contribuições especiais ao desenvolvimento e produção da 17ª edição do Medical Knowledge Self-Assessment Program® (MKSAP® 17) feitas pelas seguintes pessoas:

Design gráfico: Michael Ripca e WFGD Studio.

Produção/Sistemas: Dan Hoffmann, Neil Kohl, Chris Patterson e Scott Hurd.

MKSAP17 digital: sob direção de Steven Spadt, vice--presidente, Digital Products & Services, a versão digital do MKSAP17 foi desenvolvida junto ao Digital Product Development Department, do ACP, liderado por Brian Sweigard. Outros membros da equipe são Dan Barron, Chris Forrest, Kara Kronenwetter, Brad Lord, John McKnight e Nate Pershall.

O ACP também deseja agradecer a muitas outras pessoas, numerosas demais para mencionar, que contribuíram para a produção deste programa. Sem seus esforços dedicados, este programa não teria sido possível.

Objetivos de aprendizagem

Os objetivos do aprendizado do MKSAP17 são:
- Preencher as lacunas existentes entre a assistência real em sua prática e os padrões de assistência preferidos, com base na melhor evidência.
- Diagnosticar os estados patológicos menos comuns e, por vezes, negligenciados ou confusos.
- Aprimorar o manejo de comorbidades que possam complicar o tratamento do paciente.
- Determinar quando encaminhar o paciente para cirurgia ou para ser tratado por especialistas.
- Aprovação no Certification Examination do American Board of Internal Medicine (ABIM).
- Aprovação no Maintenance of Certification Examination do ABIM.

Política de divulgação

Faz parte da política do American College of Physicians (ACP) garantir equilíbrio, independência, objetividade e rigor científico em todas as suas atividades educacionais. Com esse propósito e em consonância com a política não só do ACP como do Accreditation Council for Continuing Medical Education (ACCME), todos os colaboradores envolvidos em atividades de educação médica continuada do ACP devem divulgar qualquer tipo de relação em base monetária instituída com quaisquer entidades envolvidas na produção, no marketing, na comercialização ou na distribuição de produtos ou serviços de saúde consumidos por ou utlizados por pacientes. Os colaboradores devem usar nomes genéricos ao discutir opções terapêuticas e identificar quaisquer usos não aprovados que não constam em bula, além de identificar produtos comerciais ou dispositivos de natureza investigativa. Sempre que um nome comercial é mencionado, todos os nomes comerciais para o mesmo produto deverão ser também mencionados. No caso de citação de produtos cujo fabricante possui relação firmada com determinado colaborador, este deve apresentar referências de respaldo científico a fim de embasar tal citação. A informação deverá ser revisada pelo comitê responsável pela produção da obra. Caso seja necessário, são feitas algumas adequações em tópicos ou no papel desempenhado pelo colaborador na produção de conteúdo, com o intuito de prover equilíbrio à discussão terapêutica. Além disso, todos os leitores desta série são encorajados a avaliar o conteúdo no sentido de viés comercial e a nos encaminhar quaisquer comentários [em inglês] para o e-mail mksap_editors@acponline.org, de modo que decisões futuras acerca de conteúdo e de colaboradores possam ser feitas à luz destas informações.

Público-alvo

- Médicos internistas/clínicos gerais, médicos de assistência primária, médicos de família e comunidade, médicos hospitalistas.
- Especialistas que precisam se manter atualizados em medicina interna e em áreas fora de suas próprias áreas de especialidade.
- Residentes em preparação para o exame de certificação em clínica médica.
- Médicos em preparação para manutenção da certificação em clínica médica.

Resolução de conflitos

Para solucionar todos os conflitos de interesse e influências de interesses particulares, o ACP impede que os membros do comitê de criação de conteúdo tomem decisões sobre quaisquer conteúdos que envolvam produtos genéricos ou de marca associados a entidades proprietárias com as quais esses membros do comitê tenham se relacionado. Além disso, o conteúdo foi baseado na melhor evidência e em diretrizes da assistência clínica atualizadas, quando tais evidências e diretrizes foram disponibilizadas. A informação de divulgação dos colaboradores pode ser encontrada junto à lista de nomes de colaboradores e daqueles listados na equipe principal do ACP, no início do livro.

Medicina hospitalar

Para a conveniência dos clínicos que prestam assistência no cenário hospitalar, o conteúdo específico ao contexto hospitalar foi destacado em azul e foi adicionado o ícone **H** para facilitar a identificação.

Pontos-chave de *High Value Care*

Os pontos-chave que aparecem ao longo do texto relacionados aos conceitos de *High Value Care* (ou seja, conceitos que discutem o equilíbrio entre benefício clínico e custos/prejuízos) são designados pelo ícone **HVC**.

Divulgação educacional

Os editores do MKSAP17 reconhecem que o desenvolvimento de material novo enseja muitas oportunidades de erro. Apesar dos nossos melhores esforços, alguns erros podem persistir na versão impressa. Acreditamos que os esquemas de dosagem de fármacos estejam corretos e em conformidade com os padrões atuais. Alertamos aos leitores, porém, que assegurem que as dosagens recomendadas no MKSAP17 concordem com a informação fornecida no material de informações que acompanha o produto. Isso é especialmente importante nos casos de fármacos novos, pouco usados ou altamente tóxicos. A aplicação da informação fornecida pelo MKSAP17 continua sendo de responsabilidade profissional do médico.

O propósito principal do MKSAP17 é educacional.

A informação apresentada, assim como as publicações, tecnologias, produtos e/ou serviços discutidos, visam informar os inscritos acerca do conhecimento, técnicas e experiências dos contribuidores. Há uma ampla diversidade de opiniões profissionais, e os pontos de vista dos colaboradores são próprios de cada um e diferem da perspectiva do ACP. A inclusão de qualquer material no programa não constitui endosso nem recomendação por parte do ACP. O ACP não garante a segurança, confiabilidade, acurácia, integridade ou utilidade, e renuncia a toda e qualquer responsabilidade por danos e reclamações que possam resultar do uso de informação, publicações, tecnologias, produtos e/ou serviços discutidos neste programa.

Informações do editor

Copyright©2015 American College of Physicians.

Todos os direitos reservados. A edição brasileira contempla as atualizações de 2016 e 2017 publicadas pelo ACP.

Esta publicação é protegida por direitos autorais. Nenhuma parte desta publicação pode ser reproduzida, armazenada em sistema de recuperação ou transmitida sob nenhuma forma e por nenhum meio, seja eletrônico ou mecânico, inclusive fotocópia, sem o consentimento expresso do American College of Physicians.

O uso não autorizado deste livro é ilegal

A reprodução não autorizada desta publicação é ilegal. O American College of Physicians (ACP) proíbe qualquer forma de reprodução desta publicação ou de qualquer uma de suas partes integrantes, seja para uso individual ou para distribuição.

Prefácio à edição brasileira

O American College of Physicians (ACP), fundado em 1915, é a maior associação de médicos especialistas dos Estados Unidos. Atualmente conta com 152 mil membros entre médicos e estudantes de Medicina, unidos em prol da prática da Medicina Interna.

O Capítulo Brasileiro do ACP (ACP Brasil) iniciou suas atividades em 1991 e tem crescido desde então. O ACP Brasil promove a educação médica continuada, divulga os produtos educacionais do ACP e suas várias publicações, dentre as quais o *Annals of Internal Medicine*, além de incentivar e promover a participação dos médicos nos *meetings* anuais do ACP que ocorrem em diferentes cidades dos Estados Unidos.

O MKSAP - *Medical Knowledge Self-Assessment Program* é uma publicação do American College of Physicians que está completando 50 anos de existência. Esse material foi concebido como um conjunto de textos com atualizações periódicas que englobam todo o conteúdo de Medicina Interna e vem acompanhado de questões de múltipla escolha com respostas comentadas.

O texto do MKSAP é revisado a cada 3 anos e o seu público-alvo são médicos que buscam atualização e cumprimento de metas de educação médica continuada, além de estudantes e médicos residentes que queiram se preparar para concursos.

O ACP Brasil, em conjunto com a Editora Manole, lança o projeto pioneiro da tradução do primeiro fascículo da coleção do MKSAP. O diferencial da edição brasileira é o oferecimento de um curso on-line sobre os diversos tópicos abordados no livro, disponível na plataforma Manole Educação.

Com essa publicação, o ACP Brasil e a Editora Manole renovam suas vocações em oferecer o estado da arte da atualização médica para os clínicos brasileiros.

São Paulo, novembro de 2017.
Henrique Grunspun
Governador do Capítulo Brasileiro do American College of Physicians

José Bonamigo
Governador-eleito do Capítulo Brasileiro do American College of Physicians

Sumário

Cuidado em saúde baseado em valor 1

Interpretação da literatura médica
Revisão científica: Dr. Marcelo Katz
Introdução 1
Delineamentos de estudo 2
    Estudos experimentais 2
    Estudos observacionais 2
    Revisões sistemáticas 2
Validade de um estudo 4
Análise estatística 4
    Intervalos de confiança e valores P 4
    Cálculos para exames diagnósticos
    e terapia médica 6
Níveis de evidência e recomendações 7

Assistência de rotina ao paciente saudável
Revisão científica: Dr. José Luiz Bonamigo Filho
História e exame físico 7
    Exame de saúde periódico 7
    História e exame físico de rotina 7
Triagem 9
    Princípios de triagem 9
    Recomendações de triagem para adultos 9
    Testes de triagem específicos 11
Genética e testagens genéticas 16
    Obtenção da história familiar 16
    Exames genéticos e estratégias de teste 16
    Encaminhamento para aconselhamento genético 17
Imunização 18
    Vacinações recomendadas para todos os adultos .. 18
    Vacinações recomendadas para alguns adultos ... 20
    Recomendações de imunização para
    populações específicas 23
Aconselhamento sobre estilo de vida saudável 23
    Aconselhamento comportamental 23
    Dieta e atividade física 24
Suplementos e fitoterapia 24

Segurança do paciente e melhoria da qualidade
Revisão científica: Dr. Lucas Zambon
Introdução 27
Questões sobre qualidade e segurança diretamente
relacionadas com a assistência ao paciente 27
    Erros diagnósticos 27
    Erros de medicação 27
    Transições da assistência 28
Questões sobre qualidade e segurança
relacionadas com sistemas de assistência
ao paciente 29
    Modelos de melhoria da qualidade 29
    Ferramentas adicionais para melhoria
    da qualidade 30
Mensuração da melhoria da qualidade 31
Cuidado domiciliar centrado no paciente 31
Tecnologia da informação em saúde e segurança
do paciente 31
Metas da assistência ao paciente nos EUA 32

Profissionalismo e ética
Revisão científica: Dr. Claudio Reingenheim
Profissionalismo 32
Primazia do bem-estar do paciente 33
    Relações médico-paciente apropriadas 34
    Relações médico-paciente desafiadoras 34
    Conflitos de interesse 35
Respeitando a autonomia do paciente 35
    Confidencialidade 35
    Consentimento informado 35
    Capacidade de tomar decisões 35
    Planejamento de assistência antecipada 36
    Tomada de decisão substituta 36
    Suspensão ou não introdução de tratamento .. 36
    Morte auxiliada pelo médico 36
    Solicitações de intervenção 37
Justiça 37
Comunicação de erro médico 37
Responsabilidade de colega 38
Abordagem de dilemas éticos 38

Cuidados paliativos
Revisão científica: Dra. Norma Azzam Grunspun
Introdução 38
Comunicação 38
Manejo dos sintomas sintomas 40
    Dor 40
    Dispneia 41
    Náusea 42

Depressão 42
Anorexia 42
Delírio 43

Sintomas comuns
Revisão científica: Dr. Chin An Lin
Introdução 43
Dor crônica não cancerosa 44
    Avaliação 45
    Manejo 45
Sintomas clinicamente inexplicáveis 47
    Manifestação clínica e avaliação 48
    Manejo 49
Tosse 50
    Tosse aguda 50
    Tosse subaguda e crônica 52
    Tosse no paciente imunocomprometido 54
    Hemoptise 54
Fadiga e doença sistêmica de intolerância ao esforço 54
    Avaliação 55
    Manejo 55
Tontura 56
    Abordagem ao paciente com tontura 56
    Vertigem 56
    Pré-síncope 60
    Desequilíbrio 60
    Tontura inespecífica e tontura subjetiva crônica .. 60
Insônia 61
    Avaliação 61
    Tratamento 61
Síncope 62
    Diagnóstico e avaliação 64
    Estratificação de risco e decisão
    de internação hospitalar 65
    Tratamento 65
    Prognóstico 65
Edema do membro inferior 66
    Insuficiência venosa crônica 66

Dor musculoesquelética
Revisão científica: Dra. Leng Na Tseng Lin
Dor lombar 67
    Diagnóstico e avaliação 67
    Tratamento 71
Dor cervical 72
    Diagnóstico e avaliação 72
    Tratamento 73
Distúrbios do membro superior 73
    Síndrome do desfiladeiro torácico 73
    Dor no ombro 74

Dor no cotovelo 76
Dor no punho e na mão 77
Distúrbios do membro inferior 78
    Dor no quadril 78
    Dor no joelho 80
    Dor no tornozelo e no pé 82

Dislipidemia
Revisão científica: Dr. Simão Lottenberg
Avaliação dos níveis de lipídios 83
    Colesterol LDL 83
    Triglicérides 84
    Colesterol HDL 84
    Fatores de risco lipídicos não convencionais .. 84
Tratamento de dislipidemias 84
    Mudanças de estilo de vida 84
    Tratamento medicamentoso 85
    Tratamento da hipertrigliceridemia 88
Tratamento da dislipidemia em populações
singulares 89
Síndrome metabólica 89
    Epidemiologia e fisiopatologia 89
    Tratamento 89

Obesidade
Revisão científica: Dra. Flavia Sasaya Camiz
Definição e epidemiologia 89
Rastreamento e avaliação 89
Tratamento 91
    Modificação do estilo de vida 91
    Terapia farmacológica 92
    Cirurgia bariátrica 93

Saúde do homem
Revisão científica: Dr. Fernando Korkes
Disfunção sexual masculina 94
    Disfunção erétil 94
    Ejaculação precoce 95
    Libido reduzida 96
Deficiência androgênica 97
Hiperplasia benigna da próstata 97
Dor testicular e escrotal aguda 99
    Torção testicular 99
    Epididimite 99
Hidroceles, varicoceles e cistos epididimários .. 99
    Hidroceles 99
    Varicoceles 99
    Cistos epididimários 100
Prostatite aguda e crônica e dor pélvica 100
Hérnias 101

Saúde da mulher
Revisão científica: Dr. Rubens Paulo Gonçalves Filho

Sangramento uterino anormal 101
    Manifestação clínica 101
    Avaliação 102
    Tratamento................................ 102
Massa mamária 102
    Manifestação clínica 102
    Avaliação 103
Dor na mama.................................. 103
    Manifestação clínica 103
    Avaliação 104
    Tratamento................................ 104
Dor pélvica crônica............................ 104
Contracepção.................................. 104
    Contracepção hormonal.................... 106
    Métodos contraceptivos de barreira 106
    Esterilização.............................. 107
    Contracepção de emergência 107
Dismenorreia.................................. 107
Disfunção sexual feminina...................... 107
    Classificação dos distúrbios
    sexuais femininos 108
    Tratamento................................ 108
Menopausa.................................... 108
    Tratamento de sintomas vasomotores......... 109
    Tratamento de sintomas geniturinários 110
    Terapia não hormonal..................... 110
Aconselhamento pré-natal...................... 110
Vaginite....................................... 111
    Vaginose bacteriana 111
    Candidíase vulvovaginal 113
    Tricomoníase.............................. 113

Distúrbios oculares
Revisão científica: Dra. Marina Roizenblatt e
Dr. Jaime Roizenblatt

Olho vermelho................................. 114
    Conjuntivite 114
    Episclerite e esclerite...................... 114
    Uveíte 115
    Blefarite 115
    Hemorragia subconjuntival 116
Distúrbios da córnea........................... 116
Catarata 117
Glaucoma..................................... 117
    Glaucoma primário de ângulo aberto......... 117
    Glaucoma agudo por fechamento angular 117
Degeneração macular associada
à idade 118
Descolamento de retina 118
Olho seco 119
Oclusão vascular da retina..................... 119
    Oclusão arterial retiniana.................. 119
    Oclusão venosa retiniana 119
Emergências oculares.......................... 120

Distúrbios dos ouvidos, nariz e garganta
Revisão científica: Dr. Jamal Azzam

Perda auditiva 120
Zumbido...................................... 122
Otite média e otite externa..................... 123
Cerume impactado 123
Infecções do trato respiratório superior 124
    Sinusite................................... 124
    Rinite 125
    Faringite 126
Epistaxe 126
Saúde bucal................................... 127
    Infecções e úlceras bucais.................. 127
    Infecção dental 127
    Halitose................................... 127
Distúrbios temporomandibulares................ 127

Saúde mental e comportamental
Revisão científica: Dr. Ivan Mario Braun

Transtornos de humor 127
    Transtornos depressivos.................... 127
    Transtorno bipolar 131
Transtornos de ansiedade....................... 131
    Transtorno de ansiedade generalizada 131
    Transtorno do pânico 131
    Transtorno de ansiedade social 132
    Transtorno do estresse pós-traumático 132
    Transtorno obsessivo-compulsivo............ 132
Transtornos de abuso de substâncias 132
    Tabaco.................................... 132
    Álcool 133
    Drogas.................................... 133
Transtornos de personalidade 135
Transtorno de sintomas somáticos e outros transtornos
relacionados................................... 136
Transtornos alimentares........................ 137
    Tipos 137
    Complicações clínicas..................... 137
    Tratamento................................ 137
Esquizofrenia.................................. 138
Transtorno de déficit de atenção/hiperatividade..... 138
Transtorno do espectro autista 138

Medicina geriátrica
Revisão científica: Dr. Paulo Camiz

Avaliação geriátrica ampla 138
    Avaliação funcional 139
    Visão 139
    Audição 140
    Depressão 140
    Função cognitiva 140
    Prevenção de quedas 141
    Avaliação do condutor de veículos idoso 141
Níveis de assistência 143
Polifarmácia 144
Incontinência urinária 144
    Epidemiologia 144
    Avaliação 144
    Tratamento 145
Úlceras de pressão 146
    Apresentação clínica 146
    Prevenção e tratamento 147

Medicina perioperatória
Revisão científica: Dr. Fabio Grunspun Pitta

Recomendações gerais 147
    Exames pré-operatórios 147
    Manejo das medicações no perioperatório 148
Manejo cardiovascular perioperatório 150
    Avaliação do risco cardiovascular 150
    Manejo do risco cardiovascular 152
Manejo pulmonar perioperatório 153
Manejo hematológico perioperatório 154
    Profilaxia de tromboembolia venosa 154
    Manejo perioperatório de medicações antiplaquetárias 156
    Manejo perioperatório de medicações antiplaquetárias. 156
    Manejo perioperatório de anemia, coagulopatias e trombocitopenia 157
Manejo perioperatório de doenças endócrinas 157
    Diabetes melito 157
    Doença tireoidiana 158
    Insuficiência suprarrenal 158
Manejo perioperatório da doença renal 158
Manejo perioperatório da doença hepática 159
Manejo perioperatório da doença neurológica 159

Bibliografia 161

Teste de autoavaliação 167

Respostas comentadas 211

Índice remissivo 297

Recomendações de *High Value Care* aplicados à Medicina Interna

O American College of Physicians, em colaboração com diversas organizações, está engajado em uma iniciativa mundial para promover a prática do *High Value Care* (HVC, cuidado em saúde baseado em valor).

Os objetivos dessa iniciativa são melhorar os resultados nos cuidados da saúde por meio de medidas com benefício comprovado e reduzir custos evitando intervenções desnecessárias e por vezes prejudiciais. A iniciativa inclui vários programas que integram conceitos importantes do *High Value Care* (pesando os benefícios clínicos com os custos e os prejuízos) para determinadas intervenções dentro de um grande leque de material educacional que atende as necessidades de residentes, clínicos e pacientes.

O conteúdo referente ao HVC foi integrado ao MKSAP (Programa de autoavaliação médica) de diversos modos. O MKSAP17 (17ª edição) agora inclui em seu texto pontos-chave destacados em vermelho, com a sigla HVC na margem da página, e questões de múltipla escolha focadas no HVC. Esse material nos aproxima do nosso objetivo de melhorar o prognóstico dos pacientes e economizar recursos finitos.

Recomendação de *High Value Care* (cuidado em saúde baseado em valor): uma recomendação para a escolha de estratégias de diagnóstico e tratamento destinadas a pacientes em situações clínicas específicas, que equilibra o benefício clínico a custos e prejuízos, com o objetivo de aprimorar os resultados alcançados pelo paciente.

A seguir, são listadas as recomendações para cuidado em saúde baseado em valor referentes ao volume de Medicina Interna do MKSAP17.

- A significância estatística é diferente da importância clínica, especialmente para estudos amplos com resultados incomuns.
- As comparações de risco relativo tendem a exagerar os resultados em relação às medidas de risco absoluto. Sempre que possível, o risco absoluto deve ser usado ao explicar o risco para os pacientes (ver Caso 129).
- Os números necessários são estimativas do número de pacientes que devem receber uma intervenção para fazer com que um paciente alcance o resultado que está sendo estudado. Os números necessários são indicadores úteis do impacto clínico de uma intervenção, por fornecerem uma ideia da magnitude do benefício/prejuízo esperado a partir da intervenção (ver Caso 162).
- Embora o exame médico periódico tenha sido associado ao aumento de serviços preventivos, diversos estudos falharam em mostrar um efeito benéfico do exame médico periódico sobre a morbidade ou mortalidade.
- Uma condição deve ser triada se for suficientemente comum, causar morbidade e mortalidade significativas quando não tratada, tiver um estágio pré-clínico que possibilite a detecção, e se houver tratamento disponível eficaz que possa melhorar o prognóstico quando instituído antecipadamente.
- A triagem baseada nas diretrizes clínicas precisa ser individualizada para atender às circunstâncias do paciente; as discussões de tomada de decisão compartilhada devem ser documentadas e incluir a justificativa para o não fornecimento de triagem que, de outro modo, poderia ser recomendada.
- Embora o fornecimento de serviços preventivos adequados seja vital para uma assistência médica ideal, é igualmente importante identificar quais testes de triagem não devem ser realizados e quando a triagem deve ser interrompida.
- Para que sejam beneficiadas com uma mamografia de rastreamento, as mulheres devem ter uma expectativa de vida mínima de 10 anos (ver Caso 9).
- A USPSTF recomenda que todos os indivíduos adultos sejam submetidos à triagem para obesidade, hipertensão, tabagismo, consumo indevido de álcool e depressão (se houver disponibilidade de recursos adequados para dar suporte e tratar a depressão).
- A USPSTF não recomenda o uso dos níveis de antígeno específico da próstata (PSA) na triagem do câncer de próstata em pacientes de risco moderado.
- Pacientes sem histórico familiar genético disponível (p. ex., por motivo de adoção) não devem ser submetidos ao teste genético sem outra justificativa.
- Embora haja testes farmacogenéticos disponíveis para numerosas enzimas metabolizadoras de fármacos, seu uso tem sido clinicamente limitado e não é recomendado como rotina.
- O fornecimento de vacinação apropriada para a idade e grau de risco do paciente é uma das medidas preventivas de saúde disponíveis de melhor custo-benefício e é fundamental para a prática do cuidado em saúde baseado em valor.
- A vacinação contra *influenza* é recomendada a todos os indivíduos, a partir dos 6 meses de idade, exceto quando especificamente contraindicada.

- A vacinação pneumocócica com vacina de polissacarídeo pneumocócico 23-valente (PPSV23) e vacina pneumocócica conjugada 13-valente (PCV13) é indicada a todos os adultos com idade a partir de 65 anos, bem como para alguns indivíduos de alto risco com menos de 65 anos.
- Vacinas bi-, tetra- e nonavalentes para HPV são aprovadas para uso na população feminina, enquanto as vacinas tetra- e nonavalentes são aprovadas para indivíduos do sexo masculino na faixa etária de 11-26 anos para prevenção de câncer.
- A vacinação contra herpes-zóster é recomendada para indivíduos com idade a partir de 60 anos, incluindo pacientes com episódio prévio de zóster.
- A vacinação anual contra *influenza* e a vacinação única contra coqueluche com a vacina que contém toxoide tetânico, toxoide diftérico e coqueluche acelular (Tdap) é recomendada a todos os profissionais da saúde.
- Fumantes devem receber a vacinação pneumocócica e a vacinação anual contra *influenza*.
- Considerando o pequeno efeito em potencial, as limitações de tempo e os custos de oportunidade, a USPSTF recomenda oferecer aconselhamento comportamental para dieta e exercícios baseado apenas nas circunstâncias do paciente individual (grau C).
- A comunicação entre o hospital e o prestador de assistência primária no momento da alta, a orientação do paciente no período pré-alta, a reconciliação de medicação e o acompanhamento no momento apropriado após a internação são todos imprescindíveis para melhorar a segurança do paciente durante as transições da assistência.
- O modelo de melhoria envolve definir a meta do projeto (objetivo), medir o padrão de valor para verificar se as intervenções resultarão em melhoria (medidas), determinar quais alterações podem ser feitas para aprimorar a qualidade (ideias), implementar e testar a alteração em um processo denominado ciclo PDSA.
- O modelo Lean enfoca o exame minucioso dos processos de um sistema e a eliminação de atividades que não agregam nenhum valor, ou que constituem desperdício, dentro do sistema (ver Caso 6).
- O modelo Six Sigma enfatiza a redução de custos, variação ou defeitos dentro de um processo, com o objetivo de torná-lo mais efetivo.
- O diagrama de causa e efeito, também conhecido como diagrama em espinha de peixe ou de Ishikawa, é um instrumento para melhoria da qualidade empregado na organização das causas principais de um problema (ver Caso 57).
- Os médicos não são eticamente obrigados a atender às solicitações do paciente de exames e tratamentos inefetivos. Devem aconselhar seus pacientes que o uso de uma intervenção inefetiva não promove o bem-estar, pode causar danos e viola o compromisso da profissão de administrar os recursos da assistência médica.
- A medicina paliativa maximiza a qualidade de vida para pacientes com doenças graves e limitantes por meio do meticuloso manejo dos sintomas e do alinhamento de cuidados abrangentes destinados a atender, na medida do possível, aos objetivos do paciente.
- Os cuidados paliativos podem ser prestados concomitantemente com terapias de prolongamento da vida ou com terapias curativas; a assistência *hospice* é um tipo especializado de cuidados paliativos reservado a pacientes com doença em fase terminal.
- Quando a má notícia é transmitida com habilidade e empatia utilizando o protocolo SPIKES (*setting* [contexto], *perception* [percepção], *invitation* [convite], *knowledge* [conhecimento], *empathy* [empatia], *strategize* [estratégia]), a satisfação do paciente aumenta, e a depressão e a ansiedade diminuem (ver Caso 21).
- Estudos indicam que aproximadamente 85% dos diagnósticos são emitidos corretamente apenas com base em um histórico clínico detalhado e um exame físico.
- Os testes diagnósticos, além do histórico clínico e do exame físico, devem ser utilizados de forma intencional, lógica e gradual; cerca de 30% dos custos de assistência médica nos Estados Unidos são gastos em testes e tratamentos desnecessários.
- Evidências de qualidade razoável refutam a crença comum de que a solicitação de testes diagnósticos complementares e desnecessários ameniza os temores e preocupações do paciente.
- As modalidades não farmacológicas, possivelmente eficazes quando adotadas como parte de uma abordagem multimodal de manejo da dor, incluem exercícios, crioterapia e termoterapia, neuroestimulação elétrica transcutânea, massagem, acupuntura e manipulação quiroprática.
- Não existem evidências que respaldem a eficácia dos opioides empregados em longo prazo no manejo da dor crônica, mas há danos significativos associados ao seu uso.
- As evidências de que uma quantidade maior de exames ajuda a tranquilizar pacientes que apresentam sintomas clinicamente inexplicáveis ou a melhorar os resultados são limitadas. Os resultados negativos dos testes podem, na realidade, aumentar a ansiedade do paciente em relação a um diagnóstico possivelmente errado (ver Caso 95).
- Em pacientes com sintomas clinicamente inexplicáveis, a questão de descartar testes diagnósticos adicionais e terapias malsucedidas e passar da atenção primária para o manejo dos sintomas (e, se indicado, para a assistência de saúde mental) requer julgamento clínico individualizado e o envolvimento do paciente na conversa.
- Consultas de acompanhamento consistentes, com obtenção de histórico e exame físico breves e focados, cons-

tituem a base fundamental do tratamento de pacientes com sintomas clinicamente inexplicáveis (ver Caso 122).
- A terapia cognitivo-comportamental pode se revelar benéfica no tratamento de sintomas clinicamente inexplicáveis, devendo ser considerada em lugar de novos estudos/testes (ver Caso 16).
- Não é indicado o tratamento de infecções não complicadas das vias aéreas superiores e de bronquite aguda com antibióticos de rotina em pacientes imunocompetentes não idosos por causa da falta de eficiência e de prejuízos e custos associados (ver Caso 63).
- A maioria dos casos de otite média com efusão desaparece de modo espontâneo; o procedimento apropriado é a observação e o tratamento sintomático das condições que contribuem para a disfunção da tuba auditiva (ver Caso 11).
- A manobra de Dix-Hallpike pode ser utilizada para distinguir as causas da vertigem central daquelas da vertigem periférica; para as causas periféricas, a manobra Epley é um tratamento eficaz e seguro; o neuroimageamento não é necessário em pacientes com vertigem periférica (ver Caso 3).
- O tratamento de pacientes com desequilíbrio envolve fisioterapia, rastreamentos visual e auditivo (com subsequente correção da deficiência) e meios auxiliares para a mobilidade que estabilizem a deambulação; não há necessidade de imagens e testes mais complexos (ver Caso 18).
- O tratamento inicial da insônia é não farmacológico e visa à implementação de uma boa higiene do sono por meio de orientações ao paciente ou de uma terapia breve cognitivo-comportamental (ver Caso 139).
- Embora eficaz para o tratamento de curto prazo da insônia, o uso das benzodiazepinas é limitado pela dependência, pela tolerância e por efeitos colaterais como sonolência diurna, quedas, comprometimento cognitivo e amnésia anterógrada.
- O exame diagnóstico e de gerenciamento mais valioso em pacientes com síncope é a medição da pressão arterial postural; extensos testes adicionais, como a telemetria, o teste de enzimas cardíacas, a TC da cabeça, o ecocardiograma, a ultrassonografia da carótida e o eletroencefalograma, auxiliam o diagnóstico em menos de 2% dos pacientes e alteram as decisões de tratamento em menos de 5%.
- O American College of Physicians não recomenda o imageamento do cérebro, seja através de TC ou RM, na avaliação de pacientes com síncope simples e exame neurológico normal.
- A maioria dos pacientes com síncope pode ser tratada com segurança como pacientes ambulatoriais; as indicações para a internação de pacientes com síncope incluem a presença de lesões traumáticas graves ou um alto risco de resultados cardiovasculares adversos em curto prazo.
- Os testes diagnósticos para dor lombar devem ser reservados a pacientes com déficits neurológicos severos ou progressivos, pacientes com suspeita de condição subjacente grave ou pacientes que não apresentem melhora dos sintomas depois de 4-6 semanas de tratamento não cirúrgico (ver Caso 109).
- A maioria dos pacientes com dor lombar musculoesquelética aguda tem um excelente prognóstico, independentemente da intervenção terapêutica utilizada; as intervenções terapêuticas devem ter por objetivo o tratamento dos sintomas e a manutenção funcional.
- É provável que a massoterapia para dor lombar ajude em pacientes com sintomas subagudos ou crônicos e sem achados neurológicos anormais (ver Caso 51).
- A cirurgia demonstrou oferecer benefícios definitivos somente para pacientes com dor lombar decorrente de hérnia de disco causadora de radiculopatia persistente, pacientes com estenose espinal dolorosa e aqueles com síndrome da cauda equina.
- Os exames de imagem e laboratório não são necessários para a maioria dos pacientes com dor cervical; pacientes com histórico de trauma, presença de sinais ou sintomas neurológicos, febre, perda de peso ou imunossupressão podem necessitar de exames adicionais (ver Caso 167).
- A maioria dos pacientes com dor cervical recupera-se com a terapia não cirúrgica, incluindo mobilização, exercícios, agentes analgésicos e fisioterapia.
- Embora quase todas as rupturas do manguito rotador possam ser tratadas de forma não cirúrgica, a cirurgia imediata é indicada para pacientes mais jovens com ruptura aguda de espessura total, enquanto a cirurgia pode ser indicada para pacientes com rupturas parciais que não respondam à terapia não cirúrgica.
- Os exames de imagem não são indicados para pacientes com achados clínicos compatíveis com epicondilite; o tratamento de epicondilite consiste em evitar as atividades que causam dor (ver Caso 5).
- A cirurgia na síndrome do túnel do carpo é reservada a pacientes que não respondem às medidas não cirúrgicas, sentem dor intolerável, apresentam doença grave no exame de condução nervosa ou apresentam evidência de atrofia muscular no exame.
- Em pacientes com dor aguda no joelho, as radiografias comuns geralmente são necessárias somente em caso de suspeita de fratura traumática.
- A síndrome da dor patelofemoral caracteriza-se por dor na parte anterior do joelho que normalmente evolui gradativamente no início e piora quando o paciente corre, permanece sentado por tempo prolongado e sobe escadas; trata-se de um diagnóstico clínico e normalmente não são necessários exames de imagem.

- As regras de Ottawa para lesões de tornozelo e pé são úteis para a exclusão de fraturas do tornozelo, com um grau de sensibilidade extremamente elevado (> 95%); caso esses critérios não sejam cumpridos, as radiografias tornam-se desnecessárias por causa da probabilidade excessivamente baixa de uma fratura de tornozelo.
- O tratamento inicial é multimodal e consiste na orientação do paciente, mudança de atividades, aplicação de gelo, correção de mecânica e exercícios de alongamento do calcanhar.
- Atualmente, não existem evidências suficientes que respaldem a mensuração rotineira de lipoproteína, apolipoproteína B e partículas de LDL na avaliação ou no tratamento da dislipidemia.
- A mensuração da CPK basal não é indicada como procedimento de rotina antes do início da terapia estatínica ou para o monitoramento da terapia na ausência de sintomas de doença muscular.
- As diretrizes atuais desaconselham o rastreamento para verificação de deficiência androgênica em homens assintomáticos, independentemente da idade.
- Como a gravidez geralmente provoca alterações no padrão normal de sangramento, o teste de gravidez deve ser realizado em toda mulher com sangramento uterino anormal antes que exames mais detalhados sejam solicitados.
- Como a maioria dos sintomas de mastalgia cíclica é autolimitada, o tratamento normalmente requer apenas orientação, tranquilização e o suporte mamário adequado (ver Caso 106).
- Mulheres saudáveis em idade reprodutiva geralmente não necessitam submeter-se a um exame pélvico ou outros exames antes de iniciar a contracepção hormonal.
- Em uma paciente com dismenorreia, se não houver suspeita de doença pélvica e for emitido um diagnóstico de dismenorreia primária, o tratamento dos sintomas pode começar sem necessidade de avaliação adicional.
- As medições hormonais durante a perimenopausa são imprecisas; não há como prever o início da menopausa e, portanto, não são recomendáveis.
- A conjuntivite viral geralmente é aguda, unilateral e associada a infecção anterior do trato respiratório superior e exposição a pessoas infectadas; o tratamento é sintomático e não deve incluir antibióticos tópicos.
- Corticoides intranasais, anti-histamínicos e descongestionantes tópicos são, todos, medicações apropriadas para o tratamento inicial da sinusite aguda; inicialmente, não se deve recorrer a antibióticos (ver Caso 55).
- Em pacientes com sintomas de sinusite aguda, os antibióticos são recomendáveis somente para aqueles com 3-4 dias de sintomas severos (febre, secreção purulenta e dor facial), agravamento dos sintomas que inicialmente demonstravam melhora ou ausência de melhora depois de 10 dias de tratamento de suporte.
- Teste da voz sussurrada, teste de atrito dos dedos, questionário de perda auditiva e audiometria portátil são todos testes de triagem razoáveis para perda auditiva.
- As intervenções que diminuem o risco de quedas para idosos que vivem na comunidade são a implementação de programas de exercícios individualizados (fisioterapia, tai chi), limitação da polifarmácia, cuidados com a ortostase, avaliação do calçado e a adição de suplementos de vitamina D.
- Treinamento dos músculos do assoalho pélvico é recomendado como terapia de primeira linha para incontinência urinária de esforço (ver Caso 43).
- Foi demonstrado que a terapia comportamental com o uso da micção programada diminui a incontinência urinária em pacientes idosos com demência (ver Caso 85).
- Treinamento da bexiga é recomendado como terapia de primeira linha para incontinência urinária de urgência.
- Perda de peso e prática de exercício são estratégias recomendadas para mulheres obesas com incontinência urinária.
- Colchões ou coberturas estáticas avançadas diminuem o risco de úlceras por pressão em pacientes em risco (ver Caso 8).
- Várias organizações fazem recomendações contra a obtenção de estudos laboratoriais no pré-operatório ou radiografias torácicas em pacientes saudáveis e assintomáticos a serem submetidos à cirurgia eletiva ou de baixo risco (ver Caso 34).
- Pacientes sem doença arterial coronariana (DAC) ou com fatores de risco com um risco estimado para evento cardíaco adverso maior de < 1% ou com capacidade funcional ≥ 4 equivalentes metabólicos dispensam avaliação coronariana pré-operatória (ver Caso 58).
- Em pacientes assintomáticos em baixo risco para doença cardiovascular, não há necessidade de estudos cardíacos (ver Caso 46).
- Não ficou demonstrado que a revascularização coronariana pré-operatória em pacientes assintomáticos reduz as complicações cardíacas pós-operatórias; esse procedimento deve ficar reservado para as mesmas indicações válidas para as situações gerais.
- A espirometria pré-operatória deve ser realizada apenas para casos de dispneia ou hipóxia de causa incerta (ver Caso 4).
- As manobras de expansão pulmonar constituem o pilar do manejo dos riscos pulmonares perioperatórios; incluindo os exercícios de respiração profunda e a espirometria incentivada.
- As medidas pós-operatórias conservadoras que podem diminuir o risco de complicações pulmonares em decorrência de uma apneia obstrutiva do sono são: posicionamento que não seja em decúbito dorsal, uso cuidadoso de sedativos e opioides e oximetria de pulso contínua (ver Caso 33).

- No pré-operatório, para pacientes com baixo risco tromboembólico, a terapia com varfarina será interrompida sem o uso da terapia-ponte com anticoagulação, enquanto os pacientes em alto risco devem receber terapia-ponte com anticoagulação.
- Para pacientes com doença cardiovascular e anemia pós-operatória, fica recomendada a transfusão de hemácias, se o paciente estiver com sintomas atribuíveis à anemia, ou se foi determinado um nível de hemoglobina < 7-8 g/dL (70-80 g/L) (ver Caso 19).
- A terapia de primeira linha para disfunção erétil consiste na modificação do estilo de vida (perda de peso, prática de exercícios, abandono do tabagismo), psicoterapia (onde houver necessidade) e inibidores da fosfodiesterase tipo 5, desde que o paciente não tenha contraindicações (ver Caso 24).
- Pacientes idosos que se apresentam com sintomas de transtorno do humor ou com disfunção cognitiva devem ser examinados para perda auditiva (ver Caso 27).
- A validade clínica dos testes genéticos obtidos na venda direta ao consumidor é questionável; seu uso pode levar a interpretações equivocadas dos resultados do teste por parte do paciente e a uma ansiedade desnecessária (ver Caso 29).
- A capacidade de tomada de decisões está presente quando o paciente demonstra condições de compreender informações relevantes, entender a situação e suas possíveis consequências, manipular racionalmente as informações e fazer uma escolha fundamentada (ver Caso 41).
- Quando o paciente está incapacitado para a tomada de decisões, o substituto que conheça melhor os valores, objetivos e preferências do paciente em termos de cuidados da saúde deverá tomar as decisões (ver Casos 82 e 128).
- Homens com níveis de testosterona baixos ou baixos-normais devem obter um teste confirmatório dos níveis séricos matinais de testosterona total antes que seja iniciada a terapia com testosterona; e deve haver uma avaliação mais aprofundada da causa do hipogonadismo antes que o tratamento seja iniciado (ver Caso 49).
- O erro cognitivo diagnóstico de ancoragem pode ser evitado quando o profissional está disposto a reconsiderar o diagnóstico inicial e trabalha de acordo com o surgimento de novas informações clínicas; observação clínica precisa é muitas vezes uma importante intervenção de alto valor (ver Caso 54).
- A terapia com um inibidor de bomba de prótons pode ser iniciada sem a necessidade de monitoração de 24 horas do pH esofágico em pacientes com tosse crônica e que tenham uma radiografia torácica normal e sintomas sugestivos de doença do refluxo gastresofágico (ver Caso 67).
- A palpação do pulso é uma maneira efetiva, de baixo risco e custo para rastrear casos de fibrilação atrial entre adultos com ≥ 65 anos (ver Caso 68).
- Deve-se oferecer a todos os pacientes com sobrepeso e obesos uma intervenção abrangente no estilo de vida para a perda de peso, que consista em dieta, atividade física e tratamento comportamental (ver Caso 73).
- O teste genético para mutações do gene *BRCA* apenas será realizado em pacientes com histórico familiar que seja sugestivo de aumento do risco genético (ver Caso 76).
- Medicações antipsicóticas, programas de exercícios individualizados e a inserção de um serviço especializado de enfermagem não se mostraram úteis na redução do risco de ocorrência de quedas em pacientes com déficit cognitivo (ver Caso 77).
- A vacina inativada contra a gripe pode ser administrada com segurança em pacientes que sofreram apenas urticária após a exposição a ovos (ver Caso 78).
- Pacientes com histórico familiar sugestivo de um transtorno hereditário devem receber aconselhamento genético antes da realização de testes genéticos, assim eles entendem as ramificações do teste; testes genéticos são caros e podem influenciar na obtenção de seguro de saúde e de vida do paciente (ver Caso 81).
- O diagnóstico de edema de membro inferior causado por insuficiência venosa crônica pode ser estabelecido com base em uma apresentação clínica consistente e com estudos laboratoriais mínimos (ver Caso 84).
- A nutrição artificial e agentes farmacológicos não melhoram a morbidade e a mortalidade, ou a qualidade de vida, em pacientes com câncer e com caquexia (ver Caso 100).
- É sensato proceder em cirurgias não cardíacas eletivas sem análise adicional detalhada em pacientes com estenose aórtica grave assintomática; esses pacientes são submetidos à monitoração hemodinâmica intraoperatória e pós-operatória apropriada (ver Caso 104).
- O tratamento do edema de membro inferior induzido por medicação consiste na descontinuação do agente agressor (ver Caso 105).
- Em geral, não há necessidade de imagens do ombro para o diagnóstico de tendinite de manguito rotador, mas tais recursos deverão ser levados em consideração nos casos de suspeita de ruptura completa de manguito rotador, ou em que haja incerteza diagnóstica (ver Caso 108).
- Em pacientes com sintomas de sistema urinário inferior leves causados por hiperplasia prostática benigna, será apropriada a observação acompanhada por medidas terapêuticas conservadoras (ver Caso 110).
- Não foi demonstrado que a suplementação vitamínica, seja com produtos polivitamínicos, seja com preparações monovitamínicas ou com vitaminas pareadas, reduz o risco para doença cardiovascular ou câncer (ver Caso 114).

- Adiposidade central aumenta o risco para hipertensão, diabetes melito tipo 2 e cardiopatia coronariana. Em pacientes obesos e com sobrepeso, a mensuração da circunferência da cintura é uma forma com bom custo-benefício para a estratificação do risco para os pacientes (ver Caso 124).
- O rastreamento para câncer de colo do útero pode ser interrompido em mulheres ≥ 65 anos que tenham passado anteriormente por três testes de Papanicolaou consecutivos negativos, ou em dois testes de Papanicolaou + papilomavírus humano consecutivos negativos dentro dos últimos 10 anos. O teste mais recente deve ter sido realizado dentro dos últimos 5 anos (ver Caso 126).
- Na ausência de histórico familiar, sintomas suspeitos ou achados anormais no exame físico de um paciente a ser avaliado para pré-participação esportiva, não há indicação para outros estudos com imagens cardiovasculares ou eletrocardiografia com o objetivo de excluir miocardiopatia hipertrófica (ver Caso 131).
- Em pacientes com hiperlipidemia, mas sem doença cardiovascular aterosclerótica (DCVA) clínica, diabetes melito, um nível de LDL-colesterol ≥ 190 mg/dL (4,92 mmol/L), ou com risco aumentado para ocorrência de DCVA em 10 anos, a intervenção principal é a modificação terapêutica do estilo de vida para prevenção de DCVA (ver Caso 133).
- Corticoides intranasais são considerados como terapia de primeira linha para pacientes com síndrome de tosse das vias aéreas superiores causada por rinite alérgica; os pacientes não devem ser tratados com antibióticos sem que haja clara evidência de infecção bacteriana (ver Caso 136).
- A base fundamental do tratamento da obesidade é a modificação do estilo de vida, que consiste em dieta para perda de peso, aumento na atividade física e terapia comportamental (ver Caso 137).
- Em pacientes com os sintomas habituais de hiperplasia prostática benigna (HPB), geralmente um histórico e exame físico cuidadosos resultarão no estabelecimento do diagnóstico; também fica indicada uma urinálise de avaliação da HPB para exclusão de infecção, malignidade ou nefropatia pós-obstrutiva (ver Caso 138).
- O tratamento do entupimento por cerume fica indicado apenas em pacientes sintomáticos, ou para os casos em que haja necessidade de visualizar a membrana timpânica (ver Caso 140).
- Cuidados paliativos que são iniciados cedo e integrados ao longo de toda a trajetória da doença resultam no prolongamento de uma vida com maior qualidade em pacientes com grave enfermidade em comparação com pacientes que não recebem cuidados paliativos (ver Caso 143).
- Em pacientes idosos que necessitam de reabilitação pós-hospitalar, mas que não são capazes de tolerar uma terapia intensiva ativa (3 horas/dia, 5 dias/semana), os serviços de reabilitação poderão ser oferecidos em uma instituição de enfermagem especializada (ver Caso 144).
- No caso de um paciente que recuse o tratamento de prolongamento da vida, o dever do médico é entender o raciocínio para a decisão e assegurar ao paciente a possibilidade de tomar uma decisão informada; desde que a decisão satisfaça a esses critérios, ela deverá ser honrada pelo médico (ver Caso 146).
- Em pacientes com insônia e para os quais as técnicas de higiene do sono fracassaram, a restrição do sono poderá resultar em benefícios; a restrição do sono limita e, em seguida, aumenta gradualmente o tempo na cama para dormir (ver Caso 151).
- Pacientes com a capacidade de tomada de decisões intacta têm o direito de solicitar a descontinuação de qualquer tratamento – mesmo aqueles que são prolongadores da vida (ver Caso 155).
- Não existe estudo laboratorial objetivo específico para o diagnóstico de doença sistêmica de intolerância ao esforço (antes conhecida como síndrome da fadiga crônica); os estudos (fundamentados no valor) recomendados para exclusão dessa doença são um hemograma completo, níveis glicêmicos e provas de função da tireoide (ver Caso 157).
- Em pacientes com fatores de risco cardíacos e que serão submetidos a procedimentos de risco elevado, não há necessidade de uma avaliação coronariana pré-operatória se o paciente tiver boa capacidade funcional (≥ 4 equivalentes metabólicos) (ver Caso 163).
- Todos os adultos com 50-75 anos devem fazer rastreamento para câncer colorretal com o uso de um teste de alta sensibilidade para sangue oculto nas fezes realizado anualmente, sigmoidoscopia flexível a cada 5 anos, uma combinação de sigmoidoscopia flexível a cada 5 anos com teste de alta sensibilidade para sangue oculto nas fezes a cada 3 anos, ou colonoscopia a cada 10 anos (ver Caso 168).

Medicina interna

Cuidado em saúde baseado em valor*

Nos Estados Unidos, gasta-se uma quantidade insustentável com assistência médica – 18% do produto interno bruto – o que diminui o orçamento disponível para pagar outros serviços essenciais, como os de segurança e saúde pública, infraestrutura e educação. Apesar de gastar mais com assistência médica do que qualquer outro país, os Estados Unidos têm alcançado resultados em saúde, como taxas de mortalidade, sobrevida e expectativa de vida piores ou quase nulas, em comparação ao observado em outros países ricos.

O uso inadequado ou excessivo de intervenções médicas contribui de modo significativo para esses gastos insustentáveis com assistência médica. Os médicos estão em posição singular para assumir a liderança da abordagem desses problemas, atuando em parceria com pacientes e outros profissionais da saúde para diminuir o uso de intervenções médicas (exames e tratamentos) que ofereçam benefício mínimo ou nulo e que possam acarretar dano indesejável.

O cuidado em saúde baseado em valor é aquele que visa o benefício clínico de uma determinada intervenção médica evitando desperdícios, tendo como meta melhorar os resultados alcançados pelo paciente. O cuidado em saúde baseado em valor representa uma mudança de paradigma, da crença de que mais assistência significa melhor qualidade para a ideia de que a assistência individualizada baseada em evidências é que significa melhor qualidade. O cuidado em saúde baseado em valor coloca pacientes e seus resultados, valores e preocupações no centro de toda decisão clínica importante, empregando ferramentas de custo-benefício e de baixo risco (p. ex., histórico e exame físico) aliadas à comunicação centrada no paciente para melhorar os resultados alcançados. Essa abordagem ajuda a estabelecer uma base para lidar com o ônus psicológico que acompanha a incerteza diagnóstica, permitindo que tanto pacientes como médicos estejam mais confortáveis com uma linha conservadora de assistência. Os novos fármacos, dispositivos, procedimentos e exames são os principais responsáveis pelos custos aumentados da assistência médica. Entretanto, é essencial que os médicos usem exames e tecnologia médica de maneira criteriosa e avaliem seletivamente se os potenciais benefícios justificam os custos.

A Alliance for Academic Internal Medicine e o American College of Physicians (ACP) desenvolveram uma estrutura em etapas simples para ajudar os profissionais a incorporarem cuidado em saúde baseado em valor na prática diária (**Tab. 1**). O ACP também desenvolveu recomendações clínicas e recursos destinados aos médicos para auxiliá-los a praticar o cuidado em saúde baseado em valor (disponível em http://hvc.acponline.org/index.html). Além disso, mais de 72 sociedades de especialidades médicas e a Consumer Reports (uma organização independente que testa produtos) participaram da campanha *Choosing Wisely* (Escolhendo de maneira apropriada), da American Board of Internal Medicine Foundation, que promove a administração de recursos médicos pedindo às sociedades que criem listas baseadas em evidências de exames e procedimentos cuja necessidade deva ser questionada. As listas do *Choosing Wisely* e a informação educativa destinada aos pacientes que as acompanha são disponibilizadas no *site* www.choosingwisely.org.

TABELA 1 Estrutura do cuidado em saúde baseado em valor: etapas para a assistência

Etapa 1: Conhecer os benefícios, danos e custos relativos das intervenções consideradas.
Etapa 2: Diminuir ou eliminar o uso de intervenções que não proporcionem benefícios e/ou que possam ser prejudiciais.
Etapa 3: Escolher intervenções e parâmetros de assistência que maximizem os benefícios, minimizem os danos e reduzam custos (usar dados de efetividade comparativa e custo-benefício).
Etapa 4: Personalizar um plano de assistência para os pacientes que incorpore seus valores e aborde suas preocupações.
Etapa 5: Identificar oportunidades em nível de sistema para melhorar os resultados, minimizar danos e diminuir o desperdício em assistência médica.

Reproduzido com a permissão de Smith CD; Alliance for Academic Internal Medicine – American College of Physicians High Value, Cost-Conscious Care Curriculum Development Committee. Teaching high-value, cost-conscious care to residents: the Alliance for Academic Internal Medicine-American College of Physicians Curriculum. Ann Intern Med. 2012 Aug 21;157(4):284-6. [PMID: 22777503]

> **PONTO-CHAVE**
> - O cuidado em saúde baseado em valor é aquele que visa o benefício clínico de uma determinada intervenção médica com redução de desperdícios, tendo como meta melhorar os resultados alcançados pelo paciente.

Interpretação da literatura médica

Introdução

Os médicos devem estar familiarizados com uma base de conhecimento em contínua expansão, fundamentada na literatura científica. Consequentemente, os médicos devem

---

* N.E.: As recomendações referentes à prática do *High Value Care*, promovida pelo ACP, estão destacadas ao longo do livro na cor vermelha e também com a sigla "HVC" à margem para facilitar a identificação. Mais informações na pág. xvii.

conhecer os princípios básicos de metodologia científica para ser capazes de interpretar de maneira crítica a literatura, manter seus conhecimentos médicos atualizados e aplicar os resultados dos estudos de modo a prestar cuidado em saúde baseado em valor aos seus pacientes.

Delineamentos de estudo

Existem muitos delineamentos de estudos científicos. O mais importante é reconhecer os pontos fortes e os pontos fracos de cada um, bem como a aplicação apropriada da informação derivada desses estudos em situações clínicas.

Estudos experimentais

Em um estudo experimental, indivíduos e intervenções são determinados no início do estudo, e tanto os pesquisadores como os participantes do estudo permanecem "cegos" em relação à intervenção, para assim minimizar resultados enviesados. No tipo mais comum de estudo experimental, um ensaio clínico controlado randomizado (ECR), os indivíduos são aleatoriamente designados para o grupo de intervenção ou para o grupo de controle, a fim de distribuir igualmente os fatores preditivos e minimizar confundidores. Embora os ECRs sejam considerados o delineamento de estudo mais rigoroso e tenham maior capacidade de extrair inferências causais, esses estudos geralmente envolvem protocolos detalhados e pacientes com estreito espectro de doenças – condições difíceis de replicar nos cenários comuns da prática clínica. Em consequência, os ECRs frequentemente são limitados em termos de possibilidade de generalização. Uma variação de ECR é um ensaio randomizado por agrupamento, em que os grupos (ou *clusters*) de indivíduos do estudo são randomizados a grupo de tratamento ou a grupo de controle. Esse delineamento é útil para avaliar as intervenções dirigidas a grupos específicos de pessoas, em vez de pacientes individuais. Um delineamento experimental menos rigoroso é o estudo *quasi*-experimental, em que os pesquisadores designam os pacientes para os grupos de intervenção ou controle de uma maneira não aleatória. Esse tipo de delineamento normalmente é usado quando a randomização é impraticável ou antiética. Os diferentes tipos de estudos experimentais e observacionais são comparados na **Tabela 2**.

Estudos observacionais

Um estudo observacional não emprega intervenções nem designação aleatória de grupos de pacientes. Como alternativa, os pesquisadores comparam pelo menos dois grupos naturalmente existentes. Os estudos observacionais costumam ser menos rigorosos que os estudos experimentais, diminuindo assim a capacidade de extrair inferências causais. As vantagens dos estudos observacionais incluem a capacidade de usar cenários de prática naturais e envolver pacientes com maior gama de doenças e exposições. Uma desvantagem dos estudos observacionais é estarem mais sujeitos a confundidores e a vieses do que os estudos experimentais.

Os delineamentos observacionais incluem estudos de coorte, estudos de caso-controle, estudos transversais e séries de casos. O estudo de coorte investiga resultados de grupos (coortes) com ou sem certas exposições ou tratamentos. Um exemplo é o estudo que examina as frequências de diabetes melito tipo 2 entre pacientes de condição socioeconômica alta *versus* pacientes de condição socioeconômica baixa. Nos estudos de coorte prospectivos, os fatores de exposição ocorrem no presente, e os desfechos observados em um momento futuro. Por outro lado, nos estudos de coorte retrospectivos, a exposição ocorreu no passado, e os desfechos são avaliados no presente ou no futuro. A medida de resultado padrão para um estudo de coorte é o risco relativo.

Um estudo de caso-controle, que geralmente é retrospectivo, compara os resultados dos pacientes com uma doença (casos) aos resultados de indivíduos sem doença (controles). Exemplificando, pacientes com e sem diabetes melito tipo 2 poderiam ser comparados quanto à exposição a dietas *fast-food* altamente calóricas. Os estudos de caso-controle podem ser particularmente valiosos no estudo de doenças raras. Para minimizar o viés nos estudos de caso-controle, os pesquisadores estabelecem cuidadosamente uma correspondência entre casos selecionados e controles, em termos de fatores demográficos e prognósticos. Além disso, os pesquisadores muitas vezes aumentam o poder estatístico recrutando mais controles do que casos. Para os estudos de caso-controle, a estimativa de risco padrão é a razão de chances (*odds ratio*).

Os estudos transversais examinam as associações entre doenças e exposições dentro de um grupo de pacientes em determinado momento. Esse delineamento de estudo é usado mais comumente para determinar a prevalência de uma doença. As séries de casos incluem apenas pacientes com condições de interesse. Esses pacientes são avaliados, seja de modo prospectivo ou retrospectivo, para identificar exposições ou desfechos.

Revisões sistemáticas

As revisões sistemáticas fornecem uma síntese e análise da literatura pertinentes a uma pergunta científica. As revisões sistemáticas envolvem exaustivas buscas na literatura, coleta sistemática de dados, múltiplos revisores e um resumo descritivo dos pontos fortes e limitações da análise. As revisões sistemáticas minimizam a possibilidade de vieses ao combinar resultados de numerosos estudos. Também podem incluir metanálises, que envolvem a análise estatística de dados agrupados de estudos identificados em uma revisão sistemática que atendem a determinados critérios predefinidos de adequação. O propósito da metanálise é extrair conclusões com o uso de uma quantidade maior de dados do que aquela disponível em cada um dos estudos individuais. As limitações das revisões sistemáticas e da metanálise resultam da

Interpretação da literatura médica

TABELA 2 Tipos de delineamento de estudo

Delineamento do estudo	Descrição	Vantagens	Desvantagens	Principais ameaças à validade
Estudos experimentais				
Ensaio clínico controlado randomizado (ECR)	Os participantes são aleatoriamente alocados para um grupo de tratamento ou para um grupo de controle.	Delineamento mais poderoso para determinar causas.	Caro, demorado, impraticável para muitas situações clínicas. Duração limitada de acompanhamento. Número limitado de resultados que podem ser avaliados. Possibilidade de generalização limitada.	Se a randomização for inefetiva. Se os dados não forem analisados de acordo com o grupo inicialmente designado. Se participantes estiverem cientes da designação de grupos (não cegos). Se o acompanhamento for incompleto.
Ensaio randomizado por agrupamento	Os participantes são randomizados por agrupamento (p. ex., unidade de enfermaria) e não como indivíduos.	Idem aos ECRs. Pode ser usado quando a randomização de pacientes for antiética ou inviável.	Idem aos ECRs. Difícil de analisar.	Idem aos ECRs. Se a análise não contar para o agrupamento.
Delineamento *quasi*-experimental	Revisão de dados coletados antes e após uma intervenção.	Pode ser usado quando a randomização de pacientes for antiética ou inviável.	Os pacientes não são randomizados.	Em caso de nenhum ajuste para possível confundidor.
Estudos observacionais				
Estudo de coorte	Estuda os resultados de grupos usando atribuições observadas.	Consegue detectar associações, embora elas nem sempre sejam relações do tipo causa e efeito. Consegue estudar múltiplos resultados no decorrer de um longo período de tempo. Tamanho de amostra amplo.	Requer técnicas estatísticas complicadas para minimizar vieses. Os delineamentos prospectivos podem ser caros e talvez demore muitos anos até a disponibilização dos resultados.	Viés de seleção em coortes. Viés na mensuração de exposições e resultados. Se fatores de vieses significativos não forem levados em conta.
Estudo de caso-controle	Compara exposições antigas em pacientes com e sem doença.	Útil para doenças ou exposições raras. Econômico.	Alto risco de viés. Alto risco de vieses. Não fornece dados de incidência/prevalência.	Viés de seleção, especialmente em controles. Viés de mensuração, em especial viés de recordação.
Estudo transversal	Determina a prevalência da doença (p. ex., estudos de levantamento).	Pode ser concluído rapidamente. Econômico.	Pode resultar em informação equivocada. Fornece informação somente em um ponto do tempo. Alto risco de viés.	Viés de seleção e de resposta. Se a amostra não for representativa.
Séries de casos	Descreve as características de um grupo (ou séries) de pacientes (ou casos).	Geração de hipótese. Observações podem ser úteis no delineamento de um estudo para avaliar possíveis explicações ou causas para os achados observados.	Alto risco de viés. Não pode inferir causa.	Múltiplos vieses relacionados com a seleção dos participantes e as características observadas.

variabilidade na identificação e seleção de estudos com rigor metodológico, bem como da inclusão de estudos metodologicamente fracos. Entretanto, uma revisão sistemática com metanálise baseada na seleção rigorosa de numerosos ECR de alta qualidade poderia ser considerada o nível mais alto de evidência.

> **PONTOS-CHAVE**
> - Em um ensaio controlado randomizado, os participantes são aleatoriamente alocados para um grupo de intervenção ou para o grupo de controle, e pesquisadores e participantes em geral permanecem "cegos" para a intervenção, a fim de minimizar os vieses.
> - Os delineamentos observacionais incluem os estudos de coorte, estudos de caso-controle, estudos transversais e séries de casos. Os pacientes não são alocados aleatoriamente para um grupo de intervenção ou de controle, diminuindo assim a capacidade de extrair inferências causais.
> - A revisão sistemática fornece uma síntese e análise da literatura pertinentes a uma pergunta científica, podendo ou não incluir metanálise. A revisão sistemática minimiza a possibilidade de vieses ao combinar resultados de muitos estudos, mas pode ser limitada pela variabilidade na identificação e seleção dos estudos, bem como pela inclusão de estudos com menor rigor metodológico.

Validade de um estudo

A validade, ou confiabilidade dos resultados de um estudo, pode ser ameaçada por muitos fatores, entre os quais erros de amostragem, mensuração e análise de dados. A validade interna é a extensão em que os resultados de um estudo são verdadeiros e sustentados por esse estudo. A validade externa é o grau de possibilidade de generalização dos achados do estudo para outros cenários.

Os erros do estudo podem ser aleatórios ou sistemáticos. O erro aleatório, decorrente do acaso, pode ser minimizado com o aumento do tamanho da amostra e da precisão da medição. O erro sistemático resulta de viés e influencia os achados do estudo em determinada direção. O erro sistemático não pode ser melhorado com a ampliação do tamanho da amostra, devendo ser abordado com a eliminação do viés. Por exemplo, um estudo randomizado avalia dois grupos de pacientes com diabetes que receberão uma nova medicação, cujo efeito consiste na redução da glicemia (grupo de intervenção) ou placebo (grupo de controle), com o resultado do estudo sendo as medidas de glicemia automonitorada (GAM). Se fosse constatado que a maioria dos pacientes do grupo de intervenção registrou níveis de GAM matinais de jejum e a maioria dos indivíduos do grupo de controle registrou níveis de GAM após o jantar, quaisquer diferenças gerais de controle glicêmico entre os dois grupos do estudo estariam sujeitas a viés das diferenças intergrupos sistemáticas de monitoramento de GAM. No delineamento dos estudos, o erro sistemático é minimizado ao garantir que os grupos de comparação sejam amostrados, mensurados e analisados da mesma forma.

O viés ocorre quando o efeito oculto de uma variável externa (a variável geradora de confusão) influencia o resultado de um estudo. Pesquisas iniciais, por exemplo, indicaram que os consumidores de café eram mais propensos a desenvolver câncer de pâncreas. Entretanto, esses consumidores de café também eram mais frequentemente fumantes. Posteriormente, foi demonstrado que o resultado de câncer de pâncreas nesses estudos era atribuível ao tabagismo (variável geradora de confusão) e não ao consumo de café. O viés pode ser diminuído pelo uso de correspondência, randomização e métodos estatísticos, como a análise multivariada.

Análise estatística

Intervalos de confiança e valores P

Todo achado científico reflete certa quantidade de erro que muitas vezes é expresso como intervalo de confiança (IC) de 95%. O IC 95% indica que o pesquisador pode ter 95% de certeza de que o valor expresso em um estudo de fato esteja incluído no intervalo. O tamanho da amostra de um estudo pode influenciar o IC; amostras maiores tenderão a possibilitar estimativas mais precisas e um IC mais estreito, enquanto amostras menores tendem a render IC mais amplos. O tamanho da amostra também é diretamente proporcional ao poder do estudo, que consiste na probabilidade de detectar uma associação entre variáveis ou uma diferença entre os grupos quando a associação ou diferença existe de fato. O poder estatístico pode ser usado para determinar o tamanho mínimo da amostra requerido para um estudo a fim de demonstrar um efeito especificado.

O valor P é outro indicador estatístico que mostra a probabilidade de o resultado do estudo somente decorrer do acaso. Um valor P menor que 0,05, que comumente é usado como valor de corte para significância estatística, representa uma probabilidade de 1 em 20 de obter os resultados observados ao acaso, assumindo que não há diferença entre os grupos do estudo. Similarmente aos IC, o valor P também está relacionado ao grau de diferença existente entre os grupos e o tamanho da amostra do estudo. Estudos com amostras grandes tendem mais a produzir resultados estatisticamente significativos. É importante não confundir significância estatística com importância clínica, porque um estudo que relata valores P estatisticamente significativos pode não ser relevante do ponto de vista clínico. Isso é particularmente válido para os estudos com tamanhos de amostra amplos ou eventos de interesse incomuns.

Os valores P fornecem menos informação que os IC, porque estes podem demonstrar a faixa plausível de um evento ou resultado, enquanto os valores P indicam apenas a significância estatística. Especificamente, os limites mínimo e máximo de um IC revelam, em termos discretos, a faixa de valores em

Interpretação da literatura médica

TABELA 3 Termos comuns usados na interpretação da literatura médica para exames diagnósticos

Termo	Definição	Cálculo	Notas
Prevalência (Prev)	Proporção de pacientes com a doença na população.	Prev = (PV + FN) / (PV + FP + FN + NV)	
Sensibilidade (S)	Proporção de pacientes com a doença que têm resultado de exame positivo.	S = PV / (PV + FN)	
Especificidade (E)	Proporção de pacientes sem a doença que têm resultado de exame negativo.	E = NV / (FP + NV)	
Valor preditivo positivo (VPP)	Proporção de pacientes com resultado de exame positivo que têm a doença.	VPP = PV / (PV + FP)	Aumenta com a prevalência *crescente*.
Valor preditivo negativo (VPN)	Proporção de pacientes com resultado de exame negativo que não têm a doença.	VPN = NP / (NV + FN)	Aumenta com a prevalência *decrescente*.
Razão de probabilidade positiva (RP+)	Razão entre a probabilidade de um resultado positivo de exame entre pacientes com a doença e a probabilidade de um resultado positivo entre pacientes sem a doença.	RP+ = S / (1 – E)	
Razão de probabilidade negativa (RP–)	Razão entre a probabilidade de um resultado negativo de exame entre pacientes com a doença e a probabilidade de um resultado negativo entre pacientes sem a doença.	RP– = (1 – S) / E	
Chances pré-teste	Chances de um paciente ter a doença antes da realização do exame.	Chances pré-teste = probabilidade pré-teste / (1 – probabilidade pré-teste).	
Chances pós-teste	Chances de um paciente ter a doença após a realização do exame.	Chances pós-teste = chances pré-teste × RP.	A RP+ é usada se o resultado do exame for positivo; a RP– é usada se o resultado do exame for negativo. Um nomograma é disponibilizado para calcular a probabilidade pós-teste usando a probabilidade pré-teste e a RP sem ter que converter a probabilidade pré-teste em chances (ver Fig. 1).
Probabilidade pré-teste	Proporção de pacientes com a doença antes de o exame ser realizado.	A probabilidade pré-teste pode ser estimada a partir da prevalência da população, calculadoras de risco clínico ou experiência clínica, caso não haja ferramentas baseadas em evidência.	
Probabilidade pós-teste	Proporção de pacientes com a doença após a realização do exame.	Probabilidade pós-teste = chances pós-teste / (1 + chances pós-teste).	

FN = falso-negativo; FP = falso-positivo; NV = negativo verdadeiro; PV = positivo verdadeiro.

---

torno de um determinado ponto, a qual permite aos leitores determinar uma faixa plausível de significância clínica e aplicar os resultados do estudo aos pacientes em contextos clínicos. Por exemplo, um estudo mostrou uma associação entre a vacina contra *influenza* e o desenvolvimento da síndrome de Guillain-Barré (SGB), com um valor *P* de 0,02 e uma incidência relativa de 1,45 (IC = 1,05-1,99). Considerando o risco basal de SGB de 10 casos por milhão, a vacina contra *influenza* poderia resultar em 14,5 casos por milhão de pessoas. No entanto, o IC indica que o risco de SGB a partir da vacina contra *influenza* varia de um risco apenas 5% maior a um risco 2 vezes mais alto. Do mesmo modo, o pior risco de caso renderia um aumento do risco absoluto equivalente a 10 casos por milhão e ao número de 100 mil necessário para causar dano.

Mais notavelmente, o melhor risco de caso renderia um aumento absoluto de 0,5 caso por milhão e um número de 2 milhões necessário para causar dano.

Cálculos para exames diagnósticos e terapia médica

Sensibilidade, especificidade e valores preditivos

A sensibilidade é a capacidade de um exame de detectar pacientes com uma doença quando esta de fato estiver presente. A especificidade é a capacidade de um exame de excluir uma doença em pacientes que realmente não têm a doença. A sensibilidade e a especificidade são características de um exame diagnóstico específico e não mudam com a prevalência da doença na população de pacientes a qual se aplicam (**Tab. 3**).

Em comparação com a sensibilidade e a especificidade, os valores preditivos indicam a probabilidade de um resultado de exame positivo (valor preditivo positivo [VPP]) ou de um resultado de exame negativo (valor preditivo negativo [VPN]) verdadeiramente refletir a presença ou ausência de doença em uma população específica de pacientes na qual o exame é aplicado. São gerados quando da aplicação de exames de sensibilidade e especificidade conhecidas a um grupo particular de pacientes, sendo assim dependentes da prevalência da doença nessa população. Como um teste positivo tende mais a ser verdadeiramente positivo em uma população de pacientes que apresente alta prevalência de doença, o VPP está diretamente relacionado à prevalência. Por outro lado, um exame negativo tende mais a ser realmente negativo quando a prevalência da doença na população testada é baixa. Portanto, o VPN está inversamente relacionado à prevalência.

Razões de probabilidade

As razões de probabilidade são uma nova ferramenta estatística que simplifica enormemente a aplicação dos resultados do exame diagnóstico ao cuidado do paciente. A razão de probabilidade (RP) é a razão entre a probabilidade de um determinado resultado de exame (positivo ou negativo) entre pacientes com uma doença e a probabilidade do mesmo resultado de exame entre pacientes sem a doença. As chances pós-teste de uma doença são iguais às chances pré-teste da doença multiplicadas pela RP. As chances pós-teste podem então ser convertidas em percentual para alcançar a probabilidade pós-teste mais comumente reconhecida. Um dos principais benefícios das RP é poder ser determinadas por qualquer teste com sensibilidade e especificidade conhecidas, permitindo aos clínicos aplicá-las aos pacientes com base na probabilidade pré-teste clinicamente avaliada de a doença proporcionar uma probabilidade pós-teste de presença ou ausência da condição testada. A **Figura 1** mostra um nomograma que pode ser usado para estimar a probabilidade pós-teste quando a probabilidade pré-teste e a RP são conhecidas.

As RP separadas são calculadas para uso quando um resultado de exame é positivo (RP+) ou quando um resultado de exame é negativo (RP-). RP positivas maiores e RP negativas menores são mais aptas a afetar as decisões clínicas. Para facilitar

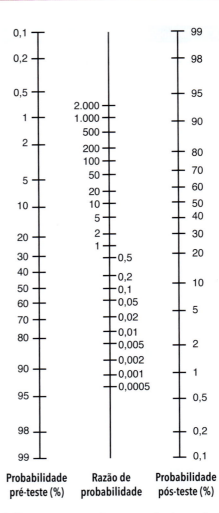

FIGURA 1 Nomograma para interpretação de resultados de exames diagnósticos. Neste nomograma, uma linha reta traçada a partir da probabilidade pré-teste de doença do paciente (estimada com base na experiência, dados locais ou literatura publicada) ao longo da razão de probabilidade para o resultado do exame apontará a probabilidade pós-teste de doença.

Reproduzido com a permissão de Fagan TJ. Letter: Nomogram for Bayes theorem. N Engl J Med. 1975 Jul 31;293(5):257. [PMID: 1143310] Copyright 1975, Massachusetts Medical Society.

o uso clínico, várias regras gerais de RP são aplicadas. Valores de RP+ iguais a 2, 5 e 10 correspondem a aumentos de probabilidade de doença de 15, 30 e 45%, respectivamente. Valores de RP- iguais a 0,5, 0,2 e 0,1 correspondem a diminuições de probabilidade de doença de 15, 30 e 45%, respectivamente.

Risco relativo e risco absoluto

A efetividade de diferentes intervenções terapêuticas é relatada com frequência como diferenças de risco relativo ou absoluto entre os grupos de estudo. As comparações relativas comparam incidências de eventos, como morte ou complicações, em dois grupos de estudo que usam medidas que incluem risco relativo, razões de chances e razões de risco (**Tab. 4**). As comparações absolutas, por outro lado, representam diferenças absolutas (ou seja, totais) de resultados entre dois grupos.

Uma desvantagem das comparações relativas é o potencial de resultados exagerados, especialmente quando os resultados são incomuns. Exemplificando, as intervenções que diminuem a incidência de uma doença de 40 para 20% e de 4 para 2% estão associadas, cada uma, a uma redução do risco relativo de 50%. Entretanto, a redução do risco absoluto (RRA) para o primeiro caso é 20%, enquanto a RRA para o segundo caso é 2%.

Números necessários

Os números necessários são estimativas do número de pacientes que devem receber uma intervenção para fazer com que um paciente alcance o resultado que está sendo estudado. Quando esse resultado é benéfico, o termo é denominado número necessário para tratar (NNT); e quando o resultado é prejudicial, a denominação é número necessário para prejudicar (NNP). Os números necessários são indicadores úteis do impacto clínico de uma intervenção, porque fornecem uma ideia da magnitude esperada a partir da intervenção. Os números necessários são calculados considerando a recíproca da alteração do risco absoluto. Para as duas intervenções previamente discutidas, por exemplo, o NNT no primeiro caso é 5 (1/0,2) e no segundo caso, 50 (1/0,02) (ver **Tab. 4**).

> **PONTOS-CHAVE**
> - Os intervalos de confiança fornecem mais informação que os valores *P*, porque revelam a faixa plausível de um evento, permitindo estimar a significância clínica.
> - A significância estatística é diferente da importância clínica, especialmente para estudos amplos com resultados incomuns.
> - As comparações de risco relativo tendem a exagerar os resultados em relação às medidas de risco absoluto. Sempre que possível, o risco absoluto deve ser usado ao explicar o risco para os pacientes.
> - Os números necessários são estimativas do número de pacientes que devem receber uma intervenção para fazer com que um paciente alcance o resultado que está sendo estudado. Os números necessários são indicadores úteis do impacto clínico de uma intervenção, por fornecerem uma ideia da magnitude do benefício/prejuízo esperado a partir da intervenção.

Níveis de evidência e recomendações

Os médicos tomam decisões clínicas acerca de seus pacientes, interpretando evidências encontradas na literatura publicada. Entretanto, nem toda evidência é desenvolvida com o mesmo rigor. Sendo assim, a U.S. Preventive Services Task Force identificou os níveis de evidência que refletem o rigor dos métodos usados em um estudo (**Tab. 5**). Além disso, foram criados graus de recomendações para fornecimento de serviço clínico, equilibrando o nível de evidência com o risco *versus* benefício do serviço (**Tab. 6**).

Assistência de rotina ao paciente saudável

História e exame físico

Exame de saúde periódico

Embora o exame de saúde periódico tenha sido associado com o aumento de serviços preventivos, diversos estudos falharam em mostrar um efeito benéfico do exame de saúde periódico sobre a morbidade ou mortalidade. Contudo, muitos desses estudos eram antigos, tinham escopo limitado e avaliaram intervenções desatualizadas. Muitos médicos argumentam que o exame de saúde periódico constrói relacionamentos médico-paciente que podem promover uma melhor adesão às recomendações médicas.

Em pacientes que não passam por exames de saúde regularmente agendados, alguns aspectos da assistência preventiva são idealmente abordados no decorrer de várias consultas. Dessa forma, a assistência preventiva deve ser considerada em todas as consultas sempre que viável, assim como esforços devem ser empreendidos no sentido de priorizar as recomendações com base nas necessidades do paciente.

História e exame físico de rotina

A história e o exame físico podem ajudar a identificar os pacientes com risco de doença e aqueles que podem ser beneficiados por exames de triagem adicionais ou aconselhamento. Em pacientes que apresentam achados positivos durante a obtenção de história detalhada, incluindo uma revisão de sistemas, deve ser realizado um exame físico relevante pertinente àquelas preocupações. O exame físico deve incluir a mensuração da altura e do peso (para calcular o IMC), além da avaliação da pressão arterial. Em indivíduos com IMC ≥ 30, o médico deve avaliar os sinais e sintomas de apneia obstrutiva do sono, uma vez que essa condição é comprovadamente pouco reconhecida nas práticas de assistência primária e tem alta prevalência entre indivíduos obesos. A frequência cardíaca também deve ser avaliada, porque está comprovado que a checagem da pulsação aumenta a detecção de fibrilação atrial. A U.S. Preventive Services Task Force (USPSTF) não recomenda o exame de rotina abdominal e testicular para fins de triagem de câncer, e tanto a USPSTF como o American College of Physicians (ACP) são contra os exames de triagem pélvicos. A palpação abdominal para detecção de aneurisma da aorta abdominal e a ausculta da carótida para detecção de estenose carotídea são comprovadamente pouco confiáveis. Embora todos os benefícios de um exame físico abrangente possam não estar claramente definidos com relação aos resultados do paciente, ele não está diretamente associado a dano aumentado, pode ter benefícios menos tangíveis quanto ao relacionamento médico-paciente, e geralmente é aceito como padrão de assistência. Nenhuma evidência sustenta a obtenção de um painel de exames de laboratório de rotina de todos os pacientes adultos.

TABELA 4. Termos comuns usados na interpretação da literatura médica para terapêutica

Termo	Definição	Cálculo	Notas
Risco absoluto (RA)	Probabilidade de um evento ocorrer em um grupo durante um período específico.	RA = pacientes com evento no grupo / total de pacientes no grupo.	Também conhecido como taxa de evento; pode representar um evento benéfico ou prejudicial. Muitas vezes, uma taxa de evento experimental (TEE) é comparada a uma taxa de evento controle (TEC).
Risco relativo (RR)	A razão entre a chance de desenvolvimento de uma doença com fator de risco presente e a chance de desenvolvimento de doença sem fator de risco presente.	RR = TEE / TEC	Usado em estudos de coorte e ensaios controlados randomizados.
Redução do risco absoluto (RRA)	Diferença das taxas de eventos entre os grupos experimental (TEE) e controle (TEC).	RRA = | TEE − TEC |	
Redução do risco relativo (RRR)	Razão entre a redução do risco absoluto e a taxa de evento entre os controles.	RRR = | TEE − TEC | / TEC	
Número necessário para tratar (NNT)	Número necessário de pacientes que devem receber tratamento para que um paciente adicional seja beneficiado.	NNT = 1 / RRA	Estimativa eficiente da dimensão do efeito.
Número necessário para prejudicar (NNP)	Número necessário de pacientes que devem receber um tratamento para que um paciente adicional seja prejudicado.	NNP = 1 / ARA	ARA = aumento do risco absoluto; é igual a | TEE − TEC | quando o evento é um resultado desfavorável (p. ex., efeito colateral de medicamento).

TABELA 5. Hierarquia de delineamento de pesquisa da U.S. Preventive Services Task Force

Nível	Descrição
I	ECR com poder adequado e devidamente conduzido; revisão sistemática ou metanálise bem conduzida de ECR homogêneos.
II-1	Ensaio controlado bem delineado, sem randomização.
II-2	Estudo analítico de caso-controle ou de coorte bem delineado.
II-3	Múltiplas séries temporais com ou sem intervenção; resultados inesperados de experimentos sem controle.
III	Opiniões de especialistas respeitados, baseadas na experiência clínica; estudos descritivos ou relatos de caso; relatos de comitês experientes.

ECR = ensaio clínico controlado randomizado.

Reproduzido de U.S. Preventive Services Task Force. U.S. Preventive Services Task Force Procedure Manual. Agency for Healthcare Research and Quality Publication No. 08-05118-EF. www.uspreventiveservicestaskforce.org/Page/Name/procedure-manual. Publicado em julho de 2008. Acesso em 24 de junho de 2015.

TABELA 6. Definições de grau da recomendação de acordo com a U.S. Preventive Services Task Force

Grau	Definição e sugestão de prática
A	Há alto grau de certeza de que o benefício é substancial. Oferecer ou providenciar esse serviço.
B	Há alto grau de certeza de que o benefício é moderado. Oferecer ou providenciar esse serviço.
C	Há uma certeza no mínimo moderada de que o benefício é pequeno. Oferecer ou providenciar o serviço para pacientes selecionados, dependendo das circunstâncias individuais.
D	Há certeza moderada ou alta de que o serviço não tem benefício ou de que os danos superam os benefícios. Desestimular o uso desse serviço.
I (insuficiente)	Falta evidência, a qualidade é precária ou é conflitante, e o equilíbrio entre benefícios e danos não pode ser determinado. Se o serviço for oferecido, os pacientes devem estar cientes da incerteza acerca do equilíbrio entre benefícios e prejuízos.

Adaptado de U.S. Preventive Services Task Force. Grade definitions. www.uspreventiveservicestaskforce.org/uspstf/grades.htm. Atualizado em fevereiro de 2013. Acesso em 24 de junho de 2015.

Os clínicos comumente são solicitados a realizar exames para pré-participação em atividades esportivas. A American Academy of Family Physicians (AAFP) e a American Academy of Pediatrics, com várias organizações nacionais de medicina do esporte, criaram um tratado sobre a abordagem das avaliações físicas pré-participação, incluindo formulários gratuitos para história e exame físico (disponíveis em www.aap.org/en-us/about-the-aap/Committees-Councils-Sections/Council-on-sports-medicine-and-fitness/Pages/PPE.aspx). As diretrizes atuais da American Heart Association (AHA) para triagem pré-participação consistem em um processo de 12 etapas para obtenção de história clínica e realização do exame físico focado na triagem cardiovascular. Os elementos desse exame incluem avaliação da história familiar em busca de evidência de cardiopatia ou morte precoce, sintomas cardíacos (como quase síncope inexplicável/síncope ou dispneia/fadiga por esforço), e achados do exame físico (incluindo hipertensão e murmúrios). Exames adicionais, com imagens cardiovasculares ou eletrocardiografia, não são indicados na ausência de sintomas suspeitos, achados físicos ou história familiar.

> **PONTO-CHAVE**
> - Embora o exame médico periódico tenha sido associado ao aumento de serviços preventivos, diversos estudos falharam em mostrar um efeito benéfico do exame médico periódico sobre a morbidade ou mortalidade.

Triagem

Princípios de triagem

A prevenção primária consiste em prevenir a doença ou lesão antes que ela ocorra, com a meta de diminuir a incidência da doença. A prevenção secundária consiste na detecção antecipada da doença em pacientes assintomáticos, para promover a intervenção precoce e minimizar as complicações da doença. A maioria dos testes de triagem pertence à categoria de prevenção secundária. A prevenção terciária é a otimização da assistência prestada aos pacientes com doença estabelecida, para melhorar a função e minimizar as complicações.

Uma condição é passível de triagem se for suficientemente comum, se causar morbidade e mortalidade significativas quando não tratada, se tiver um estágio pré-clínico que possibilite sua detecção, e se houver um tratamento efetivo disponível que possa melhorar o prognóstico ao ser instituído antecipadamente. Um teste de triagem ideal deve ser amplamente disponível, seguro, aceitável pelo paciente, ter custo razoável e ser altamente sensível e específico para a doença de interesse, ou ter um teste complementar confirmatório de alta especificidade. O paciente submetido à triagem deve apresentar risco de desenvolver a condição, além de ter qualidade de vida e expectativa de vida adequadas para ser beneficiado pela triagem.

Os indivíduos que tendem a ser beneficiados pela triagem frequentemente são determinados pelos desfechos de ensaios clínicos randomizados, porém os desfechos desses estudos podem ser afetados por vieses comumente encontrados. O viés de seleção ocorre quando voluntários ou pacientes mais aderentes à triagem são mais saudáveis do que aqueles que não se submetem à triagem. A possibilidade de viés de seleção destaca a necessidade de ensaios clínicos sobre triagem serem analisados pela intenção de tratar, a qual avalia os resultados dos pacientes com base em suas designações iniciais de grupo em um ensaio controlado randomizado, e não com base na intervenção recebida ao final. Isso minimiza o viés de seleção. O viés de tempo ganho ocorre quando o tempo de sobrevida (tempo desde o diagnóstico até a morte) parece ser estendido porque o paciente submetido à triagem é diagnosticado antecipadamente, durante a fase pré-clínica, mas na realidade não vive por mais tempo. Como resultado, as taxas de mortalidade específicas da doença, e não o tempo de sobrevida, devem ser usadas como resultado. A triagem também é mais propensa a detectar doenças indolentes, que têm períodos de latência longos, do que doenças agressivas, com períodos de latência menores e que são detectadas mais frequentemente no momento do aparecimento dos sintomas. Isso produz viés de tempo de duração, em que uma coorte diagnosticada por triagem exibirá maior representação de doenças indolentes, enquanto uma coorte diagnosticada por sintoma exibirá maior representação de doenças agressivas. Em consequência, a coorte diagnosticada por triagem parecerá falsamente ter um prognóstico melhor. Um tipo drástico de viés de tempo de duração cada vez mais identificado, em especial nos cânceres de próstata, mama e tireoide, é o sobrediagnóstico. O sobrediagnóstico ocorre quando a doença que, de outro modo, não seria clinicamente relevante durante o tempo de expectativa de vida de um paciente, é detectada.

> **PONTO-CHAVE**
> - Uma condição deve ser triada se for suficientemente comum, causar morbidade e mortalidade significativas quando não tratada, tiver um estágio pré-clínico que possibilite a detecção, e se houver tratamento disponível eficaz que possa melhorar o prognóstico quando instituído antecipadamente.

Recomendações de triagem para adultos

As recomendações sobre quais exames diagnósticos usar frequentemente se baseiam em diretrizes clínicas. A USPSTF revisa sistematicamente as evidências disponíveis e as recomendações sobre questões destinadas a médicos e sistemas de saúde, sobre triagem, aconselhamento e medicina preventiva, com base na força das evidências de benefício ou dano dessas intervenções. A **Tabela 7** traz um resumo das recomendações de triagem da USPSTF. O ACP também publica diretrizes clínicas baseadas em evidências, declarações orientadoras e aconselhamento para a melhor prática (que recomenda uma abordagem clínica em áreas em que as evidências existentes possam ser insuficientes ou conflitantes). O National Guideline Clearinghouse é uma fonte on-line conveniente (www.guideline.gov) para comparação das diretrizes clínicas. As recomendações também são modificadas periodicamente à medida que

TABELA 7	Resumo das recomendações de triagem da USPSTF[a]
Condição	**Recomendação de triagem**
Doenças crônicas	
Aneurisma de aorta abdominal	Ultrassonografia abdominal única em todos os homens na faixa etária de 65-75 anos que tenham fumado cigarros[b]; triagem seletiva em todos os homens na faixa etária de 65-75 anos que jamais tenham fumado
Depressão	Todos os adultos, quando houver disponibilidade de assistência acompanhada por profissionais para depressão
Diabetes melito	Todos os adultos com pressão arterial continuamente > 135/80 mmHg, de acordo com as recomendações de 2008; todos os adultos com risco aumentado, segundo o esboço da recomendação de 2014
Hipertensão	Todos os adultos
Distúrbios lipídicos	Todos os homens com idade ≥ 35 anos; todas as mulheres com idade ≥ 45 anos que apresentem risco aumentado; iniciar aos 20 anos de idade no caso de adultos com risco cardiovascular aumentado
Obesidade	Todos os adultos
Osteoporose	Mulheres com idade ≥ 65 anos; mulheres com idade < 65 anos que apresentam risco de 10 anos de fratura ≥ 9,3%
Doenças da tireoide	Evidência insuficiente para recomendar a favor ou contra a triagem de doença da tireoide (grau I)
Doenças infecciosas	
Clamídia	Todas as mulheres sexualmente ativas com idade ≤ 24 anos; todas as mulheres sexualmente ativas com risco aumentado de infecção[c]
Gonorreia	Todas as mulheres sexualmente ativas com risco aumentado de infecção[c]
Vírus da hepatite B	Todos os adultos de alto risco[d]
Vírus da hepatite C	Triagem única para adultos nascidos entre 1945 e 1965; todos os adultos de alto risco[e]
Infecção por HIV	Triagem única para todos os adultos na faixa etária de 15-65 anos; triagens repetidas para adultos de alto risco[f]
Sífilis	Todos os adultos com risco aumentado de infecção[g]
Tuberculose	A USPSTF indica as diretrizes do CDC, que recomendam a triagem para indivíduos de alto risco[h]
Abuso de substância	
Uso indevido de álcool	Todos os adultos
Tabagismo	Todos os adultos
Câncer	
Câncer de mama	Triagem bienal com mamografia para mulheres na faixa etária de 50-74 anos; a iniciação da triagem antes dos 50 anos deve ser individualizada (grau C)
Câncer cervical	Mulheres na faixa etária de 21-65 anos com citologia (esfregaço de Papanicolaou), a cada 3 anos; em mulheres na faixa etária de 30-65 anos que desejam estender a triagem, triagem com citologia e testes de HPV a cada 5 anos
Câncer colorretal	Todos os adultos na faixa etária de 50-75 anos, utilizando ESOF de alta sensibilidade anual, sigmoidoscopia flexível a cada 5 anos, ESOF de alta sensibilidade combinada (a cada 3 anos) mais sigmoidoscopia flexível (a cada 5 anos), ou colonoscopia a cada 10 anos
Câncer de pulmão	Não recomendada para paciente de médio risco; a TC de baixa dose anual em pacientes de alto risco (adultos na faixa etária de 55-80 anos, com história de consumo de 30 anos-maço de cigarro ao longo da vida, incluindo antigos fumantes que pararam de fumar nos últimos 15 anos)
Câncer de pele	Evidência insuficiente para exames de triagem de câncer de pele (grau I)

CDC = Centers for Disease Control and Prevention; ESOF = exame de sangue oculto nas fezes; HPV = papilomavírus humano; USPSTF = U.S. Preventive Services Task Force.
[a]Exceto quando especificado de outro modo, todas as recomendações listadas são de grau A ou B, para as quais a USPSTF sugere fornecer o serviço na prática. As recomendações de grau C são oferecidas a pacientes selecionados, dependendo das circunstâncias individuais. Os serviços de grau D devem ser desestimulados. O grau I indica que há evidências insuficientes para avaliar o equilíbrio entre benefícios e danos para um serviço determinado.
[b]Na recomendação da USPSTF, alguém que "já fumou" é aquele que consumiu pelo menos 100 cigarros ao longo da vida.
[c]Mulheres com risco aumentado de infecção são aquelas com história de doença sexualmente transmissível (DST), com novos ou múltiplos parceiros sexuais, que usam preservativos de maneira inconsistente, e profissionais do sexo.
[d]Indivíduos com alto risco de infecção pelo vírus da hepatite B (HBV) são aqueles nascidos em países com prevalência da infecção por HBV de pelo menos 2%, indivíduos submetidos à diálise ou tratamentos citotóxicos ou imunosupressores, indivíduos positivos para HIV, usuários de drogas injetáveis, homens que têm relações sexuais com homens (HSH), e contatos domésticos ou parceiros sexuais de indivíduos infectados por HBV.
[e]Indivíduos com alto risco de infecção pelo vírus da hepatite C são os usuários de drogas injetáveis e intranasais, indivíduos que receberam transfusão de sangue antes de 1992, indivíduos sob tratamento prolongado de hemodiálise, prisioneiros e indivíduos que fizeram tatuagem de maneira irregular.
[f]Indivíduos com alto risco de infecção por HIV incluem HSH, usuários de drogas injetáveis ativos, indivíduos com fatores de risco comportamentais (que têm relação sexual vaginal ou anal sem preservativo; parceiro sexual infectado por HIV, bissexual ou usuário de drogas injetáveis, ou que fazem sexo por dinheiro ou drogas), indivíduos que adquiriram outras IST, e indivíduos que vivem e recebem assistência em contextos de alta prevalência (soroprevalência de HIV ≥ 1%).
[g]Indivíduos com risco aumentado de infecção sifilítica incluem os prisioneiros, HSH e aqueles que fazem sexo em troca de dinheiro ou drogas.
[h]Indivíduos com alto risco de tuberculose incluem usuários de drogas injetáveis, indivíduos positivos para HIV, indivíduos que têm contato estreito com indivíduos com tuberculose suspeita ou comprovada, indivíduos que vivem ou trabalham em contextos de alto risco, e indivíduos recém-imigrados de países com alta prevalência de tuberculose.

TABELA 8 Intervenções de triagem não recomendadas de forma rotineira pela USPSTF para adultos assintomáticos de risco mediano[a]
Exames de urina de rotina (grau D)[b]
Eletrocardiografia de exercício ou em repouso para triagem de DC em adultos assintomáticos com baixo risco de eventos de DC (grau D)[b,c]
Os fatores de risco não tradicionais (incluindo o escore de cálcio da artéria coronária por TC,[b] proteína C reativa de alta sensibilidade, índice tornozelo-braquial, espessura íntima-média da carótida, lipoproteína e homocisteína) em adultos assintomáticos submetidos à triagem sem história de DC para prevenção de eventos DC (grau I)
Triagem para estenose carotídea assintomática (grau D)[b]
Triagem para AAA em mulheres que nunca fumaram cigarros (grau D)
Triagem de PSA para câncer de próstata (grau D)[b]
Quantificação de CA-125 ou ultrassonografia pélvica para triagem de câncer de ovário (grau D)[b]
Palpação abdominal, marcadores sorológicos ou ultrassonografia para triagem de câncer pancreático (grau D)
Triagem para câncer testicular (grau D)
Espirometria em indivíduos assintomáticos (incluindo fumantes assintomáticos) para triagem de DPOC (grau D)[c]
Exames de triagem genéticos para hemocromatose hereditária (grau D)
Triagem para infecção crônica pelo vírus da hepatite B (grau D)[c]

AAA = aneurisma de aorta abdominal; DC = doença coronariana; PSA = antígeno específico da próstata; USPSTF = U.S. Preventive Services Task Force.

[a]Os serviços de grau D devem ser desestimulados. O grau I indica que as evidências disponíveis são insuficientes para avaliar o equilíbrio entre benefícios e danos associados a um determinado serviço.

[b]Também foi alvo de recomendações desfavoráveis na American Board of Internal Medicine Foundation's Choosing Wisely initiative.

[c]Também foi alvo de recomendações contrárias na iniciativa de *High Value Care* do American College of Physicians.

emergem evidências a partir de amplos estudos populacionais. Dessa forma, os clínicos devem estar atentos para essas alterações conforme elas emergem, refletir sobre a lógica e a literatura que sustenta tais modificações, e considerar o melhor modo de incorporar as novas recomendações de triagem à prática.

As diretrizes clínicas às vezes também são usadas para desenvolver medidas de performance de qualidade, embora esse seja um processo imperfeito, dada a necessidade de individualizar a adequação da triagem às circunstâncias do paciente individual. Em consequência, o prontuário médico deve refletir uma discussão sobre tomada de decisão compartilhada com o paciente, bem como a justificativa para não fornecer uma determinada triagem que normalmente seria recomendada.

Para garantir que os pacientes passem por uma triagem adequada, muitos sistemas de prontuário médico eletrônico (PME) incluem funcionalidades como sistemas de rastreamento e aviso para prestadores e pacientes. Foi demonstrado que isso melhora a adesão às diretrizes de triagem baseadas em evidências. Fornecer aos pacientes o acesso eletrônico aos registros médicos deles também pode ser útil para que os pacientes engajados facilitem a triagem apropriada. Um recurso extra para as recomendações de triagem é o Electronic Preventive Services Selector (ePSS), desenvolvido pela Agency for Healthcare Research and Quality (AHRQ), disponível no site http://epss.ahrq.gov/PDA/index.jsp. Trata-se de um aplicativo disponibilizado via web e para dispositivos móveis, que fornece recomendações de serviços clínicos preventivos específicos para o paciente, baseados nas diretrizes da USPSTF.

Embora fornecer serviços preventivos adequados seja essencial para uma assistência médica ideal, é igualmente importante reconhecer quais exames de triagem não devem ser realizados. A **Tabela 8** traz um resumo de intervenções de triagem que não são recomendadas de forma rotineira pela USPSTF (muitas das quais são até contraindicadas pela USPSTF).

Testes de triagem específicos
Triagem de doenças crônicas

A USPSTF recomenda enfaticamente a triagem de distúrbios lipídicos a todos os homens com idade igual ou maior que 35 anos. A triagem também é recomendada para homens na faixa etária de 20-34 anos ou mais que apresentam fatores de risco para doença cardiovascular aterosclerótica (DCVA) (diabetes melito, história pessoal de doença coronariana ou aterosclerose não coronariana, história familiar de doença cardiovascular antes de 50 anos de idade em parentes do sexo masculino, ou parentes do sexo feminino com 60 anos, tabagismo, hipertensão, obesidade [IMC ≥ 30]). A USPSTF não faz recomendações a favor ou contra a triagem de rotina de distúrbios lipídicos em homens na faixa etária de 20-34 anos ou mulheres com idade a partir de 20 anos e que não tenham fatores de risco para DCVA. Entretanto, a triagem lipídica é recomendada para mulheres com idade a partir de 20 anos, desde que algum dos fatores de risco mencionados anteriormente esteja presente. Embora o intervalo de triagem ideal seja indeterminado, a USPSTF afirma que é razoável repetir a triagem a cada 5 anos ou a intervalos menores, caso os níveis lipídicos do paciente estejam próximos dos níveis que indicariam terapia. A diretriz para risco cardiovascular de 2013 do American College of Cardiology/American Heart Association (ACC/AHA) recomenda a avaliação do risco cardiovascular para todos os adultos na faixa etária de 20-79 anos, a cada 4-6 anos, avaliando os fatores de risco de DCVA previamente observados, com a determinação dos níveis de colesterol total e colesterol HDL. Como parte dessa avaliação em pacientes na faixa etária de 40-79 anos, o cálculo do risco de 10 anos de DCVA usando as Pooled Cohort Equations também é recomendado. (Uma calculadora de risco de DCVA on-line é disponibilizada em: http://tools.cardiosource.org/ASCVD-Risk-Estimator).

Todos os adultos devem ser submetidos à triagem para hipertensão. A USPSTF cita as recomendações do Seventh Report of the Joint National Committee on Prevention, Detection, Evaluation, and Treatment of High Blood Pressure, para triagem a cada 2 anos de indivíduos com pressão arterial abaixo de 120/80 mmHg e para triagem anual daqueles com pressão arterial sistólica de 120-139 mmHg ou pressão arterial diastólica de 80-89 mmHg. O relatório dos membros do comitê do Eighth Joint National Committee abordou o manejo (e não a detecção) da hipertensão.

Em 2008, a USPSTF recomendou a triagem do diabetes tipo 2 somente para adultos assintomáticos com pressão arterial continuamente acima de 135/80 mmHg. Um esboço de atualização de diretriz, lançado em outubro de 2014, recomenda a triagem da glicemia anormal e do diabetes tipo 2 em adultos com fatores de risco, incluindo idade a partir de 45 anos, obesidade ou sobrepeso, parente de primeiro grau diabético, história de diabetes gestacional ou síndrome dos ovários policísticos, além de certos antecedentes étnicos de alto risco (afro-americanos, índios americanos/nativos do Alasca, ásio-americanos, hispânicos/latinos, e havaianos/nativos das ilhas do Pacífico). Entre os testes de triagem recomendados, estão os níveis de glicemia de jejum, hemoglobina A1c ou teste de tolerância à glicose oral de 2 horas. A American Diabetes Association recomenda fazer triagem a cada 3 anos, se os resultados dos exames forem normais.

De acordo com a USPSTF, todos os adultos devem ser submetidos à triagem para obesidade usando IMC. Uma diretriz conjunta de 2013 estabelecida pela AHA, ACC e The Obesity Society recomenda fazer a triagem para obesidade pelo menos uma vez por ano. Adultos com IMC ≥ 30 devem ser encaminhados para intervenções comportamentais intensivas.

A USPSTF recomenda uma triagem única para aneurisma de aorta abdominal (AAA) com ultrassonografia abdominal em todos os homens na faixa etária de 65-75 anos que tenham tido um consumo de pelo menos 100 cigarros ao longo da vida, bem como a triagem seletiva de homens nessa faixa etária que jamais tenham consumido cigarros. As evidências existentes são insuficientes para recomendar a favor ou contra a triagem de AAA em mulheres na faixa etária de 65-75 anos que tenham consumido cigarros. Mulheres que nunca fumaram cigarros não devem ser submetidas à triagem para AAA.

A USPSTF recomenda a triagem de osteoporose por meio da determinação da densidade mineral óssea em mulheres com idade a partir de 65 anos, bem como em mulheres mais jovens que apresentem risco de fratura igual ou superior ao das mulheres brancas de 65 anos de idade (9,3%). O médico pode usar a Fracture Risk Assessment Tool (FRAX) (www.shef.ac.uk/FRAX/) para determinar se o risco de fratura de 10 anos em mulheres mais jovens é maior ou igual a 9,3%. A USPSTF conclui que as evidências disponíveis são insuficientes para recomendar a triagem de rotina para osteoporose em homens. O ACP recomenda a avaliação periódica e individualizada dos fatores de risco de osteoporose em homens idosos. Por volta dos 65 anos, pelo menos 6% dos homens apresentam osteoporose determinada por absorciometria com raios X de dupla energia (DEXA), por isso a avaliação de fatores de risco antes dessa idade é razoável.

A conclusão da USPSTF é que não existe evidência suficiente para recomendar a favor ou contra a triagem para doença da tireoide. O ACP recomenda a triagem de mulheres com mais de 50 anos de idade que manifestem pelo menos um sintoma que possa ser atribuído a doença da tireoide. A American Thyroid Association e a American Association of Clinical Endocrinologists recomendam medir os níveis de hormônio estimulante da tireoide (TSH) em indivíduos com fatores de risco para hipotireoidismo (p. ex., história pessoal de doença autoimune, radiação cervical ou cirurgia da tireoide), bem como considerar a realização de testes de TSH em adultos com idade a partir de 60 anos.

De acordo com a USPSTF, todos os adultos devem passar por triagem para depressão, se houver disponibilidade de recursos adequados para fornecer suporte e tratamento. Uma ferramenta clínica útil para triagem é o Patient Health Questionnaire (PHQ-2) de dois itens, que tem sensibilidade de 83% e especificidade de 90% para depressão, comparável a instrumentos de triagem mais complexos e demorados. Ao usar essa ferramenta, o clínico pergunta "Durante as últimas 2 semanas, quantas vezes você se aborreceu com algum dos seguintes problemas: (1) pouco interesse ou prazer em fazer coisas, ou (2) sentir-se para baixo, deprimido ou desesperançoso?" Se o paciente responder positivamente a uma dessas perguntas, há indicação para avaliação adicional.

Triagem de doenças infecciosas

A USPSTF recomenda a triagem de infecção por clamídia para todas as mulheres sexualmente ativas com até 24 anos de idade, bem como para mulheres com mais de 24 anos que tenham risco aumentado de infecção. As mulheres com risco aumentado incluem aquelas com história de DST, novos ou múltiplos parceiros sexuais, aquelas que fazem uso inconsistente de preservativo e as profissionais do sexo. A USPSTF conclui que as evidências disponíveis são insuficientes para recomendar a favor ou contra a triagem de clamídia em homens. Os testes de amplificação de ácido nucleico podem ser realizados com urina coletada na primeira micção do dia ou com amostras de *swabs* vaginais ou endocervicais. O Centers for Disease Control and Prevention (CDC) recomenda que todo paciente com resultado de teste positivo seja submetido novamente ao teste decorridos 3 meses do tratamento.

A triagem de gonorreia é recomendada pela USPSTF a todas as mulheres sexualmente ativas, grávidas ou não, que apresentem risco de infecção (os mesmos fatores de risco considerados para a infecção por clamídia). A USPSTF não determinou se há evidência suficiente para recomendar ou não recomendar a triagem de gonorreia em homens com alto risco, porém a força-tarefa não recomenda a triagem de homens e mulheres que apresentem baixo risco. Os testes de amplificação de ácido nucleico podem ser realizados em amostra de urina coletada na primeira micção do dia ou em amostras de *swabs* de uretra para os homens, e *swabs* vaginais ou endocervicais para mulheres. O CDC recomenda que todo paciente com resultado de teste positivo seja submetido ao teste novamente decorridos 3 meses do tratamento.

A USPSTF recomenda uma única triagem de HIV para todos os adultos na faixa etária de 15-65 anos. Indivíduos com fatores de risco para HIV devem ser submetidos à triagem independentemente da idade, e a realização de triagens repetidas é recomendada para essa população. Com base nos dados de prevalência, os HSH e usuários de drogas injetáveis ativos apresentam risco muito alto de infecção por HIV. Outros indivíduos com risco de infecção por HIV incluem aqueles com fatores de risco comportamentais (que têm relação sexual vaginal ou anal sem preservativo; parceiro sexual infectado por HIV, bissexual ou usuário de drogas injetáveis; ou que fazem sexo por dinheiro ou drogas), indivíduos que adquiriram outras DST, e indivíduos que vivem e recebem assistência em locais de alta prevalência (soroprevalência de HIV ≥ 1%). A USPSTF recomenda ainda a triagem de infecção por HIV em todas as gestantes. O teste combinado de imunoensaio para anticorpo anti-HIV/antígeno p24 é o teste de triagem preferido para infecção por HIV.

A USPSTF recomenda ainda a triagem de infecção pelo HBV em adultos de alto risco, que inclui indivíduos nascidos em países com prevalência de infecção por HBV de pelo menos 2%, indivíduos submetidos a diálise ou tratamentos citotóxicos ou imunossupressores, indivíduos positivos para HIV, usuários de drogas injetáveis, HSH e contatos domésticos ou parceiros sexuais de indivíduos infectados por HBV. A triagem é realizada com exames sorológicos para antígeno de superfície da hepatite B (HBsAg). Os anticorpos anti-antígenos de hepatite B (anti-HBs e anti-HBc) também são determinados para diferenciar entre imunidade e infecção. Todas as gestantes também devem ser submetidas à triagem para HBV.

Segundo a USPSTF, todos os adultos nascidos entre 1945 e 1965 devem passar por uma triagem de infecção por vírus da hepatite C (HCV) com testes para anticorpo anti-HCV. Além disso, todos os adultos de alto risco (usuários de drogas injetáveis e intranasais, indivíduos que receberam transfusão de sangue antes de 1992, indivíduos sob hemodiálise prolongada, prisioneiros e indivíduos que fizeram tatuagens sem assepsia adequada) devem passar por triagem de infecção por HCV. O CDC recomenda que pacientes HIV positivos sejam submetidos à triagem anual para infecção por HCV. A triagem é realizada com testes para anticorpo anti-HCV seguidos de testes de reação em cadeia da polimerase (PCR) para carga viral, em caso de positividade.

A USPSTF recomenda a triagem de sífilis para todas as gestantes e todos os adultos com risco aumentado de infecção. As populações de risco são os prisioneiros, HSH e indivíduos que fazem sexo em troca de dinheiro ou drogas. Os testes de triagem iniciais incluem o teste de VDRL e o teste rápido de reagina plasmática (RPR).

O CDC estabeleceu as diretrizes para triagem de tuberculose (TB), as quais recomendam a triagem de indivíduos de alto risco, incluindo os usuários de drogas injetáveis, indivíduos HIV+, indivíduos que mantêm contato estreito com pessoas com TB suspeita ou comprovada, indivíduos que vivem ou trabalham em contextos de alto risco e indivíduos recém-imigrados de países com alta prevalência de TB. Os testes de triagem apropriados incluem o teste cutâneo da tuberculina ou o ensaio de liberação de interferon-gama.

Triagem de distúrbios por uso de substância

De acordo com a USPSTF, todos os adultos devem ser submetidos à triagem para uso indevido de álcool. O Alcohol Use Disorders Identification Test (AUDIT) é o teste de triagem mais validado para identificação de hábitos de consumo perigosos e danosos de álcool em pacientes na atenção primária (disponível em http://pubs.niaaa.nih.gov/publications/Audit.pdf). Entre os testes mais breves comparáveis ao AUDIT, estão o teste AUDIT-C (com três itens do AUDIT) e a triagem de um único item ("No ano passado, quantas vezes você tomou 5 [4 para mulheres] ou mais drinques em um dia?"). O médico também deve prestar um breve aconselhamento comportamental aos pacientes engajados em hábitos de consumo arriscados ou perigosos de álcool.

A USPSTF recomenda que todos os adultos sejam submetidos a triagem para tabagismo. Para abordar os pacientes, os médicos devem considerar o uso de 5 As (perguntar, aconselhar, avaliar, auxiliar e providenciar [em inglês: *Ask, Advise, Assess, Assist, and Arrange*]) (ver Aconselhamento comportamental).

Embora a USPSTF tenha concluído que não há evidência suficiente para recomendar a favor ou contra a triagem do uso de drogas ilícitas, há vários questionários válidos e confiáveis para a triagem do consumo de drogas. O *Drug Abuse Screening Test* (DAST-10) (disponível em https://www.drugabuse.gov/sites/default/files/files/DAST-10.pdf) é um levantamento de 10 itens semelhante à ferramenta AUDIT, usada na triagem do consumo de álcool. Uma pergunta de triagem única ("No último ano, quantas vezes você fez uso de droga ilegal ou de medicações por razões não médicas?") se mostrou altamente sensível e pode ser usada para fins de triagem.

Triagem para câncer

As diretrizes para triagem do câncer evoluíram significativamente nos últimos anos, com base nas evidências acumuladas dos potenciais benefícios e danos associados a triagem, diagnóstico e tratamento. Como resultado, as diretrizes estabelecidas podem diferir significativamente e algumas recomendações podem ser controversas. Isso destaca a necessidade de conhecer a evidência subjacente às diferentes diretrizes e decidir de forma compartilhada a estratégia de triagem de câncer adequada para cada paciente.

Há ainda escassas evidências do momento em que a triagem de câncer deve ser suspensa. Em geral, é recomendado que indivíduos com menos de 10 anos de expectativa de vida com qualidade não sejam mais submetidos à triagem de câncer.

Câncer de mama

A triagem do câncer de mama discutida nesta seção se aplica a mulheres assintomáticas de risco médio. Mulheres com fatores de risco significativos para câncer de mama, incluindo história familiar de câncer de mama ou de ovário, ou história pessoal de atipia ou carcinoma lobular *in situ*, devem ser submetidas a uma avaliação formal de câncer de mama. A triagem para câncer de mama em mulheres com risco aumentado é discutida no MKSAP17 – Hematologia e Oncologia.

Em 2009, a USPSTF atualizou suas recomendações para triagem do câncer de mama, a fim de endossar a triagem bienal com mamografia para todas as mulheres na faixa etária de 50-74 anos. Além disso, a triagem mamográfica de rotina para mulheres com menos de 50 anos de idade já não é mais recomendada; em vez disso, a USPSTF recomenda decisões de triagem individualizadas para mulheres com menos de 50 anos, com base no contexto da paciente e nos valores relacionados com benefícios e danos específicos. A USPSTF argumenta que, embora os benefícios da triagem possam ser similares para mulheres na faixa etária de 40-49 anos (1 morte por câncer de mama evitada a cada 1.900 mulheres convidadas a se submeterem à triagem – uma redução de 15% do risco relativo), em comparação com as mulheres na faixa etária de 50-59 anos (1 morte por câncer de mama evitada a cada 1.300 mulheres convidadas a se submeterem à triagem – uma redução de 14% do risco relativo), há uma menor incidência de câncer de mama e risco aumentado de danos no grupo de faixa etária menor. Entre esses danos podem estar os resultados de triagem falso-positivos, que podem acarretar estresse emocional desnecessário, além de biópsias e tratamento desnecessário. O ACP, AAFP e Kaiser Permanente Care Management Institute concordam com essas diretrizes. Entretanto, organizações especializadas como American Cancer Society (ACS), National Comprehensive Cancer Network, American Congress of Obstetricians and Gynecologists (ACOG), American College of Surgeons, American College of Radiology e Society of Breast Imaging continuam a recomendar a triagem anual com mamografia a partir dos 40 anos. O ACP não recomenda a triagem de câncer de mama para mulheres de risco mediano com menos de 40 anos de idade.

Para mulheres com idade a partir de 75 anos, a USPSTF encontrou evidências insuficientes para recomendar a favor ou contra a triagem por mamografia, enquanto outras organizações recomendam a tomada de decisão compartilhada para pacientes dessa faixa etária, com o intuito de desenvolver uma abordagem individualizada. O ACP não recomenda a triagem do câncer de mama em mulheres de risco médio na faixa etária a partir de 75 anos. Assim como ocorre com outros testes de triagem do câncer de mama, estudos sugeriram que as mulheres devem ter expectativa de vida de pelo menos 10 anos para serem beneficiadas pela triagem mamográfica.

A USPSTF não se posiciona a favor nem contra o exame clínico de mama (ECM) e cita os potenciais danos desse exame, tais como resultados falso-positivos que levam à ansiedade, além da obtenção de imagens e biópsias adicionais. A ACS e o ACOG recomendam o ECM a cada 3 anos para mulheres na faixa etária de 20-39 anos, e anualmente para mulheres com mais de 40 anos. A USPSTF não recomenda o autoexame das mamas (AEM), citando duas triagens que demonstraram índices aumentados de exames de imagem e biópsias de mulheres que realizavam AEM. A ACS e o ACOG passaram a recomendar a autoconsciência das mamas, incentivando as mulheres a conhecerem o aspecto visual e ao toque que suas mamas normalmente apresentam, tendo o AEM como opção.

A densidade mamária é um fator de risco de câncer de mama cada vez mais reconhecido. Além de risco aumentado de câncer de mama, a alta densidade mamária é comum (presente em até 50% das mulheres) e também diminui a sensibilidade da mamografia. Segundo mostram as evidências, a mamografia digital pode ser melhor do que a mamografia em chapa para mulheres com alta densidade mamária. Entretanto, atualmente, a alta densidade mamária isolada não justifica a obtenção de imagens adicionais da mama, além da mamografia de rotina.

Câncer da próstata

Em 2012, a USPSTF lançou diretrizes atualizadas que não recomendam a triagem do antígeno específico da próstata (PSA) para câncer de próstata. A força-tarefa destacou os danos associados à triagem de PSA, incluindo aqueles resultantes diretamente de procedimentos de triagem e diagnóstico (ansiedade, exames adicionais que incluem biópsias, sobrediagnósticos), bem como os danos relacionados ao tratamento do câncer detectado por triagem (complicações cirúrgicas, incontinência urinária, disfunção erétil, disfunção intestinal induzida por radioterapia). O benefício da triagem de PSA e do tratamento precoce associado consiste na prevenção de 0 a 1 morte por câncer de próstata a cada 1.000 homens submetidos à triagem. Sendo assim, a USPSTF concluiu que os benefícios proporcionados pela triagem de PSA não superam os danos. A maioria das outras organizações recomenda uma abordagem de tomada de decisão compartilhada para homens na faixa etária mais propensa a ser beneficiada (50-69 anos de idade, conforme o ACP; 50 anos de idade a 10 anos de expectativa de vida, de acordo com a ACS; e 55-69 anos de idade, segundo a American Urological Association [AUA]). Como uma intervenção de cuidado em saúde de alto valor, o ACP recomenda que os clínicos discutam uma única vez (mais vezes, caso o paciente solicite) com homens de risco mediano na faixa etária de 50-69 anos que perguntem sobre os potenciais benefícios da triagem do câncer de próstata usando teste de PSA, de que os benefícios são limitados e os danos substanciais. O ACP e AUA não recomendam a triagem de PSA para homens com mais de 69 anos nem para aqueles com expectativa de vida inferior a 10-15 anos.

Muitas organizações, incluindo ACP, ACS e o American College of Preventive Medicine, recomendam limiares mais precoces para discussão da triagem do câncer de próstata em homens com risco aumentado. De modo geral, é recomendado iniciar as discussões sobre PSA aos 45 anos para homens afrodescendentes ou para homens que tenham um parente de primeiro grau com menos de 65 anos de idade que tenha câncer de próstata, ou ainda aos 40 anos em homens com vários familiares com menos de 65 anos que tenham câncer de próstata, ou homens com suspeita ou comprovação de mutações em BRCA1 ou BRCA2. Embora a USPSTF reconheça que certos grupos têm risco aumentado de câncer de próstata, a força-tarefa concluiu que não há evidência suficiente para fazer recomendações separadas. As atuais recomendações da USPSTF não se aplicam a homens com mutações comprovadas em BRCA1 ou BRCA2.

Foi demonstrado que o exame de toque retal (ETR) combinado à triagem de PSA aumenta a detecção do câncer de próstata; entretanto, nenhum estudo sugeriu benefícios consequentes do ETR em resultados importantes para o paciente. Dessa forma, tanto a USPSTF como AUA não fazem nenhuma recomendação a favor ou contra o uso do ETR para fins de triagem.

Testes de triagem de câncer adicionais
De acordo com a USPSTF, mulheres na faixa etária de 21-65 anos devem ser submetidas à triagem para câncer cervical a cada 3 anos, com citologia (Papanicolaou). Em mulheres na faixa etária de 30-65 anos que desejem ampliar o intervalo de triagem, uma combinação de citologia e testes para papilomavírus humano (HPV) pode ser realizada a cada 5 anos. A triagem para câncer cervical não é recomendada para mulheres com menos de 21 anos, mulheres com idade a partir de 65 anos que não sejam de alto risco e tenham feito esfregaços Pap adequados previamente (três resultados negativos consecutivos de citologia ou dois resultados negativos consecutivos de citologia e testes de HPV nos últimos 10 anos, com o teste mais recente realizado nos últimos 5 anos), e ainda mulheres que tenham feito histerectomia com remoção do colo do útero sem história de lesão pré-cancerosa.

A USPSTF recomenda que todos os adultos na faixa etária de 50-75 anos sejam submetidos à triagem de câncer colorretal usando o exame de sangue oculto nas fezes (ESOF) de alta sensibilidade a cada ano, sigmoidoscopia flexível a cada 5 anos, ESOF de alta sensibilidade (a cada 3 anos) combinado com sigmoidoscopia flexível (a cada 5 anos), ou colonoscopia a cada 10 anos. Conforme uma orientação lançada pelo ACP em 2012, a preferência do paciente, disponibilidade, e os benefícios e danos devem guiar a escolha do teste. A ACS, U.S. Multi-Society Task Force on Colorectal Cancer e o American College of Gastroenterology (ACG) preferem o uso de testes de prevenção de câncer (colonoscopia, sigmoidoscopia flexível, enema baritado com duplo contraste ou colonografia por TC) aos testes de detecção de câncer (ESOF com guaiaco ou teste imunoquímico fecal). Em virtude das altas taxas de mortalidade, o ACP recomenda que a triagem seja iniciada aos 40 anos em afrodescendentes, enquanto o ACG recomenda iniciar a triagem aos 45 anos nessa população. A maioria das diretrizes recomenda suspender a triagem se a expectativa de vida for inferior a 10 anos, enquanto a USPSTF não recomenda a realização da triagem após os 85 anos de idade.

A USPSTF conclui que há evidência insuficiente para recomendar a favor ou contra os exames cutâneos de corpo inteiro para detecção antecipada de câncer de pele; no entanto, a USPSTF não examinou os desfechos em pacientes com alto risco de câncer de pele. A ACS recomenda a realização mensal do autoexame da pele, bem como do exame de pele como parte de um exame médico periódico para adultos com idade a partir de 20 anos. O aconselhamento comportamental para minimizar a exposição à radiação ultravioleta é recomendado pela USPSTF para indivíduos com menos de 24 anos que tenham pele clara.

A triagem do câncer de pulmão não é recomendada para pacientes de risco médio. A TC de dose baixa anual é recomendada para pacientes de alto risco, definidos como adultos na faixa etária de 55-80 anos com história de consumo de 30 anos-maço de cigarro ao longo da vida, incluindo antigos fumantes que abandonaram o vício nos últimos 15 anos.

PONTOS-CHAVE

- A triagem baseada nas diretrizes clínicas precisa ser individualizada para atender às circunstâncias do paciente; as discussões de tomada de decisão compartilhada devem ser documentadas e incluir a justificativa para o não fornecimento de triagem que, de outro modo, poderia ser recomendada. **HVC**

- Embora o fornecimento de serviços preventivos adequados seja vital para uma assistência médica ideal, é igualmente importante identificar quais testes de triagem não devem ser realizados. **HVC**

- A USPSTF recomenda que todos os indivíduos adultos sejam submetidos à triagem para obesidade, hipertensão, tabagismo, consumo indevido de álcool e depressão (se houver disponibilidade de recursos adequados para dar suporte e tratar a depressão). **HVC**

- A USPSTF e o American College of Physicians recomendam a triagem mamográfica bienal para mulheres na faixa etária de 50-74 anos, como triagem do câncer de mama.

- A USPSTF não recomenda o uso dos níveis de antígeno específico da próstata (PSA) na triagem do câncer de próstata. **HVC**

- De acordo com a USPSTF, mulheres na faixa etária de 21-65 anos devem ser submetidas à triagem do câncer cervical a cada 3 anos, com esfregaço de Papanicolaou.

- A USPSTF recomenda a triagem de câncer colorretal para todos os adultos na faixa etária de 50-75 anos, realizando anualmente um ESOF de alta sensibilidade, sigmoidoscopia flexível a cada 5 anos, ESOF de alta sensibilidade combinado (a cada 3 anos) mais sigmoidoscopia flexível (a cada 5 anos) ou colonoscopia a cada 10 anos.

Genética e testagens genéticas

Tradicionalmente, a genética clínica focou a identificação de doenças específicas causando mutações que seguem um padrão de herança mendeliana. Entretanto, um número crescente de variantes genéticas identificáveis ou grupos de polimorfismos genéticos específicos que não seguem um padrão mendeliano de herança foram associados ao desenvolvimento de doenças complexas. O conhecimento acerca do papel desses fatores genéticos na predisposição de um indivíduo a certas doenças está evoluindo rápido, embora a precisão preditiva e o uso apropriado dessa forma de testagem genética ainda não tenham sido estabelecidos. Além disso, a informação genética está sendo cada vez mais usada para individualizar o tratamento de pacientes específicos, como aqueles com distúrbios sanguíneos e tumores, bem como para prever a resposta individual a medicações específicas. A crescente disponibilidade e a redução do custo de testagens genéticas disponíveis diretamente para o consumidor exigem que o clínico conheça o básico sobre a detecção, diagnóstico e manejo de doenças genéticas.

Obtenção da história familiar

Dados na história clínica, incluindo características da história familiar, podem sugerir a presença de uma condição hereditária e também podem ser usados pelos clínicos para ajudar a guiar a conveniência da realização das testagens genéticas (**Tab. 9**). Embora isso seja reconhecido, não há definição padronizada daquilo que constitui uma história familiar apropriada, assim como também não há consenso sobre como obter e coletar adequadamente as informações da história familiar para usar na avaliação do risco de doenças genéticas.

Uma abordagem racional consiste em obter uma história familiar que englobe três gerações, incluindo informação sobre avós, pais, tias, tios, irmãos, primos, filhos, sobrinhos e sobrinhas. O sexo, idade, parentesco com o paciente e presença de quaisquer defeitos de nascimento ou condições médicas, incluindo a idade no momento da manifestação inicial devem ser obtidos junto a cada membro da família. Evidências sugerem que as pessoas são melhores em relatar a ausência do que a presença de doença em parentes, e a precisão pode ser aumentada ao solicitar a confirmação das informações pelo paciente junto aos outros familiares. Esboçar um *pedigree* ou a árvore genealógica muitas vezes é útil para reconhecer os padrões de herança.

Pacientes sem história familiar genética disponível (p. ex., por motivo de adoção) não devem ser submetidos a testagens genéticas sem outra justificativa.

Exames genéticos e estratégias de teste

Os exames citogenéticos são usados para detectar anormalidades cromossômicas estruturais. A coloração de Giemsa dos cromossomos gera um padrão de bandas que possibilita a cariotipagem e ajuda na detecção de anormalidades estruturais, enquanto a hibridização *in situ* fluorescente e a análise de microarranjo podem ser usadas para detectar anormalidades cromossômicas mais sutis. Os testes de DNA diretos são projetados para detectar mutações genéticas específicas. Entre os exemplos de testes de DNA diretos estão o ensaio imunossor-

---

TABELA 9 Sinais de alerta que sugerem risco genético aumentado em um indivíduo ou família

Sinais de alerta	Descrição	Exemplo
História familiar de múltiplos membros da família afetados pelo mesmo distúrbio ou por distúrbios relacionados	Este tipo de padrão indica risco aumentado, seja por fatores de risco genéticos ou ambientais, ou uma combinação de genes e ambiente.	Três membros da família em duas gerações apresentam doença cardiovascular
Idade mais precoce do que o esperado no momento do aparecimento da doença	Os distúrbios que surgem antes da idade esperada podem ocorrer por causa de uma predisposição genética que torna os indivíduos mais suscetíveis às exposições ambientais.	Doença cardiovascular que ocorre na quarta década de vida
Condição no sexo menos frequentemente afetado	Um distúrbio que ocorre no sexo menos comumente afetado pode ser devido a uma predisposição genética que se sobrepõe a fatores hormonais, do desenvolvimento e ambientais que contribuem para essa ocorrência.	Câncer de mama em indivíduo do sexo masculino
Doença na ausência de fatores de risco conhecidos	A predisposição genética pode levar à ocorrência de um distúrbio na ausência de fatores ambientais evidentes.	Hiperlipidemia em indivíduo com dieta ideal e praticante de exercícios.
Predisposição étnica a certos distúrbios genéticos	Alguns distúrbios genéticos são mais comuns em certos grupos étnicos. O conhecimento da etnia de um paciente ou de seus antecedentes ancestrais pode ajudar na recomendação de testagens genéticas e avaliação de condições genéticas.	Intolerância à lactose em um indivíduo de descendência africana
Relação biológica estreita entre os pais	A consanguinidade é uma relação por meio do sangue ou de um ancestral em comum. Como os parentes tendem a compartilhar os mesmos genes, os filhos de um casal consanguíneo relacionados como primos de primeiro grau ou ainda mais próximos exibem risco aumentado de ter uma condição autossômica recessiva.	Fibrose cística

Baseado em National Coalition for Health Professional Education in Genetics. Core principles in family history: Interpretation. www.nchpeg.org/index.php?option=com_content&view=article&id=199:principles-for-interpretation&catid=64:core-principles-in-family-history&Itemid=126. Acesso em 29 de maio de 2015.

TABELA 10 — Tipos de testagens genéticas e indicações

Tipo de teste genético	Indicação
Teste diagnóstico	Usado para confirmar ou sustentar um diagnóstico em um paciente com doença clínica (p. ex., fibrose cística, anemia falciforme)
Teste preditivo	Usado para identificar indivíduos com risco de doença hereditária: Os *testes pré-sintomáticos* avaliam as condições causadas por genes isolados com alto grau de penetrância que tenderão eventualmente a causar a doença (p. ex., doença de Huntington) Os *testes de predisposição* avaliam as alterações genéticas que comprovadamente produzem aumento significativo do risco de doença (p. ex., mutação BRCA) Os *testes de suscetibilidade* avaliam diferentes marcadores genéticos associados com doenças complexas (p. ex., doença arterial coronariana)
Teste farmacogenético	Teste de fatores genéticos que influenciam o metabolismo de fármacos (p. ex., ensaio de TPMT para azatioprina)
Teste tumoral (célula somática)	Envolve teste de tecido (em geral, câncer) para detecção de mutações não hereditárias (p. ex., HER2, KRAS) com finalidade diagnóstica ou para auxiliar na seleção de um tratamento específico
Teste do portador	Usado para identificar uma mutação genética específica em um membro da família assintomático, com frequência para tomada de decisão sobre reprodução; tipicamente, para o estado heterozigoto de uma doença que se manifesta com doença quando homozigoto (p. ex., fibrose cística, anemia falciforme)
Teste pré-natal (antenatal)	Teste realizado durante a gestação (por amniocentese ou amostragem de vilosidades coriônicas) para identificar as condições congênitas (p. ex., síndrome de Down, síndrome de Turner)
Triagem do recém-nascido (neonatal)	Teste realizado após o nascimento para detectar doenças para as quais há medidas preventivas ou tratamento (p. ex., fenilcetonúria); muitas vezes obrigado por lei e com variação de acordo com o estado (nos EUA)

BRCA = genes de suscetibilidade ao câncer de mama 1 e 2; HER2 = receptor do fator de crescimento epidérmico humano 2; KRAS = oncogene viral do sarcoma de rato Kirsten; TPMT = tiopurina metiltransferase.

vente ligado à enzima, reação em cadeia da polimerase, e análise de Southern blot. A análise de ligação é um teste de DNA indireto usado quando a localização do gene responsável é conhecida, porém o gene ou a mutação genética exata são desconhecidos. Os exames bioquímicos se baseiam na quantificação dos níveis de metabólitos envolvidos nas vias bioquímicas para avaliar a atividade enzimática. Quando um defeito enzimático está presente, os níveis de metabólitos podem estar aumentados ou diminuídos.

Existem várias estratégias que os clínicos podem usar para testagem genética. As testagens genéticas preditivas empregam um exame genético para determinar se um indivíduo desenvolverá ou não uma condição em determinado momento da vida. As testagens genéticas diagnósticas consistem no uso de um exame genético para diagnosticar ou excluir uma condição suspeita, com base em resultados de achados clínicos. Os testes farmacogenéticos são usados para prever a resposta do paciente a uma medicação. Embora os testes farmacogenéticos sejam disponibilizados para muitas enzimas metabolizadoras de fármacos, seu uso tem sido clinicamente limitado e não é recomendado como rotina. A **Tabela 10** compara as diferentes estratégias de testagem genética.

As testagens genéticas disponíveis diretamente para o consumidor permitem que os pacientes obtenham os testes sem a assistência de um profissional de saúde. Esses testes se baseiam na identificação das diferenças genéticas entre indivíduos com uma condição e aqueles sem a condição. Em uma abordagem baseada em caso-controle, os polimorfismos de nucleotídeo único (SNP) encontrados de modo desproporcional em indivíduos afetados são identificados, e as razões de probabilidade são determinadas para cada SNP. Infelizmente, a maioria dos SNP tem razões de probabilidade muito baixas e contribui somente em uma pequena proporção para a carga da doença. Os testes disponíveis diretamente para o consumidor têm muitas desvantagens em potencial, incluindo a validade dos próprios testes em si. Em virtude da falta de aconselhamento pré-teste, os pacientes muitas vezes interpretam erroneamente os resultados do teste e isso acarreta angústia desnecessária. Com frequência, os pacientes também levam os resultados do teste aos seus médicos, muitos dos quais não estão devidamente preparados para interpretar esses resultados. Os resultados também podem levar à realização de testes adicionais que podem ser desnecessários.

As testagens genéticas levantam muitas questões éticas, uma vez que os resultados afetam não só o paciente como também outros membros da família. Os testes também podem resultar em possível discriminação. O *Genetic Information Nondiscrimination Act* de 2008, nos EUA, protege contra a discriminação genética, em questões relacionadas tanto ao plano de saúde como ao emprego, mas não confere nenhuma proteção contra a discriminação em seguros de incapacidade, vida ou de assistência de longo prazo.

Encaminhamento para aconselhamento genético

O aconselhamento genético deve ser feito sempre antes da realização de qualquer testagem genética. Os componentes essenciais do aconselhamento incluem informar o paciente do propósito do teste, das implicações do diagnóstico, das opções de testes alternativos (incluindo os testes supracitados) e de quaisquer riscos e benefícios possíveis. Cerca de 1 hora de aconselhamento é considerado o padrão para cada testagem genética realizada. Por fim, a decisão de se submeter ou não ao teste é tomada pelo paciente. Embora o aconselhamento genético possa ser fornecido pelos clínicos, a maioria não se sente adequadamente equipada ou treinada para isso. Assim, é apropriado fazer o encaminhamento para um conselheiro genético na maioria das situações em que a testagem genética é considerada. O site da National Society of Genetic Counselors (http://nsgc.org) pode ser usado pelos profissionais para localizar um conselheiro genético em sua área.

> **PONTOS-CHAVE**
>
> HVC
> - Pacientes sem história familiar genética disponível (p. ex., por motivo de adoção) não devem ser submetidos a testagens genéticas sem outra justificativa.
> - A testagem genética preditiva é usada para determinar se uma pessoa tem mutações genéticas que estejam associadas ao risco aumentado de certos distúrbios.
> - A testagem genética diagnóstica é usada para diagnosticar ou excluir uma condição suspeita, com base nos resultados dos achados clínicos.
>
> HVC
> - Embora haja testes farmacogenéticos disponíveis para numerosas enzimas metabolizadoras de fármacos, seu uso tem sido clinicamente limitado e não é recomendado como rotina.

Imunização

Embora as vacinas sejam uma das medidas preventivas de saúde disponíveis de melhor custo-benefício, os índices de imunização continuam sendo inaceitavelmente baixos. As recomendações de vacinação para adultos são publicadas a cada ano pelo Centers for Disease Control e Prevention's Advisory Committee on Immunization Practices (ACIP), no site www.cdc.gov/vaccines/acip/index.html (**Tab. 11**). O American College of Physicians oferece um aplicativo para *download* em dispositivos móveis, o Immunization Advisor (disponível em http://immunization.acponline.org/app/), que traz as últimas recomendações de imunização feitas pelo ACIP, que podem ser pesquisadas por idade e condição clínica subjacente do paciente.

Vacinações com múltiplas doses não devem ser administradas a intervalos menores do que aqueles recomendados. Por outro lado, a administração de doses a intervalos maiores do que os recomendados não resulta tipicamente em diminuição da resposta imunológica final após a conclusão de uma série. Se uma série de vacinação for interrompida, o esquema deve ser reiniciado no ponto de interrupção. Em geral, diversas vacinações podem ser administradas ao mesmo tempo para melhorar os índices de vacinação.

A administração de uma vacina deve ser adiada quando houver história de anafilaxia aos componentes da vacina ou se o paciente estiver moderada a gravemente enfermo. Entretanto, as vacinas podem ser administradas na vigência de várias condições menores, incluindo diarreia, infecções leves das vias aéreas superiores (com ou sem febre), otite média, terapia antimicrobiana em curso, fase convalescente de doença aguda, e reações locais leves a moderadas a uma dose anterior da vacina. As contraindicações ao uso de vacinas vivas são listadas na **Tabela 12**.

Vacinações recomendadas para todos os adultos
Influenza

Em função das mutações genéticas contínuas (desvio antigênico), a vacinação contra *influenza* se faz necessária a cada ano. Os adultos considerados de alto risco para aquisição de doença grave e complicações são os indivíduos com idade a partir de 50 anos, mulheres com potencial de engravidar durante a temporada de *influenza*, residentes de instituições de longa permanência, e indivíduos com diabetes melito ou condições pulmonares, cardíacas (excluindo hipertensão), hepáticas ou renais.

A vacinação contra *influenza* é recomendada para todas as pessoas, a partir de 6 meses de idade, exceto quando especificamente contraindicada. A vacinação deve ser oferecida assim que a vacina for disponibilizada e deve ser continuada até a temporada de *influenza* acabar.

Atualmente, existem três tipos diferentes de vacina contra *influenza* disponíveis nos EUA: vacina inativada contra a gripe (IIV), vacina viva atenuada contra a gripe (LAIV), e vacina recombinante contra a gripe (RIV). A IIV é aprovada para uso em todos os adultos, incluindo indivíduos imunossuprimidos e gestantes. Atualmente, há quatro tipos de IIV disponíveis: dose padrão, trivalente à base de ovos; dose padrão, tetravalente à base de ovos; dose padrão, trivalente à base de cultura de células; e dose alta trivalente. A vacina tetravalente contém dois antígenos do vírus *influenza* A e dois antígenos do vírus *influenza* B, enquanto as vacinas trivalentes contêm dois antígenos do vírus *influenza* A e um antígeno do vírus *influenza* B. O ACIP não estabeleceu nenhuma preferência para administração da formulação tetravalente, em relação às contrapartes trivalentes. As IIV tetra- e trivalentes de dose padrão à base de ovos são aprovadas para todos os adultos de qualquer idade, enquanto IIV trivalente de dose padrão à base de cultura de células é aprovada para uso em adultos com idade mínima de 18 anos. A IIV trivalente de dose padrão administrada por via intradérmica pode ser aplicada em indivíduos na faixa etária de 18-64 anos. A vacina trivalente de dose alta tem o uso aprovado somente para adultos com idade mínima de 65 anos, tendo se mostrado modestamente mais efetiva do que as IIV de dose padrão nessa população de pacientes. Todos os tipos de IIV podem ser administrados em indivíduos imunocomprometidos.

A LAIV intranasal é aprovada para uso em indivíduos sadios e mulheres não grávidas, na faixa etária de 2-49 anos. A LAIV deve ser evitada em indivíduos imunossuprimidos e pessoas alérgicas a ovo. A RIV também está disponível e aprovada para pessoas de 18 anos ou mais. A RIV não contém qualquer componente do ovo e pode ser utilizada com segurança em indivíduos

Assistência de rotina ao paciente saudável

TABELA 11	Resumo das recomendações de vacinação para adultos	
Doença	**Tipo de vacina**	**Recomendação do ACIP**
Influenza	Inativada, viva atenuada, recombinante	Uma dose anual para todos os indivíduos com idade ≥ 6 meses; as indicações podem variar de acordo com o tipo de vacina (ver texto)
Tétano, difteria e coqueluche	Inativada	Séries primárias para adultos não vacinados; reforço de Td a cada 10 anos para todos os adultos; reforço único de coqueluche com Tdap em adultos; todas as gestantes entre a 27ª e a 36ª semanas de gestação a cada gravidez
Varicela	Viva atenuada	Duas doses administradas a intervalos mínimos de 4 semanas para todos os indivíduos sem evidência de imunidade anti-VZV[a]
Herpes-zóster	Viva atenuada	Todos os indivíduos não imunocomprometidos com idade a partir de 60 anos.
Pneumocócica	Inativada	Todos os adultos com idade a partir de 65 anos; adultos na faixa etária de 19-64 anos com fatores de risco (ver Fig. 3 e Tab. 13)
Papilomavírus humano	Inativada	Meninas com 11-12 anos, ou aquelas não vacinadas na faixa etária de 13-26 anos; meninos com 11-12 anos, ou aqueles não vacinados na faixa etária de 13-21 anos (idade permitida: 21-26 anos); indivíduos imunocomprometidos (incluindo aqueles infectados por HIV) e HSH até os 26 anos de idade
Sarampo, caxumba e rubéola	Viva atenuada	Adultos nascidos a partir de 1957 sem evidência comprovada de vacinação ou imunidade. Uma dose geralmente é suficiente; a segunda dose é recomendada para estudantes universitários, viajantes internacionais e PS.
Meningocócica	Inativada	Uma dose indicada para estudantes universitários do primeiro ano que residam em alojamentos (exceto se tiverem sido vacinados a partir dos 16 anos de idade), viajantes que seguem para áreas endêmicas, microbiologistas expostos a *Neisseria meningitidis*, militares, e indivíduos expostos. Indicação de duas doses para indivíduos com asplenia ou deficiências do complemento. A revacinação é recomendada a cada 5 anos para aqueles com risco persistente
Hepatite A	Inativada	Qualquer adulto que requeira imunização e aqueles com alto risco (ver texto)
Hepatite B	Inativada	Qualquer adulto que requeira imunização e aqueles com alto risco (ver texto)

ACIP = Advisory Committee on Immunization Practices; PS = profissional da saúde; HSH = homens que fazem sexo com homens; Td = toxoides tetânico e diftérico; Tdap = toxoide tetânico, toxoide diftérico reduzido e coqueluche acelular; VZV = vírus varicela zóster.

[a] A evidência de imunidade inclui: 1) comprovação de recebimento de duas doses de vacina contra varicela espaçadas por pelo menos 4 semanas, 2) nascido nos EUA antes de 1980, exceto profissionais da saúde e gestantes, 3) varicela ou herpes-zóster diagnosticado por profissional da saúde ou 4) evidência laboratorial de imunidade.

TABELA 12	Contraindicações às vacinas vivas
Gravidez	
HIV ou aids com contagem de células CD4 ≤ 200/mcL ou ≤ 15% dos linfócitos totais	
Terapia imunossupressora, incluindo dose alta de glicocorticoides (≥ 20 mg/dia de prednisona ou equivalente)	
Leucemia, linfoma ou outras malignidades de medula óssea e sistema linfático	
Imunodeficiência celular	
Receptor de transplante de órgão sólido	
Transplante atual de célula-tronco hematopoiética	

alérgicos a ovos. Todas as formulações de vacinas devem ser evitadas em indivíduos que tenham desenvolvido previamente a síndrome de Guillain-Barré, dentro de um período de 6 semanas após o recebimento da vacina contra *influenza*.

Os clínicos frequentemente encontram pacientes que relatam história de alergia a ovos. O ACIP desenvolveu um algoritmo para administração da vacina contra *influenza* para esse grupo de pacientes (**Fig. 2**).

Tétano, difteria e coqueluche

Embora as infecções de tétano e difteria sejam extremamente incomuns, houve um aumento recente na incidência de coqueluche, provavelmente em função do declínio da imunidade que ocorre com o avanço da idade. A vacinação primária contra o tétano, difteria e coqueluche é recomendada durante a infância e consiste em cinco doses da vacina com toxoides diftérico e tetânico e coqueluche acelular (DTaP), administradas aos 2 meses, 4 meses, 6 meses, 15-18 meses, e 4-6 anos de idade. Uma única dose de reforço de vacina com toxoide tetânico, toxoide diftérico reduzido e coqueluche acelular (Tdap) também é recomendada para crianças com 11-12 anos. Adultos que não tenham recebido a vacinação primária ou não tenham completado a série primária (definida pelo recebimento de menos de 3 doses) devem iniciar ou completar a série de vacinação primária com três doses de vacinas que contenham tétano e difteria, uma das quais deverá ser uma dose de Tdap. O ACIP não faz recomendações quanto a testes de níveis séricos de anticorpos para confirmação da imunidade. Todos os indivíduos com pelo menos 11 anos de idade que tenham concluído a série primária devem receber uma dose de reforço única de

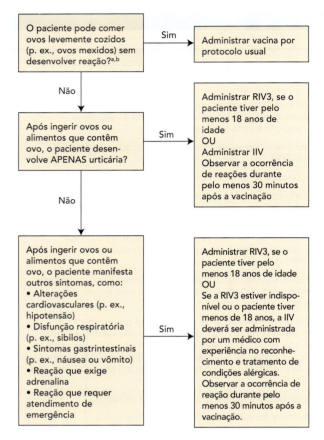

FIGURA 2 Recomendações relacionadas à vacina contra *influenza* para indivíduos que relatam alergia a ovos.

IIV = vacina inativada contra a gripe; RIV3 = vacina recombinante contra a gripe, trivalente.

[a]Indivíduos alérgicos a ovo podem tolerar o ovo contido em produtos assados (p. ex., pão ou bolo). A tolerância a alimentos que contêm ovos não exclui a possibilidade de alergia a ovos.

[b]Para indivíduos com história conhecida de exposição a ovo, porém com suspeita de alergia a ovos baseada em testes de alergia previamente realizados; antes da vacinação, é preciso consultar um médico com experiência no tratamento de condições alérgicas. Alternativamente, a RIV3 pode ser administrada se o receptor tiver pelo menos 18 anos de idade.

Adaptado de Grohskopf LA, Olsen SJ, Sokolow LZ, et al; Centers for Disease Control and Prevention. Prevention and control of seasonal influenza with vaccines: recommendations of the Advisory Committee on Immunization Practices (ACIP) United States, 2014-15 influenza season. MMWR Morb Mortal Wkly Rep. 2014 Aug 15;63(32):691-7. [PMID: 25121712]

Tdap, seguida de reforço com toxoides tetânico e diftérico (Td) a cada 10 anos. A Tdap pode ser administrada independentemente do intervalo de tempo decorrido desde a vacinação mais recente contendo toxoides tetânico ou diftérico. Para gestantes, uma dose de vacina Tdap deve ser administrada a cada gestação, entre a 27ª e a 36ª semanas, independentemente de quando a última dose de Td ou Tdap foi administrada.

Vacinações recomendadas para alguns adultos
Varicela e herpes-zóster

A infecção primária pelo vírus varicela zóster (VZV) causa varicela (catapora). Considera-se que ter nascido nos EUA antes de 1980 serve como evidência de imunidade contra varicela, exceto entre os profissionais da saúde, gestantes e indivíduos imunocomprometidos, para os quais é necessária a confirmação sorológica. Para indivíduos nascidos após 1980, a evidência de imunidade contra varicela inclui registro de vacinação apropriado para a idade, confirmação sorológica de imunidade ou verificação do diagnóstico de varicela ou herpes-zóster estabelecido por um médico. Todos os indivíduos que não apresentam evidências de imunidade contra VZV por testes sorológicos devem receber duas doses de vacina contra varicela, administradas com um intervalo mínimo de 4-8 semanas. As mulheres devem ser avaliadas quanto à imunidade contra a varicela durante a gestação e, se não estiverem imunes, deverão ser vacinadas após o término da gestação. A vacinação é contraindicada durante a gravidez. A revacinação atualmente não é recomendada para pacientes que receberam as séries de vacinação de duas doses para fins de prevenção primária, seja quando crianças, adolescentes ou adultos.

A vacina contra herpes-zóster é similar à vacina da varicela, contudo é significativamente mais potente. É recomendada para indivíduos com idade a partir de 60 anos, independentemente de terem ou não apresentado um episódio prévio de zóster. Entretanto, a vacinação deve ser evitada em pacientes imunocomprometidos. A vacinação é efetiva para diminuir a ocorrência de herpes-zóster e neuralgia pós-herpética.

Doença pneumocócica

A vacinação pneumocócica é indicada para todos os adultos com idade a partir de 65 anos e indivíduos de alto risco com menos de 65 anos de idade (**Tab. 13**). Atualmente, existem duas vacinas disponíveis: a vacina com polissacarídeo pneumocócico (PPSV23) é composta por material capsular polissacarídico de 23 subtipos pneumocócicos, enquanto a vacina pneumocócica conjugada (PCV13) contém material capsular de 13 subtipos conjugados a uma proteína não tóxica, a qual aumenta sua imunogenicidade. A PCV13 é mais de 90% efetiva na prevenção da doença pneumocócica invasiva, sendo também efetiva na redução da pneumonia e otite média aguda em menor extensão, enquanto a PPSV23 é somente 60-70% efetiva na prevenção da doença pneumocócica invasiva e não diminui o risco de pneumonia pneumocócica.

Para adultos que não receberam vacina pneumocócica entre 19 e 65 anos de idade, com certas condições de imunocomprometimento ou que apresentem alto risco (ver **Tab. 13**), deve ser administrada uma dose única de PCV13 seguida de uma dose de PPSV23 após um período mínimo de 8 semanas. Para adultos na faixa etária de 19-65 anos, que tenham recebido previamente a vacina PPSV23, uma dose única de PCV13 deve ser administrada após um período mínimo de 1 ano do recebimento de PPSV23. Administrar a vacina PCV13 antes de 1 ano após a administração da PPSV23 parece diminuir a imunogenicidade de PCV13. Em contraste, a PPSV23 pode ser administrada a partir de 8 semanas após a administração da PCV13, sem preocupação com a imunogenicidade reduzida.

TABELA 13 Recomendações para a vacinação pneumocócica de adultos a partir de 19 anos de idade com condições médicas subjacentes

Grupo de risco	Condição médica subjacente	PCV13 Recomendada	PPSV23 Recomendada	PPSV23 Revacinação decorridos 5 anos da 1ª dose
Indivíduos imunocompetentes	Cardiopatia crônica[a]		X	
	Doença pulmonar crônica[b]		X	
	Diabetes melito		X	
	Vazamentos de LCS	X	X	
	Implantes cocleares	X	X	
	Alcoolismo		X	
	Doença hepática crônica		X	
	Tabagismo		X	
Indivíduos com asplenia funcional ou anatômica	Anemia falciforme/outras hemoglobinopatias	X	X	X
	Asplenia congênita ou adquirida	X	X	X
Indivíduos imunocomprometidos	Imunodeficiências congênitas ou adquiridas[c]	X	X	X
	Infecção por HIV	X	X	X
	Insuficiência renal crônica	X	X	X
	Síndrome nefrótica	X	X	X
	Leucemia	X	X	X
	Linfoma	X	X	X
	Linfoma de Hodgkin	X	X	X
	Malignidade generalizada	X	X	X
	Imunossupressão iatrogênica[d]	X	X	X
	Transplante de órgão sólido	X	X	X
	Mieloma múltiplo	X	X	X

LCS = líquido cerebrospinal; PCV13 = vacina pneumocócica conjugada 13-valente; PPSV23 = vacina com polissacarídeo pneumocócico 23-valente.

[a]Incluindo insuficiência cardíaca e cardiomiopatias.

[b]Incluindo DPOC, enfisema e asma.

[c]Incluindo deficiência de linfócitos B (humoral) ou T, deficiências de complemento (em particular as deficiências de C1, C2, C3 e C4) e distúrbios fagocíticos (excluindo a doença granulomatosa crônica).

[d]Doenças que requerem tratamento com fármacos imunossupressores, incluindo radioterapia e uso sistêmico prolongado de glicocorticoides.

Adaptado de Centers for Disease Control and Prevention (CDC). Use of 13-valent pneumococcal conjugate vaccine and 23-valent pneumococcal polysaccharide vaccine for adults with immunocompromising conditions: recommendations of the Advisory Committee on Immunization Practices (ACIP). MMWR Morb Mortal Wkly Rep. 2012 Oct12;61(40):816-9. [PMID: 23051612]

O ACIP recomenda administrar a PPSV23 isolada em pacientes imunocompetentes selecionados, com idade entre 19 e 64 anos (ver Tab. 13).

Para indivíduos imunocompetentes com idade a partir de 65 anos que não tenham recebido nenhuma vacina pneumocócica, o ACIP recomenda administrar uma dose única de PCV13, seguida de uma dose única de PPSV23 após um intervalo mínimo de 1 ano. Para adultos imunocompetentes com idade a partir de 65 anos que receberam previamente uma ou mais doses de PPSV23, uma dose única de PCV13 deve ser administrada após um período mínimo de 1 ano da administração da dose mais recente de PPSV23 (**Fig. 3**).

Papilomavírus humano

O papilomavírus humano (HPV) é a IST mais comum nos EUA. Os genótipos 16 e 18 são responsáveis pela maioria dos casos de câncer cervical e por um amplo número de casos de cânceres vulvar, vaginal, anal, peniano e orofaríngeo. Os genótipos 6 e 11 do HPV causam a maioria das verrugas genitais.

Existem três vacinas inativadas disponíveis: uma vacina bivalente (HPV2), uma vacina tetravalente (HPV4) e uma nova vacina nonavalente (HPV9). Todas as vacinas têm como alvo os genótipos 16 e 18, e a vacina tetravalente também tem como alvo os genótipos 6 e 11. A vacina nonavalente confere proteção contra cinco genótipos adicionais causadores de câncer cervi-

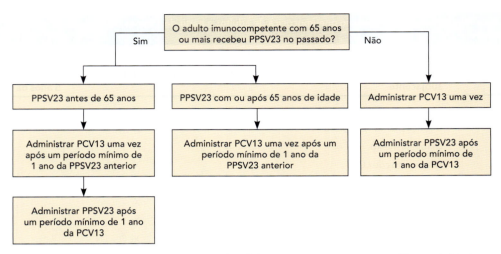

FIGURA 3 Recomendações para vacinação pneumocócica de adultos imunocompetentes com 65 anos de idade ou mais.

PCV13 = vacina pneumocócica conjugada 13-valente; PPSV23 = vacina com polissacarídeo pneumocócico 23-valente.

NOTA: para adultos com idade a partir de 65 anos com condições imunocomprometedoras, asplenia funcional ou anatômica, vazamentos de líquido cerebrospinal ou implantes de cóclea, o intervalo recomendado entre a administração sequencial de PCV13 e PPSV23 é de pelo menos 8 semanas. Para aqueles que receberam previamente PPSV23 antes de 65 anos de idade e para aqueles a quem uma dose adicional de PPSV23 é indicada com idade de 65 anos ou mais, essa dose subsequente de PPSV23 deve ser administrada após um período mínimo de 1 ano da PCV13 e depois de pelo menos 5 anos do recebimento da dose mais recente de PPSV23.

Recomendações de Kobayashi M, Bennett NM, Gierke R, et al. Intervals between PCV13 and PPSV23 vaccines: Recommendations of the Advisory Committee on Immunization Practices (ACIP). MMWR Morb Mortal Wkly Rep. 2015 Sep 4;64(34):944-7. [PMID: 26334788]

cal, o que resulta na potencial prevenção contra 90% dos cânceres cervicais, vulvares, vaginais e anais.

Todas as vacinas são aprovadas para uso na população feminina, como uma série de três doses administradas aos 11-12 anos e entre 13-26 anos de idade em indivíduos que não foram previamente vacinados. HPV4 e HPV9 são aprovadas para uso em indivíduos do sexo masculino, como uma série de três doses administradas aos 11-12 anos e entre 13-21 anos em indivíduos do sexo masculino ainda não vacinados, embora rapazes na faixa etária de 22-26 anos possam ser vacinados. Para indivíduos imunocomprometidos (incluindo aqueles infectados por HIV) e HSH, a vacinação é recomendada até os 26 anos. A vacinação não é recomendada durante a gravidez.

Sarampo, caxumba e rubéola

Adultos nascidos antes de 1957, com exceção dos profissionais da saúde, são considerados imunes ao sarampo, caxumba e rubéola, e não necessitam de vacinação. Adultos nascidos a partir de 1957 sem registro de recebimento de vacina contra sarampo, caxumba e rubéola (MMR) ou que não apresentem evidência sorológica de imunidade devem receber pelo menos uma dose de MMR. Uma segunda dose deve ser administrada a estudantes que tenham concluído o segundo grau, profissionais da saúde e viajantes internacionais. A vacina MMR deve ser evitada por gestantes e indivíduos imunocomprometidos.

Doença meningocócica

Indivíduos com asplenia ou deficiências persistentes do complemento devem receber duas doses da vacina meningocócica, espaçadas por pelo menos 2 meses. Estudantes que cursam o primeiro ano da faculdade e vivem em alojamentos devem ser vacinados, exceto os que foram vacinados com 16 anos ou mais. Uma dose única deve ser administrada àqueles que viajam para áreas endêmicas, microbiologistas expostos a *Neisseria meningitidis*, recrutas militares, e indivíduos em risco que são expostos a um sorogrupo contido na vacina. A revacinação é recomendada a cada 5 anos para indivíduos que permanecem em situação de risco aumentado.

Hepatite A

A vacinação contra o vírus da hepatite A (HAV) é recomendada para qualquer adulto em busca de proteção contra o HAV e também para aqueles em risco de infecção, incluindo HSH, viajantes rumo a áreas endêmicas, usuários de drogas ilícitas, indivíduos com risco ocupacional (p. ex., profissionais da saúde) e aqueles com doença hepática crônica ou distúrbios de coagulação. A vacinação contra HAV de pacientes infectados pelo vírus da hepatite B ou C somente é necessária se houver evidência de doença hepática crônica. A vacina tipicamente é administrada como um regime de duas doses.

Hepatite B

A vacinação contra o vírus da hepatite B (HBV) é recomendada para qualquer adulto em busca de proteção contra o HBV e para aqueles em situação de risco em virtude de exposições sexuais (HSH, indivíduos com IST, indivíduos em relacionamentos não monogâmicos, parceiros de indivíduos HBsAg+) ou exposições sanguíneas (usuários de drogas injetáveis, contatos domésticos de indivíduos HBsAg+, profissionais da saúde, pacientes de diálise). Indivíduos com doença renal em estágio terminal, HIV+, doença hepática crônica, viajantes com destino a áreas endêmicas, diabéticos com menos de 60 anos, e aqueles de alto risco com diabetes e mais de 60 anos de idade também devem ser vacinados. A vacina é administrada como um regime de três doses.

PONTOS-CHAVE

- **HVC** — Embora as vacinas constituam uma das medidas preventivas de saúde com melhor custo-benfício disponíveis, os índices de imunização permanecem inaceitavelmente baixos; o fornecimento de imunização apropriada para a idade e grau de risco do paciente é essencial à prática do cuidado em saúde baseado em valor.
- **HVC** — A vacinação contra *influenza* é recomendada a todos os indivíduos, a partir dos 6 meses de idade, exceto quando especificamente contraindicada.
- **HVC** — A vacinação pneumocócica com vacina de polissacarídeo pneumocócico 23-valente (PPSV23) e vacina pneumocócica conjugada 13-valente (PCV13) é indicada a todos os adultos com idade a partir de 65 anos, bem como para alguns indivíduos de alto risco com menos de 65 anos.
- **HVC** — Vacinas bi-, tetra- e nonavalentes para HPV são aprovadas para uso na população feminina, enquanto as vacinas tetra- e nonavalentes são aprovadas para indivíduos do sexo masculino na faixa etária de 11-26 anos.
- **HVC** — A vacinação contra herpes-zóster é recomendada para indivíduos com idade a partir de 60 anos, incluindo pacientes com episódio prévio de zóster.

Recomendações de imunização para populações específicas

Os profissionais da saúde apresentam risco aumentado de aquisição e transmissão de *influenza*, coqueluche, varicela, sarampo, caxumba, rubéola e HBV. A vacinação anual contra *influenza* e vacinação única contra coqueluche com Tdap é recomendada a toda a equipe. Todos aqueles que atuam na área da saúde devem ter registro por escrito da vacinação ou evidência sorológica de imunidade contra varicela, sarampo, caxumba, rubéola e HBV. A triagem anual para avaliação da exposição à tuberculose entre profissionais da assistência à saúde também é indicada.

Indivíduos com asplenia funcional ou anatômica são suscetíveis à infecção com organismos encapsulados e, portanto, devem ser vacinados contra pneumococos, *Haemophilus influenzae* tipo b, e meningococos.

Fumantes devem receber vacinação contra pneumococos e vacinação anual contra *influenza*.

Viajantes internacionais devem ser devidamente aconselhados e vacinados para diminuir o risco de lesões e doenças.

PONTOS-CHAVE

- **HVC** — A vacinação anual contra *influenza* e a vacinação única contra coqueluche com a vacina que contém toxoide tetânico, toxoide diftérico e coqueluche acelular (Tdap) é recomendada a todos os profissionais da saúde.
- **HVC** — Fumantes devem receber a vacinação pneumocócica e a vacinação anual contra *influenza*.

Aconselhamento sobre estilo de vida saudável

Para adultos, as cinco causas mais comuns de morte são: cardiopatia, câncer, doenças crônicas das vias aéreas inferiores, acidente vascular cerebral e acidentes. O aconselhamento de estilo de vida saudável tem o objetivo de prevenir essas causas mais comuns de morte.

O aconselhamento sobre estilo de vida saudável para prevenção de doenças cardiovasculares e cerebrovasculares inclui aconselhamento comportamental para estimular uma dieta sadia e a prática de exercícios, redução e controle do estresse, bem como abandono do tabagismo. O risco de cânceres associados ao consumo de cigarros (como os cânceres de bexiga, pulmão e vias aéreas superiores) pode ser diminuído pelo incentivo aos pacientes para evitar o tabagismo, parar de fumar ou evitar tabagismo passivo. O abandono do tabagismo é uma das intervenções mais importantes que os profissionais da saúde podem estimular para ajudar os pacientes a conquistar uma saúde melhor em curto e longo prazos. O aconselhamento para prevenção do câncer também pode incluir orientação sobre evitar a exposição à radiação ultravioleta, usar protetor solar de forma adequada, evitar o excesso de álcool, escolher os alimentos com sabedoria, bem como conquistar e manter o peso corporal ideal.

O aconselhamento sobre estilo de vida saudável para prevenção de acidentes inclui aconselhamento sobre o uso rotineiro de cinto de segurança, uso de capacete (para bicicletas, motos e veículos *off-road*), detectores de fumaça, segurança com armas e ajuste de aquecedores de água para menos de 49ºC. As melhores práticas para minimizar o risco de armas de fogo em casa incluem armazenar armas e munição separadamente em cofres seguros e trancados, usar travas de disparo e incentivar os donos de armas a procurarem treinamento especializado sobre uso e segurança de armas. Em domicílios com crianças, adolescentes, indivíduos com doença mental e outros com risco aumentado de acidentes relacionados com arma de fogo, violência ou suicídio, o médico deve recomendar que o paciente considere optar por não ter armas de fogo em casa.

Os médicos devem prestar um aconselhamento comportamental breve e apropriado, com o intuito de minimizar o consumo indevido de álcool, incluindo orientação sobre evitar dirigir, nadar, operar máquinas ou passear de barco enquanto estiver consumindo álcool. A triagem de violência doméstica, especialmente entre mulheres em idade fértil, e de segurança doméstica também é recomendada. Para a população em processo de envelhecimento, a triagem para polifarmácia, perda visual e auditiva, bem como para o abuso de idosos também pode ser valiosa. Para indivíduos em risco de queda, o exercício ou a fisioterapia e a suplementação de vitamina D são recomendados.

Aconselhamento comportamental

O aconselhamento comportamental no contexto da assistência à saúde é reconhecido há muito tempo como parte integrante da otimização dos hábitos e escolhas para um estilo de vida saudável. Embora as intervenções de intensidade moderada (31-360 minutos) e alta (> 360 minutos) tenham demonstrado resultados melhores do que aqueles alcançados com intervenções breves (1-30 minutos), mesmo as intervenções de 1-5 minutos se mostraram efetivas em casos de contenção de tabagismo e consumo indevido de álcool. A USPSTF recomenda usar os "5As" para aconselhamento clínico referente ao tabagismo. Com essa estrutura comportamental, o médico pergunta (*Ask*) sobre o consumo de cigarros; aconselha (*Advice*) o paciente a abandonar o tabagismo, usando mensagens claras e personalizadas; avalia (*Assess*) a disposição do paciente em parar de fumar; auxilia (*Assist*) o paciente a abandonar o hábito; e providencia (*Arrange*) acompanhamento e suporte.

Escolhas dietéticas saudáveis e atividade física regular são fortemente associadas à diminuição da incidência de doença cardiovascular. Entretanto, o efeito do aconselhamento comportamental é pequeno em termos de promoção da adesão a uma dieta saudável e à atividade física em adultos sem doença cardiovascular comprovada, hipertensão, hiperlipidemia ou diabetes. O aconselhamento comportamental de intensidade moderada tem mostrado efeitos benéficos sobre desfechos intermediários (pressão arterial e valores laboratoriais), mas não em desfechos importantes para os pacientes (eventos cardiovasculares ou mortalidade).

Em função do pequeno efeito em potencial, limitações de tempo e custos de oportunidade, a USPSTF recomenda oferecer aconselhamento comportamental para dieta e exercícios baseados apenas em circunstâncias individuais do paciente (grau C). Os médicos podem optar por aconselhar seletivamente os pacientes, o que pode depender do nível de disposição do paciente para mudar, do grau de desvio em relação aos hábitos saudáveis e do risco de doença cardiovascular. Ferramentas como a calculadora ASCVD (http://tools.cardiosource.org/ASCVD-Risk-Estimator/) podem ser usadas para estratificar o risco. Para aqueles com hiperlipidemia ou outros fatores de risco comprovados de doença cardiovascular, a USPSTF recomenda o aconselhamento comportamental dietético intensivo (recomendação grau B), que pode ser prestado por clínicos ou via encaminhamento para especialistas. Além disso, a diretriz conjunta de 2013 da AHA, ACC e Obesity Society recomenda prestar aconselhamento para indivíduos com sobrepeso e obesidade sobre o risco aumentado de doença cardiovascular, diabetes tipo 2 e mortalidade com o aumento do IMC. Adultos com sobrepeso e obesidade que apresentam fatores de risco de doença cardiovascular devem ser aconselhados para o fato de que até mesmo reduções de 3-5% do peso podem render benefícios clinicamente significativos.

Dieta e atividade física

A maioria dos adultos, em particular aqueles com IMC acima de 25, pode ser beneficiada com a melhora dos hábitos alimentares e intensificação da atividade física. O U.S. Department of Health and Human Services (USDHHS) e a AHA fazem recomendações similares sobre a dieta e a atividade física. Ambas as organizações recomendam limitar a ingesta de carne vermelha, bebidas e alimentos que contêm açúcar, gorduras saturadas, sódio e álcool (no máximo um drinque por dia para mulheres e dois drinques por dia para homens), ao mesmo tempo que incentivam o consumo de frutas, verduras, grãos integrais, fibras, laticínios com baixo teor de gordura, aves, peixes e castanhas. O USDHHS e a AHA também enfatizam que o paciente deve conhecer suas necessidades calóricas diárias e não deve ingerir mais calorias do que aquilo que pode gastar diariamente. A AHA fornece uma calculadora de necessidades calóricas diárias no site www.myfatstranslator.com/. É recomendado que a atividade física seja realizada durante pelo menos 150 minutos por semana, em geral 30 minutos por dia. Entretanto, intervalos menores também são incentivados. Exercícios de fortalecimento muscular devem ser realizados pelo menos duas vezes por semana.

> **PONTOS-CHAVE**
>
> - Aconselhamento comportamental moderado (31-360 minutos) e intenso (> 360 minutos) mostraram resultados melhores do que aqueles obtidos com o aconselhamento comportamental breve (1-30 minutos). No entanto, até mesmo 1-5 minutos de intervenções de aconselhamento têm eficácia comprovada na redução do tabagismo e do consumo abusivo de álcool.
> - Considerando o pequeno efeito em potencial, as limitações de tempo e os custos de oportunidade, a USPSTF recomenda oferecer aconselhamento comportamental para dieta e exercícios baseado apenas nas circunstâncias do paciente individual (grau C). **HVC**
> - A USPSTF recomenda o aconselhamento comportamental dietético intensivo para indivíduos com hiperlipidemia ou outros fatores de risco comprovados de doença cardiovascular.

Suplementos e fitoterapia

O *Dietary Supplement Health and Education Act* de 1994 define suplemento dietético como qualquer produto (exceto cigarros) projetado para suplementar a dieta. Essa definição ampla inclui produtos que contêm aminoácidos, fitoterápicos (incluindo ervas), metabólitos, vitaminas e minerais. Todos os produtos comercializados como suplementos dietéticos devem ser claramente rotulados como suplementos dietéticos. Embora os fabricantes estejam proibidos de fazer alegações médicas específicas, podem descrever o efeito do produto sobre uma estrutura ou função do corpo. Não há exigências para demonstrar a eficácia ou segurança de um suplemento antes de sua introdução no mercado. Além disso, para um suplemento ser removido do mercado, o FDA deve demonstrar que se trata de um produto não seguro. Em contraste, as medicações vendidas sem prescrição e as medicações prescritas devem ter sua segurança comprovada pelo fabricante antes de serem introduzidas no mercado. Além

TABELA 14 — Suplementos vitamínicos comuns

Vitamina	Função	Fontes	Deficiência	Toxicidade
Vitaminas hidrossolúveis				
Vitamina B$_1$ (tiamina)	Cofator no metabolismo de aminoácidos e carboidratos	Cereais, arroz, legumes, carne suína, levedura	Beribéri seco (neuropatia periférica), beribéri úmido (neuropatia periférica e cardiomiopatia), síndrome de Wernicke-Korsakoff	Não há
Vitamina B$_2$ (riboflavina)	Cofator de múltiplas vias, incluindo produção de energia	Carnes, peixes, ovos, leite, hortaliças verdes, levedura	Queilite, estomatite, glossite, faringite	Não há
Vitamina B$_3$ (niacina)	Envolvida na síntese de carboidratos, lipídios e proteínas	Cereais, carnes, legumes, sementes, levedura	Pelagra (erupções cutâneas hiperpigmentadas na pele exposta ao sol, confusão, insônia, vômito, diarreia)	Rubor, elevação dos níveis séricos de ácido úrico, náusea, vômito, prurido
Vitamina B$_5$ (ácido pantotênico)	Sua forma ativa é a coenzima A; envolvida na síntese das vitaminas A e D, colesterol, esteroides, ácidos graxos, aminoácidos, proteínas, heme A	Brócolis, gema de ovo, fígado, leite	Anemia, parestesias, disfunção intestinal	Não há
Vitamina B$_6$ (piridoxina)	Metabolismo de aminoácidos, neoglicogênese, função imune	Carnes, grãos integrais, castanhas, vegetais	Estomatite, glossite, queilite	Neuropatia, fotossensibilidade, dermatoses
Vitamina B$_9$ (folato)	Síntese, reparo e metilação do DNA; cofator	Hortaliças folhosas de cor verde-escura	Anemia macrocítica	Não há
Vitamina B$_{12}$	Envolvida na síntese e regulação do DNA; metabolismo de ácidos graxos e aminoácidos	Ovos, carnes, leite	Neuropatia periférica, anemia macrocítica	Não há
Vitamina C (ácido ascórbico)	Antioxidante, cofator	Frutas cítricas, tomates, batatas, brócolis, espinafre	Escorbuto (sangramento da gengiva, petéquias, hiperceratose, artralgia)	Distensão abdominal por gases e diarreia, com doses altas; não há comprovação de que doses altas previnem doenças
Biotina	Envolvida no metabolismo de carboidratos e lipídios	Gema de ovo, fígado, grãos de soja, levedura	Dermatite, alopecia	Não há
Vitaminas lipossolúveis				
Vitamina A (ácido retinoico)	Seu precursor é o betacaroteno; visão	Fígado, rim, gema de ovo, manteiga, hortaliças folhosas verdes, cenouras, batatas-doces	Xeroftalmia, cegueira noturna (precoce), cegueira total	Teratogênica; toxicidade aguda (náusea, vômito, vertigem, visão turva); toxicidade crônica (hepatotoxicidade, comprometimento visual, ataxia)
Vitamina D	Osso e metabolismo de cálcio/fósforo	Leite fortificado, peixe, óleo de fígado de bacalhau, ovos, cereais enriquecidos	Hipocalcemia, hipofosfatemia, osteomalacia	Hipercalcemia
Vitamina E	Eliminador de radicais livres	Ovos, carnes, hortaliças folhosas, óleo	Distúrbios neuromusculares, hemólise	Mortalidade geral aumentada com uso de ≥ 400 U/dia, acidentes vasculares encefálicos hemorrágicos
Vitamina K	Coagulação	Hortaliças folhosas verdes	Suscetibilidade a hematomas, sangramento de mucosa, outros sangramentos	Não há

disso, não há necessariamente uma padronização entre as preparações de suplementos em termos de pureza, formulação e dosagem.

Estimativas recentes sugerem que quase metade de todos os adultos usam os suplementos dietéticos para aliviar sintomas de doença crônica e promover a saúde. Apesar do uso amplamente disseminado, os pacientes frequentemente falham em relatar o uso de suplementos aos profissionais de assistência à saúde. Como o uso de suplementos pode estar associado a efeitos colaterais e também pode ter interações com outras medicações, é essencial que todos os profissionais tentem extrair informação sobre o uso de suplementos dietéticos de uma forma sem julgamentos.

A suplementação vitamínica (**Tab. 14**) é usada para tratar deficiências comprovadas e abordar deficiências dietéticas que podem ocorrer em pacientes que seguem dietas rigorosas (vegetarianos ou veganos). A suplementação na ausência de deficiência é empregada por alguns indivíduos para prevenir doenças. Embora muitos pacientes tomem multivitamínicos, falta evidência acerca dos benefícios dessa prática. Além disso, no *Iowa Women's Health Study*, o uso de multivitamínicos foi associado ao risco aumentado de mortalidade geral, em comparação à não utilização. Recentemente, a USPSTF concluiu que não há evidência suficiente para recomendar a favor ou contra o uso de vitamina A, vitamina C, ácido fólico e combinações antioxidantes na prevenção de doença cardiovascular e câncer. A USPSTF também não recomenda o uso de vitamina E e betacaroteno para essas finalidades. A USPSTF também determinou que não há evidência suficiente para indicar o uso de suplementação de cálcio e vitamina D na prevenção de fraturas, embora o Institute of Medicine recomende a ingesta de 1.000-1.200 mg de cálcio por dia, e de 600-800 UI de vitamina D por dia para adultos de ambos os sexos. A USPSTF recomenda que todas as mulheres que planejam engravidar ou que sejam férteis tomem 400-800 mcg de ácido fólico diariamente. Para pacientes com degeneração macular associada ao envelhecimento, o consumo de um multivitamínico que contenha cobre, zinco, betacaroteno (ou vitamina A) e vitaminas C e E comprovadamente retarda a progressão. Para fumantes com degeneração macular associada ao envelhecimento, os profissionais da saúde devem usar uma formulação alternativa que não contenha betacaroteno nem vitamina A, porque foi demonstrado que doses altas aumentam o risco de câncer de pulmão em fumantes.

TABELA 15 Suplementos fitoterápicos comuns

Nome	Função	Efeitos adversos	Interações farmacológicas	Efetividade
Cohosh preto	Tratamento dos ataques de calor da menopausa	Cefaleias, desconforto gástrico	Não há	Não parece ser mais efetivo que o placebo
Cranberry	Prevenção de infecções do sistema urinário	Pirose (rara), aumento da ingesta de glicose	Não há	Não parece ser efetivo
Echinacea	Tratamento e prevenção de infecções das vias aéreas superiores	Dispepsia, diarreia, sabor desagradável	Não há	Não parece ser efetivo na prevenção nem no tratamento
Alho	Diminuição dos níveis séricos de colesterol	Mau hálito, pirose, risco aumentado de sangramento	Isoniazida, saquinavir, inibidores não nucleosídeos da transcriptase reversa, varfarina	Não diminui significativamente os níveis de colesterol
Ginkgo biloba	Tratamento e prevenção de disfunção cognitiva, tratamento de doença arterial periférica	Reações alérgicas cutâneas, risco aumentado de sangramento e hematomas	Alprazolam, buspirona, efavirenz, fluoxetina, varfarina	Dados aparentemente conflitantes, de benefício questionável
Ginseng	Intensificação do sistema imune, diminuição do estresse, saúde geral	Diarreia, prurido, insônia, aumento da pressão arterial	Varfarina, inibidores de monoamina oxidase	Pode diminuir os níveis de glicemia pós-refeição e prevenir infecções virais nas vias aéreas superiores
Cardo mariano	Diminuição da inflamação hepática	Náusea, indigestão, diarreia	Pode interagir com medicamentos metabolizados pelas enzimas CYP2C9 e CYP3A4	Não parece ser efetivo
Arroz de levedura vermelha	Tratamento da hiperlipidemia	Mialgia; resultados anormais de testes bioquímicos hepáticos	Pode interagir com medicações metabolizadas pela enzima CYP3A4	Parece diminuir os níveis de LDL e colesterol total
Saw palmetto	Tratamento de sintomas relacionados com hiperplasia benigna da próstata	Cefaleia, náusea, tontura	Anticoncepcionais orais, terapia hormonal	Não parece ser mais efetivo que placebo
Erva-de-são-joão	Tratamento da depressão	Insônia, sonhos vívidos, ansiedade, agitação	Muitas interações; não usar com antidepressivos	Parece efetivo para depressão leve a moderada

Os suplementos fitoterápicos se referem aos suplementos dietéticos derivados de vegetais. Apesar da longa história de uso, a eficácia dessas substâncias foi estudada somente recentemente. Ainda não há evidências definitivas da efetividade dos suplementos fitoterápicos, e aquelas existentes são conflitantes. Além disso, muitos fitoterápicos podem interagir com medicações prescritas e e isentas de prescrição, levando a efeitos adversos e diminuição da eficácia da medicação. Alguns produtos naturais podem exercer efeitos deletérios, independentes das interações medicamentosas. É responsabilidade do profissional da saúde estar ciente das justificativas de uso e também dos potenciais danos (**Tab. 15**). O diretório de fitoterápicos e suplementos do National Institute of Health's MedlinePlus (www.nlm.nih.gov/medlineplus/druginfo/herb_All.html) é uma fonte útil.

Segurança do paciente e melhoria da qualidade

Introdução

A segurança do paciente é conceitualmente definida como a prevenção de danos ao paciente. Já as práticas seguras são aquelas que diminuem o risco de eventos adversos relacionados à exposição à assistência médica. O Institute of Medicine (IOM) considera a segurança do paciente indistinguível da prestação de assistência de alta qualidade. Entretanto, o processo pelo qual a segurança do paciente é integrada à prática médica diária e aos sistemas de assistência ao paciente é complexo. Não só é necessário dispor de clínicos engajados em práticas seguras para os pacientes, como também os sistemas de assistência idealmente devem ser construídos com base em uma cultura de segurança, estruturados para prevenir erros e abertos a mudanças fundamentadas nos erros que ocorrem.

A melhoria da qualidade (MQ) consiste em ações sistemáticas e contínuas que levam à melhora mensurável da qualidade e da segurança da assistência prestada ao paciente. Cada vez mais, os médicos estão se envolvendo em esforços de MQ, seja individualmente ou integrados a equipes multiprofissionais. Por esse motivo, é importante compreender os métodos de MQ e os modelos de implementação. A MQ aplicada aos sistemas de assistência médica envolve esforços da parte de uma organização para entender seus próprios mecanismos de prestação de assistência e fazer as alterações que levam ao aprimoramento da segurança do paciente e da qualidade dos serviços prestados.

Embora a segurança do paciente e a qualidade dependam daqueles que prestam assistência e dos sistemas na qual ela é prestada, muitas vezes é útil considerar questões potenciais que surgem diretamente durante a assistência ao paciente e também aquelas que surgem no âmbito dos sistemas de assistência médica.

Questões sobre qualidade e segurança diretamente relacionadas com a assistência ao paciente

Erros diagnósticos

Um erro diagnóstico (um diagnóstico falho, tardio ou incorreto) pode ou não resultar em prejuízo ao paciente. Apesar do fato de os erros diagnósticos serem menos comuns que os erros de medicação, o número de processos judiciais por erros diagnósticos equivale ao dobro.

Vários tipos de erros diagnósticos são comuns. Os erros cognitivos envolvem vieses e heurística falha (atalhos de raciocínio) durante a tomada de decisão médica. São exemplos de erros cognitivos comuns fechamento precoce, ancoragem, viés de direcionamento de triagem, viés de confirmação e viés de gênero. O fechamento precoce implica concluir o processo de tomada de decisão antes de um diagnóstico ser totalmente confirmado (p. ex., quando um paciente com falta de ar é diagnosticado com exacerbação de insuficiência cardíaca sem considerar totalmente outras causas, como asma ou embolia pulmonar). A ancoragem envolve focar nos aspectos de uma apresentação inicial do paciente, apesar de haver novas informações. O viés de direcionamento de triagem ocorre quando a seleção de um especialista para um paciente ou a internação do paciente por uma equipe de especialistas afeta a investigação clínica e o diagnóstico (p. ex., quando um paciente com dor torácica é admitido em um serviço de cardiologia e recebe um extenso exame para infarto do miocárdio, em vez de passar por uma avaliação para refluxo esofágico). O viés de confirmação é a tendência de procurar evidência para confirmar um diagnóstico suspeito, em vez de considerar a evidência para rejeitá-lo. O viés de gênero consiste na crença incorreta de que o gênero é um fator que atua na probabilidade de um paciente ter determinada doença. Sugestões para ajudar a evitar os erros diagnósticos e outros exemplos de heurística são fornecidas na **Tabela 16**.

Erros de medicação

Entre 500 mil e 1,5 milhão de eventos adversos evitáveis decorrentes de erros de medicação ocorrem a cada ano nos EUA, com a estimativa de 1 erro de medicação por dia para cada paciente hospitalizado. O IOM relata que os erros de medicação causam 1 em cada 131 mortes de pacientes ambulatoriais, e 1 em cada 854 mortes de pacientes internados. O erro de medicação foi definido como uma falha no processo de tratamento que acarreta ou tem o potencial de acarretar prejuízo ao paciente. O erro de medicação pode resultar de falhas na prescrição feita pelo médico (prescrição irracional, inadequada ou inefetiva; prescrição precária; e prescrição exagerada) ou de erros de prescrição (erros de paciente, fármaco, formulação, dose, via, esquema de horários, frequência e duração da administração). Os erros de medicação diferem das reações adversas a medicamentos, que são definidos como reações não pretendidas ou prejudiciais a uma medicação e podem ocorrer

TABELA 16. Doze dicas para evitar erros diagnósticos

Técnica	Comentários
(1) Conhecer a heurística[a]	*Heurística de disponibilidade*: estabelecer o diagnóstico com base naquilo que estiver mais facilmente disponível na memória do médico (p. ex., por causa de um paciente atendido recentemente), em vez daquilo que for mais provável. *Heurística de ancoragem*: baseada em um diagnóstico estabelecido no início do processo diagnóstico, apesar dos dados que rejeitam o diagnóstico ou sustentam outro diagnóstico (fechamento precoce). *Heurística da representatividade*: aplicação de reconhecimento de padrão (uma apresentação do paciente se ajusta a um caso "típico"; portanto, este deve ser o caso).
(2) Usar "intervalos diagnósticos"	Reservar tempo para revisar periodicamente um caso, com base em dados e sem assumir que o diagnóstico é o mesmo que já foi estabelecido.
(3) Praticar a medicina no pior dos contextos	Considerar primeiro os diagnósticos que representam maior ameaça à vida: • Diminui as chances de não detectar esses diagnósticos. • Entretanto, não obriga a testar esses diagnósticos.
(4) Usar abordagem sistemática para problemas comuns	Exemplificando, abordagem anatômica da dor abdominal, a começar do lado externo para o interno.
(5) Perguntar "por quê?"	Por exemplo, quando um paciente tem cetoacidose diabética ou exacerbação de DPOC, perguntar o que levou à exacerbação aguda da condição crônica.
(6) Usar o exame clínico	Diminuir a confiança em um único teste, bem como a probabilidade de fechamento precoce.
(7) Usar o teorema de Bayes	Usar probabilidades pré- e pós-teste. • Ajuda a evitar o fechamento precoce baseado no resultado de um único teste.
(8) Reconhecer o efeito do paciente	Como o paciente faz o médico se sentir? • Os médicos devem evitar estabelecer diagnósticos desfavoráveis em casos de pacientes com os quais se identifiquem. • Os médicos podem descontar dados importantes em casos de pacientes com os quais tenham encontros difíceis.
(9) Procurar achados clínicos incompatíveis com o diagnóstico	Estimular uma abordagem abrangente e incorporar um ceticismo sadio.
(10) Considerar "zebras"	Resistir à tentação de considerar diagnósticos comuns, sob pena de negligenciar os incomuns.
(11) Ter calma e refletir	É difícil fazer isso na maioria dos sistemas de assistência médica, o que acentua a economia do "acertar de primeira".
(12) Admitir erros	Ter consciência da suscetibilidade a falhas de cada um pode levar a menos erros diagnósticos posteriormente.

[a]Heurísticas são atalhos de lógica empregados na descoberta, aprendizado ou resolução de problemas.

Baseado em Trowbridge RL. Twelve tips for teaching avoidance of diagnostic errors. Med Teach. 2008 Jun;30(5):496-500. [PMID: 18576188]

no caso de uma medicação ter sido administrada adequadamente ou como resultado de um erro de medicação.

As medicações com nomes similares ou baixo índice terapêutico podem ser mais propensas a estarem associadas a erros. Polifarmácia, idade avançada do paciente e comprometimento renal ou hepático também podem aumentar a probabilidade de erros de medicação. O uso de abreviações e a escrita ilegível são fatores facilmente modificáveis, que podem levar a erros de medicação. Outros métodos para prevenção de erros de medicação incluem aprimorar os rótulos das medicações em casos de medicações que tenham nomes parecidos, entrada computadorizada de solicitação médica (CPOE*), reconciliação de medicação, e administração de medicação assistida por código de barras.

O Institute for Healthcare Improvement (IHI) publicou várias ferramentas e manuais com o objetivo de minimizar os prejuízos relacionados com medicações. Os manuais descrevem componentes-chave da assistência baseada em evidência, a fim de prevenir eventos farmacológicos adversos e danos resultantes de medicações de alta vigilância, bem como descrevem o modo como implementar essas intervenções e medir a melhora (disponível em www.ihi.org). Além disso, o Institute for Safe Medication Practices publicou uma declaração de melhores práticas referente a questões de segurança de medicações que causam erros fatais e prejudiciais aos pacientes (disponível em www.ismp.org/Tools/BestPractices/default.aspX).

Transições da assistência

As transições entre cenários da assistência (internação e ambulatório) trazem desafios à segurança do paciente. No momento da alta, 28% dos pacientes conseguem descrever todas as suas medicações, enquanto 42% dos pacientes conse-

---

* N.R.C: Do inglês, "computerized physician order entry", que é o processo no qual o médico insere a prescrição de medicações ou outras instruções eletronicamente em vez de formulários em papel. Um dos principais benefícios é a redução de erros relacionados à caligrafia ou à transcrição de ordens de medicação.

TABELA 17	Conteúdo sugerido de um resumo de alta padronizado
Datas de internação e alta.	
Motivo da internação.	
Diagnóstico no momento da alta.	
Achados significativos do exame de internação:	
• Histórico e exame físico.	
• Exames laboratoriais.	
• Exames de imagem.	
• Outros exames.	
Procedimentos realizados.	
Resultados dos procedimentos e exames relevantes.	
Condição no momento da alta.	
Medicações no momento da alta e motivos que justifiquem alterações da medicação usada no momento da internação.	
Questões de acompanhamento.	
Exames pendentes e exames laboratoriais.	
Aconselhamento prestado ao paciente e seus familiares.	
Planos/compromissos de acompanhamento.	

guem relatar seus diagnósticos, o que afeta a adesão às instruções recebidas no momento da alta. Quarenta por cento dos pacientes que recebem alta têm resultados de laboratório ou radiologia pendentes desconhecidos pelo médico da assistência ambulatorial, ainda que, grosso modo, 10% dos resultados sejam potencialmente contestáveis. Um em cada 5 pacientes que recebem alta do hospital desenvolvem efeitos adversos em 3 semanas após a liberação.

Para melhorar a segurança do paciente nas transições da assistência, a comunicação hospital-prestador da assistência primária no momento da alta, a orientação do paciente no período pré-alta, a reconciliação da medicação e o acompanhamento pós-internação são, todos, necessários. Os resumos de alta são uma importante ferramenta para o profissional do hospital se comunicar com o prestador de assistência primária. Os componentes de um resumo de alta padronizado são fornecidos na **Tabela 17**. O acompanhamento no momento apropriado com um médico da assistência primária após a alta também é importante para prevenir uma nova internação.

A reconciliação de medicação consiste no processo de desenvolvimento de uma lista precisa e abrangente de medicações não prescritas e prescritas para o paciente, e na comparação dessa lista com as ordens de medicação para retificar quaisquer discrepâncias. A reconciliação de medicação é um processo dinâmico que precisa ser efetuado com frequência e em todas as transições da assistência, para a prevenção de erros de medicação, incluindo omissões, duplicações, erros de dosagem ou interações farmacológicas. Apesar do foco recente na reconciliação de medicação, revisões sistemáticas apresentaram resultados contraditórios acerca de sua capacidade de melhorar a morbidade e a mortalidade.

O IHI publicou um manual que resume as estratégias para fazer a transição de pacientes do hospital para o contexto seguinte da assistência, tendo como objetivo diminuir as reinternações evitáveis (disponível em www.ihi.org/resources/Pages/Tools/HowtoGuideImprovingTransitionstoReduceAvoidableRehospitalizations.aspx – informações em inglês).

> **PONTO-CHAVE**
>
> • A comunicação entre o hospital e o prestador de assistência primária no momento da alta, a orientação do paciente no período pré-alta, a reconciliação de medicação e o acompanhamento no momento apropriado após a internação são todos imprescindíveis para melhorar a segurança do paciente durante as transições da assistência.

Questões sobre qualidade e segurança relacionadas com sistemas de assistência ao paciente

Modelos de melhoria da qualidade

Muitos modelos de melhoria da qualidade são usados pelos sistemas de saúde; alguns desses modelos foram desenvolvidos pela indústria de manufatura, porém são aplicáveis aos sistemas de prestação de assistência médica. Esses modelos empregam processos rigorosos para identificar, medir e corrigir áreas que precisam ser aprimoradas. Os modelos de melhoria da qualidade conhecidos como Modelo de melhoria, Lean e Six Sigma, são comparados na **Tabela 18**.

Modelo de melhoria

Este modelo envolve a definição da meta do projeto (objetivo), quantificação do padrão de valor para verificar se as intervenções resultarão em melhoria (medidas), determinação de quais alterações podem ser feitas para aprimorar a qualidade (ideias), implementação e teste da alteração em um processo denominado ciclo PDSA (planejar, executar, estudar, agir) (**Fig. 4**). Por exemplo, o objetivo de um projeto de melhoria da qualidade pode ser melhorar a precisão das listas de medicação de pacientes que receberam alta do hospital. Após o estudo, a equipe de melhoria da qualidade pode decidir implementar uma intervenção pela qual o farmacêutico revisará a lista de medicações com o paciente, antes da alta. Um ciclo PDSA poderia ser conduzido por um breve período, para testar se a intervenção foi bem-sucedida. Caso sejam encontrados problemas, são feitas alterações na intervenção e ciclos adicionais de PDSA são concluídos até as melhorias desejadas serem alcançadas. Os ciclos PDSA são testes rápidos de alterações.

Lean

O modelo Lean, desenvolvido pela Toyota Corporation, enfoca o exame minucioso dos processos de um sistema e a eliminação de atividades sem valor agregado, ou desperdício, dentro desse sistema. Usando uma ferramenta chamada mapeamento do fluxo de valor, que exibe graficamente as etapas de um processo (e o tempo necessário para cada etapa), desde o início até o fim, as áreas ineficientes (desperdício) no processo podem ser identificadas e abordadas. O Lean também adota a estratégia 5S (senso de utilização, senso de limpeza, senso de saúde e higiene, senso de arrumação, senso de autodisciplina). O Lean se baseia no estabelecimento de uma cultura de aprimoramento contínuo, em que os processos vão sendo constantemente refinados. Embora a relação custo-benefício não seja o foco do modelo Lean, as economias com os gastos são notadas quando todas as etapas do processo agregam valor e o desperdício é eliminado. No contexto do cuidado da saúde, o tipo mais comum de desperdício para os pacientes é o tempo de espera. Os métodos Lean poderiam ser úteis para diminuir o tempo de espera dos pacientes para diversos serviços.

Six Sigma

O Six Sigma é um modelo de melhoria da qualidade desenvolvido pela Motorola Corporation. O nome Six Sigma provém das medidas usadas na manufatura industrial para indicar o percentual de produtos livres de defeito produzidos; uma medida Six Sigma é indicação de uma qualidade de produção quase perfeita. Existem várias metodologias Six Sigma, com um processo em etapas chamado DMAIC, usado principalmente para tentar melhorar os processos existentes. O DMAIC representa cinco etapas distintas: *Define* (definir), *Measure* (mensurar), *Analyze* (analisar), *Improve* (melhorar) e *Control* (controlar). A fase de definição envolve o desenvolvimento dos objetivos do projeto. Na fase de mensuração, os dados de padrão de valor sobre número e tipos de defeitos dentro do sistema são coletados. A etapa de análise emprega os dados coletados para determinar a magnitude dos defeitos. Na quarta etapa, soluções são implementadas para melhorar o processo. Por fim, a fase de controle atua para manter os ganhos e disseminar as melhorias a outras áreas. De modo geral, a meta do Six Sigma é reduzir custos, variações ou defeitos dentro de um dado processo, com o intuito de torná-lo mais efetivo. Um exemplo de problema em assistência à saúde, no qual os métodos Six Sigma poderiam ser empregados, é um projeto focado na minimização das infecções associadas aos acessos vasculares na UTI. Nesse caso, o defeito é a infecção, e a meta seria implementar alterações, de modo que futuramente não fosse encontrada nenhuma infecção.

Ferramentas adicionais para a melhoria da qualidade

Existem vários métodos adicionais que são úteis para analisar os sistemas de assistência à saúde quanto à melhoria da qualidade. A análise da causa raiz é usada para descobrir os fatores que contribuíram para um erro e envolve conversar com todas as

TABELA 18	Modelos de melhoria da qualidade		
Abordagem	**Objetivo**	**Métodos**	**Exemplo de uso**
Modelo de melhoria	Alcançar uma alteração mensurável na prestação de assistência para uma população específica de pacientes	Declaração de meta, patente do projeto, repetição de experimentos, ciclo PDSA	Melhorar a precisão da lista de medicação no momento da alta
Lean	Melhorar a eficiência e eliminar o desperdício em um processo	Mapeamento de fluxo de valor	Diminuir os tempos de espera do paciente
Six Sigma	Minimizar a variabilidade e os defeitos em um processo	DMAIC, ciclo PDSA	Diminuir infecções associadas a acessos vasculares na UTI

DMAIC = *Define* (definir), *Measure* (mensurar), *Analyze* (analisar), *Improve* (melhorar) e *Control* (controlar); PDSA = *Plan* (planejar), *Do* (executar), *Study* (estudar), *Act* (agir).

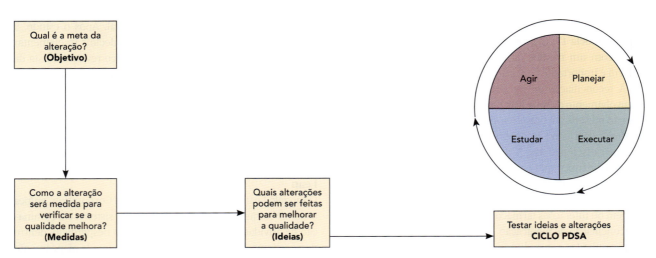

FIGURA 4 Modelo de melhoria – PDSA (*Plan* [planejar], *Do* [executar], *Study* [estudar], *Act* [agir]).

partes interessadas envolvidas no erro. A técnica usada na análise da causa principal é denominada Os 5 Porquês, que envolve perguntar "Por quê?" sucessivas vezes, no intuito de aprofundar até a verdadeira raiz de um problema. Para organizar as causas principais, pode ser usado um diagrama de causa e efeito (também conhecido como diagrama de espinha de peixe ou diagrama de Ishikawa). O problema, ou erro, forma a espinha dorsal do diagrama e as causas principais são as ramificações análogas às costelas. Como exemplo, uma equipe de qualidade pode concluir uma análise da causa principal para determinar por que as imunizações de rotina não estão sendo fornecidas no contexto ambulatorial. Após entrevistar médicos, enfermeiros, equipe de atendimento e pacientes, é possível que entre as potenciais causas principais identificadas estejam a falha do médico em reconhecer as necessidades de imunização ou a falha em fornecer imunização, recusa do paciente em virtude da falta de cobertura do seguro ou falta de consentimento informado apropriado, falta de disponibilidade imediata de enfermaria ou indisponibilidade de suprimentos de imunização.

Outra ferramenta de melhoria da qualidade comumente usada é o gráfico de controle (*control charts*). Os gráficos de controle são usados para exibir graficamente a variação em um processo ao longo do tempo, e podem ajudar a determinar se a variação tem causa previsível ou imprevisível. Além disso, os gráficos de controle podem ser usados para determinar se uma intervenção produziu uma alteração positiva. Por exemplo, a taxa de erros de medicação poderia ser rastreada antes e após a iniciação de um sistema de prescrição eletrônica, para determinar se ele teve impacto na redução dos erros.

> **PONTOS-CHAVE**
>
> - **HVC** • O modelo de melhoria envolve definir a meta do projeto (objetivo), medir o padrão de valor para verificar se as intervenções resultarão em melhoria (medidas), determinar quais alterações podem ser feitas para aprimorar a qualidade (ideias), implementar e testar a alteração em um processo denominado ciclo PDSA.
> - **HVC** • O modelo Lean enfoca o exame minucioso dos processos de um sistema e a eliminação de atividades que não agregam nenhum valor, ou que constituem desperdício, dentro do sistema.
> - **HVC** • O modelo Six Sigma enfatiza a redução de custos, variação ou defeitos dentro de um processo, com o objetivo de torná-lo mais efetivo.

Mensuração da melhoria da qualidade

A mensuração da melhoria da qualidade é um dos focos da Joint Commission* que, desde 2004, tem solicitado a coleta de dados em contextos de medida centrais, como infarto do miocárdio, insuficiência cardíaca, pneumonia e gravidez. Ademais, o Centers for Medicare and Medicaid implementaram uma política de "uso relevante". O uso relevante consiste no uso de uma tecnologia de registro médico eletrônico (RME) para aprimorar qualidade, segurança e eficiência, bem como para minimizar as disparidades em saúde; engajar pacientes e familiares; melhorar a coordenação da assistência; e manter a privacidade e a segurança acerca das informações médicas do paciente. Os resultados pretendidos para a conformidade do uso relevante são melhores desfechos clínicos e de saúde da população, eficiência aumentada, pacientes com autoridade e dados de pesquisa mais robustos nos resultados de saúde. O programa do uso relevante foi designado para ser implementado em três estágios, de 2011 a 2016. Profissionais e hospitais elegíveis devem atingir metas específicas de qualificação para programas de reembolso e incentivo. As penalidades financeiras entraram em vigor em 2015, para prestadores que não fizeram a transição para a tecnologia de RME.**

Cuidado domiciliar centrado no paciente

O cuidado domiciliar centrado no paciente (CDCP) é um modelo norte-americano de assistência de saúde em que o cuidado abrangente prestado ao paciente é coordenado por um prestador de assistência primário no contexto de uma prática médica baseada em equipe (**Tab. 19**). A meta do CDCP é aprimorar a qualidade da assistência, o acesso aos serviços, a relação custo-benefício, e a compreensão do paciente. Estudos estão sendo conduzidos para mensurar a efetividade do CDCP, e medidas centrais de qualidade foram recomendadas para garantir uma assistência padronizada e efetiva. Programas também estão sendo desenvolvidos para oferecer incentivos financeiros aos prestadores de assistência de saúde, caso eles implementem o CDCP e cumpram medidas de qualidade específicas.

Tecnologia da informação em saúde e segurança do paciente

A tecnologia da informação em saúde tem sido usada como ferramenta para minimizar os erros médicos. Três dessas formas de tecnologia são a CPOE, RME e suporte à decisão clínica.

CPOE é um sistema em que o prestador de assistência de saúde registra diretamente as solicitações do paciente, como as prescrições de medicações ou exames laboratoriais, em uma interface computadorizada. As metas do CPOE são diminuir os erros decorrentes de escrita ilegível, eliminar abreviações que causam confusão e aprimorar o momento das solicitações. Além disso, os sistemas de CPOE podem usar protocolos ou conjuntos de solicitações para padronizar a assistência, criar um local para as listas de medicação e empregar *software* de interação entre fármacos para diminuir os erros de medicação.

Um RME consiste em uma coleção de todos os dados clínicos referentes a um paciente, em formato eletrônico. Uma das vantagens do RME é servir de repositório central das informações sobre o paciente, para diversos usuários, entre os quais o médico da assistência primária, especialistas e enfermeiros.

---

* N.R.C.: Empresa de acreditação para instituições da área da saúde para uma parte específica da população dos EUA.
** N.R.C.: Este programa é específico da realidade dos EUA; não há algo semelhante no Brasil.

TABELA 19	Cinco funções e atributos do cuidado domiciliar centrado no paciente**
Assistência abrangente	Atender à maioria das necessidades de assistência física e de saúde mental de cada paciente, incluindo a prevenção e o bem-estar, assistência aguda e assistência crônica, com uma equipe que pode incluir médicos, enfermeiros de prática avançada, assistentes de médico, enfermeiros, farmacêuticos, nutricionistas, assistentes sociais, educadores e coordenadores de assistência.
Centralização no paciente	Fornecer uma assistência de saúde primária baseada em relacionamento e orientada para o indivíduo como um todo; garantir que os pacientes sejam totalmente informados no estabelecimento de planos de assistência.
Assistência coordenada	Coordenar a assistência ao longo de todos os elementos do sistema de assistência de saúde mais amplo, incluindo assistência especializada, hospitais, assistência médica domiciliar e serviços à comunidade; construir comunicação clara e aberta entre pacientes e familiares, o cuidado domiciliar e os membros da equipe de assistência mais ampla.
Serviços acessíveis	Prestar serviços acessíveis com tempos de espera menores para necessidades urgentes, aumento de carga horária, serviço 24 horas de acesso telefônico ou eletrônico a um membro da equipe de assistência e métodos alternativos de comunicação, como assistência por *email* e telefone.
Qualidade e segurança	Demonstra comprometimento e melhoria da qualidade por meio do engajamento contínuo em atividades, como uso de medicina baseada em evidência e ferramentas de suporte para tomada de decisão clínica, para orientar a tomada de decisão compartilhada com pacientes e seus familiares, engajamento na mensuração e aprimoramento do desempenho, mensuração e resposta às experiências do paciente e também à satisfação do paciente, bem como prática de manejo da saúde populacional.

Adaptado de U.S. Department of Health and Human Services. Defining the PCMH. Agency for Healthcare Research and Quality Web site. http://pcmh.ahrq.gov/page/defining-pcmh. Acessado em 20 de maio de 2015.

Os RME também podem permitir a revisão sistemática de indicadores, como a conformidade com o serviço de prevenção, para uma população de pacientes.

Os sistemas de suporte à decisão clínica (SDC) usam tecnologia para suplementar o raciocínio clínico de um prestador, permitindo que ele tome uma decisão informada rapidamente. Os sistemas são projetados para fornecer informação relevante e filtrada específica para o paciente, no momento apropriado. Um sistema SDC pode exibir diretrizes clínicas e referências, fornecer suporte diagnóstico, abrigar modelos de documentação e instituir alertas de interação medicamentosa. A tecnologia SDC pode ser integrada aos sistemas CPOE e RME, a fim de melhorar a prestação de assistência.

A tecnologia da informação de saúde tem limitações. Os sistemas podem ser onerosos em termos de implantação e manutenção, e seu uso não elimina o potencial de erro. Ao usar um sistema CPOE, por exemplo, o médico ainda pode registrar prescrições para o paciente errado.

Metas da assistência ao paciente nos EUA

Desde 2002, a Joint Commission estabeleceu, nos EUA, as National Patient Safety Goals (NPSG) anuais para abordar as questões de segurança emergentes do paciente (www.jointcommission.org/standards_information/npsgs.aspx). As NPSG se aplicam a diversos cenários de assistência ao paciente, incluindo hospitais, clínicas ambulatoriais, centros de assistência médica comportamental, centros de assistência de enfermagem e clínicas de cirurgia em consultório. Os objetivos e mensurações fornecidos por cada NPSG orientam a implementação da meta. Por exemplo, uma nova NPSG hospitalar introduzida em 2014 enfoca sistemas de alerta clínico e pode comprometer a segurança do paciente se não for devidamente administrada. Com uma implementação em múltiplas fases conduzidas em 2014 e 2016, essa NPSG exibe uma mensuração de desempenho inicial de identificação de sistemas de alerta clínico a serem administrados com base na entrada de informações feita pela equipe, risco para o paciente no caso de o alerta não ser respondido, necessidade de alerta e diretrizes publicadas. Essas metas de segurança podem fornecer uma estrutura para a colaboração interprofissional, a fim de obter qualidade e segurança em assistência de saúde.*

Profissionalismo e ética

Profissionalismo

Uma profissão é um ofício que requer domínio e manutenção contínua de um conjunto especializado de conhecimentos e habilidades, comprometimento com um código de ética e autorregulação de suas responsabilidades para com a sociedade. A aderência aos princípios, responsabilidades e atitudes que caracterizam uma profissão constituem o profissionalismo. Em troca pela autoridade para manter seu autônomo e exclusivo papel na sociedade, a profissão médica deve garantir que seus membros mantenham a competência clínica e a aderência às responsabilidades profissionais e aos princípios da ética médica.

O Physician Charter on Medical Professionalism (estatuto sobre profissionalismo para médicos), desenvolvido pela American Board of Internal Medicine Foundation, pelo American College of Physicians Foundation e pela European Federation of Internal Medicine, enfoca três princípios fundamentais e dez compromissos profissionais que caracterizam o profissionalismo médico (**Tab. 20**). Os três princípios fundamentais incluídos no documento são a primazia do bem-estar do paciente, a autonomia do paciente e a justiça social. Esses princípios incorporam quatro conceitos básicos de ética médica: beneficência (dever de promover o bem-estar do paciente e a saúde da sociedade), não

---

* N.R.C.: De forma semelhante, no Brasil, o Programa Nacional de Segurança do Paciente (PNSP), instituído pela Portaria GM/MS nº 529/2013, objetiva contribuir para a qualificação do cuidado em saúde em todos os estabelecimentos de saúde do território nacional. Este programa traz metas que são semelhantes às *National Patient Safety Goals* dos EUA.

** N.R.C.: Do inglês, "patient-centered medical home", que segundo o ACP é um modelo de atendimento no qual o tratamento do paciente é coordenado através do seu médico de cuidados primários para garantir que ele receba os cuidados necessários quando e onde precisar.

Profissionalismo e ética

TABELA 20	Princípios e compromissos do profissionalismo
Princípio ou comprometimento	**Comentário**
Princípio fundamental	
Primazia do bem-estar do paciente	O altruísmo é um fator fundamental de confiança no relacionamento médico-paciente. As forças de mercado, pressões sociais e exigências administrativas não devem comprometer esse princípio.
Autonomia do paciente	As decisões dos pacientes acerca da assistência a ser recebida devem ser primordiais, desde que estejam em conformidade com a prática ética e não levem a demandas por assistência inapropriada.
Justiça social	Os médicos devem trabalhar ativamente para eliminar a discriminação na assistência médica, seja aquela relacionada com raça, gênero, condição socioeconômica, etnia, religião ou qualquer outra categoria social.
Compromisso profissional	
Competência	Os médicos devem se comprometer com o aprendizado contínuo ao longo da vida e com a manutenção do conhecimento médico, bem como das habilidades clínicas e de trabalho em equipe necessárias à prestação de uma assistência de qualidade.
Honestidade com os pacientes	Obter o consentimento informado para tratamento ou pesquisa. Relatar e analisar os erros médicos, para manter a confiança, aprimorar a assistência e proporcionar a devida compensação às partes lesadas.
Confidencialidade do paciente	A privacidade da informação é essencial à confiança do paciente, e ainda mais premente com os registros médicos eletrônicos.
Relações apropriadas com o paciente	Dada a inerente vulnerabilidade e dependência dos pacientes, os médicos jamais devem explorá-los para obter vantagem de cunho sexual, ganhos financeiros pessoais ou qualquer outro tipo de propósito pessoal.
Aprimorar a qualidade da assistência	Trabalhar de modo colaborativo com os demais profissionais, para minimizar os erros médicos, aumentar a segurança do paciente, minimizar o uso excessivo dos recursos de assistência médica e otimizar os resultados da assistência.
Melhorar o acesso à assistência	Trabalhar no sentido de eliminar as barreiras para o acesso à saúde, com base em educação, leis, finanças, geografia e discriminação social. Equidade requer promoção da saúde pública e da medicina preventiva, bem como da defesa pública, sem se preocupar com os interesses próprios do médico ou da profissão.
Distribuição justa de recursos	Trabalhar com outros médicos, hospitais e pagadores para desenvolver diretivas para uma assistência custo-efetiva. O fornecimento de serviços desnecessários não só expõe os pacientes de alguém a danos e gastos evitáveis, como também diminui os recursos disponíveis para outros pacientes.
Conhecimento científico	Defender os padrões científicos, promover a pesquisa, criar novos conhecimentos e garantir seu uso apropriado.
Administrar conflitos de interesse	Os profissionais médicos e suas organizações têm numerosas oportunidades de comprometer suas responsabilidades profissionais, ao buscar ganhos ou vantagens pessoais. Tais compromissos são especialmente ameaçados no caso das indústrias com fins lucrativos, entre as quais estão os fabricantes de equipamentos médicos, seguradoras e empresas farmacêuticas. Os médicos têm obrigação de reconhecer, revelar ao público em geral e lidar com os conflitos de interesse que surgirem.
Responsabilidades profissionais	Submeter à autoavaliação e avaliação externa todos os aspectos de desempenho. Participar de processos de autorregulação, incluindo remediação e disciplina dos membros que falharam em atender aos padrões profissionais.

Adaptado com permissão de ABIM Foundation. American Board of Internal Medicine; ACP-ASIM Foundation. American College of Physicians-American Society of Internal Medicine; European Federation of Internal Medicine. Medical professionalism in the new millennium: a physician charter. Ann Intern Med. 2002 Feb 5;136(3):243-6. [PMID: 11827500] Copyrigt 2002, American College of Physicians.

maleficência (dever de evitar danos aos pacientes), autonomia do paciente (dever de respeitar os valores, metas e preferências do paciente) e justiça (dever de tratar os pacientes de forma justa).

Além de orientar a relação médico-paciente, o profissionalismo engloba uma ampla gama de responsabilidades adicionais, incluindo autoavaliação e manutenção do maior nível possível de competência clínica, uso da melhor evidência disponível na tomada de decisões sobre diagnóstico e tratamento, manutenção de relações colaborativas com médicos em treinamento e outros profissionais da saúde e participação em atividades que buscam o desenvolvimento do bem público.

Na prática clínica, os princípios expressos no estatuto às vezes podem estar em desacordo entre si, como ocorre quando o desejo do médico de promover o bem-estar de um paciente entra em conflito com os valores, metas e preferências do paciente sobre os cuidados de saúde. A ética clínica consiste na identificação, análise e modo de resolução desses conflitos à medida que eles surgem.

Primazia do bem-estar do paciente

Maximizar o bem-estar do paciente é o principal objetivo da medicina. Existe a expectativa de que o médico aja em defesa dos melhores interesses do paciente (beneficência) enquanto procura prevenir ou minimizar danos (maleficência). Inerentemente, os pacientes são vulneráveis e dependentes em função das doenças ou da falta de conhecimento médico. Além disso, os pacientes podem ter pouca educação em saúde, vivenciar circunstâncias sociais desfavoráveis e falta de recursos de suporte, inclusive financeiros. Dessa forma, os pacientes devem confiar que os médicos defendem seus melhores interesses e os protegem de danos. Em muitos casos, o médico pode efetivamente ser o único defensor de um paciente. Os dez comprometimentos profissionais constantes no estatuto são o modo pelo qual os médicos maximizam o bem-estar dos pacientes.

Relações médico-paciente apropriadas

O bem-estar do paciente deve ser promovido independentemente das características do paciente (idade, sexo, religião, capacidade de tomar decisão, presença de contrato de saúde suplementar) ou do ambiente da assistência médica. Uma vez estabelecido o relacionamento médico-paciente, o médico assume o compromisso de cuidar do paciente, independentemente desses fatores.

Do mesmo modo, o desequilíbrio de poder entre médico e paciente não deve ser explorado para servir aos interesses do médico nem de nenhuma outra pessoa (p. ex., pesquisadores). É antiético o envolvimento de cunho sexual entre um médico e seus pacientes, sejam os pacientes atuais ou outros que tenham sido atendidos no passado, porque questões relacionadas à vulnerabilidade e transferência podem persistir após o final do relacionamento profissional.

Os médicos devem respeitar os limites apropriados durante a anamnese, exame físico e outras atividades de assistência médica. Para evitar interpretações equivocadas por parte do paciente, os médicos devem descrever suas ações no decorrer do exame (p. ex., "Erguerei a sua mama esquerda para examinar seu coração."). Às vezes, é necessário oferecer um acompanhante (p. ex, durante os exames ginecológicos).

Na maioria das circunstâncias, os médicos devem evitar cuidar de familiares e amigos próximos. Nessas situações, a objetividade do médico pode ser comprometida, e os pacientes podem receber uma pior assistência, ser submetidos a avaliações inadequadas ou não receber aconselhamento sobre aspectos sensíveis. Outra possibilidade é de os registros médicos não serem devidamente atualizados.

A comunicação on-line e as mídias sociais podem trazer benefícios substanciais para pacientes e médicos (p. ex., educação e organização da comunidade), mas também impõem desafios éticos. Recentemente, o American College of Physicians e a Federation of State Medical Boards lançaram uma política referente ao profissionalismo on-line. Primeiro, a comunicação on-line com pacientes deve ser conduzida segundo os mesmos padrões que regem os contatos presenciais. Em segundo lugar, a mídia on-line pode obscurecer os limites profissionais e sociais entre médicos e pacientes. Os médicos devem manter suas atividades sociais e profissionais on-line separadas e ter uma conduta profissional em ambas as esferas. Médicos jamais devem postar conteúdo que possa prejudicar seus relacionamentos com pacientes ou desgastar a confiança pública na profissão. As postagens on-line muitas vezes são permanentes.

Por fim, a comunicação eletrônica deve ser usada apenas em relacionamentos médico-paciente estabelecidos e com o consentimento do paciente. Tal comunicação deve ser segura e documentada prontuário dos pacientes.

Relações médico-paciente desafiadoras

Às vezes, os relacionamentos com pacientes podem ser desafiadores ou "difíceis" para os médicos. É possível, por exemplo, que um paciente rejeite as recomendações do médico. Nessas circunstâncias, o médico deve procurar entender os motivos que levaram o paciente a tal rejeição (p. ex., razões culturais ou religiosas) e formular um plano que seja de comum acordo. Se o paciente concordar sem, contudo, aderir às recomendações do médico, este deverá discernir acerca dos motivos responsáveis pelo comportamento do paciente (p. ex., alfabetização em saúde insuficiente, ambiente familiar difícil, condições de transporte precárias, não cobertura por seguro) e abordar esses motivos, se possível com a ajuda de um enfermeiro de saúde pública, assistente social ou outro colega de profissão.

O médico não é obrigado a atender a nenhum pedido feito pelo paciente por uma intervenção ou tratamento que viole sua consciência e seus valores pessoais, os padrões de assistência médica e da ética ou a lei. Como já dito, o médico deve tentar compreender a solicitação do paciente e buscar um plano que seja de comum acordo. Se a questão não puder ser resolvida, o médico e o paciente devem discutir a opção de transferência da assistência para outro médico.

Da mesma forma, pode haver o desenvolvimento de certas circunstâncias em que haja falta de confiança entre paciente e médico, o relacionamento se torna não terapêutico, e o médico passa a desacreditar que é capaz de continuar cuidando do paciente. Nessas circunstâncias, os médicos podem buscar o

---

TABELA 21 Seleção de recomendações do Institute of Medicine para médicos individuais controlarem conflitos de interesse

Renunciar a quaisquer presentes ou itens de valor material oriundos de empresas farmacêuticas, de equipamentos médicos e de biotecnologia, aceitando somente pagamentos a valores de mercado justos por serviços legítimos em situações específicas.
Não fazer apresentações educacionais nem publicar artigos científicos que sejam controlados pela indústria ou contenham partes substanciais escritas por alguém que não seja identificado como autor ou que não seja reconhecido apropriadamente.
Não se encontrar com representantes de venda de fármacos e equipamentos médicos, exceto em reuniões documentadas e mediante convite expresso do médico.
Recusar amostras de fármacos, exceto em determinadas situações para pacientes que não têm acesso a eles por condições financeiras.
Até que as instituições modifiquem suas políticas, médicos e médicos em treinamento devem adotar voluntariamente essas recomendações como padrões para suas próprias condutas.

Reproduzido com a permissão de Steinbrook R. Controlling conflict of interest–proposals from the Institute of Medicine. N Engl J Med. 2009 May 21;360(21):2160-3. [PMID: 19403898] Copyright 2009, Massachusetts Medical Society.

término da relação médico-paciente, contanto que a saúde do paciente não seja prejudicada e a assistência possa ser prestada por outro profissional. Esse outro profissional deve concordar com a transferência da assistência e o médico deve notificar o paciente por escrito, sobre o término e a transferência da assistência. Os médicos não devem abandonar seus pacientes; o abandono é antiético e pode acarretar ações legais.

Conflitos de interesse

Os conflitos de interesse, sejam reais ou percebidos, têm o potencial de perturbar a relação de confiança entre médico, público e paciente. A possibilidade de as decisões médicas serem influenciadas ou baseadas em fatores que não sejam do melhor interesse para o paciente pode prejudicar o processo de prestação de assistência médica. As atividades que podem ser vistas como potenciais conflitos de interesse, como aceitar amostras de fármacos, presentes ou participação em acordos para consulta, devem ser evitadas. O Institute of Medicine faz recomendações para controlar conflitos de interesse (**Tab. 21**). Nos EUA, a lei *Physician Payments Sunshine Act* exige que as empresas farmacêuticas e de equipamentos participantes de programas de assistência médica federais relatem pagamentos e presentes feitos a médicos e hospitais-escola.

> **PONTO-CHAVE**
> - Os médicos podem buscar o término da relação médico-paciente, contanto que a saúde do paciente não seja prejudicada e a assistência possa ser prestada por outro profissional; contudo, o abandono é antiético e pode acarretar ações legais.

Respeitando a autonomia do paciente

Confidencialidade

O princípio da autonomia do paciente exige que o médico mantenha a confidencialidade do paciente. Para ser autônomo, o paciente deve controlar suas informações pessoais. É necessário, também, manter a confidencialidade para que a avaliação e o tratamento do paciente sejam apropriados. O paciente deve confiar que suas informações pessoais e médicas serão mantidas em sigilo. A divulgação desse tipo de informação somente deve ser feita com a permissão explícita do paciente.

Entretanto, há circunstâncias em que o médico pode ser obrigado a violar a confidencialidade do paciente. Dependendo da legislação local, pode ser exigido que o médico relate suspeitas de abuso infantil, doenças infecciosas, pacientes que constituem uma ameaça a si mesmos ou a outras pessoas e pacientes considerados motoristas perigosos (p. ex., indivíduos com demência). Nesses casos, o dever do médico de proteger a saúde pública se sobrepõe a seu dever de manter a confidencialidade do paciente.

A comunicação on-line e as mídias sociais impõem desafios substanciais à confidencialidade do paciente. O médico deve garantir que as comunicações eletrônicas com os pacientes adotem as precauções de segurança adequadas. O médico não deve disseminar informação de paciente usando mídias sociais.

Outro desafio singular à confidencialidade do paciente é o teste genético. Se um teste genético é realizado, o paciente deve ser informado acerca das implicações de um resultado de teste "positivo" – não só para o próprio paciente como também para seus familiares. Médico e paciente devem concordar quanto a um plano para revelar os resultados dos testes genéticos aos familiares potencialmente afetados. A revelação inapropriada dos resultados pode afetar de forma negativa os pacientes e seus familiares (p. ex., com relação à possibilidade de seguridade e emprego). Para acessar mais informações sobre testes genéticos, consulte o tópico Assistência de rotina ao paciente saudável.

Consentimento informado

O consentimento informado inclui uma discussão sobre as informações que um paciente sensato desejaria saber sobre sua doença (planos de diagnóstico e tratamento propostos, riscos e benefícios dos planos propostos e quaisquer alternativas), uma avaliação da compreensão do paciente e a aceitação ou recusa do tratamento. O paciente deve ter capacidade de tomar decisões e fazer cada uma delas por livre e espontânea vontade para que o consentimento seja considerado válido. É importante enfatizar que obter um formulário de consentimento assinado não equivale a obter um consentimento informado; os médicos devem engajar os pacientes em conversas significativas sobre seus diagnósticos e opções de tratamento e documentar essas conversas.

Capacidade de tomar decisões

A competência é uma determinação feita pelo sistema legal, enquanto os médicos determinam a capacidade de tomar decisão no contexto clínico. Os elementos essenciais da capacidade de tomar decisões são uma compreensão dos riscos e benefícios da intervenção proposta, bem como a habilidade de comunicar uma decisão. Um diagnóstico de demência ou doença mental não significa que o paciente é incapaz de decidir. O médico deve garantir que tais decisões sejam consistentes com os valores, metas e preferências de assistência médica do paciente. A capacidade de tomar decisões de um paciente deve ser questionada, se o paciente não compreender a situação; se o paciente não entender os riscos, benefícios e alternativas da decisão a ser tomada; ou se a decisão do paciente for inconsistente com seus valores, metas e preferências previamente expressos.

Um paciente com capacidade de tomar decisões tem o direito de recusar um diagnóstico ou uma intervenção terapêutica proposta, mesmo aquelas que prolonguem a vida. Embora o médico possa considerar uma determinada recusa como a decisão errada, ele deve reconhecer que essa recusa não é necessariamente irracional. Nesses casos, o médico não deve abandonar o paciente, deve determinar as justificativas dele que levaram à recusa (e se é informada) e corrigir informações erradas, caso seja necessário. Se a recusa do paciente permanecer inabalada, o médico deve respeitar essa decisão e trabalhar com o paciente para formular um plano diagnóstico ou terapêutico alternativo.

Planejamento de assistência antecipada

Nos EUA, o planejamento de assistência antecipada é um processo em que o paciente articula e documenta seus valores, metas e preferências para uma assistência médica futura. Inclui a conclusão de uma diretiva antecipada que contém instruções por escrito para a assistência médica, as quais são usadas na eventualidade de o paciente perder a capacidade de tomar decisões.

As diretivas antecipadas incluem o testamento vital e o mandato duradouro de assistência de saúde (ou procuração para assistência de saúde). No testamento vital, o paciente destaca suas preferências com relação a tratamentos específicos (p. ex., ventilação mecânica, hemodiálise, bem como hidratação artificial e nutrição) e as preferências de conduta para direcionar a assistência quando se tornar incapaz de tomar decisões médicas. O mandato duradouro designa um procurador que servirá de decisor legal na eventualidade de o paciente não for mais capaz de tomar decisões acerca da assistência médica.

Do ponto de vista ético e legal, médicos e procuradores são obrigados a aderir às preferências expressas pelos pacientes em suas diretivas antecipadas, assumindo que fazer isso seja razoável e legal. Por outro lado, nos Estados Unidos, as leis que governam as diretivas avançadas variam a cada estado. Uma diretiva antecipada (testamento vital) realizada em um estado pode não atender às exigências legais de outro estado. Os médicos precisam estar familiarizados com essas exigências em suas jurisdições.

Infelizmente, apenas cerca de 20% dos adultos que vivem nos EUA possuem diretivas antecipadas. Os pacientes, em especial aqueles com doenças crônicas e longevidade limitada, devem ser incentivados a se engajar no planejamento de assistência antecipada.

Tomada de decisão substituta

Para o paciente sem capacidade de tomar decisões, um substituto deve tomá-las por ele. Se esse paciente tiver uma diretiva antecipada, a pessoa nomeada no documento será seu substituto mais apropriado (e legal). Nos EUA, essa escolha é protegida por lei federal e deve ser respeitada. Se a diretiva antecipada do paciente não nomear um substituto ou se o paciente não tiver esse documento, o melhor substituto será a pessoa que melhor conhecer as preferências de assistência médica do paciente. Essa pessoa pode não ser um parente próximo ou um familiar. Muitos estados americanos estipulam uma hierarquia de substitutos para a tomada de decisões na ausência de uma diretiva antecipada (p. ex., cônjuge, seguido de um filho adulto). Nos estados que não estipulam uma hierarquia, o substituto é identificado pelos entes queridos do paciente e pela equipe de assistência.

O respeito pela autonomia do paciente exige a adesão do substituto às instruções contidas na diretiva antecipada do paciente. Caso o paciente não tenha uma diretiva antecipada, o substituto deve tomar decisões baseadas no julgamento substituto (decisões que o paciente tomaria se fosse capaz). O médico pode facilitar o julgamento substituto ao fazer a seguinte pergunta: "Se o [seu ente querido] pudesse acordar por 15 minutos e entender totalmente a sua própria condição, retornando então ao estado anterior, o que ele(a) lhe diria para fazer?" Se o substituto não conseguir responder essa pergunta ou desconhecer os valores do paciente, ele deverá tomar decisões conforme o melhor interesse do paciente.

Suspensão ou não introdução de tratamento

Os pacientes têm direito de recusar ou solicitar a suspensão de qualquer tratamento, inclusive aqueles que prolongam a vida. Em tais circunstâncias, o dever do médico é entender os motivos responsáveis pela solicitação e garantir que a solicitação seja informada. Se um médico começar ou continuar um tratamento recusado pelo paciente, esse médico, seja qual for a sua intenção, estará cometendo agressão. Notavelmente, pacientes incapazes de tomar decisões também têm direito de recusar ou solicitar a suspensão de tratamentos por meio de diretivas antecipadas e procuradores para assistência à saúde.

Realizar uma solicitação de suspensão ou não introdução de um tratamento prolongador da vida é diferente de morte assistida por médico. A intenção de conduzir uma solicitação de suspensão ou não introdução de um tratamento prolongador da vida é permitir que o paciente tenha uma morte natural e seja liberado dos fardos do tratamento por ele percebidos como mais significativos que os benefícios. Após atender a uma solicitação como essa, a causa da morte é a doença de base.

Dependendo das circunstâncias, é possível que o médico, conscientemente, faça objeção à solicitação do paciente de suspensão ou não introdução de tratamentos que prolonguem a vida. Nessa situação, o médico deve providenciar a transferência da assistência prestada ao paciente para outro médico, caso o atendimento dessa solicitação viole sua consciência.

Morte auxiliada pelo médico

Contrastando com a realização de uma solicitação de suspensão ou não introdução de um tratamento prolongador da vida, a intenção da morte auxiliada pelo médico é o término da vida do paciente. No suicídio auxiliado pelo médico, a morte ocorre quando o médico fornece um meio para o paciente dar fim à própria vida (prescrição letal). Na eutanásia, o médico é quem diretamente causa a morte do paciente (p. ex., administrando uma injeção letal). Em ambos, suicídio auxiliado pelo médico e eutanásia, é introduzida uma nova doença que constitui a causa da morte. Nos EUA, a morte auxiliada pelo médico na forma de prescrições letais (e não de eutanásia) é legal apenas em alguns estados. O American College of Physicians não apoia a legalização da morte auxiliada pelo médico, considerando que essa prática pode prejudicar a confiança estabelecida entre médico e paciente, e desviar a atenção das melhoras dos cuidados de final da vida.

Na assistência prestada ao paciente no final da vida, podem haver circunstâncias em que uma intervenção possa apressar a morte (p. ex., administração de opioides intravenosos). Usar esse tipo de intervenção é considerado ético desde que tal ato satisfaça a doutrina de *duplo efeito*: (1) a ação em si é boa ou indiferente (p. ex., controle da dor); (2) o efeito bom (controlar a dor) e não o ruim (morte) é o pretendido; (3) o efeito bom não é alcançado por meio do efeito ruim; e (4) há um motivo proporcionalmente grave (dor refratária decorrente de câncer metastático) para correr o risco de produzir o efeito ruim.

Solicitações de intervenção

Frequentemente, os médicos encontram pacientes ou responsáveis que solicitam exames e tratamentos específicos. No entanto, os médicos não são obrigados a atender às solicitações de exames e tratamentos inefetivos (p. ex., antibióticos para infecção viral). Os médicos devem aconselhar os pacientes que o uso de uma intervenção inefetiva não promove o bem-estar do paciente, pode causar danos e viola o compromisso da profissão de administrar os recursos de assistência médica.

Os pacientes também podem solicitar exames e tratamentos de eficácia questionável (certas práticas de medicina complementares) que sustentam fins não controversos (melhora da saúde e do bem-estar). Em situações como essas, o médico deve discernir os motivos que levaram o paciente a fazer a solicitação; informar ao paciente os riscos, benefícios e alternativas à intervenção solicitada; e formular um plano de assistência mutuamente aceitável. Há casos em que pacientes e responsáveis solicitam exames e tratamentos que, embora sejam efetivos, sustentam finalidades controversas. O exemplo que melhor ilustra essa situação são as solicitações de manutenção de pacientes gravemente enfermos sob tratamentos que envolvem uso de tecnologia avançada (ventilação mecânica, hemodiálise, suporte circulatório mecânico). Essas solicitações refletem uma lacuna entre os valores do paciente (ou de um responsável) e os valores do médico quanto aos objetivos da assistência. Por exemplo, um médico pode considerar fúteis as intervenções de manutenção da vida para um paciente em estado vegetativo persistente, uma vez que tais intervenções não restaurarão a saúde do paciente. Todavia, as intervenções podem atender àquilo que a família do paciente deseja – manter o paciente vivo. Para as situações em que médico e paciente (ou responsável) não conseguem chegar a um acordo quanto a um modo de seguir adiante, podem ser úteis uma reunião multidisciplinar, uma consulta a um colega experiente ou uma consulta a um especialista em ética. Às vezes, transferir a assistência para um colega que esteja disposto a trabalhar e contemplar as preferências do paciente (ou responsável) resolve o problema. Em casos raros, é necessário recorrer à intervenção da justiça.

> **PONTOS-CHAVE**
>
> - Os médicos podem ser obrigados a quebrar a confidencialidade de um paciente para relatar suspeita de abuso infantil, doenças infecciosas, pacientes que representam uma ameaça a si mesmos ou aos outros e pacientes considerados motoristas perigosos.
> - O consentimento informado inclui uma discussão sobre a informação que um paciente sensato desejaria saber acerca de sua enfermidade, uma avaliação do entendimento do paciente e a aceitação ou rejeição voluntária da intervenção.
> - Os pacientes têm o direito de recusar ou solicitar a suspensão de qualquer tratamento, até mesmo tratamentos que prolongam a vida.
>
> *(continua)*

> **PONTOS-CHAVE** *(continuação)*
>
> - Os médicos não são eticamente obrigados a atender às solicitações do paciente de exames e tratamentos inefetivos. Devem aconselhar seus pacientes que o uso de uma intervenção inefetiva não promove o bem-estar, pode causar danos e viola o compromisso da profissão de administrar os recursos da assistência médica.

Justiça

O judiciário exige que os médicos tratem adequadamente os pacientes e que todas as decisões de assistência à saúde sejam baseadas na necessidade médica. Infelizmente, evidências sugerem que existem disparidades na alocação de recursos de assistência médica relacionadas a gênero, raça e condição socioeconômica. Os médicos devem trabalhar para eliminar essas desigualdades de alocação e diminuir as barreiras à assistência.

Comunicação de erro médico

Os erros médicos são atos ou omissões não intencionais que prejudicam ou têm potencial de prejudicar o paciente. Pesquisas mostram que os pacientes querem ser informados de todos os erros médicos, independentemente de ter havido ou não efeito adverso, enquanto os princípios éticos de beneficência, autonomia do paciente e justiça obrigam o médico a revelar esses erros. Um erro médico não necessariamente constitui comportamento negligente; contudo, a falha em revelar um erro pode ser considerada como tal.

A revelação do erro tem vários potenciais benefícios. Para os pacientes, a revelação de erros otimiza o consentimento informado e promove a confiança. Para os médicos, revelar erros pode minimizar o estresse e o risco de litígio. Embora os médicos possam se sentir desconfortáveis em revelar seus erros aos pacientes, a abordagem a seguir pode atenuar esse fardo. Primeiramente, a revelação deve ser feita em particular, na presença dos entes queridos do paciente e dos membros da equipe de assistência médica considerados essenciais. Interrupções devem ser minimizadas. Antes de revelar o erro, o médico deve determinar o grau de conhecimento do paciente acerca do problema e, então, corrigir quaisquer informações incorretas. Ao revelar um erro, o médico deve falar claramente (sem usar jargões) e verificar se está sendo compreendido. Após revelar o erro, o médico deve se desculpar e esclarecer ao paciente como ele e a instituição agirão para evitar erros similares. O médico não deve culpar outros pelo erro. O médico também deve reconhecer com empatia as respostas emocionais do paciente à revelação. Por fim, o médico deve formular um plano de acompanhamento centralizado no paciente e documentar a discussão.

> **PONTO-CHAVE**
>
> - Os pacientes querem ser informados de todos os erros médicos, independentemente de ter havido ou não efeito adverso; fazer isso otimiza o consentimento informado, promove a confiança e pode minimizar o estresse e o risco de litígio.

Responsabilidade de colega

Os médicos compartilham uma responsabilidade com outros profissionais da assistência de saúde na manutenção da competência, diminuição dos erros médicos, aumento da segurança do paciente, minimização do uso excessivo de recursos na assistência médica e otimização de resultados. Os médicos devem "se manifestar" sobre colegas incompetentes e disruptivos, os quais devem ser confrontados diretamente ou reportados às autoridades competentes. Os médicos devem lutar para promover uma cultura de notificação, e as instituições devem incentivar as notificações e fornecer treinamento relevante, quando necessário. Além do fornecimento de *feedback* direto (confrontar um colega incompetente), outras formas devem estar disponíveis para notificação (chefe de divisão ou departamento, notificação anônima, comitê de qualidade). As instituições devem ter políticas de não retaliação instituídas para aqueles que fizerem relatos. Os médicos também devem notificar problemas que envolvem práticas e sistemas que geram resultados abaixo do ideal e comprometem a segurança do paciente e a qualidade da assistência.

Abordagem de dilemas éticos

Diante de um dilema ético clínico, o médico deve abordar a situação com uma revisão (1) das indicações médicas (problemas médicos do paciente, tratamentos e metas do tratamento), (2) das preferências do paciente (e identificação de um substituto, se o paciente for incapaz de tomar decisões), (3) da qualidade de vida do paciente (incluindo as perspectivas de restaurar o paciente – com ou sem tratamento – a vida normal, os déficits que o paciente experimentará com o êxito do tratamento e as definições de qualidade de vida do paciente e do médico), e (4) dos aspectos contextuais (financeiros, familiares, legais, religiosos e outras questões que poderiam afetar a tomada de decisão). Essa abordagem permite discernir e analisar a informação eticamente relevante e, em geral, define o dilema ético. Ao fazer isso, frequentemente sugere uma solução para o dilema.

Mesmo assim, os médicos podem encontrar dilemas éticos difíceis de resolver. Nessas situações, recomenda-se uma consulta bioética. A Joint Commission exige que as instituições de assistência à saúde tenham processos estabelecidos para abordar as questões éticas que surgem na prática clínica.

Cuidados paliativos

Introdução

A medicina paliativa tem como objetivo melhorar a qualidade de vida dos pacientes com doenças graves e limitantes, por meio do meticuloso manejo dos sintomas – sejam eles de natureza física, emocional, espiritual ou social – e do alinhamento de cuidados abrangentes destinados a atender, na medida do possível, aos objetivos do paciente. Todo médico pratica algum tipo de cuidado paliativo; ou seja, todo médico oferece manejo básico dos sintomas, prognósticos e planejamento antecipado da assistência ao paciente. Embora a consulta ambulatorial da especialidade em cuidados paliativos possa ser adequada para pacientes com sintomas complexos ou situações de comunicação prejudicada, todo clínico deve possuir determinadas habilidades em medicina paliativa. É importante notar que a especialidade de cuidados paliativos não exclui nem substitui os profissionais da saúde existentes; ao contrário, a consulta ambulatorial do especialista em cuidados paliativos oferece um nível adicional de suporte, suplementando a assistência prestada pelos profissionais existentes, e não suplantando-a.

É possível recorrer aos cuidados paliativos a qualquer momento durante a doença do paciente, do diagnóstico até a morte. Os cuidados paliativos podem ser prestados concomitantemente com terapias de prolongamento da vida ou com terapias curativas. O ideal é que os cuidados paliativos sejam iniciados precocemente e integrados durante toda a trajetória da doença. A partir de um estudo, pacientes com câncer de pulmão de pequenas células metastático, que passam pela consulta ambulatorial do especialista em cuidados paliativos na ocasião do diagnóstico, apresentaram níveis de depressão reduzidos e um prolongamento de vida de 2,7 meses. Qualquer paciente com uma expectativa de vida limitada e uma carga significativa de sintomas, que necessite de auxílio para determinar os objetivos da assistência ou da decisão a ser tomada, ou que necessite de ajuda no planejamento antecipado da assistência, está apto a receber cuidados paliativos, o que inclui não apenas aqueles com câncer em estado avançado, mas também pacientes criticamente enfermos internados em UTI e aqueles com diagnósticos de outras doenças.

Tradicionalmente, os cuidados paliativos eram tratados nos *hospices** somente para assistência em fase terminal. Atualmente os *hospices* são instituições especializadas em cuidados paliativos principalmente destinadas a pacientes com doença em fase terminal, arbitrariamente definida como os últimos 6 meses de vida (Tab. 22).

Qualquer paciente com uma expectativa de vida limitada e uma carga significativa de sintomas, que necessite de auxílio para determinar os objetivos da assistência ou da decisão a ser tomada, ou que necessite de ajuda no planejamento antecipado da assistência está apto a receber cuidados paliativos, o que inclui não apenas aqueles com câncer em estado avançado, mas também pacientes criticamente enfermos internados em UTI e aqueles com diagnósticos de outras doenças.

> **PONTOS-CHAVE**
>
> - A medicina paliativa maximiza a qualidade de vida para pacientes com doenças graves e limitantes por meio do meticuloso manejo dos sintomas e do alinhamento de cuidados abrangentes destinados a atender, na medida do possível, aos objetivos do paciente. **HVC**
>
> - Os cuidados paliativos podem ser prestados concomitantemente com terapias de prolongamento da vida ou com terapias curativas; a assistência *hospice* é um tipo especializado de cuidados paliativos reservado a pacientes com doença em fase terminal. **HVC**

*N.R.C.: A médica Cicely Saunders, no final dos anos 1950, ampliou o conceito de *hospice*, incluindo os cuidados de sintomas e o tratamento da dor.

Comunicação

Todo médico deve possuir habilidades de comunicação excepcionais, especialmente ao negociar o árduo curso da doença em estágio avançado. Dar notícias ruins é algo particularmente difícil tanto para o paciente como para o médico. A maioria dos pacientes quer ouvir a verdade, mas muitos médicos temem que as más notícias reduzam as esperanças do paciente ou o deixem emocionalmente inconsolável. Na realidade, os médicos podem transmitir notícias negativas e, ainda assim, manter as esperanças do paciente. Quando a má notícia é transmitida com habilidade e empatia, a satisfação do paciente aumenta e a depressão e a ansiedade diminuem.

Uma estratégia para transmitir notícias negativas envolve as etapas de comunicação sintetizadas no protocolo SPIKES (Contexto [*setting*], Percepção [*perception*], Convite [*invitation*], Conhecimento [*knowledge*], Empatia [*empathy*], Estratégia [*strategize*]) (**Tab. 23**). Os médicos podem considerar os fatos médicos e a esperança, demonstrando sensibilidade, percebendo e respeitando o que os pacientes estão preparados para ouvir e entender a maneira como as informações os afetam (S, P, I, K e E em SPIKES) e enfatizar o que pode ser feito (o último S em SPIKES). A chave para manter a esperança é o apoio compassivo ao paciente durante o seu sofrimento e a reorientação dos objetivos do paciente na direção mais factível. A identificação do que é mais importante ou mais temido pelo paciente dentro dessa nova realidade médica ajuda a definir o que o paciente espera alcançar e o que ele espera evitar. Estabelecem-se novos objetivos e com isso vem a esperança de alcançá-los.

Um aspecto importante da comunicação com o paciente é o planejamento antecipado da assistência, o processo de elucidação dos objetivos futuros de assistência ao paciente à medida que a doença progride e a identificação de um agente de decisão substituto. Os resultados dessas discussões são registrados em um testamento vital. Ver discussão sobre planejamento antecipado da assistência e testamentos vitais na seção Profissionalismo e ética.

TABELA 22 Comparação entre cuidado paliativo e *hospice*

Cuidado paliativo	Hospice
Maximizar a qualidade de vida por meio do manejo meticuloso dos sintomas, do esclarecimento dos objetivos da assistência e do planejamento antecipado da assistência.	
Possibilidade de acesso a qualquer momento durante a doença limitante, do diagnóstico até a morte.	Possibilidade de acesso durante a fase terminal da doença (expectativa de vida inferior a 6 meses).
Pode ocorrer concomitantemente com terapias de prolongamento da vida ou curativas.	Deve renunciar às terapias de prolongamento da vida.
Sem limitação ao tempo de tratamento ou hospitalização.	Tem por objetivo evitar a hospitalização adicional, exceto na falta de alternativa de manejo adequado dos sintomas.

> **PONTO-CHAVE**
> - Quando a má notícia é transmitida com habilidade e empatia, a satisfação do paciente aumenta, e a depressão e a ansiedade diminuem.

TABELA 23 Protocolo SPIKES para a transmissão de más notícias

	Etapa	Ações	Comentários
S	(*setting*) Contexto	Planejar antecipadamente e providenciar a presença dos profissionais e familiares necessários. Prever e planejar-se para as possíveis reações do paciente.	
P	(*perception*) Percepção	Perguntar ao paciente o que lhe disseram sobre a doença e/ou a finalidade da reunião. Corrigir quaisquer ideias errôneas.	Avaliar o nível de entendimento do paciente em relação à situação. Nessa etapa, deve-se evitar a tentação de discutir a realidade médica com o paciente. Recomenda-se deixar que o paciente lhe diga o que ele ouviu dizer.
I	(*invitation*) Convite	Descobrir quanto o paciente deseja saber e de que maneira ele preferiria ouvir as informações.	Caso o paciente não deseje receber informações, perguntar com quem você deve falar em nome do paciente.
K	(*knowledge*) Conhecimento	Dar as notícias ao paciente. Utilizar frases declarativas curtas sem o uso de jargão. Fazer uma pausa depois de dar as notícias para lidar com quaisquer emoções.	Dar um sinal de alerta de que estão vindo más notícias. Não mascarar a verdade. Não se pode transformar más notícias em boas notícias. Quanto mais se fala, mais se cria confusão.
E	(*empathy*) Empatia	Usar afirmações empáticas para lidar com a emoção. Resistir à tentação de se antecipar e "reparar" a situação.	Esta é uma etapa fundamental. As declarações empáticas demonstram entendimento e compromisso contínuo com o paciente, apesar das más notícias, permitindo que o paciente saiba que vocês "estão juntos nisso".
S	(*strategize*) Estratégia	Enfatizar o que pode ser feito. Transformar a esperança em objetivos alcançáveis.	

Baseado em Baile WF, Buckman R, Lenzi R, Glober G, Beale EA, Kudelka AP. SPIKES – A six-step protocol for delivering bad news: application to the patient with cancer. Oncologist. 2000;5(4):302-11. [PMID: 10964998]

Manejo dos sintomas

O controle meticuloso dos sintomas é um dos fundamentos da medicina paliativa. Os sintomas mais comuns encontrados em pacientes que recebem cuidados paliativos são: dor, dispneia, náusea, depressão, anorexia e delírio.

Dor

A dor é comum em pacientes com doenças graves. A dor afeta adversamente o estado funcional e a qualidade de vida e, infelizmente, quase sempre é tratada de forma inadequada. Pacientes com doenças graves devem ser rotineiramente avaliados com uma escala de avaliação de dor para que se verifique a presença desta. Os profissionais da saúde devem manter-se vigilantes ao lidar com questões de natureza emocional, social e angústia existencial, que aumentam o sofrimento relacionado à dor.

O gerenciamento farmacológico da dor progride por etapas. A escala de avaliação de dor proposta pela Organização Mundial da Saúde provou ser eficaz no gerenciamento da dor (**Fig. 5**). A dor leve é tratada com analgésicos não opioides, como acetaminofeno, AINE, salicilatos ou agentes tópicos (emplastros de lidocaína, AINE tópicos). Para dor moderada, acrescenta-se um opioide fraco, como hidrocodona. No caso de dor intensa, utilizam-se opioides fortes, como morfina, oxicodona, hidromorfona ou fentanila. Além disso, se indicado, adjuvantes como antidepressivos ou anticonvulsivos podem ser acrescentados aos agentes analgésicos em qualquer etapa do tratamento. A **Tabela 24** descreve a dosagem de diversos opioides.

Determinados opioides devem ser utilizados com cautela ou evitados. A fentanila só deve ser utilizada em pacientes tolerantes a opioides. A fentanila transdérmica requer reservas de gordura subcutânea adequadas para uma absorção confiável, e as taxas de absorção aumentam com as elevações de temperatura, como na presença de febre ou fontes externas de calor, podendo causar *overdose*. O uso de fórmulas orais de fentanila pode ser especialmente complicado, uma vez que as diferentes fórmulas orais não são intercambiáveis; o regime de dosagem, a intensificação e a frequência de uso diferem entre as marcas. As fórmulas orais de fentanila devem ser administradas somente por especialistas. A codeína tem efeito analgésico relativamente fraco e efeitos colaterais significativos, razão pela qual não é rotineiramente recomendada. A meperidina não é recomendada para dor em função do acúmulo de metabólitos com repetidas doses, com aumento do risco de convulsões. A morfina, a codeína e a meperidina são contraindicadas em pacientes com insuficiência renal (taxa de filtração glomerular < 30 mL/min/1,73 m²). Os medicamentos agonistas parciais opioides ou agonistas-antagonistas, como a buprenorfina, a nalbufina e o butorfanol, produzem menos efeito analgésico gradual quando utilizados isoladamente e, por essa razão, são utilizados somente em circunstâncias limitadas. O tramadol e o tapentadol são medicamentos complexos com atividade opioide fraca e outros efeitos farmacológicos – como a inibição da recaptação de serotonina ou norepinefrina – que podem resultar em interações significativas entre medicamentos. Portanto, o tramadol e o tapentadol devem ser usados com

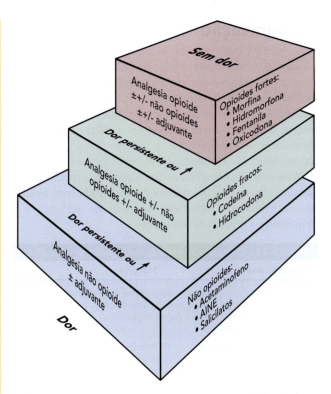

FIGURA 5 Escada analgésica da Organização Mundial da Saúde.

cautela em pacientes cronicamente enfermos para o controle da dor em longo prazo. A metadona é um medicamento excelente e de baixo custo para dor, mas a sua farmacocinética complexa aumenta o risco de *overdose* inadvertida. A metadona só deve ser administrada e titulada por especialistas.

Os opioides devem ser administrados preferencialmente por via oral. O uso de fórmulas de ação prolongada é baseado na preferência do paciente, visto não haver evidências de melhor controle da dor com fórmulas de ação prolongada em comparação com fórmulas de ação de curta duração. A administração por via intramuscular não é recomendável, em virtude da dor correlata no local da injeção. A administração por via subcutânea é bem tolerada e eficaz para pacientes incapacitados em utilizar a via oral. A infusão subcutânea contínua pode ser utilizada para alcançar uma condição estável de analgesia em determinados pacientes.

Os medicamentos opioides são acompanhados por efeitos colaterais previsíveis. A constipação é quase universal e a tolerância à constipação não se desenvolve com o tempo. Todo paciente tratado com opioides em regime programado deve tomar também um laxativo estimulante programado, como sene ou bisacodil, com ou sem docusato. Quando administrados isoladamente, os emolientes fecais são inadequados para o tratamento da constipação induzida por opioides. Esses laxativos devem ser titulados para fazer efeito. Se a dose máxima ainda não for eficaz, os laxativos osmóticos, como polietilenoglicol em pó, sorbitol ou lactulose, podem ser acrescentados. Quando a terapia máxima com laxativos falha, pode-se considerar a metilnaltrexona como alternativa. A metilnaltrexona é

Cuidados paliativos

TABELA 24 — Gráfico de dosagem e conversão de analgésicos opioides

Medicamento	Dose inicial usual[a,b] Oral	Dose inicial usual[a,b] Parenteral	Dosagem equianalgésica[c] Oral	Dosagem equianalgésica[c] Parenteral
Hidrocodona	5 mg a cada 3-4 h	Não disponível	30 mg	Não disponível
Oxicodona	5-10 mg a cada 3-4 h (liberação imediata ou solução oral)	Não disponível	20 mg	Não disponível
Morfina[d]	5-15 mg a cada 3-4 h (liberação imediata ou solução oral)	2,5-5 mg SC/IV a cada 3-4 h	30 mg	10 mg
Oximorfona[e]	10 mg a cada 4-6 h (liberação imediata)	1-1,5 mg SC/IM a cada 4-6 h	10 mg	1 mg
Hidromorfona	1-2 mg a cada 3-4 h	0,2-0,6 mg SC/IV a cada 2-3 h	7,5 mg	1,5 mg
Fentanila		25-50 mcg IM/IV a cada 1-3 h	Disponível em comprimidos sublinguais, pastilhas, comprimidos revestidos e fórmulas orais; a consulta é aconselhável para determinar a dosagem desses agentes.	100 mcg (dose única)

Dose inicial de emplastro transdérmico baseada na dose oral de 24 h de morfina

30-59 mg	12 mcg/h
60-134 mg	25 mcg/h
135-224 mg	50 mcg/h
225-314 mg	75 mcg/h
315-404 mg	100 mcg/h

IM = via intramuscular; IV = via intravenosa; SC = via subcutânea.
[a] Adulto, pacientes naïve (sem tratamento prévio) de opioides com peso corporal superior a 50 kg.
[b] A dose deve ser reduzida pela metade em pacientes mais velhos ou naqueles com doença hepática ou renal.
[c] A dose estimada produz analgesia equivalente a outros medicamentos.
[d] A morfina deve ser evitada em pacientes com insuficiência renal.
[e] A oximorfona deve ser evitada em pacientes com doença hepática moderada a grave.

um antagonista opioide injetável de ação periférica que não atravessa a barreira hematoencefálica, é muito eficaz no tratamento da constipação induzida por opioides sem afetar adversamente a analgesia. A metilnaltrexona é absolutamente contraindicada em casos de obstrução intestinal.

A náusea relacionada aos opioides não é incomum. Nenhum opioide é conhecido por ser menos emetogênico do que outro. A náusea induzida por opioides normalmente é transitória, e a tolerância em geral se desenvolve em 2-7 dias; por este motivo, os opioides não devem ser trocados com muita rapidez em casos de náusea induzida por opioides. Os agentes antidopaminérgicos, como a metoclopramida ou a proclorperazina, são os preferidos para o tratamento da náusea induzida por opioides.

Os medicamentos suplementares podem ser eficazes para síndromes de dor específicas*. A dor neuropática caracteriza-se por queimação, formigamento ou dor lancinante. Os antidepressivos tricíclicos (amitriptilina, nortriptilina), os inibidores da recaptação de serotonina-norepinefrina (venlafaxina, duloxetina) e os medicamentos antiepilépticos (gabapentina, pregabalina, carbamazepina) já demonstraram ser benéficos para as síndromes de dor neuropática. A dor visceral é causada por lesão aos órgãos internos, a maioria normalmente maligna. A dor visceral em geral é vaga, incômoda e difícil de localizar. Na dor visceral refratária a opioides, os glicocorticoides podem ser úteis para reduzir o inchaço e/ou a irritação peritoneal relacionada ao tumor. Além disso, os blocos de nervos para o plexo abdominal adequado podem ser úteis. A dor óssea metastática normalmente é complexa e envolve componentes somáticos, neuropáticos e inflamatórios; em geral piora à noite. Os medicamentos anti-inflamatórios, como AINE ou glicocorticoides, podem ser particularmente úteis. Os bifosfonatos podem reduzir de forma significativa a dor das metástases ósseas.

Dispneia

Dispneia é a sensação subjetiva de falta de ar. Embora quase sempre relacionada à doença cardiopulmonar em fase avançada, a dispneia é comum também em muitas doenças progressivas crônicas próximo ao final da vida. Na doença em

---

* N.R.C.: Algumas síndromes dolorosas podem exigir o uso de outras classes de medicamentos para associação aos analgésicos. A IASP (International Association for the Study of Pain) descreve a dor neuropática como aquela causada por lesões ou doenças do sistema nervoso somatossensorial. Ocorre por uma atividade neuronal anômala.

estágio avançado, a dispneia pode ocorrer com saturações normais de oxigênio e mensurações normais de oxiemoglobina. As causas reversíveis da dispneia, como efusões pleurais, infecções e anemia, devem ser investigadas e tratadas. Qualquer doença cardiopulmonar, como insuficiência cardíaca ou doença pulmonar obstrutiva crônica (DPOC), deve receber tratamento médico máximo. A suplementação de oxigênio é útil se o paciente for hipóxico, mas não tem demonstrado eficácia na ausência de hipóxia. Existem evidências mistas em relação ao benefício das intervenções não farmacológicas para o alívio da dispneia. As práticas de *mindfulness* (atenção plena), o relaxamento, a acupuntura, a vibração da parede torácica ou a estimulação elétrica podem ser razoáveis em determinados pacientes. Os opioides sistêmicos são o padrão de tratamento da dispneia refratária na doença avançada. Evidências substanciais respaldam uma declaração do consenso, emitida pelo American College of Chest Physicians que sugere que os opioides sistêmicos, dosados e titulados de forma adequada, são eficazes e seguros para o tratamento da dispneia em um contexto de doença avançada. Por outro lado, a metanálise não demonstrou nenhum benefício dos opioides nebulizados sobre a solução salina nebulizada no tratamento da dispneia. As benzodiazepinas podem ter um papel importante no tratamento de pacientes com dispneia e ansiedade.

Náusea

A náusea e os vômitos são uma fonte importante de desconforto para os pacientes. Muitos pacientes classificam a náusea constante como mais angustiante do que a dor constante. O tratamento da náusea é baseado em opinião especializada e estudos de pequenas séries de casos. A maioria dos especialistas recomenda que se procure identificar a causa da náusea em primeiro lugar. O conhecimento do suposto mecanismo fisiopatológico da náusea permite que o profissional da saúde identifique terapeuticamente as vias neurotransmissoras específicas (**Tab. 25**). Em pacientes gravemente enfermos, pode haver mais de um mecanismo em ação. Na presença de náusea persistente, convém que se acrescente um segundo medicamento que tenha como alvo um neurotransmissor diferente. Os glicocorticoides podem ser adjuvantes em toda terapia antiemética e são especialmente úteis em pacientes com pressão intracraniana elevada.

Depressão

O sofrimento antecipatório e o moral baixo são comuns no final da vida, enquanto a depressão patológica nunca é normal. O diagnóstico de depressão em doentes terminais, no entanto, é um desafio. A maioria das ferramentas de rastreamento da depressão baseia-se muito na presença de sintomas associados às funções necessárias à manutenção da vida (tradicionalmente denominados "sintomas vegetativos"), como as alterações no apetite, no sono e no nível de energia, que são frequentes e previstas nas doenças em estágio avançado. A impotência, a desesperança, a inutilidade, a culpa e a anedonia são sinais de depressão, e não de sofrimento normal. A intenção suicida é anormal e requer tratamento imediato e agressivo. A **Tabela 26** compara os sinais e sintomas do sofrimento com os da depressão.

A depressão em pacientes com doença em estágio terminal responde bem tanto ao tratamento farmacológico como ao não farmacológico. Os antidepressivos tricíclicos, os inibidores seletivos da recaptação de serotonina, os inibidores seletivos da recaptação de serotonina-norepinefrina e a mirtazapina são todos agentes eficazes. Deve-se levar em consideração o prognóstico, uma vez que esses medicamentos levam semanas para produzir o efeito máximo. Se o prognóstico for de menos de 6 semanas, pode-se considerar como alternativa um psicoestimulante de ação mais rápida como o metilfenidato.

Anorexia

A anorexia, a perda de peso e a caquexia refletem um caminho final comum durante a fase terminal da maioria dos processos patológicos. Supondo-se que as condições potencialmente reversíveis (náusea, paladar alterado, efeitos colaterais dos

TABELA 25	Tratamento de náusea no paciente sob cuidados paliativos	
Causa da náusea	**Via receptora mediadora**	**Tratamento**
Estiramento ou dilatação da parede do intestino (constipação, obstrução intestinal, íleo).	Receptores de dopamina do tipo 2 (D_2) no trato gastrintestinal.	Antieméticos antidopaminérgicos (metoclopramida, proclorperazina, haloperidol).
Lesão da mucosa intestinal (radiação, quimioterapia, infecção, inflamação, invasão tumoral direta).	Receptores de serotonina (5-hidroxitriptamina-3 [$5-HT_3$]) no trato gastrintestinal.	Antagonistas de serotonina (ondansetrona, granisetrona).
Fármacos, produtos de metabolismo, toxinas bacterianas.	Receptores D_2, receptores $5-HT_3$ e receptores de neuroquinina do tipo 1 na zona de gatilho quimiorreceptora.	Antieméticos antidopaminérgicos e antagonistas da serotonina.
Cinetose, distúrbios do labirinto.	Receptores de histamina do tipo 1 (H_1) e receptores muscarínicos de acetilcolina no sistema vestibular.	Antieméticos anticolinérgicos (escopolamina, difenidramina, prometazina).
Náusea antecipatória.	Desconhecida, presumivelmente córtex cerebral.	Benzodiazepinas.
Pressão intracraniana elevada.	Desconhecida.	Glicocorticoides.

TABELA 26 Sofrimento comparado à depressão em pacientes com doença em estágio terminal	
Características do sofrimento	**Características da depressão**
Os pacientes apresentam sentimentos, emoções e comportamentos que resultam de uma determinada perda.	Os pacientes têm sentimentos, emoções e comportamentos que correspondem aos critérios de um importante transtorno psiquiátrico; a angústia normalmente é generalizada para todos os aspectos da vida.
Quase todo paciente com doença em fase terminal apresenta sofrimento, mas apenas uma minoria desenvolve transtornos afetivos de grandes proporções que exigem tratamento.	A depressão grave acomete 1-53% dos pacientes com doença em estágio terminal.
Os pacientes normalmente superam sozinhos a angústia.	Normalmente é necessária a intervenção médica ou psiquiátrica.
Os pacientes apresentam sintomas como angústia, perda dos padrões normais de comportamento, agitação, distúrbios do sono e do apetite, redução do nível de concentração e retraimento social.	Os pacientes apresentam sintomas semelhantes, bem como sentimentos de desesperança, impotência, inutilidade, culpa e intenção suicida.
O sofrimento está associado à progressão da doença.	A depressão apresenta uma prevalência maior (até 77%) em pacientes com doença avançada; a dor é um importante fator de risco.
Os pacientes conservam a capacidade de sentir prazer.	Os pacientes não apreciam nada.
O sofrimento vem em ondas.	A depressão é constante e persistente.
Os pacientes expressam desejos passivos de que a morte chegue rapidamente.	Os pacientes expressam intenção suicida intensa e persistente.
Os pacientes conseguem olhar para o futuro.	Os pacientes não têm perspectiva de um futuro positivo.

Reproduzido com a permissão de Block SD. Assessing and managing depression in the terminally ill patient. ACP-ASIM End-of-Life Care Consensus Panel. American College of Physicians – American Society of Internal Medicine. Ann Intern Med. 2000 Feb 1;132(3):209-18. [PMID:10651602]

medicamentos, obstrução intestinal, disfagia, comorbidades psicológicas) tenham sido descartadas, a caquexia relacionada à doença é causada por um ambiente neuro-hormonal e inflamatório alterado que resulta em um profundo desequilíbrio metabólico. O metabolismo desequilibrado provoca redução de apetite e também diminui a capacidade do corpo de utilizar a ingestão calórica de maneira produtiva. Desse modo, não se pode reverter totalmente a caquexia por meio do suporte nutricional convencional. A nutrição artificial na caquexia da doença avançada não melhora a morbidade ou a mortalidade. Os medicamentos utilizados para estimular o apetite (progestinas, dronabinol, glicocorticoides) não melhoram a morbidade ou a mortalidade, são eficazes em apenas 20-30% dos pacientes e são associados à ocorrência de efeitos colaterais. Estudos comparativos demonstraram que o dronabinol é menos eficaz do que as progestinas ou os glicocorticoides. A orientação de pacientes e familiares em relação à etiologia e fisiopatologia da caquexia é a intervenção primária e pode ajudá-los a aceitar o curso esperado da doença.

Delírio

O delírio é comum em pacientes com doença em fase terminal. As causas potencialmente reversíveis incluem efeitos colaterais causados pelos medicamentos, dor tratada de forma inadequada, obstrução urinária ou impactação intestinal. Em geral, não são encontradas causas reversíveis. As intervenções não farmacológicas, como a necessidade de manter a calma e um ambiente sossegado, reorientar e tranquilizar o paciente, além de tentar normalizar os ciclos de sono-vigília, podem ser úteis para o controle do delírio. Se essas medidas não surtirem efeito e o delírio for angustiante para o paciente ou para a família, pode-se considerar a terapia farmacológica como alternativa. Os antipsicóticos de primeira geração, como o haloperidol ou a clorpromazina, normalmente são eficazes e podem ser titulados de forma ascendente de acordo com a necessidade. Poucas evidências respaldam o uso de antipsicóticos de uma geração mais nova sobre aqueles de uma geração mais antiga. As benzodiazepinas são menos eficazes do que os antipsicóticos de primeira geração, são associadas a eventuais reações paradoxais e são recomendáveis somente em caso de delírio refratário terminal.

> **PONTOS-CHAVE**
> - O uso de opioides de ação prolongada para o controle da dor é baseado na preferência do paciente, visto não haver evidências de melhor controle da dor com opioides de ação prolongada quando comparados aos opioides com ação de curta duração.
> - Todo paciente tratado com opioides em regime programado deve tomar também um laxativo estimulante programado, como sene ou bisacodil, combinado ao docusato.
> - Os opioides sistêmicos são o padrão de tratamento da dispneia refratária na doença avançada.
> - Pacientes com doença em estágio terminal com depressão respondem bem aos antidepressivos tricíclicos, aos inibidores seletivos da recaptação de serotonina, aos inibidores seletivos da recaptação de serotonina-norepinefrina e à mirtazapina.

Sintomas comuns

Introdução

Os clínicos têm a tarefa de diagnosticar e tratar uma ampla variedade de sintomas em adultos. As queixas de sintomas específicos correspondem a cerca da metade de todas as visitas ambulatoriais; a metade dessas queixas está relacionada à dor, e um terço de todas as queixas de sintomas permanece sem explicação. Entretanto, aproximadamente 75% dos sintomas, independentemente do tipo, se resolvem em 2 semanas.

Ao avaliar as queixas comuns, os clínicos devem determinar a importância desses sintomas e a necessidade de qualquer exame diagnóstico mais detalhado. Dada a gama de exames diagnósticos disponíveis (muitos dos quais implicam altos custos associados), é imperativo que cada médico aborde esses sintomas de uma maneira sistemática que utilize os testes diagnósticos de forma racional e econômica. Essa abordagem constitui a base da iniciativa High Value Care (cuidado em saúde baseado em valor), do American College of Physicians.

Apesar dos muitos avanços ocorridos no campo da medicina no século passado, os estudos indicam que aproximadamente 85% dos diagnósticos são emitidos corretamente apenas com base em um histórico clínico detalhado e um exame físico. Cada questão e procedimento de exame podem ser considerados como um teste diagnóstico independente que serve de auxílio para que se chegue ao diagnóstico correto. Consequentemente, o processo consiste em estabelecer uma probabilidade pré-teste da doença, com a aplicação sequencial de testes diagnósticos, incluindo o histórico clínico, o exame físico e determinados exames de laboratório e/ou imagem, até que se alcance o limiar em que o médico se sinta em condições de excluir ou tratar um distúrbio.

Os testes diagnósticos além do histórico clínico e do exame físico não devem ser evitados; ao contrário, devem ser utilizados quando indicado pelas informações obtidas durante as interações com o paciente. Raramente se indica uma abordagem abrangente ao diagnóstico, na qual o médico solicita uma bateria de testes diagnósticos. Estudos realizados demonstraram que cerca de 30% dos custos com assistência médica nos Estados Unidos (um total de mais de US$ 750 bilhões por ano) são gastos desnecessariamente em testes diagnósticos. Em vez disso, deve-se utilizar uma abordagem de exames lógica, intencional e gradual.

Foi demonstrado também que a solicitação de testes diagnósticos complementares não alivia os temores e preocupações do paciente. Portanto, é importante que os médicos desenvolvam sólidas relações com seus pacientes e expliquem a lógica de sua abordagem diagnóstica, permitindo que os pacientes tirem suas dúvidas. Os pacientes devem sempre ser colocados como parceiros ativos em seu tratamento de saúde.

Dadas essas informações, a avaliação adequada de grupos de sintomas comuns passa a ser primordial como forma de evitar exames desnecessários, gerenciar custos e prevenir a intensificação da ansiedade em relação à saúde do paciente. Este capítulo apresenta as abordagens recomendáveis para o manejo de muitos sintomas encontrados pelos clínicos em geral, entre os quais, dor crônica, sintomas clinicamente inexplicáveis, tosse, fadiga, tontura, insônia, síncope e edema.

Dor crônica não cancerosa

Esta seção trata da dor crônica não causada por câncer; ver discussão sobre dor causada por câncer na seção Cuidados paliativos. Dentro desse contexto, a dor crônica pode ser definida como a dor, com ou sem um fator precipitante claro, que persiste por mais de 3 meses. A dor crônica resulta em vários graus de debilidade do paciente.

A abordagem ao paciente com dor crônica é determinada pelo tipo de dor sentida pelo paciente. A dor pode ser classificada de acordo com o seu mecanismo biológico como neuropática, nociceptiva ou central; entretanto, o médico deve ter em mente que, a partir do momento em que a dor se torna crônica, verifica-se uma sobreposição considerável. A escolha da medicação geralmente é baseada nessa classificação.

A dor neuropática é causada por lesão ou disfunção do sistema nervoso. Essa dor em geral é descrita como sensação de queimação, ferroada, formigamento ou do tipo dilacerante. Normalmente segue a distribuição do nervo (ou raiz nervosa) que é danificado, mas pode ser bilateral e mais difusa, como nas neuropatias periféricas. A dor pode ser localizada, como na neuralgia pós-herpética, ou mais espalhada, como na neuropatia periférica diabética. Os achados físicos geralmente revelam dor, dormência ou alodinia (sensibilidade a estímulo não nocivo) na distribuição do nervo.

A dor nociceptiva é aquela detectada por nervos sensoriais especializados chamados nociceptores. Esses nervos estão localizados em todos os tecidos moles, como os músculos e a pele, bem como nos órgãos internos. Existem dois tipos de dor nociceptiva: dor somática (dor oriunda das articulações, dos ossos, dos músculos e de outros tecidos moles) e dor visceral (dor proveniente dos órgãos internos). Os nociceptores localizados nas estruturas somáticas proporcionam uma ampla variedade de experiências sensoriais, como toque, cócegas, pressão ou dor. A dor somática normalmente se caracteriza por uma dor mais localizada, incômoda, contínua, latejante ou premente. Por outro lado, os nociceptores existentes nas vísceras não transmitem nenhuma sensação ou transmitem uma sensação mal localizada de preenchimento, pressão ou dor. A dor nociceptiva pode ter um componente inflamatório em alguns estados patológicos.

A dor central é causada por lesão ou disfunção do sistema nervoso central, que inclui o cérebro, o tronco encefálico e a medula espinal. A síndrome da dor central normalmente ocorre pouco depois da lesão ou do dano causativo, podendo ser retardada por meses ou até mesmo anos, sobretudo quando relacionada a acidente vascular cerebral. Além do AVC, essa síndrome pode ser causada por esclerose múltipla, tumores, epilepsia, traumatismo cerebral ou da medula espinal, ou doença de Parkinson. O caráter da dor é amplamente variável, podendo afetar uma área específica do corpo ou ocorrer de forma mais difusa. A dor normalmente é constante, com crises de dor mais intensa, com frequência exacerbada pela incidência de tosse, alterações de temperatura, movimentos ou emoções. A dor central geralmente está associada a alodinia e/ou hiperalgesia (supersensibilidade a estímulos nocivos). Os pacientes normalmente descrevem um ou mais tipos de sensação de dor, entre os quais a sensação de queimação é a mais relevante. Além da queimação, existem relatos também de sensação de dormência, pressão, dor lacerante, dor contínua, "alfinetadas e agulhadas", além de crises breves e episódicas de dor aguda. As síndromes de dor central podem ser oriundas também de dor crônica incessante quando a estimulação persistente dos receptores periféricos da dor resulta na regulação positiva dos moduladores da dor central. Quando essa regulação positiva ocorre, o fator gerador da dor muda, tornando-se, com o tempo, mais central do que periférico. Acredita-se que a fibromialgia seja um exemplo desse tipo de processo de dor central.

Avaliação

Os pacientes que apresentam relatos de dor crônica devem passar por um histórico clínico e um exame físico completos na tentativa de que se determine a causa da dor. Síndromes ou diagnósticos específicos devem ser avaliados e tratados de acordo com a situação. Os sintomas de "alerta", como piora da dor durante a noite (geralmente observada na presença de câncer), febre ou perda de peso, devem suscitar uma investigação mais profunda. Na ausência de sintomas de alerta ou anomalias no exame físico, existem poucas evidências que justifiquem a necessidade de extensos exames complementares.

O médico deve também conduzir uma avaliação completa para determinar todos os aspectos da vida do paciente possivelmente afetados pela dor. Um histórico psicossocial deve avaliar o impacto da dor no sono, no trabalho e nas relações familiares. A avaliação do comprometimento funcional decorrente da dor deve ser detalhada e específica. O rastreamento psicológico para depressão, ansiedade e somatização também é importante. É muito comum a depressão, especificamente, coexistir com a dor crônica.

Manejo

Quando se torna crônica, a dor inevitavelmente afeta muitos aspectos da vida do paciente. As intervenções destinadas a melhorar a dor crônica devem ser multifacetadas e individualizadas. Os medicamentos podem fazer parte do plano de tratamento, mas com o cuidado de evitar situações em que sejam demasiadamente enfatizados, tornando-se a única estratégia de manejo da condição. O paciente deve ser instruído desde o início quanto aos mecanismos fisiopatológicos da dor crônica, à lógica existente por trás de uma abordagem de tratamento multimodal e às expectativas de melhora, enfatizando-se a melhora funcional.

Terapia não farmacológica

Quase todas as diretrizes de manejo da dor recomendam a introdução de um programa de exercícios para pacientes com dor crônica, como uma maneira de melhorar tanto a dor como a função. Existem sólidas evidências de melhoras de baixa magnitude, mas significativas, tanto da dor como da função em determinados grupos de dor. Uma revisão recente realizada pelo centro Cochrane demonstrou uma melhora absoluta de 8% da dor e de 7% da função para adultos com osteoartrite do quadril que se exercitavam. Uma revisão similar direcionada a pacientes com dor lombar não específica demonstrou uma melhora absoluta de 13 e 7% da dor e da função, respectivamente. O tipo do programa de exercícios varia de paciente para paciente, dependendo das suas necessidades e preferências e dos recursos disponíveis na comunidade. Não existem evidências de que uma forma de exercício seja melhor do que outra. As opções podem incluir modalidades como fisioterapia formal, musculação, alongamento, exercícios aeróbios de baixo impacto, exercícios aquáticos ou tai chi.

Outras modalidades não farmacológicas geralmente empregadas como parte de uma abordagem multimodal de manejo da dor incluem crioterapia e termoterapia, neuroestimulação elétrica transcutânea (TENS, na sigla em inglês), massagem, acupuntura e manipulação quiroprática. Somente a massagem e a acupuntura são respaldadas por evidências precárias e oferecem modesta melhora em comparação com a terapia convencional. A duração ideal do tratamento para essas intervenções é desconhecida.

A dor crônica geralmente está associada a problemas psicológicos. A presença de dificuldades psicológicas não deve, em hipótese nenhuma, invalidar o relato de dor do paciente. Os problemas psicológicos identificados devem ser especificamente tratados como parte do plano de tratamento. Os pacientes que atendem aos critérios para o diagnóstico de uma comorbidade psicológica, como depressão ou ansiedade, devem ser tratados como tal (ver Saúde mental e comportamental). A terapia cognitivo-comportamental (TCC) é regularmente recomendada nas diretrizes de manejo da dor para o tratamento de dor crônica, e existem dados que respaldam o seu uso, mas poucas informações que sirvam de orientação para a conciliação de uma técnica específica com um determinado tipo de paciente. Desse modo, é difícil interpretar os dados comprobatórios. A TCC ajuda a substituir habilidades de superação mal-adaptativas por habilidades mais valiosas. As técnicas de TCC, que podem incluir aspectos como reestruturação cognitiva, solução de problemas, técnicas de relaxamento e redução do estresse com base em práticas de *mindfulness*, ajudam a atenuar os padrões de comportamento mal-adaptativos, como a catastrofização, a esquiva decorrente do medo e a supergeneralização. A maneira como cada médico incorpora as técnicas de TCC ao manejo multimodal de seus pacientes com dor crônica depende da disponibilidade local de recursos.

Terapia farmacológica

Os medicamentos desempenham um papel importante no manejo da dor crônica, mas são mais valiosos como parte de uma abordagem multimodal do que como a única solução de tratamento.

No caso de dor neuropática, os sintomas localizados podem ser tratados com agentes tópicos, como creme de capsaicina ou emplastro ou creme de lidocaína, que já demonstraram ser eficazes para neuropatia diabética e neuralgia pós-herpética. Os medicamentos anticonvulsivos gabapentina e pregabalina são considerados agentes de primeira linha para terapia sistêmica, são bem tolerados e são os que menos produzem efeitos colaterais e interações entre medicamentos. A carbamazepina demonstrou eficácia para neuralgia trigeminal, mas faltam evidências de eficácia em outras síndromes neuropáticas. Anticonvulsivos mais novos, como o topiramato

TABELA 27	Pontuação DIRE: seleção de paciente para tratamento de dor crônica com analgésicos opioides
Fator[a]	**Explicação**
Diagnóstico	1 = Condição crônica benigna com achados objetivos mínimos ou sem diagnóstico médico definitivo. Exemplos: fibromialgia, enxaqueca, dor não específica nas costas
	2 = Condição lentamente progressiva com dor moderada, ou condição fixa com achados objetivos moderados. Exemplos: síndrome da cirurgia de coluna malsucedida, dor nas costas com alterações degenerativas moderadas, dor neuropática
	3 = Condição avançada com dor intensa e achados objetivos. Exemplos: doença vascular isquêmica grave, neuropatia avançada, estenose espinhal severa
Intratabilidade	1 = São experimentadas algumas terapias e o paciente assume um papel passivo no seu processo de manejo da dor
	2 = É experimentada a maioria dos tratamentos costumeiros, mas o paciente não participa plenamente do processo de manejo da dor ou surgem alguns obstáculos (seguro, transporte, doença clínica)
	3 = O paciente participa plenamente de uma gama de tratamentos adequados, mas com resposta inadequada
Risco	(R = Total de P + S + C + A abaixo)
Psicológico:	1 = Grave disfunção de personalidade ou doença mental que interfere no tratamento. Exemplo: transtorno de personalidade, transtorno afetivo grave, problemas significativos de personalidade
	2 = A personalidade ou a saúde mental interfere moderadamente. Exemplo: depressão ou transtorno de ansiedade
	3 = Boa comunicação com a clínica. Nenhuma disfunção significativa de personalidade ou doença mental
Saúde química:	1 = Uso ativo ou muito recente de drogas ilícitas, consumo excessivo de álcool ou uso abusivo de medicamentos prescritos
	2 = "Superador químico-dependente" (usa medicamentos para lidar com o estresse) ou histórico de dependência química em remissão
	3 = Nenhum histórico de dependência química. Não tem interesse por drogas nem é dependente químico
Confiabilidade	1 = Histórico de vários problemas: uso incorreto de medicamentos, consultas perdidas, raramente conclui o tratamento
	2 = Eventuais dificuldades em seguir as recomendações, mas geralmente confiável
	3 = Paciente altamente confiável com medicamentos, consultas e tratamentos
Apoio social	1 = Vida caótica. Pouco apoio da família e poucas relações próximas. Perda da maioria das funções normais da vida
	2 = Redução de algumas relações próximas e funções da vida
	3 = Família solidária/relações próximas. Envolvimento no trabalho ou na escola e nenhum isolamento social
Eficácia	1 = Baixa capacidade funcional ou alívio mínimo da dor, apesar da administração de doses de medicamentos moderadas a altas
	2 = Benefício moderado com melhora funcional em diversos aspectos (ou informações insuficientes [ainda não experimentou opioides ou administração de doses muito baixas ou experiência demasiadamente curta])
	3 = Boa melhora da dor, capacidade funcional e qualidade de vida com doses estáveis ao longo do tempo

[a] Para cada fator, avalie o paciente em uma escala de 1 a 3 com base nas explicações apresentadas na coluna da direita. A pontuação total = D + I + R + E. Pontuação de 7-13: candidato inapto para tratamento de longo prazo com analgésicos opioides. Pontuação de 14-21: candidato apto para tratamento de longo prazo com analgésicos opioides.[b]

[b] Pontuações de corte não incluídas na ficha de avaliação médica.

Reproduzido com a permissão de Belgrade MJ, Schamber CD, Lindgren BR. The DIRE score: predicting outcomes of opioid prescribing for chronic pain. J Pain. 2006 Sep;7(9): 671-81. [PMID: 16942953] Copyright 2006, Elsevier.

e a lamotrigina, estão sendo pesquisados para esse fim. Os antidepressivos tricíclicos, como a amitriptilina e a nortriptilina, são eficazes para dor neuropática, independentemente de seu efeito sobre a depressão, mas favorecem um nível mais elevado de interações entre medicamentos, apresentam um baixo perfil de efeitos colaterais e oferecem potencial toxicidade cardíaca, especialmente em idosos. Os inibidores da recaptação de serotonina-norepinefrina duloxetina e venlafaxina demonstraram eficácia no tratamento da neuropatia diabética. O tramadol e os opioides também demonstraram eficácia no tratamento da dor neuropática. Entretanto, em virtude da complexa relação custo-benefício associada a esses medicamentos, o seu uso deve ser limitado a determinados pacientes de baixo risco que não tenham respondido ao tratamento com neuromoduladores mais tradicionais.

Para dor nociceptiva, o acetaminofeno normalmente é o agente de primeira linha em função de sua segurança e tolerabilidade. Os AINE podem ser uma opção quando a dor apresenta um componente inflamatório e o paciente não tem contraindicações para o uso de AINE orais. O ideal é que os AINE sejam utilizados no caso de crises periódicas, e não continuamente. Os AINE tópicos oferecem melhor tolerabilidade, produzem menos efeitos colaterais e demonstraram eficácia no tratamento da osteoartrite dos joelhos.

As síndromes de dor central, em particular, beneficiam-se da abordagem multimodal de manejo da dor. Do ponto de vista farmacológico, os neuromoduladores parecem ser os medicamentos mais eficazes. Os antidepressivos tricíclicos, os inibidores da recaptação de serotonia-norepinefrina, a gabapentina e a pregabalina são todos opções razoáveis.

Terapia com opioides

O uso de opioides aumentou radicalmente nos Estados Unidos na última década. As vendas de analgésicos opioides quadruplicaram entre 1999 e 2010, e a estimativa era de que o número de receitas de opioides prescritas no país ultrapassasse os 256 milhões em 2010. As mortes relacionadas à prescrição de opioides passaram de 4.000 em 1999 para 14.000 em 2006. Metade das *overdoses* fatais revelaram envolver o uso concomitante de medicamentos sedativo-hipnóticos. Em 2012, 60% das *overdoses* causadas pela prescrição de opioides vitimaram pacientes que tomavam opioides por prescrição médica e de acordo com as diretrizes de prescrição aceitas; a maioria desses pacientes tomava altas doses de opioides que excediam o equivalente a 100 mg de morfina oral por dia.

Não existem evidências que respaldem a eficácia dos opioides em longo prazo no manejo da dor crônica. Em um estudo realizado, os pacientes sob tratamento de longo prazo com opioides para dor crônica demonstraram ter mais dor, qualidade de vida inferior e função mais limitada do que uma população de pacientes com dor crônica que não estavam tomando opioides. Qualquer decisão pelo uso de opioides para o manejo de dor crônica não cancerosa deve ser tomada com cautela e mediante minuciosa avaliação do risco em relação a qualquer possível benefício.

Embora as evidências que demonstram melhores resultados com diversas estratégias de atenuação de risco sejam poucas, as numerosas diretrizes atualmente existentes em geral concordam em suas recomendações. Determinada a necessidade médica de analgesia com opioides, a avaliação de risco é o passo seguinte. O médico deve avaliar o paciente quanto ao risco de mau uso de opioides (por diversão ou vício), mas também quanto ao risco de eventos adversos involuntários e potencialmente letais. Essa avaliação pode incluir uma análise do histórico de dependência química e saúde mental do paciente. A maioria das diretrizes recomenda enfaticamente o uso de uma ferramenta de avaliação de risco, como uma escala DIRE (Diagnóstico, Intratabilidade, Risco e Eficácia) (**Tab. 27**). Em que pese a falta de evidências, os acordos escritos de tratamento e o monitoramento da adesão, inclusive com exames basais e exames toxicológicos de urina periódicos e fiscalização por meio de programas de monitoramento de receitas, são recomendados pela maioria das diretrizes. Além disso, a maioria das diretrizes é contrária à prescrição concomitante de opioides e medicamentos sedativo-hipnóticos e recomenda que pacientes que necessitem de doses de opioides superiores ao equivalente a 100 mg de morfina por dia sejam encaminhados a médicos ou clínicas em que esse nível de uso de opioides possa ser controlado com mais rigor. Além disso, dada a falta de evidências que respaldem a terapia crônica com opioides, o uso contínuo de opioides para dor crônica deve ser justificado a cada visita de acompanhamento mediante a comprovação da melhora funcional prolongada do paciente atribuída à eficácia da terapia com esses medicamentos, ausência de eventos adversos – como efeitos colaterais induzidos por opioides (comprometimento cognitivo, sedação, constipação, quedas) – e ausência de comportamento aberrante (receitas perdidas, pedidos prematuros de nova prescrição de receitas, vários fornecedores simultâneos de opioides ou prática de "*doctor shopping*",[1] consultas regularmente perdidas ou acompanhamento errático). Os médicos devem ter firmeza ao evitar prescrever opioides para pacientes que apresentam risco significativo ou aqueles que demonstram eventos adversos ou comportamento aberrante consistente.

> **PONTOS-CHAVE**
>
> - Estudos indicam que aproximadamente 85% dos diagnósticos são emitidos corretamente apenas com base em um histórico clínico detalhado e um exame físico. **HVC**
> - Os testes diagnósticos, além do histórico clínico e do exame físico, devem ser utilizados de forma intencional, lógica e gradual; cerca de 30% dos custos de assistência médica nos Estados Unidos são gastos em testes e tratamentos desnecessários. **HVC**
> - Evidências de qualidade razoável refutam a crença comum de que a solicitação de testes diagnósticos complementares e desnecessários ameniza os temores e preocupações do paciente. **HVC**
> - As modalidades não farmacológicas, possivelmente eficazes quando adotadas como parte de uma abordagem multimodal de manejo da dor, incluem exercícios, crioterapia e termoterapia, neuroestimulação elétrica transcutânea, massagem, acupuntura e manipulação quiroprática. **HVC**
> - O manejo farmacológico da dor crônica pode incluir o uso de agentes tópicos, medicamentos anticonvulsivos, antidepressivos tricíclicos, inibidores da recaptação de serotonina-norepinefrina, acetaminofeno, AINE e opioides.
> - Não existem evidências que respaldem a eficácia dos opioides empregados em longo prazo no manejo da dor crônica. **HVC**

Sintomas clinicamente inexplicáveis

Muitos médicos especialistas em atenção primária e aqueles de algumas subespecialidades geralmente encontram pacientes com sintomas clinicamente inexplicáveis (SCI), sintomas que não podem ser atribuídos a uma causa clínica conhecida após os exames e testes realizados. Na literatura especializada, pacientes com SCI geralmente apresentam casos descritos como "desafiadores", "demorados", "frustrantes", "desanimadores" e "confuso". Esses sintomas são mais prevalentes em mulheres e naqueles pacientes com um nível de escolaridade

---

[1] N.T.: Prática de "*doctor shopping*" consiste em se consultar com vários médicos em curto espaço de tempo, muitas vezes com aquisição de medicamentos controlados.

mais baixo e que relatam ter uma baixa qualidade de vida. Pacientes com SCI também apresentam altas taxas de desemprego. A assistência a pacientes com SCI e a incerteza do diagnóstico definitivo podem levar a uma maior utilização dos recursos de assistência médica, testes diagnósticos excessivos e uma relação tensa entre médico e paciente. Além disso, a dinâmica familiar pode ser adversamente afetada.

Alguns pacientes com SCI podem atender a critérios diagnósticos para transtorno de sintomas somáticos ou transtorno de ansiedade patológica (em substituição aos termos diagnósticos anteriores: hipocondria, transtorno de conversão ou transtorno funcional) (Tab. 28). Entretanto, a maioria dos pacientes com SCI não sofre de doença psiquiátrica clara. Embora os fatores psicológicos geralmente desempenhem um papel importante no desenvolvimento de sintomas físicos inexplicáveis, poucas evidências respaldam a hipótese de que o desconforto psicológico por si só seja a causa dos sintomas. Portanto, SCI é a terminologia preferida, uma vez que não subentende qualquer sentido de causalidade psicológica. Além disso, a presença de sintomas sem uma explicação médica quase sempre afeta os pensamentos, os sentimentos e as ações do paciente, e a avaliação do impacto e da importância dos sintomas em um determinado paciente constitui um componente essencial do manejo dos SCI.

Manifestação clínica e avaliação

Os sintomas mais comuns em pacientes que apresentam SCI são dor no peito, fadiga, tontura, cefaleia, inchaço, dor nas costas, falta de ar, insônia, dor abdominal e dormência. Em geral, os pacientes já se consultaram com muitos médicos das áreas de assistência primária e subespecialidades no decorrer de vários anos; passaram por extensos testes de laboratório, exames de imagem e procedimentos; e se valeram pessoalmente da literatura médica na tentativa de se autodiagnosticar. Como os pacientes com SCI apresentam um *continuum* de saúde física e mental, é essencial que se adote uma abordagem holística e abrangente. Cada sintoma apresentado justifica um histórico clínico relevante e um exame físico. Na maioria dos casos, deve-se fazer uma revisão dos prontuários anteriores antes de repetir ou estender a avaliação, salvo em caso de alteração significativa no estado do paciente. Os médicos devem possuir excelentes habilidades de comunicação orientadas para o paciente e ouvi-lo com atenção, atestando as preocupações e respondendo às emoções do paciente. Além disso, a avaliação inicial deve incluir perguntas específicas no intuito de captar as preocupações, o estado psicológico subjacente e o grau de desconforto e incapacidade do paciente atribuídos aos sintomas (Tab. 29).

TABELA 28 Critérios diagnósticos para transtorno de sintomas somáticos e transtorno de ansiedade patológica

Transtorno de sintomas somáticos	Transtorno de ansiedade patológica
Ao menos 1 sintoma somático que causa disfunção ou interfere na vida diária	Preocupação em relação a ter ou adquirir uma doença
Pensamentos, comportamentos e sentimentos excessivos relacionados ao(s) sintoma(s) somático(s): Preocupação desproporcional ou persistente acerca da seriedade dos sintomas Nível elevado e persistente de ansiedade sobre a saúde Concentração excessiva de tempo e energia nas preocupações com a saúde	Sintomas somáticos não estão presentes ou, se presentes, são apenas de intensidade leve
Sintomas somáticos persistentes por pelo menos 6 meses (o mesmo sintoma somático não deve persistir por 6 meses	

TABELA 29 Elementos de uma avaliação completa do paciente com sintomas clinicamente inexplicáveis

Por que agora e qual a intenção? (Perguntas para o paciente)

Qual a sua principal preocupação em relação a esse sintoma?

O que o trouxe aqui hoje?

Há algo especificamente que você esperava que eu fizesse por você ou pelos sintomas?

Avalie a manifestação

Quais os sintomas?

Obtenha um histórico clínico completo do início de todos os sintomas, dos fatores agravantes e dos fatores aliviadores.

Qual o grau de comprometimento causado pelos sintomas? Os sintomas causam incapacidade? Como é o seu dia normal?

Há algum sinal de doença no exame físico?

Incentive a discussão das dificuldades psicossociais.

Há alguma doença associada aos sintomas?

Reúna anotações e exames antigos e reveja-os primeiro, antes de solicitar mais exames.

Contrabalance os riscos iatrogênicos de exames ou tratamentos complementares com a probabilidade de encontrar alguma doença associada aos sintomas.

O paciente apresenta algum transtorno de ansiedade ou depressão?

O paciente apresenta sintomas de humor ou de ansiedade?

Considere o uso de um questionário de rastreamento, uma escala de avaliação de depressão, o questionário de saúde geral ou o questionário de saúde do paciente.

Trata-se de algum outro desconforto emocional manifestado como desconforto físico?

Qual o modelo de doença do paciente?

Quem presta apoio ao paciente?

Reproduzido de Hatcher S, Arroll B. Assessment and management of medically unexplained symptoms. BMJ. 2008 May 17;336(7653):1124-8. [PMID: 18483055] com a permissão de BMJ Publishing Group, Ltd.

Sintomas comuns

TABELA 30 Avaliação de acompanhamento do paciente com sintomas clinicamente inexplicáveis

Categoria	Problema	Como?	Com que frequência?	Notas
Histórico clínico	Adesão e resposta ao plano de tratamento negociado	Perguntar sobre o nível de sintomas antigos e prosseguir com os objetivos definidos	Inicialmente, toda semana até que o paciente esteja estável, depois aumentar progressivamente o intervalo das visitas para 4-12 semanas, conforme tolerado pelo paciente	Ajudar o paciente a desenvolver novos objetivos de curto prazo à medida que ele alcançar os objetivos atuais
	Nova doença orgânica comórbida	Monitorar qualquer alteração dos sintomas do paciente	A cada visita	
	Exploração dos sintomas não somáticos	Demonstrar interesse preferencialmente pelos aspectos psicossociais do histórico do paciente	A cada visita	A maioria deixará a abordagem focada no sintoma físico e adotará uma abordagem com foco psicossocial depois de 3-4 meses
Exame físico	Condição física	Realizar um breve exame físico focado nos sintomas antigos do paciente	A cada visita	
	Nova doença orgânica comórbida	Realizar um breve exame físico para avaliar a presença de doença orgânica pertinente a qualquer alteração no histórico clínico do paciente, concentrando-se nos novos sinais, e não nos novos sintomas	A cada visita	
Testes de laboratório	Nova doença orgânica comórbida	Solicitar testes de laboratório somente se necessário para a verificação de novos sinais	Conforme necessário	Reconhecer que a maioria dos sintomas não exigirá exames de laboratório

Adaptado com a permissão de Dwamena FC, Fortin AH, Smith RC. Medically unexplained symptoms. http://smartmedicine.acponline.org/content.aspx?gbosId=24. Em ACP Smart Medicine. Filadélfia: American College of Physicians, 2015. Acesso em 25 de junho de 2015.

Quando o histórico clínico, o exame físico e a avaliação diagnóstica não conseguem delinear uma causa anatômica ou fisiológica precisa dos sintomas continuados, o paciente pode solicitar ou, até mesmo, exigir exames complementares. Os médicos podem atender a essas solicitações na medida em que acharem que um resultado negativo irá tranquilizar o paciente e a eles próprios. Os médicos podem também considerar que a limitação de exames, prescrições ou encaminhamentos complementares são um desafio por temerem errar um diagnóstico difícil. As evidências de que uma quantidade maior de exames ajuda a tranquilizar pacientes que apresentam SCI ou a melhorar os resultados são limitadas. Os resultados negativos dos testes podem, na realidade, aumentar a ansiedade do paciente em relação a um diagnóstico possivelmente errado. Em um ensaio clínico controlado randomizado realizado com 150 pacientes com cefaleia crônica e diária, os pacientes aleatoriamente submetidos a uma IRM apresentaram, depois de 1 ano, um nível de sintomas semelhante ao daqueles não submetidos ao exame; entretanto, os médicos encaminharam os pacientes testados para os respectivos especialistas.

Manejo

O manejo de longo prazo do paciente com SCI é um desafio. Uma aliança terapêutica e uma relação de mútuo respeito entre o médico e o paciente são aspectos essenciais do manejo bem-sucedido do paciente com SCI. De acordo com a abordagem centrada no paciente, o paciente deve participar plenamente do plano, concentrando-se nos aspectos físicos, psicológicos e sociais da saúde. O médico e o paciente devem trabalhar juntos para criar e manter um clima de confiança mútua.

Além dos sintomas físicos, o paciente com SCI pode manifestar sinais e sintomas primários ou secundários de significativo desconforto psicológico subjacente, inclusive depressão e ansiedade. Esses problemas subjacentes de saúde mental podem ser negligenciados pelos médicos durante a busca malsucedida por uma doença orgânica unificadora ou não diagnosticada anteriormente. Em vez de buscar exames diagnósticos e terapias complementares caros, com baixa relação custo-benefício e potencialmente arriscados, pode ser mais benéfico e econômico avaliar e tratar quaisquer possíveis sintomas psicológicos subjacentes e instruir os pacientes com SCI em relação a habilidades de superação bem-sucedidas com base no impacto pessoal de seus sintomas. A questão de descartar testes diagnósticos adicionais e terapias malsucedidas e passar da atenção primária para a assistência de saúde mental requer julgamento clínico individualizado e o envolvimento do paciente na conversa. É muito provável que as discussões que abordam as preocupações do paciente sem invalidar suas experiências ajudem o paciente que tem esses problemas difíceis e complexos.

A participação em programas de exercício bem dosados com aumento gradual do nível de atividade, especialmente em pacientes com dor nas costas, fadiga e fibromialgia, pode ser mais útil do que o descanso. Os pacientes com SCI também já demonstraram melhora dos sintomas com terapia antidepressiva. Um recente ensaio controlado randomizado documentou uma melhora clinicamente significativa no Resumo do Componente Mental do Short Form (36) Health Survey entre pacientes participantes de um protocolo multidimensional, que consistiu em 12 visitas mensais com enfermeiros especialistas e terapia cognitivo-comportamental (TCC), terapia farmacológica (antidepressivos) e outros programas. Pacientes com pontuações mais baixas nos exames basais de saúde mental, dores fortes no corpo, disfunção física não intensa e, pelo menos, 16 anos de escolaridade têm mais probabilidade de demonstrar melhora. Um ensaio controlado randomizado de acompanhamento com 206 pacientes não constatou nenhuma diferença significativa nos custos totais para o grupo submetido à intervenção de 12 meses (enfatizando a relação entre o profissional da saúde e o paciente, os TCC e o manejo farmacológico) em relação ao grupo de controle. Entretanto, o grupo da intervenção utilizou menos assistência médica fora do local principal de tratamento e teve 1 dia a menos de trabalho por mês.

As visitas de acompanhamento regularmente programadas e a continuidade do tratamento são importantes no tratamento de pacientes com SCI. Os estudos sugerem que as consultas regularmente programadas com exames físicos específicos elevam o nível de funcionamento físico. Em um estudo realizado em um único local, a substituição de contatos telefônicos por determinadas visitas presenciais reduziu o número de visitas não programadas à clínica, o uso de medicamentos e os dias de internação hospitalar, além de ter melhorado a capacidade funcional dos pacientes. A abordagem geral ao paciente com SCI a cada visita de acompanhamento encontra-se descrita nas **Tabelas 30** e **31**. Embora os TCC geralmente sejam tratados por fisioterapeutas treinados, o clínico pode reforçar os princípios básicos a cada visita de acompanhamento. Os quatro componentes dos TCC são: (1) a instrução do paciente para que ele compreenda o plano de assistência e a sua finalidade; (2) a obtenção e o reforço do compromisso do paciente com o plano de assistência escolhido; (3) o estabelecimento e a revisão dos objetivos mutuamente escolhidos para o paciente; e (4) a negociação de novos planos e terapias, conforme necessário.

Existem dados mínimos sobre o prognóstico de longo prazo de pacientes com SCI. Em um estudo sobre assistência primária, mais de 25% dos pacientes apresentaram sintomas persistentes depois de 12 meses. Em um estudo com pacientes com SCI observados por neurologistas, 58% dos pacientes apresentaram sintomas persistentes depois de 12 anos. Deve-se esclarecer para o paciente que o tratamento provavelmente poderá melhorar a capacidade funcional e reduzir os sintomas, mas é improvável que produza a cura.

> **PONTOS-CHAVE**
>
> - As evidências de que uma quantidade maior de exames ajuda a tranquilizar pacientes que apresentam sintomas clinicamente inexplicáveis ou a melhorar os resultados são limitadas. Os resultados negativos dos testes podem, na realidade, aumentar a ansiedade do paciente em relação a um diagnóstico possivelmente errado. **HVC**
>
> - Em pacientes com sintomas clinicamente inexplicáveis, a questão de descartar testes diagnósticos adicionais e terapias malsucedidas e passar da atenção primária para o manejo dos sintomas (e, se indicado, para a assistência de saúde mental) requer julgamento clínico individualizado e o envolvimento do paciente na conversa. **HVC**

Tosse

A tosse é responsável por aproximadamente 30 milhões de visitas médicas anualmente, e bilhões de dólares são gastos em medicamentos vendidos com e sem receita, bem como em remédios homeopáticos para alívio desse sintoma.

A abordagem inicial ao paciente é baseada na duração da tosse. A tosse aguda permanece presente por menos de 3 semanas, a tosse subaguda, por 3 a 8 semanas e a tosse crônica por mais de 8 semanas.

Tosse aguda

A tosse aguda geralmente é causada por infecções virais das vias aéreas superiores (IVS) (rinossinusite, faringite) e bronquite aguda. Outras causas incluem pneumonia, DPOC, asma, rinite alérgica, insuficiência do ventrículo esquerdo, medicamentos ou aspiração.

A rinossinusite e a bronquite aguda geralmente são causadas por *influenza* dos tipos A e B, parainfluenza, coronavírus, rinovírus e vírus sincicial respiratório. As causas não virais incluem *Streptococcus pneumoniae, Moraxella catarrhalis, Mycoplasma pneumoniae, Chlamydophila pneumoniae* e, mais recentemente, *Bordetella pertussis* (coqueluche). O escarro purulento não permite uma diferenciação confiável entre causas virais e bacterianas. Na bronquite aguda, a tosse pode persistir por até 8 semanas em função da hiper-reatividade brônquica.

A tosse acompanhada por febre, sintomas constitucionais e anomalias no exame físico geralmente indica infecção das vias aéreas inferiores. Deve-se obter uma radiografia do tórax

Sintomas comuns

TABELA 31 — Manejo de acompanhamento do paciente com sintomas clinicamente inexplicáveis

Categoria	Problema	Como?	Com que frequência?	Notas
Terapia não farmacológica	Manter uma relação eficaz com o paciente	Conhecer e abordar as preocupações emocionais do paciente; utilizar uma abordagem de negociação, e não de prescrição; moldar o tratamento à personalidade do paciente; expressar as suas próprias reações negativas para o paciente	A cada visita	Monitorar a relação entre o profissional da saúde e o paciente como você monitoraria, por exemplo, a pressão arterial de um paciente com hipertensão. Perguntar, "Como estão indo as coisas; como você e eu estamos trabalhando juntos?" Constituem exemplos de indicadores de uma relação eficaz a adesão ao plano de tratamento, a amizade, o melhor contato visual, as afirmações positivas sobre o profissional da saúde e o tratamento
	Dissociar o regime de tratamento dos sintomas	Agendar visitas regulares, consistentes e periódicas, e não ad-hoc (conforme necessário); administrar todos os medicamentos de forma programada, e não conforme necessário	A cada visita	Titular o número de visitas programadas e dosagens dos diferentes aspectos do tratamento às necessidades e ao progresso do paciente.
Terapia farmacológica	Sintomas SCI	Considerar a dose eficaz mais baixa de medicamentos antidepressivos e não narcóticos	A cada visita	Minimizar ou evitar o uso de narcóticos e tranquilizantes
	Depressão comórbida e ansiedade	Utilizar doses completas de ISRS ou outros antidepressivos correlatos. Se a depressão não cessar totalmente em 6-8 semanas, acrescentar um segundo antidepressivo de outra classe, titulando-o para a dose completa (levar em consideração a interação entre os medicamentos). Se não surtir efeito, recomenda-se uma consulta de saúde mental	Conforme necessário	
Orientação ao paciente	Manejo geral	Rever as anotações diárias do paciente e facilitar o entendimento de como seus pensamentos, emoções e comportamentos estão relacionados aos sintomas	Contínuo	
	Orientação e plano de tratamento	Orientar o paciente para que ele compreenda o plano de assistência e a sua finalidade	A cada visita	
	Reforçar o compromisso do paciente com o tratamento	Tecer elogios adequados ao comportamento de compromisso, como fazer o dever de casa; abordar a questão do comportamento descomprometido, como não comparecer às consultas ou visitar um centro de atendimento a pacientes em estado agudo sem uma conversa prévia.	A cada visita	
	Rever e revisar os objetivos do paciente	Reforçar os objetivos de curto prazo anteriores ou negociar novos objetivos para operacionalizar os objetivos de longo prazo	A cada visita	Ajudar o paciente a identificar soluções para os obstáculos
	Negociar novos planos	Negociar planos de ajuste da atividade física; recomendar técnicas de relaxamento; encaminhar o paciente para fisioterapia	A cada visita	Incentivar continuamente o paciente a acrescentar novos comportamentos saudáveis e a dar continuidade ao que ele já está fazendo

SCI = sintomas clinicamente inexplicáveis; ISRS = inibidor seletivo da recaptação de serotonina.

Adaptado com a permissão de Dwamena FC, Fortin AH, Smith RC. Medically unexplained symptoms. http://smartmedicine.acponline.org/content.aspx?gbosId=24. Em ACP Smart Medicine (banco de dados on-line). Filadélfia: American College of Physicians, 2015. Acesso em 25 de junho de 2015.

de pacientes que apresentem esses achados. Deve-se considerar a hipótese de *influenza* em qualquer paciente que apresente tosse, febre, mialgia e cefaleia durante a estação pertinente (outono até início da primavera).

Aproximadamente 15% dos pacientes tratados com um inibidor da enzima conversora de angiotensina (ECA) desenvolvem tosse não produtiva (ou tosse seca). A tosse normalmente começa 1 semana após o início da terapia, embora possa aparecer mais tarde. Se a tosse for demasiadamente incômoda, deve-se suspender a medicação. A tosse pode levar até 4 semanas para ceder. A reintervenção com outro inibidor da ECA não é uma medida recomendável, dada a alta taxa de tosse recorrente. Os bloqueadores dos receptores da angiotensina geralmente não provocam tosse, podendo substituir os inibidores da ECA nesse caso.

O tratamento da tosse aguda é baseado no diagnóstico primário e é amplamente sintomático. O tratamento de IVS e bronquite aguda sem complicações com antibióticos de rotina em pacientes imunocompetentes não idosos não é indicado, uma recomendação respaldada pelos Centers for Disease Control and Prevention (CDC) dos Estados Unidos e pela iniciativa Choosing Wisely. Apesar dos esforços no sentido de coibir a prescrição inadequada de antibióticos, evidências recentes demonstraram que a taxa global de prescrição de antibióticos subiu para 71% para pacientes que apresentam sintomas de bronquite aguda. O uso de antibióticos é dispendioso e potencialmente prejudicial, devendo-se enfatizar que a satisfação do paciente depende basicamente da comunicação entre o médico e o paciente, e não da prescrição de antibióticos.

Para pacientes com resfriado comum, medicamentos como ipratrópio inalável, cromolina sódica, preparos com combinação de anti-histamínicos e descongestionantes de primeira geração e naproxeno são úteis para a redução dos espirros e da rinorreia. Os anti-histamínicos e descongestionantes de primeira geração, no entanto, devem ser utilizados com cautela em pacientes mais velhos. Para o tratamento de tosse acompanhada por resfriado comum, o American College of Chest Physicians recomenda preparos com combinação de anti-histamínicos e descongestionantes de primeira geração (bronfeniramina, pseudoefedrina de liberação prolongada). Os anti-histamínicos não sedativos de gerações mais novas são ineficazes. Uma revisão de 17 estudos concluiu que a terapia antitussígena de ação central (codeína, dextrometorfano) ou de ação periférica (moguisteína) pouco melhora a tosse. Os agonistas beta 2 não devem ser utilizados a menos que a tosse se apresente acompanhada por chiado.

Tosse subaguda e crônica

A tosse subaguda geralmente se desenvolve após uma infecção, como a infecção por *B. pertussis*. Em casos endêmicos ou esporádicos de coqueluche, os pacientes apresentam tosse que dura pelo menos 2 semanas e, no mínimo, mais um achado clínico: paroxismos da tosse, "tosse convulsa" inspiratória ou êmese pós-tussígena sem outra causa aparente. Se a presença de infecção for improvável, deve-se considerar as causas comuns de tosse crônica. O ipratrópio inalável pode ser benéfico para o tratamento da tosse subaguda na ausência de hiper-reatividade das vias aéreas.

A tosse crônica tem quatro causas comuns: síndrome da tosse das vias aéreas superiores (STVAS), asma, bronquite eosinofílica não asmática (BENA) e doença do refluxo gastresofágico (DRGE). A STVAS, a asma e a DRGE são responsáveis por cerca de 90% dos casos de tosse crônica, excluídos os casos decorrentes de tabagismo ou uso de inibidores da ECA. Com menos frequência, a tosse crônica pode ser causada por bronquite crônica, bronquiectasia, câncer de pulmão, aspiração, irritação do meato acústico externo e causas psicogênicas.

Pacientes com tosse crônica, especialmente os fumantes, devem submeter-se a uma radiografia do tórax. Se a radiografia não revelar uma possível causa da tosse, o médico deve considerar as hipóteses de STVAS, asma, BENA e DRGE e dar início a uma abordagem gradual de avaliação e tratamento. O diagnóstico definitivo pode ser sugerido pelo histórico clínico e pelo exame físico e confirmado pelo tratamento empírico bem-sucedido.

É possível utilizar uma abordagem algorítmica no paciente imunocompetente com tosse crônica (excluindo-se o paciente que esteja tomando um inibidor da ECA ou que fume), que leva a resultados bem-sucedidos em mais de 90% dos pacientes (**Fig. 6**). Em geral, quando a radiografia do tórax não revela uma causa da tosse, administra-se a terapia empírica para STVAS por 2 - 3 semanas. Caso o paciente não responda à terapia empírica, deve-se seguir com a avaliação e o tratamento adequados para asma, BENA e DRGE. Todo paciente fumante com tosse crônica deve ser aconselhado a abandonar o fumo.

O paciente deve receber tratamento otimizado para cada diagnóstico. Para STVAS decorrente de rinite alérgica, os glicocorticoides intranasais são eficazes. Para STVAS atribuída a rinite não alérgica, os anti-histamínicos (p. ex., clorfeniramina, bronfeniramina, difenidramina) e descongestionantes (pseudoefedrina) de primeira geração continuam sendo a terapia preferida. Deve-se fazer uma experiência de 2 semanas. Os pacientes com asma variante com tosse podem demonstrar obstrução reversível das vias aéreas ou hiper-reatividade das vias aéreas com teste de broncoprovocação. Entretanto, como podem ocorrer resultados falso-positivos, o diagnóstico de asma só deve ser emitido se os sintomas cederem depois de 2 - 4 semanas de tratamento com broncodilatador inalável e glicocorticoides inaláveis. Em pacientes em que a presença de STVAS e DRGE seja improvável de acordo com o histórico clínico ou que não tenham respondido à terapia empírica e nos quais os testes de função pulmonar se apresentem normais, o teste de escarro para a verificação da presença de eosinófilos é uma avaliação razoável a ser feita em seguida, especialmente se houver histórico de atopia. Em pacientes sem hiper-reatividade das vias aéreas, mas com eosinofilia no escarro, a BENA pode ser uma condição diagnosticada e subsequentemente tratada com glicocorticoides inaláveis. O diagnóstico de DRGE é cabível em pacientes com sintomas característicos de refluxo (presentes em 60% dos pacientes) ou naqueles que se enquadrem em um perfil característico e apresentem a resolução completa ou quase completa dos sintomas com tratamento antirrefluxo.

Sintomas comuns

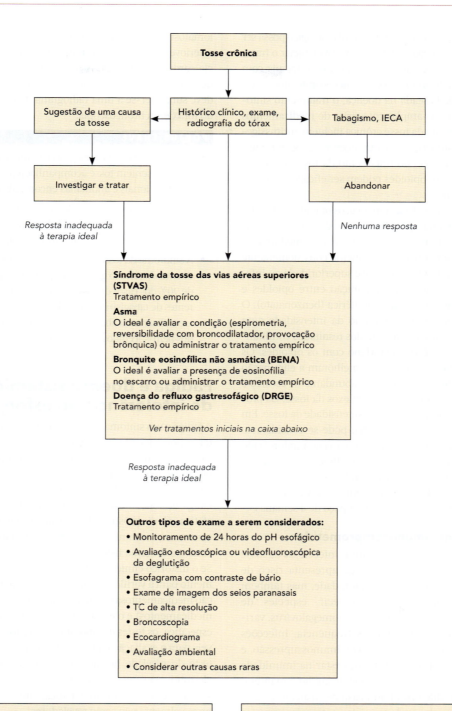

FIGURA 6 Avaliação da tosse crônica.

IECA = Inibidor de ECA; ARLT = antagonista dos receptores de leucotrienos.

Reproduzido com a permissão do American College of Chest Physicians de Irwin RS, Baumann MH, Bolser DC, et al; American College of Chest Physicians (ACCP); Diagnosis and management of cough executive summary: ACCP evidence-based clinical practice guidelines. Chest 2006; 129(1 suppl):1S-23S. [PMID: 16428686] Copyright 2006, American College of Chest Physicians.

Embora o monitoramento de 24 horas do pH esofágico possa ser útil na avaliação de suspeita de DRGE, é possível iniciar o tratamento empírico (modificação do estilo de vida e terapia com inibidores da bomba de prótons por 1 - 3 meses) antes dos testes.

Além da terapia baseada na doença, o tratamento sintomático pode ser útil. As amplas categorias de medicamentos utilizadas no tratamento da tosse crônica incluem antitussígenos (opioides, anestésicos) e pró-tussígenos (expectorantes, mucolíticos). Ao contrário do tratamento da tosse aguda, os estudos sugerem que os opioides podem ser eficazes no tratamento da tosse crônica.

Em uma recente revisão sistemática, os opioides se revelaram mais eficazes do que o placebo para a redução da frequência e da severidade da tosse, bem como para a melhoria da qualidade de vida. Nenhum opioide superou consistentemente qualquer outro em eficácia. Não houve superioridade ou inferioridade de desempenho na comparação entre opioides e antitussígenos anestésicos de ação periférica (benzonatato). O dextrometorfano foi eficaz na redução da intensidade e/ou frequência da tosse, mas foram relatados resultados conflitantes na comparação do dextrometorfano com os opioides. Os pró-tussígenos, como a guaifenesina, melhoram a eliminação do muco em pacientes com produção abundante de escarro e diminuem a irritação causadora dos reflexos da tosse. Os pró-tussígenos podem reduzir também a intensidade da tosse. Em pacientes com tosse crônica refratária, pode-se considerar o uso da gabapentina. Em um estudo duplo-cego randomizado controlado por placebo, a gabapentina melhorou significativamente a qualidade de vida no que dependia especificamente da tosse (número necessário para tratamento = 3,58). A gabapentina começou a produzir efeito em um espaço de 4 semanas.

Tosse em paciente imunocomprometido

Merecem especial consideração as causas infecciosas da tosse no paciente imunocomprometido, que apresenta risco de infecções comuns adquiridas na comunidade, mas também de tuberculose, *Pneumocystis jirovecii*, espécies de *Aspergillus*, espécies de *Cryptococcus*, citomegalovírus, varicela, herpes simples e, com menos frequência, infecções parasitárias. A gravidade e a duração da imunossupressão, e o fato de o comprometimento primário estar na imunidade humoral ou mediada pelas células, podem ajudar a manter o foco no diagnóstico diferencial. Em caso de suspeita de causas infecciosas, o paciente deve iniciar a terapia empírica enquanto o teste diagnóstico estiver sendo realizado.

Hemoptise

Deve-se estabelecer a distinção entre hemoptise - a expectoração de sangue das vias aéreas inferiores por meio da tosse - e sangramento nasofaríngeo ou hematêmese, que envolve vômito com sangue do trato gastrintestinal. As fontes da hemoptise incluem a árvore traqueobrônquica (bronquite, bronquiectasia, tumor), o parênquima pulmonar (abscesso, pneumonia, tuberculose, síndrome de Goodpasture, granulomatose com poliangite [antigamente conhecida como granulomatose de Wegener]) e vasculatura pulmonar (malformações arteriovenosas, embolia pulmonar, estenose mitral, insuficiência cardíaca esquerda). A hemoptise geralmente é resultante de infecção ou malignidade. Todo paciente com hemoptise deve submeter-se a uma radiografia do tórax, se indicado, TC do tórax e/ou broncoscopia.

> **PONTOS-CHAVE**
>
> - Deve-se obter uma radiografia do tórax de pacientes que apresentem tosse acompanhada por febre, sintomas constitucionais e anomalias encontradas no exame físico.
> - Não é indicado o tratamento de infecções não complicadas das vias aéreas superiores e de bronquite aguda com antibióticos de rotina em pacientes imunocompetentes não idosos. **HVC**
> - A síndrome da tosse das vias aéreas superiores, a asma e a doença do refluxo gastroesofágico são responsáveis por cerca de 90% dos casos de tosse crônica, excluídos os casos decorrentes de tabagismo ou uso de inibidores da ECA, podendo-se utilizar uma abordagem algorítmica, que leva a resultados bem-sucedidos em mais de 90% dos pacientes.

Fadiga e doença sistêmica de intolerância ao esforço

A fadiga é um sintoma extremamente comum que afeta até um terço dos pacientes na atenção primária. A fadiga pode ser causada por uma condição clínica, um transtorno psiquiátrico ou fatores relacionados ao estilo de vida. O histórico clínico do paciente e o exame físico devem ser utilizados para diferenciar fadiga de sonolência excessiva, dispneia e fraqueza muscular efetiva. O diagnóstico diferencial é amplo; as causas mais comuns encontram-se relacionadas na **Tabela 32**. O histórico clínico e o exame físico devem nortear os testes diagnósticos. Se o histórico clínico (incluindo procedimentos como rastreamento para a verificação da presença de depressão, reconciliação medicamentosa e avaliação dos hábitos de sono e do uso de medicamentos) e o exame físico não sugerirem uma etiologia específica, os testes de laboratório iniciais considerados razoáveis para a avaliação da fadiga incluem hemograma completo, teste do nível de hormônio estimulante da tireoide, painel eletrolítico, exame de glicemia de jejum, exame de creatinina sérica e testes de função hepática. Outros testes diagnósticos provavelmente não serão reveladores.

A doença sistêmica de intolerância ao esforço (DSIE), antigamente conhecida como síndrome da fadiga crônica, é uma condição complexa e incapacitante sem causa ou tratamento curativo conhecido. A DSIE afeta entre 800 mil e 2,5 milhões de pessoas nos Estados Unidos e é mais prevalente nas mulheres do que nos homens. Em fevereiro de 2015, o Institute of Medicine definiu os critérios para o diagnóstico da DSIE, que incluem: (1) redução ou comprometimento da capacidade de desempenho das atividades diárias normais, acompanhado por fadiga profunda que não alivia com o repouso; (2) mal-estar pós-esforço (agravamento dos sintomas após o esforço

Sintomas comuns

TABELA 32 Causas comuns de fadiga
Estilo de vida
Privação de sono; maus hábitos de sono
Álcool
Níveis extremos de atividade
Dependência de medicamentos (uso excessivo e suspensão)
Clínicas
Doença hepática ou renal crônica
Câncer
Anemia
Doença pulmonar crônica; hipoxemia
Hiperglicemia; diabetes melito descontrolado
Distúrbio da tireoide (hipertireoidismo e hipotireoidismo)
Efeitos colaterais causados por medicamentos
Betabloqueadores
Anti-histamínicos
Antidepressivos
Benzodiazepinas
Antipsicóticos
Obesidade
Insuficiência cardíaca
HIV/aids
Psicológicas
Depressão
Ansiedade
Estresse

físico, cognitivo ou emocional); e (3) sono não restaurador. Além dos três critérios principais, o paciente deve também demonstrar comprometimento cognitivo ou intolerância ortostática (sintomas que pioram quando a pessoa se põe em pé na posição ereta e melhoram quando a pessoa se deita. Os sintomas devem estar presentes há mais de 6 meses, podendo persistir por anos, e muitos pacientes nunca recuperam o seu nível anterior de saúde ou capacidade funcional. Outros sintomas associados à condição incluem dor, incapacidade de se recuperar de uma infecção anterior, dor de garganta, linfonodos axilares ou cervicais doloridos ou sensíveis, sensibilidade a estímulos externos (alimentos, substâncias químicas, medicamentos) e função imune anormal; a fibromialgia e a síndrome do intestino irritável são comorbidades comuns.

Avaliação

A abordagem inicial ao paciente com DSIE inclui a obtenção de um histórico clínico detalhado e a realização de exame físico completo. A avaliação deve incorporar uma revisão completa dos medicamentos utilizados sem prescrição médica e o rastreamento adequado para a verificação da presença de depressão, distúrbios do sono e uso abusivo de álcool ou outras substâncias.

Não existe nenhum teste de laboratório objetivo especificamente para o diagnóstico da DSIE, e como os sintomas apresentados são inespecíficos, o diagnóstico continua a ser feito por exclusão. Entre os testes de rastreamento recomendados com base em seus respectivos valores estão o hemograma completo, o exame de glicemia de jejum e os testes de avaliação da função tireoidiana. Se indicados pelo histórico clínico e pelo exame físico, podem ser feitos também outros testes, como eletrólitos, cálcio, creatinina sérica, níveis de enzimas hepáticas, albumina, INR, bilirrubina total e anticorpos antinucleares. As titulações virais não são recomendáveis. O rastreamento baseado em evidências e adequado ao gênero e à idade do paciente deve ser atualizado.

Manejo

Não existe tratamento curativo para a DSIE, tampouco medicamentos específicos aprovados pela FDA para esse fim. As estratégias de manejo são limitadas e devem focar os sintomas mais incômodos e aqueles que atrapalham as atividades diárias do paciente. Uma abordagem de assistência em equipe, envolvendo o clínico, psicólogos especializados em TCC, psiquiatras, fisioterapeutas, fisiologistas do exercício, fisiatras e grupos de apoio, pode ser benéfica.

Na revisão sistemática mais recente que envolveu uma metanálise das modalidades de tratamento em pacientes com DSIE, dois estudos relataram que pacientes gravemente debilitados que receberam rintatolimode, um modulador imune e agente antiviral, demonstraram ligeira melhora de desempenho em comparação com o placebo. Esse medicamento atualmente se encontra disponível nos Estados Unidos. Outros fármacos prescritos (galantamina, hidrocortisona, IgG e fluoxetina) ou abordagens complementares e alternativas, incluindo dietas, suplementos e fototerapia, não ofereceram nenhum benefício. Em que pesem as inconsistências entre os estudos incluídos na revisão, alguns constataram que o aconselhamento e a TCC melhoravam a fadiga, a função física, a qualidade de vida e o comprometimento das atividades profissionais. Constatou-se também que a prática de exercícios graduados melhora a capacidade funcional, a fadiga e o comprometimento das atividades profissionais. A prática de exercícios graduados favorece a elevação gradativa e consistente do nível basal de atividade, evitando extremos no exercício ou períodos de inatividade e descondicionamento.

Um ensaio controlado randomizado por placebo conduzido ao longo de 4 semanas com metilfenidato demonstrou melhoras clínicas significativas (aumento > 33%) em relação aos níveis de fadiga e concentração em aproximadamente 20% dos pacientes. Os opioides não são indicados para o manejo da dor em longo prazo.

O sono restaurador adequado é essencial, e as técnicas de higiene do sono devem ser revistas com o paciente. Embora faltem evidências sólidas de respaldo aos programas de relaxamento e redução do estresse (*biofeedback*, massagem, meditação, ioga, *tai chi*), alguns pacientes podem sentir melhoras dos sintomas com essas modalidades. As condições clínicas coexistentes devem ser tratadas de forma adequada.

Cerca de 70% dos pacientes com DSIE atendem aos critérios para o diagnóstico de depressão, ansiedade e distimia. Esses diagnósticos devem ser reconhecidos, e os pacientes devem receber o tratamento adequado.

O prognóstico de longo prazo para o paciente com DSIE é variável, o que pode ser frustrante tanto para o paciente como para o médico. Em uma das maiores coortes de acompanhamento, o comprometimento funcional persistia depois de 2-4 anos em 33% dos pacientes. Os fatores identificados para a persistência dos sintomas depois de 2,5 anos foram mais de oito sintomas clinicamente inexplicáveis não incluídos na definição do caso de DSIE, histórico de distimia persistente por toda a vida, duração da DSIE superior a 1,5 ano, menos de 16 anos de escolaridade e idade acima de 38 anos.

Para garantir o constante monitoramento e a estabilidade dos sintomas, e para prestar apoio ao paciente com DSIE, é recomendável um acompanhamento regular. A polifarmácia, o excesso de exames e os múltiplos encaminhamentos devem ser evitados.

> **PONTOS-CHAVE**
> - As estratégias de tratamento que demonstraram beneficiar significativamente os pacientes com doença sistêmica de intolerância ao esforço são a terapia cognitivo-comportamental e a prática de exercícios graduados.
> - Não existe nenhum agente farmacológico aprovado pela FDA para o tratamento da doença sistêmica de intolerância ao esforço.

Tontura
Abordagem ao paciente com tontura

A tontura é um sintoma comum inespecífico especialmente prevalente nos idosos. Embora a classificação da tontura às vezes seja um desafio, o médico deve procurar enquadrar o sintoma em uma das quatro categorias seguintes com base no histórico clínico e no exame físico do paciente: (1) vertigem, (2) pré-síncope, (3) desequilíbrio ou (4) tontura inespecífica. Estudos conduzidos no contexto da atenção primária, em departamentos de emergência ou em clínicas especializadas em tontura relatam que cerca de 50% dos pacientes com tontura têm vertigem, 4-14% dos pacientes têm pré-síncope e 1-16% dos pacientes têm desequilíbrio. Os pacientes restantes apresentam transtorno psiquiátrico, hiperventilação, múltiplas causas ou causa desconhecida. Em pacientes que se apresentam no departamento de emergência, a tontura é o sintoma mais comum associado a um diagnóstico errado de acidente vascular cerebral.

A síndrome vestibular aguda (SVA) é definida como uma tontura de manifestação rápida que perdura continuamente por mais de 24 horas e está associada a nistagmo, instabilidade da marcha, náusea, vômitos e intolerância aos movimentos da cabeça. Não há presença de hemiparesia, perda hemissensorial, paralisia do olhar e outros eventos neurológicos focais. Várias condições benignas comuns podem causar SVA, entre as quais neurite vestibular e labirintite. Entretanto, a SVA pode resultar também de infarto ou hemorragia cerebelar ou do tronco encefálico. Portanto, é importante levar esses diagnósticos em consideração ao avaliar pacientes com SVA. A natureza contínua e prolongada dos sintomas na SVA tende a excluir condições transitórias e intermitentes, como a vertigem posicional paroxística benigna, a enxaqueca, a doença de Ménière e o ataque isquêmico transitório.

Vertigem

A vertigem é uma ilusão de movimento pessoal ou do ambiente, geralmente associada a náuseas e agravada com os movimentos da cabeça. Embora tradicionalmente descrita como uma sensação de giro, os pacientes podem relatar sensação de oscilação, inclinação ou de outros movimentos menos abruptos. Em caso de suspeita de vertigem, o próximo passo importante consiste em distinguir as causas centrais das causas periféricas. A manobra de Dix-Hallpike (**Fig. 7**) pode auxiliar nessa tarefa. A latência (tempo de manifestação do nistagmo após o posicionamento do paciente), a direção e a duração do nistagmo devem ser observadas, devendo-se determinar a habituação (vertigem menos intensa ou de menor duração com a posição de desencadeamento assumida repetidas vezes), a fatigabilidade (redução da intensidade e da duração do nistagmo com a repetição das manobras) e a intensidade dos sintomas. A **Tabela 33** descreve como interpretar os diferentes achados na manobra de Dix-Hallpike.

TABELA 33 Interpretação dos achados da manobra de Dix-Hallpike na avaliação da vertigem

Característica	Doença periférica	Doença central
Latência do nistagmo[a]	2-40 s	Sem latência
Duração do nistagmo	< 1 min	>1 min
Gravidade dos sintomas	Severa	Menos severa
Fatigabilidade[b]	Sim	Não
Direção do nistagmo	Unidirecional, mista vertical e torsional com pequeno componente horizontal[c]	A direção do nistagmo pode depender da direção do olhar; pode ser puramente vertical ou horizontal sem um componente torsional

[a]Tempo para o início do nistagmo após o posicionamento do paciente.

[b]Redução da intensidade e duração do nistagmo com repetidas manobras.

[c]Na vertigem posicional paroxística benigna, esse padrão de nistagmo é provocado com o ouvido afetado posicionado para baixo quando o canal semicircular posterior é envolvido (mais comum); quando o canal semicircular anterior é envolvido, o nistagmo é misto vertical e torsional, com o ouvido afetado posicionado para cima.

Sintomas comuns

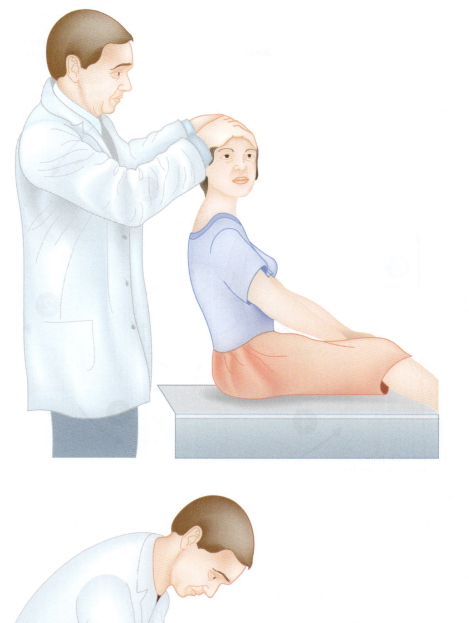
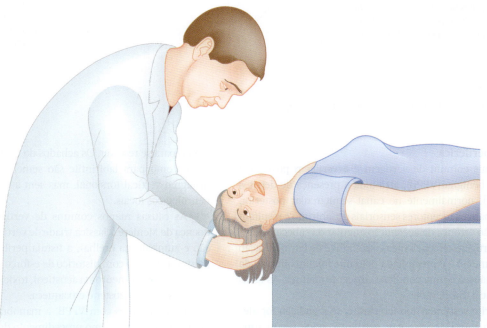

FIGURA 7 Manobra de Dix-Hallpike.

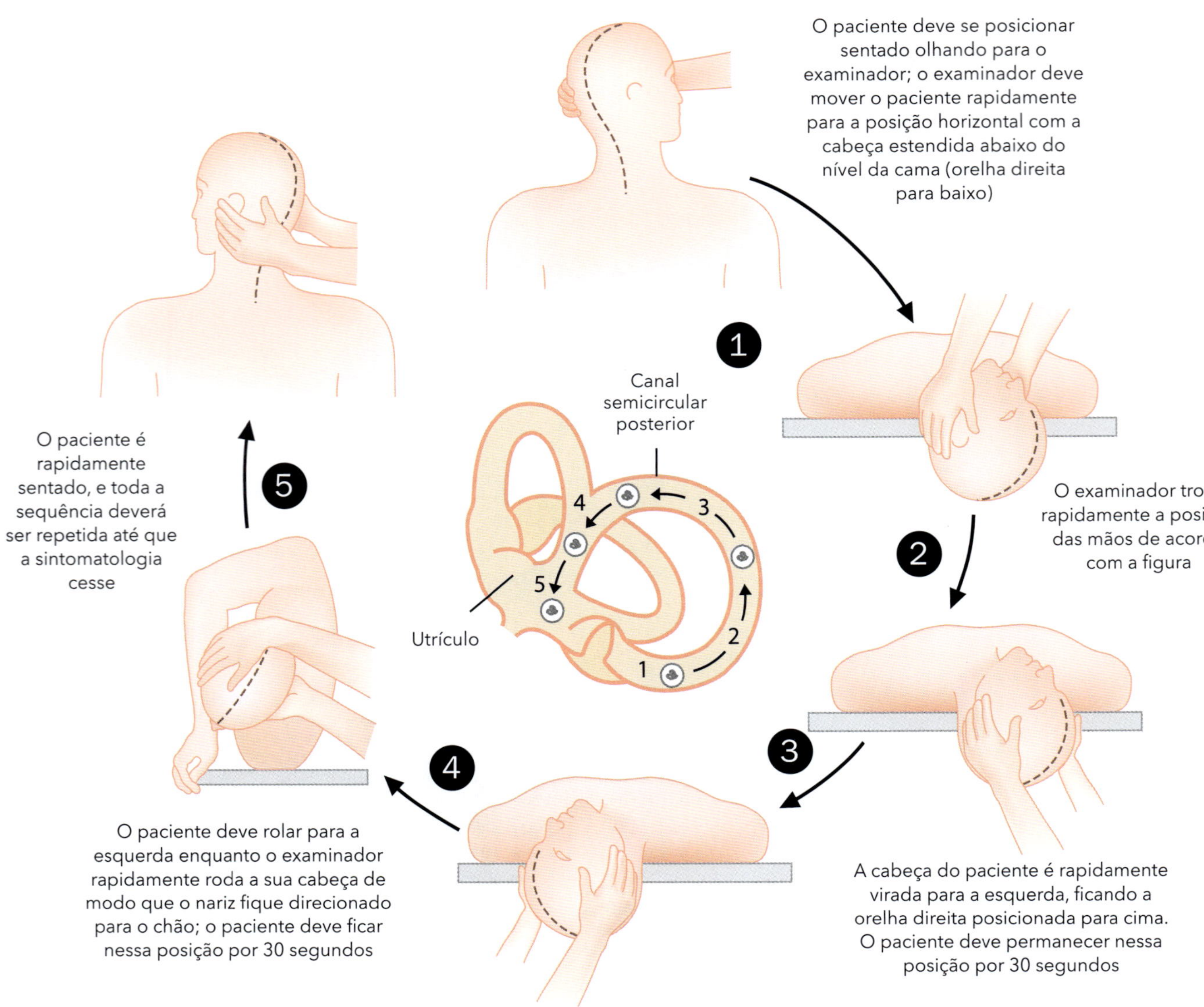

Ilustração: Sirio Braz Cançado
Esta ilustração não integra a obra original, apenas a edição brasileira.

FIGURA 8 Manobra de reposição canalicular de Epley.

Vertigem periférica

A causa mais comum de vertigem é a vertigem posicional paroxística benigna (VPPB), atribuída à presença de detritos (canalitíase), normalmente no canal semicircular posterior, que perturbam os receptores sensoriais do labirinto e resultam na percepção errônea da aceleração angular da cabeça. A sensação de vertigem em pacientes com VPPB é de curta duração (10-30 segundos) e é precipitada pelo movimento abrupto da cabeça. A náusea é uma condição adjacente comum. As taxas de recorrência são elevadas.

A neurite vestibular (ou labirintite, se a audição for afetada), outra causa de vertigem periférica, pode seguir uma síndrome viral que tenha afetado a porção vestibular do VIII nervo craniano. Os sintomas geralmente são mais intensos e de duração mais longa do que na VPPB, podendo levar mais tempo para se resolver. Os achados do exame físico tanto para VPPB como para labirintite são semelhantes; pode ocorrer nistagmo vertical torsional, mas sem a presença de achados neurológicos focais.

As causas menos comuns de vertigem periférica são: doença de Ménière (clássica tríade de vertigem, perda da audição e zumbido na orelha), a fístula perilinfática (vertigem e perda da audição com histórico de esforço ou trauma), schwanoma vestibular (neuroma acústico), toxicidade dos aminoglicosídeos, herpes-zóster e enxaqueca.

Para pacientes com VPPB, a manobra de Epley (**Fig. 8**), também conhecida como procedimento de reposicionamento de canalitos, é um tratamento seguro e eficaz. A American Academy of Neurology e a American Academy of Otolaryngology recomendam o uso da manobra de Epley para VPPB que

Sintomas comuns

TABELA 34	Terapia medicamentosa sintomática para vertigem posicional paroxística benigna					
Medicamento	**Classe do medicamento**	**Dosagem**	**Efeitos colaterais**	**Precauções**	**Uso clínico**
Clonazepan	Benzodiazepina	0,25 mg VO 2x/dia	Sonolência, confusão mental, depressão respiratória, tolerância, dependência, amnésia anterógrada, hepatotoxicidade, miastenia	Evitar em caso de gravidez, glaucoma de ângulo fechado, doença hepática grave. Recomenda-se cautela na presença de depressão, psicose. Utilizar doses baixas na presença de doença hepática leve a moderada, em idosos e na presença de DRC. Metabolizado por CYP3A4.	Ansiedade associada à tontura
Diazepan	Benzodiazepina	1 mg VO 2x/dia	Mesmos do clonazepan	Mesmas que com o clonazepan. Metabolizado por CYP2C19 e CYP3A4.	Ansiedade associada à tontura
Meclizina	Anti-histamínico de ação central	25 mg VO 4x/dia	Sonolência, fadiga, confusão mental, cefaleia, xerostomia	Evitar na presença de glaucoma de ângulo fechado, terapia IMAO. Recomenda-se cautela em idosos e na presença de doença pulmonar, diabetes melito, transtorno convulsivo, doença cardiovascular, doença hepática.	Tontura leve e náusea
Proclorperazina	Antiemético	5-10 mg VO 3-4 x/dia	Agitação, letargia, distonia, sintomas extrapiramidais, efeitos anticolinérgicos, distúrbios da condução cardíaca	Evitar com idosos, demência, comprometimento hepático ou renal, doença de Parkinson, transtorno convulsivo. Múltiplas interações medicamentosas	Tontura e náusea

DRC = doença renal crônica; CYP = isoenzima do citocromo P450; IMAO = inibidor da monoamina oxidase; VO = via oral

envolva o canal posterior. Em geral, a terapia farmacológica para VPPB é ineficaz para a cura, mas, assim como acontece com outras causas de vertigem periférica, pode ser utilizada para alívio dos sintomas. Esses medicamentos incluem anti-histamínicos de ação central (meclizina), supressores vestibulares (benzodiazepinas) e medicamentos antieméticos (**Tab. 34**). É recomendável que esses medicamentos sejam utilizados apenas por curtos períodos de tempo, uma vez que o uso mais prolongado pode suprimir os mecanismos de *feedback* vestibular e compensação central. Os dados que respaldam o uso de glicocorticoides, bloqueadores dos canais de cálcio, betaistina e outras abordagens complementares são inconsistentes. A terapia de reabilitação vestibular, administrada por fisioterapeutas e terapeutas ocupacionais especializados, é eficaz para pacientes com vertigem periférica, sobretudo se encaminhados precocemente. As modalidades de tratamento têm por objetivo dessensibilizar os exercícios e melhorar o equilíbrio.

Vertigem central

Aproximadamente 20% dos acidentes vasculares cerebrais estão localizados na fossa posterior do crânio, e o sintoma predominante é a tontura em até 70% dessas ocorrências. Embora os distúrbios do sistema vestibular periférico possam causar sintomas debilitantes, as doenças associadas à vertigem central, que resultam em isquemia, infarto ou hemorragia do cerebelo ou do tronco encefálico, podem ser letais. Os pacientes de alto risco são aqueles com hipertensão, diabetes, hiperlipidemia ou idade avançada. Esses pacientes podem sofrer episódios recorrentes nas semanas ou meses anteriores, daí a importância da obtenção de um histórico de eventos similares. O AVC vertebrobasilar ocorre, normalmente, mas nem sempre, acompanhado por disartria, disfagia, diplopia, fraqueza ou dormência. Em uma revisão sistemática, os sinais neurológicos focais foram observados em 80% dos pacientes com AVC que apresentavam tontura. O infarto cerebelar pode manifestar-se com ataxia truncal ou da marcha ou apenas com vertigem. Em um estudo realizado, a instabilidade da marcha foi um aspecto relatado em 55% dos pacientes com vertigem central.

As condições desmielinizantes, como a esclerose múltipla, podem se apresentar com vertigem, embora normalmente esteja presente um histórico de outras anomalias neurológicas recorrentes e remitentes, inclusive neurite óptica. Constituem outras causas raras de vertigem central a síndrome de Wernicke, a encefalite do tronco encefálico e a enxaqueca.

No paciente com suspeita de causa central de vertigem, a IRM é mais sensível do que a TC para detectar isquemia e é o exame diagnóstico preferido para AVC não hemorrágico. A TC sem contraste pode detectar AVC hemorrágico com alto grau de sensibilidade; entretanto, a hemorragia equivale a apenas cerca de 4% dos casos de vertigem central.

Pré-síncope

A pré-síncope é a quase perda de consciência sem perda de tônus postural. Não há presença da vertigem tradicional, mas o paciente pode ter dificuldade de distinguir "aturdimento" da verdadeira vertigem. A ausência de perda de consciência distingue a pré-síncope da síncope propriamente dita, embora a fisiopatologia possa ser semelhante. A pré-síncope é resultante de decréscimo da perfusão cerebral global, taquiarritmias, bradiarritmias, doença valvular cardíaca, hipotensão ou reação vasovagal (ver Síncope). Além de tontura, os pacientes com pré-síncope podem sentir também náusea, calor ou visão tunelada.

Desequilíbrio

O desequilíbrio é uma instabilidade, ou sensação de desequilíbrio, ao ficar de pé ou caminhar. Os idosos apresentam essencialmente risco de desequilíbrio. As causas incluem comprometimento da acuidade visual ou auditiva, propriocepção prejudicada, fraqueza motora, dor nas articulações, doença psiquiátrica, ortoestase ou doenças neuropáticas e cerebelares que afetam o equilíbrio e a marcha. Os pacientes podem apresentar desequilíbrio também como um efeito colateral do uso de medicamentos. Em geral, mais de uma causa pode ser identificada. Embora tenham dificuldade para ficar de pé ou andar, os pacientes com desequilíbrio não apresentam vertigem verdadeira; sentar ou deitar alivia a sensação. A fisioterapia, o rastreamento visual e auditivo seguido pela correção da deficiência, e a mobilidade que ajuda a estabilizar a ambulação podem ser benéficos para a redução da severidade dos sintomas e do risco de quedas.

Tontura inespecífica e tontura subjetiva crônica

Alguns pacientes podem queixar-se de outras sensações de tontura, como sensação de cabeça leve, de estar flutuando ou nadando, de cabeça pesada e de aturdimento, que não se enquadram em uma categoria específica de diagnóstico. Embora possa estar associada a várias outras condições clínicas e psicológicas, a tontura inespecífica pode acometer também pessoas até então saudáveis. A avaliação adequada inclui uma avaliação específica do paciente para a verificação de possíveis condições correlatas com base no histórico clínico, no exame físico e no teste diagnóstico específico, conforme indicado.

Em pacientes com tontura ou desequilíbrio presente durante a maioria dos dias por um período de, pelo menos, 3 meses sem que haja uma causa identificável subjacente, deve-se considerar a hipótese de tontura subjetiva crônica (CSD, na sigla em inglês). A severidade dos sintomas pode oscilar, mas os sintomas normalmente são mais severos durante o caminhar ou na posição sentada, e menos severos na posição deitada; em geral, pioram com o movimento, em ambientes altamente estimulantes ou visualmente móveis, e em ambientes com pistas de orientação visualmente indistintas (p. ex., uma sala com pouca iluminação). A tontura subjetiva crônica pode ser provocada por um distúrbio agudo que afete o sistema vestibular e geralmente ocorre acompanhada pela presença de problemas clínicos e/ou psiquiátricos, como depressão, ansiedade ou traços de personalidade obsessivo-compulsiva. Os achados do exame físico são normais, assim como os resultados dos testes vestibulares. O tratamento é multimodal: terapia farmacológica, terapia de reabilitação vestibular e do equilíbrio e terapia cognitivo-comportamental. Os inibidores da recaptação de serotonina são eficazes no tratamento da tontura subjetiva crônica, mesmo em pacientes sem comorbidade psiquiátrica; normalmente são eficazes na baixa faixa terapêutica. Os supressores vestibulares (p. ex., meclizina) não são eficazes no tratamento da tontura subjetiva crônica. A VBRT é um programa de exercícios de habituação/dessensibilização que pode ser integrado à medicação e à psicoterapia. Todo paciente com tontura subjetiva crônica deve submeter-se a VBRT. Além disso, a terapia cognitivo-comportamental pode ser benéfica se houver um transtorno psiquiátrico coexistente em paciente com tontura subjetiva crônica, embora pareça ser menos eficaz para melhorar os sintomas físicos da tontura.

> **PONTOS-CHAVE**
>
> - Tontura é o sintoma mais comum relacionado a um diagnóstico tardio de AVC em pacientes que se apresentam na unidade de atendimento de emergência.
> - A manobra de Dix-Hallpike pode ser utilizada para distinguir as causas da vertigem central daquelas da vertigem periférica; para as causas periféricas, a manobra Epley é um tratamento eficaz e seguro; o neuroimageamento não é necessário em pacientes com vertigem periférica.
> - Em pacientes com suspeita de causa central de vertigem, a RM é mais sensível do que a TC para a detecção de isquemia e é o exame diagnóstico preferido para AVC não hemorrágico.
> - O AVC vertebrobasilar como causa de vertigem normalmente ocorre acompanhado por disartria, disfagia, diplopia, fraqueza ou dormência.

HVC

Insônia

A insônia é definida como a incapacidade de iniciar ou manter o sono adequado e é um distúrbio comum. A sua prevalência é mais elevada em mulheres; em adultos mais velhos (nos quais se estima que a ocorrência seja de até 34%); em pacientes com depressão, estresse ou ciclos do sono alterados; e pacientes que fazem viagens de longa distância. A insônia pode levar à sonolência diurna, absenteísmo no trabalho, acidentes com veículos motorizados, saúde geral precária, comprometimento funcional e comprometimento da qualidade de vida.

Avaliação

A avaliação inicial detalhada do paciente com insônia deve incluir um histórico clínico e um exame físico, juntamente com uma avaliação psicológica e psiquiátrica. O histórico clínico deve buscar sintomas passados e atuais de apneia do sono, síndrome das pernas inquietas, hipotireoidismo, artrite, doença cardiopulmonar, doença neurológica e depressão. A obtenção de um histórico do uso de medicamentos e de outras substâncias, inclusive de cafeína e outros estimulantes, álcool e medicamentos vendidos sem receita, bem como uma descrição detalhada do comportamento do sono e do ambiente do sono é essencial. Um diário de 2 semanas documentando todas as atividades desde a hora de dormir até o horário final de despertar pode ser útil. O paciente deve ser incentivado a incluir também todas as atividades relacionadas ao uso de dispositivos eletrônicos à noite. Estudos sugerem que o uso de dispositivo móvel na cama antes de dormir está positivamente associado à insônia. Um exame físico específico, com os testes de laboratório adequados para revelar as condições clínicas associadas ao distúrbio do sono é indicado para a maioria dos pacientes.

Determinados testes diagnósticos complementares são úteis para pacientes cujo histórico clínico é compatível com distúrbio respiratório do sono (apneia do sono), distúrbios periódicos de movimentos dos membros ou narcolepsia, ou para pacientes que não respondem às medidas terapêuticas iniciais para insônia. Essas modalidades de testes especializados, como a polissonografia e os testes múltiplos de latências do sono, requerem encaminhamento para especialistas em distúrbios do sono e laboratórios do sono.

Tratamento

Terapia não farmacológica

O tratamento inicial de insônia visa à implementação de uma boa higiene do sono, que se refere à otimização dos fatores ambientais e comportamentais associados ao sono. A **Tabela 35** descreve as informações instrucionais essenciais a serem discutidas com o paciente.

A terapia cognitivo-comportamental para insônia é uma terapia breve multicomponente que inclui tanto componentes cognitivos (para oferecer educação do sono e abordar questões de crenças mal-adaptativas e expectativas em relação ao sono) como componentes comportamentais (inclusive terapia de restrição do sono, terapia de controle de estímulos e técnicas de relaxamento). A restrição do sono pode ser útil no paciente motivado se as técnicas de higiene do sono forem inadequadas. A restrição do sono limita e depois aumenta gradativamente o tempo de permanência na cama para o sono e utiliza o conceito de eficiência do sono (tempo total de sono dividido pelo tempo total na cama). O paciente é instruído a manter um diário do sono por 2 semanas e calcular a média do tempo total de sono por dia. O paciente, então, passa esse tempo na cama, mantendo constante o tempo de despertar. O tempo de permanência na cama aumenta gradativamente 15 minutos, desde que a eficiência do sono seja superior a 85%. A terapia de controle dos estímulos reforça a conexão entre o quarto e o sono, ajustando os horários de dormir e despertar, eliminando os estímulos que possam manter o paciente acordado (dispositivos eletrônicos) e restringindo o uso do quarto ao sono. As técnicas de relaxamento como respiração diafragmática, visualização e relaxamento muscular progressivo, às vezes combinadas ao *biofeedback*, também são tratamentos comportamentais eficazes para insônia.

A terapia cognitivo-comportamental é altamente eficaz e costuma ser recomendada como tratamento inicial. Infelizmente, nem todo médico tem qualificação para oferecer todos os elementos da terapia cognitivo-comportamental, razão pela qual o encaminhamento para terapeutas especializados pode ser necessário para que sejam ministrados componentes específicos.

Terapia farmacológica

A função dos auxílios do sono vendidos com e sem prescrição é limitada na insônia crônica devido ao potencial para efeitos

TABELA 35 Técnicas para uma boa higiene do sono
Durante o dia
Garantir a exposição adequada à luz natural
Evitar cochilos
Evitar o seguinte próximo à hora de dormir:
Substâncias que possam fragmentar o sono (cafeína, nicotina, álcool, pseudoefedrina)
Exercício vigoroso
Grandes refeições
Atividades ou conversas que provoquem perturbação emocional
Na hora de dormir
Estabelecer uma rotina regular e relaxante na hora de dormir (30 minutos)
Associar a cama e o quarto ao sono
Manter o quarto silencioso e escuro
Manter um horário estável de dormir e despertar
Não passar mais de 20 minutos acordado na cama
Não passar mais de 8 horas na cama
Evitar o uso de televisão, rádio, computador ou celular (mensagens de texto) na cama

Baseado em Masters PA. In the clinic. Insomnia. Ann Intern Med. 2014 Oct 7;161(7): ITC1-15, quiz ITC16. [PMID: 25285559]

adversos e dependência. Em geral, a terapia farmacológica deve ser considerada somente depois de a terapia comportamental ter se mostrado insuficiente para o controle dos sintomas da insônia.

Medicamentos vendidos sem prescrição

Os anti-histamínicos sedativos, como a difenidramina, são comumente utilizados no tratamento da insônia. Embora esses medicamentos possam produzir efeitos sedativos, os consequentes efeitos colaterais anticolinérgicos, a sonolência diurna e o comprometimento cognitivo limitam a segurança e o benefício gerais desses fármacos, especialmente em idosos, e em geral, não são recomendáveis. As anti-histaminas são contraindicadas também em pacientes com glaucoma e homens com hiperplasia benigna da próstata. A melatonina pode ser eficaz para a insônia de curto prazo decorrente de viagem ou turno de trabalho. A eficácia e segurança para o uso de longo prazo da melatonina, bem como para outros remédios naturais disponíveis no mercado, são desconhecidas. O álcool, embora sedativo, não é recomendável por transtornar o sono contínuo.

Medicamentos vendidos sob prescrição médica

Aproximadamente 9 milhões de americanos tomam medicamentos vendidos sob prescrição médica para problemas do sono, e 59 milhões de comprimidos para dormir foram prescritos nos Estados Unidos em 2012. A prevalência do uso é mais elevada em mulheres e aumenta com a idade e o nível de escolaridade. Embora o uso específico possa ser eficaz para melhorar o sono, os agentes farmacológicos vendidos com receita médica para os distúrbios do sono somente são aprovados para uso contínuo de curto prazo (1 mês); entretanto, existem menos dados disponíveis sobre o uso desses medicamentos de acordo com a necessidade. As duas categorias de medicamentos receitadas com mais frequência são as benzodiazepinas, que são agonistas não seletivos dos receptores de ácido gama--aminobutírico (GABA), os quais não têm relação química com os medicamentos não diazepínicos e são agonistas mais seletivos dos receptores de GABA. A **Tabela 36** contém uma comparação dos medicamentos vendidos com prescrição médica aprovados pela FDA para o tratamento de insônia. A American Geriatrics Society recomenda que as benzodiazepinas de qualquer tipo sejam evitadas para o tratamento da insônia em idosos, uma vez que a maior sensibilidade a esses medicamentos combinada ao metabolismo reduzido aumentam o risco de delírio, quedas, fraturas, comprometimento cognitivo e acidentes com veículos motorizados nessa população.

Embora eficaz para a terapia de curto prazo, o uso de benzodiazepinas (flurazepam, triazolam, temazepam) é limitado pela tolerância; por efeitos colaterais como sonolência diurna, quedas, comprometimento cognitivo, amnésia anterógrada; e pelo potencial para a dependência. A insônia de rebote pode ocorrer com a descontinuação, especialmente se for abrupta. A natureza seletiva e a meia-vida mais curta dos fármacos não benzodiazepínicos (zolpidem, zaleplon, eszopiclone) resultam em menos efeitos colaterais (inclusive insônia de rebote), tornando esses medicamentos uma melhor opção inicial se a farmacoterapia se justificar. Entretanto, pode ocorrer também sedação, desorientação e agitação, bem como, raramente, sono ao volante, sonambulismo e comer durante o estado de sonambulismo.

Alguns antidepressivos são sedativos e podem melhorar a qualidade do sono. A doxepina, em baixas doses, é o único antidepressivo aprovado para o tratamento da insônia. A maioria dos pareceres especializados é contrária ao uso de antidepressivos para o tratamento da insônia em pacientes que não apresentam depressão; entretanto, a doxepina, a trazodona e a mirtazapina podem ser úteis se for indicado um antidepressivo sedativo.

Em pacientes com síndrome das pernas inquietas, os agonistas dopaminérgicos têm se mostrado eficazes para reduzir os movimentos involuntários das pernas e, consequentemente, melhorar o sono. A pramipexola ou a ropinirola são os medicamentos preferidos.

Encaminhamento especializado

O encaminhamento para um especialista em distúrbios do sono e/ou psiquiatra é indicado se o diagnóstico permanecer incerto ou se os tratamentos iniciais forem ineficazes. Além disso, o encaminhamento para o especialista adequado pode ser indicado também para auxiliar no tratamento da causa subjacente da insônia.

> **PONTOS-CHAVE**
> - O tratamento inicial da insônia é não farmacológico e visa à implementação de uma boa higiene do sono por meio de orientações ao paciente ou de uma terapia breve cognitivo-comportamental. **HVC**
> - Embora eficaz para o tratamento de curto prazo da insônia, o uso das benzodiazepinas é limitado pela dependência, pela tolerância e por efeitos colaterais como sonolência diurna, quedas, comprometimento cognitivo e amnésia anterógrada. **HVC**

Síncope

A síncope é uma perda transitória total e não traumática da consciência e do tônus postural. A manifestação é abrupta e a recuperação é espontânea, rápida e completa. A síncope representa 6% das internações hospitalares a cada ano, e as internações relacionadas à condição custam $ 2,4 bilhões de doláres anualmente nos Estados Unidos.

A síncope é causada por hipoperfusão cerebral global decorrente de uma redução do débito cardíaco e/ou queda da resistência sistêmica. A etiologia específica é baseada nos mecanismos fisiopatológicos subjacentes (**Tab. 37**). A síncope neuromediada, a causa mais comum de síncope, geralmente ocorre na posição de pé e está associada a um pródromo de náusea, sensação de cabeça leve e calor, podendo seguir-se tosse, micção, defecação, dor ou riso. A síncope ortostática está associada ao declínio de 20 mmHg ou mais da pressão arterial sistólica (SBP, na sigla em inglês) (ou queda ≥ 10 mmHg da pressão arterial diastólica) em 3 minutos de pé. A síncope

TABELA 36	Tratamentos para insônia com medicamentos vendidos com prescrição aprovados pela FDA			
Agente[a]	**Dosagem normal**	**Início da ação**[b]	**Duração da ação**[c]	**Observações**
Benzodiazepínicos (via oral)				
Estazolam	1-2 mg	Lento	Intermediária	
Flurazepam	15-30 mg	Rápido	Longa	
Quazepam	7,5-15 mg	Lento	Longa	
Temazepam	7,5-30 mg	Lento	Intermediária	
Triazolam	0,125-0,5 mg	Rápido	Curta	As benzodiazepinas de curta ação já foram associadas a um maior risco de amnésia anterógrada.
Não benzodiazepínicos				
Zolpidem				
Comprimido oral	5-10 mg	Rápido	Curta	
Comprimido oral de liberação prolongada	6,25-12,5 mg	Rápido	Intermediária	
Sublingual				
Intermezzo (Transcept Pharmaceuticals)	1,75-3,5 mg	Rápido	Curta	Indicado para uso conforme necessário no tratamento de insônia manifestada no meio da noite com ≥ 4h de sono restantes.
Edluar (Meda Pharmaceuticals)	10 mg	Rápido	Curta	
Aerosol oral	10 mg	Rápido	Curta	
Eszopiclone	1-3 mg	Rápido	Intermediária	A dose inicial recomendada foi reduzida para 1 mg por conta do comprometimento prolongado das habilidades ao volante, da memória e da coordenação motora com a dose de 3 mg anteriormente recomendada.
Zaleplon	10-20 mg	Rápido	Curta	
Antagonista dos receptores de orexina				
Suvorexant	5-20 mg	Lento	Longa	A dose inicial recomendada é de 10 mg; a dose diária não deve exceder 20 mg.
Antidepressivo				
Doxepina	3-6 mg	Rápido	Intermediária	
Agonista da melatonina				
Ramelteon	8 mg	Rápido	Curta	

[a] Todos os agentes classificados como C-IV pela Drug Enforcement Agency (DEA), à exceção da doxepina e do ramelteon, não classificados.
[b] Início da ação: rápido = 15-30 minutos; lento = 30-60 minutos.
[c] Baseado na eliminação, na meia-vida e no preparo: curta = 1-5 horas; intermediária = 5-12 horas; longa = mais de 12 horas.
Reproduzido com a permissão de Masters PA. In the clinic. Insomnia. Ann Intern Med. 2014 Oct 7;161(7):ITC1-15; quiz ITC16. [PMID: 25285559]

ortostática ocorre em consequência de insuficiência autonômica primária, insuficiência autonômica secundária (diabetes, amiloidose, lesões da medula espinal, doença de Parkinson), hipovolemia, medicamentos (vasodilatadores, diuréticos) ou alterações na regulação da pressão arterial associadas à idade. A síncope cardíaca, geralmente causada por arritmia, quase sempre se manifesta abruptamente e sem pródromo. É possível que não haja presença de histórico de doença arterial coronariana ou doença valvular cardíaca. Os pacientes podem relatar palpitações, que podem ocorrer na posição sentada ou em decúbito, imediatamente antes da síncope. As doenças cerebrovasculares constituem uma causa rara de síncope. Com as doenças cerebrovasculares da circulação anterior, a hipoperfusão cerebral global é rara; tontura e vertigem são os sintomas característicos das doenças da circulação posterior. Com doenças cerebrovasculares anteriores ou posteriores graves, a previsão é de que outros sintomas neurológicos precedam ou acompanhem a síncope.

TABELA 37 Classificação da síncope
Síncope neuromediada (Síncope reflexa)
Vasovagal
Situacional
Síndrome do seio carotídeo
Síncope ortostática
Primária
Secundária
Induzida por medicamentos
Depleção volumétrica
Síncope cardíaca
Taquiarritmia ou bradiarritmia
Bloqueio atrioventricular
Doença cardíaca estrutural
Doença valvular cardíaca (estenose aórtica)
Cardiomiopatia
Cardiomiopatia hipertrófica
Mixoma atrial
Isquemia
Outros (embolia pulmonar em sela, dissecção aórtica, hipertensão pulmonar)
Síncope cerebrovascular
Ataque isquêmico vertebrobasilar transitório
Roubo subclávio
Doença psiquiátrica (pseudossíncope)
Desconhecida

Diagnóstico e avaliação

A avaliação inicial do paciente com síncope tem por finalidade substanciar a verdadeira síncope, identificar os pacientes com risco de ocorrências letais subsequentes ou morte súbita e identificar a etiologia específica. O primeiro passo nessa abordagem consiste em distinguir a verdadeira síncope do que não é síncope. Embora sintomas como tontura, vertigem e convulsões possam ser confundidos com síncope, um histórico clínico criterioso normalmente pode distinguir essas duas condições. A tontura e a vertigem não levam à perda de consciência, e as convulsões geralmente manifestam-se acompanhadas por uma aura, movimentos rítmicos involuntários, confusão pós-ictal e, ocasionalmente, incontinência urinária e fecal; um histórico de mordidas na língua é útil para que se considere, mas não para que se descarte, um diagnóstico de convulsão.

O exame físico deve incluir medições da pressão arterial ortostática e um cuidadoso exame cardiovascular, inclusive com auscultação para a verificação da presença de doença valvular cardíaca (estenose aórtica) e o murmúrio da cardiomiopatia hipertrófica, especialmente com a síncope relacionada ao esforço. No paciente adequado, a massagem do seio carotídeo pode detectar a presença de hipersensibilidade do seio carotídeo (pausa ventricular > 3 segundos e/ou queda da pressão arterial sistólica > 50 mmHg). Essa resposta pode prever assístole sequencial espontânea. A massagem carotídea, no entanto, não deve ser efetuada em paciente com ataque isquêmico transitório ou AVC ocorrido nos últimos 3 meses ou naqueles sabidamente com estenose carotídea.

Além de um histórico clínico e um exame físico com medições da pressão arterial ortostática, a European Society of Cardiology e o National Institute for Health and Care Excellence recomendam um ecocardiograma (ECG) de 12 derivações. É possível identificar a causa da síncope em até 50% dos pacientes utilizando essa abordagem.

A avaliação subsequente deve incluir apenas testes provavelmente capazes de informar o diagnóstico, o tratamento e o prognóstico. Em um estudo realizado com 1.920 pacientes hospitalizados, os exames solicitados com mais frequência, além do ECG, foram a telemetria (95%), enzimas cardíacas (95%) e TC da cabeça (63%). Esses exames, juntamente com o ecocardiograma, a ultrassonografia da carótida e o eletroencefalograma, auxiliaram no diagnóstico de menos de 2% dos pacientes e alteraram as decisões de tratamento em menos de 5% dos casos. O teste mais valioso para diagnóstico e tratamento foi a pressão arterial postural. O American College of Physicians não recomenda o imageamento do cérebro, seja com TC ou RM, na avaliação de pacientes com síncope simples e que apresentam um exame neurológico normal.

O rendimento diagnóstico do monitoramento eletrocardiográfico de 24-48h é baixo (1-2%), salvo na presença de episódios frequentes em um curto intervalo de tempo. O monitoramento em ritmo mais prolongado com gravadores de eventos externos (ELR, na sigla em inglês) melhora o rendimento se o paciente apresentar características clínicas ou ecocardiográficas de síncope relacionada a arritmia e um intervalo de menos de 4 semanas entre os sintomas. Os gravadores de eventos implantáveis (ILR, na sigla em inglês) podem ser benéficos em pacientes com síncope recorrente inexplicável quando o intervalo entre sintomas é superior a 4 semanas. Em dados agrupados, o rendimento médio do ILR no diagnóstico da síncope foi de 32% ao longo de 18 meses e de 50% com 2 anos. Em dois estudos randomizados controlados da síncope recorrente inexplicável, os IRL se mostraram duas vezes mais eficazes do que os ELR, o teste da mesa inclinada e os estudos eletrofisiológicos. Os estudos eletrofisiológicos foram úteis na síncope inexplicável em pacientes com suspeita de arritmias e doença cardíaca isquêmica ou estrutural.

O teste da mesa inclinada pode ser útil em pacientes com síncope reflexa desencadeada na posição de pé, em pacientes em situações de alto risco (p. ex., trabalhadores da construção civil, cirurgiões) com um único episódio de síncope inexplicável, em pacientes com episódios recorrentes na ausência de doença cardíaca orgânica ou em pacientes com episódios recorrentes na presença de doença cardíaca quando as causas cardíacas da síncope são excluídas. A baixa sensibilidade, a especificidade e a reprodutibilidade do teste da mesa inclinada limitam o seu potencial diagnóstico.

Recentemente, foram criados centros especializados no tratamento da síncope. Embora os estudos relatem um maior rendimento diagnóstico e a redução das internações hospitalares e dos testes, os resultados em longo prazo são desconhecidos.

Estratificação de risco e decisão de internação hospitalar

Quarenta por cento dos pacientes que se apresentam nas unidades de atendimento de emergência com síncope são encaminhados para internação hospitalar. Muitas dessas internações são desnecessárias, uma vez que somente 5-6% desses pacientes apresentam lesões físicas graves que exijam assistência hospitalar. O médico tem por objetivo identificar quem corre alto risco de resultados cardiovasculares adversos em curto prazo (**Tab. 38**). Na ausência de critérios de alto risco, os eventos letais são raros.

A recém-validada regra ROSE (Estratificação do risco de síncope na unidade de emergência) identifica os preditores clínicos independentes de risco de curto prazo (1 mês) de infarto agudo do miocárdio, arritmia letal, implantação de marca-passo, embolia pulmonar, AVC, hemorragia intracraniana ou subaracnóidea, necessidade de transfusão de sangue ou procedimento cirúrgico. Esses preditores são a concentração elevada de peptídeos natriuréticos do tipo B (≥ 300 pg/mL), bradicardia (≤ 50 batimentos/minuto), sangue oculto nas fezes em pacientes com suspeita de sangramento gastrintestinal, anemia (hemoglobina ≤ 9 g/dL [90 g/L]), dor no peito com síncope, ECG com ondas Q (não na derivação III) e saturação de oxigênio inferior ou igual a 94% em temperatura ambiente. Na presença de qualquer desses indicadores, o paciente deve ser considerado de alto risco e ser internado para avaliação e monitoramento.

Tratamento

A terapia é orientada pela etiologia subjacente. O tratamento da síncope neuromediada é a tranquilização, a orientação e a abstinência de agentes hipotensivos. A síncope ortostática resultante de hipovolemia pode ser tratada com expansão volumétrica e correção de quaisquer outros possíveis fatores contributivos, como medicamentos que possa causar hipovolemia ou hipotensão. Em pacientes com alterações ortostáticas persistentes após a otimização volumétrica e outros possíveis fatores contributivos, normalmente utilizam-se outros medicamentos, embora os dados sobre esses agentes para o tratamento de síncope ortostática sejam limitados. A fludrocortisona, os bloqueadores beta e os inibidores seletivos da recaptação de serotonina não demonstraram ser uniformemente benéficos. A midodrina, um alfa-agonista, pode ser eficaz; entretanto, o seu uso é limitado pelos efeitos colaterais da hipertensão e da retenção urinária. Os marca-passos são recomendáveis somente para pacientes com bradicardia sintomática ou pausas assistólicas. A maioria dos pacientes com síncope cardíaca é encaminhada para os cardiologistas.

Prognóstico

O prognóstico, assim como o tratamento, depende da causa da síncope. Os pacientes com síncope neuromediada apresentam a mesma taxa de mortalidade que pessoas saudáveis de idade equivalente. A síncope cardíaca está associada a uma taxa de mortalidade de 1 ano de 18-33% e a taxa de mortalidade com síncope decorrente de doença cerebrovascular é de menos de 10%. Além dos preditores clínicos de resultados adversos na regra ROSE, a idade acima de 65 anos, ECG anormal, histórico de insuficiência cardíaca, doença cardíaca isquêmica, arritmias ventriculares e falta de sinais de alerta ou sintomas demonstraram afetar adversamente os resultados. O sexo, a resposta ao teste da mesa inclinada e a severidade da manifestação têm baixo valor preditivo de resultados adversos. A qualidade de vida é afetada negativamente em pacientes com síncope recorrente, em especial os idosos. Podem ser impostas restrições para dirigir também a pacientes com síncope recorrente, e os médicos devem estar familiarizados com as leis estaduais que regem essas restrições.

> **PONTOS-CHAVE**
>
> - O exame físico do paciente com síncope deve incluir medições da pressão arterial ortostática e um criterioso exame cardiovascular, com auscultação para a verificação de doença valvular cardíaca (estenose aórtica) e o murmúrio da cardiomiopatia hipertrófica, especialmente na presença de síncope relacionada ao esforço.
>
> - O exame diagnóstico e de gerenciamento mais valioso em pacientes com síncope é a medição da pressão arterial postural; extensos testes adicionais, como a telemetria, o teste de enzimas cardíacas, a TC da cabeça, o ecocardiograma, a ultrassonografia da carótida e o eletroencefalograma, auxiliam o diagnóstico em menos de 2% dos pacientes e alteram as decisões de tratamento em menos de 5%. **HVC**
>
> - O American College of Physicians não recomenda o imageamento do cérebro, seja através de TC ou RM, na avaliação de pacientes com síncope simples e exame neurológico normal. **HVC**
>
> - A maioria dos pacientes com síncope pode ser tratada com segurança como pacientes ambulatoriais; as indicações para a internação de pacientes com síncope incluem a presença de lesões traumáticas graves ou um alto risco de resultados cardiovasculares adversos em curto prazo. **HVC**
>
> - Os altos riscos de resultados cardiovasculares adversos em curto prazo para pacientes com síncope incluem um histórico clínico sugestivo de síncope arrítmica (síncope durante o esforço, palpitações no momento da síncope, histórico familiar de morte súbita, achados eletrocardiográficos anormais), doença cardíaca coronariana ou estrutural grave (insuficiência cardíaca, baixa fração de ejeção, ocorrência anterior de infarto do miocárdio) e comorbidades (anemia grave, distúrbios eletrolíticos).

TABELA 38	Critérios de alto risco para o paciente com síncope
Características sugestivas de síncope arrítmica	
Clínicas: síncope durante o esforço, palpitações no momento da síncope, histórico familiar de morte súbita	
Eletrocardiograma: taquicardia ventricular não sustentada, bloqueio bifascicular, bradicardia sinusal (< 50 batimentos/min ou bloqueio sinoatrial), intervalo QT prolongado	
Doença arterial coronariana ou estrutural severa	
Insuficiência cardíaca	
Baixa fração de ejeção	
Ocorrência anterior de infarto do miocárdio	
Comorbidades	
Anemia grave	
Distúrbios eletrolíticos	

Edema do membro inferior

O edema do membro inferior resulta do maior movimento do líquido do espaço intravascular para o espaço intersticial ou o menor movimento do líquido do interstício para os vasos capilares ou linfáticos. O mecanismo envolve um ou mais dos seguintes fatores: aumento da pressão hidrostática capilar, redução da pressão oncótica plasmática, aumento da permeabilidade capilar ou obstrução do sistema linfático.

O edema do membro inferior em geral pode ser subdividido em causas sistêmicas e causas mais localizadas. As causas sistêmicas, como insuficiência cardíaca, cirrose, síndrome nefrótica, doença renal crônica e apneia obstrutiva do sono normalmente causam acúmulo bilateral de líquido nas áreas dependentes da gravidade. O edema bilateral das pernas pode ser causado também por determinados medicamentos (**Tab. 39**). O edema unilateral da perna em geral resulta de tromboembolia venosa ou celulite, mas pode ser causado também por obstrução linfática decorrente de inchaço significativo das articulações ou de cirurgia anterior ou outros processos que afetem a drenagem linfática das pernas ou da pelve.

Embora o diagnóstico diferencial da causa de edema do membro inferior seja amplo, um histórico clínico e um exame físico criteriosos são fundamentais para a emissão de um diagnóstico correto e orientação dos testes diagnósticos. Em pacientes com edema generalizado, o passo inicial razoável consiste na obtenção de um hemograma completo, teste de eletrólitos, nível de nitrogênio ureico no sangue, nível de concentração sérica de creatinina, testes de função hepática, nível de concentração sérica de albumina e urinálise. Para pacientes com dor e inchaço unilaterais agudos na perna, deve-se considerar a ultrassonografia venosa para a avaliação da presença de tromboembolia. Os testes subsequentes devem ser baseados na probabilidade de causas potenciais de edema possivelmente presentes em um determinado paciente; o tratamento é baseado no gerenciamento da causa subjacente.

Insuficiência venosa crônica

O edema da perna geralmente é causado por insuficiência venosa crônica, que pode resultar de diversas condições que lesionam as veias da perna e suas válvulas. Entre os fatores de risco associados ao desenvolvimento de insuficiência venosa crônica estão o tabagismo, a obesidade, o avanço da idade, o histórico familiar de doença venosa, o histórico clínico de tromboembolia venosa e/ou trauma do membro inferior, e a gravidez. A síndrome pós-trombótica é o desenvolvimento de insuficiência venosa crônica após uma trombose venosa profunda aguda.

O edema associado à insuficiência venosa crônica normalmente é insidioso no início; piora na posição em pé por tempo prolongado e melhora com as pernas elevadas e ao caminhar. A sensação de desconforto nas pernas é outra manifestação comum da insuficiência venosa crônica. A dor, geralmente gradual no início, é descrita como uma sensação de cansaço ou peso nas pernas, e também piora na posição em pé por tempo prolongado e melhora ao caminhar e com as pernas elevadas. Outros sintomas podem incluir prurido, descoloração da pele e ulceração. No exame, observa-se a presença de edema na perna, podendo haver achados cutâneos como aparência brilhante e atrófica da pele, além da presença de veias varicosas e telangiectasia. Nos casos graves, pode haver ulceração sobrejacente ao maléolo medial. A ulceração geralmente apresenta-se circundada pela pele eritematosa, escamosa e purulenta. A dor associada às úlceras venosas é variável de leve à severa. Normalmente não são necessários testes diagnósticos adicionais para diagnosticar corretamente a insuficiência venosa crônica; entretanto, a ultrassonografia venosa com doppler pode ajudar a determinar a severidade e documentar a incompetência valvular.

Para pacientes com insuficiência venosa crônica, a terapia de primeira linha inclui compressão, elevação das pernas e exercício. A abordagem dos fatores de risco reversíveis, como a perda de peso em pacientes obesos, também é aconselhável.

TABELA 39	Medicamentos geralmente associados à edema
Andrógenos	
Inibidores da aromatase	
Bloqueadores dos canais de cálcio	
Clonidina	
Estrogênios	
Gabapentina e pregabalina	
Glicocorticoides	
Hidralazina	
Insulina	
Minoxidil	
AINE	
Progestinas	
Tamoxifeno	
Tiazolidinedionas	

Os diuréticos, de um modo geral, devem ser evitados nesses pacientes. A terapia de ablação (química, cirúrgica e térmica) deve ser reservada a pacientes que não tenham respondido à terapia não cirúrgica durante, pelo menos, 6 meses e que tenham registrado fluxo valvular retrógrado na ultrassonografia com doppler (> 0,5 segundos de duração). Em geral, adota-se o uso de meias de compressão como forma de prevenir a síndrome pós-trombótica após a tromboembolia venosa, embora um estudo controlado randomizado recentemente realizado não tenha revelado qualquer benefício. Condições como pele seca, coceira e alterações eczematosas são tratadas com hidratantes.

Dor musculoesquelética

Dor lombar

Diagnóstico e avaliação

A dor lombar pode ser aguda (com duração < 4 semanas), subaguda (duração de 4-12 semanas) ou crônica (duração > 12 semanas). A maioria dos episódios é autolimitada e 90% dos pacientes se recuperam totalmente em 6 semanas. A **Tabela 40** contém as recomendações do American College of Physicians para o diagnóstico e tratamento de pacientes com dor lombar.

Histórico clínico e exame físico

Os pacientes com dor lombar podem ser agrupados em uma das seguintes categorias amplas: aqueles com dor inespecífica (cerca de 85%); aqueles com dor combinada à radiculopatia ou estenose espinal (cerca de 7%); e aqueles com dor possivelmente associada a outro distúrbio espinal específico, como câncer (0,7%), fratura por compressão (4%), infecção (0,01%) ou espondilite anquilosante (0,3%). A dor lombar pode ser decorrente também de problemas fora das costas (como pancreatite, aneurisma aórtico, doença sistêmica, nefrolitíase), mas é pouco provável que essas condições se apresentem como sintomas isolados de dor lombar. Deve-se levar em consideração a prevalência de diversas causas de dor nas costas ao avaliar o paciente, e não se deve realizar testes para descartar causas incomuns em pacientes sem fatores de risco ou sem histórico que respalde a condição. O histórico clínico e o exame físico devem ter por objetivo determinar a probabilidade de uma condição subjacente específica causadora da dor nas costas e identificar o envolvimento neurológico.

Embora a maioria dos pacientes com dor lombar apresente achados inespecíficos, a **Tabela 41** apresenta as características do histórico associadas a distúrbios subjacentes específicos. As **Figuras 9** e **10** apresentam uma abordagem gradual à avaliação inicial e ao tratamento da dor lombar, respectivamente. A idade é um preditor útil para ajudar a diferenciar as causas da dor lombar, uma vez que o risco de diagnósticos preocupantes, câncer, fraturas por compressão e estenose espinal é significativamente mais provável em pacientes acima de 50 anos.

Os achados do exame físico podem ajudar a determinar se o paciente tem dor lombar inespecífica, radiculopatia ou estenose espinal, ou alguma doença espinal específica. Os achados cutâneos, como eritema ou psoríase, podem sugerir a presença de infecção ou artrite inflamatória. A percussão sobre os processos espinais que induz dor pode indicar a presença de fratura por compressão ou infecção do espaço do disco. A reprodução da dor por meio da palpação sobre os músculos paraespinais ou a espinha ilíaca posterossuperior é mais consistente no caso de dor (musculoesquelética) inespecífica. A reprodução da dor por meio da amplitude de movimento das costas também pode ser útil para que se possa determinar a etiologia da dor.

A **Tabela 42** mostra os achados do exame físico para pacientes com uma possível hérnia de disco lombar e invasão da raiz nervosa. O teste da elevação da perna em linha reta oferece uma sensibilidade de 91% para o diagnóstico de hérnia de disco. Essa manobra consiste em elevar a perna do paciente de 30 a 70 graus em relação à mesa com o paciente em decú-

TABELA 40 Recomendações para o tratamento de dor lombar

Conduzir um histórico clínico e um exame físico específicos, incluindo uma avaliação dos fatores de risco psicossociais, para classificar os pacientes em uma das seguintes categorias amplas:
- Dor inespecífica lombar
- Dor nas costas possivelmente associada à radiculopatia ou estenose espinal
- Dor nas costas possivelmente associada a outra causa espinal específica

Não realizar exames de imagem ou outros testes diagnósticos em caráter de rotina em pacientes com dor lombar inespecífica.

Realizar exames de imagem e outros testes diagnósticos na presença de déficits neurológicos severos ou progressivos, ou quando houver suspeita de condições subjacentes graves.

Avaliar com RM (de preferência) ou TC os pacientes com dor lombar persistente e sinais ou sintomas de radiculopatia ou estenose espinal somente se esses pacientes forem possíveis candidatos à cirurgia ou injeção epidural de glicocorticoides em caso de suspeita de radiculopatia.

Fornecer aos pacientes informações baseadas em evidências sobre dor lombar, inclusive no que diz respeito ao curso esperado da condição, aconselhar os pacientes a manterem-se ativos e fornecer informações sobre as opções eficazes de autocuidados.

Considerar o uso de medicamentos com benefícios comprovados combinado a informações sobre cuidados com as costas e autocuidados. Para a maioria dos pacientes, as opções de medicamentos de primeira linha são o acetaminofeno ou os AINE.

Para pacientes que não melhoram com as opções de autocuidados, recomenda-se considerar o acréscimo da terapia não farmacológica com benefícios comprovados, como manipulação espinal, terapia por exercício e terapia por massagem.

Adaptado com a permissão de Chou R, Qaseem A, Snow V, et al; Clinical Efficacy Assessment Subcommittee of the American College of Physicians; American College of Physicians; American Pain Society Low Back Pain Guidelines Panel. Diagnosis and treatment of low back pain: a joint clinical practice guideline from the American College of Physicians and the American Pain Society. Ann Intern Med. 2007 Oct 14;147(7): 478-91; Erratum in: Ann Intern Med. 2008 Feb 5;148(3):247-8. [PMID: 17909209]

TABELA 41	Características do histórico e diagnósticos sugeridos de dor lombar
Diagnóstico sugerido	**Característica do histórico**
Câncer	Perda de peso inexplicável
	Nenhuma melhora depois de 1 mês
	Nenhum alívio com o repouso no leito
Infecção	Febre
	Uso abusivo de substâncias injetáveis
	Infecção do trato urinário
	Infecção cutânea
Condição inflamatória/reumatológica	Presença de rigidez pela manhã
	Ausência de alívio da dor na posição supina
	Dor persistente por > 3 meses
	Manifestação gradual
	Envolvimento de outras articulações
Irritação das raízes nervosas (radiculopatia)	Dor ciática
	Aumento da dor ao tossir, espirrar ou durante a manobra de Valsalva
Estenose espinal	Dor severa na perna
	Ausência de dor na posição sentada
	Pseudoclaudicação[a]
Fratura por compressão	Trauma
	Uso de glucocorticoides
	Osteoporose
Síndrome da cauda equina[b]	Disfunção do intestino ou da bexiga
	Perda sensorial em sela
	Déficits neurológicos rapidamente progressivos

[a]Sintomas do membro inferior causados por estenose espinal lombar que simula isquemia vascular, inclusive com agravamento da dor ao caminhar ou na posição em pé e alívio na posição sentada; também denominado claudicação neurogênica.

[b]Compressão dos nervos lombares e sacrais abaixo da terminação da medula espinal (cone medular). Caracteriza-se por dor nas costas; alterações sensoriais nos dermátomos S3-S5 (anestesia em sela); disfunção do intestino, da bexiga e sexual; e ausência bilateral dos reflexos do tendão do calcâneo.

bito dorsal. Um teste positivo é definido como o desenvolvimento de uma sensação de pontada aguda ou de choque elétrico do quadril para o tornozelo quando a perna é elevada.

> **PONTO-CHAVE**
> - Em pacientes com dor lombar, o histórico clínico e o exame físico devem ter por objetivo determinar a probabilidade de uma condição subjacente específica causadora da dor e identificar o envolvimento neurológico.

Outros testes diagnósticos

A maioria dos pacientes que apresenta dor lombar não necessita de exames de imagem nem testes adicionais e recupera-se com a adoção de medidas de suporte. Os exames diagnósticos não devem constituir uma prática de rotina em pacientes com dor lombar inespecífica; esse tipo de exame deve ser reservado a pacientes com déficits neurológicos severos ou progressivos, pacientes com suspeita de condições subjacentes graves ou pacientes que não apresentam melhora dos sintomas depois de 4-6 semanas de tratamento não cirúrgico.

Em pacientes com radiculopatia ou estenose espinal, o imageamento de rotina não demonstrou melhorar os resultados. Para pacientes em que a terapia não cirúrgica falha, existem outras opções a ser consideradas. O American College of Physicians recomenda a RM (modalidade preferida) ou a TC para radiculopatia ou estenose espinal somente para pacientes candidatos a injeção epidural de glicocorticoides ou cirurgia. Em caso de suspeita de infecção vertebral ou câncer, a radiografia comum, a RM ou a taxa de sedimentação eritrocitária podem ser exames úteis. A RM ou a eletromiografia devem ser levadas em consideração em pacientes com suspeita de estenose espinal, síndrome de cauda equina ou déficits neurológicos severos e progressivos. Uma fratura vertebral normalmente pode ser diagnosticada por radiografia comum. Na presença das características da espondilite anquilosante, a radiografia comum das articulações sacroilíacas e a taxa de sedimentação eritrocitária podem ajudar a determinar a causa da dor.

TABELA 42		Achados do exame físico para hérnia de disco lombar e invasão da raiz nervosa		
Disco	**Raiz nervosa**	**Reflexo afetado**	**Músculos envolvidos**	**Local da sensação alterada**
L3-L4	L4	Reflexo patelar	Tibial anterior (dorsiflexão e inversão do pé no tornozelo)	Parte medial da perna, parte medial do pé, face medial do hálux
L4-L5	L5	Nenhum	Extensor longo do hálux, tibial anterior, fibular profundo (extensão do hálux e dorsiflexão do pé no tornozelo); extensores longo e curto dos dedos (dorsiflexão dos dedos 2, 3 e 4 do pé); glúteos médio e mínimo (abdução do quadril e da pelve)	Parte lateral da perna; dorso do pé; dedos 2, 3 e 4 do pé
L5-S1	S1	Reflexo do tendão do calcâneo	Gastrocnêmio e sóleo (flexão plantar do pé no tornozelo); fibulares longo e curto (flexão plantar e eversão do pé); glúteo máximo (extensão do quadril)	Face posterior da perna, face lateral do pé, face lateral do dedo mínimo do pé

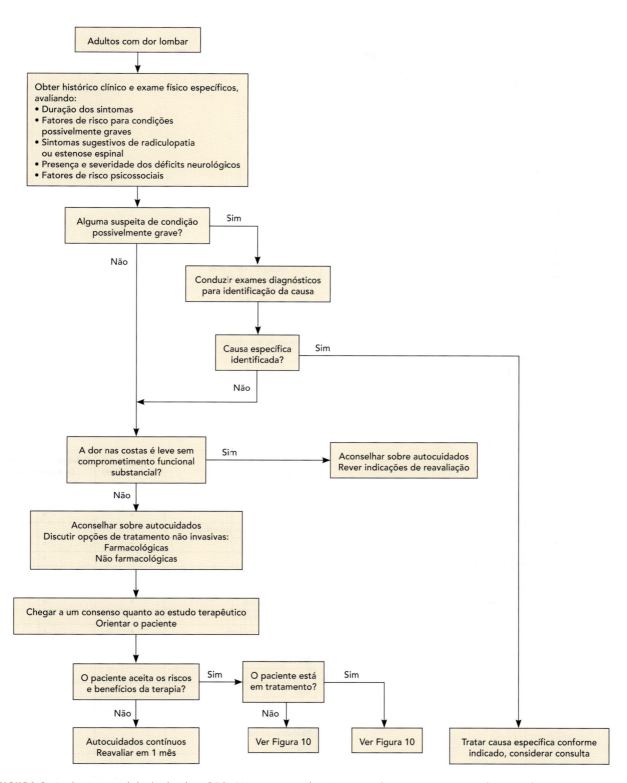

FIGURA 9 Avaliação inicial da dor lombar. OBS.: Não usar este algoritmo para dor nas costas associada a grandes traumas, dor nas costas de natureza não espinal ou dor nas costas decorrente de doença sistêmica.

Adaptado com permissão de Chou R, Qaseem A, Snow V, et al; Clinical Efficacy Assessment Subcommittee of the American College of Physicians; American College of Physicians; American Pain Society Low Back Pain Guidelines Panel. Diagnosis and treatment of low back pain: a joint clinical practice guideline from the American College of Physicians and the American Pain Society. Ann Intern Med. 2007 Oct 2;147(7):478-91. [PMID: 17909209] Copyright 2007, American College of Physicians.

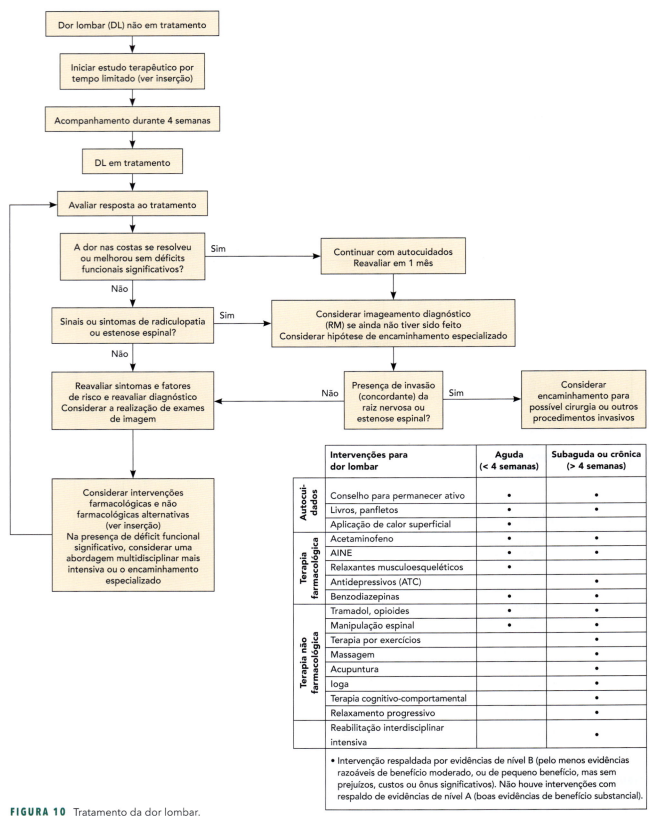

FIGURA 10 Tratamento da dor lombar.

DL = dor lombar; ATC = antidepressivos tricíclicos.

Adaptado com permissão de Chou R, Qaseem A, Snow V, et al; Clinical Efficacy Assessment Subcommittee of the American College of Physicians; American College of Physicians; American Pain Society Low Back Pain Guidelines Panel. Diagnosis and treatment of low back pain: a joint clinical practice guideline from the American College of Physicians and the American Pain Society. Ann Intern Med. 2007 Oct 2;147(7):478-91. [PMID: 17909209] Copyright 2007, American College of Physicians.

Quando optar pelo encaminhamento especializado

As indicações para encaminhamento cirúrgico incluem a evidência de características da síndrome da cauda equina (uma emergência cirúrgica); a presença de déficits neurológicos graves, a suspeita de compressão da medula espinal, os déficits neuromotores ou dor significativa que persista após 6 semanas de terapia não cirúrgica.

PONTOS-CHAVE

- A maioria dos pacientes com dor lombar não necessita de exames de imagem ou testes adicionais.
- Os testes diagnósticos para dor lombar devem ser reservados a pacientes com déficits neurológicos severos ou progressivos, pacientes com suspeita de condição subjacente grave ou pacientes que não apresentem melhora dos sintomas depois de 4-6 semanas de tratamento não cirúrgico.

Tratamento

A maioria dos pacientes com dor lombar aguda recupera-se rapidamente, independentemente do tipo de intervenção terapêutica utilizado. Como o prognóstico geral para dor lombar musculoesquelética aguda é excelente, as intervenções terapêuticas devem concentrar-se no tratamento dos sintomas e na manutenção funcional (ver Fig. 10). O acompanhamento deve ocorrer no período de 4 semanas para determinar a resposta à terapia e se há necessidade de tratamento ou avaliação adicional. Na falta de resposta ao tratamento, deve-se considerar um exame médico complementar para a detecção de estenose espinal ou radiculopatia na presença de sintomas sugestivos. Na ausência de sintomas de estenose espinal, deve-se considerar a opção de intervenções farmacológicas e não farmacológicas alternativas.

Tratamento não farmacológico

Uma parte importante do tratamento da dor lombar aguda consiste em instruir o paciente quanto ao fato de que a recuperação geralmente é rápida, independentemente da intervenção utilizada. Sempre que possível, deve-se incentivar o paciente a manter suas atividades diárias. A aplicação de calor também pode ser benéfica para dor aguda nas costas. O repouso no leito para pacientes com e sem dor ciática deve ser evitado, em geral, uma vez que o repouso no leito está associado ao decréscimo da recuperação funcional e ao aumento da dor. A manipulação espinal está associada a benefícios modestos no tratamento da dor lombar aguda, em nível comparável à terapia não cirúrgica. A fisioterapia normalmente não é recomendável para o tratamento de dor lombar aguda.

No caso de dor lombar subaguda ou crônica, a reabilitação interdisciplinar (coordenação física da terapia psicológica, fisioterapia e terapia vocacional) demonstrou melhorar a dor. Uma revisão sistemática concluiu que a massagem para dor lombar pode ser benéfica para pacientes com dor subaguda ou crônica sem sintomas neurológicos. É improvável que os suportes lombares sejam melhores do que a ausência de qualquer tipo de intervenção. A acupuntura, a ioga, a terapia cognitivo-comportamental e a reabilitação intensiva devem ser reservadas a pacientes com dor lombar crônica.

Tratamento farmacológico

O acetaminofeno ou os AINE são a farmacoterapia de primeira linha para o tratamento de dor lombar. Os AINE devem ser utilizados com cautela em pacientes que apresentam maior risco de nefrotoxicidade ou de úlcera gastrointestinal. Todo AINE é igualmente eficaz para o tratamento de dor lombar. Os analgésicos opioides podem ser úteis quando o acetaminofeno ou os AINE não são adequados. Os medicamentos devem ser administrados na dosagem mais baixa possível e durante o menor tempo possível. Os relaxantes musculares e as benzodiazepinas podem ser modestamente benéficos para o alívio da dor; entretanto, efeitos colaterais como tontura e sedação limitam a sua utilidade. Os glicocorticoides sistêmicos não demonstraram eficácia no tratamento da dor lombar.

Tratamento intervencionista e cirúrgico

As injeções epidurais de glicocorticoides podem proporcionar alívio de curto prazo para pacientes com radiculopatia causada por hérnia de disco; entretanto, em 2014, a FDA emitiu um alerta em relação à injeção de glicocorticoides no espaço epidural. De acordo com o alerta, essas injeções podem resultar em eventos adversos raros, porém graves, como perda de visão, AVC, paralisia e morte. Além disso, a FDA afirma que os níveis de eficácia e segurança dessas injeções não foram determinados e que os glicocorticoides não são aprovados para tal uso.

A cirurgia demonstrou oferecer benefícios definitivos somente para pacientes com hérnia de disco causadora de radiculopatia persistente, pacientes com estenose espinal dolorosa e aqueles com síndrome da cauda equina. Para pacientes com radiculopatia, a discectomia está associada a melhores resultados no período de 6-12 semanas em comparação com a terapia não cirúrgica. Em pacientes com estenose espinal, a laminectomia descompressiva demonstrou oferecer benefício moderado em comparação com a terapia não cirúrgica durante os primeiros 1-2 anos pós-operatórios. Entretanto, os efeitos diminuem com o passar do tempo.

O tratamento da síndrome da cauda equina normalmente envolve a descompressão cirúrgica imediata da área afetada da medula espinal.

PONTOS-CHAVE

- A maioria dos pacientes com dor lombar musculoesquelética aguda tem um excelente prognóstico, independentemente da intervenção terapêutica utilizada; as intervenções terapêuticas devem ter por objetivo o tratamento dos sintomas e a manutenção funcional.
- A maioria dos pacientes com dor lombar aguda deve procurar manter suas atividades diárias e evitar o repouso no leito sempre que possível.

(continua)

> **PONTOS-CHAVE** *(continuação)*
>
> - O acetaminofeno ou os AINE são a farmacoterapia de primeira linha para o tratamento da dor lombar.
> - A cirurgia demonstrou oferecer benefícios definitivos somente para pacientes com dor lombar decorrente de hérnia de disco causadora de radiculopatia persistente, pacientes com estenose espinal dolorosa e aqueles com síndrome da cauda equina.

Dor cervical

Diagnóstico e avaliação

A dor cervical pode ser agrupada em três categorias amplas (**Tab. 43**). A dor mecânica é oriunda dos músculos, tecidos moles e articulações. A dor neurogênica origina-se das raízes dos nervos cervicais ou da medula espinal. As doenças sistêmicas induzem a dor cervical em decorrência de inflamação ou efeito de massa.

É preciso determinar a manifestação, a natureza e a localização da dor cervical, além dos fatores precipitadores e atenuadores e quaisquer sintomas correlatos. O exame físico deve concentrar-se em reproduzir a dor por palpação, avaliar a amplitude de movimento e testar a força e os reflexos, bem como identificar quaisquer sinais dos motoneurônios superiores.

A dor cervical mecânica normalmente é uma sensação de dor limitada ao pescoço, mas que pode se irradiar para a parte posterior da cabeça e dos ombros. O histórico geralmente revela uma lesão anterior, como uma queda ou um acidente com veículo motorizado. A dor cervical mecânica pode ser exacerbada também por uma atividade incomum ou por uso excessivo. Os achados do exame físico normalmente revelam uma amplitude de movimento reduzida, sensibilidade à palpação e reprodução da dor com o movimento de flexão ou extensão.

A dor cervical neurogênica normalmente é descrita como uma sensação de queimação ou formigamento que pode irradiar-se para os braços, com possível presença de dormência nas distribuições dermatomais ou fraqueza muscular (**Tab. 44**). No exame físico, as manobras de compressão dos nervos espinais podem reproduzir a dor ou provocar irradiação para os braços. Os exemplos incluem o agravamento dos sintomas com os movimentos de extensão e rotação do pescoço do paciente para o lado sintomático quando uma carga axial é depositada sobre a cabeça do paciente (teste de Spurling), e a melhora quando o braço sintomático é erguido acima da cabeça com a

TABELA 43 — Avaliação da dor cervical

Categoria	Histórico	Achados do exame físico
Dor cervical mecânica (músculo, ligamento, faceta, disco intervertebral, tecido mole)	Dor (normalmente episódica, profunda, incômoda e persistente) e rigidez A dor pode ser precipitada ou agravada por atividade excessiva ou incomum ou pela sustentação de uma postura desajeitada sem lesão específica A dor nos ligamentos, músculos e facetas é localizada e assimétrica A dor oriunda dos segmentos cervicais superiores irradia-se para a cabeça; a dor originária dos segmentos inferiores irradia-se para o cíngulo do membro superior	Redução da amplitude de movimento ativa e passiva A sensibilidade superficial indica dor nos tecidos moles; a sensibilidade profunda indica dor muscular ou óssea A dor provocada pelo movimento de extensão ou flexão lateral ipsilateral normalmente indica dor facetária; a dor causada pelo movimento de flexão ou flexão lateral contralateral normalmente indica dor nos tecidos moles
Dor cervical neurogênica (raiz dos nervos cervicais e/ou medula espinal)	Dor significativa na raiz; aguda, intensa, geralmente descrita como uma sensação de queimação; pode irradiar-se para as regiões trapezoidal e periescapular ou para o braço Dormência em uma distribuição dermatomal e fraqueza motora em uma distribuição miotomal Os sintomas geralmente são mais severos com um determinado movimento	O exame neurológico pode demonstrar fraqueza motora, normalmente envolvendo vários níveis cervicais e geralmente assimétricos, afetando um ou ambos os braços Procurar condições como resposta do extensor plantar, distúrbio da marcha e espasticidade em pacientes com envolvimento da medula espinal O envolvimento bilateral ou multinível indica doença mais grave
Dor cervical associada a doença sistêmica	Febre, mal-estar ou dor em outras regiões além do pescoço A dor normalmente é severa, incessante e progressiva Os sintomas e sinais podem ser progressivos apesar do tratamento	O exame físico pode revelar doença sistêmica subjacente, como doença inflamatória articular, infecção orgânica ou processo neoplásico

Adaptado com permissão de Huang S, Tsang IK. Neck pain. http://smartmedicine.acponline.org/content.aspx?gbosid=88. In ACP Smart Medicine (banco de dados on-line). Filadélfia: American College of Physicians, 2015. Acesso em 05 de maio de 2015.

Dor musculoesquelética

TABELA 44 Achados do exame físico para invasão do disco cervical e das raízes nervosas

Disco	Raiz nervosa	Reflexo afetado	Músculos envolvidos	Localização da sensação alterada
C4-C5	C5	Reflexo do bíceps	Deltoide, bíceps e romboide (abdução e flexão do braço no ombro)	Face lateral do braço
C5-C6	C6	Reflexo do músculo braquiorradial	Bíceps e braquiorradial (extensores do punho e flexores do cotovelo)	Parte anterolateral do antebraço, palma da mão, polegar e segundo dedo
C6-C7	C7	Reflexo do tríceps	Extensores do tríceps e dos dedos (extensores do cotovelo e dos dedos)	Região média da palma e terceiro dedo
C7-T1	C8	Nenhum	Flexores dos dedos	Partes anterior e medial da mão e do antebraço, quarto e quinto dedos
T1-T2	T1	Nenhum	Intrínsecos da mão (abdução e adução)	Parte anteromedial do braço (face distal do braço até a face proximal do antebraço)

mão apoiada no topo da cabeça (teste de alívio de abdução do ombro). Esses dois testes oferecem sensibilidade de nível baixo a moderado, mas especificidade relativamente alta para a compressão da raiz dos nervos cervicais. Os achados dos motoneurônios superiores, como espasticidade ou hiper-reflexia, podem indicar envolvimento da medula espinal.

As características do histórico que indicam uma possível origem sistêmica da dor cervical incluem febre, perda de peso, poliartrite e alterações na visão, bem como um histórico de imunossupressão, câncer ou uso de substâncias injetáveis.

Os exames de imagem não são necessários para a maioria dos pacientes com dor cervical. Na presença de dor mecânica, o imageamento é indicado basicamente após a ocorrência de trauma, a fim de descartar a presença de fratura. A radiografia cervical comum pode ser útil para a avaliação de pacientes mais velhos cujos achados de exames indiquem malignidade ou alterações osteoartríticas degenerativas. A mielografia por RM ou TC é indicada para pacientes com sinais neurológicos de fraqueza ou envolvimento da medula espinal. O imageamento pode ser indicado também em caso de suspeita de tumor, abscesso ou fratura patológica.

Não são necessários também exames de laboratório para a maioria dos pacientes com dor cervical. Entretanto, em caso de suspeita de doença sistêmica, como distúrbio infeccioso, maligno ou reumatológico, exames de sangue específicos (como taxa de sedimentação eritrocitária, medição da proteína C reativa e hemograma completo) podem ajudar a estabelecer o diagnóstico.

> **PONTO-CHAVE**
> - Os exames de imagem e laboratório não são necessários para a maioria dos pacientes com dor cervical; pacientes com histórico de trauma, presença de sinais ou sintomas neurológicos, febre, perda de peso ou imunossupressão podem necessitar de exames adicionais.

Tratamento

Os sustentáculos do tratamento da dor cervical são a mobilização, o exercício e os agentes analgésicos. A maioria dos pacientes com dor cervical recupera-se com a terapia não cirúrgica. A dor cervical mecânica é tratada com terapia de mobilização e fisioterapia destinadas a melhorar a amplitude de movimento e a postura. As revisões sistemáticas têm demonstrado que essas intervenções melhoram a dor cervical em curto e médio prazos. O acetaminofeno e os AINE vendidos sem prescrição geralmente proporcionam alívio da dor aguda. Os agentes analgésicos opioides e os relaxantes musculoesqueléticos devem ser utilizados somente se os agentes vendidos sem prescrição se mostrarem ineficazes no tratamento da dor cervical de grau moderado a severo. A dor cervical neurogênica pode responder a agentes como a gabapentina e os antidepressivos tricíclicos. A terapia para a dor cervical associada a doença sistêmica deve visar ao tratamento da condição subjacente.

A acupuntura foi estudada no tratamento da dor cervical crônica e pode proporcionar melhora de curto prazo dos sintomas. As injeções de glicocorticoides têm sido utilizadas para pacientes com radiculopatia cervical que não respondem à farmacoterapia; entretanto, a FDA não aprova os glicocorticoides para tal uso. Os glicocorticoides sistêmicos não são indicados para o tratamento de dor cervical. A cirurgia pode ser benéfica para pacientes com sintomas neurológicos progressivos causados por anomalias anatômicas. O tratamento cirúrgico da dor cervical crônica é controverso e normalmente limitado a pacientes com sintomas neurológicos.

> **PONTO-CHAVE**
> - A maioria dos pacientes com dor cervical recupera-se com a terapia não cirúrgica, incluindo mobilização, exercícios, agentes analgésicos e fisioterapia.

Distúrbios do membro superior

Síndrome do desfiladeiro torácico

A síndrome do desfiladeiro torácico é causada pela compressão do plexo braquial, da artéria subclávia e da veia subclávia, uma vez que essas estruturas atravessam a saída torácica. Existem três subtipos clínicos principais de síndrome do desfiladeiro torácico, definidos pela estrutura primária envolvida.

A síndrome neurogênica do desfiladeiro torácico é o subtipo mais comum e é causada pela compressão das raízes nervosas do plexo braquial na saída do triângulo formado pela

TABELA 45	Manobras de exame do ombro
Teste	**Descrição**
Braço cruzado	O paciente abduz o braço a 90 graus e depois o aduz ativamente transversalmente ao corpo. Teste positivo: dor na região da articulação acromioclavicular (sugere distúrbio na articulação acromioclavicular)
Braço pendente	Abduz-se passivamente o braço do paciente a 90 graus e, em seguida, pede-se que ele abaixe lentamente o braço até a cintura. Teste positivo: o braço do paciente pende solto (indica ruptura do músculo supraespinal)
Retardo da rotação lateral	O braço do paciente é abduzido a 20 graus. O examinador executa passivamente a rotação lateral do braço. Teste positivo: o paciente não consegue manter uma posição de rotação lateral total (sugere possível ruptura dos músculos supraespinal e infraespinal)
Resistência à rotação lateral	Coloca-se o braço do paciente no lado do corpo com o cotovelo flexionado 90 graus. O examinador estabiliza o cotovelo e aplica força em sentido proximal ao punho enquanto o paciente tenta executar a rotação lateral. Teste positivo: dor ou fraqueza (sugere ruptura do músculo infraespinal ou tendinopatia)
Hawkins	O ombro do paciente é flexionado a 90 graus, o cotovelo é flexionado a 90 graus e o antebraço é posicionado em rotação neutra. Em seguida, com o braço apoiado, o úmero é rotacionado lateralmente. Teste positivo: dor (sugere impacto subacromial)
Retardo da rotação medial	O paciente rotaciona medialmente o braço por trás das costas. O examinador eleva a mão das costas do paciente e pede que ele mantenha a posição, enquanto o examinador aplica uma força neutralizadora. Teste positivo: o paciente não consegue manter a posição (sugere ruptura do músculo subescapular)
Neer	A escápula do paciente é estabilizada e o ombro é flexionado com o braço totalmente pronado. Teste positivo: dor (sugere impacto subacromial ou tendinite do manguito rotador)
Painful arc	O paciente abduz ativamente o braço. Teste positivo: dor entre 60 e 120 graus de abdução (sugere impacto subacromial)
Yergason	O cotovelo do paciente é flexionado a 90 graus com o polegar apontado para cima. O examinador segura o punho e tenta resistir à supinação ativa e à flexão do cotovelo pelo paciente. Teste positivo: dor (sugere tendinite bicipital)
"Lata vazia"	O ombro do paciente é abduzido passivamente a 90 graus em flexão à frente e depois em rotação medial máxima com o polegar apontado para baixo. O examinador aplica pressão descendente no punho ou no cotovelo enquanto o paciente opõe resistência. Teste positivo: fraqueza (sugere ruptura do tendão do músculo supraespinal)

primeira costela e pelos músculos escalenos anterior e médio. Os sintomas incluem parestesias e dor que normalmente pioram com a prática de atividades que envolvem o uso continuado do braço ou da mão, especialmente aquelas que implicam a elevação do braço. A terapia de primeira linha consiste em fisioterapia, repouso, abstenção de atividades agravantes e modificações ergonômicas. A intervenção cirúrgica consiste na ressecção da primeira costela e escalenectomia anterior; a cirurgia pode ser uma opção a ser considerada em pacientes que não respondem às medidas convencionais.

A síndrome venosa do desfiladeiro torácico normalmente é causada por trombose das veias subclávia e/ou axilar em sua passagem através do triângulo formado pela clavícula, pela primeira costela e pelos músculos subclávio e escaleno anterior. Os sintomas comuns incluem dor, inchaço e cianose, que ocorrem com a prática de atividades repetitivas que envolvam os braços, especialmente quando essas atividades envolvem o uso do braço acima do plano do ombro. É possível observar as veias colaterais dilatadas na parede torácica, no pescoço e no ombro. A terapia de primeira linha consiste em trombólise orientada por cateter, seguida imediatamente por descompressão cirúrgica.

A síndrome arterial do desfiladeiro torácico refere-se à compressão da artéria subclávia normalmente por uma costela cervical ou um osso anômalo, com ou sem tromboembolia distal. Trata-se da forma menos comum de síndrome do desfiladeiro torácico, mas é potencialmente perigosa, pois pode resultar em significativa morbidade. Essa compressão provoca sintomas isquêmicos, como dor por esforço, fácil fatigabilidade, palidez e parestesias, no braço envolvido. A correção cirúrgica ou a ressecção alivia a compressão da estrutura afetada. Para pacientes com trombose associada, o tratamento consiste em trombólise orientada por cateter para pacientes com sintomas leves e embolectomia cirúrgica para pacientes com sintomas mais severos.

Dor no ombro
Diagnóstico e avaliação

A etapa diagnóstica inicial consiste em determinar se a dor tem origem no ombro ou irradia-se a partir de um local distante. A dor causada pelo movimento do ombro e acompanhada por rigidez e amplitude de movimento limitada favorece a presença de distúrbio intrínseco, enquanto um exame normal do ombro sugere a presença de dor irradiada. Dor e rigidez cervicais, amplitude de movimento reduzida e dor que se estende abaixo do cotovelo são dores irradiadas a partir da parte cervical da coluna vertebral.

O exame do ombro deve incluir inspeção, palpação, teste de amplitude de movimento e manobras de teste específicas (**Tab. 45**). Ambos os ombros devem ficar totalmente expostos para que se possa detectar a assimetria. Todas as estruturas importantes devem ser palpadas de maneira sistemática, devendo-se testar tanto a amplitude de movimento ativa quanto passiva. Os distúrbios articulares caracterizam-se por movimentos limitados ativos e passivos, enquanto os distúrbios extra-articulares estão associados somente a movimentos limitados ativos.

> **PONTO-CHAVE**
>
> - Durante a avaliação de pacientes com dor no ombro, a dor causada pelo movimento do ombro e acompanhada por rigidez e amplitude de movimento limitada favorece a presença de distúrbio intrínseco, enquanto um exame normal do ombro sugere dor irradiada.

Distúrbios do manguito rotador

Os distúrbios do manguito rotador incluem tendinite do manguito rotador, rupturas do manguito rotador e bursite subacromial. A síndrome do impacto subacromial resulta da mecânica alterada do ombro, que leva à compressão dos tecidos moles do complexo do ombro entre a cabeça do úmero e a superfície inferior do acrômio, da articulação acromioclavicular ou do arco coracoacromial, resultando em tendinite do manguito rotador e bursite subacromial. A dor geralmente é descrita como incômoda e piora à noite e com a prática de atividades que envolvem a elevação do braço acima da cabeça. O local da dor varia, mas geralmente localiza-se na região deltoide. Existem relatos também da presença de amplitude de movimento reduzida, fraqueza e rigidez.

Durante o exame, a inspeção posterior pode revelar atrofia dos músculos supraespinal e infraespinal. A sensibilidade associada à tendinite bicipital pode ser provocada durante a palpação da inserção da cabeça longa do tendão do bíceps. A amplitude de movimento ativa normalmente é limitada, enquanto a amplitude de movimento passiva é preservada. Em geral, a força é preservada na ausência de ruptura de espessura total do manguito rotador. As manobras específicas para o diagnóstico geralmente podem ser divididas naquelas que tentam provocar dor, como o teste do arco doloroso (**Fig. 11**), e aquelas que avaliam a força, como o teste do braço pendente (**Fig. 12**, ver Tab. 45). Existem apenas dados limitados e de qualidade, em grande parte, subótima sobre utilidade de cada uma dessas manobras. O imageamento do ombro normalmente não é necessário, mas deve ser levado em consideração em caso de suspeita de ruptura de espessura total do manguito rotador ou de incerteza diagnóstica. A RM é a modalidade de exame de imagem preferida.

A terapia não cirúrgica é indicada para pacientes com suspeita de tendinite do manguito rotador e bursite subacromial.

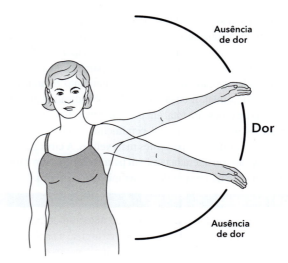

FIGURA 11 Teste do arco doloroso. Para realizar o teste do arco doloroso, pede-se ao paciente que abduza ativamente o braço afetado, e o teste é considerado positivo quando há presença de dor entre 60 e 120 graus de abdução ativa. Um teste com resultado positivo sugere a presença de síndrome do impacto subacromial decorrente de bursite subacromial ou tendinite do manguito rotador.

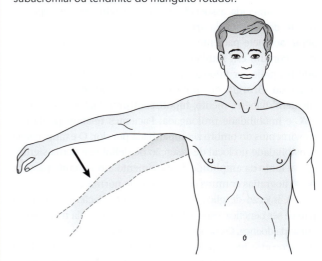

FIGURA 12 Teste do braço pendente. Depois de abduzir passivamente o braço do paciente a 90 graus, pede-se que o paciente abaixe lentamente o braço. O teste é positivo quando o braço pende rapidamente para o lado.

Os pacientes devem ser instruídos a evitar atividades repetitivas que envolvam a elevação do braço acima da cabeça e abster-se de erguer objetos pesados. A prática de exercícios que fortaleçam os músculos do manguito rotador e melhorem a flexibilidade também já demonstrou ser eficaz para melhorar a dor, assim como o uso de AINE. Embora os dados sejam limitados, o acetaminofeno pode ser utilizado como uma alternativa segura aos AINE. A eficácia das injeções subacromiais de glicocorticoides parece ter curta duração, embora as evidências existentes sejam conflitantes. Dadas as evidências conflitantes, é razoável que se administre uma única injeção de glicocorticoides a pacientes que não respondam a 4-6 semanas das medidas anteriormente mencionadas ou inicialmente em pacientes cuja dor seja tão severa a ponto de impedi-los de participar da terapia.

O tratamento inicial das rupturas parciais do manguito rotador é idêntico ao da tendinite do manguito rotador e da bursite subacromial. A cirurgia imediata é indicada para ruptura aguda de espessura total em pacientes mais jovens, embora as rupturas de espessura total geralmente sejam tratadas de forma não cirúrgica em pacientes mais velhos. A cirurgia pode ser uma opção considerada também para pacientes com rupturas parciais que não respondam à terapia não cirúrgica.

> **PONTO-CHAVE**
>
> - Embora quase todas as rupturas do manguito rotador possam ser tratadas de forma não cirúrgica, a cirurgia imediata é indicada para pacientes mais jovens com ruptura aguda de espessura total, enquanto a cirurgia pode ser indicada para pacientes com rupturas parciais que não respondam à terapia não cirúrgica.

Capsulite adesiva

A capsulite adesiva ("ombro congelado") é uma condição pouco conhecida associada ao desenvolvimento de espessamento da cápsula da articulação glenoumeral e fibrose. Em geral, acomete pacientes com idades entre 40 e 70 anos e é mais comum em mulheres do que em homens. A capsulite adesiva pode ser idiopática, mas pode ocorrer também após lesão ou cirurgia do ombro. Outras condições associadas incluem diabetes melito, hipotireoidismo, mal de Parkinson, AVC e imobilidade prolongada. Pacientes relatam perda dos movimentos do ombro acompanhada por dor. O exame revela sensibilidade no local de inserção do deltoide e perda significativa tanto da amplitude de movimento ativa quanto passiva. As radiografias comuns geralmente são normais.

A injeção de glicocorticoides na articulação glenoumeral parece ser benéfica, especialmente quando aplicada no início do curso da doença. Os benefícios provavelmente se devem ao efeito do glicocorticoide na redução da inflamação intra-articular. Uma revisão sistemática respalda a aplicação de até três injeções intra-articulares de glicocorticoides. A fisioterapia parece ser menos benéfica do que a injeção intra-articular de glicocorticoides, embora a fisioterapia pareça ter um papel após a injeção de glicocorticoide. Os AINE e o acetaminofeno podem ser utilizados para controle da dor. A cirurgia geralmente é reservada a pacientes que não melhoram com 6-12 semanas de medidas não cirúrgicas. Os pacientes devem ser informados de que a melhora da amplitude de movimento pode levar vários anos para ocorrer após a cirurgia.

> **PONTO-CHAVE**
>
> - As injeções de glicocorticoide na articulação glenoumeral parecem ser benéficas no tratamento da capsulite adesiva.

Degeneração da articulação acromioclavicular

A degeneração da articulação acromioclavicular normalmente se apresenta como dor localizada na face superior do ombro, embora a dor possa não ter localização definida. A articulação acromioclavicular em geral é sensível à palpação. A dor geralmente é provocada no exame físico com o braço do lado afetado aduzido transversalmente ao corpo (ver teste do braço cruzado na Tab. 45) e com uma abdução superior a 120 graus. As radiografias comuns revelam alterações degenerativas. O tratamento inclui a administração de AINE e modificação de atividades. A injeção de glicocorticoides pode também proporcionar alívio de curto prazo da dor. A cirurgia raramente é indicada.

Dor no cotovelo

Diagnóstico e avaliação

A dor no cotovelo pode ser oriunda de doença na articulação do cotovelo, em seus tecidos adjacentes ou em seus nervos próximos. As patologias do pescoço, do ombro e do punho também podem causar dor que se irradia para o cotovelo. É necessário um exame completo do pescoço e do braço afetado.

Epicondilite

Epicondilose e epicondilite são termos usados de forma intercambiável para designar doenças não inflamatórias dos grandes tendões que atravessam a articulação do cotovelo. Tanto a epicondilite lateral quanto a epicondilite medial são consideradas lesões causadas por sobrecarga, que ocorrem após pequenos traumas, geralmente não reconhecidos, da inserção proximal dos músculos extensores (cotovelo de tenista) ou flexores (cotovelo de golfista) do antebraço. A epicondilose lateral é induzida por atividades que exigem a extensão repetitiva do punho, como o uso prolongado de computadores ou a prática de esportes de raquete. A dor localiza-se na face lateral do cotovelo, podendo também irradiar-se para a parte dorsal do antebraço. A presença de sensibilidade na face lateral do cotovelo e dor com a extensão resistida do punho são achados de exame característicos. A epicondilite medial é causada pela flexão repetitiva do punho. A dor e a sensibilidade localizam-se na parte medial do cotovelo e na parte ventral do antebraço e pioram com a flexão resistida do punho.

Os exames de imagem não são indicados para pacientes com achados clínicos compatíveis com epicondilite. O tratamento inicial inclui a administração de AINE e a abstenção de atividades que causam dor. Um suporte pode ser útil quando as atividades que aumentam a dor não podem ser evitadas. Tanto os AINE orais como tópicos podem proporcionar alívio da dor por curto prazo. A fisioterapia suave (exercícios de alongamento e fortalecimento) pode ser iniciada assim que a dor aguda diminuir. As injeções de glicocorticoides podem melhorar os sintomas em curto prazo, mas os dados são conflitantes quanto ao benefício em longo prazo. A cirurgia é indicada somente para pacientes com dor intratável.

> **PONTO-CHAVE**
>
> - Os exames de imagem não são indicados para pacientes com achados clínicos compatíveis com epicondilite.

Bursite do olécrano

Trauma, gota, artrite reumatoide e infecção são condições que podem causar inflamação da bolsa do olécrano. O exame revela inchaço e sensibilidade na parte posterior do cotovelo, mas amplitude de movimento normal (**Fig. 13**). A maioria dos casos tem causa benigna (inchaço indolor) e é autolimitável com o tratamento não cirúrgico, incluindo a aplicação de gelo, manga de compressão do cotovelo e prevenção de traumas com o uso de cotoveleira. A aspiração com cultura de líquido, a contagem celular e a pesquisa de cristais devem ser realizadas em pacientes com dor severa, febre ou outra suspeita de infecção. A base da terapia é a orientação do paciente em relação à proteção das articulações, como evitar impactos e pressão sobre o cotovelo. A bursite não infecciosa do olécrano pode ser tratada com AINE. As injeções de glicocorticoides têm eficácia questionável e efeitos colaterais consideráveis (p. ex., hiperglicemia, infecção) e, por essa razão, devem ser reservadas para os casos refratários. A bursite infecciosa ou refratária pode exigir cirurgia.

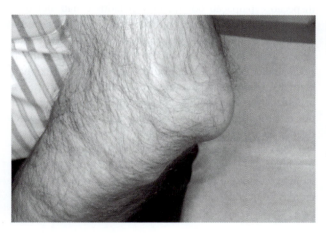

FIGURA 13 Bursite do olécrano com inchaço restrito à parte posterior do cotovelo.

Aprisionamento do nervo ulnar

O aprisionamento do nervo ulnar, às vezes denominado síndrome do túnel cubital, pode ocorrer no nível do cotovelo e ser causado por esporos ósseos, cistos gangliônicos, subluxação do nervo ulnar ou constrição oriunda do tecido fibroso. A flexão e a extensão repetitivas do cotovelo podem exacerbar ainda mais a síndrome. Os sintomas e sinais variam de dor no cotovelo que piora com a flexão do cotovelo a parestesias e dormência do quarto e quinto dedos e fraqueza dos músculos interósseos. O diagnóstico pode ser feito clinicamente em pacientes com manifestações características, embora a eletromiografia possa ser útil em alguns pacientes. A radiografia comum é útil para identificar possíveis causas ósseas, embora a RM e a ultrassonografia normalmente sejam reservadas para casos não definidos. O tratamento inicial consiste na modificação das atividades, na administração de AINE, no entalamento do cotovelo durante a noite para evitar a flexão prolongada do cotovelo e o uso de cotoveleira durante o dia para evitar traumas diretos. A cirurgia é reservada a pacientes que não respondem às medidas não cirúrgicas.

Dor no punho e na mão
Síndrome do túnel do carpo

A síndrome do túnel do carpo é causada pela compressão do nervo mediano dentro do túnel do carpo. A dor e as parestesias normalmente apresentam-se em uma distribuição do nervo mediano (**Fig. 14**), podendo irradiar-se para o braço e envolver os cinco dedos. A dor geralmente piora à noite e com as ações repetitivas. Os sintomas bilaterais são comuns (> 50% dos pacientes). Os fatores de risco conhecidos incluem obesidade, sexo feminino, gravidez, hipotireoidismo, diabetes melito e distúrbios do tecido conjuntivo.

Os achados comuns no exame físico incluem hipalgesia da distribuição do nervo mediano e fraqueza da abdução do polegar. A atrofia do músculo tenar sugere doença grave. A presença dos sinais de Phalen e Tinel tem utilidade diagnóstica mínima. Os diagramas da mão são instrumentos diagnósticos mínimos para a identificação dos padrões de sintoma associados à síndrome do túnel do carpo. Quando existe incerteza diagnóstica, podem-se conduzir estudos da condução nervosa.

Para pacientes com sintomas leves a moderados, a terapia inicial consiste em evitar movimentos repetitivos da mão e do punho. O entalamento do punho em uma posição neutra parece ser mais eficaz quando utilizado em tempo integral, e não somente durante a noite. A injeção local de glicocorticoides pode proporcionar melhora de curto prazo dos sintomas (até 10 semanas) e um curso de 2 semanas de glicocorticoides orais pode resultar em melhora de curto prazo dos sintomas, com duração de até 1 mês. Faltam dados sobre o uso dos AINE e da vitamina B6. A cirurgia é considerada a terapia de primeira linha para aqueles que apresentam doença no teste de

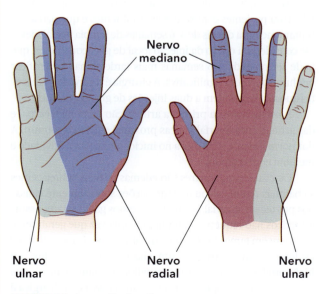

FIGURA 14 Inervação da mão.

condução nervosa e aqueles que demonstram atrofia muscular no exame. Outras indicações de cirurgia incluem a ausência de resposta à terapia convencional, dor intolerável e dormência ou fraqueza progressiva.

> **PONTO-CHAVE**
>
> **HVC**
> - A cirurgia na síndrome do túnel do carpo é reservada a pacientes que não respondem às medidas não cirúrgicas, sentem dor intolerável, apresentam doença grave no exame de condução nervosa ou apresentam evidência de atrofia muscular no exame.

Outras causas de dor no punho e na mão

As fraturas do hamato podem ser decorrentes de trauma ou de forças repetitivas, como o movimento de balanço de um taco de beisebol. O tratamento inicial normalmente consiste no engessamento de curto prazo do braço, embora a intervenção cirúrgica deva ser levada em consideração em pacientes com fraturas deslocadas.

Um histórico de quedas sobre a mão estendida acompanhado de dor na fossa radial deve levantar suspeita de fratura do escafoide. Se as radiografias comuns forem inicialmente normais, mas com alta suspeita de fratura do escafoide, o tratamento inclui imobilização do polegar com tala e a repetição das radiografias no espaço de 10-14 dias. A RM é altamente sensível e específica para o diagnóstico de fraturas do escafoide, podendo ser útil quando as radiografias comuns são inconclusivas e há alto grau de suspeita clínica.

A dor subaguda na base do polegar que se irradia para a parte distal do rádio é característica de tenossinovite de De Quervain (inflamação dos tendões da porção dorsal do polegar). O exame revela sensibilidade na porção distal do estiloide radial e dor com a abdução e extensão resistidas do polegar. A dor ocorre também quando o paciente cerra o punho sobre o polegar com desvio ulnar (teste de Finkelstein). O tratamento inicial consiste na aplicação de gelo, no uso de AINE e na aplicação de tala. Para pacientes com sintomas persistentes e que não apresentam melhora depois de 4-6 semanas de terapia inicial, deve-se considerar a opção da injeção local de glicocorticoides, que pode ser repetida 4-6 semanas mais tarde se não se verificar nenhuma melhora significativa. A cirurgia é reservada a pacientes que não respondem a duas injeções de glicocorticoides.

A osteoartrite da primeira articulação carpometacarpal e das articulações interfalângicas proximal e distal é comum. A dor normalmente é insidiosa no início, piora com a atividade e melhora com o repouso.

Os cistos ganglionares são edemas císticos sobrejacentes às bainhas tendíneas ou às articulações supostamente causados por tecido sinovial herniado. Os cistos ganglionares assintomáticos não requerem tratamento, uma vez que geralmente regridem em tamanho. Quando dolorosos, os cistos podem ser aspirados e injetados com um glicocorticoide cristalino ou hialuronidase. Para os cistos ganglionares sintomáticos que não respondem à aspiração e à injeção, a ressecção cirúrgica é uma opção de tratamento altamente eficaz.

O aprisionamento do nervo ulnar no punho pode causar anomalias sensoriais e motoras; entretanto, trata-se de uma condição raramente observada em comparação com a síndrome do túnel do carpo.

Distúrbios do membro inferior

Dor no quadril

Diagnóstico e avaliação

A dor no quadril pode ser oriunda da articulação do quadril ou de estruturas circundantes, como a pelve, o abdome ou o retroperitônio. Por essa razão, deve-se pedir aos pacientes que relatam dor no quadril que identifiquem o local específico da dor e caracterizem o desconforto correlato. O histórico deve concentrar-se nas atividades que agravam ou melhoram a dor e em fatores como trauma, cirurgias anteriores, câncer anterior, atividades ocupacionais e revisão dos sistemas gastrintestinal, ginecológico e geniturinário.

O exame físico deve incluir a observação da marcha, a inspeção e palpação dos quadris afetados e não afetados, exame das articulações sacroilíaca e do joelho, e teste da amplitude de movimento do quadril. Pedir ao paciente que isole a área mais dolorosa apontando com o dedo também pode ajudar. O teste FABER avalia a capacidade de flexionar, abduzir e rotacionar lateralmente o quadril (**Fig. 15**). Se a articulação sacroilíaca doer com o teste FABER e não houver dor na amplitude de movimento passiva é sinal de provável doença da articulação sacroilíaca.

Os critérios de adequabilidade do American College of Rheumatology endossam as radiografias comuns do quadril e da pelve como o teste inicial em pacientes com dor aguda ou crônica no quadril. Normalmente não são necessárias técnicas

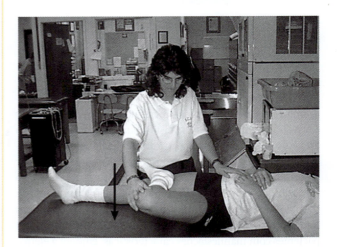

FIGURA 15 O teste FABER avalia a flexão, a abdução e a rotação lateral do quadril. Com a perna na posição do número quatro, a perna normal deve alcançar o plano paralelo com a mesa. Uma leve pressão descendente sobre o joelho nessa posição produz simultaneamente tensão na articulação sacroilíaca ipsilateral.

Reproduzido com permissão de Davis MF, Davis PF, Ross DS. ACP Expert Guide to Sports Medicine. Filadélfia, PA: American College of Physicians; 2005:360. Copyright 2005, American College of Physicians.

avançadas de imageamento, que devem ser reservadas a pacientes com suspeita de osteonecrose, fratura oculta ou tumor, ou a pacientes cujo diagnóstico permaneça indefinido ou nos quais outros diagnósticos específicos estejam sendo considerados.

Causas específicas de dor no quadril

As doenças degenerativas do quadril são comuns e normalmente apresentam-se com dor que se irradia para a virilha e geralmente piora com o apoio do peso. No exame físico, a rotação medial e lateral do quadril é limitada ou dolorosa. As radiografias comuns podem confirmar o diagnóstico; as alterações incluem o estreitamento do espaço articular superolateral com esclerose subcondral. Podem ocorrer também alterações císticas, e a cabeça do fêmur pode parecer irregular.

Pacientes com bursite trocantérica descrevem uma sensação de dor persistente sobre a bursa do trocanter maior (face lateral do quadril) que pode irradiar-se para o glúteo ou para o joelho e geralmente piora com o paciente deitado sobre o lado afetado. A condição pode ser diferenciada da dor na articulação do quadril na medida em que normalmente não se irradia para a virilha nem limita a amplitude de movimento do quadril durante o exame. O diagnóstico se faz por meio do histórico clínico e pela produção de dor com a palpação sobre o trocanter maior ou pela reprodução da dor quando o paciente sobe um degrau. Os agentes analgésicos orais e a fisioterapia para melhorar a marcha, a força e a amplitude de movimento são os tratamentos de primeira linha. Caso essas terapias não sejam eficazes, a opção da injeção de glicocorticoides é justificável.

A meralgia parestética é causada pelo aprisionamento do nervo cutâneo femoral lateral. Os pacientes geralmente apresentam parestesias na face anterolateral das coxas. Os fatores de

TABELA 46	Manobras de exame do joelho	
Teste	**Finalidade**	**Descrição**
Gaveta anterior	Integridade do ligamento cruzado anterior (LCA)	O paciente é colocado na posição supina com o quadril flexionado a 45 graus e o joelho flexionado a 90 graus. O examinador se senta sobre o dorso do pé, coloca as mãos sobre a porção proximal da panturrilha e puxa na direção anterior, avaliando o movimento da tíbia em relação ao fêmur.
		Teste positivo: maior lassidão com ausência de um ponto final firme (sugere ruptura do LCA)
Lachman	Integridade do ligamento cruzado anterior (LCA)	O paciente é colocado na posição supina com a perna em ligeira rotação lateral e o joelho flexionado de 20 a 30 graus do lado do examinador. O examinador estabiliza o fêmur com uma das mãos e segura a porção proximal da panturrilha com a outra, puxando a panturrilha para a frente enquanto avalia o movimento da tíbia em relação ao fêmur.
		Teste positivo: maior lassidão com ausência de um ponto final firme (sugere ruptura do LCA)
Gaveta posterior	Integridade do ligamento cruzado posterior (LCP)	O paciente é colocado na posição supina com o quadril flexionado a 45 graus e o joelho flexionado a 90 graus. O examinador se senta sobre o dorso do pé, coloca as mãos sobre a porção proximal da panturrilha e empurra na direção posterior, avaliando o movimento da tíbia em relação ao fêmur.
		Teste positivo: maior lassidão com ausência de um ponto final firme (sugere ruptura do LCP)
Estresse em valgo	Integridade do ligamento colateral medial (LCM)	O paciente é colocado na posição supina com o joelho flexionado a 30 graus e a perna ligeiramente abduzida. O examinador coloca uma das mãos sobre a face lateral do joelho e a outra sobre a porção medial da extremidade distal da tíbia e aplica força em valgo.
		Teste positivo: maior lassidão e dor (sugere ruptura do LCM)
Estresse em varo	Integridade do ligamento colateral lateral (LCL)	O paciente é colocado na posição supina com o joelho flexionado a 30 graus e a perna ligeiramente abduzida. O examinador coloca uma das mãos sobre a parte medial do joelho e a outra sobre a face lateral da extremidade distal da tíbia e aplica força em varo.
		Teste positivo: maior lassidão e dor (sugere ruptura do LCL)
Thessaly	Integridade dos meniscos	O examinador segura as mãos do paciente estendidas com o paciente em pé apoiado sobre uma das pernas e o respectivo joelho flexionado a 5 graus, e o outro joelho flexionado a 20 graus com o pé fora do chão. O paciente rotaciona o corpo nos sentidos medial e lateral três vezes, repetindo os movimentos com o joelho flexionado a 20 graus. O procedimento deve sempre ser realizado primeiro com o joelho não afetado.
		Teste positivo: dor na linha articular medial ou lateral (sugere ruptura de menisco)
Trituração medial e lateral	Integridade dos meniscos	Com o paciente na posição supina, o examinador segura a panturrilha com uma das mãos e coloca os dedos polegar e indicador da outra mão sobre a linha articular, aplicando estresse em varo e valgo à tíbia durante a extensão e a flexão.
		Teste positivo: sensação de trituração palpável sobre a linha articular (sugere lesão no menisco)
Noble	Integridade da banda iliotibial	Com o paciente na posição supina, o examinador flexiona e estende repetidamente o joelho com o polegar posicionado sobre o epicôndilo femoral lateral.
		Teste positivo: reproduz a dor do paciente (sugere síndrome da banda iliotibial)

LCA = ligamento cruzado anterior; LCL = ligamento colateral lateral; LCM = ligamento colateral medial; LCP = ligamento cruzado posterior.

risco incluem obesidade, gravidez, diabetes melito e o uso de roupas apertadas ou cintos em volta da cintura. O tratamento deve concentrar-se nos mecanismos destinados a aliviar o aprisionamento (p. ex., evitar roupas apertadas, perda de peso). Os agentes analgésicos orais também podem proporcionar alívio dos sintomas. Além disso, o tratamento mais agressivo do diabetes pode ser indicado para determinados pacientes.

A síndrome do piriforme é causada pela compressão do nervo isquiático pelo músculo piriforme. Os pacientes descrevem a presença de dor posterior crônica no glúteo. Os fatores de risco incluem tempo prolongado na posição sentada, como no caso dos motoristas de caminhão. Os agentes analgésicos e a fisioterapia orientada para os exercícios de alongamento são os sustentáculos da terapia.

A osteonecrose (necrose avascular) da cabeça do fêmur é causada por uma perda do suprimento sanguíneo e pela subsequente morte e colapso do osso. Os fatores de risco incluem o uso de glicocorticoides, fratura anterior ou exposição a radiação, consumo excessivo de álcool e anemia falciforme. Os pacientes podem inicialmente relatar dor ao apoiar o peso, mas a dor pode progredir significativamente e ocorrer em repouso, podendo estar associada um decréscimo funcional significativo. O imageamento por RM (doença em estágio inicial) ou as radiografias comuns (doença em estágio avançado) são necessários para estabelecer o diagnóstico. O tratamento inicial inclui terapias de controle da dor (como AINE), apoio de peso reduzido e exercícios de amplitude de movimento. A maioria dos pacientes com osteonecrose acaba necessitando de intervenção cirúrgica com substituição do quadril.

> **PONTO-CHAVE**
> - Se o teste FABER (flexão, abdução e rotação lateral) demonstrar amplitude de movimento limitada ou dor no quadril, trata-se de provável presença de doença do quadril.

Dor no joelho

Diagnóstico e avaliação

O local da dor, as circunstâncias da manifestação (inclusive trauma anterior) e a duração podem ajudar a estreitar o diagnóstico diferencial da dor no joelho. Outros sinais e sintomas, como rigidez, travamento e instabilidade articular e os sintomas constitucionais, podem servir de pistas diagnósticas complementares.

O exame deve ser feito com os joelhos totalmente expostos. Ambos os joelhos devem ser examinados para verificação da presença de assimetria, inchaço ou eritema e palpados para a detecção de sensibilidade localizada, efusão articular ou calor. A amplitude de movimento ativa e passiva deve ser avaliada, seguida por manobras que testam a integridade dos ligamentos do joelho e dos meniscos (**Tab. 46**). Deve-se sempre considerar a hipótese de dor irradiada para o joelho, especialmente quando o exame dos joelhos é normal.

A artrocentese é indicada para pacientes que apresentam dor de manifestação aguda no joelho, acompanhada por efusão, eritema sobrejacente, calor e sensibilidade acentuada. Em geral, as radiografias comuns são necessárias para a avaliação de dor aguda somente em caso de suspeita de fratura resultante de traumatismo.

> **PONTO-CHAVE**
> - Em pacientes com dor aguda no joelho, as radiografias comuns geralmente são necessárias somente em caso de suspeita de fratura traumática.

Rupturas de ligamentos e meniscos

As lesões do ligamento cruzado anterior normalmente ocorrem quando a pessoa desacelera rapidamente e gira sobre o próprio eixo, podendo desenvolver-se também após um trauma direto resultante em hiperextensão do joelho. Deve-se suspeitar de ruptura total quando o paciente relata ouvir um estalo no joelho e se queixa de dor e instabilidade do joelho. O inchaço do joelho que começa 2 horas depois também é comum. O achado de exame característico é uma grande efusão com uma maior lassidão observada tanto no teste da gaveta anterior quanto no teste de Lachman. As rupturas agudas do ligamento cruzado posterior são resultantes de forças direcionadas posteriormente sobre o joelho, como em acidentes automobilísticos, quando o joelho está flexionado e atinge o painel ou quando um atleta cai sobre o joelho flexionado. Durante o exame, observa-se uma maior lassidão com o teste da gaveta posterior.

A ruptura total do ligamento colateral medial é resultante de uma força direta em valgo (direcionada em sentido medial) e normalmente apresenta-se como instabilidade articular acompanhada por dor e inchaço na porção medial do joelho. O exame revela sensibilidade na linha articular medial e maior lassidão e dor com a aplicação de estresse em valgo. A ruptura do ligamento colateral lateral, por sua vez, resulta de uma força direta em varo (direcionada em sentido lateral) e está associada a dor e inchaço na face lateral do joelho. Durante o exame, observa-se sensibilidade na linha articular lateral e maior lassidão e dor com a aplicação de estresse em varo.

As rupturas agudas dos meniscos decorrem de torções do joelho quando o pé está plantado no chão e o joelho, flexionado. Os pacientes com rupturas agudas de menisco normalmente conseguem continuar participando da atividade que resultou na lesão. As rupturas degenerativas crônicas de menisco estão se tornando cada vez mais comuns e acometem adultos mais velhos na ausência de torção significativa. O travamento e o aprisionamento do joelho são sintomas comuns das lesões de menisco. Os pacientes com lesões de menisco geralmente apresentam resultados positivos nos testes de Thessaly e trituração medial e lateral. A terapia inicial para rupturas agudas de menisco inclui repouso, aplicação de gelo e fisioterapia para fortalecer os músculos quadríceps e isquiáticos. A opção de intervenção cirúrgica para rupturas agudas de menisco normalmente é limitada a pacientes com sintomas mecânicos significativos que persistem por mais de 4 semanas. A RM é reservada a pacientes possivelmente candidatos a cirurgia e àqueles que apresentam travamento e aprisionamento persistente do joelho, apesar do tratamento inicial adequado. A terapia de primeira linha para rupturas degenerativas crônicas de menisco é a fisioterapia; a cirurgia normalmente é limitada a pacientes com sintomas mecânicos persistentes ou efusões.

> **PONTOS-CHAVE**
> - Deve-se suspeitar de ruptura total do ligamento cruzado anterior quando o paciente relata ouvir um estalo no joelho e há evidência de instabilidade do joelho.
> - A ruptura total do ligamento colateral medial ou lateral normalmente causa instabilidade da articulação acompanhada por sensibilidade e inchaço na linha articular.
> - Os pacientes com lesões agudas de menisco geralmente apresentam resultado positivo nos testes de Thessaly e trituração medial e lateral.

Síndrome da dor patelofemoral

A síndrome da dor patelofemoral caracteriza-se por uma dor na parte anterior do joelho que normalmente evolui gradativamente no início e piora quando o paciente corre, permanece sentado por tempo prolongado e sobe escadas. Não se sabe ao certo a causa exata, mas parece ser resultado de múltiplos fatores que afetam a distribuição da carga por baixo da patela, inclusive com descondicionamento e mau alinhamento patelofemoral. No exame físico, o travamento patelar deve ser avaliado pelo deslocamento medial e lateral da patela. A aplicação de pressão direta à patela com o joelho estendido pode reproduzir a dor. Normalmente, não são necessários exames de imagem.

O tratamento é um desafio em razão das diversas causas, mas geralmente inclui medidas como o tratamento do distúrbio subjacente, a mudança de atividades e a administração de fisioterapia. Os AINE, o acetaminofeno, o suporte de imobilização e o enfaixamento patelar oferecem eficácia limitada.

Bursite

A bursite pré-patelar é causada pela inflamação da bursa pré-patelar que recobre a patela. Os pacientes apresentam dor aguda e inchaço na parte anterior do joelho. As possíveis causas incluem traumatismo, infecção e gota. O exame físico revela um acúmulo palpável de líquido com preservação da amplitude de movimento ativa e passiva do joelho. A aspiração é indicada tanto para fins diagnósticos quanto terapêuticos. Após a aspiração, deve-se aplicar um curativo de compressão e instruir o paciente a evitar ajoelhar-se.

A bursite da pata de ganso é causada pela inflamação da bursa anserina localizada na região anteromedial proximal da tíbia. A condição normalmente se desenvolve em decorrência de uso excessivo ou atrito constante e estresse sobre a bursa. A bursite da pata de ganso é comum em atletas, especialmente em corredores. As pessoas com osteoartrite do joelho também são suscetíveis. A sensibilidade na face anteromedial do joelho, 5-8 cm abaixo da linha articular, é reproduzida por palpação ou quando se pede que o paciente suba um degrau. O tratamento consiste na administração de medicamentos anti-inflamatórios e na aplicação de gelo, bem como em evitar pressão direta, agachamentos e uso excessivo. Caso as medidas convencionais sejam ineficazes, pode-se considerar a injeção de glicocorticoides como uma opção.

> **PONTOS-CHAVE**
> - A síndrome da dor patelofemoral caracteriza-se por dor na parte anterior do joelho que normalmente evolui gradativamente no início e piora quando o paciente corre, permanece sentado por tempo prolongado e sobe escadas; trata-se de um diagnóstico clínico e normalmente não são necessários exames de imagem.
> - Em pacientes com bursite pré-patelar, a aspiração é indicada tanto para fins diagnósticos como terapêuticos.

Síndrome do trato iliotibial

A síndrome do trato iliotibial é causada pela inflamação do trato iliotibial distal que desliza sobre o epicôndilo femoral lateral durante o movimento do joelho. A condição pode resultar de uso excessivo ou de alterações no alinhamento anatômico ou na função biomecânica. Trata-se de uma causa comum de dor na face lateral do joelho em corredores, podendo acometer também pacientes com diferença significativa de comprimento da perna, pé excessivamente pronado, joelho varo ou fraqueza dos músculos glúteos. A dor pode manifestar-se inicialmente apenas ao término de uma atividade, podendo progredir e ocorrer mais cedo no decorrer da atividade, e até mesmo em repouso. O exame físico revela sensibilidade à palpação, aproximadamente 2 cm proximal à linha articular lateral do joelho, acompanhada por fraqueza dos abdutores do quadril, dos flexores e extensores do joelho, e de um teste de Noble positivo (ver Tab. 46). O tratamento inicial consiste na modificação das atividades, na aplicação de gelo e na administração de AINE para reduzir a inflamação. Depois que a inflamação cede, são indicados exercícios de alongamento seguidos por exercícios de fortalecimento.

Cisto poplíteo

Os cistos poplíteos (cistos de Baker) em adultos são extensões sinoviais do espaço articular do joelho preenchidas por líquido e geralmente resultam de osteoartrite ou traumatismo do joelho. O cisto normalmente é assintomático, mas pode tornar-se doloroso à medida que aumenta de tamanho. Durante o exame físico, observa-se a presença de inchaço na fossa poplítea. Deve-se examinar o joelho para verificar se há sinais de doença do menisco, efusão ou sinais mecânicos indicativos de agente irritante intra-articular que esteja causando o acúmulo excessivo de líquido nas articulações. O tratamento normalmente é direcionado à causa subjacente do aumento de líquido sinovial (como o reparo de uma ruptura de menisco ou substituição do joelho). O cisto geralmente só é diagnosticado depois que se rompe, o que pode resultar em dor e inchaço significativos na panturrilha, simulando tromboflebite.

Dor no tornozelo e no pé
Entorses de tornozelo

A maioria das entorses de tornozelo é resultante de lesões causadas por inversão e que lesionam os ligamentos laterais do tornozelo. Achados característicos incluem dor, edema e propriocepção diminuída. O exame físico revela inchaço, equimose e sensibilidade na face lateral do tornozelo. A incapacidade imediata de sustentação do peso pode indicar a presença de uma lesão mais grave.

As entorses altas do tornozelo resultam de dorsiflexão ou eversão excessiva causadora de lesões aos ligamentos sindesmóticos tibiofibulares que conectam a porção distal da tíbia e a fíbula. A dor pode ser provocada pela compressão da perna na parte mediana da panturrilha (teste do aperto) ou quando se pede que o paciente cruze as pernas com a parte mediana da panturrilha da perna lesionada apoiada sobre o outro joelho (teste da perna cruzada).

As regras de Ottawa para lesões de tornozelo e pé (**Fig. 16**) são úteis para a exclusão de fraturas do tornozelo, com um grau de sensibilidade extremamente elevado (> 95%). De acordo com essas regras validadas, os exames radiográficos são necessários quando o paciente não consegue dar quatro passos tanto imediatamente após a lesão quanto durante a avaliação e quando há presença de sensibilidade localizada na face posterior do maléolo, do osso navicular ou da base do 5º metatarso. Caso esses critérios não sejam seguidos, a radiografia torna-se desnecessária por causa da probabilidade excessivamente baixa de uma fratura de tornozelo.

A terapia inicial inclui Repouso, Gelo, Compressão e Elevação (RICE, na sigla em inglês). Os AINE são úteis para o controle da dor. A mobilização precoce parece produzir resultados superiores ao repouso prolongado. Depois que a dor e o inchaço diminuem, deve-se iniciar o treinamento de propriocepção combinado a exercícios de amplitude de movimento e fortalecimento a fim de prevenir instabilidade crônica e predisposição a novas lesões. A cirurgia é indicada somente para pacientes com rupturas completas e aqueles com instabilidade crônica para os quais as intervenções convencionais tenham se mostrado ineficazes.

> **PONTO-CHAVE**
> - As regras de Ottawa para lesões de tornozelo e pé são úteis para a exclusão de fraturas do tornozelo, com um grau de sensibilidade extremamente elevado (> 95%); caso esses critérios não sejam cumpridos, as radiografias tornam-se desnecessárias por causa da probabilidade excessivamente baixa de uma fratura de tornozelo.

Dor no retropé

A tendinopatia do tendão do calcâneo costuma acometer pessoas que começam a se exercitar ou aumentam a intensidade do exercício muito rapidamente. A manifestação normal envolve dor, rigidez e sensibilidade na parte posterior do calcanhar, cerca de 2-6 cm proximal à inserção do tendão do calcâneo. A dor geralmente produz a sensação de queimação, piora com a atividade e melhora com o repouso. O tratamento consiste em repouso, modificação das atividades e aplicação de gelo. Os AINE podem ser utilizados para o controle da dor.

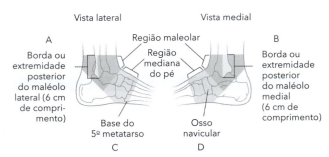

FIGURA 16 Regras de Ottawa para lesões de tornozelo e pé. Indica-se uma série de radiografias do tornozelo se o paciente tiver dor na região maleolar e apresentar quaisquer dos seguintes achados: a sensibilidade óssea ilustrada na imagem A, a sensibilidade óssea ilustrada na imagem B ou incapacidade de apoiar o peso imediatamente após a lesão ou durante o exame na unidade de emergência (no consultório médico). Indica-se uma série radiográfica se o paciente tiver dor na região mediana do pé e apresentar quaisquer dos seguintes achados: sensibilidade óssea ilustrada na imagem C, sensibilidade óssea ilustrada na imagem D ou incapacidade de apoiar o peso imediatamente após a lesão ou durante o exame na unidade de emergência (ou no consultório médico).

Reproduzido com permissão de Davis MF, Davis PF, Ross DS. ACP Expert Guide to Sports Medicine. Philadelphia, PA: American College of Physicians; 2005:404. Copyright 2005, American College of Physicians.

Deve-se suspeitar de ruptura do tendão do calcâneo quando a pessoa que pratica uma atividade vigorosa, como basquete, ouve um estalo no calcanhar. Raramente, os antibióticos à base de fluoroquinolona são associados à tendinopatia ou à ruptura do tendão do calcâneo. A manifestação repentina de dor na parte posterior do calcanhar é comum, mas nem sempre ocorre. A flexão plantar pode ser preservada. Os pacientes normalmente apresentam um teste de Thompson positivo (sensibilidade, 96%; especificidade, 93%) (**Fig. 17**). Pode haver presença de defeito palpável do tendão. O tratamento é controverso. Os pacientes tratados com cirurgia ou imobilização do tornozelo em flexão plantar acompanhada por um protocolo precoce de amplitude de movimento parecem apresentar um risco semelhante de reincidência da ruptura, apesar do elevado risco de complicações associado à cirurgia, inclusive infecção.

A fascite plantar caracteriza-se pela presença de dor e sensibilidade próximas à porção medial da superfície plantar do calcanhar. A dor normalmente ocorre ao acordar e após o repouso prolongado. Os fatores de risco incluem obesidade, uso de calçados inadequados, pronação excessiva, pé cavo, pé chato e discrepâncias de comprimento das pernas. O tratamento deve ser individualizado de modo a abordar os achados específicos do histórico clínico e do exame físico e reavaliado em intervalos regulares. O tratamento inicial é multimodal e consiste na orientação do paciente, mudança de atividades, aplicação de gelo, correção de mecânica inadequada (p. ex., uso de suportes de arco para pé chato) e exercícios de alongamento do calcanhar. O acetaminofeno e os AINE podem ser utilizados para o controle da dor, embora nenhum dos dois altere o processo patológico subjacente. Para pacientes que não respondem às terapias mencionadas, a terapia com ultrassom e as injeções de glicocorticoides

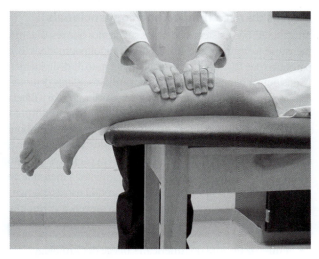

FIGURA 17 Teste de Thompson. O paciente é colocado na posição prona. O examinador aperta a parte mediana da panturrilha e observa a flexão plantar do pé. Quando o tendão do calcâneo do paciente está intacto, observa-se a flexão plantar. Quando há uma ruptura total do tendão do calcâneo, a flexão plantar não ocorre.

Reproduzido com permissão de Davis MF, Davis PF, Ross DS. ACP Expert Guide to Sports Medicine. Philadelphia, PA: American College of Physicians; 2005:401. Copyright 2005, American College of Physicians.

podem ser benéficas, embora alguns especialistas não recomendem essas injeções por causa do risco de atrofia adiposa na parte posterior do calcanhar. A liberação da fáscia plantar é reservada a pacientes nos quais outras terapias sejam ineficazes.

> **PONTOS-CHAVE**
>
> - Deve-se suspeitar de ruptura do tendão do calcâneo quando a pessoa que pratica uma atividade vigorosa, como basquete, ouve um estalo no calcanhar.
>
> - A fascite plantar caracteriza-se pela presença de dor e sensibilidade próximas à porção medial da superfície plantar do calcanhar; a dor normalmente ocorre ao acordar e após o repouso prolongado.
>
> - O tratamento inicial é multimodal e consiste na orientação do paciente, mudança de atividades, aplicação de gelo, correção de mecânica e exercícios de alongamento do calcanhar.

Dor na parte mediana do pé

A síndrome do túnel do tarso normalmente é causada pela compressão do nervo tibial posterior no interior do túnel do tarso, abaixo do maléolo medial. Essa condição em geral ocorre no caso de fratura do calcâneo, do maléolo medial ou do talo, podendo estar associada também à artrite reumatoide, diabetes melito, distúrbios da tireoide, gravidez e uso de calçados apertados. É comum o paciente apresentar dor e parestesias na parte medial do tornozelo, as quais se estendem até o pé e pioram quando o paciente está em pé, caminha e corre. É possível reproduzir a dor dando leves pancadas no nervo tibial posterior ao longo de seu curso. O tratamento inclui a modificação de atividades, ortótica, a administração de agentes anti-inflamatórios e, ocasionalmente, a aplicação de injeções de glicocorticoides. A descompressão cirúrgica é reservada a pacientes que não se beneficiam das medidas convencionais.

Dor no antepé

A deformidade do hálux valgo (joanete) caracteriza-se pelo desvio lateral do hálux com deformidade óssea na face medial da 1ª articulação metatarsofalângica. Pode haver desenvolvimento de artrite nessa articulação, com possível bursite sobrejacente à deformidade óssea. O tratamento inclui a administração de AINE, o uso de dispositivos ortóticos e, possivelmente, cirurgia.

O neuroma de Morton é um aprisionamento do nervo digital comum que em geral ocorre entre o terceiro e o quarto dedos do pé. Os pacientes descrevem uma sensação de estar "caminhando sobre pedregulhos" e dor com ardência ao apoiar o peso, com irradiação em sentido distal para os dedos do pé. O tratamento consiste no uso de almofada metatarsal e calçados largos nos dedos, devendo-se evitar sapatos de salto alto. Para pacientes que não respondem a essas medidas convencionais, uma única combinação de injeção de lidocaína e glicocorticoides geralmente proporciona alívio significativo da dor. A intervenção cirúrgica é reservada a pacientes que não respondem a, no mínimo, 12 meses de terapia convencional.

Dislipidemia

Avaliação dos níveis de lipídios

Em uma acentuada mudança em relação às diretrizes anteriores, a diretriz de 2013 do American College of Cardiology/American Heart Association (ACC/AHA) sobre o tratamento do colesterol não tem por foco o tratamento do colesterol LDL, mas o risco geral de uma pessoa desenvolver doença cardiovascular aterosclerótica (DCVA). Além disso, embora o colesterol não HDL (colesterol total menos o colesterol HDL) represente a soma de todo o colesterol potencialmente aterogênico, os objetivos do tratamento do colesterol não HDL não fazem mais parte das atuais diretrizes de tratamento do ACC/AHA. A mensuração dos níveis lipídicos específicos, portanto, visa basicamente à avaliação do risco de DCVA.

Colesterol LDL

A LDL é a mais aterogênica das lipoproteínas. O colesterol LDL elevado é fortemente associado a um maior risco de doença cardiovascular. Embora a terapia com estatinas reduza os níveis de colesterol LDL e o risco de eventos cardiovasculares, nenhum estudo randomizado demonstrou o valor do tratamento de acordo com os alvos específicos para o colesterol LDL. Isto constituiu a base para a alteração das recomendações contidas nas diretrizes. A utilidade da medição do colesterol LDL, portanto, é limitada para determinar a necessidade de tratamento e monitoramento da resposta à terapia. Pacientes com um nível de colesterol LDL de 190 mg/dL (4,92 mmol/L) ou mais devem ser avaliados quanto à presença de hipercolesterolemia familiar e causas secundárias de hiperlipidemia, dentre as quais, hipotireoidismo, diabetes melito e uso de glicocorticoides.

Triglicérides

A literatura sugere que níveis elevados de triglicérides provavelmente representam mais um marcador de síndrome metabólica e doença cardiovascular do que uma causa. Por essa razão, esses valores não são medidos rotineiramente como parte da avaliação do risco de DCVA. Entretanto, a hipertrigliceridemia severa em jejum (≥ 500 mg/dL [5,65 mmol/L]), que está associada à hiperlipidemia familiar combinada, ao consumo excessivo de álcool, ao hipotireoidismo, aos estrogênios exógenos, à doença renal crônica e ao uso de inibidores da protease, pode desencadear pancreatite. O nível de triglicérides no período pós-prandial pode se elevar acima de 1.000 mg/dL (11,30 mmol/L). A medida dos níveis de triglicérides é indicada nessas situações clínicas, bem como antes do início da terapia medicamentosa.

Colesterol HDL

Os níveis de colesterol HDL têm uma forte correlação inversa com o risco cardiovascular. Entretanto, não se sabe ao certo a relação fisiopatológica existente entre os níveis reduzidos de colesterol HDL e a incidência de DCVA, sobretudo porque os estudos ainda estão por demonstrar claramente a redução do risco cardiovascular com medicamentos capazes de elevar os níveis de colesterol HDL. Consequentemente, a diretriz do ACC/AHA sobre o tratamento do colesterol não contém nenhuma recomendação para o tratamento de baixos níveis de colesterol HDL. O nível de colesterol HDL, entretanto, é um fator utilizado para uma estimativa de risco de DCVA em 10 anos.

TABELA 47 Fatores de risco adicionais para doença cardiovascular aterosclerótica

Ascendência afro-americana
Histórico familiar de doença cardiovascular prematura (início antes dos 55 anos no primeiro grau de parentesco masculino ou antes dos 65 anos no primeiro grau de parentesco feminino)
Elevado risco de vida por doença cardiovascular (> 50% para homens, > 40% para mulheres) (conforme determinado pela ASCVD Risk Estimator baseado no Pooled Equations [disponível em http://tools.cardiosource.org/ASCVD-Risk-Estimator/])
Colesterol LDL ≥ 160 mg/dL (4,14 mmol/L)
Proteína C-reativa ultrassensível ≥ 2mg/L
Escore de cálcio na artéria coronária ≥ 300 ou ≥ 75º percentual para a idade
Índice tornozelo-braquial < 0,90

DCVA = doença cardiovascular aterosclerótica

Dados de Stone NJ, Robinson JG, Lichtenstein AH, et al; American College of Cardiology/American Heart Association Task Force on Practice Guidelines. 2013 ACC/AHA guideline on the treatment of blood cholesterol to reduce atherosclerotic cardiovascular risk in adults: a report of the American College of Cardiology/American Heart Association Task Force on Practice Guidelines. J Am Coll Cardiol. 2014 Jul 1;63 (25 Pt B):2889-934. Erratum in: J Am Coll Cardiol. 2014 Jul 1;63(25 Pt B):3024-3025. [PMID: 24239923]

Fatores de risco lipídico não convencionais

Atualmente, não existem evidências suficientes que respaldem a mensuração rotineira de lipoproteínas, apolipoproteínas B e partículas de LDL na avaliação ou no tratamento da dislipidemia. Vários outros biomarcadores e testes cardiovasculares demonstraram correlação com um maior risco cardiovascular (**Tabela 47**). A diretriz do ACC/AHA não os inclui como fatores primários a serem considerados nas decisões de tratamento, embora esses fatores de risco possam ser utilizados para orientar a decisão de iniciar a terapia com estatinas em pacientes que não atendem claramente aos critérios de tratamento. A mensuração da espessura médio-intimal da artéria carótida não é recomendável para a avaliação do risco de DCVA na prevenção primária.

> **PONTOS-CHAVE**
> - A diretriz de 2013 do American College of Cardiology/American Heart Association (ACC/AHA) sobre o tratamento do colesterol não tem por foco o tratamento do colesterol LDL, mas o risco geral de uma pessoa desenvolver doença cardiovascular aterosclerótica.
> - Pacientes com um nível de colesterol LDL de 190 mg/dL (4,92 mmol/L) ou mais devem ser avaliados quanto à presença de hipercolesterolemia familiar e causas secundárias de hiperlipidemia, dentre as quais hipotireoidismo, diabetes melito e uso de glicocorticoides.
> - Atualmente, não existem evidências suficientes que respaldem a mensuração rotineira de lipoproteína, apolipoproteína B e partículas de LDL na avaliação ou no tratamento da dislipidemia.

Tratamento de dislipidemias

Mudanças de estilo de vida

A AHA e o ACC recomendam que todo paciente adulto seja orientado quanto às mudanças saudáveis de estilo de vida a serem feitas antes e além da terapia farmacológica para dislipidemia. Evitar o tabagismo, manter um peso saudável e praticar exercícios físicos regularmente são alguns dos hábitos a serem incentivados.

Uma dieta saudável para o coração que enfatize a ingestão de verduras e legumes, frutas, grãos e laticínios com baixo teor de gordura, que limite a ingestão de carnes vermelhas e carboidratos simples, reduz os níveis de colesterol LDL. A dieta DASH (Dietary Approaches to Stop Hypertension – Abordagem Dietética para a Hipertensão) (**Tabela 48**) proporcionou uma redução de mais de 10 mg/dL (0,26 mmol/L) dos níveis de colesterol LDL, bem como uma redução de 4 mg/dL (0,10 mmol/L) dos níveis de colesterol HDL. O ajuste da dieta DASH para substituir 10% das calorias provenientes dos carboidratos por 10% das calorias provenientes das proteínas proporciona uma pequena redução adicional dos níveis de colesterol LDL, dos níveis de colesterol HDL e dos níveis de triglicérides (redução de 16 mg/dL [0,18 mmol/L]); a substituição de 10% das calorias provenientes dos carboidratos por

Dislipidemia

TABELA 48 Dieta DASH – Abordagem dietética para hipertensão

Alimento	Número de porções[a]	Exemplos de porção
Gorduras e carboidratos simples	Limitado	Açúcar (1 colher de sopa)
Carnes magras (incluindo peixes e aves)	2 ou menos	Peixe ou ave (85 g)
Leguminosas, oleaginosas e sementes	4-5 por semana	Oleaginosas ($1/3$ xícara), sementes (2 colheres de sopa), pasta de amendoim (2 colheres de sopa), feijão (½ xícara)
Laticínios com baixo ou zero teor de gordura	2-3	Leite desnatado (1 xícara), iogurte (1 xícara), queijo com baixo teor de gordura (28 g)
Frutas	4-5	Fruta fresca (do tamanho de uma bola de beisebol), suco de fruta (½ xícara), fruta seca (¼ xícara)
Legumes e verduras	4-5	Alface ou espinafre cru (1 xícara), cenoura ou brócolis cozidos (½ xícara), suco de vegetais (½ xícara)
Grãos	7-8 (pelo menos 3 alimentos que contenham grãos integrais devido ao teor mais elevado de fibras e nutrientes)	Pão (1 fatia); arroz, cereal ou massa cozida (½ xícara); cereal cozido (28 g)

[a]Para uma dieta com 2.000 calorias diárias.

Adaptado de National Heart, Lung, and Blood Institute. Following the DASH eating plan. www.nhlbi.nih.gov/health/health-topics/topics/dash/followdash. Atualizado em 06 de junho de 2014. Acessado em 24 de junho de 2015.

10% das calorias provenientes das gorduras insaturadas aumenta ligeiramente os níveis de colesterol HDL e reduz os níveis de colesterol LDL e triglicérides. A redução da ingestão de ácidos graxos saturados para 5-6% de calorias e a redução da ingestão de ácidos graxos trans também melhora ligeiramente os perfis lipídicos. A limitação do colesterol alimentar não tem um impacto claro na dislipidemia.

A diretriz do ACC/AHA sobre o gerenciamento do estilo de vida para a redução do risco cardiovascular recomenda que os adultos pratiquem atividades físicas aeróbias (3-4 sessões por semana, durante uma média de 40 minutos por sessão, e participem de atividades físicas de intensidade moderada a vigorosa) para reduzir os níveis de colesterol LDL, os níveis de colesterol não HDL e a pressão arterial. O exercício aeróbio reduz em 3-6 mg/dL (0,08-0,16 mmol/L) os níveis de colesterol LDL e em até 6 mg/dL (0,16 mmol/L) os níveis de colesterol não HDL. Os dados sobre o impacto do exercício nos níveis de triglicérides e colesterol HDL mostraram-se menos consistentes.

Tratamento medicamentoso

Sólidas evidências indicam que as estatinas são eficazes tanto para a prevenção primária quanto secundária de DCVA. A diretriz do ACC/AHA sobre o tratamento do colesterol identifica quatro grupos de pacientes para os quais existem evidências de que o tratamento da hiperlipidemia com a terapia à base de estatinas é benéfico: (1) DCVA clínica estabelecida, (2) nível de colesterol LDL de 190 mg/dL (4,92 mmol/L ou mais, (3) diabetes e idade de 40-75 anos com níveis de colesterol LDL de 70-189 mg/dL (1,81-4,90 mmol/L) sem DCVA e (4) ausência de DCVA ou diabetes e risco estimado de DCVA em 10 anos superior ou igual a 7,5% conforme estimado pelas Pooled Cohort Equations. Quando a terapia com estatinas é indicada, a terapia de intensidade alta ou moderada é utilizada com base no quadro clínico (**Fig. 18**).

Em pacientes com DCVA clínica (doença arterial coronariana, doença arterial periférica, doença cerebrovascular), a decisão de administrar dosagens de estatina de intensidade alta ou moderada é tomada com base na idade do paciente e no seu nível de tolerância à dose de estatina. A terapia de alta intensidade, definida como doses de estatina capazes reduzir em 50% ou mais os níveis de colesterol LDL, é recomendável para todo paciente com idade até 75 anos capaz de tolerá-la. A atorvastatina e a rosuvastatina são as únicas estatinas de alta intensidade recomendadas pela diretriz do ACC/AHA para o

TABELA 49 Terapia com estatinas de intensidades alta e moderada

Alta intensidade (≥ 50% de redução do colesterol LDL com dose diária)	Intensidade moderada (30% a < 50% de redução do colesterol LDL com dose diária)
Atorvastatina 40-80 mg	Atorvastatina 10-20 mg
	Rosuvastatina 5-10 mg
	Sinvastatina 20-40 mg
Rosuvastatina 20-40 mg	Prevastatina 40-80 mg
	Lovastatina 40 mg
	Fluvastatina 40 mg 2 vezes ao dia

Adaptado com a permissão de Stone NJ, Robinson JG, Lichtenstein AH, et al; American College of Cardiology/American Heart Association Task Force on Practice Guidelines. 2013 ACC/AHA guideline on the treatment of blood cholesterol to reduce atherosclerotic cardiovascular risk in adults: a report of the American College of Cardiology/American Heart Association Task Force on Practice Guidelines. J Am Coll Cardiol. 01/07/2014 1;63(25 Pt B):2889-934. Erratum in: J Am Coll Cardiol. 01/07/2014;63(25 Pt B):3024-3025. [PMID: 24239923] Copyright 2014, Elsevier.

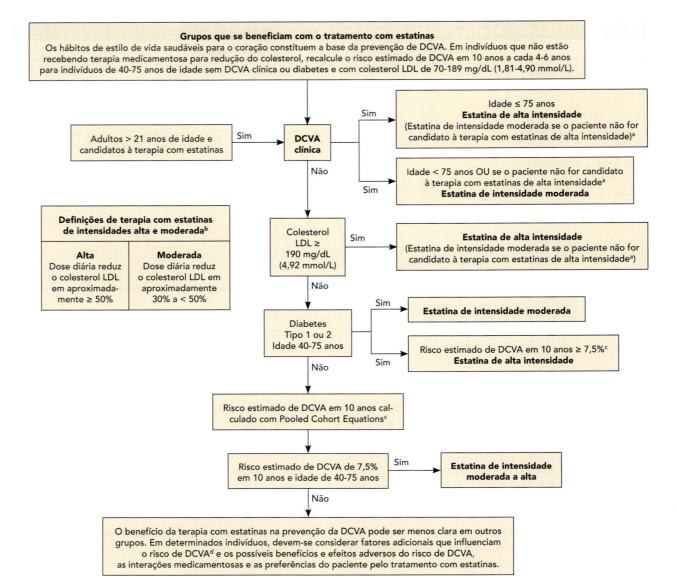

FIGURA 18 Principais recomendações para a terapia estatínica de prevenção de DCVA. Este fluxograma tem por finalidade servir como um guia de referência com o resumo das recomendações para a avaliação do risco e tratamento de DCVA. A avaliação do potencial risco e benefício resultantes da terapia estatínica para a prevenção de DCVA serve de parâmetro para a tomada de decisões clínicas que incorporem as preferências do paciente.

DCVA – doença cardiovascular aterosclerótica.

[a]A terapia com estatinas de intensidade moderada deve ser utilizada em pessoas para as quais a terapia estatínica de alta intensidade, em outras circunstâncias, seria recomendável, quando a terapia estatínica de alta intensidade for contraindicada ou na presença de características que as predisponham a efeitos adversos associados às estatinas.

As características que predispõem as pessoas aos efeitos adversos das estatinas incluem, mas não se limitam ao seguinte:
- Comorbidades múltiplas ou graves, como comprometimento da função renal ou hepática
- Histórico de intolerância anterior às estatinas ou distúrbios musculares
- Elevações inexplicáveis dos níveis de alanina aminotransferase > 3 vezes acima do limite máximo da faixa normal
- Características do paciente ou uso concomitante de fármacos que afetem o metabolismo das estatinas
- > 75 anos de idade

Outras características que podem modificar a decisão de utilizar intensidades mais elevadas de estatina incluem, mas não se limitam ao seguinte:
- Histórico de AVC hemorrágico
- Ascendência asiática

[b]A redução percentual do colesterol LDL pode ser utilizada como uma indicação do nível de resposta e adesão à terapia, mas não como um objetivo de tratamento propriamente dito.

[c]As Pooled Cohort Equations podem ser utilizadas para estimar o risco de DCVA em 10 anos em pessoas com e sem diabetes. Uma planilha disponível para download que permite uma estimativa dos riscos de 10 anos e vitalício de DCVA e uma calculadora on-line podem ser encontradas em http://my.americanheart.org/cvriskcalculator e www.cardiosource.org/science-and-quality/practice-guidelines-and-quality-standards/2013-prevention-guideline-toold.aspx.

[d]Nível primário de colesterol LDL ≥ 160 mg/dL (4,14 mmol/L) ou outras evidências de hiperlipidemias genéticas; histórico familiar de DCVA prematura com início < 55 anos de idade em parente de primeiro grau do sexo masculino ou < 65 anos de idade em parente de primeiro grau do sexo feminino; proteína reativa C de alta sensibilidade ≥ 2 mg/dL; escore de cálcio nas artérias coronárias ≥ 300 ou ≥ 75º percentil de acordo com a idade, o sexo e a etnia; índice tornozelo-braquial < 0,90; ou risco de vida elevado de DCVA.

Reproduzido com a permissão de Stone NJ, Robinson JG, Lichtenstein AH, et al: American College of Cardiology/American Heart Association Task Force on Practice Guidelines. 2013 ACC/AHA guideline on the treatment of blood cholesterol to reduce atherosclerotic cardiovascular risk in adults: a report of the American College of Cardiology/American Heart Association Task Force on Practice Guidelines. Circulation. 2013; Epub 2013 Nov 12. Copyright 2013, American Heart Association, Inc.

tratamento do colesterol. A sinvastatina, 80 mg/dL, foi objeto de estudos, mas essa dosagem não é recomendada pela FDA por causa do aumento do risco de rabdomiólise. A terapia de intensidade moderada é recomendada para pacientes com fatores de risco de efeitos adversos relacionados às estatinas, como idade acima de 75 anos, comprometimento da função renal ou hepática, distúrbios musculares e uso de fármacos que afetam o metabolismo das estatinas (bloqueadores dos canais de cálcio, fibratos, inibidores da protease, amiodarona, antibióticos macrolídeos). O tratamento com estatinas de intensidade moderada proporciona uma redução prevista de 30-49% do colesterol LDL (**Tabela 49**).

Pacientes acima de 20 anos com um nível de colesterol LDL de 190 mg/dL (4,92 mmol/L) ou mais devem receber uma estatina de alta intensidade, a menos que apresentem fatores de risco para efeitos adversos associados às estatinas.

Para pacientes de 40 a 75 anos com diabetes e um nível de colesterol LDL de 70-189 mg/dL (1,81-4,90 mmol/L), a terapia com estatinas de intensidade moderada é determinada pelo risco estimado de DCVA em 10 anos. A terapia com estatinas de alta intensidade deve ser utilizada naqueles pacientes com um risco de DCVA de 7,5% ou mais em 10 anos, enquanto a terapia de intensidade moderada deve ser utilizada se o risco for inferior a 7,5%.

Pacientes sem histórico de DCVA ou diabetes e um nível de colesterol LDL de 70-189 mg/dL (1,81-4,90 mmol/L) são candidatos à terapia com estatinas de intensidade alta ou moderada se o seu risco de DCVA em 10 anos for superior ou igual a 7,5%. Antes de iniciar o tratamento, é necessário discutir detalhadamente os benefícios e os riscos da terapia com estatinas de qualquer dos dois níveis de potência. Em determinados pacientes que não se enquadram em um dos grupos de indicação, a terapia com estatinas pode ser considerada com base em outros fatores (ver **Tabela 47**).

O julgamento clínico e a preferência do paciente devem ser levados em consideração quando se seleciona uma dose de estatina. Além disso, o ajuste da terapia com estatinas quando não se obtém a redução esperada do colesterol LDL requer uma tomada de decisão individualizada. A alteração de um regime de estatinas bem tolerado iniciado antes da liberação da diretriz atualizada não é necessariamente indicada.

Antes de iniciar o tratamento com estatinas, deve-se obter um painel lipídico com jejum e o nível de alanina aminotransferase (ALT). A medida dos níveis basais de creatina fosfoquinase (CPK) não é uma indicação de rotina antes do início da terapia com estatinas. Durante o tratamento com estatinas, o monitoramento da alanina aminotransferase e da creatinafosfoquinase é necessário somente se o paciente desenvolver sintomas de doença hepática ou muscular. Para determinar o nível de adesão à medicação e resposta à terapia, deve-se repetir o painel lipídico 1-3 meses após o início do tratamento com estatinas e depois a cada 3-12 meses de acordo com a indicação clínica.

As estatinas podem causar miopatia e elevação das aminotransferases no fígado, e estão associadas a um maior risco de diabetes além de possivelmente disfunção cognitiva. A incidência desses efeitos adversos varia de 1 a 10%, mas a incapacidade permanente relacionada à intolerância às estatinas é rara. Para pacientes com sinais ou sintomas de intolerância a estatinas, os benefícios e riscos da terapia continuada com estatinas devem ser discutidos com o paciente. Em geral, a troca para uma estatina diferente ou a redução da dosagem elimina os efeitos colaterais. Naqueles pacientes que não podem ou não desejam tomar estatinas, deve-se considerar outros tratamentos para redução do colesterol.

Terapia medicamentosa combinada e não estatínica

Os fármacos não estatínicos, como a ezetimiba, os fibratos, a niacina, os sequestradores de ácidos biliares e os ácidos graxos ômega-3, afetam favoravelmente os perfis lipídicos, e alguns reduzem os eventos cardiovasculares se comparados a placebo. Entretanto, são mínimos os dados que respaldam o uso de fármacos não estatínicos combinados à terapia estatínica para reduzir ainda mais a incidência de

TABELA 50 Característica dos fármacos não estatínicos

Medicamento	Colesterol LDL	Colesterol HDL	Triglicérides	Efeitos adversos
Ezetimiba	↓↓	—	—	Dor abdominal, fadiga, miosite, aminotransferases hepáticas elevadas (especialmente quando combinadas a estatinas)
Sequestradores de ácidos biliares	↓↓	—	↑[a]	Constipação, náusea, distensão abdominal, aminotransferases hepáticas elevadas, interferência na absorção de medicamentos/vitaminas
Fibratos	↓	↑	↓↓↓	Náusea, dor abdominal, miosite (especialmente quando combinados a estatinas)
Niacina	↓	↑↑	↓↓	Rubor, náusea, diarreia, gota, hiperglicemia, miosite
Ácidos graxos ômega-3	—	↑	↓↓↓	Distensão abdominal, gosto de peixe

[a] Os sequestradores de ácidos biliares elevam os níveis de triglicérides somente se os triglicérides basais estiverem elevados.

DCVA. Os fármacos não estatínicos também são associados a efeitos colaterais significativos (**Tabela 50**). Por essa razão, a diretriz do ACC/AHA para o tratamento do colesterol recomenda que esses medicamentos sejam considerados somente em pacientes de alto risco (aqueles com DCVA conhecida, diabetes ou nível de colesterol LDL ≥ 190 mg/dL (4,92 mmol/L) que não respondem do modo esperado à intensidade recomendada de uma estatina ou que tenham baixa tolerância às estatinas.

Tratamento da hipertrigliceridemia

Pacientes com níveis elevados de triglicérides devem ser aconselhados a perder peso (se for o caso), praticar exercícios aeróbios regularmente, abster-se de bebidas alcoólicas, evitar o consumo de ácidos graxos *trans* e limitar a ingestão de gorduras saturadas e açúcares adicionados. Os ácidos graxos ômega-3 poli-insaturados devem fazer parte da dieta em virtude de seu impacto favorável nos níveis de triglicérides.

Para pacientes com níveis de triglicérides de 500 mg/dL (5,65 mmol/L) ou mais em jejum, a terapia medicamentosa de redução dos triglicérides (isolada ou combinada à terapia de redução do colesterol LDL se houver indicação concomitante de tratamento) é útil na prevenção da pancreatite. Os fibratos, os agentes mais potentes, proporcionam uma redução média de 30-50% nos níveis de triglicérides. A niacina, as estatinas e os suplementos de ácidos graxos ômega-3 também proporcionam uma redução significativa dos níveis de triglicérides (ver **Tabela 50**).

PONTOS-CHAVE

- Sólidas evidências indicam que as estatinas são eficazes tanto na prevenção primária quanto secundária das doenças cardiovasculares ateroscleróticas.

- Em indivíduos com doença cardiovascular aterosclerótica clínica, a terapia de alta intensidade (doses de estatina com redução prevista do colesterol LDL de 50% ou mais) é recomendável para todo paciente com idade até 75 anos capaz de tolerá-la.

- Para pacientes com doença cardiovascular aterosclerótica clínica que apresentem fatores de risco de efeitos adversos relacionados à estatina, como idade acima de 75 anos, comprometimento da função renal ou hepática, distúrbios musculares e uso de fármacos que afetam o metabolismo das estatinas, recomenda-se o tratamento com estatinas de intensidade moderada.

- Pacientes acima de 20 anos com níveis de colesterol de 190 mg/dL (4,92 mmol/L) ou mais devem ser tratados com estatina de alta intensidade se não apresentarem fatores de risco de efeitos adversos associados à estatina.

- Para pacientes na faixa de 40-75 anos com diabetes melito e níveis de colesterol LDL de 70-189 mg/dL (1,81-4,90 mmol/L), a intensidade da terapia estatínica é determinada pelo risco estimado de doença cardiovascular aterosclerótica (DCVA) em 10 anos; pacientes com um risco estimado de DCVA de 7,5% ou mais em 10 anos devem receber terapia com estatinas de alta intensidade, enquanto aqueles com um risco de DCVA inferior a 7,5% em 10 anos devem receber terapia com estatinas de intensidade moderada.

- Pacientes sem histórico de doença cardiovascular aterosclerótica (DCVA) ou diabetes melito e com níveis de colesterol LDL de 70-189 mg/dL (1,81-4,90 mmol/L) são candidatos à terapia estatínica de intensidade alta ou moderada se o seu risco de DCVA em 10 anos for superior ou igual a 7,5%.

- A mensuração da CPK basal não é indicada como procedimento de rotina antes do início da terapia estatínica ou para o monitoramento da terapia na ausência de sintomas de doença muscular.

TABELA 51 Critérios para o diagnóstico clínico da síndrome metabólica

Medida	Pontos de corte da categoria
Circunferência abdominal[a]	Definições específicas para cada população e país
Triglicérides elevados (o tratamento medicamentoso para triglicérides elevados é um indicador alternativo)[b]	≥ 150 mg/dL (1,7 mmol/L)
Nível de colesterol HDL reduzido (o tratamento medicamentoso para colesterol HDL reduzido é um indicador alternativo)[b]	< 40 mg/dL (1,0 mmol/L) nos homens; < 50 mg/dL (1,30 mmol/L) nas mulheres
Pressão arterial elevada (o tratamento com medicamentos anti-hipertensivos para paciente com histórico de hipertensão é um indicador alternativo)	Pressão sistólica ≥ 130 e pressão diastólica ≥ 85 mm Hg
Glicose de jejum elevada[c] (o tratamento medicamentoso do nível de glicose elevado é um indicador alternativo)	≥ 100 mg/dL (5,6 mmol/L)

[a]É recomendável que os pontos de corte da International Diabetes Federation (IDF) (circunferência abdominal ≥94 cm para homens ou ≥80 cm para mulheres) sejam utilizados para pessoas de origem não europeia, e os pontos de corte da IDF ou da American Heart Association/National Heart, Lung, and Blood Institute (circunferência abdominal ≥102 cm para homens ou ≥88 cm para mulheres) sejam utilizados para pessoas de origem europeia até que mais dados sejam disponibilizados.

[b]Os medicamentos mais comuns utilizados para o tratamento de triglicérides elevados e colesterol HDL reduzido são os fibratos e o ácido nicotínico. Supõe-se que o paciente que esteja tomando um desses medicamentos tenha triglicérides altos e colesterol HDL baixo. Os ácidos graxos ômega-3 de alta dosagem subentendem a presença de triglicérides elevados.

[c]Pelos critérios propostos, a maioria dos pacientes com diabetes melito do tipo 2 sofre de síndrome metabólica.

Reproduzido com a permissão de Alberti KG, Eckel RH, Grundy SM, et al. Harmonizing the metabolic syndrome: a joint interim statement of the International Diabetes Federation Task Force on Epidemiology and Prevention; National Heart, Lung, and Blood Institute; American Heart Association; World Heart Federation; International Atherosclerosis Society; and International Association for the Study of Obesity. Circulation. 20/10/2009; 120(16):1640-5. [PMID: 19805654] Copyright 2013, American Heart Association, Inc.

Tratamento da dislipidemia em populações específicas

As evidências sugerem que é prudente dar continuidade à terapia com estatinas em pacientes acima de 75 anos se o paciente já estiver tomando e tolerando medicamentos estatínicos. A terapia estatínica de intensidade moderada é eficaz para a prevenção secundária de DCVA nessa população. O uso de estatinas para a prevenção primária ou em alta intensidade em pacientes acima de 75 anos não é bem tolerado.

Em razão da escassez de evidências, as diretrizes do ACC/AHA não contêm recomendações para a terapia estatínica em pacientes que necessitem de hemodiálise ou pacientes com insuficiência cardíaca de classe funcional II-IV pela classificação da New York Heart Association.

Síndrome metabólica
Epidemiologia e fisiopatologia

A concomitância de diabetes tipo 2 e múltiplos fatores de risco de doença cardiovascular aterosclerótica, inclusive obesidade abdominal, dislipidemia, hipertensão e hiperglicemia, é conhecida como síndrome metabólica. O diagnóstico da síndrome metabólica se faz pela presença de três dos cinco critérios diagnósticos utilizados pela International Diabetes Federation e pela AHA (**Tabela 51**).

A síndrome metabólica pode estar presente em mais de 25% da população mundial, com taxas ainda mais elevadas em mulheres de ascendência mexicana e negras. A síndrome metabólica é associada a um aumento de 5-10 vezes do risco de desenvolvimento de diabetes e a um aumento de 1,5-2,0 vezes do risco de DCVA.

Ainda se discute muito se a síndrome metabólica é uma entidade verdadeiramente específica com a sua própria base fisiopatológica. A resistência à insulina, a hiperinsulinemia e o aumento das citocinas em tecido adiposo observados nessa condição induzem alterações no endotélio vascular que promovem a aterosclerose. Além disso, a síndrome metabólica é associada a várias outras alterações patológicas, como esteatose hepática, insuficiência renal, apneia do sono e síndrome do ovário policístico.

Tratamento

A AHA recomenda a perda de peso, objetivando IMC inferior a 25, a prática de exercícios durante, pelo menos, 30 minutos por dia, 5 vezes por semana, e a adoção de uma dieta saudável para o coração (conforme descrito anteriormente).

Pacientes com hipertensão devem ser tratados de forma agressiva para alcançar os níveis de pressão arterial descritos no relatório dos membros do painel nomeados para o Eighth Joint National Committee. Da mesma forma, a dislipidemia deve ser tratada conforme detalhado anteriormente, enquanto a hiperglicemia deve ser gerenciada de acordo com as diretrizes da American Diabetes Association. Em alguns estudos, a metformina demonstrou reduzir o risco de desenvolver síndrome metabólica. Entretanto, as intervenções terapêuticas no estilo de vida são tão eficazes ou superiores à metformina.

A AHA recomenda a administração de aspirina de baixa dosagem para pacientes com síndrome metabólica e risco cardiovascular de 10% ou mais em 10 anos.

> **PONTO-CHAVE**
> - A AHA recomenda a administração de aspirina de baixa dosagem para pacientes com síndrome metabólica e risco cardiovascular de 10% ou mais em 10 anos.

Obesidade
Definição e epidemiologia

A obesidade é atualmente definida como um IMC igual ou superior a 30, enquanto o sobrepeso é definido como um IMC entre 25 e 29,9 (**Tab. 52**). As calculadoras on-line do IMC são amplamente disponibilizadas (https://www.nhlbi.nih.gov/guidelines/obesity/BMI/bmicalc.htm).

A prevalência da obesidade aumentou drasticamente nas últimas décadas. Atualmente, 1/3 dos adultos nos Estados Unidos são obesos. A obesidade é uma das principais causas de morte evitável e está associada a um maior risco de dislipidemia, diabetes melito do tipo 2, hipertensão, doença cardiovascular (CVD, na sigla em inglês), AVC, câncer (mama, cólon e endométrio), osteoartrite, apneia obstrutiva do sono e outras doenças. Esses riscos aumentam com a elevação do IMC. A obesidade está associada também a uma qualidade de vida reduzida, ao comprometimento do funcionamento físico e ao aumento dos custos com assistência médica.

Rastreamento e avaliação

Embora as diretrizes e recomendações atuais incentivem os médicos a identificar e aconselhar pacientes com sobrepeso ou obesos, a obesidade geralmente não é diagnosticada ou tratada como um problema clínico nos adultos afetados. Pacientes que relatam ser considerados obesos pelos médicos demonstram mais probabilidade de ter uma autopercepção realista de peso, maior desejo de perder peso e de terem tentado perder peso.

TABELA 52 Classificação do sobrepeso e da obesidade pelo IMC

Categoria	IMC	Classe da obesidade
Abaixo do peso	<18,5	
Normal	18,5-24,9	
Acima do peso	25,0-29,9	
Obesidade	30,0-34,0	I
	35,0-39,9	II
Obesidade mórbida	≥40	III

Reproduzido de National Heart, Lung, and Blood Institute. Aim for a Healthy Weight. www.nhlbi.nih.gov/health/educational/lose wt/BMI/bmi dis.htm. Acessado em 24/06/2015.

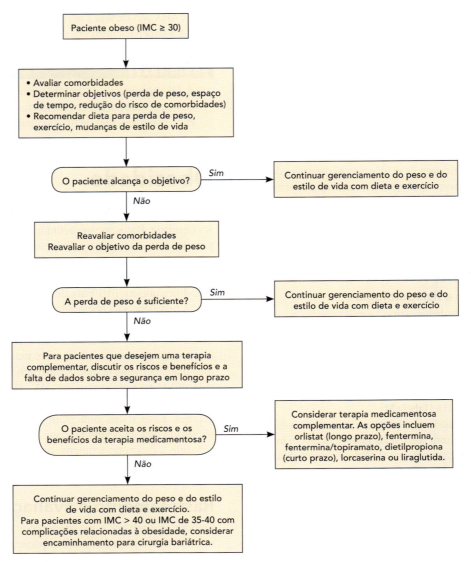

FIGURA 19 Tratamento do paciente obeso.

Adaptado com a permissão de Snow V, Barry P, Fitterman N, Qaseem A, Weiss K; Clinical Efficacy Assessment Subcommittee of the American College of Physicians. Pharmacologic and surgical management of obesity in primary care: a clinical practice guideline from the American College of Physicians. Ann Intern Med. 2005;142(7):526. [PMID: 15809464] Copyright 2005, American College of Physicians.

A U.S. Preventive Services Task Force (USPSTF) recomenda o rastreamento de adultos com cálculo do IMC para avaliar a presença de obesidade, mas conclui que não existem evidências relativas a um intervalo apropriado para o rastreamento da obesidade. A American Heart Association (AHA), o American College of Cardiology (ACC) e a The Obesity Society (TOS) recomendam que se faça o rastreamento do sobrepeso e da obesidade anualmente (ou com mais frequência, dependendo do paciente), calculando o IMC e medindo a circunferência abdominal no nível da crista ilíaca. A adiposidade central (circunferência abdominal > 102 cm nos homens e > 88 cm nas mulheres está associada ao aumento do risco cardiovascular, independentemente do IMC.

Na avaliação do paciente obeso, deve-se obter a cronologia do ganho de peso, das tentativas de perda de peso, dos padrões de alimentação e exercício, do histórico familiar de obesidade e do uso de medicamentos que promovem o ganho de peso (**Tab. 53**). Deve-se obter também um histórico dos fatores de risco e sintomas das comorbidades associadas à obesidade, como resistência à insulina e diabetes do tipo 2, dislipidemia, hipertensão, doença cardiovascular, AVC, apneia do sono, cálculos na vesícula biliar, hiperuricemia e gota, e osteoartrite. Durante a anamnese, os pacientes obesos devem ser questionados sobre as suas percepções de peso saudável e de seu próprio peso.

A avaliação deve incluir um exame físico completo. Além disso, a Guideline for the Management of Overweight and Obesity in Adults da AHA/ACC/TOS recomenda que se obtenha o nível da glicemia de jejum e o perfil lipídico de jejum em pacientes obesos. Outros testes eventualmente realizados devem ser orientados pelo histórico e pelo exame físico.

TABELA 53	Medicamentos que promovem o ganho de peso
Categoria do medicamento	**Exemplos de medicamentos**
Bloqueadores alfa	Clonidina, prazosina, terazosina
Medicamentos antidiabéticos	Insulina, sulfonilureias (especialmente gliburida e glipizida), tiazolidinedionas
Medicamentos anticonvulsivantes	Carbamazepina, gabapentina, ácido valproico
Medicamentos antidepressivos	Amitriptilina, imipramina, doxepina, paroxetina, mirtazapina
Anti-histamínicos	Ciproeptadina
Medicamentos antipsicóticos atípicos	Clozapina, olanzapina, quetiapina, risperidona
Bloqueadores beta	Atenolol, metoprolol, propranolol
Glicocorticoides	Prednisona
Contraceptivos hormonais	Progestinas (especialmente injeções de depósito)

PONTO-CHAVE

- A U.S. Preventive Services Task Force recomenda que seja feito o rastreamento e cálculo do IMC de todo adulto para verificação da presença de obesidade.

Tratamento

O tratamento de pacientes com sobrepeso e obesos deve começar com a definição da meta de perda de peso e do plano de tratamento individualizado. Uma meta razoável é a perda de 0,5-1,0 kg por semana para que se obtenha uma perda de peso total de 10%. O sustentáculo do tratamento da obesidade é a modificação do estilo de vida, inclusive com a adoção de dieta para perda de peso, o aumento da atividade física e a administração de terapia comportamental. Uma estratégia que combine os três elementos provavelmente será mais bem-sucedida do que qualquer elemento considerado isoladamente. O envolvimento de nutrólogos, terapeutas do exercício e terapeutas comportamentais no processo aumenta as chances de sucesso. Alguns pacientes podem também ser candidatos a tratamentos farmacológicos e cirurgia bariátrica. A **Figura 19** apresenta um fluxograma simplificado de tratamento ao obeso.

Modificação do estilo de vida

De acordo com as diretrizes da USPSTF e da AHA/ACC/TOS sobre a obesidade, deve-ser oferecer a todo paciente obeso uma intervenção abrangente no estilo de vida (com dieta, atividade física e tratamentos comportamentais) para a perda de peso. Além disso, a USPSTF recomenda que aos adultos que se encontram acima do peso ou obesos e apresentem fatores de risco cardiovascular sejam oferecidas intervenções intensivas de aconselhamento comportamental para promover uma dieta saudável e a prática de atividade física como prevenção de doença cardiovascular. Em adultos acima do peso e obesos com fatores de risco cardiovascular, como hipertensão, hiperglicemia e hiperlipidemia, as mudanças de estilo de vida que resultam em uma perda de peso modesta e sustentada (3-5%) produzem benefícios clinicamente significativos para a saúde (redução dos triglicérides, da glicose no sangue, da hemoglobina A_{1c} e do risco diabetes do tipo 2). Uma perda de peso maior resulta em maiores benefícios (pressão arterial reduzida e melhores níveis de colesterol LDL e HDL).

Ingestão reduzida de calorias provenientes da alimentação
Manter continuamente um balanço energético negativo (ou seja, ingestão de calorias menor do que o gasto) de 500 kcal/d resulta em uma perda de peso de aproximadamente 0,5 kg por semana. Além disso, é possível orientar a restrição calórica estimando-se o gasto energético basal por meio da equação de Harris-Benedict; existem calculadoras on-line disponíveis ((http://www-users.med.cornell.edu/~spon/picu/calc/bee-calc.htm). Com base no resultado, deve-se prescrever um determinado limite calórico diário (normalmente, 1.500-1.800 kcal/d para homens e 1.200-1.500 kcal/d para mulheres).

Toda dieta, quando eficaz, mantém um balanço energético negativo. Existem várias opções de dieta, entre as quais, dietas com baixo teor de gordura, dietas ricas em proteínas e pobres em carboidratos, dietas-padrão (p. ex., dieta mediterrânea) e dietas de substituição de refeições. Após a implementação da dieta, a perda de peso total em adultos obesos é máxima no espaço de 6 meses (faixa normal de 4-12 kg); a partir de então, o paciente normalmente volta a ganhar peso (a faixa normal da perda de peso total em 1 ano é de 4-10 kg; em 2 anos, de 3-4 kg).

Em uma recente meta-análise, os pesquisadores compararam os resultados da perda de peso entre diversas dietas populares. Todas as dietas se mostraram superiores à falta de dieta no espaço de 6 meses (a diferença média de perda de peso foi de 8,7 kg); entretanto, as diferenças de perda de peso entre as dietas individualmente foram mínimas ou inexistentes. Esses resultados sugerem que os médicos devem prescrever uma dieta que o paciente siga (ou seja, uma dieta palatável e acessível) e que mantenha o balanço energético negativo para alcançar a perda de peso. A prática inadequada de exercícios e os hábitos de sono impróprios comprometem o sucesso das intervenções alimentares.

Prática de exercícios
A maioria dos estudos realizados mostrou pouca ou nenhuma perda de peso com programas de exercícios isoladamente; entretanto, exercitar-se regularmente melhora o condicionamento e auxilia a manter o peso. Pacientes sobrepesos e obesos devem ser aconselhados a praticar atividade física, como caminhada em ritmo acelerado durante 30 minutos ou mais por dia, pelo menos 5 vezes por semana.

Pacientes acima do peso e obesos devem ser incentivados a engajar-se em atividades que aumentem a atividade termogênica sem exercícios (NEAT, na sigla em inglês), definida como toda energia gasta, exceto durante o sono, as refeições e o exercício. A NEAT decaiu drasticamente nos últimos

100 anos por causa dos aspectos sedentários da vida moderna (dependência do automóvel e dos utensílios domésticos). As pessoas que participam de atividades que aumentam a NEAT (p. ex., estacionar o carro longe do local de trabalho, subir escadas em vez de usar o elevador, fazer trabalho burocrático de pé) têm menos probabilidade de engordar.

Terapia comportamental

Pacientes acima do peso e obesos devem adotar estratégias que facilitem o abandono de padrões alimentares pessoais mal-adaptativos em favor de hábitos alimentares saudáveis e da prática de exercícios. Embora mais bem conduzida por um terapeuta treinado, a terapia comportamental pode ser iniciada por clínicos gerais. Especificamente, os clínicos podem enfatizar componentes da terapia comportamental como o automonitoramento, o controle de estímulos, o estabelecimento de objetivos e o apoio social.

O automonitoramento da ingestão e do gasto calórico já demonstrou facilitar a perda de peso e é um componente fundamental da terapia comportamental; geralmente envolve o uso de diários alimentares e de atividades e a autopesagem.

O controle de estímulos implica a modificação do ambiente físico mediante a aquisição de alimentos com baixa densidade energética (alimentos ricos em fibras) para o consumo, a indisponibilidade de alimentos não saudáveis e a abstenção de bebidas adoçadas com açúcar e lanches. Os pacientes devem ser aconselhados também a modificar o seu ambiente cognitivo através da abstenção (deixar os alimentos longe da vista), da distração (sair para fazer uma caminhada, em vez de comer) e da reestruturação (transferir o foco do prazer de comer para as consequências adversas da obesidade). Planejar-se para situações de alto risco (p. ex., "Se eu me sentir tentado a comer durante o jogo, masco um chiclete.") também é essencial.

A definição de objetivos envolve o estabelecimento de metas explícitas, razoáveis e aproximadas de perda de peso e prática de exercícios. Quando se alcança uma meta, deve-se estabelecer uma nova meta. Quando a meta não é alcançada, o paciente deve determinar a razão para tal e então estabelecer uma nova meta.

Os pacientes devem ser aconselhados a buscar apoio social para aderir aos planos de dieta e exercícios. A inclusão dos membros da família e dos cônjuges também pode levar a uma maior perda de peso.

Uma recente meta-análise avaliou os efeitos das intervenções comportamentais em pacientes obesos. Os participantes que receberam intervenções comportamentais apresentaram uma perda de peso maior (3,0 kg) e menor probabilidade de desenvolver diabetes e hipertensão do que os participantes do grupo de controle.

Caso ocorra a estabilização do peso apesar dessas intervenções no estilo de vida, o médico deve rever a dieta e as atividades físicas do paciente, recalcular o limite diário de ingestão calórica do paciente e fazer novas recomendações. Essas recomendações podem incluir o encaminhamento para nutrólogos, nutricionistas e terapeutas comportamentais, cuja assistência pode facilitar a perda de peso do paciente.

PONTOS-CHAVE

- O sustentáculo do tratamento da obesidade é a modificação do estilo de vida, inclusive com a adoção de dieta para perda de peso, o aumento da atividade física e a administração de terapia comportamental; uma estratégia que combine os três elementos provavelmente será mais bem-sucedida do que qualquer elemento considerado isoladamente.
- Pacientes que mantêm continuamente um balanço energético negativo de 500 kcal/d perdem cerca de 0,5 kg por semana.
- Pacientes obesos devem ser aconselhados a praticar atividades físicas, como caminhada em ritmo acelerado durante 30 minutos ou mais por dia, pelo menos 5 vezes por semana.

Terapia farmacológica

A terapia farmacológica pode ser utilizada como um recurso adjunto à dieta, à atividade física e aos tratamentos comportamentais em pacientes com IMC de 30 ou mais ou em pacientes com IMC de 27 ou mais e comorbidades associadas ao excesso de peso e à obesidade. Os medicamentos utilizados no tratamento da obesidade geralmente produzem perda de peso por meio da absorção da gordura alimentar ou da supressão do apetite.

O orlistat é um inibidor das lipases gástricas e pancreáticas que resulta na má absorção de aproximadamente 30% da gordura ingerida. Uma meta-análise demonstrou que 12 meses de tratamento com orlistat (120 mg t3 x/dia), comparado ao placebo, resultou em maiores reduções de peso (diferença média de 2,9 kg), IMC, circunferência abdominal, pressão arterial, níveis de colesterol no sangue e risco de diabetes do tipo 2. Diarreia e fezes oleosas são efeitos colaterais comuns, mas que diminuem com o tempo. Dado o seu mecanismo de ação, pacientes tratados com orlistat devem tomar também um composto multivitamínico diário que contenha vitaminas A, D e E, embora a multivitamina deva ser tomada 2 horas antes ou 2 horas após o orlistat. Existe uma forma de orlistat de potência reduzida (60 mg) vendida sem prescrição médica; essa dose também é eficaz para perda de peso.

A combinação de fentermina* de baixa dosagem (um medicamento simpatomimético) e topiramato de baixa dosagem (um medicamento antiepiléptico) demonstrou eficácia na redução do peso, possivelmente suprimindo o apetite, alterando o paladar e aumentando o metabolismo. Em um estudo de 56 semanas, os pacientes que tomaram placebo obtiveram uma perda de peso de 1,4 kg, enquanto aqueles que tomaram 7,5 mg de fentermina/46 mg de topiramato perderam 8,1 kg. Os pacientes que tomaram 15 mg de fentermina/92 mg de topiramato perderam 10,6 kg. Ambos os grupos de tratamento que receberam fentermina/topiramato apresentaram melhores níveis de pressão arterial, glicose de jejum e lipídios. A fentermina/topiramato é contraindicada em caso de gravidez, glaucoma, hipertireoidismo e uso recente de inibidores da monoamina oxidase; a sua segurança e eficácia em longo prazo são desconhecidas.

A lorcaserina, um agonista do receptor 2C de serotonina no cérebro, age como supressor do apetite. Em um estudo de 1 ano, o

---

*N.R.C.: Até o momento, não existe no Brasil.

tratamento com lorcaserina revelou-se superior ao placebo e resultou em uma perda de peso adicional de 3,6 kg. A lorcaserina levou também a significativas reduções do IMC, da circunferência abdominal e da pressão arterial sistólica. A lorcaserina deve ser utilizada com cautela em pacientes que tomam medicamentos que aumentam os níveis de serotonina. Existem dados limitados sobre a segurança e a eficácia da lorcaserina em longo prazo.

A FDA recentemente aprovou a combinação de bupropiona de liberação sustentada (um inibidor da reabsorção de norepinefrina/dopamina) e naltrexona de liberação sustentada (um antagonista dos receptores de opioides) para perda de peso. Em um estudo de 56 semanas, os pacientes que receberam placebo obtiveram uma perda de peso de 1,9 kg, enquanto aqueles tratados com naltrexona de liberação sustentada (16 mg/d) combinada com bupropiona de liberação sustentada (360 mg/d) perderam 6,5 kg. Aqueles que tomam uma combinação de naltrexona de liberação sustentada (32 mg/d) e bupropiona de liberação sustentada (360 mg/d) perderam 8,0 kg. A combinação de bupropiona e naltrexona é contraindicada para pacientes com epilepsia ou hipertensão descontrolada e pacientes que tomam opioides ou agonistas de opioides.

A FDA também aprovou recentemente a liraglutida, um agonista de ação prolongada do peptídeo-1 semelhante ao glucagon utilizado para melhorar o controle glicêmico em pacientes com diabetes do tipo 2, para uso como terapia adjunta a uma dieta de redução calórica e aumento da atividade física para o tratamento de problemas crônicos de peso em pacientes adultos com IMC de 30 ou mais ou de 27 ou mais na presença de pelo menos uma condição comórbida relacionada ao peso. A perda de peso média com a liraglutida é de aproximadamente 5%. Se depois de 16 semanas de tratamento o paciente que não tiver perdido pelo menos 4% do peso basal, a medicação deve ser suspensa. A liraglutida é contraindicada para pacientes com síndrome da neoplasia endócrina múltpla do tipo 2 e pacientes com histórico familiar ou pessoal de carcinoma medular da tireoide.

Vários medicamentos simpatomiméticos (fentermina, fendimetrazina, anfepramona e benzofetamina) são disponibilizados especificamente para uso de curto prazo (12 semanas ou menos) no tratamento da obesidade. A hipertensão pode ser um dos efeitos colaterais desses medicamentos.

> **PONTO-CHAVE**
> - A terapia farmacológica pode ser utilizada como um recurso adjunto à dieta, à atividade física e aos tratamentos comportamentais em pacientes com IMC de 30 ou mais ou em pacientes com IMC de 27 ou mais e comorbidades associadas ao excesso de peso e à obesidade.

Cirurgia bariátrica

A cirurgia bariátrica deve ser uma opção considerada para todo paciente com IMC de 40 ou mais e aqueles com IMC de 35 ou mais com comorbidades relacionadas à obesidade. Desde que foi estabelecido requisito de um IMC de 35 ou mais para a realização da cirurgia bariátrica, as evidências respaldam a eficácia clínica e de custo da intervenção cirúrgica em pacientes com IMC de 30-35 que não obtêm uma melhora substancial das condições de peso e comorbidade com os métodos não cirúrgicos. Entretanto, a maioria das diretrizes (e seguros de saúde) ainda defendem que se evite a intervenção cirúrgica até que o IMC chegue a 35 ou mais. Os candidatos devem ser avaliados por uma equipe multidisciplinar especializada nas áreas clínica, cirúrgica, nutricional e psiquiátrica. A **Tabela 54** apresenta alguns critérios adicionais para a realização da cirurgia bariátrica.

Os procedimentos cirúrgicos bariátricos resultam na redução da capacidade do estômago (restrição), na diminuição da absorção dos nutrientes ingeridos, em alterações hormonais que suprimem o apetite ou em uma combinação desses mecanismos. O risco de mortalidade associado à cirurgia bariátrica é baixo. Uma perda de peso igual ou superior a 50% do excesso de peso corporal (peso atual menos o peso corporal ideal) é considerada um sucesso.

Os procedimentos bariátricos realizados com frequência são a banda gástrica ajustável por laparoscopia, a derivação gástrica em Y de Roux e a gastrectomia vertical (**Figura 20**). A banda gástrica ajustável por laparoscopia, um procedimento restritivo, envolve a colocação de uma cinta de silicone macio abaixo da junção gastroesofágica, o que resulta em uma pequena bolsa gástrica (aproximadamente 30 mL). A banda é ajustada (através de uma porta laparoscópica) de modo que a saciedade seja alcançada sem disfagia. De 3 a 6 anos após a colocação da banda gástrica, a perda do excesso de peso é de 45-72%.

A derivação gástrica em Y de Roux, uma combinação de procedimento restritivo e disabsortivo, envolve a criação de uma

TABELA 54 Critérios para o paciente candidato à cirurgia bariátrica

IMC ≥ 40 ou IMC de 35-39,9 e comorbidades relacionadas à obesidade (p. ex., diabetes melito do tipo 2, doença cardíaca coronariana, apneia obstrutiva do sono, osteoartrite)
Baixa probabilidade de perder peso ou manter a perda de peso com intervenções não cirúrgicas
Risco operatório aceitável
Conhecimento dos benefícios, riscos e alternativas do procedimento proposto
Compromisso com uma rotina contínua de dieta, prática de atividade física e tratamentos comportamentais após o procedimento
Consciência de que a vida pode mudar em consequência do procedimento (p. ex., necessidade de mastigar bem os alimentos, incapacidade de ingerir grandes refeições)
Ausência de contraindicações psicológicas para a cirurgia
Compromisso com um acompanhamento médico vitalício, inclusive com monitoramento de eventuais deficiências nutricionais
Avaliação conduzida por uma equipe multidisciplinar especializada nas áreas clínica, cirúrgica, nutricional e psiquiátrica

Adaptado de National Institute of Diabetes and Digestive and Kidney Diseases, National Institutes of Health. Bariatric Surgery for Severe Obesity. Bethesda, Md: National Institutes of Health; março de 2009. Atualizado em junho de 2011. NIH Publication No. 08-4006. Disponível em www.niddk.nih.gov/health-information/health-topics/weightcontrol/bariatric-surgery-severe-obesity/Pages/bariatric-surgery-for-severe-obesity.aspx. Acessado em 24/06/2015; Thompson WG, Cook DA, Clark MM, Bardia A, Levine JA. Treatment of obesity. Mayo Clin Proc. Janeiro de 2007;82(1):93-101. [PMID: 17285790]; and Vest AR, Heneghan HM, Schauer PR, Young JB. Surgical management of obesity and the relationship to cardiovascular disease. Circulation. 26/02/2013;127(8):945-59. [PMID: 23439447].

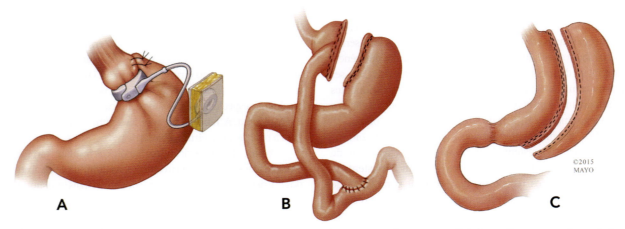

FIGURA 20 Procedimentos cirúrgicos comuns para obesidade. *A*, banda gástrica; *B*, derivação em Y de Roux; *C*, gastrectomia vertical.
Com permissão de Mayo Foundation for Medical Education and Research. Todos os direitos reservados.

TABELA 55 Deficiências e reposição de nutrientes após a cirurgia bariátrica

Deficiência de nutriente	Terapia de reposição
Ferro	MVI com ferro, ou ferro elementar, 80-100 mg/d por via oral
Vitamina B$_{12}$	Vitamina B$_{12}$, 500-1.000 mcg/d por via oral, ou 1.000 mcg por via IM mensalmente
Ácido fólico	MVI com folato; para mulheres em idade fértil, folato, 1 mg/d por via oral
Cálcio	Citrato de cálcio, 1.500 mg/d por via oral
Vitamina D	Vitamina D, 400-800 U/d por via oral
Tiamina	25-50 mg/d por via oral
Vitamina A	MVI diariamente; se deficiente, 2.500 U/d por via oral com monitoramento contínuo
Vitamina E	MVI diariamente; se deficiente, 10 mg/d por via oral

IM = via intramuscular; MVI = multivitamina

pequena bolsa gástrica proximal (cerca de 30 mL), que é separada da porção distal do estômago e anastomosada a uma alça jejunal isolada em Y (de Roux) - a porção distal do estômago, duodeno e proximal do jejuno ficam excluídos do trânsito. A digestão e absorção de nutrientes ocorre na porção mediana do intestino delgado. Com a derivação gástrica em Y de Roux, a capacidade do estômago é reduzida, assim como a absorção de calorias. Além disso, o fornecimento de nutrientes para a porção mediana do intestino delgado desencadeia alterações hormonais que suprimem o apetite. De 3 a 6 anos após a colocação da derivação gástrica em Y de Roux, a perda do excesso de peso é de 62%.

A gastrectomia vertical, um procedimento restritivo, envolve a ressecção da curvatura maior do estômago; esse procedimento reduz a capacidade do estômago e suprime o apetite mediante a remoção do tecido produtor da grelina, um hormônio estimulante do apetite. A perda do excesso de peso depois de 3 a 6 anos após a gastrectomia vertical é de 53-77%.

Em uma metanálise que comparou a cirurgia bariátrica ao tratamento não cirúrgico (dieta, exercício, modificação de comportamento e medicamentos), os participantes randomizados para a cirurgia bariátrica perderam mais peso (26,0 kg) e demonstraram mais probabilidade de remissão do diabetes do tipo 2 e da síndrome metabólica, melhor qualidade de vida e redução do uso de medicamentos. As evidências sugerem que a cirurgia bariátrica está associada também a uma redução da mortalidade e à melhora da apneia obstrutiva do sono, da osteoartrite e de outras condições.

Os pacientes submetidos à cirurgia bariátrica devem continuar seguindo as medidas alimentares, comportamentais e de prática de atividade física e recebendo terapia de reposição de nutrientes (**Tab. 55**).

> **PONTOS-CHAVE**
>
> - A cirurgia bariátrica deve ser uma opção considerada para todo paciente com IMC de 40 ou mais e aqueles com IMC de 35 ou mais com comorbidades relacionadas à obesidade.
> - Pacientes submetidos à cirurgia bariátrica perdem mais peso e demonstram mais probabilidade de remissão do diabetes melito do tipo 2 e da síndrome metabólica, melhor qualidade de vida e redução do uso de medicamentos do que aqueles que recebem apenas tratamento não cirúrgico.

Saúde do homem

Disfunção sexual masculina

Disfunção erétil

A disfunção erétil é a incapacidade de manter uma ereção adequada para o desempenho da atividade sexual. A incidência aumenta com a idade; aproximadamente 2/3 dos homens relatam algum grau de disfunção erétil por volta dos 70 anos.

Os fatores de risco mais importantes são os mesmos associados às doenças cardiovasculares (diabetes melito, hiperlipidemia, hipertensão, tabagismo, histórico familiar). Outros fatores de risco são idade avançada, obesidade, estilo de vida sedentário, cirurgia geniturinária anterior, uso abusivo de substâncias químicas e trauma pélvico. Condições neurológicas (demência, esclerose múltipla, AVC, quadriplegia), hormonais (hipogonadismo, hipotireoidismo, hiperprolactinemia) e psiquiátricas (depressão) também constituem fatores de risco de disfunção erétil. Os medicamentos, especialmente os agentes psiquiátricos e anti-hipertensivos, são causas comuns de disfunção erétil (**Tab. 56**).

O histórico de disfunção erétil deve incluir avaliação precisa para que se verifique se o paciente não apresenta um quadro de diminuição da libido, ejaculação precoce, anorgasmia ou problema anatômico, como curvatura peniana ou dor resultante de doença de Peyronie. A determinação da manifestação repentina dos sintomas e a persistência de ereções firmes nos períodos noturno e matutino são indicadores importantes da presença de uma etiologia inorgânica (psicológica) da disfunção erétil. A avaliação das condições clínicas ou psiquiátricas coincidentes, dos relacionamentos (inclusive a condição da parceira) e o histórico de cirurgia ou trauma é fundamental.

O exame físico inclui avaliação dos sinais vitais, exame genital, exame de toque retal, verificação dos pulsos nos membros inferiores, a consideração de características sexuais secundárias e avaliação neurológica. A escolha dos exames laboratoriais é determinada pelos achados obtidos a partir do histórico clínico e do exame físico. Com base nas características da disfunção erétil, os exames podem incluir testes de glicose, lipídios e hormônio estimulante da tireoide. O papel dos testes hormonais de rotina é menos claro e as evidências são inconclusivas em relação ao seu valor para fins de diagnóstico e orientação terapêutica. Se dosado, o nível de testosterona total em jejum pela manhã é o exame mais apropriado.

O tratamento deve ser baseado na etiologia subjacente. A terapia de primeira linha inclui a modificação do estilo de vida (abandono do fumo e perda de peso), psicoterapia e/ou terapia com inibidores da fosfodiesterase tipo 5 (PDE-5). Pacientes obesos podem obter melhoras substanciais da função erétil apenas com a perda de peso (IMC < 30).

Os inibidores da PDE-5 elevam os níveis de monofosfato cíclico de guanosina (cGMP) no corpo cavernoso do pênis, causando relaxamento do músculo liso vascular, aumento do fluxo sanguíneo peniano e ereção. As fórmulas disponíveis incluem sildenafila, vardenafila e tadalafila, todas consideradas igualmente eficazes. A avanafila é um medicamento inibidor da PDE mais novo recentemente aprovado pela FDA. Como a disfunção erétil compartilha muitos fatores de risco com as doenças ateroscleróticas, é importante avaliar o risco cardiovascular e a segurança para a atividade sexual antes de iniciar o tratamento com um inibidor da PDE-5 (**Tab. 57**). Para todos os inibidores da PDE-5, recomenda-se iniciar com uma dose baixa e ir aumentando a dose com base na resposta e nos efeitos colaterais. A sildenafila deve ser tomada com o estômago vazio pelo menos uma hora antes da relação sexual; a correta orientação ao paciente quanto ao uso de inibidores de PDE-5 associa-se a elevados índices de sucesso terapêutico. Os inibidores da PDE-5 geralmente são bem tolerados e seguros. O efeito colateral mais comum é a cefaleia (10%). Outros efeitos colaterais são tontura, dispepsia, rubor, rinite, síncope e distúrbio da visão azulada (cianopsia) decorrentes da inibição da PDE-6 na retina. Os inibidores da PDE-5 são contraindicados para pacientes que estejam tomando nitrato e devem ser utilizados com cautela em pacientes que estejam tomando bloqueadores alfa (como tansulosina) em razão do risco de hipotensão profunda. Os inibidores da PDE-5 inibem também o citocromo P-450 3A4, podendo alterar o metabolismo dos medicamentos metabolizados por meio dessa via (p. ex., inibidores da protease, eritromicina, cetoconazol).

O tratamento de segunda linha para a disfunção erétil inclui a administração de prostaglandina E_1 intrauretral ou injetável (alprostadila), que é mais eficaz do que os inibidores da PDE-5 para produzir ereções, porém, mais inconveniente e menos tolerado. A terapia com bomba peniana a vácuo também é uma opção a ser considerada.

As evidências da eficácia da terapia de reposição de testosterona para disfunção erétil em homens com baixos níveis séricos do hormônio são conflitantes, e recomenda-se a reposição somente se houver hipogonadismo clínico.

Ejaculação precoce

A ejaculação precoce é definida como a ejaculação que ocorre mais cedo que o desejado. Os tratamentos são o aconselhamento terapêutico e a terapia farmacológica. Os medicamentos tópicos (lidocaína, prilocaína), atuam reduzindo a estimulação tátil, podem ser utilizados com ou sem preservativo. Os medicamentos orais (fluoxetina, paroxetina, sertralina) atuam com base na sua tendência de retardar as ejaculações como um efeito colateral.

TABELA 56 Medicamentos geralmente associados à disfunção erétil

Antidepressivos: inibidores da monoamina oxidase, inibidores da recaptação seletiva da serotonina, antidepressivos tricíclicos
Benzodiazepínicos
Opioides, nicotina, anfetaminas, barbitúricos, cocaína, maconha, metadona
Anticonvulsivantes: fenitoína, fenobarbital
Anti-hipertensivos e diuréticos: bloqueadores alfa, bloqueadores beta, bloqueadores dos canais de cálcio, clonidina, espironolactona, diuréticos tiazídicos, diuréticos de alça, inibidores da enzima conversora da angiotensina (ACE, na sigla em inglês)
Inibidores da 5-alfa-redutase: dutasterida, finasterida
Anti-histamínicos e antagonistas dos receptores histamínicos H2: dimenidrinato, difenidramina, hidroxizina, meclizina, prometazina, cimetidina, nizatidina, ranitidina
AINE: naproxeno, indometacina
Medicamentos para mal de Parkinson: levodopa, bromocriptina, biperideno, triexifenidila, benzotropina, prociclidina

TABELA 57 Diretrizes da Third Princeton Consensus Conference para o tratamento da disfunção erétil em pacientes com doença cardiovascular e fatores de risco cardíaco

Nível de risco	Recomendação de tratamento
Baixo risco	
Pacientes que conseguem praticar exercícios de intensidade moderada sem apresentar sintomas Pacientes revascularizados com sucesso (p. ex., enxerto de derivação da artéria coronária, implante de *stent* coronário ou angioplastia) Hipertensão assintomática controlada Doença valvular leve Disfunção leve do ventrículo esquerdo (classe funcional I e II da NYHA) em pacientes capazes de alcançar 5 METS sem isquemia, conforme determinado por teste de esforço recente	Podem iniciar ou retomar a atividade sexual ou tratar a disfunção erétil com inibidor da PDE-5 (se não estiverem tomando nitratos).
Risco intermediário/indeterminado	
Angina estável de leve a moderada MI recente (2-8 semanas) sem intervenção e no aguardo do ECG realizado durante o teste ergométrico Insuficiência cardíaca (classe funcional III da NYHA) Doença aterosclerótica não cardíaca (DAP clinicamente evidente, histórico de AVC/AIT)	Avaliação cardíaca mais aprofundada e reestratificação antes da retomada da atividade sexual ou do tratamento da disfunção erétil. Se o paciente conseguir concluir 4 minutos do protocolo padrão de Bruce (exercício de esteira) sem sintomas, arritmias ou queda da pressão arterial, o tratamento da disfunção erétil pode ser iniciado com segurança.
Alto risco	
Angina instável ou refratária Hipertensão descontrolada Insuficiência cardíaca de grau moderado a severo (classe funcional IV da NYHA) IM recente (< 2 semanas) sem intervenção Arritmia de alto risco (taquicardia ventricular induzida pelo exercício, CDI com choques frequentes, fibrilação atrial mal controlada) Cardiomiopatia hipertrófica obstrutiva com sintomas severos Doença vascular de grau moderado a severo (particularmente estenose aórtica)	Adiar a atividade sexual ou o tratamento da disfunção erétil até que a condição cardíaca se estabilize ou seja reavaliada.

ECG = eletrocardiograma; DE = disfunção erétil; CDI = cardioversor-desfibrilador implantável; METS = equivalentes metabólicos; IM = infarto do miocárdio; NYHA = New York Heart Association; DAP = doença arterial periférica; PDE = fosfodiesterase; AIT = ataque isquêmico transitório.

Recomendações extraídas de Nehra A, Jackson G, Miner M, et al. The Princeton III Consensus recommendations for the management of erectile dysfunction and cardiovascular disease. Mayo Clin Proc. agosto de 2012;87(8):766-78. [PMID: 22862865]

Libido reduzida

A libido reduzida é definida como a redução do desejo pela atividade sexual. O distúrbio do desejo sexual hipoativo é diagnosticado quando a libido encontra-se acentuadamente prejudicada e prejudica os relacionamentos interpessoais. As causas mais comuns são a idade avançada, o hipogonadismo, a hiperprolactinemia, os medicamentos e as condições psiquiátricas (principalmente depressão). O tratamento é direcionado à causa subjacente. Muitos dos chamados suplementos naturais já foram anunciados como eficazes para o tratamento da libido reduzida e da disfunção sexual; entretanto, nenhum desses suplementos apresenta evidências suficientemente sólidas que respaldem a sua eficácia. Além disso, a FDA já advertiu para o fato de que muitos dos ingredientes contidos nesses produtos são potencialmente prejudiciais.

PONTOS-CHAVE

- A terapia de primeira linha para a disfunção erétil envolve procedimentos como a modificação do estilo de vida, psicoterapia e/ou terapia com inibidores da fosfodiesterase do tipo 5.
- Como a disfunção erétil compartilha muitos fatores de risco com as doenças ateroscleróticas (fumo, diabetes, hipertensão, hiperlipidemia e histórico familiar de doença cardiovascular), é importante avaliar o risco cardiovascular e a segurança para a atividade sexual antes de iniciar o tratamento com um inibidor da fosfodiesterase do tipo 5.
- Os inibidores da fosfodiesterase do tipo 5 são contraindicados para pacientes que estejam tomando nitrato e devem ser utilizados com cautela em pacientes que estejam tomando bloqueadores alfa (como tansulosina) por causa do risco de hipotensão acentuada.

Deficiência androgênica

O diagnóstico de deficiência androgênica é realizado com base em sintomas característicos e na presença comprovada de hipogonadismo (**Tab. 58**). O exame deve ser realizado de forma criteriosa porque os sintomas de hipogonadismo coincidem com muitas condições comuns. As diretrizes da Endocrine Society desaconselham o rastreamento de homens assintomáticos na população geral, independentemente da idade.

O histórico clínico deve concentrar-se nas condições que alteram a produção ou o metabolismo da testosterona, como as doenças sistêmicas e os medicamentos (p. ex., glicocorticoides sistêmicos de alta dosagem, opioides, maconha) ou nas condições que reduzem transitoriamente a testosterona, como distúrbios alimentares e o excesso de exercício. O diagnóstico de hipogonadismo pode ser feito mediante a obtenção do nível de testosterona total em jejum pela manhã e a confirmação de eventuais resultados anormais com, pelo menos, uma repetição do exame. Antes de iniciar o tratamento, recomenda-se identificar a causa do hipogonadismo, inclusive se a condição é de origem primária ou secundária. Os objetivos do tratamento incluem indução e manutenção das características sexuais secundárias, bem como melhora do bem-estar, da função sexual, da massa/força muscular e da densidade mineral óssea. Em decorrência dos possíveis efeitos adversos, a terapia com testosterona é contraindicada para pacientes com câncer de próstata ou mama, nódulos ou endurecimento prostático, nível de antígeno prostático específico (PSA) acima de 4 ng/mL (4 mcg/L) ou de 3 ng/mL (3 mcg/L) se houver alto risco de câncer de próstata, hematócrito superior a 50%, apneia obstrutiva do sono, sintomas severos do trato urinário inferior ou insuficiência cardíaca mal controlada.

Os detalhes sobre a avaliação do hipogonadismo e do tratamento com testosterona encontram-se descritos em MKSAP 17 Endocrinologia e Metabolismo.

PONTOS-CHAVE

HVC
- As diretrizes atuais desaconselham o rastreamento para verificação de deficiência androgênica em homens assintomáticos, independentemente da idade.
- O diagnóstico de hipogonadismo pode ser feito mediante a obtenção do nível de testosterona total em jejum pela manhã e a confirmação de eventuais resultados anormais com, pelo menos, uma repetição do exame.

Hiperplasia benigna da próstata

A hiperplasia benigna da próstata é uma causa comum de sintomas do trato urinário inferior em homens. A próstata tem o tamanho de uma noz em homens de 30 anos, aumentando gradativamente de tamanho. Grande parte dos homens acima de 60 anos apresenta sintomas do trato urinário inferior. A hiperplasia benigna da próstata origina-se na zona central de transição da próstata e causa obstrução do fluxo urinário, podendo, em última análise, causar disfunção do músculo detrusor e contrações involuntárias da bexiga. Os sintomas do trato urinário inferior podem ser categorizados como de armazenamento ou esvaziamento. Os sintomas de esvaziamento incluem redução do fluxo, retenção miccional, esvaziamento incompleto da bexiga e incontinência miccional. Os sintomas de armazenamento, causados por hiperatividade do músculo detrusor e que podem ocorrer em um estágio posterior da hiperplasia benigna da próstata, incluem noctúria, frequência miccional e urgência miccional.

O diagnóstico da hiperplasia benigna da próstata pode ser um desafio em razão das muitas causas possíveis dos sintomas do trato urinário inferior; além disso, existe uma baixa correlação entre o tamanho da próstata verificado no exame e os sintomas urinários. Todavia, um histórico clínico e um exame físico criteriosos normalmente podem fornecer o diagnóstico. Homens acima de 50 anos têm alta probabilidade de apresentar hiperplasia benigna da próstata como causa dos sintomas do trato urinário inferior, enquanto homens abaixo de 40 anos provavelmente apresentam outras causas para tais sintomas. Alguns medicamentos podem provocar sintomas do trato urinário inferior, como os diuréticos (frequência miccional), os simpatomiméticos e os anticolinérgicos (aumento da tonicidade do esfíncter uretral e contrações reduzidas do músculo detrusor); descongestionantes simpatomiméticos e os anti-histamínicos anticolinérgicos) também podem causar sintomas do sistema urinário inferior. Outras causas de sintomas do sistema urinário inferior são a presença de malignidade (da próstata, da bexiga), infecção (prostatite, doenças sexualmente transmissíveis), condições neurológicas (lesão da medula espinal, AVC, mal de Parkinson), condições clínicas (diabetes melito mal controlado, hipercalcemia) e condições comportamentais (ingestão de álcool ou cafeína, consumo excessivo de água).

As diretrizes da American Urological Association (AUA) recomendam a obtenção de uma pontuação basal no AUA Symptom Index (AUA-SI) para determinar a severidade dos sintomas do sistema urinário inferior e para monitorá-los. Esse questionário (disponível em www.hiv.va.gov/provider/manual-primary-care/urology-tool1.asp) avalia condições como frequência miccional, noctúria, fluxo urinário fraco, hesitação miccional, intermitência miccional, esvaziamento incompleto da bexiga e urgência miccional e gera uma pontuação que reflete a presença de sintomas leves, moderados ou graves. O exame da próstata pode revelar os achados característicos de hiperplasia benigna da próstata, como aumento simétrico e consistência firme (como a ponta do nariz). Os achados de adenocarcinoma prostático incluem assimetria, endurecimento e nodularidade. Deve-se examinar o meato peniano para excluir evidências de estenose. Deve-se palpar o abdome para excluir a presença de massas ou distensão vesical. O exame deve excluir também alterações neurológicas, como hipotonia do esfíncter anal, ausência de reflexo cremastérico, anestesia em sela e anomalias neurológicas do membro inferior. A AUA recomenda uma urinálise para exclusão da hipótese de infecção e malignidade (hematúria). Como o PSA pode ser elevado na presença de hiperplasia benigna da próstata, e os níveis elevados do PSA associados a essa condição não têm uma correlação confiável com os sintomas do trato urinário infe-

TABELA 58 Sintomas e sinais sugestivos de deficiência androgênica em homens
Sintomas e sinais mais específicos
Desenvolvimento sexual incompleto ou retardado, eunucoidismo
Desejo e atividade sexuais (libido) reduzidos
Ereções espontâneas reduzidas
Desconforto mamário, ginecomastia
Perda de pelos do corpo (regiões axilar e púbica), diminuição do barbear
Testículos muito pequenos (especialmente < 5 mL) ou encolhidos
Incapacidade de gerar filhos, contagem baixa ou inexistente de espermatozoides
Perda de estatura, fratura resultante de traumatismo de pequena intensidade, baixa densidade mineral óssea
Rubores quentes, sudorese
Sintomas e sinais menos específicos
Níveis reduzidos de energia, motivação, iniciativa e autoconfiança
Sensação de tristeza ou melancolia, humor deprimido, distimia
Baixa concentração e memória
Distúrbio do sono, sonolência aumentada
Anemia leve (normocrômica, normocítica, na faixa feminina)
Volume e força musculares reduzidos
Aumento da gordura corporal, do IMC
Queda do desempenho físico ou profissional

Adaptado com permissão de Bhasin S, Cunningham GR, Hayes FJ, et al; Task Force, Endocrine Society. Testosterone therapy in men with androgen deficiency syndromes: an Endocrine Society clinical practice guideline. J Clin Endocrinol Metab. Junho de 2010;95(6):2537. [PMID: 20525905] Copyright 2010, The Endocrine Society.

rior, o exame de PSA não se faz necessário para o diagnóstico de hiperplasia benigna da próstata nem é seguido como procedimento de rotina em pacientes que apresentam tal condição. Embora não seja necessária para fins diagnósticos, a urofluxometria é um método não invasivo para avaliar os sintomas do trato urinário inferior e pode ser útil em alguns pacientes cuja condição não apresenta uma causa clara. A interpretação requer um volume mínimo de urina de 150 mL. Em geral, taxas de fluxo de pico inferiores a 15 mL/s são encontradas na presença de hiperplasia benigna da próstata, embora esse achado possa estar associado também à disfunção do músculo detrusor.

O tratamento da hiperplasia benigna da próstata tem por objetivo reduzir os sintomas do trato urinário inferior e melhorar a qualidade de vida do paciente. A AUA sugere uma abordagem de tratamento baseada na severidade demonstrada pela pontuação fornecida pelo AUA-SI. Os sintomas leves do trato urinário inferior (pontuação do AUA-SI < 8) podem ser tratados com medidas convencionais e observação. A abordagem de tratamento de sintomas de grau moderado a severo do trato urinário inferior (pontuação do AUA-SI ≥ 8) pode variar de medidas convencionais e observação a tratamento médico ou terapia intervencionista invasiva, como ressecção transuretral da próstata ou ablação transuretral com agulha. As medidas convencionais de tratamento dos sintomas do trato urinário inferior em homens com hiperplasia benigna da próstata incluem redução da ingestão de líquidos, micção cronometrada (a cada 3 horas enquanto o paciente está acordado), limitação da ingestão de cafeína/álcool, modificação dos medicamentos utilizados, melhoria do grau de mobilidade e abstenção da ingestão de irritantes vesicais.

A farmacoterapia de primeira linha para os sintomas do trato urinário inferior decorrentes de hiperplasia benigna da próstata que não responde às medidas convencionais consiste na administração de bloqueadores alfa, que atuam sobre o componente dinâmico da obstrução da saída da bexiga, promovendo o relaxamento dos músculos lisos dos colos da uretra e da bexiga. Os efeitos colaterais comuns são cefaleia, tontura, congestão nasal, hipotensão, edema, palpitações, fadiga e disfunção erétil. Os bloqueadores alfa atualmente aprovados pela FDA para o tratamento dos sintomas do trato urinário inferior são alfuzosina, doxazosina, tamsulosina, terazosina e a silodosina. Todos os bloqueadores alfa são igualmente eficazes, mas diferem em sua segurança cardiovascular e tolerabilidade. Em geral, os bloqueadores alfa eficazes no tratamento da hipertensão (doxazosina, terazosina e alfuzosina) têm mais probabilidade de causar mais efeitos colaterais do que a tansulosina e a silodosina, que têm pouco efeito sobre a pressão arterial. O inibidor da PDE-5 tadalafila também é efetivo para o tratamento da hiperplasia benigna da próstata, o que pode ser uma opção para homens com BHP e disfunção erétil. As combinações de bloqueadores alfa e inibidores da PDE-5 podem causar significativa hipotensão e devem ser administradas com cautela.

Os agentes farmacológicos que inibem a ação da testosterona também já mostraram ser eficazes no tratamento da hiperplasia benigna da próstata. Os inibidores 5-alfa-redutase (5-ARI) atuam sobre o componente anatômico da obstrução à saída da bexiga. Reduzem a conversão de testosterona em di-hidrotestosterona na próstata e, por conseguinte, o tamanho e o crescimento da próstata. Os 5-ARI são mais eficazes em homens com uma próstata grande (> 40 mL), sintomas moderados a severos e PSA elevado. Como os 5-ARI são associados a grandes reduções do PSA, é recomendável que os médicos multipliquem o valor do PSA por 2 em pacientes que estão tomando 5-ARI e necessitam fazer exame de PSA. Os 5-ARI reduzem gradativamente o tamanho da próstata, de modo que o efeito terapêutico pode levar vários meses para ser observado. Esses medicamentos são bem tolerados; os efeitos colaterais incluem disfunção ejaculatória e libido reduzida. A combinação de bloqueadores alfa e 5-ARI é recomendada para homens com uma próstata grande e níveis elevados de PSA.

Vários medicamentos fitoterápicos já foram utilizados para hiperplasia benigna da próstata, como sabal (*saw palmetto*), capim estrela africana, casca da ameixeira africana, pólen da grama de centeio, urtiga e flor de cacto; entretanto, estudos recentes não demonstraram nenhum benefício claro.

As indicações para encaminhamento a um urologista e o possível tratamento invasivo para hiperplasia benigna da próstata incluem sintomas graves refratários à terapia medicamentosa, retenção miccional aguda, pedras (cálculos) na bexiga, hematúria macroscópica persistente, infecções recorrentes do trato urinário e nefropatia obstrutiva.

> **PONTOS-CHAVE**
> - A farmacoterapia de primeira linha para hiperplasia benigna da próstata consiste na administração de bloqueadores alfa.
> - Os inibidores 5-alfa-redutase são mais eficazes em homens com hiperplasia benigna da próstata que têm uma próstata grande, sintomas moderados a severos e níveis elevados de antígeno prostático específico.

Dor testicular e escrotal aguda

As causas comuns de dor testicular aguda são torção testicular, epididimite e orquite (viral, como caxumba. Outras causas são dor irradiada originária de aneurisma da aorta abdominal, hérnia inguinal com estrangulamento do intestino/omento, nefrolitíase, compressão do nervo lombossacral e inflamação retroperitoneal.

A causa da dor testicular e escrotal normalmente é diagnosticada pelo histórico clínico e pelo exame físico. A anamnese deve abordar o tipo de manifestação (repentina ou gradual), a qualidade e a severidade da dor, os sintomas do trato urinário inferior, a presença de traumatismo e a associação da dor à atividade sexual. O exame clínico inclui procedimentos como inspeção, palpação e transiluminação da bolsa escrotal e o reflexo cremastérico (passando-se a mão na parte interna da coxa e observando a elevação do testículo ipsilateral). Exames complementares incluem urinálise com microscopia para exclusão de infecção, bem como uma ultrassonografia testicular.

Torção testicular

A torção testicular ocorre quando os testículos se enrolam no cordão espermático, provocando isquemia. Considerada uma emergência cirúrgica, a condição é mais comum em meninos e homens com menos de 30 anos. Os sintomas são repentinos e acentuados, incluindo dor escrotal acompanhada de náusea e vômitos. O exame revela que um dos testículos se apresenta suspenso em um nível mais elevado do que o outro, posicionado transversalmente e com aspecto edematoso. A dor testicular piora com a elevação manual, e possivelmente não se observa a presença do reflexo cremastérico. A avaliação do fluxo sanguíneo com o auxílio de ultrassonografia com Doppler é sensível (82%) e específica (100%) para emissão do diagnóstico. O tratamento é a descompressão cirúrgica e restabelecimento do fluxo sanguíneo.

Epididimite

A epididimite causa dor superolateral no testículo e resulta de inflamação do epidídimo. Embora os sintomas normalmente sejam subagudos, a dor varia de aguda a crônica e pode ocorrer acompanhada de disúria, frequência miccional e urgência miccional. O exame é clínico é caracterizado pelo alívio da dor à elevação do testículo.

A epididimite geralmente é de etiologia infecciosa e caracteriza-se por manifestação aguda, febre, leucocitose e, possivelmente, prostatite concomitante. A epididimite infecciosa apresenta uma distribuição bimodal: homens com menos de 35 e mais de 55 anos de idade. Em pacientes mais jovens, as doenças sexualmente transmissíveis (clamídia e gonorreia) são muito prováveis. Em pacientes mais velhos e aqueles que praticam sexo anal, deve-se considerar a presença de espécies de *Escherichia coli*, Enterobacteriaceae e *Pseudomonas*. Nesses casos, a epididimite infecciosa deve ser tratada com ceftriaxona e uma fluoroquinolona. Os demais casos são tratados com ceftriaxona (injeção intramuscular de 250 mg em dose única) combinada com doxiciclina (100 mg por via oral, duas vezes por dia, durante 10 dias).

A epididimite pode ser resultante também de causas não infecciosas (p. ex., trauma, doença autoimune ou vasculite). Nestes casos o tratamento consiste no uso de suporte escrotal, aplicação de gelo e administração de AINE.

> **PONTOS-CHAVE**
> - A torção testicular ocorre quando os testículos rodam no cordão espermático, provocando isquemia; trata-se de uma emergência tratada com descompressão cirúrgica.
> - A epididimite infecciosa em homens mais velhos e pessoas que praticam sexo anal é tratada com ceftriaxona e uma fluoroquinolona; os demais são casos são tratados com ceftriaxona combinada com doxiciclina.

Hidroceles, varicoceles e cistos epididimários

Hidroceles

É o acúmulo de líquido entre as camadas da túnica vaginal e acomete cerca de 1% dos homens adultos. As hidroceles comunicantes caracterizam-se pela passagem do líquido peritoneal para o escroto através de um processo vaginal patente, enquanto na hidrocele simples não há essa comunicação. A maioria das hidroceles é assintomática, mas as maiores podem ser dolorosas. O exame normalmente revela uma massa escrotal tensa, lisa e transiluminada; essa condição contrasta com as varicoceles, hérnias e massas sólidas, que não são transiluminadas. A ultrassonografia é utilizada como meio de confirmação. O tratamento é reservado para hidroceles grandes e dolorosas e hidroceles comunicantes, que podem exigir cirurgia ou aspiração com escleroterapia.

Varicoceles

As varicoceles são causadas pela dilatação da veia testicular e do plexo pampiniforme. Trata-se de uma condição comum que acomete 15% dos homens adultos. Acredita-se que as varicoceles sejam uma das principais causas de infertilidade, uma vez que 40% dos homens inférteis têm varicoceles. O exame revela uma massa escrotal do lado esquerdo (90% dos

TABELA 59	Classificação e tratamento da prostatite		
Classe	**Definição**	**Sintomas**	**Tratamento**
I. Prostatite bacteriana aguda	Infecção aguda da próstata	Febre, sintomas do trato urinário inferior, sensibilidade da próstata durante o exame	Cobertura empírica com antibióticos para organismos gram-negativos, normalmente com uma fluoroquinolona ou com trimetoprima-sulfametoxazol; antibióticos com espectro de ação restrito administrados com base nos resultados da coloração de Gram e da cultura, se disponíveis
II. Prostatite bacteriana crônica	Infecção recorrente da próstata	Dor, sintomas do trato urinário inferior	O tratamento de primeira linha é um antibiótico com boa penetração no tecido prostático, geralmente a cobertura estendida de 1 mês com uma fluoroquinolona
III. Prostatite não bacteriana crônica/síndrome da dor pélvica crônica	Ausência de infecção demonstrável	Dor, sintomas do trato urinário inferior	Condição geralmente refratária ao tratamento; normalmente tratada com uma cobertura de 1 mês de terapia empírica (não respaldada por evidências e não deve ser repetida se ineficaz); outros tratamentos incluem a administração de AINE, bloqueadores alfa para sintomas do trato urinário inferior, relaxantes musculares, finasterida, gabapentina para dor neuropática e se outros fármacos se revelarem ineficazes; a eficácia dos tratamentos complementares (p. ex., extrato de pólen, sabal [saw palmetto]) não foi determinada; na ausência de causas estruturais da dor, deve-se evitar a cirurgia
IIIA. Síndrome da dor pélvica crônica inflamatória	Presença de leucócitos no sêmen, secreções prostáticas expressas ou urina pós-massagem prostática		
IIIB. Síndrome da dor pélvica crônica não inflamatória	Ausência de leucócitos no sêmen, secreções prostáticas expressas ou urina pós-massagem prostática		
IV. Prostatite inflamatória assintomática	Detectada por biópsia da próstata ou pela presença de leucócitos em amostras de sêmen durante a avaliação de outros distúrbios	Ausência de sintomas	

Colunas "Classe" e "Definição" reproduzidas de Litwin MS, McNaughton-Collins M, Fowler FJ Jr., et al. The National Institutes of Health chronic prostatitis symptom index: development and validation of a new outcome measure. Chronic Prostatitis Collaborative Research Network. J Urol. Agosto de 1999;162(2)369-375. [PMID: 10411041] com permissão da American Urological Association. Copyright 1999, American Urological Association.

casos) com consistência de uma "bolsa de vermes" e que aumenta quando o paciente está em pé e diminui quando ele está na posição supina. Utiliza-se a ultrassonografia como meio de confirmação e o tratamento normalmente se faz pelos métodos convencionais. A cirurgia pode ser indicada para homens com infertilidade e contagem anormal de espermatozoides; entretanto, a correção cirúrgica pode aumentar a contagem de espermatozoides sem melhorar a fertilidade.

Cistos epididimários

Os cistos epididimários são estruturas preenchidas por líquido que contêm espermatozoides e ocorrem próximo à cabeça do epidídimo. Quando medem mais de 2 cm de diâmetro, são chamados espermatoceles. Os cistos epididimários e as espermatoceles normalmente são assintomáticos, insensíveis à palpação e confirmados por ultrassonografia. A cirurgia é necessária somente em raros casos de dor crônica.

Prostatite aguda e crônica e dor pélvica

A prostatite e a dor pélvica são responsáveis por aproximadamente 2 milhões de consultas médicas por ano. Os sintomas normalmente se apresentam como dor originária do períneo, dos testículos, do pênis ou da região suprapúbica ou como sintomas do trato urinário inferior, como disúria, frequência miccional e esvaziamento vesical incompleto.

As causas da prostatite sintomática podem ser infecção bacteriana aguda, infecção bacteriana crônica ou prostatite não bacteriana crônica/síndrome da dor pélvica crônica. Em pacientes com sintomas crônicos, o National Institutes of Health Chronic Prostatitis Sympton Index pode ser utilizado como auxílio no diagnóstico e no monitoramento dos sintomas da prostatite (www.prostate.net/wp-content/uploads/pdf/chronicprostatitis-symptom-test.pdf).

A avaliação dos sintomas de prostatite e dor pélvica consiste na exclusão das fontes identificáveis dos sintomas originários da uretra, dos testículos, do reto ou da bexiga. Na prostatite aguda, a próstata normalmente se apresenta muito sensível e amolecida, enquanto o grau de sensibilidade da próstata é muito mais variável na presença de prostatite bacteriana crônica ou de prostatite não bacteriana crônica/síndrome da dor pélvica crônica. A avaliação laboratorial de suspeita de prostatite inclui uma urinálise com microscopia e, coloração de Gram e cultura; a massagem prostática vigorosa não é indicada na prostatite aguda, dada a ausência de benefício diagnóstico ou terapêutico. Exames de imagem não são necessários para casos não complicados de prostatite aguda. A **Tabela 59** fornece detalhes sobre a classificação e o tratamento da prostatite.

> **PONTO-CHAVE**
> - As causas da prostatite sintomática podem ser infecção bacteriana aguda, infecção bacteriana crônica ou prostatite não bacteriana crônica/síndrome da dor pélvica crônica.

Hérnias

Hérnias são caracterizadas pela protrusão de vísceras através de áreas de fraqueza muscular ou de tecido conjuntivo, podendo ser congênitas ou adquiridas. A maioria das hérnias ocorre na virilha, podendo ocorrer também no abdome (hérnias ventrais, umbilicais) ou em locais de incisão. Exacerbadas pelo aumento da pressão intra-abdominal resultante de esforço ou tosse, as hérnias são mais comuns em homens.

As hérnias inguinais podem ser diretas ou indiretas. As hérnias diretas envolvem a herniação do conteúdo intra-abdominal através de uma região fraca da fáscia entre o músculo reto do abdome e o ligamento inguinal. As hérnias indiretas, que representam a grande maioria, envolvem a protrusão do conteúdo através do anel inguinal interno. As hérnias femorais, que são menos comuns, se devem à protrusão do conteúdo através do canal femoral.

Associam-se às hérnias inguinais achados de protuberância assintomática, pressão na virilha ou no abdome e dor severa causada pelo deslocamento do conteúdo abdominal para o interior do anel inguinal ou do escroto. As hérnias diretas apresentam-se com uma protuberância na parte inferior do abdome, são menos dolorosas e encarceram-se com menos frequência. O diagnóstico da hérnia inguinal se faz por exame físico, que revela uma saliência visível e palpável na parte inferior do abdome ou no interior do canal inguinal ou do escroto e que aumenta na posição em pé e com a manobra de Valsalva.

As hérnias assintomáticas podem ser monitoradas, mas os pacientes devem ser instruídos sobre os sintomas e as possíveis complicações, como estrangulamento e encarceramento. As hérnias sintomáticas requerem consulta a um cirurgião para que se considere o método de reparo. O benefício do reparo laparoscópico em relação ao reparo aberto permanece objeto de controvérsia. O reparo de hérnias com tela de polipropileno pode apresentar taxas de incidência de complicações mais baixas. As possíveis complicações cirúrgicas incluem infecção, seroma, hematoma, dor crônica e recorrência.

> **PONTO-CHAVE**
> - As hérnias assintomáticas podem ser monitoradas; as hérnias sintomáticas requerem consulta com um cirurgião para que se considere o método de reparo.

Saúde da mulher
Sangramento uterino anormal
Manifestação clínica

O sangramento uterino anormal geralmente pode ser classificado em dois padrões: ovulatório e anovulatório. O sangramento uterino anormal ovulatório (menorragia) ocorre em intervalos normais e regulares, mas tem volume ou duração excessiva. As mulheres com sangramento ovulatório apresentam proliferação endometrial mediada por estrogênio, produzem progesterona, têm descamação do endométrio regularmente após a queda da produção de progesterona e apresentam um risco mínimo de desenvolver câncer do endométrio. A menorragia pode ser causada por distúrbios de coagulação, anomalias anatômicas, como pólipos ou miomas, medicamentos que interferem na hemostasia e disfunções da tireoide. Aproximadamente 50% das mulheres com menorragia não apresentam nenhuma causa identificável.

Os ciclos anovulatórios caracterizam-se por sangramento imprevisível de fluxo e duração variáveis, causado pela ausência de fluxo hormonal cíclico normal. Sem a progesterona cíclica, o endométrio mediado por estrogênio prolifera-se excessivamente, resultando em instabilidade endometrial, sangramento irregular e maior risco de câncer do endométrio. Os termos geralmente associados ao sangramento anovulatório são amenorreia (ausência de menstruação por mais de três ciclos), oligomenorreia (menstruação anormalmente infrequente que ocorre em intervalos de mais de 35 dias) e metrorragia (menstruação em intervalos irregulares com sangramento excessivo ou duração superior a 7 dias). Esses termos se aplicam somente a mulheres em idade reprodutiva que estão menstruando. Aproximadamente 6-10% das mulheres com anovulação têm síndrome dos ovários policísticos. Outras causas são diabetes melito, distúrbios da tireoide, hiperprolactinemia e medicamentos como agentes anticonvulsivantes e psicotrópicos.

A anovulação aumenta na perimenopausa e pode causar sangramento uterino anormal, inclusive menorragia, metrorragia e menometrorragia. A transição perimenopausal tem início com alterações no intervalo entre os períodos menstruais e termina um ano após o último período; é altamente variável e dura entre 4 e 8 anos.

Qualquer sangramento uterino é sempre anormal em mulheres no período pós-menopausa (ausência de menstruação por um ano) e requer uma avaliação mais profunda.

> **PONTO-CHAVE**
> - Qualquer sangramento uterino é sempre anormal em mulheres na pós-menopausa e requer uma avaliação mais profunda.

Avaliação

A avaliação inicial do sangramento uterino anormal em mulheres que estão na pré-menopausa inclui um histórico detalhado, observando-se as alterações previstas no padrão menstrual e a severidade do sangramento, como o uso de um maior número de absorventes, vazamentos através dos absorventes e presença de coágulos. O histórico pode fornecer pistas sobre a presença de um distúrbio endócrino ou sangramento subjacente, doença hepática ou renal ou doenças sexualmente transmissíveis (DST). O exame físico requer um exame pélvico completo. O exame de rastreamento de câncer do colo uterino deve estar em dia (Papanicolau). Como a gravidez geralmente provoca alterações no padrão normal de sangramento, toda mulher deve fazer o teste de gravidez. Outros exames de laboratório devem ser baseados na avaliação clínica.

O sangramento ovulatório anormal justifica que se considere um possível distúrbio de sangramento ou outras causas de sangramento excessivo, como uma anomalia estrutural no útero (pólipos, miomas). Em mulheres com sangramento ovulatório, a exposição ao estrogênio sem oposição da progesterona aumenta o risco de câncer de endométrio. Outros fatores de risco de câncer de endométrio em mulheres na pré-menopausa são obesidade, nuliparidade, idade acima de 35 anos, diabetes melito, histórico familiar de câncer de cólon, infertilidade e tratamento com tamoxifeno. Em mulheres abaixo de 35 anos com sangramento anovulatório e sem quaisquer outros fatores de risco de câncer de endométrio, normalmente não é indicada nenhuma avaliação adicional antes do tratamento. Entretanto, em mulheres abaixo de 35 anos com fatores de risco, ou qualquer paciente acima de 35 anos com sangramento anovulatório, é recomendável uma biópsia do endométrio para exclusão da presença de doença endometrial significativa. A ultrassonografia transvaginal não tem utilidade para a avaliação de sangramento pré-menopausal, exceto em caso de suspeita de anomalia estrutural uterina como causa do sangramento.

A perimenopausa geralmente se caracteriza por padrões de sangramento anormais e deve ser avaliada de forma individualizada. O exame pélvico e a ultrassonografia transvaginal são úteis para descartar causas comuns de sangramento, como hiperplasia endometrial, pólipos e DST, e a biópsia encometrial é definitiva em casos de dúvida diagnóstica ou de maior risco de câncer de endométrio. A menos que o sangramento seja excessivo, os exames de laboratório, inclusive de níveis hormonais, geralmente não são indicados.

Em mulheres no período pós-menopausa, qualquer sangramento vaginal requer avaliação para que se exclua a presença de malignidade. A avaliação inicial pode ser feita com ultrassonografia transvaginal ou biópsia endometrial; não há necessidade de realizar ambos. Quando a ultrassonografia transvaginal é realizada como um exame inicial e revela uma espessura de 4 mm ou menos de endométrio, a biópsia endometrial não é necessária. O endométrio com mais de 4 mm de espessura deve ser avaliado através de biópsia endometrial.

> **PONTOS-CHAVE**
> - Como a gravidez geralmente provoca alterações no padrão normal de sangramento, o teste de gravidez deve ser realizado em toda mulher com sangramento uterino anormal antes que exames mais detalhados sejam solicitados. **HVC**
> - A exposição ao estrogênio sem oposição da progesterona aumenta o risco de câncer de endométrio em mulheres com anovulação prolongada.

Tratamento

O tratamento do sangramento ovulatório anormal é voltado para quaisquer causas subjacentes e para a redução do volume do fluxo, o que pode ser feito com terapêutica hormonal ou outros tratamentos, como a administração de anti-inflamatórios não esteroidais (AINE). O tratamento do sangramento anovulatório visa à restauração do balanço hormonal e à estabilização do endométrio. Um progestógeno, como o acetato de medroxiprogesterona, pode ser utilizado para promover a cessação do sangramento para mulheres que desejam engravidar. Os contraceptivos hormonais podem ser utilizados para regular os ciclos de mulheres que não desejam engravidar. Os AINE podem reduzir o sangramento uterino em até 40%, devido às altas concentrações de prostaglandinas no endométrio. O ácido tranexâmico, um agente antifibrinolítico que estabiliza a formação de coágulos, é aprovado pela FDA [também pela Anvisa] para o tratamento da menorragia, porém tem custo elevado. Pacientes com sangramento grave podem precisar de ciclos com agonistas do hormônio liberador da gonadotropina (GnRH) ou estrogênios intravenosos de alta dosagem. A ablação endometrial ou a histerectomia podem ser consideradas para pacientes que não respondem a tratamentos clínicos ou nos quais não sejam identificadas causas anatômicas.

Massa mamária

Manifestação clínica

As massas mamárias caracterizam-se lesões que persistem durante todo o ciclo menstrual e diferem do tecido mamário circundante e da área correspondente na mama contralateral. O diagnóstico diferencial de uma massa mamária palpável inclui a cistos, abscessos, fibroadenomas, necroses adiposas e neoplasias. A distinção entre massas mamárias benignas e malignas é fundamental. Embora até 90% das massas mamárias sejam cistos ou fibroadenomas benignos, nem o histórico clínico nem os achados do exame físico descartam definitivamente a hipótese de malignidade subjacente.

> **PONTO-CHAVE**
>
> - Embora até 90% das massas mamárias sejam cistos ou fibroadenomas benignos, nem o histórico clínico nem os achados do exame físico descartam definitivamente a hipótese de malignidade subjacente.

Avaliação

A avaliação de uma massa mamária palpável varia com base na idade e nos fatores de risco da paciente e no grau de suspeita clínica. A mamografia e a ultrassonografia são as modalidades iniciais de exames de imagem. A ultrassonografia geralmente é preferida em mulheres com menos de 35 anos, uma vez que a maior densidade do tecido mamário em mulheres mais jovens limita a utilidade da mamografia. A ultrassonografia pode ser uma opção melhor também para pacientes gestantes como uma forma de evitar exposição à radiação. A principal utilidade da ultrassonografia está na sua capacidade de diferenciar lesões císticas de lesões sólidas. Um cisto simples que apresente bordas simétricas e arredondadas sem ecos internos provavelmente é benigno; a aspiração revela a presença de fluido não sanguinolento e permite a resolução total do cisto. Qualquer fluido sanguinolento obtido a partir da aspiração do cisto requer exame citológico. Uma lesão sólida com bordas uniformes e ecos internos de intensidade uniforme é compatível com fibroadenoma benigno, mas deve ser totalmente avaliada através de aspiração por agulha fina ou biópsia.

Uma massa suspeita normalmente é única, distinta, dura e, às vezes, aderente ao tecido adjacente. Na eventual presença desse tipo de massa, a mamografia é realizada para melhor elucidação diagnóstica. O radiologista deve ser informado da área que constitui motivo de preocupação clínica, a fim de garantir que quaisquer anomalias mamográficas observadas correspondam aos achados clínicos. Deve-se indicar a mama a ser investigada e a localização da massa, bem como a sua dimensão e distância do complexo areolar. Na mamografia, uma massa irregular com microcalcificações ou espiculações gera suspeita de doença maligna – nesse caso a biópsia é obrigatória.

Os resultados da mamografia são relatados em um formato padronizado chamado BI-RADS (Breast Imaging Reporting and Data System [Sistema de Dados e Relato de Imageamento da Mama]), que utiliza uma escala de 0 a 6 (**Tab. 60**). Cerca de 10-20% dos cânceres de mama palpáveis não são detectados por ultrassonografia ou mamografia. Na presença de massa e mamografia ou ultrassonografia duvidosas, a malignidade não deve ser excluída; nesse caso, é indicada uma biópsia da mama.

O diagnóstico definitivo é histopatológico e as amostras são obtidas através de punção aspirativa por agulha fina, biópsia central por agulha grossa com ou sem orientação estereotáxica ou por ultrassom ou ainda uma biópsia cirúrgica excisional pode ser necessária. Os resultados da aspiração por agulha fina, geralmente reservada para lesões císticas confirmadas por ultrassom, precisam ser interpretados por um citopatologista experiente. A biópsia central por agulha grossa é o teste preferido para a maioria das massas sólidas por fornecer maior quantidade de tecido para histologia e de marcadores teciduais. A biópsia excisional cirúrgica é utilizada quando os achados da biópsia central por agulha grossa não são diagnósticos ou quando outras modalidades de biópsia e os exames de imagem não coincidem. Para a terapêutica mais apropriada dos achados anormais, é necessário consultar um mastologista e um oncologista, se necessário.

> **PONTOS-CHAVE**
>
> - As modalidades iniciais de exames de imagem para avaliação de massas mamárias palpável são a mamografia e a ultrassonografia; a ultrassonografia geralmente é preferida para mulheres mais jovens, com menos de 35 anos, e para gestantes.
> - Qualquer massa sólida revelada pelo exame de imagem deve ser totalmente avaliada através de punção aspirativa por agulha fina, biópsia central por agulha grossa ou biópsia cirúrgica excisional.

Dor na mama

Manifestação clínica

A dor na mama (mastalgia) é comum e pode ser cíclica, não cíclica ou extramamária. A mastalgia generalizada pode ser causada por alterações hormonais relacionadas à gestação, contracepção hormonal e medicamentos. Muitas mulheres mais jovens sentem desconforto mamário cíclico com o início da menstruação (mastodínea). O desconforto normalmente é bilateral, dura vários dias e varia em intensidade. É mais provável que a dor mamária não cíclica seja unilateral, podendo ser causada por trauma, cistos, ectasia ductal, mastite, estiramento ligamentar resultante de mamas grandes ou massa mamária. A

TABELA 60 Categorias de avaliação do Breast Imaging Reporting and Data System (BI-RADS [Sistema de Dados e Relato de Imageamento da Mama])

Categoria	
Categoria 0	Mamografia: incompleta – necessidade de avaliação complementar por imagem e/ou mamografias anteriores para fins de comparação
	Ultrassonografia e ressonância magnética: incompleta – necessidade de avaliação complementar por imagem
Categoria 1	Negativa
Categoria 2	Benigna
Categoria 3	Provavelmente benigna
Categoria 4	Suspeita
	Mamografia e ultrassonografia:
	Categoria 4A: baixa suspeita de malignidade
	Categoria 4B: suspeita moderada de malignidade
	Categoria 4C: alta suspeita de malignidade
Categoria 5	Altamente sugestiva de malignidade
Categoria 6	Malignidade conhecida comprovada por biópsia

Reproduzido com permissão do American College of Radiology (ACR) a partir de D'Orsi CJ, Sickles EA, Mendelson EB et al. ACR BI-RADS® Atlas, Breast Imaging Reporting and Data System. Reston, VA, American College of Radiology; 2013. Nenhuma outra representação deste material está autorizada sem permissão expressa e por escrito do ACR. Para acesso à versão mais atual e completa do BI-RADS® Atlas, consultar o site do ACR: http://www.acr.org/Quality-Safety/Resources/BIRADS.

dor extramamária (dor na mama irradiada de outras regiões) pode ser causada por distúrbios musculoesqueléticos, cardíacos, gastrintestinais ou espinhais. A dor na parede torácica, uma causa comum de dor extramamária, normalmente se manifesta com desconforto unilateral, localizado e reproduzível.

Avaliação

Um histórico clínico completo, com especial atenção ao tipo de dor e à sua localização e a relação com a menstruação, e um criterioso exame físico são essenciais para descartar a presença de massas palpáveis ou causas anatômicas. Mulheres com massa mamária palpável devem ser encaminhadas para exame de diagnóstico por imagem. A dor na parede torácica normalmente é reproduzida por palpação ou exame de manobra que produz estresse sobre as estruturas musculoesqueléticas dolorosas. Toda mulher submetida à avaliação de mastalgia deve estar em dia com o exame de rastreamento de imagem mamária, de acordo com a idade e os fatores pessoais de risco de câncer de mama.

> **PONTO-CHAVE**
> - Em mulheres com mastalgia, a avaliação visa à exclusão da presença de massas palpáveis ou causas anatômicas.

Tratamento

Como a maioria dos sintomas de mastalgia cíclica é autolimitada, o tratamento normalmente requer apenas orientação, tranquilização e suporte mamário adequado. Os estudos realizados não demonstraram que a restrição de cafeína ou a administração de vitamina E sejam benéficas. O tratamento clínico pode ser levado em consideração para mulheres com dor grave e persistente que interfira na qualidade de vida. O danazol é a única terapêutica aprovada pela FDA para o tratamento de mastalgia cíclica, mas os efeitos colaterais limitam o seu uso.

> **PONTO-CHAVE**
> - **HVC** Como a maioria dos sintomas de mastalgia cíclica é autolimitada, o tratamento normalmente requer apenas orientação, tranquilização e o suporte mamário adequado.

Dor pélvica crônica

Dor pélvica crônica (DPC) é uma síndrome dolorosa não cíclica, intermitente ou constante e com duração de pelo menos 6 meses, que se localiza na parte inferior do abdome ou na pelve e é suficientemente grave para provocar incapacidade funcional. As estimativas de prevalência variam, mas um estudo representativo realizado com pacientes do sexo feminino com idades entre 15 e 73 anos demonstrou uma prevalência pontual de 3,8%, comparável à da asma (3,7%) e da dor lombar crônica (4,1%).

A DPC quase sempre representa um desafio diagnóstico e terapêutico. Trata-se de uma condição geralmente associada a endometriose, aderências pélvicas, distúrbios de dor miofascial, cistite intersticial, síndrome do intestino irritado, distúrbios do sono e depressão. Muitas mulheres apresentam mais de um distúrbio associado. Os fatores de risco da DPC incluem abusos físicos, sexual e emocionais; doenças inflamatórias pélvicas; cirurgia abdominopélvica e as síndromes de dor crônica, como a fibromialgia.

A avaliação consiste no rastreamento para verificar a presença de distúrbios ginecológicos, gastrintestinais, urológicos e psicológicos, sendo necessário também um exame físico detalhado. Os exames laboratoriais são baseados na indicação clínica. A ultrassonografia transvaginal é útil para identificar a topografia da doença, e um exame normal ajuda a proporcionar tranquilidade. A videolaparoscopia ou a robótica podem ser indicadas para a avaliação e tratamento de sintomas graves de etiologia indefinida.

O tratamento deve ser direcionado para a causa específica, se identificada. Em pacientes sem causa fisiopatológica ou anatômica claramente definida, a terapêutica normalmente tem por objetivo o tratamento geral da dor. Os AINEs podem ser utilizados como tratamento de curto prazo de primeira linha para a maioria das mulheres com DPC moderada. Outras intervenções terapêuticas incluem agentes antidepressivos, *biofeedback*, terapia cognitivo-comportamental, fisioterapia, hipnose, acupuntura, meditação e técnicas de redução do estresse.

> **PONTO-CHAVE**
> - Os AINEs podem ser utilizados como tratamento de curto prazo de primeira linha para a maioria das mulheres com dor pélvica crônica moderada e pacientes que não apresentem uma causa fisiopatológica ou anatômica definida.

Contracepção

Cerca de 50% das gestações nos Estados Unidos são involuntárias, com maior prevalência entre mulheres mais jovens, minorias raciais e étnicas e mulheres de nível socioeconômico mais baixo. A gravidez involuntária é associada a resultados insatisfatórios para a mãe e para o bebê. As estratégias destinadas a reduzir a gravidez involuntária requerem uma avaliação do risco da gravidez, aconselhamento das pacientes em relação às opções contraceptivas e a garantia do uso correto e regular de contraceptivos. A maioria das mulheres pode começar a adotar a maioria dos métodos contraceptivos a qualquer tempo, e métodos apropriados encontram-se disponíveis para mulheres com condições clínicas graves, nas quais o risco de eventos adversos relacionados à gravidez é alto. As *U.S. Selected Practice Recommendations for Contraceptive Use* são orientações úteis para o uso de contraceptivos e detalham os critérios clínicos de elegibilidade (www.cdc.gov/reproductivehealth/UnintendedPregnancy/USSPR.htm).

Os métodos contraceptivos disponíveis incluem contracepção hormonal; dispositivos hormonais reversíveis de ação prolongada, como dispositivos intrauterinos (DIU) e implantes; contraceptivos de barreira; e esterilização definitiva (**Tab. 61**).

> **PONTO-CHAVE**
> - As estratégias destinadas a reduzir a gravidez involuntária requerem uma avaliação do risco da gravidez, aconselhamento das pacientes em relação às opções contraceptivas e a garantia do uso correto e regular de contraceptivos.

TABELA 61 — Comparação de opções contraceptivas

Agente	Uso normal	Uso perfeito[a]	Vantagens	Desvantagens
Preparados com combinação de estrogênio e progestógenos			Incidência reduzida de câncer de endométrio e ovário	Maior risco de infarto do miocárdio, AVC isquêmico, TEV, hipertensão
			Incidência reduzida de dismenorreia, menorragia, cistos ovarianos sintomáticos	Maior risco de câncer de colo do útero, fígado e mama
			Menos anemia por deficiência de ferro	Sangramento anormal
Oral	9	0,3	Fácil de usar	Pode exacerbar a enxaqueca
			Rapidamente reversível	
Adesivo	9	0,3	Adesão mais fácil ao método	Reação cutânea local
				Dose elevada de estrogênio, consequentemente, risco mais elevado de TEV
Anel vaginal	9	0,3	Adesão mais fácil ao método	Requer autoinserção
			Nível mais baixo de estrogênio sistêmico	
Preparados de progestógeno apenas			Usado quando o estrogênio é contraindicado	Sangramento irregular, sangramento anormal
"Minipílula"				Deve manter um cronograma preciso de dosagem diária
Preparados reversíveis de ação prolongada				Sangramento irregular, amenorreia, densidade mineral óssea reduzida (especialmente em adolescentes)
Acetato de medroxiprogesterona de depósito (IM e SQ)	6	0,2	Administrado a cada 3 meses	Retorno retardado da ovulação (10 meses)
			Risco reduzido de câncer de endométrio, DIP	
			Melhora a endometriose	
			Frequência menstrual reduzida	
Implantes de progestógeno	0,05	0,05	Eficácia de até 3 anos	Retorno retardado da ovulação (6 meses)
Dispositivos intrauterinos			Menos dependente do usuário	Sangramento, dor, expulsão (rara); sem proteção contra DST
Cobre	0,8	0,6	Não hormonal	
			Eficácia de até 10 anos	
Levonorgestrel	6	0,2	Perda sanguínea reduzida, anemia reduzida	
			Eficácia de até 5 anos	
Métodos de barreira:			Usado somente quando necessário	Mais dependente do usuário
Capa cervical	16-32	9-26		Requer espermicida
Diafragma	12	6		Requer espermicida
Preservativo masculino	18	2	Proteção contra DST	
Preservativo feminino	21	5	Proteção contra DST	
Esponja vaginal	12-24	9-20		
Esterilização				
Feminina (ligadura das trompas)	0,5	0,5	Pode reduzir o risco de câncer de ovário	Complicações cirúrgicas
				Arrependimento
				Maior risco de gravidez ectópica
Masculina (vasectomia)	0,15	0,10	Custos mais baixos, menos complicações e maior eficácia do que a ligadura das trompas	Complicações cirúrgicas

Percentual (%) de mulheres que têm gravidez involuntária no primeiro ano de uso

IM = intramuscular; DIP = doença inflamatória pélvica; SQ = subcutâneo; DST = doença sexualmente transmissível; TEV = tromboembolia venosa

[a] O uso perfeito subentende o uso correto e regular exatamente como recomendado/pretendido. O uso normal reflete as taxas efetivamente praticadas pelos pacientes.

Contracepção hormonal

Além de um histórico clínico completo, das medidas de pressão arterial e do Índice de Massa Corpórea (IMC), alguns exames ou testes, se houver, são necessários antes de se iniciar o método contraceptivo. Um teste de gravidez deve ser feito caso tenham se passado mais de 7 dias do início da menstruação normal. Mulheres saudáveis em idade reprodutiva não necessitam submeter-se a um exame pélvico antes de iniciar a contracepção hormonal. Os diversos tipos de contracepção hormonal incluem as pílulas anticoncepcionais orais, o adesivo transdérmico, o anel vaginal e os contraceptivos reversíveis de ação prolongada.

> **PONTO-CHAVE**
>
> - Mulheres saudáveis em idade reprodutiva geralmente não necessitam submeter-se a um exame pélvico ou outros exames antes de iniciar a contracepção hormonal.

Pílulas anticoncepcionais orais

As pílulas anticoncepcionais orais são a forma mais comum de contracepção e consistem em pílulas com combinação de estrogênios ou apenas de progestógenos. As pílulas combinadas diferem com base na potência do estrogênio e no tipo de progestógeno. Do ponto de vista terapêutico, todos os preparados se equivalem como preventivos da gravidez. Os mecanismos de ação consistem em inibição da ovulação, alteração do muco cervical, transformando-o em um ambiente menos propício à migração de espermatozoides, e inibição da proliferação endometrial. Os benefícios da contracepção hormonal combinada encontram-se resumidos na Tabela 61. As contraindicações dos produtos combinados incluem hipertensão arterial descontrolada, câncer de mama, tromboembolia venosa, doença hepática e enxaqueca com aura. Os preparados que contêm estrogênio são contraindicados para mulheres acima de 35 anos que fumam mais de 15 cigarros por dia. As pílulas com progestógenos, também chamadas "minipílulas", podem ser utilizadas por mulheres com contraindicações de uso dos estrogênios.

Além das pílulas contraceptivas orais, há outros métodos de contracepção hormonal, como os adesivos transdérmicos, os anéis vaginais e os adesivos.

Os medicamentos indutores da classe citocromo P-450 3A4 (CYP3A4) de enzimas hepáticas podem reduzir a eficácia dos contraceptivos hormonais. Entre alguns desses fármacos estão a rifampina, a griseofulvina, os agentes anticonvulsivantes, erva-de-são-joão e medicamentos antirretrovirais.

> **PONTOS-CHAVE**
>
> - As contraindicações dos produtos combinados incluem hipertensão descontrolada, câncer de mama, tromboembolia venosa, doença hepática e enxaqueca com aura.
> - As pílulas anticoncepcionais que contêm estrogênio são contraindicadas para mulheres acima de 35 anos que fumam mais de 15 cigarros por dia.

Contraceptivos reversíveis de ação prolongada

Os contraceptivos reversíveis de ação prolongada contêm progestógeno e incluem injeções de depósito de acetato de medroxiprogestetógeno, implantes subcutâneos e dispositivos hormonais intrauterinos (DIU) com progestógenos. Esses preparados dependem menos da adesão da usuária do que as pílulas anticoncepcionais orais e são altamente eficazes. Tais métodos podem retardar o retorno da fertilidade – o tempo médio de concepção é de 10 meses após a cessação do uso. A exceção é o DIU hormonal, que permite retorno à fertilidade mais rapidamente. A exemplo do que acontece com outros métodos à base de progestógenos, o sangramento irregular e a amenorreia são prevalentes, e o ganho de peso é um efeito colateral comum.

O acetato de medroxiprogesterona de depósito é administrado através de injeção intramuscular ou subcutânea a cada 3 meses após um teste de gravidez negativo. O implante de etonogestrel é um dispositivo do tamanho de um palito de fósforo inserida por via subdérmica na parte interna superior do braço e tem efeito por 3 anos.

O DIU é um método contraceptivo reversível de ação prolongada em que um pequeno dispositivo em forma de T é inserido no útero. O DIU de levonorgestrel é disponibilizado em duas formulações de dosagem, uma que libera 14 mcg e tem efeito por 3 anos e a outra que libera 20 mcg e tem eficácia de 5 anos. O DIU que contém levonorgestrel libera uma baixa dose de progestógeno, o que causa atrofia endometrial e geralmente resulta na redução ou ausência de fluxo menstrual. Existe também o DIU de cobre. O DIU é extremamente eficaz e oferece longa proteção de 3 a 10 anos, dependendo do tipo. O dispositivo pode ser colocado a qualquer tempo – exceto durante a gestação – em um consultório e sem anestesia, tanto em mulheres nulíparas como em mulheres multíparas. A expulsão do dispositivo ocorre em 2-10% das mulheres no primeiro ano. O DIU de cobre não aumenta o risco de gravidez ectópica, doença inflamatória pélvica ou infertilidade.

> **PONTO-CHAVE**
>
> - Os contraceptivos reversíveis de ação prolongada contêm progestógenos e incluem injeções de depósito de acetato medroxiprogesterona, implantes subcutâneos e dispositivos intrauterinos; esses métodos dependem menos da adesão da usuária do que as pílulas anticoncepcionais orais e são altamente eficazes.

Métodos contraceptivos de barreira

Os métodos de barreira (ver Tab. 61) oferecem contracepção de acordo com a necessidade, mas são substancialmente menos confiáveis do que os métodos hormonais. Todos os métodos de barreira são mais eficazes quando utilizados com espermicidas; os espermicidas usados isoladamente não constituem um método confiável de contracepção. Os preservativos reduzem o risco de DST. As evidências mais sólidas da prevenção de infecção por HIV apontam para o uso de preservativos masculinos. É sempre recomendável combinar um método de barreira com um método hormonal para a prevenção de DSTs, bem como para a prevenção de gravidez involuntária.

> **PONTO-CHAVE**
>
> - É sempre recomendável combinar um método de barreira com um método hormonal para a prevenção de DST, bem como para a prevenção de gravidez involuntária.

Esterilização

A esterilização cirúrgica feminina tem alta taxa de sucesso, é segura e oferece baixo risco de complicações. As trompas de falópio podem ser ocluídas por ligadura, grampos, anéis oclusivos ou com cauterização. A oclusão tubária deve ser considerada um método de esterilização definitivo e não deve ser realizada em mulheres que possam desejar uma gravidez futura. A incidência de arrependimento é significativamente mais elevada entre mulheres abaixo de 30 anos e aquelas que se encontram em um período pós-aborto ou pós-parto na ocasião do procedimento.

Contracepção de emergência

A contracepção de emergência é o método de contracepção hormonal pós-coito utilizado para evitar a gravidez após o coito praticado sem proteção adequada. Existem dois métodos aprovados pela FDA: o levonorgestrel (1,5 mg), vendido sem prescrição médica, e o ulipristal (30 mg), vendido com prescrição. Ambos são tomados em dose única. O mecanismo de ação básico documentado tanto para o levonorgestrel como para o ulipristal é a interferência no processo de ovulação. O ulipristal demonstrou prevenir a ovulação antes e depois do início do surto de hormônio luteinizante, retardando a ruptura folicular por, pelo menos, 5 dias. Nenhum dos dois agentes tem qualquer efeito sobre a gravidez estabelecida nem elevam as taxas de incidência de aborto.

O ulipristal tem uma eficácia ligeiramente maior do que o levonorgestrel, e quanto mais cedo ambos os produtos são utilizados, maior a sua eficácia. Tanto o levonorgestrel como o ulipristal podem ser tomados até 5 dias (120 horas) após o coito. Ambos os agentes são menos eficazes em mulheres obesas.

> **PONTO-CHAVE**
>
> - Os métodos de contracepção de emergência são o levonorgestrel, vendido sem prescrição médica, e o ulipristal, vendido com prescrição; ambos são tomados em dose única e são eficazes até 5 dias (120 horas) após o coito.

Dismenorreia

A dismenorreia (menstruação dolorosa), que acomete até 50% das adolescentes e jovens adultas, é classificada como primária ou secundária. A dismenorreia primária, que ocorre em 90% das pacientes, é associada a ciclos ovulatórios normais e ausência de doença pélvica. A prevalência da dismenorreia primária diminui com a idade e é mais elevada na faixa etária de 20 a 24 anos. Dez por cento das pacientes apresentam uma causa secundária, como a presença de endometriose, miomas uterinos ou doença uterina. Os sintomas da dismenorreia incluem cólicas abdominais graves, dor nas costas, cefaleia, náusea, vômitos e diarreia. Os sintomas coincidem com o início da menstruação e duram, pelo menos, de 2 a 3 dias.

A dismenorreia é ocasionalmente associada a outros sintomas cíclicos, como síndrome pré-menstrual e transtorno disfórico pré-menstrual. Esses distúrbios incluem uma ampla variedade de sintomas físicos e psicológicos que começam aproximadamente 1 semana antes da menstruação e normalmente cessam com a menstruação (ver Saúde mental e comportamental).

A avaliação inicial consiste em um histórico clínico completo, com especial atenção aos riscos de infecção e possível abuso físico, sexual ou emocional. É importante fazer a distinção entre a dor associada à menstruação e a dor que ocorre em outras ocasiões. Se não houver suspeita de doença pélvica (irradiação anterior, trauma, infecção, corpo estranho) e for emitido um diagnóstico de dismenorreia primária, o tratamento dos sintomas pode começar sem necessidade de exames adicionais. Tanto os AINEs como os inibidores da ciclo-oxigenase-2 são eficazes. Para pacientes com alívio parcial dos sintomas, a terapêutica contraceptiva hormonal combinada é eficaz. As pílulas anticoncepcionais orais combinadas de ciclo estendido podem ser particularmente úteis para essa finalidade.

> **PONTOS-CHAVE**
>
> - Em uma paciente com dismenorreia, se não houver suspeita de doença pélvica e for emitido um diagnóstico de dismenorreia primária, o tratamento dos sintomas pode começar sem necessidade de avaliação adicional.
> - Tanto os AINEs como os inibidores da ciclo-oxigenase-2 são uma terapêutica inicial eficaz para dismenorreia primária; a terapêutica contraceptiva hormonal combinada é eficaz para pacientes cujos sintomas não se resolvem totalmente após o tratamento inicial.

Disfunção sexual feminina

A disfunção sexual feminina descreve dificuldades sexuais persistentes e pessoalmente angustiantes para a paciente. Até 35% das mulheres sexualmente ativas são afetadas, com uma ocorrência máxima na meia-idade. Conversar abertamente sobre as preocupações sexuais da paciente, inclusive a presença de dor durante o coito, é um procedimento adequado. Quando indicado, deve-se obter um histórico sexual completo, incluindo uma revisão dos medicamentos, do histórico clínico, dos transtornos psiquiátricos e das cirurgias reprodutivas que possam contribuir para a disfunção sexual. A identificação de problemas de relacionamento, desejo, excitação, orgasmo ou dor pode ajudar a determinar a causa e as possíveis estratégias de tratamento. O rastreamento para a verificação de depressão concomitante é uma medida indicada, uma vez que a disfunção sexual e a depressão geralmente são condições coexistentes. Um exame pélvico é útil para a identificação de regiões específicas de dor ou sensibilidade, sintomas geniturinários de menopausa, lubrificação reduzida ou friabilidade tecidual. Os exames laboratoriais são recomendados somente em caso de suspeita de distúrbio subjacente. Se for necessária uma avaliação adicional, os questionários de autorrelato validados, como o Índice de Função Sexual Feminina, podem complementar a avaliação.

> **PONTO-CHAVE**
> - Mulheres com possível disfunção sexual devem submeter-se a exame de rastreamento da depressão, uma vez que os dois transtornos podem ser coexistentes.

Classificação dos distúrbios sexuais femininos

De acordo com o DSM-5, as anomalias da resposta sexual feminina enquadram-se em três categorias: transtorno do interesse/excitação sexual, transtorno do orgasmo e transtorno da dor genitopélvica/penetração. O transtorno do interesse/excitação sexual inclui a disfunção do desejo hipoativo feminino e a disfunção da excitação feminina; a condição é diagnosticada se a mulher relata pelo menos três dos seguintes sintomas: falta de interesse sexual, falta de pensamentos ou fantasias sexuais, iniciação reduzida da atividade sexual ou sensibilidade reduzida às tentativas de iniciação do parceiro, excitação ou prazer reduzido durante a atividade sexual, baixa resposta às insinuações sexuais ou sensações reduzidas durante a atividade sexual. O transtorno do orgasmo feminino é a ausência persistente ou recorrente, o retardo ou a intensidade reduzida do orgasmo após uma fase normal de excitação. O transtorno da dor genitopélvica/penetração é diagnosticado quando há dificuldade de penetração vaginal, dor vulvovaginal ou pélvica acentuada durante a penetração, medo de dor ou ansiedade em relação à dor antes ou durante a penetração, ou enrijecimento ou tensionamento da musculatura do assoalho pélvico durante a tentativa de penetração. O diagnóstico de um transtorno sexual requer a presença de um desconforto significativo mais de 75% das vezes e uma duração mínima de 6 meses.

Tratamento

A terapêutica tem por objetivo identificar e tratar as causas contributivas subjacentes, que podem incluir vulvodinia (uma síndrome de dor crônica idiopática que afeta a região vulvovaginal), vaginite, cistite intersticial, aderências pélvicas, infecções ou endometriose. A síndrome geniturinária coexistente da menopausa ou a lubrificação inadequada podem agravar o transtorno da dor genitopélvica/penetração e geralmente pode ser diagnosticada no exame físico. A terapêutica hormonal vaginal ou sistêmica geralmente melhora a atrofia e a lubrificação, ajudando a aliviar a dispareunia. Atualmente, o tratamento com *laser* vaginal regenerativo também é preconizado com razoável sucesso terapêutico.

As estratégias de tratamento bem-sucedidas devem abordar as complexas alterações psicológicas e comportamentais que acompanham esses transtornos. A terapêutica cognitivo-comportamental é mais eficaz para auxiliar a minimizar as atitudes negativas e diminuir a ansiedade. A psicoterapia individual e de casais ou a terapia sexual pode ser benéfica. A terapia sexual é uma forma de terapia de conversa que consiste em uma combinação de aconselhamento, intervenções cognitivo-comportamentais e tratamento de condições psiquiátricas concomitantes, como depressão e transtornos de ansiedade. Com o transtorno da dor genitopélvica/penetração, a terapia sexual com dessensibilização sistemática ensina o relaxamento profundo dos músculos e utiliza objetos de diâmetro gradualmente crescente, como dilatadores, para alcançar a tolerância vaginal gradual.

Não existem atualmente agentes farmacológicos aprovados pela FDA para o tratamento da disfunção sexual feminina. Embora os resultados dos estudos sejam inconsistentes, a terapêutica hormonal sistêmica pode melhorar a função sexual. O tratamento com testosterona de baixa dosagem em mulheres demonstrou elevar as pontuações da função sexual e o número de episódios sexuais satisfatórios; entretanto, o procedimento pode estar associado a efeitos adversos e daí a razão de não ter sido aprovado pela FDA para o tratamento da disfunção sexual feminina. Os inibidores da fosfodiesterase geralmente são ineficazes nas mulheres.

Menopausa

A menopausa representa a cessação da menstruação e da fertilidade e é definitiva depois que a mulher apresenta amenorreia por 12 meses. A menopausa pode ser natural, cirúrgica (induzida por ooforectomia bilateral) ou clínica (induzida por quimioterapia ou tratamento médico). A idade média do início da menopausa natural é 51 anos, e 95% das mulheres entram na menopausa entre 40 e 59 anos. A menopausa que ocorre antes dos 40 anos é conhecida como menopausa precoce.

A fase de transição da perimenopausa varia de duração e pode começar até 8 anos antes do último período menstrual. Os ciclos menstruais irregulares, por vezes associados a sintomas vasomotores, são achados característicos. A duração dos ciclos menstruais pode aumentar ou diminuir à medida que os episódios de anovulação se tornam mais frequentes. Os níveis do hormônio folículo-estimulante (FHS, na sigla em inglês) começam a subir durante a perimenopausa. Entretanto, os níveis do hormônio folículo-estimulante oscilam de acordo com a frequência da anovulação. As dosagens hormonais durante a perimenopausa são imprecisas, não têm como prever o início da menopausa e, portanto, não são recomendáveis. O teste de saliva dos hormônios reprodutivos é impreciso e nunca é indicado, e a medição do hormônio folículo-estimulante não é necessária como prática de rotina. A North American Menopause Society sugere a medição do hormônio folículo-estimulante somente para fins de avaliação da menopausa precoce. Depois de um ano de amenorreia, considera-se que a mulher está no período da pós-menopausa, e os elevados níveis séricos do hormônio folículo-estimulante se estabilizam (> 35 mU/mL [35 unidades/L]).

Os sintomas característicos da menopausa variam amplamente em termos de gravidade, duração e frequência, mas podem incluir sintomas vasomotores (rubores quentes, sudorese noturna) e sintomas urogenitais (ressecamento vaginal, dispareunia). Em geral, os sintomas se resolvem espontaneamente em poucos anos, e o tratamento deve ser baseado na gravidade dos sintomas.

O diagnóstico diferencial dos sintomas da pós-menopausa associados à amenorreia inclui doença da tireoide,

TABELA 62 Administração da terapia hormonal sistêmica em mulheres na faixa de 50-59 anos[a]

Passo 1: Confirmar se os rubores quentes/suores noturnos são de intensidade moderada a grave e refratários às modificações de estilo de vida e/ou se os sintomas vaginais têm se mostrado refratários às terapêuticas tópicas.

Passo 2: Avaliar as contraindicações da terapêutica hormonal sistêmica.

Passo 3: Avaliar o risco basal de AVC, doença cardiovascular e câncer de mama da paciente (considerar o uso de uma calculadora do risco de ASCVD em 10 anos, a escala de classificação de risco de Framingham para AVC, a escala de classificação de risco de Framingham para CHD e a escala de classificação de risco do modelo de Gail para quantificar esse risco). Se a escala de classificação de risco de Framingham para AVC ou CHD for > 10% ou a escala de classificação de risco do modelo de Gail for elevada, considerar as alternativas à terapêutica hormonal sistêmica.[b,c]

Passo 4: Utilizar a dose mais baixa de estrogênio capaz de aliviar os sintomas da menopausa.

Passo 5: Acrescentar a terapêutica sistêmica com progesterona à terapêutica estrogênica em mulheres que apresentem o útero intacto.

Passo 6: Avaliar os sintomas e efeitos colaterais após o início da terapêutica e ajustar a dosagem de estrogênio se os sintomas persistirem.

Passo 7: Reavaliar anualmente os sintomas e fatores de risco de doença cardiovascular, AVC e câncer de mama.

Passo 8: Suspender a terapêutica hormonal sistêmica se os riscos do tratamento forem maiores do que os benefícios.

ASCVD = doença cardiovascular aterosclerótica; CHD = doença cardíaca coronariana.

[a]De acordo com a North American Menopause Society, deve-se evitar a terapia hormonal sistêmica em mulheres acima de 60 anos que tenham entrado na menopausa na idade mediana (51 anos). Caso a mulher tenha entrado na menopausa após a idade mediana, estas diretrizes são válidas nos primeiros 10 anos de menopausa.

[b]Alguns especialistas afirmam que a terapia hormonal sistêmica é segura em mulheres que tenham vivenciado a menopausa nos últimos 5 anos e apresentem um risco de 10-20% na escala de classificação de risco de Framingham para CHD.

[c]A maioria das participantes do programa Women's Health Initiative apresentou um risco de menos de 2% na escala de classificação de risco do modelo de Gail.

níveis séricos elevados de prolactina e gravidez, e os testes para verificação dessas condições podem ser uma opção a ser considerada para determinados pacientes.

As necessidades contraceptivas devem continuar a ser observadas durante a perimenopausa. Para mulheres sem contraindicações que estão na perimenopausa, o uso de pílulas anticoncepcionais hormonais orais combinadas é útil tanto para proporcionar alívio dos sintomas vasomotores como para fins contraceptivos.

PONTOS-CHAVE

- As medições hormonais durante a perimenopausa são imprecisas; não há como prever o início da menopausa e, portanto, não são recomendáveis.
- As necessidades contraceptivas devem continuar a ser observadas durante a perimenopausa.

Tratamento de sintomas vasomotores

O tratamento mais eficaz dos sintomas vasomotores de grau moderado a grave é a terapêutica hormonal sistêmica. Existem várias fórmulas e vias de administração, e todas são igualmente eficazes. Inicialmente, deve-se utilizar a dose mais baixa capaz de aliviar os sintomas, titulando-a, se necessário. Embora os dados de respaldo sejam limitados, o estrogênio transdérmico está associado a um risco tromboembólico menor do que o estrogênio oral, uma vez que a liberação transdérmica evita o efeito hepático de primeira passagem.

A **Tabela 62** apresenta uma abordagem gradual para a iniciação da terapêutica hormonal em mulheres de 50-59 anos que entraram na menopausa na idade mediana. A eficácia do tratamento é baseada no alívio dos sintomas. Em vista desses riscos e benefícios, a terapêutica hormonal pode ser utilizada para tratar os incômodos dos sintomas da menopausa em mulheres saudáveis abaixo de 60 anos e com 10 anos de menopausa, levando-se em consideração a gravidade e os fatores de risco. O baixo risco absoluto de eventos adversos respalda a opção de prescrever a terapêutica hormonal para mulheres com sintomas vasomotores e urogenitais severos que apresentam baixo risco de doença cardíaca coronariana, AVC, doença tromboembólica e câncer de mama.

Toda mulher com útero intacto tratada com terapêutica hormonal deve receber progestógenos para evitar a proliferação endometrial induzida por estrogênio. Existem vários preparados que podem ser administrados de forma contínua ou cíclica para proporcionar proteção endometrial. Evidências limitadas sugerem que a progesterona micronizada oferece menos risco de tromboembolia do que o acetato de medroxiprogesterona. A combinação diária contínua de estrogênio e progestógeno não resulta em sangramento cíclico e é a opção preferida pela maioria das mulheres de meia-idade. As mulheres tratadas com progestógeno cíclico podem apresentar sangramento com a cessação da medicação e devem ser aconselhadas em relação a esse efeito. O uso da fórmula combinada de estrogênio e progestógeno por mais de 5 anos é associado a um risco maior de câncer de mama e requer uma avaliação de risco individualizada.

As contraindicações absolutas da terapêutica hormonal incluem gravidez, sangramento vaginal inexplicável, imobilização prolongada, doença cardíaca coronariana ou alto risco de doença cardiovascular, histórico de AVC, doença tromboembólica ou câncer de mama ou do endométrio. A suspensão da terapêutica deve ser individualizada com base nos sintomas clínicos e na relação rico-benefício. A necessidade de tratamento contínuo deve ser reavaliada anualmente, uma vez que muitas mulheres apresentam sintomas reduzidos ao longo do tempo.

PONTOS-CHAVE

- A terapêutica hormonal sistêmica é o tratamento mais eficaz dos sintomas moderados a graves durante a menopausa. Além disso, oferece contracepção.
- Toda mulher com útero intacto tratada com terapêutica estrogênica deve receber também progestógeno para evitar a proliferação endometrial induzida por estrogênio.
- A terapêutica hormonal não deve ser administrada a mulheres acima de 60 anos.
- O uso da fórmula combinada de estrogênio e progestógeno por mais de 5 anos é associado a um risco maior de câncer de mama e requer uma avaliação de risco individualizada.

Tratamento de sintomas geniturinários

Os sintomas geniturinários de graus leve a moderado podem ser efetivamente tratados com lubrificantes vaginais. A terapêutica com estrogênio vaginal é aprovada pela FDA para mulheres com sintomas urogenitais moderados a graves que não respondem à ação dos lubrificantes. Os preparados incluem cremes de estrogênio, comprimidos vaginais de estradiol e um anel vaginal de estradiol de baixa dosagem. Os comprimidos vaginais de estradiol de baixa dosagem (10-25 mcg) e o anel vaginal de estradiol (8-9 mcg) oferecem um nível mínimo de absorção sistêmica de estrogênio. Como a absorção de estradiol é insuficiente para causar proliferação endometrial, o uso concomitante de progestógeno normalmente não é indicado quando o estrogênio tópico de baixa dosagem é utilizado no tratamento da síndrome geniturinária da menopausa.

> **PONTOS-CHAVE**
> - A terapêutica com estrogênio vaginal é indicada para o tratamento dos sintomas geniturinários de grau moderado a grave da menopausa que não respondem ao uso inicial de lubrificantes vaginais.
> - Como a absorção de estradiol é insuficiente para causar proliferação endometrial, o uso concomitante de progestógeno normalmente não é indicado quando o estrogênio tópico de baixa dosagem é utilizado no tratamento da síndrome geniturinária da menopausa.

Terapêutica não hormonal

Entre as opções não hormonais para mulheres com contraindicações para a terapêutica hormonal ou que desejam evitar os riscos associados ao procedimento estão os agentes antidepressivos de baixa dosagem e a gabapentina, que já demonstraram auxiliar na modulação dos sintomas vasomotores. Os inibidores seletivos da reabsorção de serotonina e os inibidores da reabsorção de serotonina/norepinefrina em baixas dosagens que demonstraram ser mais eficazes do que o placebo são a venlafaxina, a desvenlafaxina, a paroxetina, o citalopram e o escitalopram. Os dados sobre o cohosh negro são inconclusivos, assim como os estudos sobre outras ervas, soja e outros fitoestrogênios.

> **PONTO-CHAVE**
> - As alternativas à terapêutica hormonal para o tratamento dos sintomas da menopausa incluem os agentes antidepressivos de baixa dosagem e a gabapentina.

Aconselhamento pré-natal

O aconselhamento pré-concepcional pode reduzir significativamente o risco de nascimento pré-termo e anomalias congênitas. Deve-se avaliar o risco pré-natal, incluindo o histórico clínico pessoal e familiar e o risco psicossocial da paciente (**Tab. 63**). Um histórico obstétrico de hipertensão induzida pela gestação, pré-eclâmpsia ou diabetes gestacional são condições altamente preditivas de risco futuro. A discussão deve incluir a manutenção de um estilo de vida saudável; o gerenciamento do peso; e o abandono do fumo, do álcool e de drogas ilícitas. Os medicamentos devem ser revistos com o intuito de minimizar a exposição teratogênica (**Tab. 64**). A **Tabela 65** apresenta a categorização alfabética da gestação utilizada pela FDA para caracterizar a segurança dos medicamentos utilizados durante a gestação. A FDA publicou as mudanças efetuadas na rotulação de medicamentos receitados para gestantes e lactantes, as quais passaram a vigorar a partir de 30 de junho de 2015 (ver www.fda.gov/Drugs/DevelopmentApprovalProcess/DevelopmentResources/Labeling/ucm093307.htm). Com as novas regras de rotulação, a categorização alfabética da gestação deixará de vigorar; entretanto, para os medicamentos vendidos sob prescrição médica anteriormente aprovados, essas mudanças serão introduzidas gradativamente. A rotulação incluirá informações pertinentes ao uso do medicamento por gestantes (como a dosagem e os possíveis riscos para o desenvolvimento fetal), informações sobre o uso do medicamento durante a lactação (como a quantidade de medicamento no leite materno e os possíveis efeitos para o lactente), e informações sobre os possíveis riscos de potencial reprodutivo para homens e mulheres que tomarem o medicamento.

TABELA 63 Avaliação dos riscos pré-concepcionais

Categoria do risco	Aspectos específicos a serem avaliados
Consciência reprodutiva	Desejo de engravidar, número e momento de gestações desejadas, alterações na fertilidade relacionadas à idade, sexualidade, contracepção
Riscos ambientais e toxinas	Exposição à radiação, ao chumbo e ao mercúrio
Nutrição e consumo de ácido fólico	Alimentação saudável, consumo diário de ácido fólico, restrição do consumo de peixes como cação, peixe-espada, cavala-real e peixe-batata a menos de 2 porções por semana (em razão do alto teor de mercúrio)
Genética	Histórico familiar de distúrbios genéticos hereditários
Uso abusivo de substâncias	Uso de tabaco, álcool, drogas ilícitas
Condições clínicas	Transtorno convulsivo, diabetes melito, hipertensão, doença da tireoide, asma, infecção por HIV, lúpus eritematoso sistêmico
Histórico obstétrico	Hipertensão induzida pela gestação, pré-eclâmpsia, diabetes gestacional
Medicamentos	Medicamentos vendidos com e sem prescrição médica, teratógenos potenciais
Doenças infecciosas e vacinas	Imunidade contra varicela, rubéola, coqueluche, tétano; risco de hepatite B
Preocupações psicossociais	Depressão, relacionamentos interpessoais/familiares, risco de abuso (físico, sexual, emocional)

Baseado em Johnson K, Posner SF, Biermann J, et al; CDC/ATSDR Preconception Care Work Group; Select Panel on Preconception Care. Recommendations to improve preconception health and health care—United States. A report of the CDC/ATSDR Preconception Care Work Group and the Select Panel on Preconception Care. MMWR Recomm Rep. 21/04/2006;55(RR-6):1-23.[PMID: 16617292]

TABELA 64	Medicamentos teratogênicos frequentemente receitados pelos clínicos
Inibidores da enzima conversora da angiotensina
Andrógenos, derivados da testosterona
Carbamazepina
Antagonistas do ácido fólico
Lítio
Fenitoína
Primidona
Estatinas
Tetraciclina, doxiciclina
Ácido valproico
Derivados da vitamina A: isotretinoína, retinoides, etretinato
Varfarina

TABELA 65 Classificação da FDA dos medicamentos utilizados durante a gestação[a]

Classe	Efeito fetal do medicamento durante a gestação
A	Nenhum efeito fetal revelado
B	Estudos com animais não demonstraram risco fetal
C	Estudos com animais sugerem efeitos fetais adversos
D	Evidência de risco para o feto humano
X	Anomalias fetais comprovadas

[a] A FDA publicou as mudanças efetuadas na rotulação de medicamentos receitados para gestantes e lactantes, as quais passaram a vigorar a partir de 30 de junho de 2015. Ver resumo dessas alterações em: www.fda.gov/Drugs/DevelopmentApprovalProcess/DevelopmentResources/Labeling/ucm093307.htm. Com as novas regras de rotulação, a categorização alfabética da gestação deixará de vigorar; entretanto, para os medicamentos vendidos sob prescrição médica anteriormente aprovados, essas mudanças serão introduzidas gradativamente.

As medições do IMC e da pressão arterial são essenciais. O exame pélvico pode incluir um exame de citologia cervical. O teste de DSTs e o rastreamento de infecção por HIV também são indicados. Toda mulher que esteja cogitando engravidar deve ser rotineiramente avaliada para verificação da imunidade contra varicela e rubéola. Em mulheres não imunes, as vacinas de rubéola e varicela devem ser administradas, pelo menos, 4 semanas antes da concepção, a fim de minimizar o risco fetal. As demais imunizações de rotina devem estar atualizadas.

A suplementação com ácido fólico (400 mcg/d) reduz defeitos do tubo neural. Como esses defeitos ocorrem muito cedo durante a gestação, quando a mulher talvez ainda nem esteja ciente da gravidez, a suplementação com ácido fólico geralmente é recomendada para toda mulher em idade reprodutiva. A suplementação com ferro de baixa dosagem pode reduzir o risco de anemia materna. A administração diária de uma multivitamina à base de ferro e ácido fólico no período pré-natal, sem abrir mão, no entanto, de uma alimentação saudável, é uma medida razoável para toda mulher que esteja planejando engravidar ou que possa engravidar.

> **PONTO-CHAVE**
> - Toda mulher que esteja cogitando engravidar deve ser rotineiramente avaliada para verificação da imunidade contra varicela e rubéola, enquanto as demais imunizações de rotina devem estar atualizadas.

Vaginite

A vaginite descreve condições infecciosas e não infecciosas que causam sintomas vulvovaginais, como corrimento vaginal anormal, prurido vulvar, queimação, irritação e mau cheiro. Embora frequentemente relatado, o corrimento vaginal pode não ser causado por infecção, uma vez que as secreções vaginais normais variam em cor, quantidade e consistência durante o ciclo menstrual. Quando o corrimento é associado a achados anormais, é muito comum o diagnóstico diferencial incluir condições como vaginose bacteriana, candidíase vulvovaginal e tricomoníase (**Tab. 66**). A irritação vaginal pode ser causada também por condições dermatológicas ou reações alérgicas, infecções cervicais ou síndrome geniturinária da menopausa. Uma mulher pode ter mais de um tipo de infecção de cada vez.

O histórico deve incluir dados como duração dos sintomas, relação com o ciclo menstrual, uso de duchas ou outros produtos, atividade sexual e comportamento de risco, disúria, dispareunia e características do corrimento, como cor, consistência, odor, dor e coceira. Deve-se considerar o risco de DSTs. A vulva e a vagina devem ser examinadas para verificação da presença de eritema, escoriações e lesões, coletando-se as secreções da parede vaginal para a verificação do pH, o teste de aminas (ou teste de odor da secreção vaginal) e microscopia com solução salina e de hidróxido de potássio (KOH) a 10%.

Vaginose bacteriana

A vaginose bacteriana, a causa mais comum de corrimento vaginal ou mau cheiro, caracteriza-se por um desequilíbrio da flora bacteriana vaginal normal, com redução de lactobacilos produtores de peróxido de hidrogênio e aumento das espécies *Gardnerella vaginalis* e *Mycoplasma* e de outras bactérias anaeróbias. Quando a alcalinidade vaginal aumenta após o coito ou durante a menstruação, o odor torna-se mais forte, um fator preditivo da presença de vaginose bacteriana. A vaginose bacteriana está associada ao aumento do risco de resultados gestacionais adversos, como parto pré-termo e perda gestacional, e com o risco de DSTs e infecção por HIV.

Pacientes sintomáticas podem relatar a presença de um corrimento fino e homogêneo de cor branca ou acinzentada e odor desagradável ou de "peixe". Os critérios clínicos aceitos para o diagnóstico da vaginose bacteriana incluem a presença de três das quatro características seguintes: pH vaginal superior a 4,5; odor de amina ("cheiro de peixe") quando da aplicação de KOH a 10% às secreções vaginais (teste do odor da secreção vaginal); presença de um corrimento vaginal fino e homogêneo; e a descoberta de, pelo menos, 20% de células-guia (ou células indicadoras) em um exame microscópico da secreção

TABELA 66. Manifestação clínica, avaliação e tratamento da vaginite

Causa da vaginite	Manifestação clínica	Avaliação	Tratamento
Vaginose bacteriana	Corrimento com odor desagradável ou com odor de peixe, geralmente mais pronunciado após o coito Corrimento fino mais intenso de cor branca ou acinzentada Além do mau cheiro, os sintomas podem ser mínimos	pH ≥ 4,5 Teste das aminas (teste do KOH) positivo > 20% de células-guia encontradas no exame microscópico da secreção vaginal misturada com solução salina	Metronidazol: 500 mg por via oral 2 x/dia durante 7 dias[a] (evitar o consumo de álcool durante o tratamento e por 24 horas após a última dose); ou gel vaginal (0,75%) 5 g aplicado no interior da vagina na hora de dormir, durante 5 noites Clindamicina: 300 mg por via oral 2 x/dia durante 7 dias; ou creme vaginal (2%) 5 g aplicado no interior da vagina durante 7 noites Nota: Adotar regimes orais durante a gestação.

Candidíase vulvovaginal	Coceira, irritação, disúria, dispareunia, vulvodinia, escoriação, eritema, fissuras
	
	Corrimento espesso mais intenso de cor branca (embora possa ser normal)
		pH ≤ 4,5
		
		Teste das aminas (teste do KOH) negativo
		
		Presença de hifas, pseudo-hifas ou levedura no exame microscópico da secreção vaginal misturada com solução de KOH
			Sem complicações[b]
			Fluconazol: 150 mg por via oral em dose única
			
			Butoconazol vaginal: (creme a 2%) 5 g aplicado no interior da vagina na hora de dormir, durante 3 noites
			
			Clotrimazol vaginal: (creme a 1%) 5 g aplicados no interior da vagina na hora de dormir, durante 7-14 noites; ou comprimido vaginal de 100 mg inserido na vagina na hora de dormir, durante 7 noites; ou 200 mg (dois comprimidos vaginais) inseridos na vagina uma vez por dia – na hora de dormir – durante 3 noites
			
			Miconazol vaginal: (creme a 2%) 5 g aplicado no interior da vagina na hora de dormir, durante 7 noites; ou supositório vaginal de 100 mg inserido na vagina na hora de dormir, durante 7 noites; ou supositório vaginal de 200 mg inserido na vagina na hora de dormir, durante 3 noites.
			
			Nota: existem fórmulas vaginais em dose única e não imidazolínicos, mas são menos eficazes.
			
			Com complicações[c]
			Maior duração do tratamento oral ou tópico inicial, seguido por terapia de manutenção:
			
			    Fluconazol 150 mg por via oral a cada 3 dias, em um total de 3 doses; ou terapia com imidazol tópica durante 7-14 noites
			
			Depois disso, a terapia de manutenção é baseada nos sintomas refratários ou recorrentes:
			
			    Fluconazol 150 mg por via oral, 1 vez por semana, durante 6 meses; ou 200 mg por via oral, 1 vez por semana, durante 8 semanas; ou 200 mg por via oral, 2 vezes por semana, durante 4 meses; ou 200 mg por via oral, uma vez por mês, durante 6 meses

Tricomoníase	Corrimento descolorido mais intenso (amarelado, cinzento e/ou espumoso) Dispareunia, disúria, coceira, eritema, sangramento pós-coito, dor abdominal Hemorragias cervicais puntiformes (colo do útero com aspecto de "morango")	pH ≥ 4,5 Teste das aminas (teste do KOH) negativo Presença de tricomonas e leucócitos no exame microscópico da secreção vaginal misturada com solução salina NAAT ou ensaio rápido positivo	Metronidazol[a]: 2 g por via em dose única; ou 500 mg por via oral, 2 x/dia, durante 7 dias Nota: evitar o consumo de álcool durante o tratamento e por 24 horas após a última dose.

KOH = hidróxido de potássio; NAAT = teste de ampliação de ácidos nucleicos.

[a]Seguro durante a gestação.

[b]Candidíase vulvovaginal sem complicações: *Candida albicans*, sintomas leves a moderados, mulheres saudáveis não gestantes, máximo de quatro episódios por ano.

[c]Candidíase vulvovaginal com complicações: sintomas severos, suspeita ou comprovação de *Candida não albicans*, mais de quatro episódios por ano, diabetes melito descontrolado ou imunossupressão.

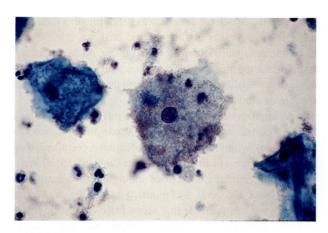

FIGURA 21 Células-guia. As células do epitélio vaginal com bactérias aderidas à sua superfície são denominadas células-guia, características da vaginose bacteriana.

vaginal misturada com solução salina (*microscopic saline wet mount examination*). As células-guia são células escamosas do epitélio vaginal com grande número de organismos cocobacilares aderidos à superfície celular, criando uma aparência pontilhada e obscurecendo as bordas das células (**Fig. 21**).

Outros exames realizados à beira do leito que podem auxiliar no diagnóstico utilizam o teste de ácido nucleico. Em função da sua baixa especificidade, as culturas vaginais não são recomendáveis. O tratamento se faz com metronidazol ou clindamicina, ambos disponíveis em fórmulas orais ou tópicas. Ambos os tratamentos por via oral são seguros durante a gestação; o metronidazol oral oferece melhor relação custo-benefício. Embora a patogênese seja pouco conhecida, a vaginose bacteriana está associada a altas taxas de recorrência (30-60%). O uso de preservativos pode ajudar a prevenir a recorrência, devendo-se evitar duchas. Os dados relativos à utilidade dos probióticos para aumentar a quantidade de lactobacilos são inconclusivos.

PONTO-CHAVE

- Os critérios clínicos para o diagnóstico de vaginose bacteriana incluem a presença de três das quatro características seguintes: pH vaginal superior a 4,5, teste das aminas positivo, corrimento vaginal fino e homogêneo e pelo menos 20% de células-guia no exame microscópico com solução salina.

Candidíase vulvovaginal

A candidíase vulvovaginal é uma causa comum de sintomas vaginais e acomete até 40% das mulheres avaliadas em nível de atenção primária para verificação de tais sintomas. A candidíase vulvovaginal sem complicações desenvolve-se em mulheres imunocompetentes, é esporádica e infrequente, tem como provável causa a *Candida albicans*. A maioria das mulheres saudáveis com candidíase vulvovaginal sem complicações não apresenta quaisquer fatores precipitantes identificáveis, embora a prevalência seja maior em gestantes, mulheres com diabetes melito ou que necessitem de tratamento com antibióticos ou glicocorticoides. A candidíase vulvovaginal com complicações é recorrente (quatro ou mais episódios por ano), caracteriza-se por sintomas mais graves e pode ter como causa a *Candida* não albicans, como a *Candida glabrata*; pode desenvolver-se em mulheres com diabetes descontrolada, imunossuprimidas ou gestantes.

O diagnóstico de candidíase vulvovaginal é sugerido pela presença de disúria externa e prurido vulvar, dor, irritação e vermelhidão. Os sinais incluem edema vulvar; fissuras; escoriações; ou corrimento vaginal grosso, esbranquiçado e grumoso. O diagnóstico pode ser feito quando um exame microscópico do corrimento vaginal com solução salina ou KOH a 10% mostra a presença de levedura, hifas ou pseudo-hifas. Como a candidíase vulvovaginal está associada a um pH vaginal normal (< 4,5), o teste do pH não tem utilidade.

Pelo fato de a sensibilidade da microscopia ser baixa, pode-se considerar o tratamento empírico da candidíase vulvovaginal se os sintomas se apresentarem acompanhados por achados característicos. Existem vários medicamentos tópicos e orais equivalentes do ponto de vista terapêutico, embora entre os medicamentos de uso tópico, os imidazolínicos (fluconazol, miconazol, clotrimazol) sejam mais eficazes do que a nistatina. A terapêutica de curto prazo com imidazolínicos intravaginais disponibilizados sem necessidade de prescrição médica pode ser eficaz no tratamento da candidíase vulvovaginal sem complicações, assim como o fluconazol, 150 mg, vendido com prescrição médica e administrado por via oral em dose única. Uma abordagem combinada geralmente é eficaz. A candidíase vulvovaginal grave requer uma terapêutica tópica, de preferência com um imidazolínico administrado por via intravaginal, 1 vez ao dia, durante 3-7 dias, com ou sem fluconazol, 150 mg por via oral, a cada 3 dias, em um total de 3 doses.

A candidíase vulvovaginal recorrente é comum e a repetição do tratamento é baseada na gravidade e persistência dos sintomas. A etiopatogenia é pouco conhecida, e muitas mulheres não apresentam condições predisponentes ou subjacentes identificáveis. Inicialmente, trata-se a recorrência com fluconazol oral administrado a cada 3 dias, em um total de 3 doses, ou com uma série de 7-14 dias de um imidazolínico intravaginal. A terapêutica antifúngica supressora administrada semanalmente por via oral por tempo prolongado pode ser necessária para controlar a candidíase vulvovaginal recorrente, e as taxas de recorrência permanecem elevadas após a suspensão do tratamento.

PONTOS-CHAVE

- Como a sensibilidade da microscopia é baixa, pode-se considerar o tratamento empírico da candidíase vulvovaginal se os sintomas forem acompanhados por achados característicos.
- A terapia de curto prazo com imidazolínicos intravaginais disponibilizados sem necessidade de prescrição médica pode ser eficaz no tratamento da candidíase vulvovaginal sem complicações, assim como o fluconazol, 150 mg, vendido com prescrição médica e administrado por via oral em dose única.

Tricomoníase

A tricomoníase, causada pelo *Trichomonas vaginalis*, é a DST não viral mais comum em todo o mundo. Ao contrário de outras DSTs que predominam em adolescentes e adultos mais jovens, as taxas de incidência da tricomoníase são igualmente distribuídas entre mulheres de todas as faixas etárias.

A *T. vaginalis* é um protozoário flagelado que infecta exclusivamente o trato urogenital, causando vaginite inflamatória e uretrite. Embora a manifestação seja variável, muitas mulheres desenvolvem um corrimento espumoso abundante e malcheiroso de cor amarelada ou acinzentada, com prurido vulvar, queimação e sangramento pós-coito.

O diagnóstico se faz tradicionalmente por exame microscópico direto do fluido vaginal misturado a uma solução salina para determinar a presença de tricomonas móveis. Embora a tricomoníase seja associada a um pH vaginal superior a 4,5, a especificidade de um pH vaginal anormal e a sensibilidade dos achados da microscopia salina são baixas. Os testes de imunoensaios rápidos realizados com amostras de esfregaço vaginal em nível de atenção primária e os testes de PCR para a detecção de *T. vaginalis* substituíram a microscopia ou a cultura como o padrão-ouro para fins diagnósticos. Os NAAT podem ser realizados com uma amostra de esfregaço vaginal (ou endocervical), amostra de urina ou espécimes coletados para exames de Papanicolau (colpocitologia oncótica). Após a identificação da tricomoníase, deve-se considerar o teste para detecção de outras DSTs. Qualquer paciente com teste positivo de T. vaginalis deve repetir o exame 3 meses após o tratamento.

Toda mulher com sintomas de tricomoníase deve ser tratada com metronidazol, 2 g, por via oral em dose única, que é um medicamento associado a altas taxas de cura. Além disso, o tratamento do parceiro sexual é essencial para prevenir reinfecção. O metronidazol pode ser administrado com segurança em qualquer estágio da gestação. A resposta inadequada ao tratamento pode ser causada por reinfecção ou por sensibilidade reduzida ao metronidazol. Em caso de suspeita da segunda condição, uma série de 7 dias de metronidazol em dosagem de 500 mg, administrada 2 vezes ao dia, normalmente culmina na resolução clínica da condição.

> **PONTOS-CHAVE**
> - Os testes de PCR para a detecção de *Trichomonas vaginalis* substituíram a microscopia ou a cultura como o padrão-ouro para fins diagnósticos.
> - Toda mulher com sintomas de tricomoníase deve ser tratada com metronidazol, 2 g, por via oral em dose única; o tratamento do parceiro sexual é essencial para prevenir reinfecção.

Distúrbios oculares

Olho vermelho

Conjuntivite

O olho vermelho é queixa ocular mais comum. Como abordagem geral adotada em relação ao paciente que apresenta os olhos vermelhos, tem-se como sinais de alarme a presença de dor, baixa de visão, diplopia ou história prévia de trauma ocular. Nesses casos, o paciente precisa ser encaminhado a uma unidade de emergências oftalmológicas, uma vez que deve-se descartar uma patologia ocular mais grave. Na ausência dos sinais de alarme previamente descritos, a presença de secreção ocular sugere o diagnóstico de conjuntivite, que é a causa mais comum de olho vermelho.

A conjuntivite é classificada como infecciosa (bacteriana ou viral) ou não infecciosa (alérgica ou não alérgica), sendo a anamnese o primeiro passo para o diagnóstico etiológico da doença. Durante o exame, a conjuntiva (bulbar e tarsal) apresenta-se hiperemiada e os vasos ingurgitados, deixando os vasos visíveis. Em geral, a conjuntivite é um diagnóstico de exclusão; em um paciente que apresenta o olho vermelho e secreção, devendo-se descartar doenças mais graves como glaucoma aguda de ângulo fechado, irite ou ceratite.

A conjuntivite viral (**Fig. 22**), normalmente causada por adenovírus, quase sempre é aguda, unilateral e associada a infecção anterior do trato respiratório superior e exposição a pessoas infectadas. Os sintomas consistem em prurido, sensação de corpo estranho e formação de crostas nas pálpebras ao acordar. A condição do paciente é considerada contagiosa enquanto o olho continua a lacrimejar e produzir secreção, o que normalmente se estende por 3-7 dias. Dado o risco de contágio, o paciente deve realizar cuidadosa lavagem das mãos. Os manipuladores de alimentos e profissionais de saúde só devem retornar ao trabalho depois que os sintomas oculares cederem. O tratamento é de suporte, com aplicação de compressas frias e colírios.

A conjuntivite bacteriana (**Fig. 23**) em pacientes adultos normalmente é causada por infecção por *Staphylococcus aureus*. O paciente apresenta vermelhidão em um ou em ambos os olhos e corrimento mucopurulento. Em pacientes com conjuntivite bacteriana, a secreção é espessa, podendo apresentar uma coloração amarela ou esverdeada, enquanto em pacientes com conjuntivite viral, a secreção tem aspecto seroso (aquoso). O tratamento da conjuntivite bacteriana envolve a administração de antibióticos tópicos de amplo espectro (pomada oftálmica de eritromicina a 0,5%, pomada oftálmica de bacitracina/polimixina B), que devem ser usados por 5-7 dias.

Pacientes com conjuntivite alérgica apresentam prurido, coriza e lacrimejamento. O exame pode revelar a presença de hiperemia bilateral e quemose (edema da conjuntiva). O tratamento inclui anti-histamínicos orais, anti-histamínicos tópicos (olopatadina oftálmica a 0,1%, solução oftálmica de cetotifeno) e colírios.

A conjuntivite não alérgica pode resultar de secura ocular ou lesão causada por corpo estranho ou substância química e normalmente se resolve em 24 horas, embora os lubrificantes tópicos possam ser benéficos.

Episclerite e esclerite

A episclerite (**Fig. 24**) é uma inflamação aguda dos vasos superficiais da esclera, uma fina membrana localizada logo abaixo da conjuntiva. A causa geralmente é indefinida e, em raros casos, está associada à doença reumática sistêmica. Pacientes com espisclerite geralmente não apresentam dor ou diminuição da acuidade visual. Ao exame, a inflamação apresenta-se mais

Distúrbios oculares

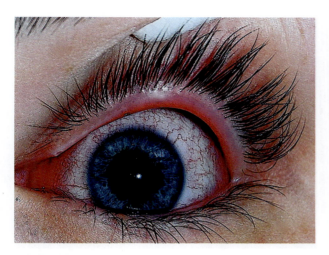

FIGURA 22 Conjuntivite viral. A injeção e a hiperemia difusa da conjuntiva, geralmente associados à presença de folículos na conjuntiva tarsal, são característicos da conjuntivite viral.
Eye with Viral Conjunctivitis. Digital image. Wikimedia Commons. 01/02/2010. Web. 16/05/2012. http://commons.wikimedia.org/wiki/File:An_eye_with_viral_conjunctivitis.jpg.

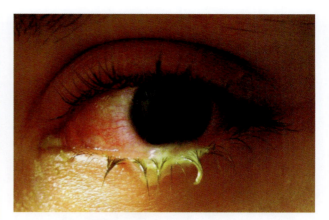

FIGURA 23 Conjuntivite bacteriana. Em pacientes com conjuntivite bacteriana, a secreção ocular é espessa, podendo apresentar uma coloração amarela ou esverdeada.
Swollen Eye with Conjunctivitis. Digital image. Wikimedia Commons. 08/02/2008. Web. 16/05/2012. http://commons.wikimedia.org/wiki/File:Swollen_eye_with_conjunctivitis.jpg

localizada do que na conjuntivite, que normalmente é mais difusa. É possível visualizar a esclera entre os vasos superficiais dilatados. Via de regra, a episclerite se resolve espontaneamente.

A esclerite é uma inflamação da esclera, das camadas fibrosas do olho subjacentes à episclera e à conjuntiva. A esclerite anterior, que é mais comum, envolve a esclera superficial e os vasos profundos da episclera. A condição apresenta-se sob várias formas, entre as quais, difusa, nodular e necrosante; a forma necrosante geralmente é associada a distúrbios inflamatórios sistêmicos. A esclerite posterior envolve as estruturas mais profundas do olho. Cerca de metade dos pacientes com esclerite tem uma doença sistêmica subjacente, como um distúrbio inflamatório do tecido conjuntivo ou uma infecção. Os pacientes podem apresentar dor ocular severa, fotofobia, lacrimejamento e alterações visuais. Ao exame, a esclera pode apresentar uma coloração azulada ou violeta e sensibilidade à palpação.

Deve-se estabelecer a distinção entre episclerite e esclerite, uma vez que a esclerite pode ser uma condição ocular letal. Em geral, a episclerite é indolor e não envolve alterações visuais, enquanto a esclerite é dolorosa e implica comprometimento da visão. Pacientes com esclerite, ou quaisquer pacientes com diagnóstico indefinido, devem ser urgentemente encaminhados para um oftalmologista.

Uveíte

A uveíte (**Fig. 25**) é uma inflamação da camada intermediária do olho, formada pela íris, pelo corpo ciliar e pela coroide (camada vascular localizada entre a retina e a esclera). Pode ser idiopática ou ocorrer como parte de uma condição sistêmica subjacente, como distúrbios autoimunes, artrites associadas ao antígeno HLA-B 27, infecção, malignidade e sarcoidose. Os sintomas presentes na inflamação uveal são vermelhidão ocular, dor e fotofobia. Ao exame, os vasos da conjuntiva apresentam-se mais dilatados na periferia da córnea, resultando em vermelhidão circunferencial em torno da íris (injeção ciliar). A pupila pode apresentar um formato irregular porque a íris adere à superfície anterior do cristalino ou à superfície posterior da córnea. A uveíte requer encaminhamento urgente para um oftalmologista.

Blefarite

A blefarite (**Fig. 26**) é uma inflamação difusa das glândulas sebáceas ou dos folículos ciliares das pálpebras. As causas comuns são infecção por *Staphylococcus aureus*, rosácea e dermatite seborreica. O paciente pode relatar sensação de queimação e areia nos olhos, formação de crostas ou olhos grudentos, especialmente ao acordar. O tratamento consiste na aplica-

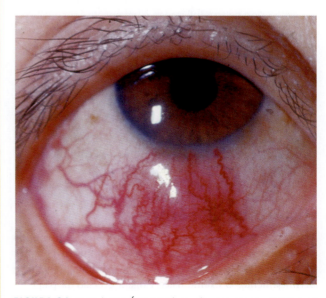

FIGURA 24 Episclerite. É possível visualizar os vasos sanguíneos superficiais dilatados com a esclera clara visível entre os vasos.

115

Medicina Interna - MKSAP17

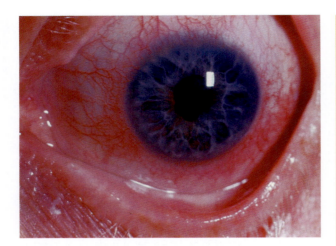

FIGURA 25 Irite não granulomatosa (uveíte anterior). Os vasos da conjuntiva apresentam-se mais dilatados na borda da córnea, resultando em uma vermelhidão circunferencial em torno da íris (rubor ciliar).

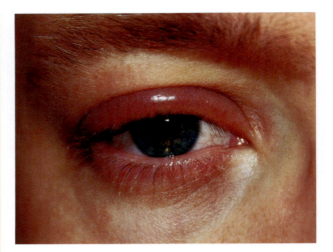

FIGURA 26 Blefarite. Na blefarite, as pálpebras normalmente apresentam-se hiperemiadas e edemaciadas.
Blepharitis. Digital image. Wikimedia Commons. 02/05/2012. Web. 13/11/2014.
https://commons.wikimedia.org/wiki/File:Blepharitis.JPG.

ção de compressas mornas, xampu diluído aplicado com um cotonete, antibióticos tópicos (para infecções estafilocócicas) e tetraciclinas orais (para infecções associadas à rosácea).

Hemorragia subconjuntival

A hemorragia subconjuntival (**Fig. 27**) é extremamente comum e normalmente de origem benigna. O exame revela uma mancha vermelha (de sangue extravascular) geralmente limitada a uma determina área da conjuntiva. A hemorragia subconjuntival é indolor, mas alarmante para os pacientes. A maioria dos casos se resolve no espaço de várias semanas sem intervenção.

> **PONTOS-CHAVE**
>
> - A conjuntivite viral geralmente é aguda, unilateral e associada a infecção anterior do trato respiratório superior e exposição a pessoas infectadas; o tratamento é sintomático.
> - Pacientes com conjuntivite bacteriana apresentam uma secreção ocular espessa de coloração amarela ou esverdeada.
> - A conjuntivite alérgica produz prurido, coriza, lacrimejamento, vermelhidão bilateral e quemose (edema da conjuntiva), podendo ser tratada com anti-histamínicos orais, anti-histamínicos tópicos e colírios.
> - A episclerite é indolor e não envolve alterações visuais, enquanto a esclerite é dolorosa e implica comprometimento da visão.

Distúrbios da córnea

As abrasões da córnea são secundárias a traumatismo causado por corpos estranhos e normalmente cicatrizam em 48 horas. Os sintomas são dor, sensação de corpo estranho, fotofobia e lacrimejamento. O exame físico exige a eversão da pálpebra para inspeção e a remoção de corpos estranhos. Pode-se examinar a córnea com a aplicação de corante de fluoresceína e o auxílio da luz azul de cobalto emitido por uma lâmpada de Wood ou lâmpada de fenda. O tratamento consiste em pomadas antibióticas que proporcionam conforto e evitam infecção secundária. Os anestésicos tópicos devem ser evitados após o exame inicial, uma vez que esses fármacos podem retardar a cicatrização e danificar ainda mais a córnea. Deve-se marcar um exame de acompanhamento depois de 24 horas para verificar se a abrasão cicatrizou. O uso de tampão ocular não é recomendável para abrasões da córnea.

As úlceras de córnea (**Fig. 28**) são causadas por traumatismo, pelo uso de lentes de contato, por infecção por herpes-vírus simples, infecção bacteriana e distúrbios do tecido conjuntivo (espondilite anquilosante). Ao exame, as úlceras de córnea são visíveis com contraste de fluoresceína; as infecções por herpes geralmente se manifestam como uma lesão de aparência dendrítica. As úlceras de córnea podem causar perda permanente da visão e requerem encaminhamento para um oftalmologista.

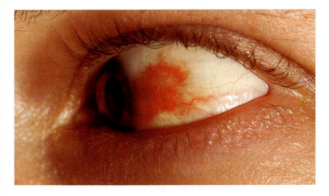

FIGURA 27 Hemorragia subconjuntival. Observa-se um acúmulo superficial e localizado de sangue; não há envolvimento da esclera e da conjuntiva.
Subconjunctival hemorrhage. Digital image. Wikimedia Commons. 28/06/2011. Web.
16/05/2012. http://commons.wikimedia.org/wiki/File:Subconjunctival_hemorrhage_eye.JPG.

Distúrbios oculares

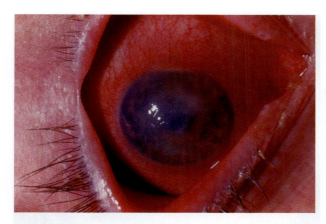

FIGURA 28 Úlcera de córnea. Defeito do epitélio da córnea associado à injeção ciliar.

> **PONTO-CHAVE**
> - As abrasões da córnea são tratadas com pomadas antibióticas; os anestésicos tópicos e os tampões oculares não são indicados.

Catarata

A catarata é uma opacificação do cristalino. Trata-se de uma condição muito comum que acomete mais de 50% das pessoas acima de 80 anos nos Estados Unidos. A catarata é uma das principais causas de comprometimento da visão e cegueira em todo o mundo. Alguns dos fatores de risco são idade, histórico familiar, tabagismo, diabetes melito, exposição à radiação ultravioleta B e uso de glicocorticoides sistêmicos. Os sintomas incluem acuidade visual reduzida, visão noturna prejudicada, ofuscamento e diplopia. O exame oftalmoscópico revela opacificação do cristalino e redução ou ausência de reflexo vermelho. A cirurgia é indicada quando os sintomas interferem nas atividades do cotidiano; entretanto, nem todo paciente com catarata necessita de cirurgia.

Glaucoma

Glaucoma primário de ângulo aberto

O glaucoma primário de ângulo aberto, o tipo mais comum de glaucoma, é uma neuropatia óptica progressiva associada ao aumento da pressão intraocular sem obstrução das vias normais de drenagem do humor aquoso. O glaucoma primário de ângulo aberto é uma das principais causas de cegueira permanente em todo o mundo. Os fatores de risco são idade acima de 40 anos, histórico familiar e raça (a incidência nos negros é cerca de 4 vezes mais elevada do que nos brancos).

O glaucoma primário de ângulo aberto provoca a perda do campo periférico bilateral da visão, ocorre de forma gradativa e indolor e pode comprometer a acuidade visual central nos estágios mais avançados. Como a manifestação é gradativa e assintomática, a condição geralmente passa despercebida para o paciente. A U.S. Preventive Services Task Force constatou que as evidências são insuficientes para respaldar a prática do rastreamento do glaucoma. O exame físico revela aumento da relação escavação:disco (> 0,5), extensão vertical da escavação central e hemorragias do disco óptico. O tratamento básico é a introdução de medicamentos para redução da pressão intraocular (**Tab. 67**). Outras intervenções são a terapia a *laser* e cirurgia, como a iridectomia ou a trabeculectomia, respectivamente.

Glaucoma agudo por fechamento angular

O glaucoma agudo por fechamento angular é causado pelo aumento da pressão intraocular em decorrência do bloqueio da drenagem do humor aquoso. Os sintomas são dor ocular severa,

TABELA 67	Farmacoterapia para glaucoma primário de ângulo aberto	
Agente	**Mecanismo de ação**	**Efeitos colaterais sistêmicos**
Betabloqueador	Reduz o influxo	Bradicardia, bloqueio cardíaco, broncoespasmo, diminuição de libido, depressão do sistema nervoso central, alterações de humor
Agonistas adrenérgicos não seletivos (adrenalina)	Reduz o influxo e aumenta o efluxo	Hipertensão, dores de cabeça, extrassístole
Agonistas adrenérgicos alfa 2 seletivos (brimonidina)	Reduz o influxo e aumenta o efluxo	Hipotensão, reflexo vasovagal, boca seca, fadiga, insônia, depressão, síncope, tontura, ansiedade
Agentes parassinpaticomiméticos (pilocarpina, iodeto de ecotiofato)	Aumenta o efluxo	Aumento da salivação, aumento da secreção gástrica, cólicas abdominais, alteração da frequência urinária, choque
Inibidores orais da anidrase carbônica (acetazolamida)	Reduz o influxo	Acidose, depressão, mal-estar, hirsutismo, parestesias, dormência, discrasias sanguíneas, diarreia, perda de peso, cálculos renais, perda da libido, supressão da medula óssea, hipocalemia, gosto ruim na boca, nível sérico de urato elevado
Inibidores tópicos da anidrase carbônica (dorzolamida)	Reduz o influxo	Incidência reduzida de efeitos sistêmicos em comparação com os inibidores orais da anidrase carbônica
Análogos das prostaglandinas (latanoprosta)	Aumenta o efluxo	Sintomas semelhantes aos da gripe, dores articulares e musculares
Agentes hiperosmóticos (manitol)	Reduz os volumes do humor vítreo e do humor aquoso	Cefaleia, insuficiência cardíaca, expansão do volume sanguíneo, náusea, vômitos, diarreia, distúrbio eletrolítico, insuficiência renal

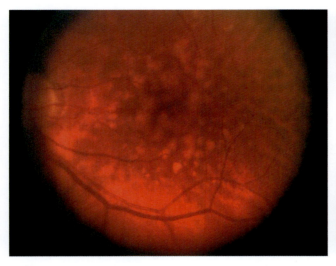
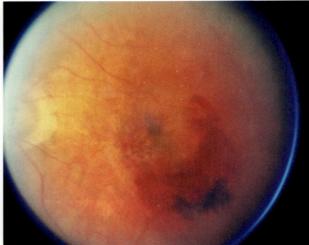

FIGURA 29 Degeneração macular relacionada à idade. A forma seca (à esquerda) caracteriza-se por lesões branco-amareladas distintas (drusas) em torno da região macular e áreas de pigmentação moteada. A forma úmida (à direita) caracteriza-se por hiperpigmentação e hipopigmentação e pela presença de hemorragia subretiniana.

cefaleia e acuidade visual reduzida. Ocasionalmente, os pacientes apresentam sintomas como náusea, vômitos e imagem de halos no campo visual. O exame oftalmoscópico revela uma pupila em media midríase (4-6 mm) não fotorreativa e pressão intraocular superior a 50 mmHg. Existe uma ameaça imediata de cegueira resultante de atrofia do nervo óptico em pacientes com glaucoma agudo, razão pela qual se faz necessário o encaminhamento urgente para um oftalmologista. Além disso, pacientes com glaucoma crônico devem evitar determinados medicamentos que causam dilatação pupilar, como descongestionantes, agentes anticolinérgicos, agentes adrenérgicos, antidepressivos, agentes antipsicóticos e medicamentos para enjoo.

> **PONTOS-CHAVE**
>
> - O glaucoma primário de ângulo aberto provoca a perda periférica bilateral do campo visual, ocorre de forma gradativa e indolor.
> - O glaucoma agudo por fechamento angular manifesta-se com dor ocular severa, cefaleia, acuidade visual reduzida, pupila em média midríase (4-6 mm) não fotorreativa e pressão intraocular elevada; o encaminhamento urgente para um oftalmologista é necessário para evitar cegueira.

Degeneração macular relacionada à idade

A degeneração macular relacionada à idade (DMRI) é uma doença degenerativa da mácula e constitui uma das principais causas de perda visual entre pacientes idosos. A degeneração macular relacionada à idade pode ser classificada como seca ou úmida (**Fig. 29**). A DMRI seca, responsável por cerca de 85% dos casos, envolve o depósito de material extracelular (drusas) na região macular de um ou de ambos os olhos. Se as drusas assumirem uma posição confluente na mácula, a acuidade visual cai, mas raramente abaixo de 20/40. Os pacientes geralmente relatam perda gradativa da visão.

Uma pequena porcentagem de pacientes com DMRI seca progride e desenvolve neovascularização subretiniana patológica (DMRI úmida). O sangramento e a exsudação resultam no ofuscamento ou na distorção repentina (ou na rápida manifestação ao longo de algumas semanas) e indolor da visão central. A DMRI úmida, geralmente envolve apenas um olho, resulta em perda severa de visão.

Os fatores de risco para o desenvolvimento de DMRI são idade avançada, histórico familiar, tabagismo e doenças cardiovasculares. O abandono do fumo reduz o risco de desenvolvimento de DMRI e deve ser recomendado a todo paciente fumante.

A DMRI seca é irreversível mesmo com o tratamento; entretanto, a progressão para a DMRI úmida pode ser retardada com uso de zinco ou antioxidantes. Não existem evidências de que os antioxidantes desempenhem alguma função na prevenção da DMRI. A fotocoagulação a *laser* é recomendável para DMRI úmida com lesões extrafoveais. Além disso, a injeção intraocular de inibidores do fator de crescimento endotelial tem sido utilizada para tratamento da DMRI úmida em atividade.

> **PONTO-CHAVE**
>
> - A progressão para a degeneração macular úmida relacionada à idade pode ser retardada com o abandono do fumo e o uso de zinco ou antioxidantes.

Descolamento de retina

O descolamento de retina (**Fig. 30**) acomete principalmente pacientes com miopia. Os sintomas são moscas volantes e *flashes* de luz (foto) e linhas embaralhadas, seguidos por um defeito repentino no campo visual periférico que lembra uma cortina

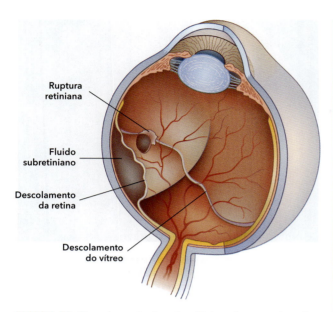

FIGURA 30 Descolamento de retina. O descolamento de retina ocorre quando a retina se separa do epitélio pigmentar da retina subjacente e da coroide, podendo ser causado por ruptura da retina, vazamento ou exsudação abaixo da retina ou tração do vítreo sobre a retina.

preta e avança por todo o campo visual. O encaminhamento de emergência para um oftalmologista é crucial, uma vez que o prognóstico depende do tempo para o tratamento cirúrgico.

> **PONTO-CHAVE**
>
> - O encaminhamento de emergência para um oftalmologista é crucial para pacientes com suspeita de descolamento de retina, uma vez que o prognóstico depende do tempo para o tratamento cirúrgico.

Olho seco

O olho seco, também chamado ceratoconjunctivitis sicca, inclui sintomas como secura, irritação e queimação que geralmente pioram no decorrer do dia. Fumo, alérgenos e o baixo nível de umidade, podem exacerbar os sintomas.

Os mecanismos do olho seco incluem a alteração do regime de secreção de lágrima e o aumento do grau de evaporação da lágrima. A secreção reduzida de lágrima normalmente é resultante de inflamação das glândulas lacrimais e pode estar relacionada a doenças sistêmicas, como síndrome de Sjögren e artrite reumatoide. A maior evaporação da lágrima pode ser causada pelo aumento do tamanho da fissura palpebral, conforme observado na oftalmopatia de Graves, ou por disfunção da glândula meibomiana, alterando a composição do filme lacrimal. A síndrome de Sjögren, a doença de Graves e a paralisia de Bell podem causar uma condição persistente de olho seco que resulta em lesão da córnea. Outros fatores de risco para o olho seco são idade avançada, sexo feminino, medicamentos (anti-histamínicos, inibidores seletivos da reabsorção de serotonina), diabetes melito ou um histórico de procedimento de queratomileusis *in-situ* assistida por *laser*.

O tratamento tem por objetivo reduzir a inflamação e corrigir a patologia da pálpebra que altera o filme lacrimal. Os tratamentos comuns para olho seco consistem na aplicação de colírios e compressas mornas, podendo-se esfregar suavemente o local com xampu diluído para tratar a meibomite. As tetraciclinas orais são utilizadas para tratar a inflamação da pálpebra. A ciclosporina tópica e os colírios à base de glicocorticoides são reservados para pacientes com olho seco decorrente de doença sistêmica. Os plug intracanaliculares, dispositivos muito pequenos inseridos nos canais lacrimais para reduzir a drenagem da lágrima, podem ser utilizados em pacientes que não respondem ao tratamento convencional para olho seco. Existem plug provisórios ou semipermanentes.

Oclusão vascular da retina

Oclusão arterial retiniana

A oclusão da artéria central da retina (OACR, na sigla em inglês) é causada por trombos ou êmbolos. A OACR geralmente é associada a aterosclerose carotídea, embora possa resultar de outras doenças vasculares (dissecção da artéria carótida), doenças hematológicas ou doenças inflamatórias (arterite de células gigantes). Os pacientes normalmente são idosos e apresentam perda indolor completa e repentina da visão.

O exame fundoscópico revela um defeito pupilar aferente e uma coloração vermelho-cereja da fóvea, realçada pelo aspecto pálido da retina (**Fig. 31**). O prognóstico é baseado na acuidade visual na ocasião da manifestação da condição. A isquemia com duração de 4 horas ou mais tende a resultar na perda irreversível da visão. O tratamento pode envolver medidas destinadas a reduzir a pressão intraocular. É necessária uma consulta de emergência com um oftalmologista.

Oclusão venosa da retina

A oclusão da veia central da retina (OVCR, na sigla em inglês) normalmente é causada por um trombo, enquanto a oclusão de ramo venoso da retina (BRVO) geralmente é causada por compressão arterial da veia. Pacientes com OVCR apresentam perda repentina, indolor e unilateral da visão quase sempre associada à imagem de "faíscas"; os sintomas podem ser abruptos ou desenvolver-se ao longo de horas ou dias. A ORVR normalmente é assintomática. Os fatores de risco de oclusão venosa da retina são idade avançada, tabagismo, diabetes melito, hipertensão, hiperlipidemia, obesidade, glaucoma, defeitos arteriolares da retina e estados hipercoaguláveis.

O exame fundoscópico pode revelar um defeito pupilar aferente relativo, veias retinianas ingurgitadas, hemorragias difusas na retina e manchas algodonosas na região da oclusão (**Fig. 32**). O grave comprometimento visual na ocasião da manifestação subentende risco de perda permanente da visão. É necessário consultar imediatamente um oftalmologista.

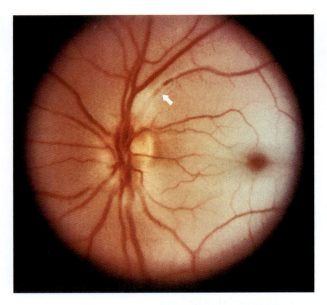

FIGURA 31 Oclusão da artéria central da retina (seta) caracterizada pelo aspecto opalescente da retina, pela palidez retiniana e por uma "mancha vermelho-cereja" definindo a fóvea.

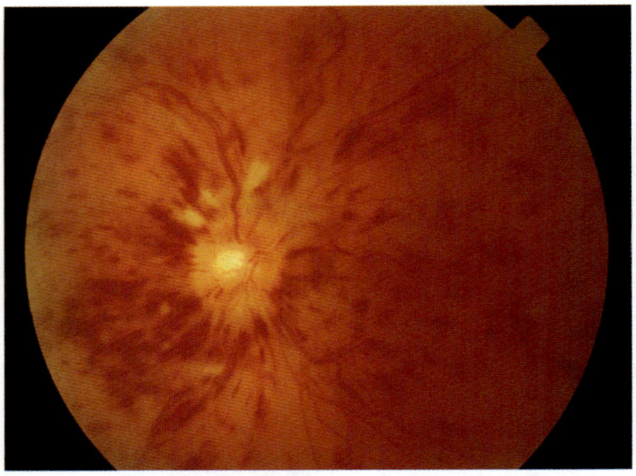

FIGURA 32 A oclusão da veia central da retina é caracterizada por edema do disco óptico, veias dilatadas e tortuosas, hemorragias em "chama de vela" na retina e manchas algodonosas ("sangue e trovão").

> **PONTO-CHAVE**
> - Pacientes com oclusão da artéria central da retina, causada por trombos ou êmbolos, apresentam perda profunda e repentina da visão; é necessária uma consulta de emergência com um oftalmologista.

Emergências oculares

As emergências oculares podem incluir causas de perda aguda de visão (descolamento de retina, OACR, OVCR, arterite temporal, endoftalmite, celulite orbitária, neurite óptica, lesão causada por substâncias químicas), bem como trauma do globo ocular, da pálpebra, do sistema nasolacrimal ou da placa tarsal.

A endoftalmite é uma inflamação do humor aquoso e vítreo, normalmente causada por infecção bacteriana ou fúngica após um procedimento cirúrgico. O tratamento consiste na administração de antibióticos intravítreos. O prognóstico depende da rapidez com que o tratamento é iniciado e da virulência do patógeno.

A celulite orbitária, outra emergência ocular, é resultante de infecção dos tecidos localizados posteriormente ao septo orbitário, uma membrana que se estende das bordas orbitárias até as pálpebras. A celulite pré-septal (periorbitária) é originária das pálpebras e do tecido facial localizado anteriormente ao septo orbitário. A celulite orbitária geralmente é resultante de infecções dentais ou sinusais contíguas. Os sintomas são edema ocular, eritema, dor e febre. Pode-se distinguir a celulite orbitária da celulite pré-septal examinando os reflexos pupilares e a função dos músculos extraoculares, bem como através de rastreamento por TC para excluir a hipótese de infecção mais profunda.

O herpes-zóster que envolve a distribuição nervosa trigeminal e, em especial, a ponta do nariz (sinal de Hutchinson) tem correlação com o herpes-zóster oftálmico que ameaça a visão. Pacientes que apresentam o sinal de Hutchinson necessitam de uma avaliação oftalmológica.

A neurite óptica, uma inflamação do nervo óptico, também pode resultar em perda aguda da visão. A condição, que geralmente acomete pessoas de meia-idade, brancas e do sexo feminino, quase sempre está associada à esclerose múltipla. Os sintomas manifestados incluem dor ocular, visão embaçada, defeitos no campo visual e alteração na percepção das cores. A avaliação consiste em um exame oftalmológico e uma RNM de crânio. O tratamento pode incluir a administração de glicocorticoides sistêmicos, embora a neurite óptica geralmente se resolva de forma espontânea.

No caso de lesões oculares causadas por substâncias químicas, o paciente pode apresentar dor intensa, acuidade visual reduzida, vermelhidão ocular e fotofobia, além de possível incapacidade de abrir as pálpebras. O olho deve ser tratado com, pelo menos, 30 minutos de irrigação enquanto aguarda a avaliação oftalmológica.

Distúrbios dos ouvidos, nariz e garganta

Perda auditiva

A perda auditiva afeta 50 milhões de adultos nos Estados Unidos e é a terceira causa mais comum de problema crônico de saúde na população geriátrica. Em geral, a condição é classificada como condutiva ou neurossensorial, embora os pacientes possam apresentar distúrbios auditivos mistos (**Tab. 68**). A perda auditiva condutiva é resultante de um problema mecânico no canal auditivo, na membrana timpânica ou nos ossículos e que impede a transmissão do som para a cóclea. Pacientes com problemas condutivos descrevem perda importante da audição, geralmente associada a dor ou secreção. A perda auditiva neurossensorial é causada por lesão à cóclea ou ao nervo acústico e os pacientes geralmente descrevem dificuldade de ouvir as pessoas falarem, especialmente se houver ruídos no ambiente. Os sintomas associados à condição podem incluir zumbido ou vertigem.

A U.S. Preventive Services Task Force conclui que as evidências atualmente existentes são insuficientes para avaliar o equilíbrio dos benefícios e prejuízos do rastreamento para verificação da presença de perda auditiva em adultos assintomáticos com idade acima de 50 anos. Se realizado, rastreamento pode consistir simplesmente em perguntar ao paciente se ele tem dificuldade para ouvir. A perda auditiva autorrelatada já demonstrou coincidir 90% com a avaliação audiométrica realizada em pacientes acima de 50 anos. Os questionários de rastreamento validados, como o Hearing Handicap Inventory for the Elderly, têm demonstrado altas taxas de probabilidade positiva de perda auditiva. Além disso, é importante perguntar às pessoas próximas sobre o comprometimento auditivo do paciente, uma vez que os pacientes podem não perceber a perda auditiva. O teste do cochicho é outro método confiável de rastreamento para verificação da presença de perda auditiva. O examinador coloca-se de pé a uma pequena distância atrás do paciente e pede que o paciente tampe o canal auditivo não testado. O examinador cochicha seis conjuntos de três combinações de letras ou números para o paciente. Se o paciente não conseguir repetir corretamente pelo menos três dos seis conjuntos, configura-se um teste positivo. No teste do esfregaço do dedo, por sua vez, o examinador esfrega suavemente os dedos a 15 cm de distância do ouvido do paciente. O teste é positivo quando o paciente não consegue identificar o ruído do esfregaço entre os dedos em três de seis tentativas.

O exame físico de perda auditiva tem por objetivo estabelecer a distinção entre causas condutivas e neurossensoriais

TABELA 68 — Causas comuns de perda auditiva

Doença	Notas
Condutiva	
Cerume impactado	O cerume pode obstruir completamente o canal auditivo, causando perda auditiva condutiva. O cerume impactado pode ser removido com irrigação suave ou cureta auditiva. A remoção não é necessária em pacientes assintomáticos.
Otosclerose	Crescimento anormal do tecido ósseo que acaba por acarretar a fixação da platina do estribo. O histórico familiar de otosclerose é comum. O tratamento é a estapedectomia ou estapedotomia. Os dispositivos auditivos podem ser úteis.
Perfuração da membrana timpânica	Em geral, cicatriza sem intervenção. Deve-se manter o ouvido sempre seco. Recomenda-se encaminhamento para possível reparo no caso de condição associada a perda auditiva significativa ou possível patologia da orelha média.
Colesteatoma	Massa em expansão composta por células epiteliais escamosas queratinizadas que podem conter cristais de colesterol. Embora histologicamente benigna, pode erodir extensamente as estruturas locais, incluindo a cóclea, os ossículos, a membrana timpânica e o nervo facial. O tratamento é a remoção cirúrgica.
Neurossensorial	
Presbiacusia	Perda auditiva relacionada à idade; perda auditiva de alta frequência tipicamente simétrica. Os dispositivos auditivos constituem a base do tratamento.
Perda auditiva neurossensorial repentina	Etiologia indefinida; apresenta-se como uma perda auditiva repentina de natureza neurossensorial. O tratamento rápido com glicocorticoides pode melhorar o resultado.
Doença de Ménière	Apresenta-se classicamente como uma tríade de perda auditiva neurossensorial, zumbido e vertigem, embora as três não estejam necessariamente presentes em cada paciente. Os sintomas podem oscilar, e os ataques geralmente são provocados pela alta ingestão de sal.
Neuroma acústico	Neoplasia benigna, normalmente causadora de perda auditiva neurossensorial, zumbido e, às vezes, vertigem. Um histórico familiar ou pessoal de neurofibromatose tipo 2 predispõe os pacientes a um alto risco desses tumores, quase sempre bilateralmente.
Induzida por ruídos	Histórico de exposição crônica a ruídos ou exposição abrupta e de curta duração a ruído explosivo. A prevenção é a base do tratamento; os dispositivos auditivos são úteis quando a condição já se encontra em estágio avançado.
Induzida por medicamentos	Histórico de uso de medicamentos ototóxicos (aminoglicosídeos, agentes quimioterapêuticos [irreversível], aspirina e outros AINE [parcialmente reversível], agentes antimaláricos [reversível], diuréticos de alça [ocasionalmente reversível]).
Condutiva e neurossensorial	
Infecção	As infecções do ouvido médio podem comprometer a membrana timpânica ou os ossículos, produzindo perda auditiva condutiva reversível. A cocleíte viral pode causar perda auditiva neurossensorial reversível. As infecções auditivas crônicas podem levar à perda auditiva condutiva.
Traumatismo da cabeça	Pode produzir perda auditiva condutiva decorrente de alteração ossicular e hemotímpano ou perda auditiva neurossensorial resultante de fratura coclear ou lesão do nervo auditivo.

TABELA 69	Distinção entre perda auditiva condutiva e neurossensorial com os testes de Weber e Rinne		
Condição	Resultado do Teste de Weber[a]	Resultado do Teste de Rinne[b]	Diagnósticos diferenciais
Perda auditiva condutiva	Mais alto no ouvido afetado	Reduzido no ouvido afetado (condução óssea > condução aérea)	Obstrução por cerume, corpo estranho, otite média, otosclerose, membrana timpânica perfurada
Perda auditiva neurossensorial	Mais alto no ouvido não afetado	Tão alto ou mais alto no ouvido afetado (condução aérea > condução óssea)	Presbiacusia, doença de Ménière, neuroma acústico, perda auditiva neurossensorial repentina

[a]Aplica-se um diapasão vibrando com uma frequência de 256 Hz (embora possa ser utilizado um diapasão de 512 Hz) à testa e ao couro cabeludo na linha mediana e pergunta-se ao paciente se o som está mais alto em um ou no outro ouvido; um teste normal não demonstra qualquer lateralização.

[b]Aplica-se um diapasão vibrando com uma frequência de 512 Hz ao processo mastoide do ouvido afetado até que o som não seja mais escutado. Em seguida, reposiciona-se o diapasão do lado de fora do canal auditivo externo e pergunta-se ao paciente se ele consegue novamente ouvir o diapasão; em um teste normal, a condução aérea é maior do que a condução óssea, o que permite que se ouça o diapasão.

utilizando os testes de Weber e Rinne (**Tab. 69**). Durante o exame físico, a visualização do canal auditivo é importante para determinar se existe distúrbio de obstrução mecânica ou da membrana timpânica. Pacientes nos quais a etiologia da perda auditiva não se evidencie durante o exame devem submeter-se a uma audiometria completa. O exame de imagem, normalmente por ressonância magnética, raramente é necessário e deve ser reservado a pacientes com sintomas neurológicos progressivos, unilaterais ou concomitantes.

A perda auditiva neurossensorial repentina, na qual o paciente apresenta uma perda de 30-dB em 3 dias ou menos, requer encaminhamento urgente para um otorrinolaringologista e uma RNM para que se determine a causa subjacente. Cerca de 90% dos casos são de natureza idiopática; entretanto, condições como infecções virais, meningite bacteriana, doença de Lyme, enxaqueca, doença de Ménière, neuroma acústico, lesões na cabeça, reações a medicamentos e neurossarcoidose constituem possíveis causas. A maioria dos casos ocorre unilateralmente e o tratamento geralmente envolve a administração de glicocorticoides, embora revisões sistemáticas realizadas tenham demonstrado sucesso limitado em comparação ao placebo. A maioria dos pacientes recupera-se totalmente em 2 semanas.

Os dispositivos auditivos, que ampliam os sons ambientes, podem ser benéficos no tratamento da perda auditiva condutiva ou neurossensorial em determinados pacientes. Os estudos indicam que aproximadamente 25% dos pacientes que podem beneficiar-se dos dispositivos auditivos, de fato, os adquirem. O custo pode ser um obstáculo para alguns pacientes, uma vez que os dispositivos auditivos são caros e normalmente não estão incluídos na cobertura dos planos e seguros de saúde. Esses dispositivos encontram-se disponíveis em diversos estilos, como em modelos para serem usados atrás da orelha, no interior do canal auditivo e, alguns mais novos, que podem ser ajustados somente para aquelas frequências que requerem ampliação.

> **PONTOS-CHAVE**
>
> - Pode-se realizar o rastreamento para verificação da presença de perda auditiva questionando o paciente, uma vez que a perda auditiva autorrelatada já demonstrou coincidir 90% com a avaliação audiométrica realizada em pacientes acima de 50 anos.
>
> - A perda auditiva neurossensorial repentina, na qual o paciente apresenta uma perda de 30 dB em 3 dias ou menos, requer encaminhamento urgente para um otorrinolaringologista e uma RNM para que se determine a causa subjacente.

Zumbido

O zumbido é a percepção de som (por exemplo, assobio, repique) em um ou em ambos os ouvidos não associada a estímulos externos. O zumbido geralmente é causado por anomalias do sistema auditivo, podendo em alguns casos ter uma etiologia vascular. As causas comuns incluem exposição excessiva a ruídos (tanto aguda como crônica), otosclerose, barotrauma, infecção, insuficiência vascular, doença de Ménière e distúrbios metabólicos. Medicamentos ototóxicos também podem causar zumbido no ouvido (**Tab. 70**). A maioria dos medicamentos associados a ototoxicidade são ototóxicos somente em altas doses ou em níveis tóxicos. O zumbido causado por exposição medicamentosa normalmente é reversível, à exceção dos agentes quimioterapêuticos à base de platina e de aminoglicosídeos.

TABELA 70	Medicamentos frequentemente associados à presença de zumbido
Antibióticos (aminoglicosídeos, eritromicina, vancomicina, neomicina, polimixina B)
Agentes antimaláricos (cloroquina, hidroxicloroquina, quinina)
Benzodiazepinas
Agentes quimioterapêuticos (mecloretamina, vincristina, carboplatina, cisplatina)
Carbamazepina
Diuréticos de alça
Quinidina
Salicilatos
AINE
Antidepressivos tricíclicos

As características do zumbido podem ajudar a facilitar o diagnóstico e o tratamento. O zumbido pode ser classificado como pulsátil (coincidente com os batimentos cardíacos do paciente) ou contínuo (não pulsátil). O zumbido pulsátil sugere uma etiologia vascular, como malformação arteriovenosa, aterosclerose, doença carotídea, aneurisma ou paraganglioma. No caso do zumbido pulsátil, o momento da manifestação, a lateralidade e outros sintomas correlatos também podem ser úteis para que se determine a etiologia. Por exemplo, o zumbido que se desenvolve no contexto de uma perda auditiva progressiva em um paciente mais velho é sugestivo de perda auditiva relacionada à idade (presbiacusia); o zumbido unilateral pode ser causado por otite média ou cerume impactado, enquanto o zumbido associado à perda auditiva neurossensorial unilateral é sugestivo de neuroma acústico.

O exame físico para a verificação de zumbido é semelhante ao da perda auditiva. Além disso, os nervos cranianos devem ser examinados para que se verifique se há evidência de envolvimento do tronco encefálico. Na presença de zumbido pulsátil, deve-se proceder à auscultação de ruídos no pescoço, na região periauricular, nas órbitas e no mastoide.

Após o histórico e o exame inicial, a avaliação de pacientes com zumbido deve incluir uma audiometria. Como diversas anomalias metabólicas podem estar associadas ao zumbido (hipotireoidismo e hipertireoidismo, anemia, hiperlipidemia, deficiência de zinco e de vitamina B_{12}), pode-se considerar a obtenção de exames da tireoide, hemograma completo, lipidograma e testes dos níveis de zinco e vitamina B_{12}, se for clinicamente pertinente. A maioria dos pacientes com zumbido não necessita de exames de imagem da área neurológica; entretanto, pacientes com zumbido unilateral ou pulsátil, perda auditiva assimétrica ou anomalias neurológicas localizadas devem ser candidatos a exames diagnósticos de imagem complementares.

É possível que o zumbido leve minimamente incômodo para o paciente não necessite de tratamento. O tratamento do zumbido incômodo visa ao distúrbio subjacente. Os medicamentos são amplamente ineficazes. As intervenções neurocognitivas (inclusive a terapia cognitivo-comportamental) destinadas a ajudar o paciente a lidar com o problema normalmente são mais bem-sucedidas. Às vezes, empregam-se geradores de ruído que mascaram os sons, embora os dados que comprovam sua eficácia sejam limitados.

> **PONTO-CHAVE**
> - Os medicamentos são altamente ineficazes no tratamento do zumbido; as intervenções neurocognitivas destinadas a ajudar o paciente a lidar com o problema normalmente são mais bem-sucedidas.

Otite média e otite externa

A otite média aguda caracteriza-se pela presença de fluido e inflamação no ouvido médio, acompanhada por sintomas de infecção. Muitos pacientes com otite média aguda apresentam antes sintomas de infecção viral do trato respiratório superior. A disfunção da tuba auditiva, que compromete a drenagem e causa a retenção de fluido no ouvido médio, é um fator predisponente. Na otite média aguda, se a membrana timpânica se romper, pode haver presença de secreção purulenta proveniente do canal auditivo. A otite média com efusão é definida como a presença de fluido no ouvido médio, mas sem sinais de infecção. A otite média com efusão geralmente ocorre após um caso de otite média aguda ou pode estar associada a alergias. É mais provável também que haja presença de disfunção da tuba auditiva. Faltam evidências que norteiem o tratamento da otite média aguda em adultos; entretanto, os antibióticos orais (por exemplo, amoxicilina), a terapia com analgésicos e os descongestionantes constituem a base do tratamento. Se não houver resposta aos antibióticos orais em 2-3 dias, deve-se considerar a administração de antibiótico de espectro mais amplo. As complicações incluem perda auditiva, perfuração da membrana timpânica, meningite e mastoidite. A otite média com efusão pode resolver-se espontaneamente; descongestionantes, anti-histamínicos ou glicocorticoides nasais geralmente são utilizados como terapia, embora as evidências de sua eficácia sejam limitadas.

A otite externa, que varia de uma inflamação leve a uma infecção severa do canal auditivo externo, pode manifestar-se de forma aguda ou crônica. A otite externa aguda normalmente tem causa bacteriana e corresponde a 90% dos casos, enquanto a otite externa crônica geralmente é decorrente de infecção fúngica, alergia ou dermatite sistêmica. A natação pode contribuir para a otite externa (também conhecida como orelha de nadador) quando a umidade presente no canal auditivo rompe o tecido do canal, criando um ambiente favorável para o crescimento bacteriano. A manipulação ou o traumatismo do canal auditivo também é um fator predisponente ao desenvolvimento da otite externa. O tratamento tanto dos casos leves como dos casos severos inclui a administração de solução de ácido acético diluído e medicamentos otológicos tópicos à base de neomicina, polimixina B e hidrocortisona. Os antibióticos orais são indicados para pacientes cuja infecção se estende além do canal auditivo externo, para pacientes idosos, para aqueles que não respondem ao tratamento tópico, para pacientes imunocomprometidos e para pacientes com diabetes melito. Pacientes com otite externa maligna (uma infecção necrosante do canal auditivo e osteomielite da base do crânio) ou com doença que envolva os ossos temporal e mastoide devem ser hospitalizados e tratados com antibióticos intravenosos.

Cerume impactado

Os sintomas podem incluir prurido, dor, perda auditiva, odor ou zumbido. O tratamento é indicado somente para pacientes sintomáticos ou se a membrana timpânica precisar ser visualizada. As opções de tratamento incluem a administração de agentes ceruminolíticos, a remoção manual (com cânula ou cureta de plástico ou de metal) e irrigação. Existem também dispositivos de aspiração úteis para a remoção de cerume mole. Nenhum ceruminolítico demonstrou ser superior ao outro. Na remoção manual, o canal auditivo não é exposto à umidade, razão pela qual o método pode estar associado a uma menor

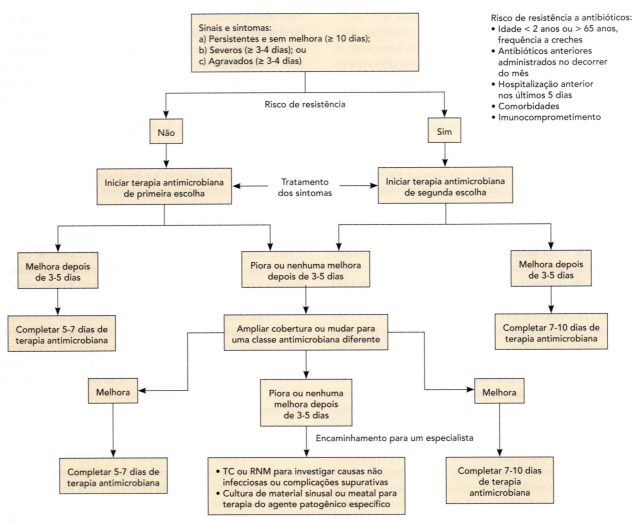

FIGURA 33 Algoritmo para o tratamento de rinossinusite bacteriana aguda.

Reproduzido a partir de Chow AW, Benninger MS, Brook I et al. Infectious Diseases Society of America. IDSA clinical practice guideline for acute bacterial rhinosinusitis in children and adults. Clin Infect Dis. Abril de 2012;54(8):e72-e112.[PMID: 22438350] com permissão de Oxford University Press.

incidência de infecções. Entretanto, a remoção manual requer habilidade do operador e cooperação por parte do paciente.

Infecções do trato respiratório superior

Sinusite

A sinusite aguda pode ter causas bacterianas ou virais. Além da duração dos sintomas, o decurso do tempo e o padrão de progressão da doença são importantes para a diferenciação entre rinossinusite viral e bacteriana. A maioria dos pacientes com infecções virais não complicadas do trato respiratório superior (URI, na sigla em inglês) não apresenta febre. Entretanto, quando presente, a febre tende a ocorrer no início da doença, geralmente combinada a outros sintomas, como mialgia e cefaleia. A febre e os sintomas sistêmicos normalmente se resolvem no período de 24-48 horas, após o qual os sintomas do trato respiratório se tornam mais proeminentes. Na maioria dos casos de URI viral não complicada, os sintomas de sinusite atingem o auge entre o 3º e o 6º dia e se resolvem até o 10º dia. Por outro lado, pacientes com sinusite bacteriana aguda normalmente apresentam sintomas (febre, corrimento nasal purulento acompanhado por obstrução nasal, dor/pressão/congestão facial, dor de dente) que persistem por 10 dias sem melhora desde o início dos sintomas. A sinusite bacteriana pode apresentar-se também depois de uma infecção viral do trato respiratório superior como uma manifestação repentina de agravamento dos sintomas depois que os sintomas típicos da VAS melhoram (5-6 dias).

Exames de imagem por radiografia comum ou TC raramente é necessário e não ajuda a distinguir a sinusite bacteriana da sinusite viral. O tratamento inicial da sinusite aguda (viral e bacteriana) visa ao alívio dos sintomas. Os analgésicos, os descongestionantes (sistêmicos ou tópicos), os anti-histamínicos, os corticoides intranasais e a irrigação nasal com solução salina geralmente são indicados. Embora mais de 90% dos casos de sinusite aguda sejam de origem viral, os antibióticos geralmente são prescritos para

Distúrbios dos ouvidos, nariz e garganta

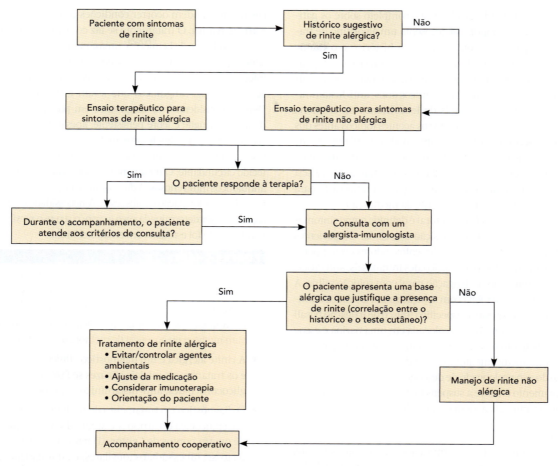

FIGURA 34 Algoritmo para o tratamento de rinite.

ªCaracterísticas que devem ensejar uma consulta com um alergista-imunologista:

• O paciente apresenta manifestações prolongadas de rinite; complicações da rinite, como otite média, sinusite e/ou polipose nasal; e/ou uma comorbidade, como asma e sinusite crônica.

• O paciente necessita de um corticoide sistêmico para o tratamento da rinite.

• Os sintomas do paciente ou os efeitos colaterais causados pelos medicamentos interferem na capacidade funcional ou diminuiu significativamente a qualidade de vida, como redução do nível de conforto e bem-estar, distúrbio do sono, anosmia ou ageusia.

• O tratamento com medicamentos para rinite é ineficaz ou produz eventos adversos.

• O paciente foi diagnosticado com rinite medicamentosa.

• Os desencadeantes alérgicos/ambientais que provocam os sintomas de rinite do paciente precisam ser identificados e esclarecidos mais claramente.

• Há necessidade de uma orientação mais completa.

• O paciente necessita de múltiplos medicamentos e/ou medicamentos dispendiosos por um período prolongado.

• A imunoterapia específica para alergia é uma opção de tratamento a ser considerada.

Reproduzido a partir de Wallace DV, Dykewicz MS, Bernstein DI et al. Joint Task Force on Practice; American Academy of Allergy; Asthma & Immunology; American College of Allergy; Asthma and Immunology; Joint Council of Allergy, Asthma and Immunology. The diagnosis and management of rhinitis: an updated practice parameter. J Allergy Clin Immunol. Agosto de 2008;122(2 Suppl):S1-84. Erratum in: J Allergy Clin Immunol. 2008 Dec;122(6):1237. [PMID: 18662584] Copyright 2008, com permissão de Elsevier.

pacientes que apresentam sintomas de sinusite aguda, o que acaba resultando no uso excessivo e inadequado de antibióticos. A Infectious Diseases Society of America (IDSA) recomenda que o tratamento inicial dos sintomas se faça com antibióticos somente em pacientes com 3-4 dias de sintomas severos (febre, secreção purulenta e dor facial), agravamento dos sintomas que inicialmente demonstravam melhora ou ausência de melhora depois de 10 dias de tratamento dos sintomas. A amoxicilina com clavulanato e a doxiciclina são recomendadas como terapia antimicrobiana de primeira linha. Os macrolídeos, trimetoprima + sulfametoxazol e as cefalosporinas de segunda e terceira gerações deixaram de ser recomendados por causa da resistência bacteriana. A terapia de segunda linha é a amoxicilina + clavulanato ou a doxiciclina em dosagem mais elevada. As fluoroquinolonas devem ser reservadas para pacientes que não respondem à terapia inicial ou àqueles com histórico de alergia à penicilina e como terapia de segunda linha para pacientes com alto risco de resistência bacteriana. A **Figura 33** apresenta uma abordagem algorítmica para o tratamento da rinossinusite bacteriana aguda.

Rinite

Deve-se suspeitar de rinite alérgica se os sintomas de rinite (espirros, congestão, rinorreia) estiverem associados a uma determinada estação, ambiente ou tipo de exposição. Para o diagnóstico, é necessário um histórico completo sobre os gatilhos dos sintomas. A **Figura 34** apresenta um algoritmo de tratamento para pacientes com rinite. Se o histórico e o exame forem sugestivos de rinite alérgica, indica-se um ensaio terapêutico para alívio dos sintomas. A farmacoterapia pode incluir corticoides intranasais, anti-histamínicos orais, anti-histamínicos intranasais, inibidores orais de leucotrienos ou cromona intranasal. Em geral, deve-se tentar os agentes tópicos antes dos agentes orais. A combinação de terapias pode ser útil em pacientes com sintomas persistentes que estejam tomando um único agente. Se o paciente não responder a essas terapias, talvez seja necessário encaminhá-lo para um alergista-imunologista para exames de pele, imunoterapia e ajuste da medicação.

A rinite não alérgica (vasomotora) é definida como sintomas de rinite crônica sem uma exposição associada. Os pacientes podem descrever gatilhos como alimentos, odores ou temperatura. Os tratamentos incluem corticoides intranasais, anti-histamínicos, anticolinérgicos e irrigação nasal com solução salina. A irrigação nasal pode ser feita com solução salina isotônica administrada com um dispositivo específico (frasco de irrigação nasal) que permite que a solução seja colocada em uma narina e escoe pela outra enquanto o paciente mantém a boca aberta para respirar. A rinite medicamentosa é a síndrome de rinite crônica resultante do uso prolongado de descongestionantes nasais tópicos. O tratamento envolve a suspensão do descongestionante; os corticoides intranasais podem ser benéficos.

Faringite

A faringite geralmente tem uma causa viral (até 80% dos casos). Entretanto, a faringite estreptocócica do grupo A (GAS, da sigla em inglês), responsável por aproximadamente 15% dos casos, deve ser detectada para evitar complicações potencialmente graves, como febre reumática aguda. O diagnóstico e o tratamento de pacientes com faringite EGA é auxiliado pelos critérios de quatro pontos de Centor: (1) febre; (2) ausência de tosse; (3) exsudatos tonsilares; e (4) linfadenopatia cervical anterior dolorosa. Não é necessário nenhum exame ou tratamento adicional para pacientes que não atendem a nenhum ou a apenas um dos critérios. Os pacientes que atendem a dois ou três critérios devem submeter-se a um teste confirmatório (um teste rápido para detecção de antígenos de EGA ou cultura da garganta) e ser tratados com base nos respectivos achados. O teste rápido de detecção de antígenos de EGA tem uma especificidade de mais de 95% e uma sensibilidade de 85-95%. Os pacientes que atendem aos quatro critérios são os que apresentam mais risco e podem ser tratados de forma empírica. E penicilina é o tratamento de primeira linha para faringite EGA, e a eritromicina ou a azitromicina são alternativas para pacientes alérgicos à penicilina. As complicações da faringite EGA incluem febre reumática e abscesso peritonsilar.

A faringite pode ser causada também por estreptococos dos grupos C e G. Os pacientes apresentam sintomas semelhantes aos da faringite EGA, embora a síndrome geralmente seja menos severa com os estreptococos dos grupos C e G, que não são associados à febre reumática aguda; entretanto, em casos raros, podem ocorrer condições como glomerulonefrite e artrite reativa. O tratamento se faz com antibióticos orais.

A síndrome de Lemierre é uma complicação rara da faringite aguda que implica trombose séptica da veia jugular interna. A infecção inicial se espalha da orofaringe para o espaço parafaríngeo e os vasos sanguíneos que levam à veia jugular interna. Deve-se considerar esse diagnóstico em pacientes com antecedente de faringite e febre persistente, apesar do tratamento com antibióticos. A TC dos tecidos moles do pescoço com contraste normalmente mostra um trombo na veia jugular com realce do tecido circundante. O tratamento da síndrome de Lemierre inclui antibióticos intravenosos. A drenagem cirúrgica pode ser necessária se houver formação de abscesso. A necessidade de anticoagulação deve ser determinada caso a caso; o seu uso na síndrome de Lemierre não foi estudado em ensaios clínicos.

> **PONTOS-CHAVE**
>
> - Em pacientes com sintomas de sinusite aguda, os antibióticos são recomendáveis somente para aqueles com 3-4 dias de sintomas severos (febre, secreção purulenta e dor facial), agravamento dos sintomas que inicialmente demonstravam melhora ou ausência de melhora depois de 10 dias.
> - A rinite alérgica é um diagnóstico clínico, e os tratamentos iniciais eficazes se fazem com glicocorticoides, anti-histamínicos ou cromona.
> - O diagnóstico e o tratamento de pacientes com faringite estreptocócica do grupo A é auxiliado pelos critérios de quatro pontos de Centor: (1) febre; (2) ausência de tosse; (3) exsudatos tonsilares; e (4) linfadenopatia cervical anterior dolorosa.

Epistaxe

Aproximadamente 90% dos sangramentos nasais têm origem na porção anterior do septo nasal, que é para onde convergem quatro artérias que se anastomosam entre si, formando o plexo Kiesselbach. Os restantes 10% dos episódios de epistaxe ocorrem na porção posterior (por trás da porção posterior do corneto médio e requerem um nasofaringoscópio para serem visualizados). A manifestação da epistaxe anterior normalmente é evidente, enquanto a epistaxe posterior pode ser assintomática. As causas da epistaxe podem incluir o ato de traumatizar o nariz, uso de medicação intranasal, mucosa nasal ressecada, rinossinusite e neoplasias. As malignidades hematológicas, a presença de hemofilia, os distúrbios hemorrágicos adquiridos e o uso de medicação anticoagulante ou antiplaquetária também são associados à epistaxe em função das suas diáteses hemorrágicas. Não são necessários exames laboratoriais de rotina. Se houver sintomas de anemia ou perda sanguínea significativa, deve-se fazer um teste de verificação do nível de hemoglobina. Pode-se considerar a obtenção de um hemograma completo, um teste para avaliação do tempo de protrombina e um teste para avaliação do tempo de tromboplastina parcial ativada para pacientes com sintomas ou sinais de distúrbio hemorrágico e aqueles com epistaxe severa ou recorrente.

Pode-se considerar o exames de imagem por TC em caso de suspeita da presença de corpo estranho, tumor ou sinusite.

O tratamento inicial da epistaxe anterior consiste em o paciente comprimir a asa nasal contra o septo por, pelo menos, 15 minutos, um procedimento eficaz que fará cessar a maioria dos sangramentos da porção anterior. Se a pressão direta falhar, deve-se tentar visualizar a porção anterior do septo para encontrar a origem do sangramento. A remoção de coágulos ou corpos estranhos pode ser feita com sucção, irrigação ou fórceps. Se o local do sangramento for encontrado, pode-se aplicar nitrato de prata ou um vasoconstritor tópico (oximetazolina ou fenilefrina) para controlar o sangramento. Se o sangramento não parar, deve-se aplicar um tamponamento nasal anterior. Se essas terapias falharem, é possível que seja necessária uma cauterização elétrica feita por um otorrinolaringologista. No caso de pacientes com sangramento posterior que exija tamponamento, deve-se consultar um otorrinolaringologista. A maioria dos pacientes que necessitam de tamponamento posterior deve ser hospitalizada para observação e avaliação da necessidade de uma intervenção mais profunda. O tampão normalmente permanece colocado por 4-5 dias. Em geral, administra-se um antibiótico para prevenção de sinusite e otite média.

> **PONTO-CHAVE**
> - O tratamento inicial da epistaxe anterior consiste em o paciente comprimir a asa nasal contra o septo por, pelo menos, 15 minutos.

Saúde bucal
Infecções e úlceras bucais

Infecção dentária
As infecções dentárias podem envolver o dente, as estruturas ósseas ou a gengiva. As infecções da estrutura dentária normalmente são assintomáticas até que envolvam a cavidade pulpar, quando pode se desenvolver um abscesso. As infecções da cavidade pulpar, decorrentes de cáries, são uma das principais causas de infecção odontogênica. É necessário o pronto encaminhamento para um especialista. O tratamento definitivo consiste na remoção endodôntica da polpa doente (canal da raiz) ou na extração do dente infectado. Na falta de assistência odontológica imediata, a terapia deve concentrar-se no alívio da dor até que se possa realizar a intervenção adequada (obturação, canal da raiz, irrigação local, drenagem incisional).

As doenças periodontais incluem inflamação da gengiva, com ou sem destruição do tecido conjuntivo de suporte e do osso alveolar. As doenças periodontais podem estar associadas ao aumento da incidência de doença cardiovascular aterosclerótica. A terapia deve visar à higiene bucal adequada.

Halitose
De 80 a 90% dos casos de halitose têm origem na boca, principalmente em decorrência da decomposição microbiana de alimentos, saliva e outras substâncias. A halitose pode estar associada também à presença de sinusite, pólipos nasais, cálculos tonsilares, divertículos esofágicos e infecções pulmonares crônicas, bem como a outras doenças sistêmicas causadoras de alterações no odor do hálito, como cetoacidose ou doença hepática em estágio avançado ou insuficiência renal. O tratamento inclui uma boa higiene bucal, inclusive com o uso diário do fio dental e a escovação da porção posterior da língua. O uso de um enxágue bucal à base de clorexidina à noite também pode ser eficaz para a redução do odor. Pacientes com cáries dentárias, abscessos ou doença periodontal devem receber cuidados odontológicos.

Distúrbios temporomandibulares
Os distúrbios temporomandibulares incluem distúrbios articulares (deslocamentos do disco intra-articular da articulação temporomandibular [ATM]) e distúrbios dos músculos da mastigação (síndrome da dor miofascial). O distúrbio da articulação temporomandibular pode manifestar-se com dor na mandíbula, cefaleia e estalos. A maioria dos sintomas de ATM é autolimitada. A avaliação deve envolver a exclusão de outros distúrbios, como neuralgia trigeminal, mastoidite, dor dentária, arterite temporal ou herpes-zóster. A palpação da articulação temporomandibular pode revelar sensibilidade, estalos ou crepitação. Em geral, o exame de imagem não é indicado; entretanto, a TC é útil para o diagnóstico de osteoartrite da articulação temporomandibular, enquanto a IRM pode fornecer informações sobre os tecidos moles e a vasculatura. O tratamento envolve o relaxamento da mandíbula com exercícios de fisioterapia, terapia cognitivo-comportamental, aparelhos mandibulares e medicamentos analgésicos. Em pacientes com osteoartrite da articulação temporomandibular, a injeção de corticoides pode ser benéfica. Nos casos refratários, pode ser necessário o encaminhamento para artrocentese, artroscopia ou substituição articular.

Saúde mental e comportamental
Transtornos de humor
Os transtornos de humor caracterizam-se por manifestarem um distúrbio do humor acompanhado por sintomas cognitivos, psicomotores e vegetativos e de dificuldades interpessoais. Os transtornos de humor incluem os transtornos depressivos e o transtorno bipolar.

Transtornos depressivos
Cerca de 20% das mulheres e 12% dos homens têm depressão durante a vida; a incidência máxima ocorre aproximadamente aos 40 anos para as mulheres e aos 55 para os homens. A depressão é uma das principais causas de incapacidade e um fator de risco para o suicídio. Trata-se de uma condição comum em pessoas com doenças clínicas, e a sua presença afeta adversamente a evolução das doenças.

A depressão é um motivo frequente de consultas em unidades de atenção primária, mas geralmente é subestimada. A Força-Tarefa dos Serviços Preventivos dos EUA (U.S.A Preventive Services Task Force) recomenda o rastreamento dos adultos para a verificação da presença de depressão, quando houver disponibilidade de suporte adequado para o diagnóstico definitivo, o tratamento efetivo e o acompanhamento necessário. Existem instrumentos validados para o rastreamento da depressão; o mais simples é um instrumento composto por duas perguntas ("Nas últimas 2 semanas, você tem se sentido desanimado, deprimido ou sem esperança?" e "Nas últimas 2 semanas, você tem sentido pouco interesse ou prazer em fazer as coisas?"). Uma resposta afirmativa para qualquer das duas perguntas justifica uma avaliação mais aprofundada.

Algumas condições de natureza não psiquiátrica manifestam sintomas que simulam depressão, como doenças infecciosas crônicas (como HIV), doenças e condições endócrinas (como doenças da tireoide e das glândulas adrenais [ou suprarrenais], deficiência de androgênio ou menopausa), câncer, insuficiência cardíaca, doenças neurológicas (como mal de Parkinson ou esclerose múltipla) e apneia do sono. Alguns medicamentos, como os glicocorticoides, as terapias hormonais, os interferons ou os medicamentos anticâncer, também podem causar sintomas de depressão.

Diagnóstico
Transtorno depressivo maior
O transtorno depressivo maior é diagnosticado de acordo com o DSM-5 pela presença de, pelo menos, cinco dos seguintes sintomas durante o mesmo período de 2 semanas, dos quais pelo menos um é humor deprimido ou perda de interesse ou prazer:

1. Humor deprimido durante a maior parte do dia, quase diariamente, conforme relatado pelo próprio paciente ou observado pelos outros (por exemplo, frequentemente choroso)
2. Acentuada diminuição de interesse ou prazer por todas ou quase todas as atividades durante a maior parte do dia, quase diariamente
3. Significativa perda de peso sem a realização de dieta ou ganho de peso ou diminuição/aumento de apetite quase diariamente
4. Insônia ou hipersonia quase diariamente
5. Agitação ou retardamento psicomotor quase diariamente
6. Fadiga ou perda de energia quase diariamente
7. Sentimentos de inutilidade ou culpa descabida ou excessiva quase diariamente
8. Capacidade para pensar e se concentrar diminuída quase todos os dias.
9. Pensamentos recorrentes de morte (não apenas medo de morrer); ideias suicidas recorrentes com ou sem um plano específico; tentativa de suicídio

Os sintomas de depressão comprometem as relações profissionais e sociais e não podem ser atribuídos a uma condição clínica, ao uso de medicamentos ou ao uso abusivo de substâncias. Uma ferramenta para a identificação e avaliação da severidade da depressão é o PHQ-9 (www.integration.samhsa.gov/images/res/PHQ%20-%20Questions.pdf), cujos itens têm correlação com os critérios do DSM-5. A cada item é atribuída uma pontuação de 0 (o paciente não se sente incomodado pelo sintoma) a 3 (o paciente sente-se incomodado pelo sintoma todos os dias); a pontuação máxima é de 27 pontos. Uma pontuação de 5 a 9 indica grau leve; de 10 a 14, grau moderado; de 15 a 19, grau moderadamente severo; e ≥ 20, depressão severa. Os médicos devem determinar se o paciente deprimido tem histórico de elevação anormal do humor (condição denominada mania ou hipomania, de acordo com o grau); essa condição pode indicar transtorno bipolar, que é tratado de forma diferente dos transtornos depressivos. Vale notar que o tratamento de um paciente com depressão bipolar apenas com medicamentos antidepressivos (ou seja, sem um estabilizador do humor) pode levar a uma virada da depressão para mania.

Transtorno depressivo persistente
Os sintomas do transtorno depressivo persistente (anteriormente conhecido como distimia) são mais leves do que os do transtorno depressivo maior. Os critérios diagnósticos do DSM-5 são: 1) humor deprimido durante a maior parte do dia e na maioria dos dias, por pelo menos 2 anos; e 2) presença, durante o estado de depressão, de dois ou mais dos seguintes sintomas: falta de apetite ou alimentação exagerada, insônia ou hipersonia, baixa energia ou fadiga, baixa autoestima, baixa capacidade de concentração ou dificuldade para tomar decisões e sentimentos de desesperança. Os sintomas não devem ter remitido por mais de 2 meses.

Transtorno afetivo sazonal
O transtorno afetivo sazonal é um subtipo do transtorno depressivo maior caracterizado pela manifestação de sintomas durante o outono ou o inverno, os quais se resolvem durante a primavera subsequente. É mais comum em mulheres do que em homens. Os pacientes afetados apresentam retardo psicomotor, alimentação exagerada e hipersonia. O diagnóstico requer 3 anos consecutivos de sintomas.

Transtorno disfórico pré-menstrual
O transtorno disfórico pré-menstrual afeta 3-5% das mulheres que menstruam e caracteriza-se pela presença de sintomas específicos que ocorrem na última semana antes do início da menstruação e melhoram alguns dias após o início da menstruação, tornando-se mínimos ou ausentes na semana após a menstruação. Os sintomas primários exigem que o diagnóstico inclua um dos seguintes itens: labilidade afetiva, irritabilidade ou raiva levando a conflito interpessoal, humor deprimido ou ansiedade. Os sintomas adicionais incluem decréscimo do interesse pelas atividades de costume, dificuldade de concentração, falta de energia, mudanças de apetite, distúrbio do sono, sensação de perda de controle e outros sintomas físicos (como sensibilidade mamária, distensão abdominal, ganho de peso).

Depressão periparto
O DSM-5 mudou o termo depressão pós-parto para depressão periparto porque aproximadamente 50% das mulheres desenvolvem esses sintomas durante a gravidez. A depressão periparto

afeta 10-15% das mulheres nos seis meses após o parto. As mães solteiras e pobres são as que apresentam maior risco. Embora não seja considerado um transtorno independente, a depressão periparto é especificada pelo DSM-5 como um transtorno depressivo maior que ocorre durante a gravidez ou 4 semanas após o parto, embora seja possível que os sintomas clínicos possivelmente sejam reconhecidos somente após esse período.

Transtorno do luto complexo persistente

A dor e o luto são respostas normais após a morte de um ente querido. A labilidade afetiva, a tristeza, a solidão, a sensação de torpor, os sonhos com o falecido e as alucinações visuais ou auditivas passageiras com o falecido são comuns durante o processo normal de luto. O luto normal geralmente ocorre de forma intermitente, mas diminui gradativamente de intensidade com o tempo. O luto que dura mais de 12 meses (6 meses nas crianças); é associado a sentimentos de saudade, pesar ou preocupação persistente em relação ao falecido; transtorna as funções normais ou as relações sociais; e é desproporcional às normas culturais, é considerado patológico e denominado transtorno do luto complexo persistente – anteriormente denominado transtorno complicado relacionado ao luto. Cerca de 20% das pessoas enlutadas sofrem de transtorno do luto complexo persistente. Os fatores de risco de desenvolvimento da condição incluem doença psiquiátrica preexistente, ônus excessivo para os cuidadores e fatores estressores de vida significativos e constantes. A morte de um ente querido pode também provocar um verdadeiro episódio depressivo maior em uma pessoa vulnerável, e a presença do luto não exclui necessariamente a existência de depressão maior concomitante.

Tratamento

A maioria dos pacientes com depressão leve ou moderada (por exemplo, pontuação PHQ-9 < 15) é tratada por médicos da área de atenção primária. Nos Estados Unidos, os clínicos prescrevem 75% dos medicamentos antidepressivos; o encaminhamento para um psiquiatra é reservado para aqueles com condições psiquiátricas comórbidas complexas ou quando os tratamentos iniciais com antidepressivos não alcançam os resultados desejados. Antes de iniciar o tratamento, as doenças clínicas, os medicamentos e o uso de substâncias que causam sintomas de depressão e transtorno bipolar devem ser descartados. A psicoterapia (terapia cognitivo-comportamental [TCC], a terapia psicodinâmica e a terapia interpessoal) e a psicofarmacologia, isoladas ou combinadas, constituem a base do tratamento, podendo revelar-se sinergísticas. Além daqueles refratários ao tratamento inicial, o encaminhamento para um psiquiatra é indicado para pacientes com ideias homicidas ou suicidas, sintomas psicóticos ou evidência de transtorno bipolar. A alimentação, o exercício, o suporte espiritual e outras medidas são complementares ao tratamento.*

Existem várias classes de medicamentos antidepressivos (**Tab. 71**). A escolha dos medicamentos é baseada nos sintomas do paciente, nos efeitos colaterais do medicamento e no histórico pessoal e familiar do paciente de respostas aos medicamentos antidepressivos. A dose inicial deve ser baixa e subsequentemente aumentada com base na resposta clínica. Os pacientes devem ser informados dos possíveis efeitos colaterais e de que estes provavelmente ocorrerão antes dos benefícios. Pacientes que não respondem à monoterapia com a dose máxima de antidepressivos no espaço de 6 semanas podem responder a um medicamento antidepressivo diferente, da mesma classe ou de classe diferente, ou ao acréscimo de um segundo antidepressivo. Outra estratégia é acrescentar um medicamento antipsicótico. A FDA aprovou as seguintes combinações de medicamentos antidepressivos e antipsicóticos para o tratamento da depressão: aripiprazol ou quetiapina de liberação prolongada com qualquer antidepressivo, e olanzapina com fluoxetina.

Cerca de 50% dos pacientes com depressão unipolar tratados com sucesso com farmacoterapia aguda seguida por placebo e cerca de 40% dos pacientes tratados com êxito com terapia cognitivo-comportamental aguda não seguida por nenhum tratamento subsequente sofrem recaída e recorrência da depressão depois de um ano. Para evitar a recaída, uma diretriz da American Psychiatric Association recomenda a continuação da terapia (4-9 meses) para pacientes com depressão unipolar que respondem à terapia aguda. Em geral, a dose do medicamento antidepressivo utilizada na fase aguda deve ser utilizada na fase de continuação, devendo-se dar continuidade à psicoterapia para depressão para aqueles pacientes que a estejam recebendo. Pacientes com depressão severa ou aqueles que apresentaram mais de dois episódios depressivos correm mais risco de depressão recorrente e devem ser candidatos a continuar com o tratamento para o resto da vida.

Os medicamentos antidepressivos não devem ser interrompidos abruptamente, mas reduzidos gradativamente para evitar síndromes de descontinuação. Embora alguns antidepressivos já tenham sido associados à precipitação de ideias suicidas, o risco de suicídio na depressão não tratada provavelmente é maior.

Os medicamentos antidepressivos prescritos de forma mais ampla são os inibidores seletivos da recaptação de serotonina, que oferecem excelente segurança se comparados aos antidepressivos tricíclicos, porém os efeitos colaterais adversos de natureza sexual (como libido reduzida, anorgasmia ou orgasmo retardado) são comuns. Os inibidores da recaptação de serotonina-norepinefrina são úteis para pacientes que apresentam também síndromes dolorosas. A bupropiona é um agente alternativo para pacientes com efeitos colaterais sexuais associados ao uso de SSRI ou SNRI. Entretanto, esse agente é contraindicado para pacientes com transtornos epilépticos. Os inibidores da monoamino-oxidase raramente são utilizados. Os SSRI, SNRI e MAO, especialmente se utilizados de forma combinada, podem causar uma síndrome serotonérgica, que se caracteriza pelo estado mental alterado, instabilidade autônoma e hiperatividade neuromuscular e é potencialmente letal. Pacientes que não respondem a um determinado SSRI pode responder a outro medicamento antidepressivo da mesma classe ou de classe diferente, a um segundo antidepressivo acrescentado ao esquema ou ainda à psicoterapia acrescentada ao tratamento. Para alguns pacientes, a eletroconvulsoterapia pode ser indicada, pois é segura (baixo risco de mortalidade) e eficaz.

O tratamento do transtorno afetivo sazonal envolve a exposição terapêutica diária (30-60 minutos) a 10.000 lux de

TABELA 71. Características de determinados antidepressivos

Medicamento	Vantagens	Desvantagens
ISRS		
Citalopram	Poucas interações medicamentosas	Efeitos colaterais GI e sexuais
Escitalopram	Poucas interações medicamentosas	Efeitos colaterais GI e sexuais
Fluoxetina	A longa meia-vida reduz o risco de síndrome da descontinuação; eficaz para transtornos de ansiedade, TOC, TDPM	A longa meia-vida aumenta o risco de acúmulo medicamentoso; as interações medicamentosas são comuns; substrato de CYP2D6
Fluvoxamina	TOC, TAS, transtorno do pânico	Efeitos colaterais GI e sexuais; distúrbio do sono
Paroxetina	Eficaz para transtornos de ansiedade, transtorno do pânico, TEPT, TOC	Categoria de risco D na gravidez pela classificação da FDA; ganho de peso; constipação; sedação; interação medicamentosa; alto risco de síndrome da descontinuação
Sertralina	Alguma interações medicamentosas; eficaz para transtorno do pânico, TEPT, TOC, TDPM	Efeitos colaterais GI e sexuais; distúrbio do sono
IRSN		
Venlafaxina	Eficaz para transtornos de ansiedade	Náusea; elevação da frequência cardíaca e da pressão arterial
Desvenlafaxina	Eficaz para transtornos de ansiedade	Náusea; elevação da pressão arterial
Duloxetina	Eficaz para síndromes dolorosas e TAG	Náusea; retenção urinária
Antidepressivos tricíclicos		
Nortriptilina	Efeito analgésico; sedativo	Toxicidade cardíaca com *overdose*; efeitos anticolinérgicos
Amitriptilina	Efeito analgésico; sedativo	Toxicidade cardíaca com *overdose*; efeitos anticolinérgicos; ganho de peso; efeitos anticolinérgicos
Outros agentes		
Bupropiona	Menos efeitos colaterais sexuais do que os ISRS; energizante; melhora a capacidade de concentração; menos ganho de peso	Risco de convulsões; elevação da pressão arterial
Mirtazapina	Sedativo; abre o apetite	Sedação; ganho de peso
Trazodona	Sedativo; aumenta a função sexual	Sedação; hipotensão ortostática; priapismo

TAG = transtorno de ansiedade generalizada; GI = gastrointestinal; TOC = transtorno obsessivo-compulsivo; TDPM = transtorno disfórico pré-menstrual; TEPT = transtorno do estresse pós-traumático; TAS = transtorno afetivo sazonal; IRSN = inibidor da reabsorção de serotonina-norepinefrina; ISRS = inibidor seletivo da reabsorção de serotonina.

---

luz visível; são utilizados também medicamentos antidepressivos e terapia cognitivo-comportamental.

O tratamento da depressão pré-menstrual e periparto é semelhante ao de outras formas de depressão. Vale notar que não há contraindicações para a amamentação enquanto a paciente estiver tomando medicamentos antidepressivos. Entretanto, os ISRS e IRSN são considerados medicamentos da categoria de risco C na gravidez, de acordo com a classificação da FDA (a paroxetina é categoria D).

O transtorno do luto complexo persistente normalmente não requer tratamento farmacológico; os medicamentos, quando utilizados, devem visar a sintomas específicos (como hipnóticos para o sono). A assistência pastoral, os grupos de apoio e o aconselhamento podem ser úteis.

PONTOS-CHAVE

- Cerca de 20% das mulheres e 12% dos homens têm depressão durante a vida. A depressão é uma das principais causas de incapacidade e um fator de risco para o suicídio.

(continua)

PONTOS-CHAVE *(continuação)*

- A depressão é uma condição comum em pessoas com doenças clínicas e a sua presença afeta adversamente o prognóstico das doenças.

- A U.S. Preventive Services Task Force recomenda o rastreamento dos adultos para a verificação da presença de depressão quando o suporte adequado para o diagnóstico definitivo, o tratamento efetivo e o acompanhamento necessário encontram-se disponíveis.

- A psicoterapia (terapia cognitivo-comportamental, a terapia psicodinâmica e a terapia interpessoal) e a psicofarmacologia, isoladas ou combinadas, constituem a base do tratamento da depressão.

- O encaminhamento para um psiquiatra é indicado para pacientes com ideias homicidas ou suicidas, sintomas psicóticos ou evidência de transtorno bipolar.

Transtorno bipolar

O transtorno bipolar é um transtorno caracterizado por episódios de mania ou hipomania. A prevalência é de cerca de 1%. Homens e mulheres são igualmente afetados; a manifestação normalmente ocorre no início da idade adulta. É raro pacientes com transtorno bipolar terem apenas mania ou hipomania; a maioria apresenta episódios depressivos recorrentes. O risco de suicídio durante a vida é alto (6-15%). Um episódio maníaco caracteriza-se por, pelo menos, 7 dias de humor severamente expansivo, eufórico ou irritável associado a, pelo menos, três dos seguintes sintomas (quatro se o quadro for apenas de humor irritável): megalomania ou autoestima exagerada, fala pressionada, fuga de ideias, distratibilidade, intensificação das atividades orientadas para objetivos ou agitação psicomotora, envolvimento excessivo em atividades prazerosas com alto potencial para consequências adversas (p. ex., gastos desmesurados, encontros sexuais) e menos necessidade de sono. A disfunção é substancial e o episódio não é atribuído aos efeitos fisiológicos de uma substância (por exemplo, uma droga de abuso, um medicamento, outro tratamento) ou a alguma outra condição clínica. A maioria dos pacientes com transtorno bipolar tipo I apresenta episódios depressivos. O transtorno bipolar tipo II é definido por episódios de depressão maior e hipomania. Comparada à mania, a hipomania é menos severa, resulta em menos disfunção e permanece presente por, pelo menos, 4 dias.

Os psiquiatras devem ser envolvidos no tratamento de pacientes com suspeita de transtorno bipolar. A farmacoterapia consiste na administração de estabilizadores do humor (como lítio, ácido valproico e carbamazepina) ou lamotrigina; esses medicamentos são essenciais, dado o alto risco de episódios maníacos ou depressivos recorrentes nos pacientes afetados. O lítio tem uma janela terapêutica restrita e pode afetar adversamente a função do rim e da tireoide. Os episódios maníacos agudos normalmente são tratados com lítio ou ácido valproico e um medicamento antipsicótico atípico (como olanzapina, quetiapina ou aripiprazol). Os tratamentos farmacológicos para depressão bipolar aprovados pela FDA são a quetiapina e a combinação de olanzapina e fluoxetina. A psicoterapia é adjuntiva.

> **PONTO-CHAVE**
> - Os estabilizadores são essenciais no tratamento do transtorno bipolar, dado o alto risco de episódios maníacos ou depressivos nos pacientes afetados.

Transtornos de ansiedade

Transtorno de ansiedade generalizada

O transtorno de ansiedade generalizada (TAG) é relativamente comum; a prevalência no decorrer da vida em adultos nos Estados Unidos é de 4-7%. O transtorno de ansiedade generalizada afeta mais as mulheres do que os homens. Os pacientes com TAG geralmente apresentam sudorese, dispneia, palpitações, dificuldade para deglutir, náusea, dor torácica e abdominal, fezes moles, tensão muscular, insônia, fadiga, taquicardia e tremores. Deve-se considerar o diagnóstico em pacientes com múltiplos sintomas físicos inexplicáveis.

Os critérios diagnósticos do DSM-5 para TAG são os seguintes: 1) ansiedade excessiva ou preocupação com uma série de eventos ou atividades (p. ex., escola ou trabalho) que ocorrem na maioria dos dias em um espaço de 6 meses ou mais; 2) o paciente reconhece a dificuldade de controlar a preocupação; 3) a ansiedade ou preocupação está associada a três ou mais dos seguintes sintomas: inquietação, fatigabilidade, dificuldade de concentração, irritabilidade, tensão muscular e distúrbio do sono; 4) a ansiedade, a preocupação ou os sintomas prejudicam o desempenho na escola, no trabalho ou em outros contextos e não podem ser atribuídos a condições clínicas ou outras condições psiquiátricas, a medicamentos ou ao uso de outras substâncias.

Uma das ferramentas para a identificação e avaliação da severidade do transtorno de ansiedade generalizada é o TAG-7 (www.adaa.org/sites/default/files/GAD-7_Anxiety-updated.pdf). As opções de tratamento incluem psicoterapia e medicamentos. A terapia cognitivo-comportamental é a psicoterapia mais eficaz para TAG e, nos estudos realizados, demonstrou ser tão eficaz como os medicamentos. Os ISRS, os IRSN e os antidepressivos tricíclicos são eficazes, se necessário. Os benzodiazepínicos geralmente são utilizados para o tratamento do transtorno de ansiedade generalizada, mas oferecem o risco de dependência. Contudo, os benzodiazepínicos podem ser úteis nos estágios iniciais (p. ex., nas primeiras 6 semanas) do tratamento com ISRS – o tempo geralmente necessário para que os ISRS surtam efeito. O TAG-7 pode ser utilizado para monitorar a severidade dos sintomas no decorrer do tempo, permitindo que os médicos monitorem a eficácia do tratamento.

Transtorno do pânico

A prevalência de ataques de pânico no decorrer da vida é de 10-30%. Entretanto, a prevalência de transtorno do pânico é muito menor (cerca de 2% nas mulheres e 1% nos homens); a manifestação normalmente ocorre no início da idade adulta. Nem todo paciente com ataques de pânico tem transtorno do pânico. Os ataques de pânico acometem pacientes com transtorno do pânico, podendo ocorrer também na presença de outros transtornos depressivos ou de ansiedade.

O transtorno do pânico caracteriza-se por ataques recorrentes, inesperados e abruptos de extrema ansiedade que culminam em questão de minutos e apresentam-se acompanhados por quatro ou mais dos seguintes sintomas: palpitações, sudorese, tremores, dispneia, sensação de sufocamento, dor no peito, náusea ou dor abdominal, sensação de cabeça leve, calafrios ou sensações de calor, dormência ou formigamento, sensação de desligamento de si próprio e medo de perder o controle ou morrer. O diagnóstico requer que o paciente que tenha um ataque de pânico apresente, pelo menos, 1 mês de preocupação de vir a ter um ataque recorrente. Por causa dos sintomas físicos, os pacientes com transtorno do pânico geralmente se apresentam aos médicos de assistência primária ou nas unidades de atendimento de emergência depois de um ataque de pânico, mas o transtorno do pânico normalmente não é reconhecido. Deve-se considerar o diagnóstico em caso de improbabilidade ou exclusão de condições clínicas que simulam ataques de pânico (p. ex., hipertireoidismo, feocromocitoma, uso de substâncias).

O tratamento recomendado para transtorno do pânico é um antidepressivo (ISRS ou IRSN) combinado à terapia cognitivo-comportamental. Se necessário, pode-se utilizar um benzodiazepínico de ação prolongada (clonazepam) nas primeiras semanas, à medida que se aumenta a dosagem do antidepressivo. Os benzodiazepínicos de ação mais curta devem ser utilizadas com cautela e por curtos períodos, dado o maior potencial viciante. O tratamento para transtorno do pânico tem duração aproximada de um ano depois que os sintomas estão controlados, devendo então o paciente ser reavaliado.

Transtorno de ansiedade social

O transtorno de ansiedade social (anteriormente conhecido como fobia social) tem uma prevalência de aproximadamente 2,5% ao longo da vida. Esse transtorno caracteriza-se por ansiedade severa e persistente ou medo de situações sociais ou de desempenho (falar em público, ter contato com pessoas desconhecidas) com duração de 6 meses ou mais. Em tais situações, os pacientes afetados sentem ansiedade e apresentam sintomas físicos, como palpitações, dispneia e rubor. Os pacientes reconhecem que sua ansiedade é exagerada, mas mesmo assim evitam situações que a desencadeiem (ou as suportam com extrema ansiedade), resultando em prejuízos em casa, no trabalho e em outros ambientes.

O tratamento do transtorno de ansiedade social inclui terapia cognitivo-comportamental e medicamentos. Os ISRS e IRSN venlafaxina constituem a terapia de primeira linha para transtorno de ansiedade social.

Transtorno do estresse pós-traumático

Os critérios diagnósticos do DSM-5 para transtorno do estresse pós-traumático (TEPT) são complexos. Em geral, o TEPT ocorre em resposta a vivenciar diretamente ou testemunhar eventos traumáticos (risco real ou iminente de morte, lesão ou violência sexual), saber que esse tipo de evento ocorreu com um ente querido ou sofrer exposições repetidas ou extremas a "detalhes aversivos" de eventos traumáticos. O transtorno do estresse pós-traumático caracteriza-se por, pelo menos, um mês de sintomas, entre os quais lembranças intrusivas do evento traumático, pesadelos ou *flashbacks* recorrentes, evitação persistente de estímulos que levem a lembranças do trauma, mudanças negativas persistentes de pensamento e humor associadas ao evento e alterações nos níveis de excitação e reatividade (sobressalto exagerado, hipervigilância, distúrbio do sono, comportamentos imprudentes). O transtorno do estresse pós-traumático normalmente se manifesta no espaço de um mês após a ocorrência do evento traumático, mas os sintomas podem levar mais tempo para se manifestar.

Os fatores de risco para TEPT incluem condições como maior grau de severidade do evento estressor, pouco apoio social em geral e especialmente após o evento estressor, estressores de vida subsequentes (por exemplo, perda do emprego), negligência por parte dos pais e histórico familiar e pessoal de transtorno psiquiátrico. Entre os veteranos de guerra nos Estados Unidos, aqueles com traumatismo cerebral apresentam maior prevalência de transtorno do estresse pós-traumático do que os veteranos sem traumatismo cerebral; as informações sobre a avaliação para verificação da presença de TEPT em veteranos de guerra são disponibilizadas pela Veterans Administration (www.mentalhealth.va.gov/communityproviders/miniclinics.asp). As condições psiquiátricas comórbidas podem envolver depressão, ansiedade e abuso de substâncias. Os pacientes com transtorno do estresse pós-traumático apresentam mais risco de desavenças nas relações profissionais e conjugais e suicídio.

O tratamento de TEPT inclui psicoterapia e medicamentos. Um psicoterapeuta com experiência no tratamento de sobreviventes de traumas pode ser muito útil. Os medicamentos antidepressivos, especialmente os ISRS, também são úteis. A trazodona é benéfica para insônia e pesadelos (normalmente combinada a outro medicamento, como um ISRS). Os benzodiazepínicos não são eficazes no transtorno do estresse pós-traumático.

Transtorno obsessivo-compulsivo

O transtorno obsessivo-compulsivo (TOC) caracteriza-se pelas obsessões (pensamentos, imagens ou impulsos persistentes e intrusivos associados à aflição) e compulsões (comportamentos repetitivos, como lavar as mãos, contar e inspecionar, realizados no intuito de reduzir a ansiedade causada pela obsessão), o que resulta em perda de tempo, acentuada ansiedade ou comprometimento da função social. Os traços obsessivos frequentemente precedem o transtorno. A prevalência é de 2-3% e homens e mulheres são igualmente afetados.

A terapia cognitivo-comportamental é o tratamento primário para o TOC. Os medicamentos para TOC incluem os ISRS (sertralina, paroxetina, fluoxetina e fluvoxamina) e clomipramina. Os benzodiazepínicos são eventualmente utilizadas para exacerbações agudas, mas não como monoterapia. O tratamento deve continuar por 1-2 anos e então ser reavaliado.

> **PONTOS-CHAVE**
> - A terapia cognitivo-comportamental já demonstrou ser tão eficaz como os medicamentos no tratamento do transtorno da ansiedade generalizada.
> - O transtorno do pânico deve ser considerado como diagnóstico em pacientes que se apresentam nas unidades de atendimento de emergência com sintomas físicos de ataque de pânico em caso de improbabilidade ou exclusão de condições clínicas que podem simular o transtorno de pânico (p. ex., hipertireoidismo, feocromocitoma, uso de substâncias).
> - A terapia cognitivo-comportamental é o tratamento principal para o transtorno obsessivo-compulsivo.

Transtornos de abuso de substâncias
Tabaco

Pelo menos 70% dos fumantes visitam um médico a cada ano, criando, assim, uma valiosa oportunidade para as intervenções de abandono do tabagismo. A cada visita, deve-se questionar os pacientes sobre o consumo do tabaco, uma abordagem que já demonstrou aumentar a frequência das discussões sobre o abandono do fumo no contexto clínico e elevar as taxas de abandono do tabagismo. A Agency for Healthcare Research and Quality (AHRQ) e outras têm endossado o uso da abordagem dos "5 As" para o aconselhamento oficial sobre o tabagismo (ver Recomendações de rastreamento para adultos na assistência médica de rotina do paciente saudável). Para os fumantes que não estão prontos para parar, as entrevistas motivacionais, com ênfase nas estratégias não confrontacionais e a discussão sobre as escolhas do paciente, já demonstraram levar a taxas de abandono do tabagismo mais elevadas do que o uso de aconselhamento breve ou tratamento usual. O aconselhamento de alta intensidade (mais tempo e maior número de sessões) é mais eficaz do que as estratégias de baixa intensidade; para os médicos com tempo limitado, recomenda-se a opção de associar o aconselhamento por telefone, uma vez que, nos Estados Unidos, todo estado oferece serviços telefônicos de aconselhamento para o abandono do tabagismo.

A farmacoterapia provou ser eficaz e deve ser oferecida a pacientes que não tenham contraindicações (**Tab. 72**). A bupropiona é contraindicada para pacientes com epilepsia e outras condições que podem reduzir o limiar epileptógeno. A vareniclina deve ser ajustada em pacientes com comprometimento renal grave. Tanto a bupropiona como a vareniclina podem provocar sonhos vívidos e aumentar a tendência suicida. A bupropiona pode ser utilizada com reposição de nicotina de ação prolongada (adesivos de nicotina) ou curta ação (goma, pastilhas, inaladores e *spray* nasal de nicotina. A vareniclina, por sua vez, pode ser utilizada com um substitutivo nicotínico* de curta ação, embora alguns estudos tenham demonstrado a segurança e a eficácia da combinação da vareniclina com reposição de nicotina de longa ação. A bupropiona e a vareniclina também podem ser combinadas. O encaminhamento para um especialista é uma medida apropriada, especialmente em casos de recaída.

Álcool

O DSM-5 combinou o uso abusivo de álcool com a dependência alcoólica em uma única entidade, denominada transtorno por uso de álcool, uma condição caracterizada como o uso problemático de álcool capaz de causar significativas dificuldades ou prejuízo em um período de 12 meses. As características comuns incluem o uso continuado de álcool apesar das recorrentes consequências adversas, compulsão pelo uso e perda de controle do uso de álcool, tolerância e abstinência. O transtorno pelo uso de álcool deve ser tratado como uma doença crônica. O uso excessivo de álcool é a terceira entre as principais causas evitáveis de morte, depois do fumo e da obesidade. Grande parte do risco de mortalidade está relacionada ao maior risco de morte acidental, incluindo acidentes automobilísticos e afogamentos. As taxas de suicídio também são mais elevadas entre usuários frequentes de álcool. Dados os riscos de saúde associados ao uso de álcool, recomenda-se o rastreamento de todo adulto (ver Recomendações de rastreamento para adultos na assistência médica de rotina do paciente saudá-

vel). O tratamento primário do transtorno pelo uso de álcool inclui as intervenções psicossociais (aconselhamento, entrevistas motivacionais, terapia cognitivo-comportamental, assistência domiciliar, grupos de apoio, como os Alcoólicos Anônimos). A farmacoterapia (naltrexona e acamprosato) pode ser combinada ao tratamento psicossocial. A naltrexona é contraindicada para pacientes que estejam recebendo ou deixando de receber qualquer tipo de opioide e para aqueles com insuficiência hepática ou hepatite. O acamprosato aumenta a abstinência, mas é contraindicado na presença de doença renal.

A síndrome de abstinência do álcool ocorre no espaço de horas a dias após a cessação do álcool no caso de uso excessivo crônico da substância. Os sintomas iniciais da abstinência ocorrem após algumas horas de privação e incluem agitação, ansiedade, tremores, cefaleia e sintomas de hiperatividade autônoma (febre, diaforese, taquicardia, hipertensão). Normalmente, podem ocorrer convulsões tônico-clônicas depois de 6-24 horas, as quais devem ser tratadas com benzodiazepínicos. Sem tratamento, até um terço dos pacientes podem progredir para uma condição de *delirium tremens*. Em geral, não são necessários medicamentos antiepilépticos. O *delirium tremens* caracteriza-se por níveis oscilantes de consciência, confusão mental e agitação com acentuada hiperatividade autonômica. A condição é associada a uma taxa de mortalidade de 5%. O tratamento da abstinência do álcool inclui a administração de tiamina e glicose para a prevenção de enfalopatia de Wernicke, fluidos intravenosos, multivitaminas com folato, correção das anomalias eletrolíticas e benzodiazepínicos de ação prolongada (benzodiazepínicos de curta ação na presença de doença hepática grave). Os benzodiazepínicos devem ser administrados em caso de necessidade, e não por dosagem programada ou por infusão contínua.

A escala CIWA (Clinical Institute Withdrawal Assessment) pode ser útil para ajudar a monitorar os sintomas e prestar tratamento. Pacientes com baixa pontuação na escala CIWA podem ser monitorados como pacientes ambulatoriais e não necessitar de medicação, enquanto aqueles com pontuação moderada devem ser medicados. Pacientes com pontuações elevadas, histórico de convulsão decorrente da abstinência do álcool ou *delirium tremens*, ou com ideias suicidas devem ser hospitalizados e, em alguns casos, requerem terapia intensiva.

Drogas

O uso de drogas ilícitas é comum e afeta 9% da população dos Estados Unidos, embora a condição geralmente não seja detectada. O uso de qualquer droga ilícita deve ser considerado prejudicial, dadas as possíveis consequências legais e para a saúde até mesmo em caso de uso infrequente. Durante as consultas médicas iniciais, quando considerado clinicamente pertinente, é recomendável perguntar ao paciente sobre o uso de drogas ilícitas e o mau uso de medicamentos prescritos (ver Assistência médica de rotina ao paciente saudável). A abordagem de tratamento é semelhante à do tratamento por mau uso de tabaco e álcool e consiste basicamente em intervenções comportamentais. A prevalência de doenças mentais graves

* N.R.C.: No Brasil, só se dispõe de goma e pastilhas quanto à reposição de curta duração.

TABELA 72	Terapias farmacológicas geralmente utilizadas para cessação do tabagismo					
Agente	**Mecanismo**	**Eficácia**	**Prescrição inicial**	**Vantagens**	**Desvantagens**
Goma de nicotina[a]	Evita a abstinência da nicotina[b]	Aumenta as taxas de cessação cerca de 1,5-2 vezes em 6 meses.	1 unidade (2 mg) quando sentir vontade de fumar, até 30 unidades/d. O uso contínuo por > 3 meses não é recomendado. Dose máx: 24 unidades/d	Menos dispendioso do que outras formas de substitutos nicotínicos. A mastigação substitui o hábito do fumo. Não há necessidade de prescrição. Associado a um retardo do ganho de peso.	Alguns pacientes acham o gosto desagradável.
Adesivo de nicotina (24 h)[a,c]	Evita a abstinência da nicotina[b]	Aumenta as taxas de cessação cerca de 1,5-2 vezes em 6 meses.	A maioria dos pacientes: o adesivo de 21 mg durante 4-8 semanas (removido e substituído a cada 24 h), seguido pelo adesivo de 14 mg durante 2-4 semanas e depois o adesivo de 7 mg por mais 2-4 semanas. Dose máx: 22 mg/d. Adultos com peso < 45,5 kg, que fumam menos de 10 cigarros/d e/ou com doença cardiovascular: adesivo de 14 mg durante 4-8 semanas, depois o adesivo de 7 mg por 2-4 semanas.	Menos dispendioso do que outras formas de substituição da nicotina. Não há necessidade de prescrição.	Pode causar irritação na pele.
Spray nasal de nicotina[a]	Evita a abstinência da nicotina[b]	Aumenta as taxas de cessação cerca de 1,5-2 vezes em 6 meses.	1 jato (0,5 mg) em cada narina 1-2 vezes/h quando sentir vontade de fumar, até 10 jatos/h ou 80 jatos/d. Inicialmente, recomenda-se o uso de pelo menos 16 jatos/d, a dose eficaz mínima. A duração recomendada da terapia é de 3 meses. Dose máx: 80 jatos/d; não exceder 10 jatos/h.	Alguns pacientes preferem esse método.	Mais dispendioso do que outras formas de substituição da nicotina. Requer prescrição. Nível de segurança desconhecido para uso > 6 meses.
Inalador de nicotina[a]	Evita a abstinência da nicotina[b]	Aumenta as taxas de cessação cerca de 1,5-2 vezes em 6 meses.	6-16 cartuchos (contendo 4 mg)/d por até 12 semanas, seguidos pela redução gradativa da dosagem durante um período de até 12 semanas.	Alguns pacientes preferem esse método.	Mais dispendioso do que outras formas de substituição da nicotina. Requer prescrição. Uso > 6 meses não recomendado.
Pastilhas de nicotina[a]	Evita a abstinência da nicotina[b]	Aumenta as taxas de cessação cerca de 1,5-2 vezes em 6 meses.	1 pastilha (2 ou 4 mg) a cada 1-2 horas durante 1ª à 6ª semana, depois 1 pastilha a cada 2-4 h durante a 7ª à 9ª semana, e, por fim, 1 pastilha a cada 4-8 h durante a 10ª à 12ª semana. Pacientes que fumam dentro do prazo de 30 min após o despertar necessitam de pastilhas de 4 mg; aqueles que fumam o primeiro cigarro mais tarde no decorrer do dia, necessitam de pastilhas de 2 mg. A duração recomendada da terapia é de 12 semanas.	Alguns pacientes preferem esse método.	Alguns pacientes acham o gosto desagradável. Os efeitos colaterais incluem náusea, dispepsia e formigamento na boca. Recomenda-se evitar bebidas ácidas (suco, refrigerante) 15 min antes do uso.

(continua)

Saúde mental e comportamental

TABELA 72 Terapias farmacológicas geralmente utilizadas para cessação do tabagismo *(continuação)*

Agente	Mecanismo	Eficácia	Prescrição inicial	Vantagens	Desvantagens
Bupropiona	Indefinido	Aumenta as taxas de cessação cerca de 2 vezes em 1 ano.	Iniciar o uso 1-2 semanas antes da data da cessação; começar com 150 mg 1x/dia durante 3 dias, passando depois a 150 mg 2x/dia até o fim da terapia (7-12 semanas no máximo). Dose máx: 150 mg 2x/dia.	Alguma atividade antidepressiva; pode ser uma boa opção para pacientes com histórico de depressão. Associada a um retardo do ganho de peso.	Requer prescrição. Pode interagir com outros medicamentos. O nível de segurança na gravidez permanece indefinido. Associada a hipertensão. Deve-se evitar em pacientes com distúrbios alimentares, pacientes com transtornos convulsivos ou risco de convulsão e pacientes que estejam tomando IMAO. Pode provocar sonhos vívidos e aumentar a tendência ao suicídio.
Vareniclina	Reduz o desejo de fumar por meio da ação do agonista dos receptores de nicotina.	Aumenta as taxas de cessação > 3,5 vezes, e quase 2 vezes mais que a bupropiona, em 12 semanas.	Começar com 0,5 mg 1x/dia do 1º ao 3º dia, depois 0,5 mg 2 vezes por dia do 4º ao 7º dia e, por fim, 1 mg 2x/dia até o fim da terapia (12 semanas). Considerar 12 semanas complementares de terapia para evitar recaída. Dose máx: 1 mg 2x/dia.	Ausência de depuração hepática. Não existem relatos de interações medicamentosas clinicamente significativas.	Requer prescrição. Associada a hipertensão. O nível de segurança na gravidez permanece indefinido. Recomenda-se cautela na presença de doença renal grave. Pode provocar náusea, insônia, sonhos vívidos e aumentar a tendência ao suicídio.

[a]Evitar a reposição da nicotina em pacientes com infarto do miocárdio recente, arritmia ou angina instável. O nível de segurança da substituição da nicotina na gravidez permanece indefinido.

[b]Um cigarro padrão contém aproximadamente 1 mg de nicotina.

[c]Existem várias fórmulas de adesivos. As diretrizes de dosagem são válidas para adesivos projetados para permanecer aplicados por 24 h e que são disponibilizados em doses de 21 mg, 14 mg e 7 mg. Os médicos devem verificar as informações de prescrição sobre os adesivos de nicotina oferecidos em outras dosagens ou projetados para uso < 24 h/d.

Adaptado com permissão de Wilson JF. In the clinic. Smoking cessation. Ann Intern Med. 2007 Feb 6;146(3):ITC2-1-ICT2-16. [PMID: 17283345]

concomitantes ao uso abusivo de substâncias, a um comportamento sexual de alto risco e uso abusivo de múltiplas substâncias aumenta entre os usuários de drogas ilícitas. Os veteranos de guerra que participaram de combates e múltiplas mobilizações e aqueles com transtorno do estresse pós-traumático (TEPT) apresentam maior risco de abuso de substâncias. A Veteran's Administration criou uma série de miniclínicas de atendimento específico a veteranos para ajudar os médicos a otimizarem a saúde mental e o bem-estar entre os veteranos. Os módulos incluem tópicos como tabagismo, uso abusivo de substâncias, TEPT, doenças mentais e prevenção de suicídio e encontram-se disponíveis em www.mentalhealth.va.gov/communityproviders/miniclinics.asp.

> **PONTOS-CHAVE**
>
> - Para os fumantes que não estão prontos para abandonar o fumo, as entrevistas motivacionais, com ênfase nas estratégias de não confrontação e na discussão sobre as escolhas do paciente, demonstraram taxas de abandono do tabagismo mais elevadas do que o uso de aconselhamento breve ou do tratamento usual.
>
> *(continua)*

> **PONTOS-CHAVE** *(continuação)*
>
> - A farmacoterapia com reposição de nicotina, bupropiona e/ou vareniclina já provou ser eficaz para o abandono do fumo e deve ser oferecida àqueles que não têm contraindicações.
> - O tratamento básico do transtorno pelo uso de álcool consiste em intervenções psicossociais.

Transtornos de personalidade

O transtorno de personalidade caracteriza-se por padrões persistentes de experiências interiores e comportamentos que se distanciam substancialmente das expectativas da cultura da pessoa afetada. Esses transtornos, enraizados, rígidos e estáveis ao longo do tempo, resultam em substanciais dificuldades e sofrimento. A manifestação normalmente aparece na adolescência ou no início da idade adulta. Existem 10 tipos específicos de transtorno de personalidade, reunidos em 3 grupos com base nos sintomas (**Tab. 73**). As pessoas com transtornos de personalidade normalmente não reconhecem suas interações com os outros como anormais.

TABELA 73	Transtornos de personalidade
Grupo A: Pensamentos e comportamentos estranhos ou excêntricos	
Paranoide: desconfia das pessoas em geral; suspeita injustificadamente dos outros; suspeita injustificadamente dos parceiros ou cônjuges; reage de forma demasiadamente hostil aos insultos percebidos	
Esquizoide: prefere ficar sozinho e não tem interesse em relacionamentos; parece indiferente, frio e insensível aos estímulos sociais; poucas atividades lhe proporcionam prazer	
Esquizotípico: manifesta esquisitices em pensamentos, crenças (p. ex., seus pensamentos são mágicos e podem influenciar as pessoas, os eventos têm significado oculto), modo de vestir e outros comportamentos	
Grupo B: Modo de pensar e comportamentos dramáticos ou imprevisíveis, emocionais	
Antissocial: adota comportamentos como mentir, furtar e outros comportamentos agressivos e violentos; não tem consideração pelos sentimentos, direitos e segurança dos outros; não sente remorso por esses comportamentos; geralmente tem problemas recorrentes com a lei	
Transtorno da personalidade *borderline*: tem relacionamentos caóticos (idealizados e desvalorizados) e uma autoimagem frágil; teme o abandono; vivencia emoções lábeis e intensas (p. ex., raiva), tem sensação de vazio; adota comportamentos impulsivos e arriscados (p. ex., jogo, sexo); pode manifestar autoflagelo e tendências suicidas	
Histriônico: comportamento excessivamente emotivo e caracterizado pela busca de atenção; dramático; em geral sedutor e sexualmente provocante; melodramático	
Narcisista: autopercepções grandiosas e infladas; desejo de atenção	
Grupo C: Modo de pensar e comportamentos ansiosos e temerosos	
Evitativo: sente-se incapaz e é sensível a críticas; demonstra timidez extrema e inibição social e evita atividades que envolvam interações com outras pessoas, especialmente com estranhos	
Dependente: a pessoa depende excessivamente dos outros ("carente") e teme ficar sozinha; demonstra falta de autoconfiança e tolera maus-tratos	
Obsessivo-compulsivo: perfeccionista e preocupado com organização e regras; controlador das situações e das pessoas; rígido em termos de valores; difere do transtorno obsessivo-compulsivo, que é um transtorno de ansiedade	

Reproduzido com a permissão de Schneider RK, Levenson JL. Psychiatry Essentials for Primary Care. Philadelphia: American College of Physicians, 2008.

Os pacientes com transtornos de personalidade com frequência utilizam o sistema de saúde. Os médicos devem equilibrar a necessidade de consulta dos pacientes (p. ex., consultas frequentes, porém breves) com limites claramente estabelecidos. Esses pacientes em geral demandam mais tempo do que os médicos das unidades de atenção primária podem realmente disponibilizar, podendo beneficiar-se da opção de encaminhamento a um especialista em saúde mental. As pessoas afetadas podem beneficiar-se com psicoterapia. Não existem medicamentos aprovados pela FDA para transtornos de personalidade; os medicamentos são utilizados para aliviar os sintomas (p. ex., estabilizadores do humor para oscilações de humor e impulsividade).

Transtorno de sintomas somáticos e outros transtornos relacionados

O DSM-5 reclassificou os transtornos somatoformes sob o título transtorno de sintomas somáticos e outros transtornos relacionados (TSSTR). Observados com mais frequência em contextos não psiquiátricos, esses transtornos podem acometer até 20% dos pacientes em um ambiente clínico de atenção primária. Esses pacientes são usuários frequentes do sistema de saúde, apesar da insatisfação geral com o atendimento médico. Embora os pacientes com esses transtornos em geral apresentem sintomas clinicamente inexplicáveis, esse fato não deve ser usado como característica diagnóstica principal. Ao contrário, a interpretação dos sintomas por parte do paciente causa comprometimento funcional.

Os critérios diagnósticos para o transtorno de sintomas somáticos são os seguintes: presença de pelo menos um sintoma somático causador de sofrimento ou interferência na vida diária; pensamentos, comportamentos e sentimentos excessivos em relação ao(s) sintoma(s) somático(s) (preocupação desproporcional ou persistente com a gravidade dos sintomas, alto e persistente nível de ansiedade em relação à saúde ou direcionamento excessivo de tempo e energia para as preocupações com a saúde); e persistência de sintomas somáticos por pelo menos 6 meses (não necessariamente o mesmo sintoma por 6 meses).

Quando esse transtorno tem a dor como sintoma principal, deve-se especificar "com predomínio de dor", uma vez que esse diagnóstico substitui o transtorno doloroso. O transtorno de ansiedade de doença (anteriormente conhecido como hipocondria) caracteriza-se por excessiva preocupação com a saúde em geral e atividades relacionadas à saúde (como a mensuração da frequência cardíaca). Ao contrário do transtorno de sintomas somáticos, os pacientes com transtorno de ansiedade de doença não apresentam quaisquer sintomas somáticos ou demonstram apenas sintomas leves. O transtorno conversivo (transtorno de sintomas neurológicos funcionais) envolve um ou mais sintomas de sensação ou função motora anormal (como fraqueza dos membros) não explicados por uma condição clínica e incompatíveis com os achados do exame físico. O transtorno factício é uma falsificação deliberada dos sintomas ou inflicção de ferimento em si mesmo ou em outra pessoa, mesmo na ausência de um benefício externo claro. Antes de diagnosticar transtorno de sintomas somáticos e outros transtornos relacionados, recomenda-se a exclusão ou otimização do tratamento de quaisquer doenças orgânicas ou outros transtornos psiquiátricos (como depressão e ansiedade generalizada).

O tratamento desses pacientes é desafiador e difícil. Os sintomas quase sempre são de natureza crônica e os pacientes costumam ser submetidos a exames diagnósticos repetitivos e desnecessários, que em geral levam a intervenções clínicas e cirúrgicas invasivas e igualmente desnecessárias. O tratamento tem início com uma discussão clara sobre o diagnóstico, a programação das consultas regulares de acompanhamento e a coordenação do tratamento com um psiquiatra. Os exames diagnósticos devem ser evitados como forma de tranquilização. Os medicamentos antidepressivos podem ser benéficos, mas a terapia cognitivo-comportamental (TCC) tem maior potencial para o tratamento do transtorno de comportamento subjacente.

> **PONTO-CHAVE**
> - O tratamento de pacientes com transtorno de sintomas somáticos e transtornos relacionados tem início com uma discussão clara sobre o diagnóstico, a programação das consultas regulares de acompanhamento e a coordenação do tratamento com um psiquiatra.

Transtornos alimentares

Tipos

O DSM-5 reformulou a classificação dos transtornos alimentares. O transtorno de compulsão alimentar (TCA), hoje formalmente reconhecido como uma entidade distinta, é definido como episódios recorrentes (em média, ≥ 1 por semana durante 3 meses) de ingestão, em um curto período de tempo, de uma quantidade de alimento significativamente maior do que a maioria das pessoas ingeriria em circunstâncias semelhantes, com sensação, ao mesmo tempo, de descontrole. Entre outros aspectos comuns, a pessoa come mais rápido que o normal, sente-se desconfortavelmente cheia, come em grandes quantidades quando não está com fome, come sozinha por se sentir constrangida e acaba sentindo repugnância ou culpa. Essas características podem ajudar a diferenciar o TCA da ocorrência comum de excesso alimentar.

Comparada ao TCA, a bulimia nervosa caracteriza-se por episódios frequentes (≥ 1 por semana) de compulsão alimentar seguida por comportamentos compensatórios inadequados (vômito autoinduzido ou abuso de laxativos, diuréticos e enemas) por medo de ganhar peso. O exame físico pode revelar erosão do esmalte dentário, inchaço das glândulas parótidas, xerose e sinal de Russell (cicatrizes ou calos no dorso da mão usada para induzir o vômito).

A anorexia nervosa é uma entidade importante a ser reconhecida por estar associada a altas taxas de mortalidade. A condição caracteriza-se por persistente restrição da ingestão calórica, resultando em peso corporal significativamente baixo, imagem distorcida do corpo e intenso medo de ganhar peso ou engordar. Os subtipos incluem o tipo restritivo (ausência de comportamento de compulsão alimentar ou indução de vômito) e o tipo caracterizado pela compulsão alimentar/purgação (purgação com ou sem compulsão). A condição afeta basicamente adolescentes e jovens do sexo feminino, podendo afetar também homens e mulheres mais velhas. No DSM-5, a amenorreia não é mais incluída nos critérios diagnósticos, embora ainda ocorra com frequência. O exame físico pode revelar emaciação, cabelos e unhas quebradiços, lanugo, xerose, pele amarelada, especialmente na palma das mãos (decorrente de hipercarotenemia) e edema.

Complicações clínicas

A anorexia nervosa está associada a diversas complicações clínicas, quase todas reversíveis com a recuperação do peso corporal ideal. A perda de densidade óssea, observada em ≥ 30% dos pacientes, na maioria das vezes não é totalmente reversível, em parte porque a anorexia nervosa costuma afetar adolescentes que ainda não atingiram o seu pico de massa óssea. Sugere-se geralmente que a densidade óssea seja medida após 6-12 meses de sintomas contínuos. Podem ocorrer anomalias dos sinais vitais, refletindo um estado hipometabólico com bradicardia sinusal, hipotensão e hipotermia. Em geral, observa-se a presença de anomalias eletrolíticas (hipocalemia, hipomagnesemia, hipofosfatemia), que podem contribuir para arritmias letais e intervalos prolongados de QT corrigido. Outras anomalias reveladas nos exames laboratoriais são anemia, leucopenia e elevação dos níveis dos marcadores de função hepática. A síndrome de realimentação é outra complicação grave e pode ser evitada com o aumento gradativo da ingestão calórica de acordo com a taxa metabólica basal durante as primeiras semanas da realimentação.

A bulimia nervosa também pode causar distúrbios eletrolíticos que resultam em arritmias, mas também envolve complicações gastrintestinais, como esofagite, lacerações de Mallory-Weiss e ruptura esofágica. A purgação e o abuso de laxativos, diuréticos e enemas podem causar anomalias eletrolíticas.

Tanto a anorexia nervosa como a bulimia nervosa implicam também maior risco de depressão, ansiedade, uso abusivo de substâncias e risco de suicídio.

Tratamento

O tratamento primário dos transtornos alimentares consiste na recuperação do peso normal e do comportamento alimentar, o que pode ser feito em uma combinação de cuidados ambulatoriais, residenciais ou hospitalares com o envolvimento de uma equipe multidisciplinar formada por um médico da área de atenção primária e especialistas em saúde mental.

O tratamento da anorexia nervosa envolve psicoterapia (com terapia familiar, especialmente em adolescentes) e recuperação nutricional (refeições supervisionadas, monitoramento médico e hospitalização em casos graves). Em geral, é necessário um intenso suporte psicológico durante o processo de recuperação do peso. Na bulimia nervosa e no TCA, a TCC tem consistentemente demonstrado ser benéfica. Os medicamentos antidepressivos podem ser úteis na bulimia nervosa (a fluoxetina é aprovada pela FDA para bulimia nervosa), mas não demonstraram benefício no tratamento da anorexia nervosa. Recentemente, a olanzapina se mostrou promissora como meio de reduzir as tendências obsessivo-compulsivas e melhorar o ganho de peso na anorexia nervosa. Os antidepressivos e o topiramato se revelaram benéficos no tratamento do TCA.

> **PONTOS-CHAVE**
> - O tratamento da anorexia nervosa envolve psicoterapia e recuperação nutricional.
> - A terapia cognitivo-comportamental tem consistentemente demonstrado ser benéfica no tratamento da bulimia nervosa e do transtorno de compulsão alimentar.

Esquizofrenia

A esquizofrenia geralmente começa no final da adolescência e caracteriza-se por pelo menos dois dos seguintes sintomas: delírios, alucinações, fala desorganizada, comportamento desorganizado ou catatônico e sintomas negativos (embotamento afetivo, alogia ou avolição). Esses sintomas devem afetar uma ou mais áreas funcionais importantes (trabalho, relações interpessoais ou autocuidados) e persistir por 6 meses (incluindo pelo menos 1 mês de sintomas ativos).

A esquizofrenia é associada a um aumento de 2-3 vezes das taxas de mortalidade, decorrente de um risco 13 vezes maior de suicídio e de uma taxa de mortalidade 2 vezes maior causada por doenças cardiovasculares. As taxas de hipertensão, dislipidemia, diabetes melito, obesidade, tabagismo e síndrome metabólica são significativamente maiores. Os antipsicóticos atípicos podem contribuir para as complicações metabólicas. Além disso, a esquizofrenia geralmente é associada ao tratamento inadequado de distúrbios clínicos crônicos e a baixas taxas de obtenção de exames de rastreamento e cuidados preventivos.

Os medicamentos antipsicóticos constituem a terapia de primeira linha para esquizofrenia. Os antipsicóticos típicos apresentam maior risco de sedação, efeitos anticolinérgicos, sintomas extrapiramidais e hiperprolactinemia. Os antipsicóticos de segunda geração produzem menos sintomas extrapiramidais e são mais eficazes do que os antipsicóticos típicos. A clozapina provou ser mais eficaz que outros antipsicóticos, mas requer monitoramento sanguíneo de rotina porque pode causar agranulocitose. Tanto a clozapina como a olanzapina são associadas a um alto risco de ganho de peso e complicações metabólicas.

> **PONTO-CHAVE**
> - Os medicamentos antipsicóticos constituem a terapia de primeira linha para esquizofrenia; a clozapina provou ser mais eficaz do que outros antipsicóticos, mas requer monitoramento sanguíneo de rotina pelo potencial de causar agranulocitose.

Transtorno de déficit de atenção/hiperatividade

O diagnóstico de transtorno de déficit de atenção/hiperatividade (TDAH) caracteriza-se por um comportamento de persistente desatenção e/ou hiperatividade/impulsividade que interfere no funcionamento ou no desenvolvimento em pelo menos duas áreas da vida (doméstico, profissional, escolar, relacionamento com colegas). Embora os sintomas devam estar presentes até os 12 anos, o diagnóstico geralmente só é feito mais tarde. Até 60% das crianças com TDAH continuam a apresentar sintomas na idade adulta, embora o TDAH adulto permaneça não diagnosticado e seja tratado de forma inadequada. Os sintomas de hiperatividade e impulsividade geralmente diminuem com o tempo; os adultos com TDAH podem distrair-se facilmente, ser desorganizados e sentir-se inquietos. Muitos adultos apresentam problemas psiquiátricos comórbidos, como distúrbios do sono, depressão, ansiedade e uso abusivo de substâncias. Os estimulantes constituem a terapia de primeira linha para adultos sem histórico de abuso de substâncias; dados os seus efeitos colaterais cardiovasculares (hipertensão, arritmias, parada cardíaca), é necessário monitorar rotineiramente a pressão arterial. Naqueles com histórico de abuso de substâncias, a atomoxetina, um inibidor seletivo da recaptação de norepinefrina, pode ser útil. A TCC é um tratamento adjuntivo útil.

Transtorno do espectro autista

O DSM-5 eliminou as subclassificações do autismo (incluindo a síndrome de Asperger) e fundiu essas entidades no transtorno do espectro autista (TEA). O TEA descreve condições heterogêneas caracterizadas por comportamentos repetitivos e déficits persistentes na comunicação e na interação social associados a prejuízo do funcionamento. Os sintomas devem manifestar-se no início da infância, embora possam não se manifestar ou ser mascarados por habilidades compensatórias até uma fase posterior da vida. O TEA pode estar associado ao comprometimento intelectual ou da linguagem (alguns pacientes podem ser dotados de capacidades específicas excepcionais). A condição está associada também a convulsões, distúrbios do sono, problemas gastrintestinais e alimentares. As mudanças agudas de comportamento podem ser indicativas de problema clínico subjacente, e não problema de comportamento. Se possível, os clínicos gerais devem envolver os cuidadores dos pacientes de modo a otimizar a comunicação durante a consulta. O uso de uma linguagem clara e sucinta, de auxílios visuais ou de modos alternativos de comunicação pode ajudar. O tratamento envolve especialistas e recursos comunitários, como intervenções comportamentais e educativas contínuas, que podem incluir terapia ocupacional, da fala e da linguagem e também se deve buscar a participação dos cuidadores. A farmacoterapia (antipsicóticos) e as terapias complementares (modificação alimentar, musicoterapia) também podem ser utilizadas. Os adultos com autismo têm uma expectativa de vida normal, mas a maioria continua a necessitar de pelo menos algum nível de assistência, e alguns requerem cuidados domiciliares durante toda a vida. Os cuidados de acompanhamento devem estender-se por toda a vida.

Medicina geriátrica

Avaliação geriátrica ampla

A avaliação de pacientes geriátricos deve enfatizar a capacidade funcional, a independência e a qualidade de vida. A avaliação geriátrica ampla prioriza esses resultados por meio da revisão multidisciplinar da saúde física, quadro funcional, capacidade sensitiva, cognição, saúde mental e fatores ambientais que afetam pacientes e seus cuidadores. A realização da avaliação geriátrica abrangente no domicílio e em unidades geriátricas dedicadas para pacientes institucionalizados tem demonstrado

Índice	Atividade funcional avaliada	Pontuação	Comentários
Índice de Katz de independência em atividades da vida diária	Banho Vestir-se Uso do toalete Transferência Continência Alimentação	O Índice de Katz é pontuado pela designação de um escore de 1 ponto para cada atividade, se ela puder ser desempenhada de modo independente, o que é definido como dispensar supervisão, orientação, ou ajuda pessoal; em seguida, os escores são somados em uma faixa de 0-6. (6 = funcionalidade completa; 4 = comprometimento moderado; 2 = comprometimento grave)	Simples de usar/pontuar; curto, leva apenas alguns minutos para preencher. Menos discriminativo em baixos níveis de incapacitação.
Índice de Barthel modificado	Alimentação Banho Cuidados pessoais Vestir-se Intestino Sistema urinário Uso do toalete Transferência Mobilidade Escadas	Cada item no Índice de Barthel modificado é pontuado em uma faixa de 0-15, dependendo do grau de capacidade de realização pelo paciente. Os escores totais variam de 0-100, em que 100 significa independência total. Em pacientes com AVC, escores abaixo de 60 são considerados como mau prognóstico.	Deve-se preencher um formulário; isso leva cerca de 10 min. Altamente validado em várias situações. Melhor função discriminativa e muito sensível a mudanças.
Escala de Lawton e Brody de atividades instrumentais da vida diária (AIVD)	Capacidade de usar o telefone Fazer compras Preparar a comida Trabalho doméstico Lavar a roupa Locomoção Responsabilidade com sua medicação Capacidade de cuidar das finanças	Obtém-se a pontuação para a escala de Lawton e Brody de AIVD pela designação de um 1 ponto para cada atividade se, de alguma maneira, ela puder ser realizada; a seguir, os escores são somados para uma faixa de 0-8, em que um escore = 8 representa independência, e um escore = 0 representa total dependência para AIVD.	Simples de usar; curto, leva apenas alguns minutos para preencher.

TABELA 74 Índices para avaliação de atividades básicas e instrumentais da vida diária

melhoras na morbidade e na mortalidade e percentuais mais baixos de internação. É menos claro o impacto nos resultados da avaliação geriátrica de pacientes ambulatoriais ou internados.

Avaliação funcional

Pode-se avaliar o quadro funcional pela avaliação das atividades da vida diária (AVD) básicas e das atividades instrumentais da vida diária (AIVD). As AVD básicas se referem àquelas tarefas de autocuidado necessárias para prover o seu próprio cuidado pessoal. AIVD são tarefas necessárias para a manutenção de um ambiente doméstico independente, por exemplo, o uso do telefone, a preparação de refeições e o controle dos próprios medicamentos. A identificação de deficiências em AVD e AIVD possibilita a adequação dos serviços de apoio devidos. Contamos com diversos instrumentos de triagem que podem ser empregados na avaliação da funcionalidade do idoso (**Tab. 74**).

Visão

No idoso, é comum a ocorrência de deficiência visual que, com frequência, é causada por catarata, degeneração macular, presbiopia, glaucoma, ou retinopatia diabética; contudo, em muitos casos esse problema passa despercebido pelo paciente e também por seu médico. São poucas as evidências de que os testes rotineiros de triagem da visão possam melhorar os resultados em idosos de maneira efetiva. Basicamente, tais testes, como a tabela de Snellen, medem a acuidade visual, o que pode ter utilidade na identificação da presbiopia, mas podem deixar de detectar deficiências visuais causadas pelos outros transtornos oculares já mencionados. Em um ambiente de atendimento primário, é difícil diagnosticar glaucoma e degeneração macular. Parece razoável uma avaliação funcional da visão, por exemplo, fazer com que o paciente leia um parágrafo impresso em um jornal, mas não há evidência que apoie seu uso como medida de triagem. Portanto, embora o exame da acuidade visual seja procedimento barato e de simples realização, esse teste, quando oferecido de modo isolado, talvez não seja suficiente para uma avaliação adequada de pacientes idosos. Embora a U.S. Preventive Services Task Force (USPSTF) tenha chegado a evidências inconclusivas para justificar exames de rotina para a visão dos idosos, a American Academy of Ophthalmology dos Estados Unidos recomenda um exame ocular clínico abrangente, realizado por um especialista em olhos, em adultos assintomáticos com 65 anos ou mais com intervalos de 1-2 anos; para aqueles pacientes com fatores de risco para diabetes *mellitus* ou glaucoma, recomenda-se que esse exame seja realizado com maior frequência.

Audição

A perda da audição é comum nos idosos, com prevalência de até 80% em indivíduos com mais de 80 anos. Nessa população, a perda auditiva resulta em significativo comprometimento na qualidade de vida e pode acarretar depressão e isolamento social, condições que podem ser ainda mais exacerbadas pelos sentimentos de frustração que a perda auditiva pode gerar nos cuidadores. Tendo em vista que o paciente pode vivenciar dificuldades de compreensão e de comunicação, em muitos casos a perda auditiva no idoso é diagnosticada de maneira equivocada como uma disfunção cognitiva. Presbiacusia, isto é, a perda auditiva relacionada à idade, é a etiologia mais comum, e seu início é sutil. A presbiacusia tem início como uma perda auditiva na faixa das altas frequências, mas com o passar do tempo evolui para perdas em frequências importantes para que o indivíduo possa ouvir as pessoas falarem. Com frequência, os pacientes informam incapacidade de compreender a fala em vez da incapacidade de ouvir.

A USPSTF não faz recomendações concernentes a exames para a perda auditiva em idosos assintomáticos. Contudo, pacientes com problemas cognitivos ou afetivos que possam ter relação com a audição deverão ser avaliados para perda auditiva. Nenhum teste de triagem mostrou superioridade com relação a qualquer outro. O teste da voz sussurrada, o teste de atrito dos dedos, o questionário de perda auditiva e a audiometria portátil são testes de triagem razoáveis (ver Distúrbios dos ouvidos, nariz e garganta). Pacientes que testam positivo nesse cenário clínico ou que informam perda auditiva devem ser encaminhados para a realização de testes audiológicos formais e para consideração do uso de aparelho auditivo.

Os aparelhos auditivos podem melhorar a capacidade de comunicação em idosos; contudo, para que sejam usados com eficácia, tais dispositivos dependem de considerável motivação do paciente e, além disso, o custo pode ser um problema significativo para muitos pacientes. Em estudos, houve predominância de autoidentificação de perda auditiva entre os pacientes beneficiados com o uso de aparelhos auditivos. São limitadas as evidências sugestivas de que os aparelhos auditivos possam melhorar a qualidade de vida e o estado de espírito, e que diminuam o isolamento social.

Depressão

A depressão é comum em idosos, mas é um problema subidentificado e subtratado. Nos Estados Unidos, a depressão está presente em 5% dos homens e em 7% das mulheres com 60 anos ou mais. Além disso, os idosos têm percentuais mais elevados de suicídio efetivado em comparação com adultos mais jovens, embora os idosos tentem o suicídio com menor frequência. Deve-se suspeitar de depressão no idoso se estiverem presentes sintomas de humor com maior intensidade do que o esperado, resposta insatisfatória à terapia medicamentosa, baixa motivação e pouco envolvimento com seus provedores.

Nos idosos, é frequente que a depressão fique mascarada na forma de uma deficiência cognitiva ou de queixas somáticas múltiplas, e o resultado é um atraso no diagnóstico.

Um teste simples, que consiste em duas perguntas, tem alta sensibilidade (97%), mas com menos especificidade (67%) para a depressão em idosos. Ao empregar esse instrumento, o clínico pergunta: "No mês passado, o senhor ficou incomodado por sentir-se desanimado, deprimido ou desesperançado?" e "No mês passado, o senhor ficou incomodado pelo pouco interesse ou prazer em fazer coisas?" Uma resposta positiva a qualquer dessas perguntas constitui um resultado positivo para a triagem. Considerando que é baixa a especificidade desse exame de duas perguntas, resultados positivos deverão ser avaliados em maior profundidade com o uso de um instrumento diagnóstico mais abrangente, como a Escala de depressão geriátrica (Geriatric Depression Scale, GDS) ou com o PHQ-9. Tanto a GDS como o PHQ-9 foram validados na população de idosos e têm valores preditivos positivos semelhantes para o diagnóstico de depressão. GDS depende menos dos sintomas somáticos e apresenta um formato simplificado (sim-não), que pode ter maior utilidade na avaliação dos pacientes com deficiência cognitiva.

Os inibidores seletivos da recaptação de serotonina são considerados como farmacoterapia de primeira linha para os idosos. Uma discussão mais aprofundada sobre o diagnóstico e tratamento da depressão poderá ser encontrada na seção sobre Saúde mental e comportamental.

Função cognitiva

A demência afeta mais de 35% das pessoas com 90 anos ou mais. Ela se caracteriza por um declínio progressivo em pelo menos dois domínios cognitivos (memória, atenção, linguagem, visuoespacial, executivo), que seja suficientemente grave para comprometer o funcionamento. O comprimento cognitivo leve (CCL) representa déficits cognitivos que não afetam o funcionamento do dia a dia. Em pacientes idosos assintomáticos, as evidências atuais são insuficientes para que se fale em favor da triagem de rotina para deficiência cognitiva. Entretanto, tendo em vista que pacientes com disfunção cognitiva estão em maior risco de sofrer acidentes, demonstrar falta de adesão à prescrição médica e apresentar distúrbios do comportamento, o médico deverá estabelecer um limiar muito baixo para triagem de pacientes com suspeita de deficiência cognitiva.

São muitos os testes de triagem simples e efetivos à disposição do médico. O Miniexame do estado mental (MEEM) tem a base de evidências mais robusta, mas restrições de propriedade científica intelectual recentes têm complicado seu uso clínico. O instrumento de triagem Mini-Cog é um teste simples e validado que avalia tanto a função de memória como executiva com elevados graus de sensibilidade e de especificidade em cenários variados. O Mini-Cog também está protegido por direitos autorais, embora esteja disponibilizado para os médicos para uso gratuito como instrumento clínico e educacional. O Mini-Cog consiste em um teste de evocação de três itens e de desenho de relógio. A evocação de todos os três itens é normal, enquanto a não evocação de nenhum dos itens sugere demência. Se apenas um ou dois dos itens forem evocados, são empregados os resultados do teste de desenho do relógio para a classificação do paciente: um desenho normal do relógio sugere ausência de demência, ao passo que um resultado anormal indica demência. Para uma discussão mais aprofundada do MCI e uma discussão das terapias farmacológicas para sintomas cognitivos, ver MKSAP17 Neurologia.

Prevenção de quedas

Trinta a 40% dos adultos com mais de 65 anos que vivem em comunidade sofrem uma queda ao ano. A prevalência de quedas aumenta para 50% no caso de pessoas que vivem em instituições de longa permanência e para 60% para aqueles indivíduos com disfunção cognitiva. Nos idosos, as quedas constituem fonte de morbidade, mortalidade, diminuição da funcionalidade e institucionalização precoce. São inúmeros os fatores de risco para a ocorrência de quedas; as associações mais robustas são a debilitação dos membros inferiores, histórico de quedas, deficiências da marcha ou do equilíbrio, polifarmácia, baixo nível de vitamina D e deficiências visuais. Muitos fatores de risco podem ser remediados. A **Figura 35** ilustra o algoritmo recomendado pela American Geriatric Society para a prevenção de quedas em idosos.

Como rotina, os pacientes idosos devem ser inquiridos sobre quedas. Pacientes que se apresentam com uma queda, com histórico de quedas recorrentes, ou que reconheçam problemas de marcha ou de equilíbrio devem ser submetidos a uma avaliação completa para quedas. Pacientes com histórico de uma queda no último ano devem passar por uma triagem para distúrbios do equilíbrio ou da marcha com um teste Timed Up and Go, no qual o aplicador cronometra o paciente na atividade de se levantar de uma cadeira, caminhar 3 m, virar-se e retornar à cadeira. Tempos superiores a 20 segundos são considerados anormais; diante disso, o paciente deve ser encaminhado para uma avaliação completa para quedas.

A avaliação completa para quedas consiste em uma avaliação de risco multidisciplinar, seguida por uma intervenção multicomponente fundamentada na identificação de fatores de risco. Estudos sugerem que, com uma intervenção intensiva, aqueles adultos que vivem na comunidade com o risco mais alto de sofrer quedas podem reduzir em 20% os seus percentuais de quedas. As intervenções para idosos que vivem na comunidade são programas de exercícios individualizados que enfatizem o equilíbrio, a marcha e o treinamento de força, por exemplo, fisioterapia ou tai chi. Mas os programas de exercícios não parecem beneficiar os residentes internados. Também devem ser enfatizados a limitação da polifarmácia (em particular, medicamentos psicoativos), cuidados com a hipotensão ortostática, bem como a avaliação do calçado e o fornecimento de equipamento adaptativo apropriado. São consideráveis as evidências em apoio da suplementação com 800 U/d de vitamina D com o objetivo de diminuir o risco de quedas em adultos idosos, com um número necessário para tratar de apenas 15, independentemente de haver uma deficiência vitamínica. Tendo em vista que a vitamina D é segura, barata e de grande eficácia, alguns especialistas acreditam que sua suplementação deve ser rotina para todos os idosos. Atualmente, não contamos com evidências suficientes em apoio a qualquer recomendação para a diminuição do risco de quedas nos indivíduos com deficiência cognitiva. A exclusiva modificação do ambiente doméstico não será eficaz, mas quando realizada em conjunto com as intervenções já mencionadas, como parte de um programa multimodal de prevenção de quedas, resultará em benefício, conforme já ficou demonstrado.

Avaliação do condutor de veículos idoso

Motoristas idosos se envolvem em mais colisões automobilísticas fatais por quilômetro dirigido em comparação com qualquer outro grupo etário, à exceção do grupo com menos de 25 anos. Em motoristas idosos, o percentual de acidentes pode ser, pelo menos em parte, atribuído às alterações físicas ou mentais associadas ao envelhecimento ou à doença. A American Medical Association recomenda que os médicos avaliem pacientes idosos para deficiências físicas ou mentais que possam afetar de modo adverso sua capacidade de condução de veículos. Trata-se de uma avaliação qualitativa que se baseia em grande parte no julgamento clínico do médico. Ao serem coletadas informações, é importante ter em mente que a avaliação da família com relação à capacidade de dirigir é mais confiável do que a autoavaliação do paciente. Quanto maior o número de fatores de risco (**Tab. 75**) para determinado paciente, maior será o risco de um evento adverso durante a condução do veículo. Motoristas nos níveis mais altos de risco devem ser aconselhados a se aposentar do carro. Também sugerem que os médicos ajudem seus pacientes a encontrar opções alternativas de transporte, ao orientá-los contra a prática da condução de veículos. Pode-se considerar uma avaliação formal por um especialista em reabilitação de motoristas (em associação com o departamento de terapia ocupacional do hospital) se houver incerteza com relação à situação. Nos Estados Unidos, as responsabilidades de notificação por parte do médico variam de um estado

TABELA 75 Fatores de risco para deficiência na condução de veículo
Disfunção cognitiva
Informação do cuidador de habilidade mínima ou pouco segura
Histórico de intimações ou de acidentes
Dirigir < 96 km/semana
Agressão emocional ou impulsividade
Uso de bebida alcoólica e/ou medicações que afetam o sistema nervoso central
Comprometimento da mobilidade ou da coordenação do pescoço ou membros
Distúrbios clínicos predisponentes da perda de consciência
Deficiência visual

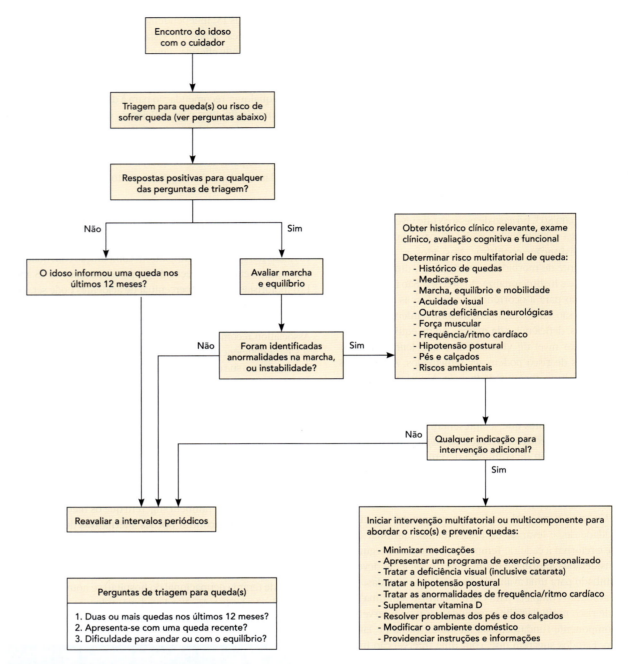

FIGURA 35 Prevenção de quedas em idosos que vivem em uma comunidade.

Reproduzido com a permissão de Panel on Prevention of Falls in Older Persons, American Geriatrics Society and British Geriatrics Society. Summary of the Updated American Geriatrics Society/British Geriatrics Society clinical practice guideline for prevention of falls in older persons. J Am Geriatr Soc. 2011 Jan;59(1):148-57. [PMID: 21226685] Copyright 2011, John Wiley & Sons, Inc.

para outro; assim, os médicos devem estar cientes da legislação em seu próprio estado.

PONTOS-CHAVE

HVC
- Teste da voz sussurrada, teste de atrito dos dedos, questionário de perda auditiva e audiometria portátil são todos testes de triagem razoáveis para perda auditiva.

(continua)

PONTOS-CHAVE *(continuação)*

- As intervenções que diminuem o risco de quedas para idosos que vivem na comunidade são a implementação de programas de exercícios individualizados (fisioterapia, tai chi), limitação da polifarmácia, cuidados com a hipotensão ortostática, avaliação do calçado e a adição de suplementos de vitamina D. HVC

Níveis de assistência

Nos Estados unidos, vivem mais de 43 milhões de pessoas com mais de 65 anos e mais de 1,4 milhão são residentes em clínicas de repouso. As questões econômicas decorrentes da oferta de cuidados abrangentes e de alta qualidade para adultos em processo de envelhecimento levaram a uma expansão das opções de assistência para essa população.

O tratamento de pacientes idosos com enfermidade aguda é oferecido primariamente no hospital. A assistência hospitalar domiciliar ou home care é um serviço em que profissionais da saúde proporcionam tratamento ativo no domicílio do paciente para um problema que, não fosse isso, poderia necessitar de uma estadia hospitalar com o paciente internado, e, embora a exequibilidade e a segurança da assistência domiciliar de hospital já tenham sido demonstradas, os recursos intensivos necessários não estão ainda universalmente disponibilizados. Para aqueles pacientes com necessidades contínuas de cuidados intensivos e que dependem habitualmente de atendimento clínico, por exemplo, ventilação mecânica constante, numerosas terapias intravenosas, ou que tenham necessidade de cuidados complexos para feridas, em muitos casos um centro hospitalar para cuidado prolongado (longterm acute care hospital, LTACH) será o lugar mais apropriado para o atendimento do paciente. Quando o paciente não mais estiver precisando de atendimento muito especializado, existem inúmeras opções de cuidado, com níveis variáveis de intensidade, dependendo das necessidades de cada paciente.

Depois da hospitalização, é frequente que o paciente idoso necessite de reabilitação, o que pode ser feito em muitos ambientes diferentes. A finalidade da reabilitação é maximizar a recuperação funcional e a independência. Em termos conceituais, a incapacitação envolve dois domínios – a doença do paciente e o seu ambiente. Ambos devem ser levados em conta, para que a recuperação da independência seja maximizada (nos EUA). Hospitais autônomos de reabilitação oferecem serviços intensivos de reabilitação sob a direção de fisiatras especializados. Para qualificar-se, o paciente deve necessitar de serviços de reabilitação ativa e intensiva, o que normalmente é definido como 3 h por dia, 5 dias por semana; e os serviços são prestados por várias disciplinas terapêuticas (fisioterapia, terapia ocupacional, fonoterapia, serviços de prótese). Para aqueles pacientes que não sejam capazes de tolerar esse nível de intensidade terapêutica, a reabilitação poderá ser realizada em um serviço especializado de enfermagem (skilled nursing facility, SNF). Para pacientes com maior funcionalidade, os serviços de reabilitação podem ser prestados em nível ambulatorial, seja na própria casa do paciente, se ele estiver confinado em sua residência, seja em uma clínica de reabilitação ambulatorial. Se o paciente necessitar de serviços de reabilitação para uma doença específica, por exemplo, reabilitação cardíaca em seguida a um infarto agudo do miocárdio, ou reabilitação pulmonar para uma doença pulmonar crônica, em geral esse tipo de serviço será prestado em nível ambulatorial.

Para pacientes que dependem de maior ajuda com as AVD, podem recorrer a instituições como casas de repouso e lares para idosos. Tais instituições são serviços de prestação de cuidados pessoais não qualificados (cuidadores), como os serviços de banhar, vestir, cuidar da higiene pessoal e mobilidade do paciente. Lares para idosos, que podem proporcionar serviços habilitados de reabilitação ou serviços de cuidadores, constituem o tipo de atendimento mais familiar nos Estados Unidos. Em sua maioria, os pacientes que vivem em um lar para idosos necessitam de assistência substancial com diversas AVD. A "assistência à autonomia no domicílio" (assisted living)* é um ambiente que simula a vida em casa e que proporciona alguns serviços custodiais para os residentes. Os tipos e a intensidade dos serviços variam muito e podem consistir em refeições, transporte, assistência às AVD e interação social. O habitual é que residentes em instituições de assistência à autonomia tenham maior funcionalidade em comparação com indivíduos que vivem em um lar para idosos, embora não sejam capazes de viver de modo totalmente independente. Instituições de acolhimento de adultos e lares para assistência em grupo oferecem cuidados em instituições que mimetizam o lar para atendimento a um menor número de residentes.

Para alguns pacientes, o atendimento em sua própria casa é o cenário mais favorável. Pessoas com boas condições financeiras podem contratar provedores de cuidados custodiais em tempo integral ou em meio expediente (qualificados ou não, dependendo da necessidade), para que os cuidadores da família possam ter alguma folga. Para os pacientes confinados à casa, possuidores de necessidades especiais, como o controle de medicamentos, cuidados de feridas, infusões intravenosas, ou fisioterapia, os serviços de atendimento domiciliar são um benefício médico coberto pelo seguro (nos EUA). Serviços multidisciplinares, sob supervisão de um médico, são oferecidos de modo intermitente na residência de pacientes que atendam a esses critérios.

O day care é uma opção comunitária que proporciona cuidado para pacientes que necessitam de supervisão nos períodos em que o cuidador primário está no trabalho. A creche para adultos também pode ser usada com o objetivo de proporcionar uma folga para os cuidadores. Com frequência, a creche para idosos é uma alternativa ao atendimento domiciliar ou em um lar para idosos e, além disso, é muito menos dispendiosa.

Em muitos casos, pacientes complexos portadores de muitos problemas de comorbidade necessitam de atendimento em mais de um tipo de ambiente, ou precisam se deslocar entre diferentes cenários, dependendo do estado de seus problemas clínicos. Esse movimento entre locais de assistência aumenta o número de mudanças de atendimento entre instituições e provedores; aumenta também o risco de erros de medicação, duplicação de serviços, ou de não percepção dos problemas clínicos e tratamentos do paciente. Portanto, é de extrema importância que seja dada a máxima atenção a essas transições de atendimento. As informações que devem ser transmitidas durante as transições incluem um resumo do período no hospital, a lista de problemas e diagnósticos, quadro funcional e cognitivo inicial e por ocasião da alta, lista reconciliada de medicações, resultados pendentes de testes, consultas de acompanhamento, e informações sobre os objetivos do atendimento e sobre diretivas antecipadas do paciente. Nos casos em que resultados de exames críticos estejam pendentes, ou em que haja complexidades na dinâmica familiar ou nos objetivos do cuidado, deve ser

*N.R.C.: No Brasil, o conceito é ainda pouco difundido.

estabelecida uma comunicação direta entre o médico responsável pela alta e o médico que está recebendo o paciente. Listas de verificação ajudam a garantir a conclusão do processo.

> **PONTO-CHAVE**
>
> HVC
> - As questões econômicas decorrentes do oferecimento de cuidados abrangentes e de alta qualidade para adultos em processo de envelhecimento levaram a uma expansão das opções de assistência para essa população; com frequência, pacientes complexos portadores de muitos problemas de comorbidade necessitam de atendimento em mais de um tipo de ambiente, ou podem ter que se deslocar entre diferentes cenários, sendo essencial a máxima atenção a essas transições de cuidados.

Polifarmácia

Cerca de 50% dos pacientes com mais de 65 anos tomam cinco ou mais medicações por semana. Em recente estudo de abrangência nacional publicado nos Estados Unidos, foi observado que, com frequência, adultos idosos tiveram vários medicamentos iniciados, descontinuados ou alterados de alguma forma, com uma média de quatro trocas de medicação por paciente em um período de um ano. O uso da polifarmácia aumenta o risco de uso inadequado, interações farmacológicas, duplicação do tratamento, reações adversas e erros de medicação. Existe clara associação entre polifarmácia e maior número de consultas ambulatoriais, maior risco de hospitalização, aumento nas despesas com a saúde e diminuição da funcionalidade. Além disso, aumenta o risco de não adesão, o que pode resultar em insucesso do tratamento e na progressão da doença.

Nos idosos, a dosagem dos medicamentos precisa ser ajustada para a idade e também para a função renal, pois o metabolismo do fármaco pode sofrer alteração em decorrência da diminuição da filtração glomerular por alguma enfermidade subjacente, ou por uma farmacocinética alterada decorrente do processo de envelhecimento. Já ficou constatado que certos medicamentos geram um risco particularmente alto para pacientes geriátricos. Em um esforço para melhorar o atendimento de adultos idosos, mediante a redução do uso de medicamentos potencialmente inadequados, a American Geriatrics Society compilou uma lista de medicamentos de alto risco que deve ser explicitamente levada em conta em termos da relação de risco-benefício em idosos (disponível em http://geriatricscareonline.org/ProductAbstract/american-geriatrics-society-updated-beers-criteria-for-potentially-inappropriate-medication-use-in-older-adults/CL001).

Embora em muitos casos o tratamento de vários problemas de comorbidade dependa de diversos medicamentos, evidências demonstram que metade dos adultos idosos toma uma ou mais medicações não necessárias em termos médicos (ou seja, não indicadas, não efetivas, ou com duplicação terapêutica). Um aspecto essencial de um tratamento geriátrico ideal é a revisão frequente e rotineira para a verificação da necessidade das medicações e das doses apropriadas.

> **PONTO-CHAVE**
>
> - A polifarmácia aumenta o risco de uso inadequado de medicações, interações farmacológicas, duplicação do tratamento, não adesão, reações adversas e erros de medicação.

Incontinência urinária

Epidemiologia

A incontinência urinária afeta 25-45% das mulheres, e 9-39% das mulheres com mais de 60 anos informam sofrer diariamente de incontinência urinária. A prevalência de incontinência urinária em homens equivale a cerca de metade da incontinência em mulheres; 11-34% de homens idosos sofrem incontinência urinária, e 2-9% dessa população apresentam esse problema todos os dias. Mas a real prevalência pode ser mais alta, pois muitos pacientes não informam incontinência por vergonha.

A incontinência urinária exerce forte impacto na qualidade de vida, afetando o estado psicológico do paciente, seu funcionamento social e de trabalho, bem como a atividade sexual. Esse problema aumenta o risco de quedas e pode resultar em internação em um lar para idosos. Os fatores de risco para incontinência urinária são idade, gênero feminino, obesidade, paridade, cirurgia ginecológica, hiperplasia prostática benigna, cirurgia de próstata, fraqueza dos músculos do assoalho pélvico, diabetes melito, elevado consumo de cafeína, uso de tabaco e deficiência na cognição ou na mobilidade. A maioria das evidências relativas ao tratamento da incontinência urinária é proveniente de estudos com mulheres, embora em geral os princípios possam ser aplicados aos homens.

Avaliação

São quatro as classificações principais de incontinência urinária: (1) incontinência de urgência, caracterizada pelo extravasamento de urina acompanhado por uma sensação de urgência; (2) incontinência de esforço, em que a tosse, espirro, ou esforço causa o extravasamento da urina; (3) incontinência mista, que envolve urgência e esforço; e (4) incontinência por transbordamento, tipificada pelo vazamento ou gotejamento contínuo. A incontinência de transbordamento é rara nas mulheres; o problema ocorre mais frequentemente em homens em função de hipertrofia da próstata. Incontinência funcional, que ocorre em pacientes que não podem fazer uso do toalete em tempo hábil, pode ocorrer em pacientes com deficiências de mobilidade e cognitivas significativas. A classificação do(s) tipo(s) de incontinência auxilia a orientar o tratamento.

É recomendável inquirir adultos idosos sobre a incontinência urinária, pois tais pacientes podem hesitar em discutir com franqueza os sintomas desse problema com o seu médico. Para tanto, o médico pode usar um questionário padronizado curto para fazer a diferenciação entre incontinência de urgência e incontinência de esforço (**Fig. 36**). O estabelecimento de um diário de sintomas de eliminação ajudará a determinar os padrões sintomatológicos e a gravidade.

Antes de dar início a um caminho mais complicado até o diagnóstico, devem ser identificadas causas reversíveis ou temporárias de incontinência. É essencial que seja realizada uma revisão

Medicina geriátrica

1. Durante os últimos três meses, ocorreu vazamento de urina (mesmo em pequeno volume)?
   □ Sim   □ Não

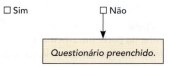

2. Durante os últimos três meses, houve vazamento de urina:
   (Marque todas as opções aplicáveis.)
   □ a. Durante a realização de alguma atividade física, por exemplo, ao tossir, espirrar, levantar peso, ou praticar exercício?
   □ b. Quando sentiu vontade, ou teve a sensação de que precisava esvaziar a bexiga, mas não foi possível chegar ao toalete a tempo?
   □ c. Sem atividade física e sem a sensação de urgência?

3. Durante os últimos três meses, houve vazamento mais frequente de urina:
   (Marque apenas uma opção.)
   □ a. Durante a realização de alguma atividade física, por exemplo, ao tossir, espirrar, levantar peso, ou praticar exercício?
   □ b. Quando sentiu vontade, ou teve a sensação de que precisava esvaziar a bexiga, mas não foi possível chegar ao toalete a tempo?
   □ c. Sem atividade física e sem a sensação de urgência?
   □ d. Mais ou menos igual para atividade física e sensação de urgência?

As definições do tipo de incontinência urinária se baseiam nas respostas à pergunta 3:

Resposta à pergunta 3	Tipo de incontinência
a. Mais vezes com a atividade física	Exclusivamente de esforço, ou com predominância desse tipo
b. Mais vezes com a necessidade de esvaziar a bexiga	Exclusivamente de urgência, ou com predominância desse tipo
c. Sem atividade física ou sensação de urgência	Exclusivamente por outra causa, ou com predomínio de outra causa
d. Mais ou menos igual para atividade física e sensação de urgência	Mista

FIGURA 36 As três perguntas para incontinência (3PI) para avaliação da incontinência urinária.
Reproduzido com a permissão de Brown JS, Bradley CS, Subak LL, et al; Diagnostic Aspects of Incontinence Study (DAISy) Research Group. The sensitivity and specificity of a simple test to distinguish between urge and stress urinary incontinence. Ann Intern Med. 2006;144:715-723. [PMID: 16702587] Copyright 2006, American College of Physicians.

dos medicamentos com atenção ao uso de diuréticos, juntamente com uma revisão de possíveis causas situacionais, metabólicas, cognitivas, ou infecciosas. Na avaliação, o médico deve incorporar um histórico direcionado, com a inclusão de cirurgias, instrumentações e irradiação. Em mulheres, deve ser obtido um histórico obstétrico, e um exame pélvico será realizado para que seja descartada a possibilidade de atrofia ou prolapso. Deve-se perguntar ao paciente homem sobre sintomas da próstata, e esse paciente deve passar por um exame retal digital. Além disso, deve ser obtido exame de urina. Não há necessidade de determinar o volume urinário residual após a eliminação, a menos que haja grande suspeita clínica para doença neurológica ou obstrução da saída da bexiga. Quando possível, deve-se dar preferência à determinação ultrassonográfica do volume da bexiga em vez da cateterização uretral.

Tratamento

Em geral, o tratamento da incontinência urinária evolui por etapas. Em primeiro lugar, devem ser iniciadas modificações no estilo de vida e terapia comportamental, seguidas pela terapia farmacológica e uso de dispositivos e, finalmente, pela cirurgia no caso de todas as demais terapias terem fracassado. As modificações no estilo de vida consideradas de primeira linha e que podem ser empregadas para todos os tipos de incontinência são o controle de líquidos e de alimentos (evitar cafeína e álcool) e a perda de peso. Deve-se evitar a excessiva ingestão de líquidos sobretudo à noite.

Qualquer causa subjacente deverá ser tratada. O tratamento subsequente será orientado pelo tipo de incontinência urinária.

Terapia comportamental

As duas terapias comportamentais mais efetivas são o treinamento dos músculos do assoalho pélvico (TMAP, ou exercícios de Kegel) e técnicas de treinamento da bexiga/supressão da urgência. O American College of Physicians (ACP) recomenda TMAP como terapia de primeira linha para mulheres com incontinência de esforço; esse treinamento também pode ser benéfico em pacientes com incontinência mista (de urgência e esforço). Em homens, o TMAP também pode resultar em benefícios naqueles pacientes com gotejamento pós-micção. Se executados de maneira correta e diligente, os exercícios de TMAP podem fortalecer os músculos do assoalho pélvico e aumentar a retenção urinária. O paciente deve ser orientado a contrair os músculos pélvicos como se estivesse tentando interromper a micção, embora deva ser enfatizado, independentemente de seu gênero, que não deverá interromper de forma habitual o fluxo urinário. Para que sejam alcançados os melhores resultados, há necessidade de três ou quatro séries de 10 contrações por dia, e as contrações devem se prolongar por 10 segundos. Esse regime deverá ter continuidade por um mínimo de 15-20 semanas. O ACP recomenda o treinamento da bexiga e a terapia supressiva para casos de incontinência de urgência e mista. No treinamento da bexiga, os pacientes são instruídos a esvaziar a bexiga com regularidade ao longo do dia sem levar em consideração a urgência, com aumento progressivo do intervalo entre as eliminações. As técnicas de supressão são empregadas para o controle da urgência de eliminar urina fora do horário. Deve-se instruir o paciente a contrair rapidamente os músculos do assoalho pélvico por 3-4 vezes, usar uma técnica de distração (p. ex., contar para trás a partir de 100) e, depois que a urgência tiver passado, andar até o banheiro para urinar. O ACP recomenda a perda de peso e a prática de exercício para todas as mulheres obesas com incontinência urinária.

Micção imediata é uma técnica útil para pacientes com deficiência cognitiva; em geral, a técnica é implementada em clínicas de repouso. A micção imediata consiste em pedir ao paciente que informe, a intervalos regulares, sobre sua incontinência, perguntar se ele precisa urinar e oferecer assistência, e também elogiá-lo por sua continência.

Terapia farmacológica

Não há recomendação em favor do uso de medicamentos para o tratamento da incontinência urinária de esforço. O ACP recomenda medicações antimuscarínicas (oxibutinina, tolterodina, fesoterodina, darifenacina, solifenacina e tróspio) para a incontinência de urgência nos pacientes em que o treinamento da bexiga não foi bem-sucedido. Todos esses fármacos parecem ter equivalência terapêutica e os pequenos benefícios decorrentes de seu uso são semelhantes nos percentuais de continência. Sua escolha deverá ser orientada pelo custo e pelo perfil de efeitos colaterais. É alta a incidência de efeitos adversos anticolinérgicos, inclusive constipação e boca seca; assim, é preciso ser bastante criterioso ao considerar a relação de risco-benefício. Agentes anticolinérgicos estão contraindicados em pacientes com glaucoma de ângulo fechado.

A terapia farmacológica para sintomas da parte inferior do sistema urinário relacionados à próstata é estudada com mais detalhes na seção Saúde do homem.

Dispositivos, agentes injetáveis e cirurgia

Os pacientes que não responderam às intervenções comportamentais conservadoras e/ou farmacológicas devem ser encaminhados ao urologista ou ao uroginecologista para que sejam consideradas outras opções terapêuticas. Para pacientes com incontinência de esforço, pode-se considerar o uso de dispositivos clínicos, por exemplo, pessários e plugues uretrais, como tratamentos adjuvantes. Os pessários podem ser eficazes no tratamento da incontinência de esforço e são seguros e de baixo custo, embora sejam subutilizados e necessitem de ajustes por profissionais experientes. A injeção periuretral de agentes de volume, como colágeno, micropartículas de silicone, ou esferas de carbono, consiste em tratamento minimamente invasivo para a incontinência de esforço, com percentuais de cura de 18-40% e com percentuais de melhora de 33-39%. Há necessidade de repetidas injeções para que a eficácia seja preservada. Urgência urinária, infecção do sistema urinário, dificuldade de micção e retenção urinária são complicações possíveis.

Em mulheres, as cirurgias que resultam nos maiores benefícios no tratamento da incontinência de esforço são procedimentos de aplicação de faixa (sling) para deficiência esfinctérica intrínseca. O uso do sling na parte intermediária da uretra está associado à melhora (objetiva e percebida pelo paciente) para a incontinência de esforço e a menor número de complicações, em comparação com outras abordagens cirúrgicas. O advento de procedimentos laparoscópicos possibilita recuperações mais rápidas, mas ainda se desconhece a segurança relativa e a eficácia no longo prazo. Em homens com incontinência de esforço, a aplicação de um esfíncter urinário artificial pode ser efetiva nos casos em que outras medidas fracassarem.

Para o tratamento da incontinência de urgência, pode-se considerar a injeção de toxina botulínica no músculo detrusor em pacientes que não responderam às medidas conservadoras ou farmacológicas. Em uma revisão Cochrane recente, a injeção de toxina botulínica demonstrou superioridade em relação ao placebo na redução da incontinência. Normalmente os sintomas ficam reduzidos durante um período de 3-6 meses. Outra opção é a neuromodulação contínua com estimuladores transcutâneos de nervo tibial, ou de nervos sacrais implantados por procedimento cirúrgico, que inibem a atividade do músculo detrusor e já tiveram sua eficácia demonstrada. Contudo, o custo elevado é um fator limitante e, além disso, os dados sobre a eficácia no longo prazo são limitados.

Em geral, não é aconselhável que cateteres de longa permanência sejam cronicamente usados, exceto como medida paliativa ou contemporizadora, pois tais dispositivos estão associados a lesões uretrais, infecções do sistema urinário e cálculos renais. O uso de cateteres de condom ou uripen resulta em menos complicações associadas em comparação com cateteres de longa permanência; contudo, um cateter de condom ou uripen ajustado de maneira incorreta poderá resultar em irritação da pele, vazamento e infecção.

> **PONTOS-CHAVE**
>
> - Treinamento dos músculos do assoalho pélvico é recomendado como terapia de primeira linha para incontinência urinária de esforço. **HVC**
> - Treinamento da bexiga é recomendado como terapia de primeira linha para incontinência urinária de urgência. **HVC**
> - Medicações antimuscarínicas são recomendadas para a incontinência urinária de urgência nos casos em que o treinamento da bexiga não obteve êxito.
> - Perda de peso e prática de exercício são estratégias recomendadas para mulheres obesas com incontinência urinária. **HVC**

Úlceras de pressão

Apresentação clínica

Úlceras de pressão são de ocorrência comum nos hospitais e em ambientes de atendimento prolongado e afetam até 3 milhões de pacientes a um custo anual de quase 11 bilhões de dólares nos Estados Unidos. Além dos elevados custos associados, as úlceras de pressão podem resultar em diminuição da qualidade de vida, juntamente com depressão, comprometimento da mobilidade e isolamento social. O Centers for Medicare and Medicaid Services selecionou a ocorrência de úlceras de pressão como evento sentinela de saúde (ocorrências inesperadas e evitáveis que resultam em grave lesão para o paciente) para as instituições de saúde.

Úlceras de pressão se caracterizam por lesão localizada na pele ou no tecido mole como resultado da ação de forças de pressão e cisalhamento. Os fatores de risco para a ocorrência de úlceras de pressão são idade avançada, deficiência cognitiva, diminuição da mobilidade, comprometimento sensitivo e problemas de comorbidade que afetem a integridade da pele (p. ex., baixo peso corporal, incontinência, edema, microcirculação deficiente e hipoalbuminemia). As úlceras de pressão podem ser classificadas com o uso de um sistema de estadiamento (**Tab. 76**), no qual cada estágio é diferenciado pela quantidade de destruição do tecido.

Prevenção e tratamento

Em 2015, o American College of Physicians publicou um guia de prática clínica para avaliação de risco e prevenção de úlceras de pressão. Esse guia recomenda uma avaliação do risco para que sejam identificados pacientes em risco para ocorrência de úlceras de pressão; além disso, o National Pressure Ulcer Advisory Panel Guideline recomenda o uso de um instrumento validado de avaliação de risco para essa finalidade. Para aqueles pacientes considerados como de risco, deve-se fazer uma inspeção da pele a intervalos regulares. A prevenção de úlceras de pressão deve ter início com uma superfície de apoio que garanta a redistribuição das pressões, a redução da força de cisalhamento e o controle do microclima da pele. São moderadas as evidências indicativas de que o uso de coberturas e de colchões de apoio estático (p. ex., colchões/coberturas de espuma, gel, ou ar) está associado a menor risco para a ocorrência de úlceras de pressão em comparação com roupa de cama/colchões convencionais. Ainda não ficou demonstrada a superioridade de qualquer tipo de cobertura e de colchão avançado de apoio estático com relação a outros modelos. Também não há evidência em apoio ao uso de sistemas de leito mais sofisticados, como os colchões de ar com alternância da pressão ou sistemas de baixa perda de ar, para a prevenção de úlceras de pressão, embora tais dispositivos possam trazer benefícios para o tratamento de úlceras de pressão já existentes. Embora as evidências não sejam suficientes para apoiar o reposicionamento, a suplementação nutricional, o uso de cremes ou de curativos na prevenção das úlceras de pressão, essas intervenções são indicadas como padrão na maioria das orientações clínicas.

O ACP também publicou uma norma de prática clínica para o tratamento das úlceras de pressão. O tratamento de úlceras de pressão tem por objetivo abordar os fatores que predispuseram o paciente ao desenvolvimento da úlcera. Foi demonstrado que leitos com fluido de ar promovem a cicatrização das úlceras de pressão de modo mais adequado em comparação com os colchões hospitalares comuns. Curativos como os de hidrocoloide são utilizados para a manutenção de um ambiente úmido na ferida ao mesmo tempo que controlam o exsudato. Também fica indicado o desbridamento do tecido não viável com o uso de técnicas cirúrgicas ou clínicas (p. ex., curativos úmidos/secos). Permanece a controvérsia com relação à suplementação nutricional, com o objetivo de melhorar a cicatrização das feridas; contudo, são fracas as evidências indicativas de que a suplementação com proteína ou aminoácidos melhora a cicatrização das feridas. São insuficientes as evidências em favor da suplementação com vitaminas ou zinco, embora essas intervenções sejam consideradas como de baixíssimo risco. Por outro lado, pelo menos em pacientes com demência avançada, a alimentação enteral piorou as úlceras de pressão. Contamos apenas com evidências de baixo nível em apoio ao uso da estimulação elétrica e de dispositivos a vácuo nas feridas em termos da redução das dimensões da ferida, embora não tenham ficado esclarecidos os possíveis danos causados por curativos a vácuo nas feridas. As evidências também são insuficientes para a adoção do uso dos tratamentos eletromagnético, por ultrassom, ou hiperbárico em pacientes com úlceras de pressão, embora tais tratamentos permaneçam em amplo uso. Em termos gerais, são limitadas as evidências para o tratamento de úlceras de pressão.

> **PONTOS-CHAVE**
>
> - A prevenção de úlceras de pressão deve ter início com uma superfície de apoio que garanta a redistribuição das pressões, a redução da força de cisalhamento e o controle do microclima da pele; também é essencial uma atenção especial ao posicionamento do paciente.
> - O uso de leitos com fluxo de ar e o desbridamento cirúrgico ou clínico podem melhorar os percentuais de cicatrização das úlceras de pressão.

Medicina perioperatória
Recomendações gerais

Além de proporcionar a "liberação" para a cirurgia, uma avaliação pré-operatória abrangente alcança três objetivos importantes. Em primeiro lugar, oferece uma oportunidade de reavaliação e otimização da saúde geral basal do paciente e de tratamento de doenças crônicas. Segundo, a avaliação de risco e a subsequente discussão com o paciente garantem uma escolha informada com relação à cirurgia. Terceiro, a avaliação pré-operatória pode identificar possíveis riscos pós-operatórios e forma a base de um atendimento "de transição" para os profissionais responsáveis pelo tratamento do paciente depois da cirurgia.

Exames pré-operatórios

No pré-operatório não há indicação para exames diagnósticos de rotina. Numerosos estudos demonstraram baixa produtividade e baixa correlação de risco de exames diagnósticos de rotina realizados no pré-operatório. A iniciativa Choosing Wisely da American Board of Internal Medicine Foundation (www.

choosingwisely.org) e a iniciativa High Value Care do American College of Physicians (ACP) (http://hvc.acponline.org) contêm diversas recomendações contra práticas como a obtenção de estudos laboratoriais pré-operatórios de rotina em pacientes saudáveis que serão submetidos a uma cirurgia eletiva ou de baixo risco (p. ex., cirurgia ocular) e a obtenção de radiografias torácicas pré-operatórias na ausência de sintomas cardiopulmonares.

Na maioria das circunstâncias, fatores específicos do paciente determinarão as necessidades de exames diagnósticos. Por exemplo, eletrólitos séricos em pacientes que serão tratados com diurético e a realização de estudos da função renal naqueles com doença renal crônica (DRC) são indicações de teste razoáveis. A American Society of Anesthesiology (ASA) não recomenda a repetição de estudos laboratoriais obtidos dentro de 6 meses da cirurgia na ausência de modificação clínica.

Pode haver indicação para alguns exames por razões ligadas à cirurgia. Testes para gestação devem ser oferecidos a mulheres em idade fértil e também deve ser solicitada uma urinálise no pré-operatório em pacientes a serem tratados com procedimentos urológicos.

Manejo das medicações no perioperatório

A realização de uma detalhada reconciliação medicamentosa, isto é, o processo de criar a lista mais precisa possível de remédios que o paciente esteja de fato tomando (inclusive medicamentos sem

TABELA 76 — Classificação das úlceras de pressão

Estágio	Descrição
I	Pele intacta com rubor não branqueável.
II	Destruição da derme (espessura parcial). Úlcera aberta e rasa, com leito da ferida de cor vermelho-rosada, sem desprendimento de crosta. Também pode se apresentar na forma de bolha que contém soro, intacta ou rompida
III	Perda total da espessura dos tecidos. Gordura subcutânea visível, mas sem exposição de osso, tendão, ou músculo. Pode ocorrer solapamento ou tunelização.
IV	Perda total da espessura dos tecidos, com exposição de osso, tendão, ou músculo.
Inclassificável	Perda total da espessura dos tecidos, em que a base da úlcera está coberta por material esfacelado ou por escara.
Suspeita de lesão tecidual profunda	Área purpúrea ou acastanhada localizada, de pele descolorida mas intacta, ou bolha que contém sangue, em decorrência de lesão aos tecidos moles subjacentes causada por pressão ou cisalhamento.

Adaptado de National Pressure Ulcer Advisory Panel. National Pressure Ulcer Advisory Panel, European Pressure Ulcer Advisory Panel, and Pan Pacific Pressure Injury Alliance. Prevention and Treatment of Pressure Ulcers: Quick Reference Guide. Cambridge Media: Perth, Austrália; 2014.

TABELA 77 — Manejo sugerido para a medicação perioperatória

Classe farmacológica	Recomendação	Comentários
Anticoagulantes	Continuar para pequenas cirurgias. Descontinuar antes de uma cirurgia importante: Heparina IV: 4-6 h HBPM: 24 h (12 h para dose profilática) Varfarina: 5 dias NOAC: 1-2 d (função renal normal), 3-6 d (eTFG < 50 mL/min/1,73 m^2) (suspender a administração antes para procedimentos com alto risco de sangramento).	Indicação de terapia-ponte com heparina para pacientes de alto risco e, possivelmente, para pacientes de risco moderado.
Antiplaquetários	Clopidogrel: descontinuar 5-7 d antes da cirurgia; pacientes com *stent* cardíaco podem necessitar de continuação.	Há controvérsia sobre o uso do ácido acetilsalicílico e clopidogrel em pacientes com *stent* cardíaco e/ou de alto risco.
	Ácido acetilsalicílico: continuar no caso de pequena cirurgia. Continuar se a indicação é um infarto do miocárdio recente (até 6 meses), *stent* cardíaco, ou alto risco para evento coronariano; caso contrário, suspender por 7-10 d antes de cirurgia importante (que não seja revascularização do miocárdio/CABG).	O ácido acetilsalicílico deve ser iniciado antes da cirurgia de revascularização do miocárdio.
Agentes cardiovasculares	Continuar betabloqueadores, bloqueadores do canal de cálcio, nitratos, agentes antiarrítmicos. Inibidores da ECA e BRA devem ser usados com cautela. Normalmente, a administração dos diuréticos será suspensa no dia da cirurgia.	Inibidores da ECA e BRA podem causar hipotensão intraoperatória, sobretudo em pacientes hipovolêmicos; há controvérsia sobre o uso perioperatório, sobretudo em pacientes com disfunção de ventrículo esquerdo.
Hipolipemiantes	Continuar com as estatinas; suspender todos os demais agentes hipolipemiantes no dia da cirurgia.	
Agentes pulmonares	Continuar com os inaladores de controle e de alívio rápido, bem como os glicocorticoides sistêmicos (se estiverem sendo usados). É plausível continuar com antagonistas do leucotrieno e inibidores da lipoxigenase.	

(continua)

Medicina perioperatória

TABELA 77 Manejo sugerido para a medicação perioperatória *(continuação)*

Classe farmacológica	Recomendação	Comentários
Agentes gastrintestinais	Continuar com bloqueadores dos receptores H_2 e inibidores da bomba de prótons.	
Hipoglicemiantes	Agentes hipoglicemiantes orais: suspender 12-72 h antes da cirurgia, dependendo da meia-vida do agente e do risco de hipoglicemia.	Hipoglicemia é mais perigosa do que hiperglicemia; tomar a precaução de ter sempre à mão alguma insulina basal em pacientes com diabetes tipo 1.
	Insulina de ação rápida: suspender na manhã da cirurgia; pode haver necessidade de redução da dose no pré-operatório, se houver modificação da dieta (p. ex., cirurgia gastrintestinal).	
	Insulina de ação intermediária: reduzir a dose, normalmente para metade da dose habitual.	
	Insulina de ação prolongada: continuar na dose prévia, ou reduzir a dose para dois terços.	
Tireoide	Continuar reposição da tireoide, propiltiouracila, metimazol.	
Glicocorticoides	Continuar; se indicado, aumentar para doses de estresse	Glicocorticoides em dose de estresse para pacientes que estejam tomando > 10 mg/d de prednisona durante > 3 semanas.
Estrogênio	Se possível, descontinuar algumas semanas antes da cirurgia; se continuar, aumentar o nível da profilaxia para trombose venosa profunda.	
Agentes psiquiátricos	Descontinuar IMAO 10-14 d antes da cirurgia; ISRS e ATC podem ter continuidade, ou podem ser reduzidos gradativamente 2-3 semanas antes da cirurgia. Continuar com as medicações antipsicóticas. Pode-se continuar com o lítio, embora alguns especialistas diminuam gradativamente a administração e suspendam seu uso alguns dias antes da cirurgia.	Escassez de evidências, embora em sua maioria os agentes psiquiátricos confiram pelo menos algum risco teórico. Risco de síndrome de serotonina com o uso de alguns agentes anestésicos. Devem ser levados em consideração os riscos da continuação *versus* interrupção. Talvez seja desejável consultar o psiquiatra.
Agentes neurológicos	Continuar com os medicamentos antiepilépticos. Pode-se continuar com os agentes antiparkinsonianos, embora alguns especialistas possam suspender seu uso na noite anterior à cirurgia. Descontinuar os medicamentos para demência.	
Fitoterápicos	Descontinuar por até 1 semana antes da cirurgia.	
Analgésico	Normalmente, AINE e inibidores de COX-2 são suspensos 7 d antes da cirurgia. Narcóticos de ação prolongada continuam ou têm a dose reduzida.	
Imunomoduladores	Para receptores de transplante, continuar com todos os agentes (exceto sirolimo) sem interrupção. Para pacientes não transplantados, suspender por um mínimo de 4 meias-vidas antes e 2 semanas depois da cirurgia.	Escassez de dados; o risco de exacerbação da doença deve ser ponderado contra o risco de reação adversa causada pela medicação. O risco de complicações perioperatórias na ferida pode ser mais baixo para metotrexato, hidroxicloroquina e sulfassalazina.

BRA = bloqueador dos receptores de angiotensina; CABG = revascularização do miocárdio; COX-2 = cicloxigenase-2; eTFG = taxa de filtração glomerular estimada; IV = intravenoso; HBPM = heparina de baixo peso molecular; IMAO = inibidor da monoamina oxidase; ISRS = inibidor seletivo da recaptação de serotonina; ATC = antidepressivo tricíclico; NOAC = novos anticoagulantes orais.

receita), comparando-a com a lista de remédios atualmente receitados, pode evitar complicações, além de possibilitar uma reavaliação dos riscos e benefícios no longo prazo.

O manejo medicamentoso perioperatório tem início com a revisão da indicação das medicações. Para aqueles agentes sem um benefício nítido, a medicação deverá ser interrompida antes da cirurgia (desde que não haja a preocupação com sintomas de abstinência) e o uso em longo prazo deve ser reconsiderado. A menos que sejam identificados riscos específicos relacionados à cirurgia, medicações com indicação clara devem ter sua administração continuada sem interrupções; o paciente deverá tomar os remédios com goles de água durante o seu jejum para a cirurgia. Se os riscos sobrepujarem os benefícios, a medicação deverá ser suspensa por tempo suficiente antes da cirurgia, para que haja certeza de uma adequada eliminação (normalmente, 3-5 meias-vidas), não devendo ser reinstituída até que o risco tenha diminuído.

O controle de imunomoduladores e de drogas antirreumáticas modificadoras de doença (DARMD) é particularmente desafiador. Os riscos de infecção e má cicatrização da ferida operatória precisam ser balanceados com os benefícios da droga. Em geral, os receptores de transplante de órgão sólido não devem ter suas medicações mudadas, mas uma exceção importante a essa situação é o sirolimo, que foi associado à deiscência de feridas; assim, esse agente deve ser suspenso antes da cirurgia. Para pacientes não transplantados, DARMD e agentes biológicos devem ser interrompidos durante pelo menos 4 meias-vidas antes da cirurgia, não sendo reiniciados até que se tenha completado a cicatrização da ferida (normalmente, 2-4 semanas após a cirurgia); contudo, em geral a administração de metotrexato e hidroxicloroquina é segura ao longo do período perioperatório.

Também é importante que sejam levadas em consideração medicações específicas e seu possível efeito em certas circunstâncias clínicas. Por exemplo, a síndrome de íris flácida intraoperatória é uma complicação que afeta 2-3% dos pacientes submetidos à cirurgia de catarata e que estejam tomando alfa1-antagonistas (em particular, tansulosina). Essa complicação aumenta o risco de descolamento de retina e de endoftalmite; portanto, o manejo desse agente em pacientes em avaliação para um procedimento de catarata deverá ser discutido com o cirurgião oftalmologista antes da operação.

A **Tabela 77** lista outras medicações com risco potencial relacionado à cirurgia e os períodos de tempo recomendados para sua descontinuação.

PONTOS-CHAVE

- Várias organizações fazem recomendações contra a obtenção de estudos laboratoriais no pré-operatório em pacientes saudáveis a serem submetidos à cirurgia eletiva ou de baixo risco e também contra a obtenção de radiografias torácicas no pré-operatório na ausência de sintomas cardiopulmonares.

- A menos que tenham sido identificados riscos específicos relacionados à cirurgia, medicações com indicação clara devem ter continuidade, sem interrupção; se o risco suplantar o benefício, as medicações deverão ser interrompidas durante tempo suficiente antes da cirurgia para que haja garantia de uma eliminação adequada.

Manejo cardiovascular perioperatório

Avaliação de risco cardiovascular

As diretrizes cardiovasculares perioperatórias do American College of Cardiology (ACC) e da American Heart Association (AHA) de 2014 fazem recomendações abrangentes para o manejo da cirurgia não cardíaca em pacientes com todos os tipos de cardiopatia e também para aqueles com risco cardiovascular pouco definido (**Fig. 37**). Os pacientes que necessitam de cirurgia de emergência não podem arcar com qualquer atraso decorrente de exames cardíacos, enquanto aqueles que são acometidos por uma síndrome coronariana aguda (SCA) não devem ser tratados por procedimento cirúrgico até que tenham recebido uma avaliação cardíaca e tratamento apropriados. Se o paciente não tiver histórico, sintomas, ou fatores de risco para doença arterial coronariana (DAC), não haverá necessidade de uma avaliação coronariana pré-operatória.

Para pacientes com fatores de risco para doença cardiovascular, as diretrizes recomendam a determinação do risco para um evento cardíaco adverso maior (ECAM). O Índice de risco

TABELA 78 Índice de risco cardíaco revisado e percentual previsto de complicações cardíacas maiores no perioperatório

Fator de risco (1 ponto para cada)
Cirurgia de alto risco (intratorácica, intraperitoneal, suprainguinal vascular)
Cardiopatia isquêmica
Insuficiência cardíaca (compensada)
Diabetes melito (que necessita de insulina)
Doença cerebrovascular
Doença renal crônica (creatinina sérica > 2,0 mg/dL [176,8 mcmol/L])[a]

Número de pontos	Risco de complicações cardíacas maiores[b]
0	0,5%
1	2,6%
2	7,2%
≥3	14,4%

[a]Também foi demonstrado que a taxa de filtração glomerular estimada (eTFG) < 30 mL/min/1,73 m² é fator preditivo de risco cardiovascular.

[b]Definidas como infarto do miocárdio, edema pulmonar, ou parada cardíaca primária.

Dados de Lee TH, Marcantonio ER, Mangione CM, et al. Derivation and prospective validation of a simple index for prediction of cardiac risk of major noncardiac surgery. Circulation. 1999;100(10):1043-9. [PMID: 10477528] e Davis C, Tait G, Carroll J, et al. The Revised Cardiac Risk Index in the new millennium: a single-centre prospective cohort re-evaluation of the original variables in 9,519 consecutive elective surgical patients. Can J Anesth. 2013 Sept;60(9):855-63. [PMID: 23813289].

cardíaco revisado (IRCR) vem sendo o modelo de previsão de risco mais utilizado em virtude da sua simplicidade e estratificação do risco bastante efetiva para complicações cardíacas maiores (**Tab. 78**). Contudo, o IRCR não foi desenvolvido ou validado para uso em cirurgias ambulatoriais ou de baixo risco; assim, esse índice superestima o risco para tais procedimentos. Além disso, foi demonstrado que o IRCR subestima o risco em procedimentos de cirurgia vascular. O IRCR pode ser empregado na estimativa do risco de ECAM, mas é importante que sejam identificadas as cirurgias de baixo risco, para as quais não há necessidade de outros estudos cardíacos mesmo nos casos em que o escore do IRCR seja elevado (≥ 2). Entre os procedimentos de baixo risco, podem ser citados a extração de catarata, liberação de túnel do carpo, biópsia de mama e reparo de hérnia inguinal. Embora não tenha passado por validação externa como o IRCR, o calculador de risco cirúrgico do National Surgical Quality Improvement Program (NSQIP) do American College of Surgeons (ACS) (http://riskcalculator.facs.org/) possibilita a obtenção de uma estimativa de risco de ECAM específica para procedimento.

Para aqueles pacientes com risco elevado de ECAM (≥1%), a presença de capacidade funcional estimada < 4 equivalentes metabólicos (MET) é achado indicativo de um teste de estresse farmacológico se seus resultados mudarem o tratamento. São exemplos de atividades que dependem de ≥ 4 MET: subir um lance de escadas ou caminhar em local íngreme sem parar, correr distâncias curtas, levantar peso ou movimentar mobi-

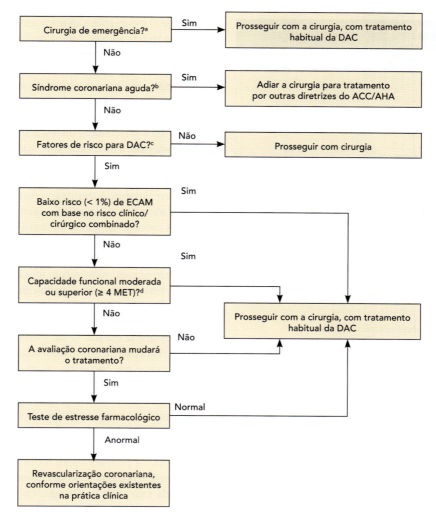

FIGURA 37 Avaliação de cardiopatia isquêmica perioperatória para cirurgia não cardíaca.

ACC = American College of Cardiology; AHA = American Heart Association; DAC = doença arterial coronariana; ECAM = eventos cardíacos adversos maiores; MET = equivalentes metabólicos.

[a]Necessidade de cirurgia de emergência dentro de 6 horas para evitar perda da vida ou de membro.

[b]Síndromes coronarianas agudas: infarto do miocárdio < 30 dias atrás, angina instável ou grave.

[c]Fatores de risco para DAC: não especificamente definidos nas orientações do ACC/AHA; são exemplos a sabida ocorrência de DAC, doença cerebrovascular (isto é, AVC ou ataque isquêmico transitório, doença renal crônica, diabetes melito e insuficiência cardíaca.

[d]São exemplos de atividades que exigem ≥ 4 MET: subir um lance de escadas, andar em um terreno íngreme, andar em terreno plano a cerca de 6 km/h, correr por uma curta distância e jogar tênis.

Recomendações de Fleisher LA, Fleischmann KE, Auerbach A, et al. 2014 ACC/AHA guideline on perioperative cardiovascular evaluation and management of patients undergoing noncardiac surgery. J Am Coll Cardiol. 2014 Dec 9;64(22):e77-137. [PMID: 25091544]

liário pesado e participar em atividades esportivas que envolvam esforço moderado, como o boliche ou golfe.

Antes de dar prosseguimento ao teste de estresse farmacológico em um paciente assintomático que esteja para fazer uma cirurgia não cardíaca, o médico deverá refletir bastante sobre a finalidade do teste e como ele poderá mudar o tratamento. Na maioria dos casos, a avaliação coronariana pré-operatória não influenciará o tratamento clínico. No entanto, para aqueles pacientes que se vejam diante de diferentes opções cirúrgicas (risco mais alto *versus* menor risco), ou nos quais não há certeza quanto à relação de risco-benefício para cirurgia eletiva, a avaliação coronariana poderá fornecer dados úteis para o processo de tomada de decisão. Estudos publicados não conseguiram demonstrar benefício para a sobrevida com a intervenção coronariana percutânea (ICP) em pacientes estáveis, nem resultados pós-operatórios melhores na maioria dos pacientes submetidos a uma revascularização coronariana pré-operatória. Em vez disso, para pacientes estáveis (inclusive os assintomáticos) com isquemia no teste de estresse, o ACC/AHA recomenda que a revascularização antes da cirurgia não cardíaca fique reservada para as mesmas indicações válidas para as situações gerais de acordo com as diretrizes existentes.

A ecocardiografia também pode resultar em benefícios em circunstâncias específicas para a avaliação da função do ventrículo esquerdo ou de cardiopatia valvar. Para pacientes com sintomas sugestivos de insuficiência cardíaca não diagnosticada, ou com histórico de insuficiência cardíaca e mudança nos sintomas, o ACC/AHA recomenda a obtenção de um ecocardiograma. Também é

TABELA 79 Principais fatores de risco para complicações pulmonares pós-operatórias
Específicos do procedimento
Cirurgia de emergência
Cirurgia prolongada (> 3 h)
Cirurgia torácica
Cirurgia abdominal
Cirurgia da cabeça e do pescoço
Cirurgia aórtica (aberta)
Anestesia geral
Específicos do paciente
Idade avançada[a]
Limitações funcionais das AVD
Classe ASA 2 ou superior[b]
DPOC
Fumante no ano anterior
Sepse pré-operatória; apneia obstrutiva do sono; hipertensão pulmonar

AVD = atividades da vida diária; ASA = American Society of Anesthesiologists.

[a]Aumento de risco incremental a cada década acima dos 50 anos.

[b]As classes ASA são: classe 1, paciente normal saudável; classe 2, paciente com doença sistêmica leve; classe 3, paciente com doença sistêmica grave; classe 4, paciente com doença sistêmica representativa de ameaça constante à vida; e classe 5, paciente moribundo, para o qual não há expectativa de sobrevivência por 24 horas, com ou sem operação.

 razoável a reavaliação da função do ventrículo esquerdo em pacientes com insuficiência cardíaca clinicamente estável e que não tiveram um ecocardiograma no ano anterior. O ACC/AHA também recomenda a ecocardiografia para pacientes com valvopatia moderada a grave (suspeita ou conhecida), se o paciente apresentou mudança no quadro clínico (ou achados ao exame físico), ou ainda se não foi obtido um ecocardiograma no ano anterior.

O ACC/AHA afirma que é razoável obter um eletrocardiograma (ECG) dentro de 1-3 meses da cirurgia em qualquer paciente com DAC, arritmia significativa, doença cerebrovascular (AVC ou acidente isquêmico transitório), arteriopatia periférica, ou outra cardiopatia estrutural, a menos que se trate de uma cirurgia de baixo risco. Também se pode considerar um ECG pré-operatório em pacientes assintomáticos sem DAC conhecida, exceto naqueles que vão ser submetidos a uma cirurgia de baixo risco. A obtenção rotineira do ECG não tem utilidade em pacientes assintomáticos que passarão por procedimentos cirúrgicos de baixo risco.

Até agora ainda não ficou esclarecido qual é o papel que os biomarcadores cardíacos (troponina e peptídeos natriuréticos do tipo B) e a angiotomografia coronariana devem ter nos cuidados cardiovasculares perioperatórios.

Manejo do risco cardiovascular

Pacientes sabidamente portadores de DAC não devem ser submetidos a cirurgia não cardíaca eletiva dentro de 30 dias após a implantação de um *stent* metálico (não farmacológico), ou dentro de 12 meses após a aplicação de um *stent* farmacológico (SFa), e a terapia antiplaquetária dupla não deve ser interrompida durante esse período. Idealmente, a cirurgia deve ser adiada durante 12 meses após a aplicação do SFa. Contudo, se o cirurgião acredita que o risco do adiamento da cirurgia é maior do que o risco esperado de isquemia e de trombose de *stent*, poderá considerar a realização da cirurgia não cardíaca em seguida à implantação do SFa depois de transcorridos 180 dias; nesse caso, a medicação com ácido acetilsalicílico deverá ter continuidade; e se o segundo agente antiplaquetário for suspenso, a janela de tempo de não uso do agente deverá ser a mais breve possível. A terapia antiplaquetária também precisa ser cuidadosamente controlada, para que sejam contrabalançados os riscos de sangramento com a continuação perioperatória e os riscos de trombose em decorrência de sua cessação (ver Manejo perioperatório de medicações antiplaquetárias).

Ainda há controvérsias com relação à terapia perioperatória com betabloqueadores. Atualmente, a recomendação mais incisiva do ACC/AHA para o betabloqueio perioperatório indica que essa terapia deve ter continuidade, sem interrupções, em pacientes que já estejam sendo medicados com um betabloqueador. Para pacientes com isquemia de risco moderado a alto em um exame pré-operatório, ou com três ou mais fatores do IRCR, é razoável iniciar um betabloqueador pelo menos um dia (de preferência ≥ 1 semana) antes da cirurgia, depois de levar em consideração os possíveis efeitos adversos (p. ex., aumento do risco de AVC e de descompensação da insuficiência cardíaca).

O uso de estatinas também pode proporcionar redução do risco cardíaco perioperatório; dados limitados sugerem que esse benefício pode ser observado mesmo quando a medicação é iniciada logo antes da cirurgia. Os indivíduos qualificados para a terapia com estatinas, de acordo com as diretrizes para o tratamento do colesterol do ACC/AHA de 2013 (ver Dislipidemia) devem iniciar essa terapia no pré-operatório. Em pacientes que já estão medicados com estatinas, seu uso também deverá ter continuidade no perioperatório.

As diretrizes do ACC/AHA não recomendam a vigilância pós-operatória de rotina com ECG, nem a determinação de biomarcadores cardíacos, a menos que estejam presentes os sintomas de uma síndrome coronariana aguda. Essa recomendação se fundamenta na carência de dados que apoiem medidas específicas de redução do risco para pacientes com infarto do miocárdio assintomático perioperatório, ou com uma elevação isolada de biomarcador cardíaco.

As diretrizes do ACC/AHA também dão sugestões e recomendações baseadas em evidência para outras formas de cardiopatia, por exemplo, miocardiopatias, hipertensão pulmonar, valvopatia cardíaca e arritmias. Em geral, tanto quanto possível, esses problemas devem ser clinicamente otimizados antes da cirurgia; também se deve dar muita atenção ao manejo hemodinâmico pós-operatório. O planejamento terapêutico perioperatório para pacientes com cardiopatia congênita, miocardiopatia, ou com arritmia significativa deve envolver uma colaboração com os subespecialistas apropriados (cardiologia e eletrofisiologia); além disso, deve ser obtido do clínico responsável pelos dispositivos cardíacos implantados no paciente um plano de tratamento perioperatório específico. A valvopatia grave deve ser reparada caso sejam atendidos os critérios para intervenção; se não houver indicação de reparo, será razoável a realização de uma cirurgia não cardíaca eletiva, acompanhada por cuidadosa monitoração hemodinâmica perioperatória.

PONTOS-CHAVE

HVC
- Pacientes sem doença arterial coronariana (DAC) ou com fatores de risco com um risco estimado para evento cardíaco adverso maior de < 1% ou com capacidade funcional ≥ 4 equivalentes metabólicos dispensam avaliação coronariana pré-operatória.

HVC
- Não ficou demonstrado que a revascularização coronariana pré-operatória em pacientes assintomáticos reduz as complicações cardíacas pós-operatórias; esse procedimento deve ficar reservado para as mesmas indicações válidas para as situações gerais.

- As recomendações atuais indicam a continuação do betabloqueio perioperatório, sem interrupções, em pacientes que já estejam sendo medicados com um betabloqueador.

Manejo pulmonar perioperatório

As complicações pulmonares representam mais de 50% dos eventos perioperatórios adversos e resultam em mortalidade mais alta e em maiores despesas em comparação com os problemas cardíacos pós-operatórios. As complicações pulmonares causadoras de maior preocupação clínica são a insuficiência respiratória e a pneumonia; os fatores de risco podem ser divididos em fatores específicos do procedimento e específicos do paciente (**Tab. 79**).

Já foram desenvolvidos diversos modelos e calculadoras de risco com a finalidade de prever o risco pulmonar. Embora essas calculadoras possam fornecer uma estimativa bastante confiável de complicações pulmonares gerais, tais dispositivos têm limitações por terem sido derivados de dados cirúrgicos que não relacionam informações sobre apneia obstrutiva do sono (AOS) nem sobre hipertensão pulmonar, males causadores de aumento significativo do risco de complicações pulmonares pós-operatórias conforme já ficou demonstrado. Em sua maioria, as intervenções para redução do risco pulmonar causam efeitos adversos potenciais mínimos e não são específicas para qualquer nível de risco em particular, ou fator de risco. Portanto, é provável que uma avaliação clínica dos fatores de risco sem uso de um calculador de risco validado seja suficiente na maioria das situações clínicas. A exceção é a avaliação do risco de AOS, e nesse caso existem considerações perioperatórias específicas. Todos os pacientes cirúrgicos devem passar por uma triagem para AOS com o uso de um instrumento validado, como o questionário STOP-BANG (**Tab. 80**).

A espirometria não é considerada mais preditiva de complicações do que a avaliação clínica exclusiva; assim, o procedimento deve ser realizado apenas para dispneia ou hipóxia de causa incerta. A análise dos gases sanguíneos arteriais e as radiografias torácicas apenas raramente alterarão o trata-

TABELA 80 Questionário de triagem STOP-BANG para apneia obstrutiva do sono

Itens da pesquisa (1 ponto para cada)
Snoring (ronco)
Tiredness or sleepiness during the day (cansaço ou sonolência durante o dia)
Observed apnea during sleep (apneia observada durante o sono)
Pressure, high blood (pressão arterial alta)
BMI >35 (IMC >35)
Age >50 years (Idade >50 anos)
Neck circumference >40 cm (circunferência do pescoço >40 cm)
Gender = male (masculino)

Escore STOP-BANG	Correlação de risco
0-2	Baixo risco de AOS
≥3	Risco aumentado de AOS
≥5	Risco aumentado de AOS moderada-grave

AOS = apneia obstrutiva do sono.

Adaptado com a permissão de Chung F, Yegneswaran B, Liao P, et al. STOP questionnaire: a tool to screen patients for obstructive sleep apnea. Anesthesiology. 2008 May;108(5):812-21. [PMID: 18431116] e Chung F, Subramanyam R, Liao P, Sasaki E, Shapiro C, Sun Y. High STOP-Bang score indicates a high probability of obstructive sleep apnoea. Br J Anaesth. 2012 May;108(5):768-75. [PMID: 22401881]

mento perioperatório quando tais estudos são obtidos em pacientes clinicamente estáveis.

Sempre que possível, deve-se adiar a cirurgia para o tratamento de doença respiratória aguda; e o tratamento de problemas pulmonares crônicos deve ser completamente otimizado. O paciente deve ser enfaticamente incentivado a parar de fumar; maiores benefícios serão obtidos nos casos em que o paciente cessou o tabagismo há mais de 8 semanas antes da cirurgia. A ASA sugere uma polissonografia e a implementação de terapia por pressão positiva contínua nas vias aéreas (CPAP) para pacientes com presunção de AOS grave. Para aquele paciente com suspeita de AOS e que tenha uma cirurgia ambulatorial marcada, será importante conversar com o anestesiologista e com o cirurgião para que seja determinado qual o ambiente mais apropriado para a realização do procedimento cirúrgico – se ambulatorial ou com internação.

As manobras de expansão constituem o pilar do manejo dos riscos; elas incluem os exercícios de respiração profunda, espirometria incentivada, respiração sob pressão positiva intermitente, e terapia CPAP. Cada uma dessas modalidades é igualmente efetiva e uma combinação de modalidades não resultará em benefício adicional. O uso seletivo da intubação nasogástrica também é medida eficaz para a prevenção de complicações pulmonares. Analgesia e anestesia regional e neuraxial, ventilação pulmonar protetora intraoperatória e abordagens cirúrgicas laparoscópicas são outros métodos disponíveis de redução dos riscos. Pacientes com suspeita ou diagnóstico de AOS devem ficar em posicionamento não supino (a menos que haja contraindicação) e devem receber monitoração contínua com oximetria de pulso.

TABELA 81 Recomendações para a profilaxia de tromboembolia venosa pós-operatória para cirurgias não cardiotorácicas comuns

Cirurgia e riscos			Profilaxia recomendada[a]
Geral, abdominopélvica, urológica, plástica, vascular	Caprini[b] escore 0		Deambulação precoce
	Caprini escore 1-2		CPI
	Caprini escore 3-4	Risco médio de sangramento	HBPM, HNF, CPI
		Alto risco de sangramento[c]	CPI
	Caprini escore ≥5	Risco médio de sangramento	HBPM ou HNF (+ CPI)
		Alto risco de sangramento[c]	CPI
	Cirurgia para câncer		HBPM por 4 semanas
Ortopédica	Artroplastia de quadril ou joelho[d]		CPI + HBPM, HNDB, ácido acetilsalicílico, ACOAE, fondaparinux, varfarina, ou CPI apenas, se houver alto risco de sangramento; continuar por 10-35 d
	Reparo de fratura do quadril[c]		CPI + HBPM, HNDB, varfarina, fondaparinux, ou CPI exclusivamente, em caso de alto risco de sangramento; continuar por 10-35 d
	Reparos isolados de fratura da perna		Nenhuma
	Artroscopia do joelho sem TEV prévia		Deambulação precoce
Coluna vertebral (eletiva)	Risco médio de TEV		CPI
	Alto risco de TEV (p. ex., malignidade, abordagem anteroposterior)		CPI + HBPM (quando o risco de sangramento for suficientemente baixo)
Trauma importante	Risco médio de TEV		HBPM, HNDB, CPI
	Alto risco de TEV (p. ex., lesão de medula espinal ou cérebro)		HBPM ou HNDB (+ CPI)
	Alto risco de sangramento[c]		CPI
Intracraniana	Risco médio de TEV		CPI
	Alto risco de TEV (p. ex., malignidade)		HBPM ou HNDB (+ CPI)

CPI = compressão pneumática intermitente; HNF = heparina não fracionada; HBPM = heparina de baixo peso molecular; NOAC = novos anticoagulantes orais (dabigatrana, rivaroxabana, apixabana); TEV = tromboembolia venosa.

[a]A duração é para a hospitalização pós-operatória, salvo indicação em contrário.
[b]Ver Tabela 82 para o método de pontuação para avaliação de risco de Caprini.
[c]Fatores de risco sugestivos de alto risco de sangramento: terapia antitrombótica concomitante (p. ex., ácido acetilsalicílico para cardiopatia), distúrbio hemorrágico conhecido ou suspeitado, sangramento ativo, doença hepática ou renal e sepse.
[d]É preferível usar HBPM.

Recomendações de Gould MK, Garcia DA, Wren SM, et al. Prevention of VTE in nonorthopedic surgical patients: Antithrombotic Therapy and Prevention of Thrombosis, 9th ed: American College of Chest Physicians Evidence-Based Clinical Practice Guidelines. Chest. 2012 Feb;141(2 Suppl):e227S-e277S. [PMID: 22315263] e Falck-Ytter Y, Francis CW, Johanson NA, et al; American College of Chest Physicians. Prevention of VTE in orthopedic surgery patients: Antithrombotic Therapy and Prevention of Thrombosis, 9th ed: American College of Chest Physicians Evidence-Based Clinical Practice Guidelines. Chest. 2012 Feb;141(2 Suppl):e278S-325S. [PMID: 22315265]

PONTOS-CHAVE

- Todos os pacientes cirúrgicos devem passar por triagem para apneia obstrutiva do sono com o uso de um instrumento validado, por exemplo, o questionário STOP-BANG.
- HVC • A espirometria pré-operatória deve ser realizada apenas para casos de dispneia ou hipóxia de causa incerta.
- HVC • As manobras de expansão pulmonar constituem o pilar do manejo dos riscos pulmonares perioperatórios; incluindo os exercícios de respiração profunda e a espirometria incentivada.

Manejo hematológico perioperatório

Profilaxia da tromboembolia venosa

Estima-se que, nos Estados Unidos, a tromboembolia venosa (TEV) seja causadora de mais de 50 mil mortes pós-operatórias por ano. As diretrizes antitrombose do American College of Chest Physicians (ACCP) trazem recomendações para a profilaxia da TEV depois de muitos tipos de cirurgia e incorporam o uso do modelo de Caprini para estratificação do risco de TEV perioperatória (**Tabs. 81** e **82**). O modelo de Caprini foi validado em vários tipos de cirurgia (excluindo cirurgias oncológicas ortopédicas e ginecológicas) e possibilita uma avaliação

TABELA 82	Método de Caprini de pontuação para avaliação de risco de tromboembolia
Número de pontos para cada fator de risco	Fatores de risco
1	Idade 41-60 anos; pequena cirurgia; IMC > 25; edema de perna; veias varicosas; gestação recente ou em curso; uso de estrogênio; aborto espontâneo recorrente; sepse recente (< 1 mês)/pneumonia (< 1 mês); doença pulmonar grave; função pulmonar anormal; doença intestinal inflamatória; IM agudo; IC recente (< 1 mês); paciente clínico em repouso no leito
2	Idade 61-74 anos; cirurgia artroscópica; cirurgia importante com duração > 45 min; malignidade; repouso no leito > 72 h; imobilização por aparelho; acesso venoso central
3	Idade ≥ 75 anos; histórico pessoal de TEV; histórico familiar de TEV; trombofilia congênita ou adquirida; TIH
5	AVC ou lesão de medula espinal dentro de 1 mês; artroplastia eletiva; fratura de quadril, pelve ou perna

IC = insuficiência cardíaca; TIH = trombocitopenia induzida por heparina; IM = infarto do miocárdio; TEV = tromboembolia venosa.

Adaptado de Bahl V, Hu HM, Henke PK, Wakefield TW, Campbell DA Jr, Caprini JA. A validation study of a retrospective venous thromboembolism risk scoring method. Ann Surg. 2010 Feb;251(2):344-50. [PMID: 19779324]

TABELA 83	Cessação de anticoagulantes orais alvo-específicos antes da cirurgia		
	Duração da cessação no pré-operatório por função renal[a]		
Agente	eTFG > 50 mL/min/1,73 m²	eTFG 31-50 mL/min/1,73 m²	eTFG ≤ 30 mL/min/1,73 m²
Apixabana	1-2 d	2-3 d	>3 d
Rivaroxabana	1-2 d	1-2 d	2-3 d
Dabigatrana	1-2 d	2-4 d	>4 d

eTFG = taxa de filtração glomerular estimada.

[a]Para cirurgias com alto risco de sangramento, usar maior duração. Qualquer que seja o anticoagulante oral alvo-específico, o agente não deve ser reiniciado no pós-operatório até 24 horas após cirurgia com baixo risco de sangramento e até 48-72 horas após procedimento com alto risco de sangramento.

objetiva relativamente simples do risco de TEV pós-operatória. Os agentes antitrombóticos profiláticos devem ser suspensos até que o risco de sangramento cirúrgico tenha diminuído o suficiente (pelo menos 12 horas após a cirurgia), devendo ter continuidade até o momento da alta hospitalar. Grandes cirurgias ortopédicas e abdominopélvicas para câncer trazem consigo altíssimo risco de TEV; nesses casos, a profilaxia deve ter sua duração prolongada (até 35 dias após a cirurgia).

Não há evidências que apoiem o uso de filtros de veia cava inferior (VCI) para profilaxia primária. Tais filtros VCI devem ficar reservados para pacientes com um evento de TEV aguda e com contraindicação absoluta para anticoagulação. Nesse grupo, estão situados pacientes com TEV dentro de 3 meses antes da cirurgia necessária, para a qual não se deve recorrer à anticoagulação. Deve-se dar preferência a filtros VCI removíveis, e o plano de tratamento perioperatório deve conter uma linha de tempo para o momento em que a anticoagulação possa ser retomada, e o filtro, extraído.

Manejo perioperatório da terapia anticoagulante

Pacientes cirúrgicos em terapia anticoagulante crônica se veem diante do desafio de contrabalançar seu risco basal de trombose com os riscos tromboembólicos e hemorrágicos adicionais associados aos procedimentos invasivos. O manejo da anticoagulação deve abordar: (1) a necessidade de cessação temporária do agente anticoagulante, (2) o benefício potencial da terapia-ponte de anticoagulação, no caso de haver necessidade de cessação, e (3) o momento apropriado para a retomada do agente anticoagulante após a cirurgia.

A anticoagulação deve ser interrompida para a maioria dos procedimentos cirúrgicos, exceto para aqueles com expectativa de mínima perda de sangue (p. ex., cirurgia para catarata, procedimentos dermatológicos, procedimentos dentais, e procedimentos endoscópicos sem biópsia). Se for justificável uma cessação temporária, a terapia deverá ser suspensa por um período suficiente, após o qual reste mínima atividade anticoagulante residual. Em geral, a interrupção de varfarina 5 dias antes da cirurgia alcança a meta-padrão de um INR inferior a 1,5. Contamos com uma escassez bem maior de dados para o manejo perioperatório de novos anticoagulantes orais. A maioria dos especialistas recomenda uma abordagem conservadora, para que haja garantia da eliminação no momento da cirurgia (**Tab. 83**). Embora o tempo de tromboplastina parcial ativada (TTPa) normal em pacientes medicados com dabigatrana e um INR normal em pacientes medicados com apixabana ou rivaroxabana tenham correlação com atividade residual mínima, esses estudos não são rotineiramente recomendados. Não há estratégias de reversão aprovadas para esses agentes. A reversão rápida de varfarina para uma cirurgia de urgência pode ser conseguida com vitamina K, plasma fresco congelado, ou com concentrados de complexo protrombínico, mas as complicações trombóticas potenciais dessa abordagem devem ser levadas em consideração.

Hoje em dia, não é recomendável o uso da terapia-ponte de anticoagulação para pacientes que tiveram suspensa a medicação com dabigatrana, rivaroxabana ou apixabana. Para aqueles pacientes em uso crônico de varfarina, a decisão de proporcionar uma anticoagulação alternativa durante o período de supressão dessa medicação se fundamenta na indicação para anticoagulação crônica e no nível de risco tromboembólico (**Tab. 84**). Para pacientes de baixo risco tromboembólico, o tratamento com varfarina é interrompido sem terapia-ponte de anticoagulação, ao passo que pacientes de alto risco devem receber terapia-ponte de anticoagulação com heparina não fracionada (HNF) intravenosa ou com heparina

TABELA 84	Estratégias perioperatórias de terapia-ponte com varfarina	
Risco de TE (percentual por ano)	**Características do paciente**	**Estratégia de terapia-ponte**
Baixo (< 5%)	Prótese valvar aórtica mecânica de duplo folheto sem fibrilação atrial, AVC, ou outros fatores de risco	Sem terapia-ponte
	Fibrilação atrial com escore CHADS2 ≤ 2 e sem prévio AVC	Sem terapia-ponte
	TEV > 12 meses previamente, sem outros fatores de risco	Sem terapia-ponte
Intermediário (5-10%)	Prótese valvar aórtica mecânica de duplo folheto com fibrilação atrial ou escore $CHADS_2$ > 0	Terapia-ponte caso a caso; usar HNF ou HBPM em dose[a] terapêutica ou profilática
	Fibrilação atrial com escore $CHADS_2$ = 3-4	Terapia-ponte caso a caso; usar HNF ou HBPM em dose[a] terapêutica ou profilática
	TEV recorrente ou TEV dentro dos últimos 3-12 meses, ou associada a trombofilia não grave ou câncer ativo	Terapia-ponte caso a caso; usar HNF ou HBPM em dose[a] terapêutica ou profilática
Alto (> 10%)	Valva atrioventricular esquerda ou do tipo *caged-ball*, ou valva da aorta mecânica de disco inclinado, ou prótese valvar aórtica mecânica de duplo folheto com AVC recente	Terapia-ponte com HNF ou HBPM em dose terapêutica
	Fibrilação atrial com escore $CHADS_2$ > 4, valvopatia cardíaca reumática, ou AVC ou AIT recente	Terapia-ponte com HNF ou HBPM em dose terapêutica
	TEV dentro dos últimos 3 meses, ou com trombofilia grave	Terapia-ponte com HNF ou HBPM em dose terapêutica

AVC = acidente vascular cerebral; HBPM = heparina de baixo peso molecular; TE = tromboembolia; AIT = ataque isquêmico transitório; HNF = heparina não fracionada; TEV = tromboembolia venosa.

[a] HBPM em dose profilática apenas será uma opção em pacientes com TEV como sua indicação para anticoagulação crônica.

Adaptado de Douketis JD, Spyropoulos AC, Spencer FA, et al. Perioperative management of antithrombotic therapy: Antithrombotic Therapy and Prevention of Thrombosis, 9th ed: American College of Chest Physicians Evidence-Based Clinical Practice Guidelines. Chest. 2012;141(2 suppl):e326S-e350S. [PMID: 22315266]

de baixo peso molecular (HBPM) em doses terapêuticas. Quanto aos demais pacientes, a decisão relativa à terapia-ponte deve ser individualizada, com base em considerações do paciente e da cirurgia. Embora o escore de risco CHA_2DS_2-VASc seja o método preferido para a estratificação do risco tromboembólico no longo prazo em pacientes com fibrilação atrial, sua utilidade para a estratificação de risco perioperatório é desconhecida; e as diretrizes vigentes do ACCP para o manejo perioperatório da anticoagulação utilizam o sistema CHADS2 para a estratificação do risco perioperatório. Deve-se evitar o uso de HBPM em pacientes com taxa de filtração glomerular estimada < 30 mL/min/1,73 m². Se for utilizada a terapia-ponte, a administração de HNF ou HBPM terá início cerca de 36 horas após a última dose de varfarina. Nos pacientes em terapia-ponte com HNF, a última dose pré-cirúrgica deverá ser administrada 4-6 horas antes da cirurgia. Naqueles pacientes em terapia-ponte com HBPM, a última dose deverá ser administrada não antes de 12 horas da cirurgia se em dose profilática, ou não antes de 24 horas se em dose terapêutica.

Se não houver maior preocupação com o sangramento, varfarina pode ser reiniciada com segurança 12-24 horas após a cirurgia. HNF e HBPM em dose terapêutica podem ser iniciadas 24 horas após a cirurgia nos casos em que tenha ocorrido pouca perda sanguínea operatória (< 500 mL), mas esses agentes não devem ser administrados durante pelo menos 48-72 horas após a cirurgia em pacientes que sofreram maior perda de sangue. Nessa última situação, pode ser aconselhável administrar HBPM em dose profilática (que pode ser reinstaurada dentro de 12 horas após a cirurgia), até que haja possibilidade de administrar doses terapêuticas. Dabigatrana, rivaroxabana e apixabana iniciam sua ação rapidamente e devem ser reiniciadas de acordo com as mesmas diretrizes válidas para HBPM.

Manejo perioperatório de medicações antiplaquetárias

Para pacientes que tomam ácido acetilsalicílico para prevenção primária ou analgesia, é mais provável que os riscos de sangramento cirúrgico superem qualquer benefício; assim, a administração de ácido acetilsalicílico deve ser suspensa 7-10 dias antes da cirurgia. Em pacientes com DAC e em terapia antiplaquetária dupla com ácido acetilsalicílico e outro agente (clopidogrel, ticagrelor, ticlopidina ou prasugrel), nenhum dos dois agentes deverá ter sua administração suspensa dentro de 12 meses a contar da aplicação de um *stent* farmacológico, ou dentro de 4-6 semanas após a aplicação de um *stent* metálico. Se o paciente precisar de uma cirurgia durante esses intervalos, a terapia antiplaquetária dupla, ou pelo menos o ácido acetilsalicílico, deverá ter continuidade no perioperatório. Depois de transcorridos esses períodos, o outro agente antiplaquetário (não o ácido acetilsalicílico) poderá ser temporariamente suspenso 5-7 dias antes da cirurgia, mas o ácido acetilsalicílico continuará sendo administrado ininterruptamente, a menos que o risco de sangramento cirúrgico seja excessivo (p. ex., cirurgia intracraniana). O momento da cessação do agente antiplaquetário e a segurança desse procedimento para a cirurgia dentro de um ano após um infarto do miocárdio agudo ou de revascularização coronariana cirúrgica devem ser pontos discutidos com o cardiologista. O tratamento de pacientes que estejam tomando agentes antiplaquetários para outro tipo de prevenção secundária (como um histórico de AVC) é menos claro, mas o ACC/AHA e o ACCP sugerem que seja considerada a continuidade perioperatória do ácido acetilsalicílico com base na avaliação, se o risco isquêmico for considerado maior do que o risco de sangramento.

Se a terapia antiplaquetária for suspensa para a cirurgia, poderá ser reiniciada 24 horas após o procedimento cirúrgico, a menos que perdure um risco persistente de sangramento cirúrgico. Contudo, deverão ser cuidadosamente balanceados os benefícios e riscos do reinício da terapia antiplaquetária dupla para pacientes que serão medicados com anticoagulação pós-operatória concomitante.

Manejo perioperatório de anemia, coagulopatias e trombocitopenia

Para todos os pacientes deve ser obtido um histórico pessoal e familiar e efetuado um exame físico, com o objetivo de identificar anemia ou diátese hemorrágica subjacentes. Como rotina, não devem ser obtidos estudos laboratoriais para problemas da coagulação e distúrbios das plaquetas em virtude das pouquíssimas informações resultantes e da baixa correlação com o risco de sangramento cirúrgico. Diante de sinais ou sintomas de anemia, ou em casos de cirurgia com expectativa de grande perda de sangue, deve-se obter uma mensuração de hemoglobina e hematócrito. Para o paciente com histórico sugestivo de distúrbio hemorrágico, fica indicada no pré-operatório a obtenção de um tempo de protrombina, tempo de tromboplastina parcial ativada e contagem de plaquetas.

A anemia pré-operatória está associada a maior morbidade/mortalidade cirúrgicas e com causas reversíveis, como a deficiência de ferro ou de vitamina B_{12}, devendo ser tratada sempre que possível. A doação de sangue autólogo no pré-operatório é raramente utilizada por aumentar o risco de anemia pré-operatória e por resultar na perda de até 50% das unidades doadas.

Os limiares de transfusão de eritrócitos têm sido objeto de grande volume de pesquisas recentes. Para numerosos tipos de cirurgias e características de pacientes (inclusive aqueles com doença cardiovascular), os estudos demonstraram que um protocolo de transfusão conservador (transfusão para sinais ou sintomas atribuíveis à anemia ou para um nível de hemoglobina < 7-8 g/dL [70-80 g/L]) é tão bom – se não melhor – do que a transfusão realizada em níveis de hemoglobina mais altos. Estudos de pacientes com doença cardiovascular também sugeriram que não há benefício com o uso de estratégias de transfusão mais liberais. Uma exceção específica para uma abordagem terapêutica hematológica conservadora é a do paciente com doença falciforme, que será beneficiado com a manutenção perioperatória de um nível de hemoglobina de 10 g/dL (100 g/L), seja por transfusão de permuta ou por transfusão eritrocitária tradicional.

Na maioria das cirurgias, uma contagem de plaquetas superior a 50.000/mcL (50 × 10^9/L) será suficiente para a obtenção de hemostasia. Em pacientes com trombocitopenia imunomediada, glicocorticoides e imunoglobulina intravenosa podem aumentar temporariamente as contagens de plaquetas. Pacientes com defeitos de função plaquetária podem ser medicados profilacticamente com desmopressina, concentrados de fator VIII/fator de von Willebrand, ou com transfusões de plaquetas, dependendo de seu problema específico. Deficiências conhecidas de fator de coagulação são tratadas com a reposição do fator específico (hemofilia A e B) ou com plasma fresco congelado (deficiência de fator XI). A complexidade dos distúrbios da função plaquetária e das coagulopatias faz com que na maioria dos casos seja aconselhável uma consulta com o hematologista.

> **PONTOS-CHAVE**
> - A anticoagulação deve ser interrompida antes da maioria dos procedimentos cirúrgicos, exceto naqueles com expectativa mínima de perda de sangue.
> - No pré-operatório, para pacientes com baixo risco tromboembólico, a terapia com varfarina será interrompida sem o uso da terapia-ponte com anticoagulação, enquanto os pacientes em alto risco devem receber terapia-ponte com anticoagulação.
> - Em pacientes com doença arterial coronariana e que estejam em terapia antiplaquetária dupla, nenhum dos dois agentes deverá ter sua administração suspensa dentro de 12 meses a contar da aplicação de um *stent* farmacológico, ou dentro de 4-6 semanas a contar da aplicação de um *stent* metálico, infarto do miocárdio agudo, ou revascularização coronariana cirúrgica.

Manejo perioperatório de doenças endócrinas
Diabetes melito

O diabetes melito é um fator de risco para diversas complicações perioperatórias, embora ainda permaneça indistinta a ligação entre os níveis de glicose e o risco. Em cirurgia cardíaca, um controle insatisfatório da glicemia tanto no pré-operatório como depois da cirurgia foi associado a piores desfechos cardiovasculares, infecciosos e neurológicos. Para outros tipos de cirurgia, a hiperglicemia é fator de risco inconsistente para complicações, e a hiperglicemia pós-operatória (mesmo em pacientes sem diagnóstico pré-operatório de diabetes) parece ser mais preditiva de eventos adversos.

No pré-operatório, deve-se avaliar a situação do controle glicêmico e complicações diabéticas em pacientes com diabetes; para tanto, deve-se medir a hemoglobina A_{1c} e obter provas da função renal caso tais estudos não tenham sido realizados recentemente. Embora não exista um ponto de corte baseado em evidências para a hemoglobina A1c para cirurgia eletiva, deve-se obter um controle glicêmico razoavelmente bom (hemoglobina A_{1c} < 8-9%) antes de qualquer cirurgia não urgente.

É provável que pacientes medicados com insulina venham a ter diferentes necessidades desse agente depois da cirurgia; assim, é importante que haja um cuidadoso monitoramento perioperatório. Insulinas de ação mais prolongada (glargina ou detemir) devem continuar a ser administradas sem alteração, ou com dois terços da dose habitual, dependendo dos fatores de risco para hipoglicemia e da duração do estado de jejum e do procedimento. Na manhã da cirurgia e com o paciente em jejum, pode-se administrar insulina NPH (protamina neutra Hagedorn) na metade da dose habitual. Em geral, as insulinas de curta duração não devem ser administradas na manhã da cirurgia. Pacientes com diabetes tipo 1 necessitam de pelo menos alguma insulina durante todo o período para que não ocorra cetoacidose.

Os agentes hipoglicemiantes orais (AHO) devem ser suspensos por 12-72 horas, dependendo da meia-vida da medicação. Em decorrência dos possíveis efeitos colaterais e de uma nutrição imprevisível no pós-operatório, esses agentes devem ser descontinuados até que o paciente tenha retornado a uma dieta normal. Insulina é a terapia preferida e provavelmente é a escolha mais segura para a obtenção do controle glicêmico do paciente internado. O regime recomendado para a insulina deve incorporar tanto a cobertura basal como a prandial. Diante de um quadro de hiperglicemia pré-prandial, a cobertura prandial pode ser suplementada com insulina extra (fator de correção da insulina). Não é recomendável o uso de insulina por escala variável (*sliding-scale insulin*, SSI). Pacientes com bom controle glicêmico antes da cirurgia (hemoglobina A$_{1c}$ < 7%) podem retornar aos AHO por ocasião da alta hospitalar, mesmo nos casos em que tenham necessitado de quantidades significativas de insulina durante a hospitalização. Pacientes com controle glicêmico deficiente no período pré-operatório e medicados com AHO atendem aos critérios da American Diabetes Association (ADA) para insulinoterapia, e o período pós-operatório pode ser utilizado para a transição para a insulinoterapia de longo prazo.

Ainda permanecem pouco claras as metas específicas para o controle glicêmico no pós-operatório. Estudos recentes demonstraram que o uso da terapia intensiva com insulina não significa necessariamente que serão obtidos melhores resultados em pacientes hospitalizados.

Doença tireoidiana

Para os pacientes com doença tireoidiana estável, em geral bastam os resultados de provas de função tireoidiana obtidos dentro de 6 meses antes da cirurgia, para uma avaliação pré-operatória. O clínico deve solicitar provas de função tireoidiana para qualquer paciente com sintomas sugestivos de doença tireoidiana instável ou *de novo*. Em geral, pacientes com hipotireoidismo leve a moderado toleram bem cirurgias, mas aqueles que padecem de hipotireoidismo grave (sintomas evidentes, relacionados à deficiência de hormônio tireoidiano e/ou tiroxina livre [T$_4$] < 1,0 ng/dL [12,9 pmol/L]) estão em risco de várias complicações. Cirurgias eletivas deverão ser adiada em casos de hipotireoidismo grave, ou em pacientes com hipotireoidismo e que estejam para fazer cirurgia eletiva de alto risco. O hipertireoidismo é problemático no período perioperatório por ter maior probabilidade de causar arritmias e insuficiência cardíaca. Cirurgias eletivas devem ser adiadas, para que seja obtido um estado eutireóideo em pacientes com hipertireoidismo clínico. Se houver necessidade urgente da cirurgia, o paciente deverá ser agressivamente tratado com betabloqueadores. Também se justifica uma consulta com o endocrinologista para que seja determinada outra terapia apropriada.

Insuficiência suprarrenal

São mínimas as evidências sobre o melhor manejo de pacientes em risco de insuficiência suprarrenal. Uma abordagem prática emprega a estratificação de risco baseada na avaliação do estresse fisiológico da cirurgia e das características do paciente (**Tab. 85**). Pacientes sem fatores de risco e aqueles que passarão por procedimentos de baixo risco (p. ex., cirurgia com duração < 45 minutos ou sem anestesia geral ou neuroaxial) necessitarão apenas de sua dose habitual de glicocorticoide no dia da cirurgia. Se tais pacientes mostrarem sinais ou sintomas de insuficiência suprarrenal, deverão ser administradas doses maiores de glicocorticoides. Mesmo para aqueles pacientes em alto risco para insuficiência suprarrenal ou que estejam destinados a procedimentos de alto risco (p. ex., cirurgia intratorácica e intra-abdominal), os glicocorticoides "em dose de estresse" devem ser rapidamente desescalados dentro dos primeiros dias após a cirurgia. Embora se possa empregar o teste de estimulação do hormônio adrenocorticotrófico para uma avaliação objetiva da resposta do eixo hipotalâmico-hipofisário-suprarrenal ao estresse cirúrgico, em geral esse teste não é utilizado, por ser caro e apresentar dificuldades logísticas.

> **PONTOS-CHAVE**
>
> - Em pacientes com diabetes melito, em geral as insulinas de curta ação devem ser descontinuadas na manhã da cirurgia; normalmente as insulinas de ação prolongada deverão ter continuidade em dois terços a 100% da dose habitual.
> - Cirurgias eletivas deverão ser adiadas para pacientes com hipotireoidismo grave, ou para pacientes com hipotireoidismo e que serão submetidos a uma cirurgia eletiva de alto risco.
> - Os fatores de risco relacionados ao paciente para insuficiência suprarrenal perioperatória são insuficiência suprarrenal primária e uma dose diária de prednisona ≥ 10 mg durante ≥ 3 semanas no ano anterior.

Manejo perioperatório da doença renal

Até 7% dos pacientes cirúrgicos portadores de doença renal crônica (DRC) sofrem lesão renal aguda (LRA), e mesmo pequenos decrementos na função renal aumentam a morbidade e a mortalidade. O médico deve orientar seus pacientes com relação a esses riscos.

Antes da cirurgia, todos os pacientes com DRC devem ter obtido recentemente um painel metabólico básico e com otimização do controle da pressão arterial e do quadro de volume. Para

Medicina perioperatória

TABELA 85 Tratamento do risco de insuficiência suprarrenal perioperatória

Risco para o paciente	Tratamento baseado no risco cirúrgico	
	Alto	Baixo
Alto	Insuficiência suprarrenal primária; ≥ 10 mg de prednisona[a] por dia durante ≥ 3 semanas no ano anterior	Hidrocortisona, 50-100 mg IV, antes da cirurgia; em seguida, 25-50 mg IV de 8-8 h por 24-48 h	Administrar dose habitual de glicocorticoide no dia da cirurgia
Baixo	Qualquer outra exposição a glicocorticoide	Administrar dose habitual de glicocorticoide no dia da cirurgia	Administrar dose habitual de glicocorticoide no dia da cirurgia

[a] Ou outro glicocorticoide de dose equivalente.

os pacientes em diálise crônica, o momento da diálise e da cirurgia devem ser coordenados com critério. Idealmente, a diálise deve ser realizada na véspera da cirurgia para possibilitar o reequilíbrio dos eletrólitos e a estabilização da pressão arterial; com frequência, haverá necessidade de diálise no dia seguinte à cirurgia, caso haja preocupação com o volume intravascular.

Uma recente revisão sistemática Cochrane não encontrou evidência significativa de que intervenções específicas preservam a função renal no período perioperatório. No entanto, será válido fazer uma hidratação pré-operatória adequada, evitar o uso de agentes nefrotóxicos (p. ex., AINE), e minimizar a hipotensão perioperatória em pacientes com doença renal. Também é importante que seja enfatizada a necessidade de manter uma hidratação adequada durante o jejum perioperatório. As diretrizes da ASA para o jejum permitem a ingestão de líquidos límpidos até 2 horas antes do procedimento cirúrgico.

No período pós-operatório, pacientes com DRC deverão ser cuidadosamente monitorados para função renal, pressão arterial, níveis de eletrólitos e quadro de volume. O débito urinário tem baixa correlação com função renal; esse indicador não deve ser empregado como único modo de avaliar o volume intravascular. As medicações devem ser dosadas de modo apropriado para a função renal; morfina, HBPM e outros agentes que dependem muito da eliminação renal devem ser administrados com cautela, ou completamente evitados.

PONTO-CHAVE

- Idealmente, pacientes em diálise crônica devem ser dialisados na véspera da cirurgia para possibilitar o reequilíbrio dos eletrólitos e a estabilização da pressão arterial.

Manejo perioperatório da doença hepática

Uma função hepática anormal é fator predisponente para sangramento, má cicatrização das feridas e para infecções; e muitas medicações perioperatórias de uso comum, como os anestésicos e sedativos, são metabolizados no fígado e, portanto, com tendência para exercer efeitos prolongados. Pacientes com doença hepática recém-diagnosticada ou agravada devem ter adiada a sua cirurgia eletiva. Se for realizada uma cirurgia eletiva, o paciente com hepatite viral estável e cirrose deverá ser completamente informado sobre os riscos, inclusive a possibilidade de uma subsequente descompensação hepática. Para aqueles pacientes cirróticos, a mortalidade pós-operatória chega a até 10% para pacientes com doença hepática de classe A de Child-Turcotte-Pugh e até 80% para a doença de classe C. A mortalidade pós-operatória para cirurgia importante em pacientes cirróticos pode ser estimada com o uso de um calculador que incorpora o escore de Mayo para doença hepática em estágio final (*Mayo End-stage Liver Disease*, MELD), a idade do paciente e a classificação da ASA (www.mayoclinic.org/meld/mayomodel9.html). Em geral, as cirurgias eletivas são seguras em pacientes com um escore MELD < 8 e habitualmente não são recomendadas em pacientes com um escore MELD ≥ 15.

Para os pacientes cirróticos que prosseguirão com a cirurgia, o manejo da doença hepática deve ser completamente otimizado. É aconselhável convocar a ajuda de um hepatologista ou gastrenterologista por ocasião do manejo perioperatório desses pacientes em virtude do elevado risco perioperatório de sepse, insuficiência renal, insuficiência hepática, sangramento, encefalopatia, hipotensão, colestase, ascite e edema pulmonar.

PONTOS-CHAVE

- Pacientes com doença hepática recém-diagnosticada ou agravada devem ter adiada a sua cirurgia eletiva.
- Em geral, as cirurgias eletivas são seguras em pacientes com um escore de Mayo para doença hepática em estágio final (MELD) inferior a 8 e não são recomendadas em pacientes com um escore MELD ≥ 15.

Manejo perioperatório da doença neurológica

Pacientes portadores de doença neurológica crônica estão em risco de descompensação nas situações cirúrgicas. Em geral, todas as medicações para doença neurológica crônica devem ter continuidade, sem interrupções. Isso é particularmente importante para os medicamentos antiepilépticos e agentes para doença de Parkinson. Doses faltantes de agentes para Parkinson podem precipitar uma síndrome similar à síndrome neuroléptica maligna, com grave rigidez muscular e comprometimento respiratório. Para pacientes possivelmente incapazes de tomar medicamentos orais, o planejamento pré-operatório para vias alternativas de administração (nasogástrica, parenteral, sublingual, transdérmica, retal) deve ser coordenado com o neurologista.

Mesmo com um manejo adequado da medicação, pacientes com doença neuromuscular ou com parkinsonismo permanecem em risco para complicações. Nesses distúrbios, é comum a ocorrência de enfraquecimento dos músculos respiratórios e orofaríngeos e essas complicações podem ser exacerbadas pela cirurgia. Há necessidade de uma cuidadosa monitoração para insuficiência respiratória, aspiração e pneumonia. *Delirium* é uma ocorrência particularmente comum em pacientes cirúrgicos idosos, mas os fatores de risco perioperatórios e o tratamento são semelhantes àqueles para o delírio observados no hospital geral.

AVC pós-operatório ocorre em 0,5% dos procedimentos cirúrgicos importantes, sendo mais comum em pacientes com outros fatores de risco cardiovasculares. Ainda há incerteza quanto à contribuição da estenose assintomática da carótida para o risco de AVC perioperatório, e a intervenção profilática não é aconselhável antes de cirurgias não cardíacas. Outras informações sobre o manejo do AVC no período perioperatório podem ser obtidas em *MKSAP 17 Neurology*.

PONTO-CHAVE

- Em geral, no período perioperatório todas as medicações para doença neurológica crônica devem ter continuidade, sem interrupções.

Bibliografia

Cuidado em saúde baseado em valor

Institute of Medicine (US) Roundtable on Evidence-Based Medicine; Yong PL, Saunders RS, Olsen LA, editors. The Healthcare Imperative: Lowering Costs and Improving Outcomes: Workshop Series Summary. Washington (DC): National Academies Press (US); 2010. [PMID: 21595114]

Murray CJ, Atkinson C, Bhalla K, et al; U.S. Burden of Disease Collaborators. The state of US health, 1990-2010: burden of diseases, injuries, and risk factors. JAMA. 2013 Aug 14;310(6):591-608. [PMID: 23842577]

Sager A, Socolar D. Health Costs Absorb One-Quarter of Economic Growth, 2000-2005. Boston University School of Public Health Web site. February 2005. Available at www.bu.edu/news/2005/02/09/health-costs-absorb-one-quarter-of-economic-growth-2000-05/. Accessed June 8, 2015.

Interpretação da literatura médica

Hulley SB, Cummings SR, Browner WS, et al. Designing Clinical Research. 4th ed. Philadelphia, PA: Lippincott, Williams & Wilkins; 2013.

MacMahon B, Yen S, Trichopoulos D, Warren K, Nardi G. Coffee and cancer of the pancreas. N Engl J Med. 1981 Mar 12;304(11):630-3. [PMID: 7453739]

West CP, Dupras DM. 5 ways statistics can fool you–tips for practicing clinicians. Vaccine. 2013 Mar 15;31(12):1550-2. [PMID: 23246309]

Assistência de rotina ao paciente saudável

Bellcross CA, Page PZ, Meaney-Delman D. Direct-to-consumer personal genome testing and cancer risk prediction. Cancer J. 2012 Jul-Aug;18(4):293-302. [PMID: 22846729]

Bloomfield HE, Olson A, Greer N, et al. Screening pelvic examinations in asymptomatic, average-risk adult women: an evidence report for a clinical practice guideline from the American College of Physicians. Ann Intern Med. 2014 Jul 1;161(1):46-53. [PMID: 24979449]

Centers for Disease Control and Prevention (CDC). Prevention and control of seasonal influenza with vaccines. Recommendations of the Advisory Committee on Immunization Practices-United States, 2013-2014. MMWR Recomm Rep. 2013 Sep 20;62(RR-07):1-43. Erratum in: MMWR Recomm Rep. 2013 Nov 15;62(45):906. [PMID: 24048214]

Cohn AC, MacNeil JR, Clark TA, et al; Centers for Disease Control and Prevention (CDC). Prevention and control of meningococcal disease: recommendations of the Advisory Committee on Immunization Practices (ACIP). MMWR Recomm Rep. 2013 Mar 22;62(RR-2):1-28. [PMID: 23515099]

Cornetta K, Brown CG. Balancing personalized medicine and personalized care. Acad Med. 2013 Mar;88(3):309-13. [PMID: 23348082]

Fenton JJ, Cai Y, Weiss NS, et al. Delivery of cancer screening: how important is the preventive health examination? Arch Intern Med. 2007 Mar 26;167(6):580-5. [PMID: 17389289]

Fitzmaurice DA, Hobbs FD, Jowett S, et al. Screening versus routine practice in detection of atrial fibrillation in patients aged 65 or over: cluster randomised controlled trial. BMJ. 2007 Aug 25;335(7616):383. [PMID: 17673732]

Goldstein MG, Whitlock EP, DePue J; Planning Committee of the Addressing Multiple Behavioral Risk Factors in Primary Care Project. Multiple behavioral risk factor interventions in primary care. Summary of research evidence. Am J Prev Med. 2004 Aug;27(2 Suppl):61-79. [PMID: 15275675]

Gøtzsche PC, Jørgensen KJ. Screening for breast cancer with mammography. Cochrane Database Syst Rev. 2013 Jun 4;6:CD001877. [PMID: 23737396]

Hayes JH, Barry MJ. Screening for prostate cancer with the prostate-specific antigen test: a review of current evidence. JAMA. 2014 Mar 19;311(11):1143-9. [PMID: 24643604]

Humphrey LL, Deffebach M, Pappas M, et al. Screening for lung cancer with low-dose computed tomography: a systematic review to update the US Preventive Services Task Force recommendation. Ann Intern Med. 2013 Sep 17;159(6):411-20. [PMID: 23897166]

Hye RJ, Smith AE, Wong GH, et al. Leveraging the electronic medical record to implement an abdominal aortic aneurysm screening program. J Vasc Surg. 2014 Jun;59(6):1535-42. [PMID: 24507825]

Independent UK Panel on Breast Cancer Screening. The benefits and harms of breast cancer screening: an independent review. Lancet. 2012 Nov 17;380(9855):1778-86. [PMID: 23117178]

Kim DK, Bridges CB, Harriman KH, on behalf of the Advisory Committee on Immunization Practices. Advisory Committee on Immunization Practices Recommended Immunization Schedule for Adults Aged 19 Years or Older: United States, 2015*. Ann Intern Med. 2015;162:214-223.

Krogsbøll LT, Jørgensen KJ, Grønhøj Larsen C, et al. General health checks in adults for reducing morbidity and mortality from disease: Cochrane systematic review and meta-analysis. BMJ. 2012 Nov 20;345:e7191. [PMID: 23169868]

LeFevre ML; U.S. Preventive Services Task Force. Screening for abdominal aortic aneurysm: U.S. Preventive Services Task Force recommendation statement. Ann Intern Med. 2014 Aug 19;161(4):281-90. [PMID: 24957320]

Lieberman DA. Clinical practice. Screening for colorectal cancer. N Engl J Med. 2009 Sep 17;361(12):1179-87. [PMID: 19759380]

Moyer VA; U.S. Preventive Services Task Force. Behavioral counseling interventions to promote a healthful diet and physical activity for cardiovascular disease prevention in adults: U.S. Preventive Services Task Force recommendation statement. Ann Intern Med. 2012 Sep 4;157(5):367-71. [PMID: 22733153]

Moyer VA; U.S. Preventive Services Task Force. Risk assessment, genetic counseling, and genetic testing for BRCA-related cancer in women: U.S. Preventive Services Task Force recommendation statement. Ann Intern Med. 2014 Feb 18;160(4):271-81. [PMID: 24366376]

Moyer VA; U.S. Preventive Services Task Force. Vitamin, mineral, and multivitamin supplements for the primary prevention of cardiovascular disease and cancer: U.S. Preventive services Task Force recommendation statement. Ann Intern Med. 2014 Apr 15;160(8):558-64. [PMID: 24566474]

National Center for Immunization and Respiratory Diseases. General recommendations on immunization–recommendations of the Advisory Committee on Immunization Practices (ACIP). MMWR Recomm Rep. 2011 Jan 28;60(2):1-64. Erratum in: MMWR Recomm Rep. 2011 Jul 29;60:993. [PMID: 21293327]

Nelson HD, Tyne K, Naik A, et al; U.S. Preventive Services Task Force. Screening for breast cancer: an update for the U.S. Preventive Services Task Force. Ann Intern Med. 2009 Nov 17;151(10):727-37, W237-42. [PMID: 19920273]

Oboler SK, LaForce FM. The periodic physical examination in asymptomatic adults. Ann Intern Med. 1989 Feb 1;110(3):214-26. [PMID: 2643379]

Segurança do paciente e melhoria da qualidade

Christensen M, Lundh A. Medication review in hospitalised patients to reduce morbidity and mortality. Cochrane Database Syst Rev. 2013 Feb 28; 2:CD008986. [PMID: 23450593]

Croskerry P. The importance of cognitive errors in diagnosis and strategies to minimize them. Acad Med. 2003 Aug;78(8):775-80. [PMID: 12915363]

Gallagher TH, Garbutt JM, Waterman AD, et al. Choosing your words carefully: how physicians would disclose harmful medical errors to patients. Arch Intern Med. 2006 Aug 14-28;166(15):1585-93. [PMID: 16908791]

Institute of Medicine (US) Committee on Quality of Health Care in America; Kohn LT, Corrigan JM, Donaldson MS, editors. To Err is Human: Building a Safer Health System. Washington (DC): National Academies Press (US); 2000. [PMID: 25077248]

Kachalia A, Kaufman SR, Boothman R, et al. Liability claims and costs before and after implementation of a medical error disclosure program. Ann Intern Med. 2010 Aug 17;153(4):213-21. [PMID: 20713789]

Makaryus AN, Friedman EA. Patients' understanding of their treatment plans and diagnosis at discharge. Mayo Clin Proc. 2005 Aug;80(8):991-4. [PMID: 16092576]

Roy CL, Poon EG, Karson AS, et al. Patient safety concerns arising from test results that return after hospital discharge. Ann Intern Med. 2005 Jul 19;143(2):121-8. [PMID: 16027454]

Saber Tehrani AS, Lee H, Mathews SC, et al. 25-Year summary of US malpractice claims for diagnostic errors 1986-2010: an analysis from the National Practitioner Data Bank. BMJ Qual Saf. 2013 Aug;22(8):672-80. [PMID: 23610443]

Seminerio MJ, Ratain MJ. Preventing adverse drug-drug interactions: a need for improved data and logistics. Mayo Clin Proc. 2013 Feb;88(2):126-8. [PMID: 23374616]

Varkey P, Reller MK, Resar RK. Basics of quality improvement in health care. Mayo Clin Proc. 2007 Jun;82(6):735-9. [PMID: 17550754]

Profissionalismo e ética

ABIM Foundation. American Board of Internal Medicine; ACP-ASIM Foundation. American College of Physicians-American Society of Internal Medicine; European Federation of Internal Medicine. Medical professionalism in the new millennium: a physician charter. Ann Intern Med. 2002 Feb 5;136(3):243-6. [PMID: 11827500]

Brennan TA, Rothman DJ, Blank L, et al. Health industry practices that create conflicts of interest: a policy proposal for academic medical centers. JAMA. 2006 Jan 25;295(4):429-33. [PMID: 16434633]

Farnan JM, Snyder Sulmasy L, Worster BK, Chaudhry HJ, Rhyne JA, Arora VM; American College of Physicians Ethics, Professionalism and Human Rights Committee; American College of Physicians Council of Associates; Federation of State Medical Boards Special Committee on Ethics and

Professionalism*. Online medical professionalism: patient and public relationships: policy statement from the American College of Physicians and the Federation of State Medical Boards. Ann Intern Med. 2013 Apr 16;158(8):620-7. [PMID: 23579867]

Jonsen AR, Siegler M, Winslade WJ. Clinical Ethics: A Practical Approach to Ethical Decisions in Clinical Medicine. 5th ed. New York: McGraw-Hill; 2002.

Murphy JG, McEvoy MT. Revealing medical errors to your patients. Chest. 2008 May;133(5):1064-5. [PMID: 18460511]

Snyder L; American College of Physicians Ethics, Professionalism, and Human Rights Committee. American College of Physicians Ethics Manual: sixth edition. Ann Intern Med. 2012 Jan 3;156(1 Pt 2):73-104. [PMID: 22213573]

Topazian RJ, Hook CC, Mueller PS. Duty to speak up in the health care setting a professionalism and ethics analysis. Minn Med. 2013 Nov;96(11):40-3. [PMID: 24428018]

Cuidados paliativos

Block SD. Assessing and managing depression in the terminally ill patient. ACP-ASIM End-of-Life Care Consensus Panel. American College of Physicians - American Society of Internal Medicine. Ann Intern Med. 2000 Feb 1;132(3):209-18. [PMID: 10651602]

Evans WG, Tulsky JA, Back AL, Arnold RM. Communication at times of transitions: how to help patients cope with loss and re-define hope. Cancer J. 2006 Sep-Oct;12(5):417-24. [PMID: 17034677]

Strand JJ, Kamdar MM, Carey EC. Top 10 things palliative care clinicians wished everyone knew about palliative care. Mayo Clin Proc. 2013 Aug;88(8):859-65. [PMID: 23910412]

Swetz KM, Kamal AH. In the clinic. Palliative care. Ann Intern Med. 2012 Feb 7; 156(3):ITC2-1. [PMID: 22312158]

Wood GJ, Shega JW, Lynch B, Von Roenn JH. Management of intractable nausea and vomiting in patients at the end of life: "I was feeling nauseous all of the time . . . nothing was working". JAMA. 2007 Sep 12;298(10):1196-207. [PMID: 17848654]

Sintomas comuns

Barnett ML, Linder JA. Antibiotic prescribing for adults with acute bronchitis in the United States, 1996-2010. JAMA. 2014 May 21;311(19):2020-2. [PMID: 24846041]

Belgrade MJ, Schamber CD, Lindgren BR. The DIRE score: predicting outcomes of opioid prescribing for chronic pain. J Pain. 2006 Sep;7(9):671-81. [PMID: 16942953]

Brignole M, Hamdan MH. New concepts in the assessment of syncope. J Am Coll Cardiol. 2012 May 1;59(18):1583-91. [PMID: 22538328]

Committee on the Diagnostic Criteria for Myalgic Encephalomyelitis/Chronic Fatigue Syndrome, Board on the Health of Select Populations, Institute of Medicine. Beyond Myalgic Encephalomyelitis/Chronic Fatigue Syndrome: Redefining an Illness. Washington (DC): National Academies Press (US); 2015. [PMID: 25695122]

Ebell MH. Risk stratification of patients presenting with syncope. Am Fam Physician. 2012 Jun 1;85(11):1047-52. [PMID: 22962874]

Edwards TM, Stern A, Clarke DD, Ivbijaro G, Kasney LM. The treatment of patients with medically unexplained symptoms in primary care: a review of the literature. Ment Health Fam Med. 2010 Dec;7(4):209-21. [PMID: 22477945]

Hatcher S, Arroll B. Assessment and management of medically unexplained symptoms. BMJ. 2008 May 17;336(7653):1124-8. [PMID: 18483055]

Hillier SL, McDonnell M. Vestibular rehabilitation for unilateral peripheral vestibular dysfunction. Cochrane Database Syst Rev. 2011 Feb 16;(2):CD005397. [PMID: 21328277]

Hooten WM, Timming R, Belgrade M, et al. Institute for Clinical Systems Improvement. Assessment and management of chronic pain. Available at https://www.icsi.org/_asset/bw798b/ChronicPain.pdf. Updated November 2013. Accessed April 24, 2015.

Howard L, Wessely S, Leese M, et al. Are investigations anxiolytic or anxiogenic? A randomised controlled trial of neuroimaging to provide reassurance in chronic daily headache. J Neurol Neurosurg Psychiatry. 2005 Nov;76(11):1558-64. [PMID: 16227551]

Irwin RS, Baumann MH, Bolser DC, et al; American College of Chest Physicians (ACCP). Diagnosis and management of cough executive summary: ACCP evidence-based clinical practice guidelines. Chest. 2006 Jan;129(1 Suppl):1S-23S. [PMID: 16428686]

Kahn SR, Shapiro S, Wells PS, et al; Compression stockings to prevent postthrombotic syndrome: a randomised placebo-controlled trial. Lancet. 2014 March;282(9920):880-8. [PMID: 24315521]

Kim JS, Zee DS. Clinical practice. Benign paroxysmal positional vertigo. N Engl J Med. 2014 Mar 20;370(12):1138-47. [PMID: 24645946]

Kripke DF, Langer RD, Kline LE. Hypnotics' association with mortality or cancer: a matched cohort study. BMJ Open. 2012 Feb 27;2(1):e000850. [PMID: 22371848]

Makani H, Bangalore S, Romero J, et al. Peripheral edema associated with calcium channel blockers: incidence and withdrawal rate–a meta-analysis of randomized trials. J Hypertens. 2011 Jul;29(7):1270-80. [PMID: 21558959]

Manchikanti L, Abdi S, Atluri S, et al; American Society of Interventional Pain Physicians. American Society of Interventional Pain Physicians (ASIPP) guidelines for responsible opioid prescribing in chronic non-cancer pain: Part I–evidence assessment. Pain Physician. 2012 Jul;15(3 Suppl):S1-65. [PMID: 22786448]

Manchikanti L, Abdi S, Atluri S, et al; American Society of Interventional Pain Physicians. American Society of Interventional Pain Physicians (ASIPP) guidelines for responsible opioid prescribing in chronic non-cancer pain: Part 2–guidance. Pain Physician. 2012 Jul;15(3 Suppl):S67-116. [PMID: 22786449]

Masters PA. In the clinic. Insomnia. Ann Intern Med. 2014 Oct 7;161(7):ITC1-15. [PMID: 25285559]

Morgenthaler T, Kramer M, Alessi C, et al; American Academy of Sleep Medicine. Practice parameters for the psychological and behavioral treatment of insomnia: an update. An american academy of sleep medicine report. Sleep. 2006 Nov;29(11):1415-9. [PMID: 17162987]

Nuckols TK, Anderson L, Popescu I, et al. Opioid prescribing: a systematic review and critical appraisal of guidelines for chronic pain. Ann Intern Med. 2014 Jan 7;160(1):38-47. [PMID: 24217469]

Qaseem A, Alguire P, Dallas P, et al. Appropriate use of screening and diagnostic tests to foster high-value, cost-conscious care. Ann Intern Med. 2012 Jan 17;156(2):147-9. [PMID: 22250146]

Rosanio S, Schwarz ER, Ware DL, Vitarelli A. Syncope in adults: systematic review and proposal of a diagnostic and therapeutic algorithm. Int J Cardiol. 2013 Jan 20;162(3):149-57. [PMID: 22188993]

Ryan NM, Birring SS, Gibson PG. Gabapentin for refractory chronic cough: a randomised, double-blind, placebo-controlled trial. Lancet. 2012 Nov 3;380(9853):1583-9. [PMID: 22951084]

Smith ME, Haney E, McDonagh M, et al. Treatment of myalgic encephalomyelitis/chronic fatigue syndrome: a systematic review for a National Institutes of Health Pathways to Prevention Workshop. Ann Intern Med. 2015 Jun 16;162(12):841-50. [PMID: 26075755]

Smith RC, Lyles JS, Gardiner JC, et al. Primary care clinicians treat patients with medically unexplained symptoms: a randomized controlled trial. J Gen Intern Med. 2006 Jul;21(7):671-7. [PMID: 16808764]

Tarnutzer AA, Berkowitz AL, Robinson KA, Hsieh YH, Newman-Toker DE. Does my dizzy patient have a stroke? A systematic review of bedside diagnosis in acute vestibular syndrome. CMAJ. 2011 Jun 14;183(9):E571-92. [PMID: 21576300]

Task Force for the Diagnosis and Management of Syncope; European Society of Cardiology (ESC); European Heart Rhythm Association (EHRA); Heart Failure Association (HFA); Heart Rhythm Society (HRS), Moya A, Sutton R, Ammirati F, et al. Guidelines for the diagnosis and management of syncope (version 2009). Eur Heart J. 2009 Nov;30(21):2631-71. [PMID: 19713422]

Wilt TJ, Harris RP, Qaseem A; High Value Care Task Force of the American College of Physicians. Screening for cancer: advice for high-value care from the American College of Physicians. Ann Intern Med. 2015 May 19;162(10):718-25. [PMID: 25984847]

Yancy WS Jr, McCrory DC, Coeytaux RR, et al. Efficacy and tolerability of treatments for chronic cough: a systematic review and meta-analysis. Chest. 2013 Dec;144(6):1827-38. [PMID: 23928798]

Dor musculoesquelética

Atroshi I, Flondell M, Hofer M, Ranstam J. Methylprednisolone injections for the carpal tunnel syndrome: a randomized, placebo-controlled trial. Ann Intern Med. 2013 Sep 3;159(5):309-17. [PMID: 24026316]

Chou R, Qaseem A, Snow V, et al; Clinical Efficacy Assessment Subcommittee of the American College of Physicians; American College of Physicians; American Pain Society Low Back Pain Guidelines Panel. Diagnosis and treatment of low back pain: a joint clinical practice guideline from the American College of Physicians and the American Pain Society. Ann Intern Med. 2007 Oct 2;147(7):478-91. Erratum in: Ann Intern Med. 2008 Feb 5;148(3):247-8. [PMID: 17909209]

Delitto A, George SZ, Van Dillen LR, et al; Orthopaedic Section of the American Physical Therapy Association. Low back pain. J Orthop Sports Phys Ther. 2012 Apr;42(4):A1-57. [PMID: 22466247]

Hegedus EJ, Goode AP, Cooke CE. Which physical examination tests provide clinicians with the most value when examining the shoulder? Update of a systematic review with meta-analysis of individual tests. Br J Sports Med. 2012 Nov;46(14):964-78. [PMID: 22773322]

Henschke N, Ostelo RW, van Tulder MW, et al. Behavioural treatment for chronic low-back pain. Cochrane Database Syst Rev. 2010 Jul 7;(7): CD002014. [PMID: 20614428]

Hermans J, Luime JJ, Meuffels DE, Reijman M, Simel DL, Bierma-Zeinstra SMA. Does this patient with shoulder pain have rotator cuff disease? The rational clinical examination review. JAMA. 2013 Aug 28;310(8):837-47. [PMID: 23982370]

Kay TM, Gross A, Goldsmith CH, et al. Exercises for mechanical neck disorders. Cochrane Database Syst Rev. 2012 Aug 15;8:CD004250. [PMID: 22895940]

Lankhorst NE, Bierma-Zeinstra SM, van Middelkoop M. Factors associated with patellofemoral pain syndrome: a systematic review. Br J Sports Med. 2013 Mar;47(4):193-206. [PMID: 22815424]

Pattanittum P, Turner T, Green S, Buchbinder R. Non-steroidal anti-inflammatory drugs (NSAIDs) for treating lateral elbow pain in adults. Cochrane Database Syst Rev. 2013 May 31;5:CD003686. [PMID: 23728646]

Soroceanu A, Sidhwa F, Aarabi S, Kaufman A, Glazebrook M. Surgical versus nonsurgical treatment of acute Achilles tendon rupture: a meta-analysis of randomized trials. J Bone Joint Surg Am. 2012 Dec 5;94:2136-43. [PMID: 23224384]

Williams CM, Maher CG, Latimer J, et al. Efficacy of paracetamol for acute low-back pain: a double-blind, randomized controlled trial. Lancet. 2014 Nov 1;384(9954):1586-96. [PMID: 25064594]

Young C. In the clinic: plantar fasciitis. Ann Int Med. 2012;156(1 Pt 1):ITC1-1-ITC1-15. [PMID: 22213510]

Dislipidemia

Alberti KG, Eckel RH, Grundy SM, et al. Harmonizing the metabolic syndrome: a joint interim statement of the International Diabetes Federation Task Force on Epidemiology and Prevention; National Heart, Lung, and Blood Institute; American Heart Association; World Heart Federation; International Atherosclerosis Society; and International Association for the Study of Obesity. Circulation. 2009 Oct 20; 120(16):1640-5. [PMID: 19805654]

Eckel RH, Jakicic JM, Ard JD, et al; American College of Cardiology/American Heart Association Task Force on Practice Guidelines. 2013 AHA/ACC guideline on lifestyle management to reduce cardiovascular risk: a report of the American College of Cardiology/American Heart Association Task Force on Practice Guidelines. J Am Coll Cardiol. 2014 Jul 1;63(25 Pt B):2960-84. Erratum in: J Am Coll Cardiol. 2014 Jul 1;63(25 Pt B):3027-3028. [PMID: 24239922]

Goff DC Jr, Lloyd-Jones DM, Bennett G, et al; American College of Cardiology/American Heart Association Task Force on Practice Guidelines. 2013 ACC/AHA guideline on the assessment of cardiovascular risk: a report of the American College of Cardiology/American Heart Association Task Force on Practice Guidelines. Circulation. 2014 Jun 24;129(25 Suppl 2):S49-73. Erratum in: Circulation. 2014 Jun 24;129(25 Suppl 2):S74-5. [PMID: 24222018]

Miller M, Stone NJ, Ballantyne C, et al. Triglycerides and cardiovascular disease: a scientific statement from the American Heart Association. Circulation. 2011 May 24;123(20):2292-333. [PMID: 21502576]

Stone NJ, Robinson JG, Lichtenstein AH, et al; American College of Cardiology/American Heart Association Task Force on Practice Guidelines. 2013 ACC/AHA guideline on the treatment of blood cholesterol to reduce atherosclerotic cardiovascular risk in adults: a report of the American College of Cardiology/American Heart Association Task Force on Practice Guidelines. J Am Coll Cardiol. 2014 Jul 1;63(25 Pt B):2889-934. Erratum in: J Am Coll Cardiol. 2014 Jul 1;63(25 Pt B):3024-3025. [PMID: 24239923]

Obesidade

Adams TD, Gress RE, Smith SC, et al. Long-term mortality after gastric bypass surgery. N Engl J Med. 2007 Aug 23;357(8):753-61. [PMID: 17715409]

Gloy VL, Briel M, Bhatt DL, et al. Bariatric surgery versus non-surgical treatment for obesity: a systematic review and meta-analysis of randomised controlled trials. BMJ. 2013 Oct 22;347:f5934. [PMID: 24149519]

Greenway FL, Fujioka K, Plodkowski RA, et al; COR-I Study Group. Effect of naltrexone plus bupropion on weight loss in overweight and obese adults (COR-I): a multicentre, randomised, double-blind, placebo-controlled, phase 3 trial. Lancet. 2010 Aug 21;376(9741):595-605. Erratum in: Lancet. 2010 Oct 23;376(9750):1392. Lancet. 2010 Aug 21;376(9741):594. [PMID: 20673995]

Jensen MD, Ryan DH, Apovian CM, et al; American College of Cardiology/American Heart Association Task Force on Practice Guidelines; Obesity Society. 2013 AHA/ACC/TOS guideline for the management of overweight and obesity in adults: a report of the American College of Cardiology/American Heart Association Task Force on Practice Guidelines and The Obesity Society. Circulation. 2014 Jun 24;129(25 Suppl 2):S102-38. Erratum in: Circulation. 2014 Jun 24;129(25 Suppl 2):S139-40. [PMID: 24222017]

Johnston BC, Kanters S, Bandayrel K, et al. Comparison of weight loss among named diet programs in overweight and obese adults: a meta-analysis. JAMA. 2014 Sep 3;312(9):923-33. [PMID: 25182101]

Leblanc ES, O'Connor E, Whitlock EP, Patnode CD, Kapka T. Effectiveness of primary care-relevant treatments for obesity in adults: a systematic evidence review for the U.S. Preventive Services Task Force. Ann Intern Med. 2011 Oct 4;155(7):434-47. [PMID: 21969342]

Mechanick JI, Youdim A, Jones DB, et al; American Association of Clinical Endocrinologists; Obesity Society; American Society for Metabolic & Bariatric Surgery. Clinical practice guidelines for the perioperative nutritional, metabolic, and nonsurgical support of the bariatric surgery patient–2013 update: cosponsored by American Association of Clinical Endocrinologists, The Obesity Society, and American Society for Metabolic & Bariatric Surgery. Obesity (Silver Spring). 2013 Mar;21 Suppl 1:S1-27. [PMID: 23529939]

Moyer VA; U.S. Preventive Services Task Force. Screening for and management of obesity in adults: U.S. Preventive Services Task Force recommendation statement. Ann Intern Med. 2012 Sep 4;157(5):373-8. [PMID: 22733087]

Rucker D, Padwal R, Li SK, Curioni C, Lau DC. Long term pharmacotherapy for obesity and overweight: updated meta-analysis. BMJ. 2007 Dec 8;335(7631):1194-9. Erratum in: BMJ. 2007 Nov 24;335(7629). [PMID: 18006966]

Shyh G, Cheng-Lai A. New antiobesity agents: lorcaserin (Belviq) and phentermine/topiramate ER (Qsymia). Cardiol Rev. 2014 Jan-Feb;22(1):43-50. [PMID: 24304809]

Snow V, Barry P, Fitterman N, Qaseem A, Weiss K; Clinical Efficacy Assessment Subcommittee of the American College of Physicians. Pharmacologic and surgical management of obesity in primary care: a clinical practice guideline from the American College of Physicians. Ann Intern Med. 2005 Apr 5;142(7):525-31. [PMID: 15809464]

Thompson WG, Cook DA, Clark MM, Bardia A, Levine JA. Treatment of obesity. Mayo Clin Proc. 2007 Jan;82(1):93-101. [PMID: 17285790]

Saúde do homem

AUA Practice Guidelines Committee. AUA guideline on management of benign prostatic hyperplasia (2003). Chapter 1: diagnosis and treatment recommendations. J Urol. 2003 Aug;170(2 Pt 1):530-47. [PMID: 12853821]

Bacon CG, Mittleman MA, Kawachi I, Giovannucci E, Glasser DB, Rimm EB. Sexual function in men older than 50 years of age: results from the health professions follow-up study. Ann Intern Med. 2003 Aug 5;139(3):161-68. [PMID: 12899583]

Barry MJ, Fowler FJ Jr, O'Leary MP, et al. The American Urological Association symptom index for benign prostatic hyperplasia. The Measurement Committee of the American Urological Association. J Urol. 1992 Nov;148(5):1549-57. [PMID: 1279218]

Beckman TJ, Abu-Lebdeh HS, Mynderse LA. Evaluation and medical management of erectile dysfunction. Mayo Clin Proc. 2006 Mar;81(3):385-90. [PMID: 16529142]

Beckman TJ, Mynderse LA. Evaluation and medical management of benign prostatic hyperplasia. Mayo Clin Proc. 2005 Nov;80(10):1356-62. [PMID: 16212149]

Esposito K, Giugliano F, Di Palo C, et al. Effect of lifestyle changes on erectile function in obese men: a randomized controlled trial. JAMA. 2004 Jun 23;291(24):2978-84. [PMID: 15213209]

U.S. Food and Drug Administration. FDA warns consumers about dangerous ingredients in "dietary supplements" promoted for sexual enhancement. www.fda.gov/NewsEvents/Newsroom/PressAnnouncements/2006/ucm108690.htm#. Accessed September 27, 2014.

Saúde da mulher

ACOG Practice Bulletin No. 141: management of menopausal symptoms. Obstet Gynecol. 2014 Jan;123(1):202-16. [PMID: 24463691]

Dawood MY. Primary dysmenorrhea: advances in pathogenesis and management. Obstet Gynecol. 2006 Aug;108(2):428-41. [PMID: 16880317]

Division of Reproductive Health, National Center for Chronic Disease Prevention and Health Promotion, Centers for Disease Control and Prevention (CDC). U.S. Selected Practice Recommendations for

Contraceptive Use, 2013: adapted from the World Health Organization selected practice recommendations for contraceptive use, 2nd edition. MMWR Recomm Rep. 2013 Jun 21;62(RR-05):1-60. [PMID: 23784109]

John M. Eisenberg Center for Clinical Decisions and Communications Science. Effectiveness of Treatments for Noncyclic Chronic Pelvic Pain in Adult Women. 2012 Apr 16. Comparative Effectiveness Review Summary Guides for Clinicians. Rockville (MD): Agency for Healthcare Research and Quality (US); 2007-2012. Available at www.ncbi.nlm.nih.gov/books/NBK95339/. [PMID: 22624166]

Manson JE, Chlebowski RT, Stefanick ML, et al. Menopausal hormone therapy and health outcomes during the intervention and extended poststopping phases of the Women's Health Initiative randomized trials. JAMA. 2013 Oct 2;310(13):1353-68. [PMID: 24084921]

Marjoribanks J, Brown J, O'Brien PM, Wyatt K. Selective serotonin reuptake inhibitors for premenstrual syndrome. Cochrane Database Syst Rev. 2013 Jun 7;6:CD001396. [PMID: 23744611]

North American Menopause Society. The 2012 hormone therapy position statement of: The North American Menopause Society. Menopause. 2012 Mar;19(3):257-71. [PMID: 22367731]

Powell AM, Nyirjesy P. Recurrent vulvovaginitis. Best Pract Res Clin Obstet Gynaecol. 2014 Oct;28(7):967-76. [PMID: 25220102]

Shufelt CL, Merz CN, Prentice RL, et al. Hormone therapy dose, formulation, route of delivery, and risk of cardiovascular events in women: findings from the Women's Health Initiative Observational Study. Menopause. 2014 Mar;21(3):260-6. [PMID: 24045672]

Sweet MG, Schmidt-Dalton TA, Weiss PM, Madsen KP. Evaluation and management of abnormal uterine bleeding in premenopausal women. Am Fam Physician. 2012 Jan 1;85(1):35-43. [PMID: 22230306]

Sweetland S, Beral V, Balkwill A, et al; Million Women Study Collaborators. Venous thromboembolism risk in relation to use of different types of postmenopausal hormone therapy in a large prospective study. J Thromb Haemost. 2012 Nov;10(11):2277-86. [PMID: 22963114]

Workowski KA, Bolan GA. Sexually transmitted diseases treatment guidelines, 2015. MMWR Recomm Rep. 2015 Jun 5;64(RR-03):1-137. [PMID: 26042815]

Distúrbios oculares

Alward WL. Medical management of glaucoma. N Engl J Med. 1998 Oct 29;339(18):1298-307. [PMID: 9791148]

Bal SK, Hollingworth GR. Red eye. BMJ. 2005 Aug 20;331(7514):438. [PMID: 16110072]

Pokhrel PK, Loftus SA. Ocular emergencies. Am Fam Physician. 2007 Sep 15;76(6):829-36. Erratum in: Am Fam Physician. 2008 Apr 1;77(7):920. [PMID: 17910297]

Wirbelauer C. Management of the red eye for the primary care physician. Am J Med. 2006 Apr;119(4):302-6. [PMID: 16564769]

Distúrbios dos ouvidos, nariz e garganta

Chow AW, Benninger MS, Brook I, et al. IDSA clinical practice guideline for acute bacterial rhinosinusitis in children and adults. Clin Infect Dis. 2012 Apr;54(8):e72-e112. [PMID: 22438350]

Lieberthal AS, Carroll AE, Chonmaitree T, et al. The diagnosis and management of acute otitis media. Pediatrics. 2013 Mar;131(3):e964-99. Erratum in: Pediatrics. 2014 Feb;133(2):346. Dosage error in article text. [PMID: 23439909]

Osguthorpe JD, Nielsen DR. Otitis externa: Review and clinical update. Am Fam Physician. 2006 Nov 1;74(9):1510-6. [PMID: 17111889]

Roland PS, Smith TL, Schwartz SR, et al. Clinical practice guideline: cerumen impaction. Otolaryngol Head Neck Surg. 2008 Sep;139(3 Suppl 2):S1-S21. [PMID: 18707628]

Schlosser RJ. Clinical practice. Epistaxis. N Engl J Med. 2009 Feb 19;360(8):784-9. [PMID: 19228621]

Scrivani SJ, Keith DA, Kaban LB. Temporomandibular disorders. N Engl J Med. 2008 Dec 18;359(25):2693-705. [PMID: 19092154]

Walling AD, Dickson GM. Hearing loss in older adults. Am Fam Physician. 2012 Jun 15;85(12):1150-6. [PMID: 22962895]

Wei BP, Stathopoulos D, O'Leary S. Steroids for idiopathic sudden sensorineural hearing loss. Cochrane Database Syst Rev. 2013 Jul 2;7:CD003998. [PMID: 23818120]

Saúde mental e comportamental

American Psychiatric Association. Diagnostic and Statistical Manual of Mental Disorders, 5th ed: DSM-5. Arlington, VA: American Psychiatric Association; 2013.

American Psychiatric Association. Practice guideline for the treatment of patients with major depressive disorder. 3rd ed. Arlington, VA: American Psychiatric Association; 2010. Available at http://psychiatryonline.org/pb/assets/raw/sitewide/practice_guidelines/guidelines/mdd.pdf. Accessed November 10, 2014.

Belmaker RH. Treatment of bipolar depression. N Engl J Med. 2007 Apr 26;356(17):1771-73. [PMID: 17392296]

Bostwick JM. A generalist's guide to treating patients with depression with an emphasis on using side effects to tailor antidepressant therapy. Mayo Clin Proc. 2010 Jun;85(6):538-50. [PMID: 20431115]

Cahill K, Stevens S, Perera R, Lancaster T. Pharmacological interventions for smoking cessation: an overview and network meta-analysis. Cochrane Database Syst Rev. 2013 May 31;5:CD009329. [PMID: 23728690]

Fiore MC, Baker TB. Clinical practice. Treating smokers in the health care setting. N Engl J Med. 2011 Sept 29;365(13):1222-31. [PMID: 21991895]

Kosten TR, O'Connor PG. Management of drug and alcohol withdrawal. N Engl J Med. 2003 May 1;348(18):1786-95. [PMID: 12724485]

Kroenke K, Spitzer RL, Williams JB. The PHQ-9: validity of a brief depression severity measure. J Gen Intern Med. 2001 Sept;16(9):606-13. [PMID: 11556941]

Leucht S, Cipriani A, Spineli L, et al. Comparative efficacy and tolerability of 15 antipsychotic drugs in schizophrenia: a multiple-treatments meta-analysis. Erratum in: Lancet. 2013 Sep 14;382(9896):940. Lancet. 2013 Sep 14;382(9896):951-62. [PMID: 23810019]

Schneider RK, Levenson JL. Psychiatry Essentials for Primary Care. Philadelphia: American College of Physicians; 2008.

Spitzer RL, Kroenke K, Williams JBW, Löwe B. A brief measure for assessing generalized anxiety disorder: the GAD-7. Arch Intern Med 2006 May 22;166(10):1092-97. [PMID: 16717171]

U.S. Preventive Services Task Force. Screening for depression in adults. Available at www.uspreventiveservicestaskforce.org/uspstf/uspsaddepr.htm. Accessed April 2, 2014.

Viron M, Baggett T, Hill M, Freudenreich O. Schizophrenia for primary care providers: how to contribute to the care of a vulnerable patient population. Am J Med. 2012 Mar;125(3):223-30. [PMID: 22340915]

Medicina geriátrica

American Geriatrics Society 2012 Beers Criteria Update Expert Panel. American Geriatrics Society updated Beers Criteria for potentially inappropriate medication use in older adults. J Am Geriatr Soc. 2012 Apr;60(4):616-31. [PMID: 22376048]

Cameron AP, Heidelbaugh JJ, Jimbo M. Diagnosis and office-based treatment of urinary incontinence in adults. Part one: diagnosis and testing. Ther Adv Urol. 2013 Aug;5(4):181-7. [PMID: 23904857]

Cameron AP, Jimbo M, Heidelbaugh JJ. Diagnosis and office-based treatment of urinary incontinence in adults. Part two: treatment. Ther Adv Urol. 2013 Aug;5(4):189-200. [PMID: 23904858]

Coleman EA, Boult C; American Geriatrics Society Health Care Systems Committee. Improving the quality of transitional care for persons with complex care needs. J Am Geriatr Soc. 2003 Apr;51(4):556-7. [PMID: 12657079]

Dumoulin C, Hay-Smith EJ, Mac Habée-Séguin G. Pelvic floor muscle training versus no treatment, or inactive control treatments, for urinary incontinence in women. Cochrane Database Syst Rev. 2014 May 14;5:CD005654. [PMID: 24823491]

Ellis G, Whitehead MA, O'Neill D, Langhorne P, Robinson D. Comprehensive geriatric assessment for older adults admitted to hospital. Cochrane Database Syst Rev. 2011 Jul 6;(7):CD006211. [PMID: 21735403]

Iverson DJ, Gronseth GS, Reger MA, et al; Quality Standards Subcommittee of the American Academy of Neurology. Practice parameter update: evaluation and management of driving risk in dementia: report of the Quality Standards Subcommittee of the American Academy of Neurology. Neurology. 2010 Apr 20;74(16):1316-24. [PMID: 20385882]

Lin JS, O'Connor E, Rossom RC, Perdue LA, Eckstrom E. Screening for cognitive impairment in older adults: A systematic review for the U.S. Preventive Services Task Force. Ann Intern Med. 2013 Nov 5;159(9):601-12. Erratum in: Ann Intern Med. 2014 Jan 7;160(1):72. [PMID: 24145578]

Moyer VA; U.S. Preventive Services Task Force. Screening for hearing loss in older adults: U.S. Preventive Services Task Force recommendation statement. Ann Intern Med. 2012 Nov 6;157(9):655-61. [PMID: 22893115]

National Pressure Ulcer Advisory Panel, European Pressure Ulcer Advisory Panel and Pan Pacific Pressure Injury Alliance. Prevention and Treatment of Pressure Ulcers: Quick Reference Guide. Perth, Australia: Cambridge Media; 2014.

Panel on Prevention of Falls in Older Persons, American Geriatrics Society and British Geriatrics Society. Summary of the Updated American Geriatrics Society/British Geriatrics Society clinical practice guideline for prevention of falls in older persons. J Am Geriatr Soc. 2011 Jan;59(1):148-57. [PMID: 21226685]

Qaseem A, Dallas P, Forciea MA, Starkey M, Denberg TD, Shekelle P; Clinical Guidelines Committee of the American College of Physicians. Nonsurgical management of urinary incontinence in women: a clinical practice guideline from the American College of Physicians. Ann Intern Med. 2014 Sep 16;161(6):429-40. [PMID: 25222388]

Qaseem A, Humphrey LL, Forciea MA, Starkey M, Denberg TD; Clinical Guidelines Committee of the American College of Physicians. Treatment of pressure ulcers: a clinical practice guideline from the American College of Physicians. Ann Intern Med. 2015 Mar 3;162(5):370-9. [PMID: 25732279]

Qaseem A, Mir TP, Starkey M, Denberg TD; Clinical Guidelines Committee of the American College of Physicians. Risk assessment and prevention of pressure ulcers: a clinical practice guideline from the American College of Physicians. Ann Intern Med. 2015 Mar 3;162(5):359-69. [PMID: 25732278]

Teno JM, Gozalo P, Mitchell SL, et al. Feeding tubes and the prevention or healing of pressure ulcers. Arch Intern Med. 2012 May 14;172(9):697-701. [PMID: 22782196]

U.S. Preventive Services Task Force. Screening for impaired visual acuity in older adults: U.S. Preventive Services Task Force recommendation statement. Ann Intern Med. 2009 Jul 7;151(1):37-43, W10. [PMID: 19581645]

Medicina perioperatória

American Society of Anesthesiologists Task Force on Perioperative Management of patients with obstructive sleep apnea. Practice guidelines for the perioperative management of patients with obstructive sleep apnea: an updated report by the American Society of Anesthesiologists Task Force on Perioperative Management of patients with obstructive sleep apnea. Anesthesiology. 2014 Feb;120(2):268-86. [PMID: 24346178]

Carson JL, Grossman BJ, Kleinman S, et al; Clinical Transfusion Medicine Committee of the AABB. Red blood cell transfusion: a clinical practice guideline from the AABB. Ann Intern Med. 2012 Jul 3;157(1):49-58.[PMID: 22751760]

Committee on Standards and Practice Parameters, Apfelbaum JL, Connis RT, et al. Practice advisory for preanesthesia evaluation: an updated report by the American Society of Anesthesiologists Task Force on Preanesthesia Evaluation. Anesthesiology. 2012 Mar;116(3):522-38. [PMID: 22273990]

Douketis JD, Spyropoulos AC, Spencer FA, et al; American College of Chest Physicians. Perioperative management of antithrombotic therapy: Antithrombotic Therapy and Prevention of Thrombosis, 9th ed: American College of Chest Physicians Evidence-Based Clinical Practice Guidelines. Chest. 2012 Feb;141(2 Suppl):e326S-50S. [PMID: 22315266]

Falck-Ytter Y, Francis CW, Johanson NA, et al; American College of Chest Physicians. Prevention of VTE in orthopedic surgery patients: Antithrombotic Therapy and Prevention of Thrombosis, 9th ed: American College of Chest Physicians Evidence-Based Clinical Practice Guidelines. Chest. 2012 Feb;141(2 Suppl):e278S-325S. [PMID: 22315265]

Fleisher LA, Fleischmann KE, Auerbach AD, et al; American College of Cardiology; American Heart Association. 2014 ACC/AHA Guideline on perioperative cardiovascular evaluation and management of patients undergoing noncardiac surgery: a report of the American College of Cardiology/American Heart Association Task Force on practice guidelines. J Am Coll Cardiol. 2014 Dec 9;64(22):e77-137. [PMID: 25091544]

Gould MK, Garcia DA, Wren SM, et al; American College of Chest Physicians. Prevention of VTE in nonorthopedic surgical patients: Antithrombotic Therapy and Prevention of Thrombosis, 9th ed: American College of Chest Physicians Evidence-Based Clinical Practice Guidelines. Chest. 2012 Feb;141(2 Suppl):e227S-77S. [PMID: 22315263]

Kalamas AG, Niemann CU. Patients with chronic kidney disease. Med Clin North Am. 2013 Nov;97(6):1109-22. [PMID: 24182722]

Pieringer H, Stuby U, Biesenbach G. Patients with rheumatoid arthritis undergoing surgery: how should we deal with antirheumatic treatment? Semin Arthritis Rheum. 2007 Apr;36(5):278-86. [PMID: 17204310]

Smetana GW, Lawrence VA, Cornell JE. Preoperative pulmonary risk stratification for noncardiothoracic surgery: systematic review for the American College of Physicians. Ann Intern Med. 2006 Apr 18;144(8):581-95. [PMID: 16618956]Medicina perioperatória

Teste de autoavaliação

Este teste de autoavaliação contém questões de múltipla escolha com apenas uma resposta considerada melhor. As respectivas respostas comentadas das questões e a bibliografia constam na seção seguinte, a partir da pág. 211. O American College of Physicians está credenciado pelo Accreditation Council for Continuing Medical Education (ACCME) para oferecer educação médica contínua para médicos.

Orientação

*Cada um dos casos numerados é seguido por respostas indicadas por letras.
Selecione a ÚNICA resposta que é a MELHOR em cada caso.*

Caso 1

Mulher, 58 anos, avaliada durante exame de rotina. Está assintomática. Seu histórico clínico nada revela de importante. Em sua segunda década de vida, a paciente fumava cigarro socialmente, mas hoje em dia não é fumante. O histórico familiar é significativo pela mãe da paciente, que sofreu fratura do quadril por volta dos 70 anos, além de dois primos que padecem de hipotireoidismo. A paciente não toma qualquer medicação.

Ao exame físico, a temperatura da paciente está normal; pressão arterial = 118/72 mmHg e frequência de pulso = 72/min. IMC = 24. O restante do exame físico teve resultado normal.

Um perfil lipídico e uma glicose plasmática em jejum, obtidos há 1 ano, estavam normais. Testes de Papanicolaou e para papilomavírus humano, realizados há 3 anos, tiveram resultado negativo. Um questionário FRAX (*Fracture Risk Assessment Tool*) para avaliação do risco de fratura indica risco de 13% para fratura importante causada por osteoporose nessa paciente para os próximos 10 anos.

Qual das alternativas abaixo é o teste de triagem mais apropriado para essa paciente?

(A) Absorciometria de raios X de dupla energia
(B) Perfil lipídico em jejum
(C) Glicose plasmática em jejum
(D) Teste de Papanicolaou
(E) Nível de hormônio estimulante da tireoide

Caso 2

Mulher, 38 anos, avaliada durante exame de rotina. Mãe de duas crianças; trabalha em tempo integral em função de grande estresse. Fuma 10 cigarros por dia, alimenta-se com *fast food* três vezes por semana e quase toda noite consome duas doses de bebida alcoólica. Não pratica exercício. O histórico familiar nada revela de novo. A paciente não toma qualquer medicação.

Ao exame físico, a paciente está afebril. Pressão arterial = 122/76 mmHg e frequência de pulso = 80/min. IMC = 26. O restante do exame físico teve resultado normal.

Qual das intervenções a seguir causará maior impacto na saúde dessa paciente?

(A) Diminuição do consumo de bebida alcoólica
(B) Exercício por 30 minutos/dia, 5 dias/semana
(C) Dieta saudável, com inclusão de frutas e vegetais
(D) Abandono do tabagismo
(E) Técnicas para controle do estresse e de relaxamento

Caso 3

Mulher, 62 anos, avaliada por episódio de tontura com duração de 4 horas. Ao levantar-se da cama pela manhã, a paciente percebeu o surgimento abrupto de uma sensação de "tudo girando" e de desequilíbrio. Está com náusea moderada, mas sem vômito. Os sintomas ficam significativamente acentuados quando a paciente posiciona a cabeça para trás ou para frente, por exemplo, ao se inclinar para amarrar os sapatos. Informa ausência de disartria, diplopia, disfagia, fraqueza, dormência, zumbido, dor de cabeça, trauma craniano recente, otalgia, ou infecção recente da parte superior do sistema respiratório. A paciente passou por episódio similar há alguns anos. Seu histórico clínico é significativo por osteoporose. As medicações em uso são alendronato, cálcio e vitamina D.

Ao exame físico, a paciente está afebril. Pressão arterial = 137/84 mmHg e frequência de pulso = 78/min sem ortostase; frequência respiratória = 13/min. IMC = 25. As membranas timpânicas, os condutos auditivos externos e a acuidade auditiva em geral estão normais. Os exames cardiopulmonar e neurológico estão normais. A manobra de Dix-Hallpike resulta em leve vertigem acompanhada por náusea e, depois de 10 segundos, foram observados 5 batimentos de nistagmo com fase rápida para cima, com componente rotatório, com movimentação do polo superior dos olhos na direção da parte inferior da orelha. O nistagmo dura 10 segundos, diminuindo em seguida.

Em prosseguimento ao tratamento, qual das alternativas seguintes será o curso de ação mais apropriado?

(A) Diazepam
(B) Manobra de Epley
(C) Meclizina
(D) Terapia de reabilitação vestibular

Caso 4

Mulher, 52 anos, examinada para avaliação pré-operatória para histerectomia abdominal total aberta. Fumante ativa, com histórico de consumo de 30 anos-maço de cigarro ao longo da vida, mas sem tosse, dispneia, ou dor no peito. Informa não sentir fadiga diurna e jamais foi informada que ronca ou para de respirar durante o sono. Pratica exercício em dias alternados (corrida de 3,2 km) em esteira rolante. Não toma qualquer medicação.

Ao exame físico, frequência respiratória = 14/min e saturação de oxigênio por oximetria de pulso = 98%, com a paciente respirando ar ambiente. IMC = 28. Exame cardiovascular normal. Os pulmões estão limpos à ausculta e percussão. Não há baqueteamento ou cianose dos dedos.

Em prosseguimento ao tratamento e além da orientação para abandono do tabagismo, qual das alternativas a seguir será o teste diagnóstico mais apropriado a ser obtido?

(A) Radiografia de tórax
(B) Radiografia de tórax e espirometria
(C) Radiografia de tórax, espirometria e gasometria arterial
(D) Sem necessidade de outros testes

Caso 5

Mulher, 42 anos, avaliada por histórico de 6 dias de dor no cotovelo direito, iniciada depois de ter levantado uma caixa pesada. Com frequência a dor piora à noite e, em certas ocasiões, se irradia até o pulso. Seus históricos clínico e familiar nada revelam de importante. A única medicação em uso é ibuprofeno (que toma em caso de necessidade) para a dor no cotovelo; a paciente não tem alergias.

Ao exame físico, os sinais vitais estão normais. Sensibilidade sobre o epicôndilo lateral direito, mas com amplitude de movimento normal para o cotovelo e sem inchaço na articulação. Ocorre dor com a extensão do punho contra resistência. Os exames do pescoço e ombro são normais.

Qual das alternativas a seguir é a conduta terapêutica mais apropriada?

(A) Orientação para limitar atividades indutoras da dor
(B) Avaliação para tratamento cirúrgico
(C) Injeção de glicocorticoide
(D) IRM do cotovelo direito

Caso 6

Em recentes pesquisas de satisfação do paciente, um laboratório clínico teve má avaliação com relação aos tempos de espera para os pacientes. Diante disso, foi criada uma equipe para melhora da qualidade, com o objetivo de estudar o problema e reduzir os tempos de espera dos pacientes.

Qual dos seguintes métodos de melhora da qualidade teria maior utilidade para ajudar na redução dos tempos de espera?

(A) Processo definir, mensurar, analisar, melhorar e controlar (DMAIC)
(B) Lean
(C) Ciclo planejar, executar, estudar e ajustar (PDSA)
(D) Seis Sigma

Caso 7

Mulher, 24 anos, avaliada por cólicas intensas associadas a seus períodos menstruais. As cólicas pioraram ao longo do último ano e o desconforto é intenso o suficiente para fazer com que a paciente falte periodicamente ao trabalho. Informa ausência de corrimento vaginal anormal. As menstruações estão inalteradas, com relação ao seu padrão basal. Tentou ibuprofeno e naproxeno para alívio da dor, mas essas medicações provocam perturbações gástricas. A paciente é sexualmente ativa, com vários parceiros homens. Não tem histórico de infecção sexualmente transmitida e suas imunizações e exames ginecológicos estão atualizados. Seu histórico clínico nada mais informa de importante e a paciente não toma qualquer medicação.

Ao exame físico, os sinais vitais estão normais. No exame pélvico, ausência de sensibilidade à movimentação cervical, sensibilidade adnexial, massas, ou corrimento anormal. Colo com aspecto normal. Exame bimanual sem alterações, e o restante do exame físico também normal.

Um teste urinário de gravidez resultou negativo. Testes para *Chlamydia trachomatis* e *Neisseria gonorrhoeae* negativos.

Qual das alternativas a seguir é a conduta terapêutica mais apropriada para a dismenorreia dessa paciente?

(A) Pílula anticoncepcional combinada de estrogênio-progestógeno
(B) Acetato de medroxiprogesterona de depósito
(C) Inibidor seletivo de recaptação de serotonina em baixa dose
(D) Pílula anticoncepcional apenas de progestógeno
(E) Ácido tranexâmico

Caso 8

Mulher, 91 anos, com demência avançada, é examinada em sua instituição de cuidado prolongado para uma avaliação de rotina. A paciente não está verbalizando, com incontinência urinária e fecal, acamada na maior parte do tempo e dependente de terceiros para todas as atividades da vida diária. A enfermeira da paciente observa que a idosa continua a perder peso, apesar de ser ativamente alimentada, mas fora isso não causa outras preocupações. Seu histórico clínico é significativo por hipertensão e a paciente está sendo exclusivamente medicada com anlodipino.

Ao exame físico, pressão arterial = 132/87 mmHg; os demais sinais vitais estão normais. A paciente está com aspecto caquético, com degeneração nas têmporas. Está desperta, mas não responde a perguntas. As mucosas estão úmidas. Não parece estar sofrendo qualquer dor. Observam-se leves sinais precoces de contraturas em seus tornozelos e quadris. Nada de significativo foi observado no restante do exame, inclusive na pele.

Qual das alternativas a seguir é a intervenção mais apropriada para a prevenção de úlceras por pressão nessa paciente?

(A) Colchão de ar com alternância da pressão
(B) Nutrição enteral
(C) Colchão/cobertura de espuma
(D) Reposicionamento frequente

Caso 9

Mulher, 75 anos, avaliada durante exame de acompanhamento. Histórico clínico significativo por hipertensão, diabetes melito tipo 2 e doença renal em estágio final. A paciente foi tratada com hemodiálise ao longo do último ano e não é considerada como candidata para transplante de rim. Atualmente, a paciente está assintomática. O histórico familiar é significativo por uma tia materna, que foi diagnosticada com câncer de mama aos 70 anos. As medicações em uso são lisinopril, nifedipina, sevelamer, ácido acetilsalicílico e insulinas regular e protamina neutra Hagedorn (NPH).

Ao exame físico, a paciente está afebril; pressão arterial = 142/76 mmHg e frequência de pulso = 82/min. A paciente tem um enxerto para hemodiálise arteriovenosa no membro superior esquerdo. O restante do exame físico nada revela digno de nota.

A última mamografia da paciente, realizada há 1 ano, estava normal.

Qual das alternativas seguintes é a conduta terapêutica mais apropriada para rastreamento de câncer de mama dessa paciente?

(A) Iniciar mamografia anual com IRM de mama
(B) Continuar com a mamografia anual
(C) Passar para uma mamografia de 2 em 2 anos
(D) Descontinuar o rastreamento para câncer de mama

Caso 10

Adolescente, 17 anos, avaliada durante uma consulta clínica. A paciente foi trazida por sua mãe, que está preocupada com seu foco na dieta e no peso. A paciente afirma acreditar que está obesa e sente-se como se precisasse de dieta para que fique com peso mais apropriado. Também informa a prática diária de exercício como ajuda para a sua perda de peso. Seu histórico nutricional sugere que, na maioria do tempo, a paciente consome pouquíssimo alimento, mas pelo menos duas vezes por semana consome grande quantidade de sobremesa altamente calórica ao longo de um período de 1-2 horas. A paciente sente-se culpada depois dessas ocorrências e provoca o vômito. Fora isso, o histórico clínico nada revela digno de nota, embora a paciente informe que seus períodos menstruais são muito irregulares.

Ao exame físico, os sinais vitais estão normais. IMC = 23. As parótidas estão aumentadas, mas o restante do exame nada revela digno de nota.

Qual das alternativas abaixo é o diagnóstico mais provável?

(A) Anorexia, subtipo purgativa
(B) Anorexia, subtipo restritiva
(C) Transtorno da compulsão alimentar periódica
(D) Bulimia nervosa

Caso 11

Homem, 28 anos, avaliado por histórico de 3 semanas de "entupimento", diminuição da acuidade auditiva e desconforto em seu ouvido esquerdo. O paciente não apresenta outros sintomas e, fora isso, sente-se bem, exceto por leve congestão nasal, atribuída por ele a alergias sazonais. Seu histórico médico nada revela digno de nota e o paciente não faz uso de qualquer medicação.

Ao exame físico, a temperatura do paciente está normal; pressão arterial = 122/62 mmHg, frequência de pulso = 90/min e frequência respiratória = 11/min. A figura mostra o exame do ouvido esquerdo. Não há linfadenopatia. O restante do exame nada revela digno de nota.

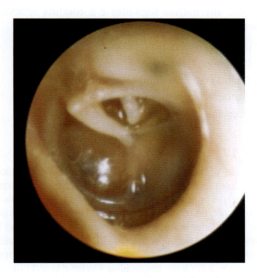

Em prosseguimento ao tratamento, qual das alternativas a seguir será o curso de ação mais apropriado?

(A) Amoxicilina
(B) Gotas de neomicina, polimixina B e hidrocortisona para o ouvido
(C) Aplicação de tubo de timpanostomia
(D) Observação clínica

Caso 12

Mulher, 86 anos, avaliada por dor em sua equipe de assistência domiciliar à saúde para dor. Há 4 semanas, a paciente foi acometida por lesões herpéticas na parte posterior direita do tórax em distribuição T7. A paciente foi tratada com aciclovir e as lesões cicatrizaram; mas houve persistência de intensa dor em queimação. A dor é tão intensa que a paciente se mostra incapaz de deixar sua cama para fazer as refeições. Seu histórico clínico é significativo por hipertensão, deficiência cognitiva leve e osteoporose. A paciente caminha por curtas distâncias, mas usa andador para distâncias maiores. Está sendo medicada com anlodipino e com paracetamol (que toma em caso de necessidade). A paciente não pode tolerar opioides, pois no passado tais agentes causaram delírio.

Ao exame físico, a paciente está afebril. Pressão arterial = 140/86 mmHg, frequência de pulso = 62/min e frequência respiratória = 14/min. IMC = 18. O exame da região dorsal revela alodinia e hiperalgesia no dermátomo T7 direito posterior. Todas as lesões cutâneas de zóster desapareceram. No exame neurológico, a paciente exibe comprometimento da memória de curto prazo que, segundo sua família, é o seu "normal". O restante do exame nada revela que seja digno de nota.

Qual das alternativas seguintes é o tratamento farmacológico mais apropriado para a dor dessa paciente?

(A) Adesivo de fentanil
(B) Gabapentina oral
(C) Tramadol oral
(D) Lidocaína tópica

Caso 13

Mulher, 26 anos, avaliada por histórico de 3 dias de dor e vermelhidão do olho esquerdo. A paciente também observa aumento da dor ao olhar para objetos brilhantes com o olho em questão. Seus sintomas têm piorado progressivamente desde o seu surgimento. Seu histórico clínico nada revela digno de nota, embora a paciente informe fadiga generalizada, dor crônica na região lombar e rigidez ao longo dos últimos meses. A dor nas costas faz com que desperte à noite e melhora ao longo do dia, com a atividade. Sua única medicação é ibuprofeno (que toma em caso de necessidade), para a dor nas costas; esse agente proporciona algum alívio.

Ao exame físico, a temperatura da paciente está normal; pressão arterial = 126/64 mmHg e frequência de pulso = 54/min. IMC = 27. Ao exame oftalmológico, os movimentos da musculatura extraocular e a acuidade visual estão normais. Observa-se vermelhidão pronunciada da esclera circunjacente à borda da córnea no olho esquerdo. Observada miose esquerda e também fotofobia, com a iluminação do olho esquerdo. Olho direito normal. Exame físico normal, exceto por sensibilidade à palpação sobre as nádegas, na região das articulações sacroilíacas.

Qual das alternativas a seguir é o diagnóstico mais provável?

(A) Úlcera de córnea
(B) Episclerite
(C) Esclerite
(D) Uveíte

Caso 14

Mulher, 49 anos, avaliada durante uma consulta de acompanhamento. A paciente está com sobrepeso e sofre de hipertensão e diabetes melito tipo 2; as duas condições estão bem controladas. Ao longo de vários anos, a paciente vem tentando perder peso com dietas comerciais variadas; supervisionadas por nutricionista, com restrição de calorias; e com atividade física. A paciente tem trabalhado com um terapeuta comportamental e, embora não tenha conseguido perder peso, seu peso permaneceu estável. A paciente se exercita diariamente durante 30 minutos. Seu histórico clínico também é digno de nota em função da presença de glaucoma, transtorno de ansiedade generalizada e constipação crônica. As medicações em uso são lisinopril, metformina e colírio de timolol e sertralina.

Ao exame físico, a temperatura do paciente está normal; pressão arterial = 128/74 mmHg, frequência de pulso = 70/min e frequência respiratória = 12/min. IMC = 29. A circunferência abdominal mede 92 cm. Os exames de cabeça, pescoço, pulmões e coração estão normais. Obesidade abdominal com estrias.

Além de dar continuidade à restrição calórica e à prática do exercício, qual das alternativas a seguir seria a conduta terapêutica mais apropriada para ajudar essa paciente a perder peso?

(A) Lorcaserina
(B) Orlistate
(C) Fentermina-topiramato
(D) *Bypass* gástrico em Y de Roux

Caso 15

Mulher, 94 anos, levada ao consultório por suas duas filhas, que estão preocupadas com sua capacidade de dirigir automóvel. A paciente vive com independência e dirige menos de 48 km/semana, apenas com dia claro. Sem histórico de multas ou de acidentes de trânsito. A paciente acredita ser uma motorista muito capaz, embora suas filhas citem vários "quase acidentes", que a idosa não considera relevante. Seu histórico clínico é significativo por comprometimento cognitivo leve, osteoartrite e degeneração macular. A paciente consulta o oftalmologista a intervalos de 3 meses e sua visão corrigida estava estável na última consulta, o que lhe permitiu ser aprovada no exame de vista para a carteira de motorista, com restrição para dirigir apenas durante o dia e a baixas velocidades. Ela consome álcool apenas ocasionalmente e não fuma. A paciente toma apenas paracetamol (em caso de necessidade).

Ao exame físico, os sinais vitais e o exame geral estão normais. Ao exame do sistema musculoesquelético, a amplitude de movimento lateral do pescoço apresenta leve limitação. A marcha é antálgica e a paciente demonstra lentidão para se levantar da posição sentada. Pontuação no Miniexame do estado mental = 24/30.

Qual das alternativas seguintes é a atitude mais apropriada com relação à capacidade de dirigir dessa paciente?

(A) Aceitar a avaliação da paciente sobre sua capacidade de dirigir com segurança
(B) Orientar a paciente no sentido de que não deve mais dirigir
(C) Solicitar uma avaliação ao oftalmologista da paciente quanto à sua capacidade de dirigir com segurança
(D) Obter exames neuropsicológicos formais

Caso 16

Mulher, 35 anos, avaliada por histórico de vários anos de numerosos sintomas, incluindo dor de cabeça crônica, tontura, vertigem, falta de ar, dores nas costas, insônia, dores abdominais generalizadas e dormência. Informa não sofrer de humor depressivo, anedonia, ou de problemas com a concentração ou memória. Essa paciente já foi examinada por vários médicos em virtude de sua sintomatologia e, no passado, foi medicada com paroxetina, sumatriptana, gabapentina e com inalação de albuterol (em caso de necessidade), sem que houvesse melhora dos sintomas.

A revisão de prontuários clínicos anteriores revela exames laboratoriais significativos para normalidade no painel metabólico abrangente, hemograma, provas de função tireoidiana e para o teste do anticorpo antinuclear. Outros testes foram: mamograma, radiografia torácica, testes de TC abdominal e pélvico e IRM da região lombar da coluna vertebral, com resultados não esclarecedores. A endoscopia superior nada revela de significativo e as provas de função pulmonar estão normais.

Seu histórico clínico é significativo para depressão na universidade. A paciente não fuma, não bebe, nem usa drogas ilícitas. Atualmente encontra-se desempregada e goza dos benefícios de incapacidade em função de seus sintomas. A paciente informa alergia a inúmeras medicações, por exemplo, penicilina, medicamentos que contêm sulfa e antibióticos macrolídeos e que contêm fluoroquinolona. Os remédios que está tomando são ibuprofeno e preparações fitoterápicas variadas em caso de necessidade.

O exame físico nada revela digno de nota.

Qual das alternativas seguintes é a conduta terapêutica mais apropriada para essa paciente?

(A) IRM do cérebro
(B) Citalopram
(C) Terapia cognitivo-comportamental
(D) Avaliação por neurologista
(E) Consulta de acompanhamento em 6 meses

Caso 17

Mulher, 56 anos, avaliada por presença de caroço indolor na mama direita, observado pela primeira vez há 6 semanas. A paciente não apresenta qualquer secreção pelo mamilo. Não tem histórico de caroços na mama ou de mamografias anormais; seu último mamograma de controle foi realizado há 8 meses e resultou negativo. Seu histórico clínico nada revela de importante. Sua menarca ocorreu aos 12 anos e a menopausa aos 53 anos; a paciente engravidou 4 vezes e teve 3 filhos. Em seu histórico familiar não há casos de câncer de mama, ovário ou cólon. A paciente não toma qualquer medicação.

Ao exame físico, a paciente está afebril. Pressão arterial = 134/82 mmHg, frequência de pulso = 72/min e frequência respiratória = 12/min. IMC = 25. O exame das mamas revela massa firme, não sensível, que mede 1 cm no quadrante externo superior direito, à distância de 3 cm da borda areolar. Não há secreção pelo mamilo e não foi observada alteração da pele; além disso, a paciente não apresenta linfadenopatia supraclavicular ou axilar.

Foi realizado um mamograma e sua leitura foi considerada como benigna (categoria 1 do BI-RADS - Sistema de Dados e Relatório de Imagens de Mama).

Qual das alternativas seguintes é a conduta terapêutica mais apropriada?

(A) IRM de mama
(B) Reavaliação clínica em 4 semanas
(C) Biópsia por agulha grossa
(D) Retomada da monitoração mamográfica periódica

Caso 18

Mulher, 88 anos. Vive em uma clínica de repouso e foi avaliada por tontura que está piorando, fraqueza e oscilação na marcha. Esses sintomas já duram algumas semanas. A paciente também informa que em algumas ocasiões fica vagamente zonza e com a sensação de que suas pernas estão "vacilantes". Informa não padecer de vertigem, dor no peito, palpitações, perda da consciência, fraqueza nas pernas ou nos braços, dormência, formigamento, zumbido, dor de cabeça, dores no pescoço ou em outras articulações, ou quedas ou trauma craniano. A paciente recebeu uma bengala, mas sente-se demasiadamente debilitada para usar o dispositivo. Seu histórico clínico também é digno de nota em função da presença de catarata, perda da audição, osteoporose e hipertensão. As medicações em uso pela paciente são alendronato, lisinopril e vitamina D.

Ao exame físico, a paciente se mostra alerta e orientada. Está afebril. Pressão arterial = 142/70 mmHg na posição supina e 136/70 mmHg na posição de pé, com precipitação dos sintomas de vertigem; frequência de pulso = 86/min em decúbito dorsal e 88/min na posição em pé; e frequência respiratória = 16/min. IMC = 20. Ao exame neurológico, visão de 20/200, diminuição da audição e 4/5 da força motora tanto nos membros superiores como inferiores. O restante do exame está normal.

Os exames laboratoriais revelam hemoglobina = 11,6 g/dL (116 g/L) e níveis normais de vitamina B_{12} e de hormônio estimulante da tireoide. Os resultados de um painel metabólico abrangente são normais.

O eletrocardiograma revela ritmo sinusal normal com bloqueio atrioventricular de primeiro grau e hipertrofia de ventrículo esquerdo.

A paciente foi encaminhada para tratamento das deficiências auditiva e visual.

Qual das alternativas a seguir é o tratamento adicional mais apropriado?

(A) TC da cabeça
(B) Eletrocardiografia ambulatorial de 24 horas
(C) Fisioterapia
(D) Providência de um andador

Caso 19

Homem, 66 anos, avaliado em seguida a uma laminectomia lombar da coluna vertebral em vários níveis, seguida por fusão realizada há 2 dias. O paciente tolerou satisfatoriamente a anestesia geral e sofreu perda de sangue de cerca de 1.200 mL no intraoperatório. A recuperação pós-operatória ocorreu sem maiores percalços. O paciente está participando ativamente na fisioterapia, sem sintomas de vertigem, falta de ar, ou dor torácica. A dor no local da cirurgia está sendo bem controlada e vem diminuindo gradativamente. Seu histórico clínico é digno de nota pela hipertensão, hiperlipidemia, anemia de doença crônica e doença arterial coronariana com a implantação de *stent* metálico não farmacológico há 4 anos. As medicações em uso são carvedilol, atorvastatina, ácido acetilsalicílico e oxicodona/paracetamol (em caso de necessidade).

Ao exame físico, o paciente está afebril. Pressão arterial = 140/86 mmHg e frequência de pulso = 60/min. O local da cirurgia está intacto, sem a presença de eritema circunjacente, sem alteração de sensibilidade e ausência de endurecimento. O restante do exame está normal.

Os exames laboratoriais são significativos para hemoglobina = 9,1 g/dL (91 g/L). Antes da cirurgia, a hemoglobina do paciente estava em 13,1 g/dL (131 g/L). As contagens de leucócitos e plaquetas estão normais.

Qual das alternativas seguintes é a conduta terapêutica mais apropriada para a anemia desse paciente?

(A) Administração de ferro intravenoso
(B) Transfusão de uma unidade de concentrado de hemácias
(C) Transfusão de duas unidades de concentrado de hemácias
(D) Observação clínica

Caso 20

Homem, 68 anos, avaliado por histórico de 3 meses de dor na face superior do ombro direito. A dor surgiu de forma insidiosa e tem piorado progressivamente. O paciente informa não ter sofrido trauma ou nenhum outro sintoma. Seu histórico clínico nada revela de importante. O paciente tentou tanto paracetamol como ibuprofeno, tendo obtido apenas mínimo alívio.

Ao exame físico, o paciente está afebril. Pressão arterial = 134/84 mmHg, frequência de pulso = 92/min e frequência respiratória = 16/min. IMC = 28. O ombro direito tem aspecto normal. A dor é reproduzida com a adução do braço direito transversalmente ao corpo. O teste do arco doloroso e o teste do braço caído são negativos. A amplitude de movimentos é completa, tanto ativa como passiva; a força é de 5/5 por todo o braço direito. O restante do exame nada revela digno de nota.

Qual das alternativas a seguir é o diagnóstico mais provável?

(A) Degeneração da articulação acromioclavicular
(B) Capsulite adesiva
(C) Laceração de manguito rotador
(D) Tendinite do supraespinal

Caso 21

Homem, 77 anos, avaliado em consulta de acompanhamento para câncer de próstata. O paciente está assintomático e sente-se bem. Foi diagnosticado com câncer de próstata de alto grau há 3 anos e foi tratado com radioterapia de feixe externo. Desde aquela época, o paciente vem passando por vigilância periódica.

Seu mais recente nível de antígeno prostático-específico sérico passou de indetectável para 120 ng/mL (120 mcg/L). A TC abdominopélvica subsequente revelou aumento na linfadenopatia regional e múltiplas lesões ósseas escleradas na pelve e na coluna vertebral.

O paciente se encontra ativamente envolvido em seu tratamento clínico e expressou o desejo de tomar conhecimento de todas as informações sobre seu estado de saúde. O paciente marcou essa consulta para discutir os resultados de seu teste de vigilância para câncer de próstata e o médico sugere que, infelizmente, tem más notícias a dar.

Qual das alternativas seguintes é a abordagem mais apropriada para transmitir essa informação ao paciente?

(A) Explicar que a vigilância planejada fez o que dela se esperava, e que isso levou ao achado de possível recorrência tumoral
(B) Informar que existem diversas lesões anormais em seus ossos, que necessitarão de uma avaliação mais aprofundada
(C) Observar que é provável que tenha ocorrido retorno do câncer, mas que em geral a terapia hormonal e a quimioterapia são tratamentos efetivos
(D) Informar que o câncer retornou

Caso 22

Homem, 59 anos, avaliado durante uma consulta para manutenção da saúde. O paciente está assintomático. Tem histórico de consumo de 35 anos-maço de cigarro ao longo da vida, mas deixou de fumar há 5 anos. Não toma qualquer medicação.

Os sinais vitais e os resultados do exame físico estão normais.

Qual das alternativas abaixo é o exame de rastreamento mais apropriado a ser obtido?

(A) Ultrassonografia abdominal
(B) Radiografia de tórax
(C) TC torácica de baixa dose
(D) Espirometria

Caso 23

Homem, 78 anos, avaliado por dor lombar que piorou nas últimas 24 horas. Há muitos anos o paciente vem sofrendo de dor lombar crônica localizada na coluna vertebral lombar, sem irradiação. Informa não ter ocorrido trauma, mas observa que sua dor lombar vem aumentando de intensidade com rapidez e que atualmente tem uma sensação de "picadas e alfinetadas" ao longo da parte inferior das coxas e irradiação intermitente da dor até as duas pernas. Habitualmente, o tratamento com agentes analgésicos e anti-inflamatórios de venda livre resolve a dor, mas essas medicações não têm ajudado em seus sintomas atuais. O paciente não tem tido febre, calafrios, ou outros sintomas sistêmicos. Teve retenção urinária, mas não incontinência intestinal. Seu histórico clínico é significativo por hipertensão e hiperlipidemia. As medicações em uso corrente são hidroclorotiazida e atorvastatina, bem como paracetamol e naproxeno em caso de necessidade.

Ao exame físico, a temperatura é de 37,1°C, pressão arterial = 148/70 mmHg e frequência de pulso = 95/min. IMC = 26. O exame clínico geral nada revela de importante. Ao exame musculoesquelético, os grupos principais de músculos do membro inferior demonstram volume e tônus normais, com força normal ou ligeiramente diminuída. O exame neurológico revela diminuição no tônus anal e anestesia em sela. Os reflexos patelares estão normais, mas há ausência bilateral dos reflexos do tornozelo.

IRM da região lombossacral da coluna vertebral revela osteofitose de placa terminal vertebral, hipertrofia de articulações da faceta e espessamento do ligamento amarelo, o que resultou em estenose do canal espinal em diversos níveis, mas sem evidência de massa ou de hemorragia.

Qual das alternativas seguintes é a conduta terapêutica mais apropriada?

(A) Injeção epidural de glicocorticoide
(B) Terapia intravenosa com glicocorticoide em alta dose
(C) Punção lombar
(D) Avaliação cirúrgica

Caso 24

Homem, 55 anos, avaliado por surgimento gradual de disfunção erétil ao longo do ano passado. O paciente informa um casamento satisfatório, mas, durante a maioria dos encontros sexuais, se mostra incapaz de obter uma ereção que seja satisfatória para a penetração vaginal. Tem passado mais tempo no trabalho e não pratica mais regularmente os seus exercícios. Apesar disso, descreve seu estado de espírito como excelente e continua a se divertir com sua família. Dorme bem e seu nível de energia é bom. O paciente informa não sentir dor no peito nem dispneia. Não tem ereções noturnas. Não é fumante.

Ao exame físico, o paciente parece estar alerta e confortável. Pressão arterial = 134/60 mmHg. IMC = 32. Exame cardiopulmonar normal. Pênis, testículos e próstata normais.

Em prosseguimento ao tratamento, qual das alternativas a seguir será o curso de ação mais apropriado?

(A) Alprostadil intrauretral
(B) Orientação matrimonial
(C) Venlafaxina
(D) Perda de peso

Caso 25

Homem, 80 anos, hospitalizado há 1 semana por histórico de 5 dias de isquemia aguda de perna tratada com angioplastia e aplicação de *stent*. Atualmente, está assintomático. O paciente tem histórico de doença renal crônica em estágio 3 e de hipertensão bem controlada com diltiazem e lisinopril. Outros medicamentos usados são ácido acetilsalicílico e clopidogrel.

Ao exame físico, o paciente está afebril. Pressão arterial = 130/78 mmHg. O restante do exame nada revela digno de nota.

Exames laboratoriais:

Alanina aminotransferase	20 U/L
Colesterol total	170 mg/dL (4,40 mmol/L)
LDL-colesterol	97 mg/dL (2,51 mmol/L)
HDL-colesterol	44 mg/dL (1,14 mmol/L)
Creatinina sérica	1,8 mg/dL (159 mcmol/L)
Triglicérides	147 mg/dL (1,67 mmol/L)
Taxa de filtração glomerular estimada	35 mL/min/1,73 m²

Qual das seguintes é a terapia mais apropriada para a prevenção secundária de doença cardiovascular nesse paciente?

(A) Terapia de alta intensidade com rosuvastatina
(B) Terapia de intensidade moderada com rosuvastatina
(C) Niacina
(D) Sem tratamento adicional

Caso 26

Um médico revisa um estudo no qual pesquisadores tentaram determinar se a tadalafila melhorava a função erétil em seguida à radioterapia para o câncer de próstata. Os pesquisadores revisaram os prontuários de 940 pacientes com câncer de próstata que passaram por radioterapia. Trezentos pacientes receberam tadalafila diariamente após a radiação e 640 pacientes não receberam esse medicamento. Não foi observada diferença significativa nos escores do Índice Internacional de Função Erétil (*P* < 0,15) entre os dois grupos.

Qual das alternativas seguintes seria a medida de desfecho mais apropriada para esse estudo?

(A) Intervalo de confiança
(B) Número necessário para tratar
(C) Razão de chances (*odds ratio*)
(D) Risco relativo

Caso 27

Homem, 88 anos, avaliado em uma instituição de assistência à autonomia. Os membros da equipe observaram que o paciente parece mais retraído que o habitual, demonstra menor interação com outros residentes e não comparece mais às funções sociais. Em certas ocasiões, o paciente parece estar confuso e responde às perguntas de modo despropositado, ou tem dificuldade em conduzir conversações simples. Em outras ocasiões, parece estar normal e contente. A equipe da instituição não observou nenhuma crise de choro. O paciente controla adequadamente suas próprias medicações e finanças. Não ocorreram mudanças recentes em suas medicações. O paciente não sofreu quedas recentes, nem apresentou enfermidades ou febre.

Ao exame físico, os sinais vitais estão normais. O paciente demonstra fluência adequada. O exame clínico geral nada revela de importante. Ao exame neurológico, a pontuação no Miniexame do estado mental é 25/30, sem alterações ao longo dos últimos 18 meses. O questionário de triagem para depressão com duas perguntas tem resultado negativo. O restante do exame neurológico nada revela digno de nota.

Qual das alternativas seguintes é a conduta terapêutica mais apropriada para esse paciente?

(A) Donepezil
(B) Avaliação para depressão com o questionário PHQ-9
(C) Teste da voz sussurrada
(D) Observação clínica

Caso 28

Homem, 79 anos, avaliado por histórico de 3 meses de dor no quadril direito. O paciente aponta para o centro de sua nádega direita ao ser solicitado a identificar a localização da dor. Não apresenta sintomas radiculares. Não informa a ocorrência de trauma focal, mas acredita que seus sintomas tiveram início depois que ele desceu de um meio-fio que era mais alto do que tinha previsto. Fora isso, o histórico clínico nada revela digno de nota. A única medicação em uso é paracetamol (em caso de necessidade) para a dor.

Ao exame físico, os sinais vitais estão normais. O exame clínico geral nada revela de importante. À palpação não se observa sensibilidade sobre a face lateral do quadril direito, mas o paciente sente leve desconforto ao serem palpadas as áreas das "covinhas" localizadas na superfície posterior das nádegas. Em ambos os quadris, não ocorre dor com a amplitude de movimento passivo. O teste de elevação da perna estendida tem resultado negativo. Quando qualquer dos quadris é mobilizado em flexão, abdução e rotação lateral com pressão inferior aplicada ao joelho, ocorre reprodução da dor do paciente.

Qual das alternativas seguintes é o diagnóstico mais provável?

(A) Osteoartrite da articulação do quadril
(B) Síndrome do piriforme
(C) Sacroiliíte
(D) Bursite trocantérica

Caso 29

Mulher, 26 anos, avaliada durante uma consulta de acompanhamento de rotina. Recentemente, a paciente foi submetida a testes genéticos "diretamente ao consumidor", que ofereceram rastreamento de risco para mais de 200 problemas diferentes. Os resultados indicaram que seu risco para câncer de mama genético era 52,5% maior do que o risco para a mulher média, e a paciente está interessada em discutir o que se pode fazer em seguida. Ela sente-se bem e está assintomática. O histórico familiar de três gerações é negativo para câncer de mama e de ovário. A paciente não toma qualquer medicação.

O exame físico teve resultado normal.

Qual das alternativas a seguir é o exame diagnóstico mais apropriado a ser obtido?

(A) Rastreamento com IRM de mama de 2 em 2 anos
(B) Teste genético para *BRCA*
(C) Autoexame de mamas mensal
(D) Sem mais testes

Caso 30

Mulher, 88 anos, com enfisema grave. Avaliada no hospital por dispneia. Essa é a sua sétima hospitalização nos últimos

6 meses por sintomas semelhantes. Sua capacidade de realizar as atividades básicas da vida diária entre hospitalizações é significativamente limitada, e a paciente informa falta de ar desconfortável tanto em repouso como diante de atividade mínima. Fora isso, o histórico clínico é significativo apenas para hipertensão. As medicações em uso são tiotrópio, mometasona/formoterol, albuterol (em caso de necessidade), hidroclorotiazida e oxigênio suplementar.

Ao exame físico, a paciente encontra-se notavelmente dispneica, com aumento do trabalho respiratório em repouso. Está afebril. Pressão arterial = 148/84 mmHg, frequência de pulso = 98/min e frequência respiratória = 22/min. A saturação de oxigênio é de 86%, com suplementação de 6 L de oxigênio por cânula nasal. IMC = 17. Não há distensão de veia jugular. Os pulmões revelam diminuição significativa do movimento aéreo, mas sem achados focais. Há vestígios de edema de membros inferiores. O restante do exame nada revela digno de nota.

Após extensa discussão com a paciente, ela demonstra o desejo de prosseguir com uma abordagem paliativa, com enfoque no controle dos sintomas, diante de sua doença avançada e também pela ausência de resposta à terapia clínica máxima.

Qual das alternativas a seguir é a conduta terapêutica mais apropriada para a dispneia dessa paciente?

(A) Lidocaína por nebulização
(B) Morfina por nebulização
(C) Lorazepam oral
(D) Morfina oral

Caso 31

Homem, 68 anos, avaliado no hospital para fratura intertrocantérica direita sofrida em queda da própria altura. O paciente informa dor no quadril direito, mas sem outros sintomas. É hipertenso e sofre de diabetes melito tipo 2, e se encontrava em seu estado habitual de saúde antes da queda. O paciente verifica seu nível glicêmico várias vezes por dia, com nível médio de glicose sanguínea = 150 mg/dL (8,3 mmol/L), com limite inferior = 92 mg/dL (5,1 mmol/L) e limite superior = 208 mg/dL (11,5 mmol/L). Fica marcado reparo cirúrgico para as 7 h da manhã seguinte; estima-se que a cirurgia se prolongará por 1,5 hora e está planejado o uso de anestesia espinal. As medicações em uso são enalapril; metformina de liberação prolongada; insulina glargina, 20 unidades à noite; e insulina lispro, 8 unidades a cada refeição. Nesse momento são 8 h da noite e o paciente já tomou suas medicações matinais habituais e a insulina lispro antes do jantar, mas ainda não tomou a insulina glargina.

Ao exame físico, os sinais vitais estão normais. Observa-se equimose sobre o quadril direito. A perna direita se encontra em rotação lateral. O restante do exame nada revela digno de nota.

Os exames laboratoriais são significativos pelos achados de hemoglobina A_{1c} = 8,2% e glicose plasmática = 182 mg/dL (10,1 mmol/L).

Além da descontinuação da metformina, qual das alternativas seguintes seria o tratamento diabético pré-operatório mais apropriado para esse paciente?

(A) Administrar insulina glargina conforme o habitual; suspender a insulina lispro programada
(B) Continuar sem interrupção tanto a insulina glargina como a insulina lispro
(C) Interromper a insulina glargina e a insulina lispro; iniciar infusão intravenosa de insulina
(D) Não administrar nenhum tipo de insulina até depois da cirurgia

Caso 32

Homem, 26 anos, avaliado por histórico de 3 meses de humor depressivo, baixa concentração, diminuição da energia, aumento das horas de sono e ganho de peso. O paciente informa ter faltado a vários dias no trabalho e que seu desempenho profissional está defasado. Não tem ideação suicida. O paciente afirma que seus sintomas atuais diferem de forma significativa de seu estado de ser habitual, "intensamente otimista e enérgico," e com excelente desempenho no trabalho. O paciente vivenciou diversos períodos de 30-40 dias de intensa energia, durante os quais dorme pouco e faz "más escolhas" (p. ex., farras e gastos excessivos e "transas de uma noite"). Não sofre de alucinações. Seu histórico clínico é significativo pelo tratamento de depressão durante a faculdade, com curso de 6 meses de sertralina. A medicação foi interrompida quando ele se sentiu "energético." Atualmente, não está tomando qualquer medicação.

O exame físico nada revela digno de nota.
Os exames laboratoriais estão normais.

Qual das alternativas a seguir é a conduta terapêutica mais apropriada?

(A) Desipramina
(B) Paroxetina
(C) Quetiapina
(D) Venlafaxina

Caso 33

Homem, 66 anos, internado no hospital depois de ser submetido a uma colectomia de sigmoide em regime de urgência por perfuração de divertículo e avaliado para otimização de seus problemas clínicos. O paciente tolerou satisfatoriamente a anestesia geral e não teve complicações perioperatórias imediatas. Está completamente desperto, alerta e respirando de forma confortável com controle adequado da dor pós-operatória. Dados adicionais do histórico, proporcionados por sua esposa, indicam que o paciente ronca alto durante o sono e, ocasionalmente, parece ficar asfixiado, com interrupção da respiração. O paciente informa não sentir sonolência durante o dia. Seu histórico clínico revela hipertensão e hiperlipidemia. O paciente toma lisinopril, sinvastatina e oxicodona (em caso de necessidade).

Ao exame físico, pressão arterial = 156/94 mmHg e frequência respiratória = 18/min. A saturação de oxigênio por oximetria de pulso = 97% com o paciente respirando ar ambiente. IMC = 45. Exame cardiovascular normal. A ausculta indica pulmões limpos. A incisão cirúrgica no quadrante inferior esquerdo está intacta, com mínima sensibilidade à palpação; ruídos hidroaéreos intestinais presentes, sem distensão do abdome.

Por ocasião da internação do paciente, os exames laboratoriais foram significativos em função dos achados de hemoglobina = 14,6 g/dL (146 g/L), contagem de leucócitos = 18.000/mcL (18 × 10⁹/L) com 95% de neutrófilos e painel metabólico normal.

Além da oximetria de pulso contínua, qual das alternativas a seguir seria o tratamento respiratório mais apropriado para esse paciente?

(A) Inserir tubo nasogástrico
(B) Manter a cabeceira da cama elevada em 30 graus
(C) Iniciar albuterol por nebulização
(D) Iniciar ventilação noturna por pressão positiva contínua nas vias aéreas

Caso 34

Homem, 65 anos, com data marcada para cirurgia bilateral de catarata sob sedação consciente. Seu histórico clínico é digno de nota em virtude da presença de hipertensão e asma. As medicações em uso são anlodipino, albuterol por inalação (em caso de necessidade) e fluticasona por inalação.

Ao exame físico, pressão arterial = 122/74 mmHg. Exame cardíaco normal. Os pulmões estão limpos.

Exames laboratoriais realizados há 1 ano revelam níveis normais de eletrólitos e de creatinina sérica.

Qual das alternativas seguintes é o exame diagnóstico subsequente mais apropriado?

(A) Radiografia de tórax
(B) Hemograma completo, tempo de protrombina e tempo de tromboplastina parcial ativada
(C) Eletrocardiografia
(D) Eletrólitos e creatinina sérica
(E) Sem mais testes diagnósticos

Caso 35

Mulher, 29 anos, avaliada por histórico de 2 semanas de caroço sensível na mama esquerda. A paciente não observou alterações cutâneas, glândulas inchadas, ou secreção pelo mamilo, e não há histórico de trauma mamário. A paciente teve problema parecido no último ano; na ocasião, foi obtida uma biópsia de mama negativa para câncer e a informação passada foi que se tratava de mamas fibrocísticas. A paciente toma anticoncepcional oral monocíclico e sua menstruação é regular; seu último período menstrual teve início há 1 semana. A menarca da paciente ocorreu aos 12 anos e ela jamais engravidou. Não há histórico familiar de câncer de mama.

Ao exame físico, todos os sinais vitais estão normais. IMC = 25. O exame das mamas revela massa sensível, móvel, arredondada de 2 cm, situada no quadrante externo superior da mama esquerda. Não estão presentes alterações cutâneas nem linfadenopatia supraclavicular ou axilar. O restante do exame físico nada revela digno de nota.

Qual das alternativas a seguir é a conduta terapêutica mais apropriada?

(A) Ultrassonografia diagnóstica
(B) Mamografia diagnóstica digital
(C) Biópsia por aspiração com agulha fina
(D) Interrupção da contracepção hormonal

Caso 36

Mulher, 39 anos, se apresenta no consultório para uma segunda opinião depois de ter recebido um diagnóstico recente de doença sistêmica de intolerância ao esforço (antes conhecida como síndrome de fadiga crônica), estabelecido em seguida a uma avaliação minuciosa. Os sintomas da paciente estão interferindo em suas atividades pessoais e profissionais cotidianas. Informa mialgia generalizada, artralgia, dificuldade de concentração, sono não reparador, e dor de cabeça crônica, mas sem anedonia ou ideação de lesão autoprovocada. A revisão de prontuários prévios revela exame físico normal. Nos últimos meses, vários exames realizados tiveram resultado normal: hemograma completo, taxa de hemossedimentação, provas de função tireoidiana, eletrólitos, provas de função renal, níveis séricos de glicose, creatino-quinase e creatinina sérica, testes de química hepática, teste de anticorpo antinuclear e teste para detecção de drogas na urina. Um estudo do sono e exames de imagem do tórax, abdome e pelve tiveram resultado normal. Seu histórico clínico é significativo para hipertensão. O histórico familiar é positivo para presença de hipertensão nos pais da paciente. A única medicação tomada pela paciente é ramipril.

O exame físico nada revela digno de nota.

Em prosseguimento ao tratamento, qual das alternativas a seguir será o curso de ação mais apropriado?

(A) Citalopram
(B) Terapia cognitivo-comportamental
(C) Metilfenidato
(D) Valaciclovir

Caso 37

Mulher, 28 anos, vai ao consultório para discutir suas opções anticoncepcionais. A paciente é sexualmente ativa e se encontra em uma relação monogâmica com novo parceiro. Vem usando acetato de medroxiprogesterona de depósito nos últimos 2 anos, mas apresenta sangramento inesperado, considerado pela paciente como inaceitável; além disso, informa alterações do humor e ganho de peso. A paciente não tem planos de ter filhos por vários anos e está interessada em tentar pílulas de controle da natalidade. Seu histórico clínico é significativo por enxaqueca episódica em associação com fotofobia e aura visual. Jamais fumou. A única medicação em uso é sumatriptana (que a paciente toma em caso de necessidade).

Ao exame físico, os sinais vitais estão normais. IMC = 21. O exame clínico geral nada revela de importante.

Além da recomendação do uso da camisinha para redução do risco de infecções sexualmente transmissíveis, qual das alternativas a seguir seria o método anticoncepcional mais apropriado a ser recomendado?

(A) Anticoncepcional oral de estrogênio-progestógeno
(B) Anel vaginal de estrogênio-progestógeno
(C) Dispositivo intrauterino
(D) Anticoncepcional oral apenas de progestina
(E) Implante subcutâneo de progestina

Caso 38

Homem, 65 anos, avaliado durante exame de acompanhamento. O paciente está assintomático. Expressa interesse em fazer triagem para câncer de próstata com novo exame de rastreamento. O paciente traz consigo uma cópia de um estudo do teste de triagem, que utilizou uma população aleatoriamente selecionada de homens, dividindo-os em dois grupos: um grupo avaliado por câncer de próstata com o uso do novo teste e outro grupo que não passou pela triagem e para o qual qualquer caso de câncer de próstata seria diagnosticado pela detecção dos sinais e sintomas da doença. Os pesquisadores, inclusive os avaliadores dos desfechos, estavam "cegos" para o estudo.

O estudo concluiu que a sobrevida para o câncer de próstata aumentou em 2 anos no grupo submetido à triagem, em comparação com o grupo não submetido à triagem. O estudo incluiu uma maioria de homens brancos com média de idade de 66 anos. Houve pouco *cross-over* (cruzamento) entre os grupos. No grupo que fez o teste de triagem para câncer de próstata, houve maior número de casos dessa doença diagnosticados em geral, e a maioria eram cânceres de baixo grau. No grupo que não fez o teste, ocorreu número significativamente menor de casos de câncer de próstata diagnosticados em geral; no entanto, os que foram diagnosticados eram mais agressivos.

Qual das alternativas seguintes é a causa mais provável da maior sobrevida no estudo de coorte com detecção pelo teste de triagem?

(A) Viés de contaminação
(B) Viés de tempo de duração
(C) Viés de observador
(D) Viés de seleção

Caso 39

Homem, 48 anos, avaliado por histórico de 2 dias de dor e inchaço na parte anterior do joelho direito. A dor teve início súbito e vem aumentando em intensidade. No momento, o paciente classifica sua dor como de grau 8 em uma escala de 10 pontos. Não apresenta instabilidade no joelho e não relata a presença de febre ou calafrios. Não possui histórico de trauma e jamais teve tal tipo de problema. Além da dor e do inchaço no joelho direito, o paciente está se sentindo bem. Ele trabalha na colocação de carpetes. A única medicação em uso é ibuprofeno, que proporciona alívio mínimo.

Ao exame físico, os sinais vitais estão normais. IMC = 28. Ao exame do joelho direito, está presente uma coleção de líquido palpável, localizada anteriormente à patela. O joelho direito está com a amplitude de movimento completa. Com a aplicação de forças em varo ou em valgo não se nota sensibilidade ou frouxidão na linha articular medial ou lateral. Os testes da gaveta anterior, da gaveta posterior e de Lachman são negativos.

Em prosseguimento ao tratamento, qual das alternativas a seguir será o curso de ação mais apropriado?

(A) Aspiração
(B) Compressão
(C) Injeção de glicocorticoide
(D) Radiografias do joelho direito
(E) Ultrassonografia

Caso 40

Mulher, 35 anos, com procedimento marcado para liberação de túnel do carpo direito com anestesia local e sedação leve. Está prevista uma duração de menos de 1 hora para a cirurgia. A paciente é fisicamente ativa e, fora esse problema, sente-se bem, sem vertigem, alterações do peso, fadiga ou falta de ar. Há 5 anos, a paciente recebeu transplante de rim de parente vivo para doença renal policística; também é hipertensa. As medicações em uso são anlodipino, tacrolimo, micofenolato e prednisona, 5 mg/d. Não ocorreram modificações recentes em suas medicações.

Ao exame físico, a paciente está afebril. Pressão arterial = 128/80 mmHg e frequência de pulso = 68/min. Exceto pela presença de parestesia na mão direita, acompanhando a distribuição do nervo mediano, o exame físico nada revela de importante.

Os exames laboratoriais (painel químico básico e provas de função renal) são normais.

Qual das alternativas a seguir é a conduta pré-operatória mais apropriada para a terapia com glicocorticoide dessa paciente no dia da cirurgia?

(A) Continuar com a dose atual de prednisona
(B) Dobrar a dose atual de prednisona
(C) Substituir a prednisona diária por hidrocortisona intravenosa, 50 mg
(D) Suspender a prednisona

Caso 41

Homem, 81 anos, internado no hospital com síndrome coronariana aguda. Tem indicação de angiografia coronariana imediata, com possível angioplastia e colocação de *stent*. O paciente apresenta demência leve tratada com donepezil. É casado e sua esposa foi designada como sua procuradora (decisora substituta). O paciente é informado acerca dos riscos, benefícios e alternativas ao procedimento. Demonstra compreensão básica desses elementos e se mostra capaz de refletir sobre os riscos, benefícios e alternativas ao procedimento. O paciente consente com o procedimento de angiografia coronariana e, ao ser novamente perguntado, sua decisão permanece inalterada. No momento, sua esposa não está disponível.

Qual das alternativas a seguir é a ação seguinte mais indicada?

(A) Obter consentimento da esposa do paciente
(B) Aplicar o Miniexame do estado mental
(C) Prosseguir com a angiografia coronariana
(D) Pedir a um colega que avalie e confirme a capacidade de tomada de decisão do paciente

Caso 42

Homem, 27 anos, avaliado no departamento de emergência para leve desconforto e dor latejante no testículo esquerdo, presente ao longo da última semana. O paciente também nota frequência miccional e disúria, mas sem corrimento peniano. Informa não sentir dor nas costas ou febre e não perdeu peso. Seu histórico clínico nada revela de importante. A única medicação em uso é ibuprofeno, que o paciente toma em caso de necessidade para a dor. Sexualmente ativo com diversas parceiras; usa proteção de barreira apenas intermitentemente. Informa não ter sofrido trauma testicular.

Ao exame físico, pressão arterial = 126/64 mmHg e frequência de pulso = 90/min. IMC = 22. O pênis tem aspecto normal, sem corrimento no meato. O testículo esquerdo tem consistência amolecida, com enorme sensibilidade à palpação sobre o polo superior. A dor testicular diminui com a elevação do testículo.

Os exames laboratoriais informam hemograma completo normal e a análise microscópica da urina revela 2 leucócitos/cga.

Qual das alternativas seguintes é o diagnóstico mais provável?

(A) Epididimite
(B) Torção testicular
(C) Infecção de sistema urinário
(D) Varicocele

Caso 43

Mulher, 64 anos, avaliada por dificuldade no controle da urina. A paciente trabalha e mantém um estilo de vida muito ativo; a perda urinária está restringindo suas atividades. Há necessidade do uso de absorvente por causa da perda de urina involuntária que ocorre quando tosse, espirra, ou ri e, ocasionalmente, com o esforço físico. Não há disúria nem aumento da frequência urinária. A paciente não fuma nem consome bebidas alcoólicas. Seu histórico clínico é digno de nota pela hipertensão e a única medicação em uso é lisinopril.

Ao exame físico, a temperatura da paciente está normal; pressão arterial = 130/78 mmHg, frequência de pulso = 72/min e frequência respiratória = 14/min; IMC = 29. O exame geral nada revela de importante. Exame pélvico normal, exceto por leve prolapso da parede anterior.

A urinálise teve resultado normal.

Além de sugerir perda de peso, qual das alternativas a seguir seria a conduta terapêutica mais apropriada?

(A) Oxibutinina
(B) Treinamento para os músculos do assoalho pélvico
(C) Determinação do volume de urina residual pós-miccional
(D) Urinação induzida
(E) Estudo urodinâmico

Caso 44

Mulher, 26 anos, avaliada durante exame de rotina. Seu último teste de Papanicolaou foi realizado há 1 ano e o resultado foi normal. A paciente recebeu uma série completa de vacina de papilomavírus humano (HPV) quadrivalente. Seu histórico clínico nada revela de importante. O histórico familiar também não ajuda. A paciente não toma remédios.

Ao exame físico, a temperatura da paciente está normal; pressão arterial = 110/72 mmHg e frequência de pulso = 78/min. O restante do exame físico teve resultado normal.

Para essa paciente, qual das alternativas a seguir é a conduta terapêutica mais apropriada para a triagem de câncer de colo do útero?

(A) Obter teste para HPV em 2 anos
(B) Obter teste de Papanicolaou em 2 anos
(C) Obter imediatamente testes de Papanicolaou e de HPV
(D) Obter testes de Papanicolaou e de HPV em 2 anos

Caso 45

Homem, 67 anos, avaliado em seguida a diagnóstico recente de diabetes melito tipo 2. O paciente é sedentário, mas não apresenta sintomas cardiopulmonares. O histórico familiar é significativo para infarto de miocárdio no pai aos 50 anos e AVC na mãe aos 54 anos. O paciente não toma qualquer medicação.

Ao exame físico, o paciente está afebril. Pressão arterial = 144/96 mmHg. IMC = 40. Além da obesidade, seu exame físico está normal.

Exames laboratoriais:

Alanina aminotransferase   31 U/L
Colesterol total   203 mg/dL (5,26 mmol/L)
LDL-colesterol   123 mg/dL (3,19 mmol/L)
HDL-colesterol   40 mg/dL (1,04 mmol/L)
Creatinina sérica   0,75 mg/dL (66,3 mcmol/L)
Glicose   194 mg/dL (10,8 mmol/L)
Triglicerídeos   201 mg/dL (2,27 mmol/L)
Hemoglobina A_{1c} 6,7%

O eletrocardiograma teve resultado normal.

Seu risco estimado para doença cardiovascular aterosclerótica em 10 anos é de 25%, com base nas Equações de Coorte Combinadas.

O paciente é orientado a fazer mudanças no estilo de vida para redução do risco cardiovascular, o tratamento do diabetes e da hipertensão tem início com metformina e ramipril.

Qual das alternativas seguintes é a conduta terapêutica mais apropriada para a hiperlipidemia desse paciente?

(A) Genfibrozila
(B) Terapia de alta intensidade com atorvastatina
(C) Terapia de intensidade moderada com sinvastatina
(D) Nenhum tratamento adicional

Caso 46

Homem, 49 anos, avaliado durante exame de rotina. Assintomático, mas preocupado com relação ao risco para doença cardiovascular. No seu histórico clínico informa hipertensão. O paciente, não fumante, é executivo de uma empresa de grande sucesso. O histórico familiar nada traz de novo. Medicado exclusivamente com hidroclorotiazida.

Ao exame físico, o paciente está afebril. Pressão arterial = 118/78 mmHg e frequência de pulso = 78/min. IMC = 31. O restante do exame físico teve resultado normal.

Os resultados dos exames laboratoriais informam colesterol total sérico = 190 mg/dL (4,92 mmol/L) e HDL-colesterol sérico = 46 mg/dL (1,19 mmol/L). Glicose plasmática em jejum = 95 mg/dL (5,27 mmol/L).

Seu risco estimado para doença cardiovascular aterosclerótica em 10 anos é de 3,2%, com base nas Equações de Coorte Combinadas.

Em prosseguimento ao tratamento, além de dieta e exercício, qual das alternativas a seguir será o curso de ação mais apropriado?

(A) Determinação do escore de cálcio coronariano
(B) Eletrocardiograma de esforço
(C) Eletrocardiograma em repouso
(D) Sem exames adicionais

Caso 47

Homem, 91 anos, trazido por sua filha ao consultório depois de haver sofrido duas quedas recentes. O paciente vive de modo independente em sua própria casa e as duas quedas ocorreram onde mora; nessas ocasiões, o paciente estava usando andador. Ele não teve nenhum ferimento sério com essas quedas. Não se recorda da causa das quedas, mas foi capaz de se levantar após cada uma delas. Sabe-se que o paciente sofre de distúrbio multifatorial da marcha e que vem fazendo uso rotineiro do andador nos últimos 2 anos. Informa que o equilíbrio piorou nos últimos meses e que seu nível de atividade vem "diminuindo". Informa ainda que não sofre de vertigem ou fraqueza específica. Sua cognição está normal. O histórico clínico revela osteoartrite difusa com desconforto mínimo e pequeno AVC ocorrido há 10 anos sem qualquer déficit residual. O paciente não consome bebida alcoólica. Medicação: aspirina diariamente, paracetamol (em caso de necessidade) e pomada de mentol (uso tópico) para ocasionais dores articulares.

Ao exame físico, o paciente está afebril. Pressão arterial = 138/82 mmHg na posição sentada e 140/84 mmHg na posição em pé; frequência de pulso = 84/min sentado e 80/min em pé. Visão corrigida para 20/25 nos dois olhos. Com o uso do andador, o paciente exibe marcha lenta com ampliação da base. O exame neurológico está normal, sem características parkinsonianas. Sem assimetrias detectáveis na força muscular. O paciente está calçando sandálias de dedo, o seu calçado favorito.

Foi iniciada intervenção multimodal com o objetivo de evitar quedas, com encaminhamento à fisioterapia para um programa individualizado de exercícios. O médico solicita uma avaliação de segurança domiciliar para otimização do ambiente onde o paciente vive e são passadas instruções para o uso de calçados adequados.

Qual dos seguintes tratamentos adicionais tem maior probabilidade de diminuir o risco de queda desse paciente?

(A) Meias de compressão
(B) Protetores de quadril
(C) Suplementação com mineralocorticoides
(D) Suplementação com vitamina D

Caso 48

Homem, 39 anos, internado em uma instituição de cuidados paliativos, avaliado por humor depressivo. Sofre de esclerose lateral amiotrófica progressiva, com expectativa de vida estimada em semanas a meses. Sua esposa é a cuidadora principal; o paciente tem dois filhos adolescentes que ainda residem em sua casa. O paciente está choroso e informa que, por vezes, sente-se triste e com opressão. Ele está cansado, tem pouco apetite e perdeu peso. Admite que, por vezes, desejou que a morte viesse rapidamente, mas não tem planos para agir sobre esses sentimentos. Atribui sua enfermidade ao uso de drogas ilícitas no passado e sente-se culpado ao constatar que seus filhos crescerão sem a presença do pai.

Qual das alternativas a seguir é o diagnóstico mais provável?

(A) Transtorno de adaptação com humor depressivo
(B) Luto antecipatório
(C) Depressão maior
(D) Transtorno do luto complexo e persistente

Caso 49

Homem, 77 anos, avaliado por histórico de 6 meses de fadiga, fraqueza e disfunção erétil. Antes o paciente tinha vida sexual agradável com sua esposa, mas mais recentemente tem sentido pouco interesse na atividade sexual. Não está sendo capaz de fazer sua rotina habitual de exercícios em virtude da diminuição da energia e da fraqueza muscular. Informa não ter perdido peso nem apresentar humor depressivo.

Ao exame físico, o paciente está afebril. Pressão arterial = 142/88 mmHg e frequência de pulso = 90/min. IMC = 32. Exame cardiopulmonar normal. Exames dos sistemas musculoesquelético e nervoso normais. Observa-se testículos de aspecto normal e circuncisão peniana.

Os exames laboratoriais revelam nível de testosterona total sérica matinal (8h da manhã) = 195 ng/dL (6,8 nmol/L). O nível sérico do hormônio estimulante da tireoide se encontra dentro dos limites normais.

Em prosseguimento ao tratamento, qual das alternativas a seguir será o curso de ação mais apropriado?

(A) Iniciar a terapia de reposição de testosterona
(B) Medir os níveis dos hormônios folículo-estimulante e luteinizante
(C) Medir o nível de prolactina
(D) Obter IRM da hipófise
(E) Repetir o nível de testosterona matinal às 8 horas

Caso 50

Homem, 46 anos, avaliado por histórico de 3 semanas de dor no pé direito. A dor se localiza nas proximidades da face inferior medial do calcanhar, sem irradiação. O paciente descreve a dor como aguda e que ocorre com os primeiros passos dados depois de acordar pela manhã, ou depois de repouso prolongado. A dor melhora à medida que o paciente continua a andar. Informa não haver edema, eritema, ou equimoses nessa área e não há histórico de trauma. Seu histórico clínico é significativo por obesidade. O paciente tentou ibuprofeno, sem, entretanto, conseguir alívio da dor.

Ao exame físico, os sinais vitais estão normais. IMC = 35. Força e sensibilidade normais no pé. A palpação do tubérculo medial do calcâneo causa dor. A dor também pode ser reproduzida com a dorsiflexão passiva dos dedos do pé. A palpação da face posterior do calcanhar ou a percussão na face inferior ao maléolo medial não causam dor. Não há atrofia do coxim adiposo do calcanhar. Presença de pé chato (*pes planus*).

Qual das alternativas seguintes é o diagnóstico mais provável?

(A) Tendinopatia do calcâneo
(B) Síndrome do coxim do calcanhar
(C) Fascite plantar
(D) Fratura de estresse do osso navicular tarsal

Caso 51

Mulher, 48 anos, avaliada por histórico de 6 semanas de dor lombar persistente. Trata-se de uma enfermeira que vem sofrendo dores contínuas desde que ajudou a levantar um paciente. A dor se localiza na região lombar das costas, é bilateral e não se irradia. A paciente não está febril nem com disfunção do intestino ou bexiga. Há 10 anos, a paciente se envolveu em um acidente automobilístico, tendo sofrido uma lesão nas costas que, em seguida, foi curada. Fora isso, o histórico clínico nada revela digno de nota, e a única medicação usada é naproxeno (que a paciente toma em caso de necessidade) para controle da dor.

Ao exame físico, os sinais vitais estão normais. IMC = 27. Exame clínico geral também normal. O exame musculoesquelético revela dor induzida por palpação sobre os músculos paraespinais lombares. Há limitação da amplitude de movimentos com a flexão e a extensão das costas. Os resultados do teste de elevação da perna estendida são negativos bilateralmente. Força muscular e reflexos dos membros inferiores são normais.

Qual das alternativas a seguir é a conduta terapêutica mais apropriada?

(A) Repouso na cama
(B) Glicocorticoide com redução gradativa da dose
(C) Suporte lombar
(D) Massoterapia

Caso 52

Homem, 50 anos, avaliado no departamento de emergência depois de ter sofrido fratura complexa da tíbia direita em acidente automobilístico ocorrido à noite (9 horas). Sua fratura foi imobilizada com tala e o paciente foi internado no hospital para desbridamento da ferida e fixação interna, procedimentos a serem realizados na manhã do dia seguinte. Seu histórico clínico é considerável pela hipertensão, hiperlipidemia e diabetes melito tipo 2. As medicações em uso são metoprolol de liberação prolongada todas as manhãs, pravastatina todas as noites e metformina duas vezes ao dia. Por ocasião da internação, o paciente já tinha tomado todas as suas medicações habituais (tanto as doses matinais como as noturnas). O paciente se encontrava em seu estado de saúde habitual, sem sintomas antes do acidente.

Ao exame físico, o paciente está com o membro inferior direito protegido por tala. Pressão arterial = 138/86 mmHg e frequência de pulso = 78/min. O restante do exame físico está normal.

Os exames laboratoriais revelam níveis de bicarbonato sérico, nitrogênio ureico sanguíneo, creatinina sérica e potássio sérico normais; glicose plasmática obtida aleatoriamente = 119 mg/dL (6,6 mmol/L).

Qual medicação o paciente deve tomar na manhã da cirurgia?

(A) Metformina
(B) Metoprolol
(C) Metoprolol e metformina
(D) Nenhuma medicação

Caso 53

Homem, 28 anos, avaliado por histórico de 2 dias de dor no joelho direito. O paciente estava jogando futebol americano quando parou subitamente e girou para agarrar a bola. Ouviu um som de estalo e no mesmo momento sentiu dor intensa no joelho direito. Dentro de 30 minutos, o joelho já tinha inchado. Desde a ocorrência da lesão, o paciente tem se mostrado capaz de apoiar peso, mas sente desconforto ao caminhar e informa uma sensação de que seu joelho direito "vai ceder". O paciente também não é capaz de participar de qualquer outra atividade esportiva. Seu histórico clínico nada revela de importante. O paciente não está tomando remédios.

Ao exame físico, os sinais vitais estão normais. IMC = 24. O joelho direito está inchado e com efusão palpável. Não foram observados eritemas na pele sobrejacente, sensibilidade na linha articular medial ou lateral, ou maior frouxidão com a aplicação de forças em varo e em valgo. Os testes da gaveta anterior e de Lachman são positivos. O teste da gaveta posterior é negativo.

Qual das alternativas a seguir é o diagnóstico mais provável?

(A) Ruptura do ligamento cruzado anterior
(B) Ruptura do ligamento colateral lateral
(C) Ruptura do ligamento colateral medial
(D) Ruptura de menisco

Caso 54

Em uma conferência sobre morbidade e mortalidade, é apresentado um caso no qual um idoso morreu em decorrência de atraso no diagnóstico de colecistite. O paciente em questão foi internado no serviço clínico para avaliação de desconforto abdominal. A equipe de atendimento diagnosticou constipação, com base no histórico de inchaço abdominal e em uma radiografia do abdome que revelava grande volume de fezes. Foi iniciado o tratamento com emolientes fecais e laxantes. Pouco tempo depois, o paciente evoluiu com vômito, febre, dor abdominal progressiva e leucocitose; no entanto, não foram obtidos novos exames e o seu tratamento não foi significativamente alterado. Por fim, o paciente veio a óbito.

Qual dos seguintes erros cognitivos contribuiu de modo mais expressivo para o desfecho?

(A) Confiar excessivamente nas primeiras informações
(B) Viés de confirmação
(C) Viés de captação imprecisa dos aspectos do problema
(D) Viés de direcionamento de triagem

Caso 55

Mulher, 68 anos, avaliada por sintomas sinusais com 2-3 dias de duração. A paciente informa congestão nasal e secreção nasal esbranquiçada, sensação de repleção sobre ambos os seios maxilares e dor nos dentes superiores. A paciente está afebril e não sente dor de ouvido ou garganta; além disso, não teve contato com pessoas enfermas. Seu histórico clínico é significativo por hipertensão e diabetes melito tipo 2. Até onde sabe, não tem alergias farmacológicas. Suas medicações em uso são fosinopril e metformina.

Ao exame físico, temperatura = 37,2°C, pressão arterial = 122/72 mmHg e frequência de pulso = 68/min. IMC = 26. Nota-se sensibilidade à palpação sobre ambos os seios maxilares. Dentição e membranas timpânicas normais. Orofaringe levemente eritematosa, sem exsudatos. Não há linfadenopatia cervical. Os pulmões estão limpos. O restante do exame nada revela digno de nota.

Qual das alternativas a seguir é a conduta terapêutica mais apropriada?

(A) Amoxicilina-clavulanato
(B) Doxiciclina
(C) TC dos seios nasais
(D) Cuidados de apoio

Caso 56

Mulher, 57 anos, avaliada por histórico de fogachos incômodos várias vezes ao dia, com suores noturnos que interrompem o seu sono 2-3 vezes a cada noite. Também informa irritabilidade e labilidade emocional e relata ressecamento vaginal que está se agravando, acompanhado por dispareunia. Seu último período menstrual ocorreu há 13 meses. Seu histórico clínico é significativo apenas para hipotireoidismo. Os históricos pessoal e familiar são negativos para câncer de mama e ovário. A única medicação em uso é levotiroxina. A mamografia e o controle do câncer de colo do útero estão atualizados.

Ao exame físico, os sinais vitais estão normais. O exame clínico geral nada revela de importante. O exame de mama é negativo. Ao exame pélvico, a mucosa vaginal está pálida com redução das rugas e presença de hemorragias petequiais. Observa-se diminuição da lubrificação vaginal.

Em prosseguimento ao tratamento, qual das alternativas seguintes será o curso de ação mais apropriado?

(A) Medir o nível de hormônio folículo-estimulante sérico
(B) Medir o nível sérico de estradiol
(C) Prescrever uma combinação de estradiol-progestógeno
(D) Prescrever paroxetina a baixas doses
(E) Prescrever creme vaginal de estradiol

Caso 57

Foi observado que uma instituição de cuidados de enfermagem apresenta percentual mais alto de infecções relacionadas ao uso de cateteres urinários. Para resolver esse problema, uma equipe de melhora da qualidade realiza uma análise de causa principal que descobre diversos problemas que estão possivelmente contribuindo para o elevado percentual de infecções.

Qual dos seguintes instrumentos para melhora da qualidade deve ser utilizado na organização dos resultados da análise de causa raiz?

(A) Diagrama de causa e efeito (em espinha de peixe)
(B) Diagrama de controle
(C) Diagrama de Pareto
(D) Diagrama de espaguete

Caso 58

Homem, 68 anos, examinado para avaliação pré-operatória para artroplastia total do joelho esquerdo. O paciente não pratica exercício e anda o mínimo possível em virtude da dor no joelho. Não informa outros sintomas. Seu histórico clínico é digno de nota pela hipertensão, que está sendo tratada com losartana.

Ao exame físico, pressão arterial = 130/74 mmHg. Exame cardiovascular normal. O joelho esquerdo exibe alterações compatíveis com osteoartrite grave.

Os exames laboratoriais revelam uma creatinina sérica normal.

Qual dos procedimentos a seguir deve ser realizado no pré-operatório?

(A) Teste de estresse cardíaco farmacológico não invasivo
(B) Ecocardiografia em repouso
(C) Determinação da troponina sérica
(D) Nenhum outro teste diagnóstico

Caso 59

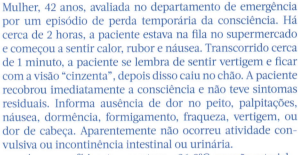

Mulher, 42 anos, avaliada no departamento de emergência por um episódio de perda temporária da consciência. Há cerca de 2 horas, a paciente estava na fila no supermercado e começou a sentir calor, rubor e náusea. Transcorrido cerca de 1 minuto, a paciente se lembra de sentir vertigem e ficar com a visão "cinzenta", depois disso caiu no chão. A paciente recobrou imediatamente a consciência e não teve sintomas residuais. Informa ausência de dor no peito, palpitações, náusea, dormência, formigamento, fraqueza, vertigem, ou dor de cabeça. Aparentemente não ocorreu atividade convulsiva ou incontinência intestinal ou urinária.

Ao exame físico, temperatura = 36,8ºC, pressão arterial = 110/80 mmHg em decúbito dorsal e 102/78 mmHg na posição em pé, frequência de pulso = 78/min em decúbito dorsal e 88/min em pé e frequência respiratória = 14/min. IMC = 28. Os pulmões estão limpos e o exame do coração está normal e sem sopros. O restante do exame clínico geral nada revela digno de nota. O exame neurológico está normal.

Os resultados dos exames laboratoriais revelam hemoglobina = 13,2 g/dL (132 g/L). Um teste de gravidez teve resultado negativo.

Qual das alternativas seguintes é o teste diagnóstico mais apropriado a ser executado em seguida?

(A) Ecocardiografia
(B) Eletrocardiografia
(C) TC de cabeça
(D) Sem testes adicionais

Caso 60

Homem, 61 anos, examinado para avaliação pré-operatória antes de uma artroplastia total do quadril esquerdo marcada para 2 semanas. O paciente foi hospitalizado há 4 meses em decorrência de infarto do miocárdio com supradesnivelamento do segmento ST, relacionado à oclusão completa de segmento proximal da artéria circunflexa esquerda. O paciente foi tratado com intervenção coronariana percutânea e aplicação de um *stent* farmacológico eluidor de everolimo em coronária. Desde então, tem passado bem e sem sintomas no desempenho de suas atividades diárias; o ecocardiograma obtido há cerca de 1 mês revelou a preservação da função do ventrículo esquerdo e ausência de cardiopatia estrutural. Seu histórico clínico também é digno de nota por causa da hipertensão e da hiperlipidemia. As medicações em uso são ácido acetilsalicílico, clopidogrel, carvedilol, atorvastatina e lisinopril.

Ao exame físico, pressão arterial = 126/76 mmHg e frequência de pulso = 64/min. A pressão venosa central está normal. Os exames cardíaco e pulmonar também estão normais. Não há edema periférico.

Os exames laboratoriais revelam um painel metabólico básico e hemograma completo normais.

O eletrocardiograma demonstra ritmo sinusal normal.

Qual das alternativas a seguir é o tratamento pré-operatório ideal?

(A) Continuar a administração de clopidogrel e ácido acetilsalicílico durante toda a cirurgia
(B) Adiar a cirurgia por um mínimo de 8 meses
(C) Descontinuar ácido acetilsalicílico e clopidogrel 5-7 dias antes da cirurgia
(D) Descontinuar clopidogrel 5-7 dias antes da cirurgia; continuar com o ácido acetilsalicílico

Caso 61

Homem, 26 anos, avaliado por episódios inesperados, quase diários, de suores, palpitações, tremores, falta de ar e dormência nos dedos das mãos e dos pés. Durante esses episódios, o paciente sente-se como se fosse morrer. Os episódios ocorreram durante palestras na faculdade de medicina e enquanto via filmes no cinema; os sintomas podem ser tão graves que o paciente precisa deixar o recinto para "tomar ar". Todos os episódios desaparecem depois de transcorridos 15-20 minutos. Por causa do medo de futuros episódios, esse paciente se afastou das atividades sociais. Seu sono tem sido insatisfatório e o paciente sente-se fatigado. Fora isso, o histórico clínico nada revela digno de nota. O paciente não fuma, não consome bebidas alcoólicas nem usa drogas ilícitas.

Ao exame físico, o paciente parece estar ansioso. Pressão arterial = 124/76 mmHg, frequência de pulso = 94/min e frequência respiratória = 16/min. IMC = 23. O restante do exame físico, inclusive exames dos sistemas cardíaco, pulmonar e nervoso, nada revela digno de nota.

Os exames laboratoriais, inclusive provas da função tireoidiana, estão normais.

Além da terapia cognitivo-comportamental, qual das alternativas a seguir seria o tratamento farmacológico de longa duração mais apropriado para esse paciente?

(A) Alprazolam
(B) Buspirona
(C) Propranolol
(D) Sertralina

Caso 62

Mulher, 40 anos, avaliada durante consulta de rotina, com solicitação de iniciar contracepção. A paciente tem sido sexualmente inativa desde o seu divórcio, ocorrido há alguns anos, mas se encontra em nova relação sexual e está interessada em começar a tomar algum anticoncepcional oral. Seu histórico clínico nada revela de importante e não há histórico de tromboembolia, cardiopatia ou dor de cabeça. A paciente nunca foi fumante e não toma medicamentos. Seu último teste de Papanicolaou ocorreu há 1 ano, com resultado normal. Suas menstruações são regulares; seu período menstrual mais recente teve início há cerca de 3 semanas.

Ao exame físico, os sinais vitais estão normais. IMC = 27. O exame clínico geral, inclusive o exame de mama, nada revela de importante.

Qual das alternativas a seguir é a conduta terapêutica mais apropriada antes do início da contracepção hormonal nessa paciente?

(A) Perfil lipídico
(B) Mamografia
(C) Exame pélvico e teste de Papanicolaou
(D) Teste de gravidez
(E) Nenhum outro exame

Caso 63

Homem, 28 anos, avaliado por histórico de 3 dias de tosse, rinorreia, garganta inflamada, mal-estar generalizado e febre de baixa intensidade. Sua secreção nasal tem coloração levemente amarela e sua tosse é produtiva, com pequenas quantidades de expectoração amarela. O paciente informa não estar ofegante ou com falta de ar. Não fuma cigarros e não está sujeito a novas exposições ambientais. O paciente é professor de escola elementar e muitos de seus alunos apresentaram sintomas parecidos na semana anterior. As medicações em uso são paracetamol e ibuprofeno em caso de necessidade. Não tem alergias. O paciente pede ao médico que prescreva algum medicamento que o ajude a cuidar de seus sintomas.

Ao exame físico, temperatura = 37,8ºC, pressão arterial = 132/70 mmHg, frequência de pulso = 90/min e frequência respiratória = 18/min. IMC = 24. As conjuntivas estão pouco injetadas bilateralmente. O exame do ouvido tem resultado normal. A face posterior da faringe está eritematosa, sem aumento das amígdalas ou exsudato. Os cornetos nasais estão levemente inchados e nota-se uma quantidade abundante de secreção nasal límpida. O exame pulmonar não revela chiados ou roncos, e a percussão não demonstra macicez. O restante do exame nada revela digno de nota.

Qual das alternativas a seguir é a conduta terapêutica mais apropriada?

(A) Azitromicina
(B) Clorfeniramina-pseudoefedrina
(C) Codeína
(D) Albuterol por inalação

Caso 64

Mulher, 38 anos, avaliada no departamento de emergência com histórico de 1 dia de dor no ombro direito, que teve início depois de ter sofrido queda sobre essa região enquanto praticava corrida. A paciente informa não ter problemas de ombro antes da queda. Trata-se de atleta altamente ativa que gosta muito de correr, praticar ciclismo e jogar raquetebol. Seu histórico clínico nada revela de importante. Como medicação, usa apenas paracetamol em caso de necessidade para controle da dor.

183

Ao exame físico, os sinais vitais estão normais. IMC = 21. Os achados do exame clínico geral nada revelam de importante. Ao exame musculoesquelético, o pescoço está normal. O ombro direito tem aspecto normal e não se observa sensibilidade à palpação das estruturas ósseas. A paciente não consegue realizar abdução ativa do ombro direito além de 90º. Ao ser solicitada para abaixar progressivamente o braço depois de seu posicionamento passivo em abdução até 90º, o braço pende até a cintura. Em abdução passiva do braço até 20º e em rotação lateral, a paciente não é capaz de manter a rotação lateral. A paciente não sente dor ao realizar rotação medial ou lateral. A força de preensão e a sensibilidade da mão estão normais.

As radiografias simples do ombro direito não mostram luxação ou fratura.

Em prosseguimento ao tratamento, qual das alternativas a seguir será o curso de ação mais apropriado?

(A) Injeção de glicocorticoide
(B) IRM do ombro direito
(C) Fisioterapia
(D) Exame de condução nervosa no membro superior direito

Caso 65

Homem, 38 anos, avaliado durante consulta de acompanhamento. Há 8 semanas o paciente foi diagnosticado com um primeiro episódio de depressão, com base nos sintomas de humor depressivo, fadiga, aumento das horas de sono, anedonia e ganho de peso. Seu escore no questionário PHQ-9 foi 15 (depressão moderadamente grave). Naquela ocasião, foi iniciada a administração de citalopram, 20 mg/d. Há 6 semanas, o paciente estava tolerando a medicação sem efeitos colaterais significativos, mas sem melhora dos sintomas; assim, a dose de citalopram foi aumentada para um máximo de 40 mg/d. Atualmente, o paciente informa que não houve melhora de seus sintomas depressivos e seu escore PHQ-9 continua sendo 15. Informa ainda que não tem ideação suicida.

Ao exame físico, o paciente apresenta afeto levemente depressivo, mas responde de modo apropriado. Os sinais vitais estão normais e o restante do exame nada revela digno de nota.

Em prosseguimento ao tratamento, qual das alternativas a seguir será o curso de ação mais apropriado?

(A) Acrescentar liotironina
(B) Descontinuar citalopram e iniciar bupropiona
(C) Descontinuar citalopram e iniciar olanzapina
(D) Encaminhar para terapia eletroconvulsiva

Caso 66

Uma clínica médica contratou uma médica recém-formada de um programa de treinamento em residência de medicina interna. A nova médica tinha referências excelentes e seu desempenho na clínica tem sido exemplar. Os pacientes gostam muito dela, seu atendimento clínico é considerado excelente e os membros da equipe informam que a profissional é excepcional no trabalho em equipe.

Um colega médico da clínica descobre que a página desta nova médica em uma rede social contém comentários depreciativos sobre pacientes obesos, pacientes com transtornos somatoformes e pacientes não aderentes, embora não sejam citados pacientes específicos da clínica. Sua página na rede social também contém fotografias da médica consumindo bebida alcoólica em várias reuniões sociais.

Qual das alternativas a seguir é o curso de ação mais apropriado a ser tomado por este colega, com relação ao uso da rede social desta médica?

(A) Reunir-se com a colega e aconselhar para que ela remova o conteúdo inadequado
(B) Notificar o médico-chefe na clínica sobre as postagens inadequadas
(C) Postar comentário na página da rede social da colega, indicando que o conteúdo é contrário à ética profissional
(D) Não há necessidade de qualquer ação

Caso 67

Homem, 45 anos, avaliado por histórico de 1 ano de tosse. O paciente descreve a tosse como episódica e não produtiva ao longo de todo o dia. Acredita que sua tosse pode piorar depois de uma refeição pesada. O paciente informa ainda que não há gotejamento pós-nasal, falta de ar, respiração ofegante, dor no peito, dispneia noturna paroxística, ou edema de membro inferior, embora ocasionalmente sinta azia. O paciente fuma 15 anos-maço de cigarro e consome uma dose de bebida alcoólica e três xícaras de café por dia. Sem histórico de exposição ambiental. Fora isso, o histórico clínico nada revela digno de nota e o paciente não toma remédios.

Ao exame físico, temperatura = 37,2ºC, pressão arterial = 140/70 mmHg, frequência de pulso = 70/min e frequência respiratória = 16/min. IMC = 35. O exame dos pulmões revela sons respiratórios normais. O exame cardiovascular está normal; não há S_3. O paciente tem obesidade abdominal e não foi observado edema pedal.

Radiografias torácicas posteroanterior/lateral estão normais.

Além das orientações para abandono do tabagismo e redução do peso, qual das alternativas a seguir seria a conduta terapêutica mais apropriada para esse paciente?

(A) Anti-histamínico/descongestionante
(B) Broncoscopia
(C) Ecocardiografia
(D) Inibidor da bomba de prótons

Caso 68

Homem, 65 anos, avaliado durante exame de rotina. Está assintomático. O paciente fuma 15 anos-maço de cigarro e o histórico familiar nada revela de importante. Não toma qualquer medicação.

Qual das alternativas é a manobra de triagem mais efetiva?

(A) Palpação de aorta abdominal
(B) Ausculta de artéria carótida
(C) Palpação de pulso
(D) Exame dos testículos

Caso 69

Mulher, 63 anos, avaliada por histórico de 3 semanas de corrimento vaginal. Descreve o corrimento como amarelado e malcheiroso, acompanhado por queimação e dispareunia. A paciente está na menopausa e é sexualmente ativa com novo parceiro masculino. Seu último teste de Papanicolaou foi realizado há 2 anos e estava normal. Seu histórico clínico é significativo por hipertensão e a única medicação em uso é hidroclorotiazida.

Ao exame físico, a paciente está afebril. Pressão arterial = 128/78 mmHg, frequência de pulso = 72/min e frequência respiratória = 12/min. IMC = 26. Ao exame pélvico, está presente um corrimento amarelado e espumoso no recesso vaginal. O colo não apresenta lesões, embora tenha ocorrido sangramento de contato com a aplicação do espéculo. Não ocorre sensibilidade de movimento do colo do útero ou sensibilidade adnexial. O restante do exame nada revela digno de nota.

Os exames laboratoriais revelam pH vaginal = 6,0; teste das aminas (*whiff test*) negativo. A figura ilustra a microscopia em salina. A microscopia com preparação de hidróxido de potássio teve resultado negativo. Testes para *Chlamydia trachomatis* e *Neisseria gonorrhoeae* negativos.

Está planejado o tratamento com dose única de metronidazol.

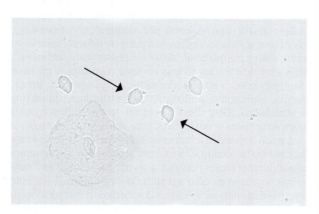

Qual das alternativas seguintes é a intervenção adicional mais apropriada?

(A) Confirmar a infecção com um teste de amplificação de ácido nucleico
(B) Fazer novo teste de Papanicolaou após o tratamento
(C) Testar para cura após o tratamento
(D) Tratar o parceiro sexual da paciente

Caso 70

Homem, 55 anos, avaliado durante nova consulta. O paciente sente-se bem e não apresenta sintomas específicos, mas solicita orientação quanto à redução de seu risco para doença cardiovascular, porque recentemente seu irmão mais novo sofreu infarto do miocárdio. O paciente tem um estilo de vida sedentário, mas sem sintomas cardiopulmonares. Seu histórico clínico é significativo por obesidade e hipertensão. As medicações em uso são hidroclorotiazida e lisinopril.

Ao exame físico, o paciente está afebril; pressão arterial = 136/82 mmHg. IMC = 34. Circunferência abdominal = 99 cm. O restante do exame físico nada revela digno de nota.

Exames laboratoriais:

Alanina aminotransferase	Normal
Colesterol total	207 mg/dL (5,36 mmol/L)
LDL-colesterol	137 mg/dL (3,55 mmol/L)
HDL-colesterol	34 mg/dL (0,88 mmol/L)
Creatina quinase	Normal
Creatinina sérica	Normal
Triglicerídeos	180 mg/dL (2,03 mmol/L)
Hemoglobina A_{1c}	Normal

O seu risco de 10 anos para evento cardiovascular maior, com base no calculador de risco de Framingham é de 12%.

O paciente é orientado com relação a modificações de seu estilo de vida, sendo iniciada a terapia de intensidade moderada com sinvastatina.

Qual das alternativas a seguir é o tratamento adicional mais apropriado para a redução do risco cardiovascular desse paciente?

(A) Ácido acetilsalicílico
(B) Diltiazem
(C) Fenofibrato
(D) Metformina

Caso 71

Mulher, 54 anos, avaliada por fogachos muito intensos, iniciados há cerca de 12 meses. Ocorrem várias vezes a cada noite, o que faz com que desperte do sono. Também ocorrem ao longo do dia, perturbando a sua concentração no trabalho. A paciente informa cansaço e labilidade emocional. Não se sente deprimida, mas está muito frustrada por causa de seus sintomas e mau humor. Também informa ressecamento vaginal com dispareunia intermitente; está aplicando lubrificantes, com alívio mínimo. A paciente não sofre disúria e não observou qualquer corrimento vaginal anormal. Tentou extrato radicular de acteia (*black cohosh*), ioga e aumento do exercício, mas o desconforto persiste. Seu histórico clínico também é significativo pela presença de hipertensão e é negativo para tromboembolia ou doença cardíaca. Há 5 anos, a paciente passou por histerectomia em decorrência de miomas uterinos. Está atualizada com o esquema de intervenções de monitoração da saúde, inclusive mamografia. A única medicação em uso é hidroclorotiazida.

Ao exame físico, pressão arterial = 136/80 mmHg; seus outros sinais vitais estão normais. O exame com espéculo revela mucosa vaginal pálida com diminuição das rugas. O restante do exame físico, inclusive o exame de mama, teve resultado normal.

Qual das alternativas a seguir é a conduta terapêutica mais apropriada?

(A) Estradiol-progestógeno oral
(B) Progestina oral
(C) Estradiol transdérmico
(D) Estradiol vaginal

Caso 72

Mulher, 32 anos, avaliada durante consulta de acompanhamento. A paciente informa que ela e seu marido estão pensando em uma gravidez e que ela descontinuou seu anticoncepcional oral há 2 meses. Seu histórico clínico é significativo por hipertensão, diabetes melito tipo 2 e depressão grave, atualmente em remissão. As medicações em uso são lisinopril, metformina, atorvastatina e sertralina. A paciente não fuma nem usa álcool ou drogas ilícitas. Há 1 ano, a paciente fez um teste de Papanicolaou, cujo resultado foi normal; não são identificados comportamentos de alto risco e suas vacinações estão atualizadas.

Ao exame físico, pressão arterial = 114/70 mmHg. IMC = 24. O restante do exame nada revela digno de nota.

Um teste urinário para gravidez teve resultado negativo.

O lisinopril foi descontinuado e foi receitada vitamina pré-natal com folato.

Qual das medicações também deve ser descontinuada?

(A) Atorvastatina
(B) Metformina
(C) Sertralina
(D) Não há necessidade de qualquer mudança adicional

Caso 73

Mulher, 27 anos, avaliada por sobrepeso. Seu peso vem aumentando continuamente ao longo dos últimos 10 anos e a paciente tentou perder peso por meio de dietas comerciais e aumento da atividade física. Além disso, consultou um nutricionista em busca de orientação nutricional. Com frequência a paciente se alimenta com *fast food* e faz "lanchinhos" no trabalho, antes das refeições e sobretudo em situações de estresse. Atualmente, a paciente pratica 30 minutos diários de exercício. Não fuma e raramente consome bebida alcoólica. Nos demais aspectos, seu histórico clínico nada revela de importante e a paciente não toma medicação.

Ao exame físico, a paciente está afebril. Pressão arterial = 138/74 mmHg e frequência de pulso = 76/min. IMC = 29. Circunferência abdominal = 92 cm. Os exames de cabeça, pescoço, pulmões e coração estão normais. A paciente está com obesidade abdominal, sem estrias.

Os exames laboratoriais, inclusive glicose plasmática em jejum, colesterol total e níveis de hormônio estimulante da tireoide estão normais.

Em prosseguimento ao tratamento e além da restrição calórica e da prática contínua e regular de exercícios, qual das alternativas a seguir seria o curso de ação mais apropriado para ajudar essa paciente a conseguir manter a perda de peso ou perder peso de modo sustentado?

(A) Terapia comportamental
(B) Banda gástrica laparoscópica ajustável
(C) Orlistato
(D) Fentermina

Caso 74

Mulher, 47 anos, avaliada por histórico de 2 anos de dores por cólicas na região abdominal inferior não associadas à náusea ou a alterações nos movimentos intestinais. A paciente também informa dor intermitente no lado direito do tórax com duração de 1 ano, e que se prolonga por 2-3 horas e desaparece espontaneamente. A dor torácica não está associada a esforço, mas algumas vezes é deflagrada por estresse. A paciente já tinha consultado seis médicos diferentes por causa desses sintomas e passou por inúmeros exames e testes diagnósticos que nada esclareceram. Ela já faltou vários dias ao trabalho por motivo de doença e quase que diariamente pesquisa seus sintomas on-line. Declara sua frustração com relação aos atendimentos médicos precedentes e teme estar com câncer ou com outra doença grave qualquer que ninguém é capaz de diagnosticar. A paciente não tem histórico familiar de câncer. As medicações em uso são paracetamol e comprimidos probióticos.

O exame físico completo, inclusive sinais vitais e exame pélvico, teve resultado normal.

Qual das alternativas a seguir é o diagnóstico mais provável?

(A) Transtorno conversivo
(B) Transtorno factício
(C) Transtorno de ansiedade de doença
(D) Transtorno de sintomas somáticos

Caso 75

Mulher, 40 anos, se apresenta para uma segunda opinião para sua dor crônica. Há vários anos a paciente padece de dor disseminada consistente com fibromialgia. Ela descreve a dor como do tipo "dolorosa por natureza", constante e que piora com atividades vigorosas. A paciente informa associação entre a dor e má qualidade do sono e pensamento "nebuloso", mas sem deficiências nítidas no teste cognitivo. A paciente não respondeu a cursos adequados de gabapentina, pregabalina, topiramato, amitriptilina, nortriptilina, duloxetina e venlafaxina. Além disso, a paciente tentou muitas terapias complementares e integrativas para ajudá-la no controle da dor, e não respondeu a numerosos suplementos fitoterápicos e hormônios bioidênticos. A paciente acredita que a acupuntura ajuda durante breves períodos, mas não tem condições financeiras de continuar com a prática no longo prazo. A paciente está frustrada pela incapacidade dos médicos já consultados em encontrar um remédio para alívio da dor. Sua única medicação é trazodona para dormir.

O exame físico nada revela digno de nota, exceto por sensibilidade muscular disseminada.

Qual das alternativas a seguir é a conduta terapêutica mais apropriada para essa paciente?

(A) Terapia cognitivo-comportamental
(B) Adesivo de lidocaína
(C) Terapia com AINE
(D) Terapia com opioides

Caso 76

Mulher, 32 anos, vai ao consultório para discutir sobre testes genéticos. A paciente pergunta se deve ser testada para a mutação do gene *BRCA* depois de ter lido um artigo, em uma revista, que recomendava a realização do teste. A paciente está assintomática e sentindo-se bem. Informa que não há massas palpáveis nas mamas, secreção pelos mamilos, ou alterações na pele das mamas. A paciente não usa medicamentos.

Ao exame físico, a paciente está afebril. Pressão arterial = 112/72 mmHg, frequência de pulso = 66/min e frequência respiratória = 16/min. IMC = 23. O restante do exame físico, inclusive o exame de mama, está normal.

Qual das alternativas a seguir é a conduta terapêutica mais apropriada?

(A) Obter um histórico familiar até três gerações
(B) Solicitar mamografia para avaliação
(C) Fazer o teste genético para *BRCA*
(D) Encaminhar a paciente para orientação genética

Caso 77

Mulher, 98 anos, avaliada no departamento de emergência depois de ter sofrido em sua residência uma queda sobre o quadril esquerdo. A paciente vive com sua filha e usa andador; além disso, precisa de ajuda para a maioria das suas atividades da vida diária. A filha cuida da paciente em tempo integral, sendo muito consciente e atenciosa. Seu histórico clínico é significativo por demência moderada, osteoartrite e osteoporose. A paciente tem leve perda da visão, maximamente corrigida com óculos. As medicações em uso são cálcio e vitamina D suplementares e paracetamol (em caso de necessidade).

Ao exame físico, trata-se de paciente agradável, mas de aspecto frágil. Os sinais vitais estão normais e não são observadas alterações ortostáticas. IMC = 17. Ela é orientada apenas para pessoas, mas pode nomear sua filha. O exame físico geral, inclusive o exame da pele, nada revela de importante. Sua visão está com correção máxima. Ao exame musculoesquelético, observa-se contusão na região do quadril esquerdo; mas, fora isso, a paciente tem amplitude de movimentos completa e indolor nessa articulação. Sua marcha é insegura e do tipo antálgico e depende da ajuda de uma pessoa para fazer transferências.

Radiografias da pelve e do quadril e perna esquerdos revelam osteoartrite articular, mas são negativas para fratura.

Qual das alternativas a seguir é a conduta terapêutica mais apropriada para que, no futuro, essa paciente diminua o número de quedas?

(A) Iniciar um programa de exercícios individualizado
(B) Iniciar risperidona
(C) Recomendar a internação em clínica de repouso
(D) Continuar com o tratamento em curso

Caso 78

Homem, 62 anos, avaliado durante primeira consulta. Informa jamais ter sido vacinado contra a gripe, em função de uma alergia ao ovo. A alergia foi diagnosticada há muitos anos, depois de ter urticária após a ingestão de ovos. Fora isso, seu histórico clínico nada revela de importante. O paciente está se sentindo bem e não faz uso de qualquer medicação.

O exame físico, inclusive sinais vitais, está normal.

Qual das alternativas a seguir é a conduta terapêutica mais apropriada para a vacinação desse paciente contra gripe?

(A) Administrar vacina inativada contra a gripe
(B) Administrar vacina viva atenuada contra a gripe
(C) Obter teste cutâneo para vacina contra a gripe
(D) Não vacinar o paciente contra a gripe

Caso 79

Homem, 45 anos, avaliado durante exame de rotina. O paciente está interessado em parar de fumar. Tem histórico de convulsões, mas não teve esse problema nos últimos 15 anos e descontinuou a medicação anticonvulsivante há 4 anos. O paciente é hipertenso. A única medicação em uso é anlodipino.

O exame físico nada revela digno de nota.

Qual das alternativas a seguir provavelmente dará a esse paciente a maior chance de sucesso em parar de fumar?

(A) Bupropiona
(B) Cigarros eletrônicos
(C) Adesivos de reposição de nicotina
(D) Vareniclina

Caso 80

Homem, 78 anos, avaliado por vertigem, que teve início de modo abrupto há 2 dias. A vertigem aumenta e diminui em termos de gravidade; cada episódio se prolonga por algumas horas e é acompanhado por turvação visual, náusea, dor de cabeça pouco intensa e falta de firmeza nos pés. O paciente informa não sentir dor no peito, falta de ar, ou trauma craniano recente. Não fuma e bebe diariamente uma taça de vinho de 120 mL. Seu histórico clínico é significativo por um infarto do miocárdio ocorrido há 5 anos, diabetes melito tipo 1, hipertensão e hiperlipidemia. As medicações em uso são insulina glargina, lisinopril, atorvastatina e ácido acetilsalicílico.

Ao exame físico, temperatura = 37,5°C, pressão arterial = 162/80 mmHg, frequência de pulso = 78/min e frequência respiratória = 15/min. IMC = 24. O exame neurológico é digno de nota por causa do comprometimento da visão para perto, uma manobra de Dix-Hallpike que revela 8 batimentos de nistagmo lateral sem atraso e marcha insegura, com inclinação para o lado direito. O restante do exame físico está normal.

Os exames laboratoriais mostram uma glicose plasmática = 244 mg/dL (13,5 mmol/L).

O eletrocardiograma revela ritmo sinusal normal, evidência de infarto do miocárdio inferior antigo e nenhuma alteração aguda de segmento ST ou onda T.

Qual das alternativas a seguir é o próximo exame diagnóstico mais apropriado?

(A) Ultrassonografia Doppler da carótida
(B) TC da cabeça
(C) Punção lombar
(D) IRM do cérebro

Caso 81

Homem, 26 anos, avaliado durante consulta de acompanhamento de rotina. O paciente pergunta sobre a realização de teste genético, porque seu pai e o avô paterno morreram, ambos, de doença de Huntington. Recentemente, seu irmão mais velho fez um teste genético que confirmou a mutação do gene *HD*; contudo, esse irmão mais velho ainda não está manifestando qualquer sintoma. Seu irmão mais novo também foi testado, mas os resultados foram negativos para o gene mutante. O paciente está assintomático e não faz uso de qualquer medicação.

O exame físico está normal.

Qual das alternativas seguintes é a conduta terapêutica mais apropriada para esse paciente?

(A) Obter um eletromiograma
(B) Fazer o teste genético
(C) Encaminhar o paciente para orientação genética
(D) Informar ao paciente que o teste é desnecessário

Caso 82

Um homem de 83 anos é internado no hospital com febre, dispneia intensa e hipoxemia causadas por pneumonia. O paciente se encontra letárgico, desorientado e mostra-se incapaz de tomar decisões. Seu histórico clínico é compatível com bronquite crônica. São iminentes a falência respiratória e a necessidade de ventilação mecânica. Não há diretrizes antecipadas de vontade do paciente. Dois filhos adultos estão com problemas em tomar decisões sobre o tratamento do pai, sobretudo no que diz respeito à ventilação mecânica.

Qual das alternativas é o curso de ação mais apropriado para facilitar a decisão sobre o tratamento desse paciente?

(A) Pedir aos filhos do paciente que tomem a decisão baseada nos melhores interesses do paciente
(B) Pedir aos filhos do paciente que tomem a decisão baseada no que acreditam ser o correto
(C) Perguntar aos filhos do paciente o que este faria se fosse capaz de tomar decisão
(D) Incentivar os filhos do paciente para que conversem com um assistente social
(E) Aguardar até que a justiça nomeie um tutor, que irá tomar a decisão

Caso 83

Mulher, 52 anos, avaliada durante exame de rotina. A paciente está saudável e assintomática. Sua menarca ocorreu aos 14 anos. Engravidou 1 vez e teve 1 criança, com uma gestação aos 30 anos. Não tem histórico familiar de câncer de mama ou ovário. Nos demais aspectos, seu histórico clínico é negativo; a paciente não faz uso de medicações.

Os sinais vitais estão normais e o restante do exame físico nada revela digno de nota.

Uma mamografia de avaliação em filme revela tecido mamário heterogeneamente denso no BI-RADS – Sistema de Dados e Relatório de Imagens de Mama para categorias de densidade mamária; fora isso, o mamograma teve resultado normal.

Qual das modalidades de imagem a seguir é a opção mais apropriada para a subsequente triagem para câncer de mama nessa paciente?

(A) IRM de mama
(B) Mamografia digital
(C) Mamografia em filme
(D) Ultrassonografia de mama inteira

Caso 84

Homem, 58 anos, avaliado por inchaço bilateral progressivo nas pernas, com duração de 1 ano. O paciente observou que o inchaço é mínimo pela manhã e mais pronunciado ao final do dia. Informa não sentir dores na panturrilha, mas de fato percebe sensação de peso nas duas pernas, que piora à noite. Não tem dispneia, ortopneia, dispneia noturna paroxística, ou distensão abdominal. Bebe socialmente e jamais fumou. Trabalha como policial. Seu histórico clínico nada mais revela de importante; o paciente não faz uso de medicações.

Ao exame físico, o paciente está afebril. Pressão arterial = 112/76 mmHg, frequência de pulso = 76/min e frequência respiratória = 16/min. IMC = 31. Não há elevação na pressão venosa central. Os pulmões estão limpos. Ao exame do coração, não são auscultados sopros ou bulhas cardíacas extras. O exame abdominal está normal. Não há linfadenopatia inguinal. O edema depressível dos membros inferiores se estende até cerca de 8 cm acima dos tornozelos. Telangiectasias, veias reticulares e pequenas veias varicosas são notadas nos tornozelos, bilateralmente.

Os exames laboratoriais são significativos para prova de função renal e painel químico do fígado; albumina sérica = 4,0 g/dL (40 g/L). A urinálise teve resultado normal.

Em prosseguimento ao tratamento, qual das alternativas a seguir será o exame diagnóstico mais apropriado?

(A) TC abdominal/pélvico
(B) Ultrassonografia venosa com Doppler dos membros inferiores
(C) Ecocardiograma transtorácico
(D) Sem exames adicionais

Caso 85

Mulher, 86 anos, avaliada por aumento da incontinência urinária. A paciente sofre de demência e vive com sua filha, que é sua cuidadora principal. Antes, a paciente sofria de incontinência urinária ocasional, mas hoje em dia precisa usar fralda. A filha está preocupada em virtude da leve irritação cutânea, observada nas nádegas da paciente. Além da demência, a paciente sofre de osteoartrite e hipotireoidismo. As medicações em uso são levotiroxina e paracetamol (em caso de necessidade).

Ao exame físico, os sinais vitais estão normais. IMC = 21. A paciente está confusa, mas cooperativa. Tem aspecto frágil e usa andador para seu equilíbrio quando está em pé e ao andar. O exame cardiopulmonar teve resultado normal. Sem sensibilidade abdominal nem repleção suprapúbica. O eritema está presente em torno das virilhas e nádegas, mas não são observadas úlceras por pressão.

A urinálise está normal.

Qual das alternativas a seguir é a conduta terapêutica mais apropriada?

(A) Agente antimuscarínico
(B) Treinamento para os músculos do assoalho pélvico

(C) Micção programada
(D) Estradiol transdérmico

Caso 86

Homem, 79 anos, avaliado por dor na região das nádegas. Há 6 meses, o paciente foi diagnosticado com linfoma não Hodgkin de grandes células B. Embora seu linfoma tenha respondido bem à terapia e o paciente esteja sem evidência de doença ativa, precisou ser hospitalizado por 3 vezes em virtude de complicações associadas à quimioterapia durante seu curso terapêutico. Durante o tratamento do linfoma, o paciente tem ficado acamado em sua casa. Descreve a dor como intensa na posição sentada e também tem dificuldade em encontrar uma posição confortável quando deitado. A dor menos intensa ocorre na posição em pé, mas o paciente não é capaz de permanecer nessa posição por muito tempo. O paciente está afebril. Fora esses achados, seu histórico clínico indica também hipertensão, hiperlipidemia, diabetes melito tipo 2 e doença renal crônica avançada em tratamento com hemodiálise em centro especializado. As medicações em uso são felodipina, insulina, carbonato de cálcio, calcitriol e eritropoietina.

Ao exame físico, o paciente está afebril; pressão arterial = 104/58 mmHg e frequência de pulso = 64/min em decúbito dorsal. IMC = 18. O paciente pesa 58 kg, com redução dos 77 kg que pesava há 5 meses. Está com aspecto caquético e com degeneração nas têmporas. O exame das costas do paciente não revela sensibilidade vertebral à palpação. Nota-se perda de massa dos músculos glúteos. O exame do sacro revela uma úlcera rasa com 5 cm de diâmetro, com crosta negra endurecida que cobre sua base. Não está ocorrendo drenagem na ferida e não foi observado eritema à sua volta.

Qual das alternativas seguintes é a conduta terapêutica mais apropriada para a lesão desse paciente?

(A) Biópsia da lesão
(B) Antibióticos intravenosos
(C) Deixar a ferida aberta ao ar
(D) Desbridamento cirúrgico

Caso 87

Homem, 25 anos, avaliado durante consulta de acompanhamento para um diagnóstico de esquizofrenia. O paciente foi diagnosticado depois que passou a apresentar embotamento afetivo cada vez mais grave, exprimir pouca emoção e ser acometido por uma sensação de que seus pensamentos estavam sendo ativamente transmitidos pelo rádio. Há 3 meses, passou a tomar clorpromazina, com melhora dos sintomas psiquiátricos. Mas sua família observa que o paciente passou a exibir movimentos corporais repetitivos e involuntários. Fora esses achados, seu histórico clínico é normal. Seus antecedentes familiares são positivos para um diagnóstico de esquizofrenia em seu pai.

Ao exame físico, o paciente está afebril; pressão arterial = 125/76 mmHg e frequência de pulso = 82/min. IMC = 24. O paciente tem aspecto desleixado e com pouca expressão facial, pouco contato visual, fala monótona e com movimentos faciais ocasionais (caretas e estalar dos lábios). O restante desse exame nada revela digno de nota.

Qual das alternativas a seguir é o tratamento farmacológico mais apropriado para esse paciente?

(A) Continuar com a clorpromazina
(B) Trocar clorpromazina por clozapina
(C) Trocar clorpromazina por haloperidol
(D) Trocar clorpromazina por tioridazina

Caso 88

Mulher, 53 anos, avaliada por aumento do ressecamento vaginal, prurido e dispareunia. A paciente observa leve corrimento vaginal, por vezes amarelado, mas não informa odor, disúria, frequência urinária, ou sangramento anormal. Tentou lubrificantes vaginais, mas com alívio mínimo. A relação sexual é tão desconfortável a ponto de fazer com que evite o sexo – e isso está colocando pressão em seu casamento.

Seu histórico clínico nada revela de importante e a paciente não faz uso de medicamentos. A paciente engravidou 3 vezes e teve 2 filhos, está na menopausa desde os 51 anos. Informa fogachos ocasionais, mas que não interferem em seu sono noturno. Sua última avaliação para câncer de colo do útero ocorreu há 2 anos, com resultado negativo.

Ao exame físico, os sinais vitais estão normais. O exame clínico geral nada revela de importante. O exame pélvico demonstra mucosa vaginal pálida com diminuição das rugas. Observa-se escasso corrimento de cor amarelo-alaranjada. O colo tem aspecto normal. O exame bimanual tem resultado normal, sem sensibilidade ou massas.

O pH vaginal = 5,5. O exame microscópico revela 3-5 leucócitos e 2-3 eritrócitos/cga e está negativo para células-chave (*clue cells*); e uma preparação com hidróxido de potássio tem resultado negativo para fungos. O teste das aminas (*whiff test*) também tem resultado negativo.

Qual das alternativas a seguir é a conduta terapêutica mais apropriada?

(A) Comprimidos vaginais de estradiol
(B) Gel vaginal de metronidazol
(C) Creme vaginal de miconazol
(D) Estradiol transdérmico com progestógeno oral

Caso 89

Mulher, 97 anos, avaliada no departamento de emergência por causa de dor abdominal que se irradia para as costas. Foi detectado aneurisma aórtico rompido nessa paciente. Em seguida a uma discussão com a paciente e sua família, ela declina qualquer tentativa de intervenção endovascular ou cirúrgica e pede que o tratamento se concentre em mantê-la confortável. Sua expectativa de vida estimada é de horas até dias. Seu histórico clínico é significativo por hipertensão; e antes da internação a paciente estava sendo medicada exclusivamente com felodipina.

Ao exame físico, a temperatura da paciente está normal; pressão arterial = 90/48 mmHg, frequência de pulso = 115/min e frequência respiratória = 24/min. IMC = 22. A paciente está desperta, alerta e capaz de responder a perguntas. Tem aspecto frágil e obviamente está sentindo dor. À palpação, observa-se sensibilidade abdominal, com movimentos de proteção. Não são detectados ruídos hidroaéreos intestinais.

Os exames laboratoriais são significativos pelos resultados de hemoglobina = 8,0 g/dL (80 g/L) e creatinina sérica = 5,9 mg/dL (521 mcmol/L).
A medicação anti-hipertensiva foi mantida.

Qual das alternativas a seguir é a conduta terapêutica mais apropriada para a dor dessa paciente?

(A) Fentanil transdérmico
(B) Hidromorfona intravenosa
(C) Morfina intravenosa
(D) Tramadol oral

Caso 90

Um médico observou que um colega com o qual vem trabalhando há muitos anos vem, nos últimos meses, se atrasando e faltando ao trabalho com frequência cada vez maior. No trabalho o colega parece estar desengajado, distraído, mal-humorado e esquecido. O médico também observou lapsos nos seus julgamentos e erros que, se passassem despercebidos, poderiam resultar em danos aos pacientes. O médico se reuniu em privado com seu colega e conversou sobre suas observações. Também perguntou ao colega se havia alguma coisa errada, tendo sido repelido; o colega declarou que estava bem.

Qual das alternativas seguintes é o curso de ação mais apropriado a ser tomado pelo médico com relação ao seu colega?

(A) Perguntar a outros médicos se fizeram observações semelhantes com relação ao colega
(B) Informar ao supervisor do colega suas observações e também o resultado da reunião privada
(C) Revisar as anotações do colega sobre seus pacientes, em busca de evidências de negligência médica
(D) Continuar a observar atentamente o colega

Caso 91

Mulher, 40 anos, avaliada após vários episódios testemunhados e recorrentes de síncope. A paciente é cirurgiã ortopédica e ao longo dos últimos 6 meses já sofreu perda da consciência em três ocasiões distintas depois de ter ficado em pé durante longos períodos no centro cirúrgico. Cada episódio foi breve e precedido por escurecimento da visão periférica, tendo ocorrido depois de transcorridas cerca de 2 horas do procedimento cirúrgico. A paciente informa não ter dor no peito, palpitações, fraqueza, dor de cabeça, sintomas sensoriais, rubor ou náusea antes dos episódios; além disso, depois da síncope não foram observadas incontinência urinária ou intestinal ou confusão pós-evento. Em seguida a cada evento, a paciente teve avaliação normal no departamento de emergência, com exame físico, exames laboratoriais e eletrocardiograma normais. Um monitor eletrocardiográfico de 24 horas aplicado depois de seu segundo episódio resultou normal. Fora isso, seu histórico clínico nada revela de importante e a paciente não faz uso de medicações.

Ao exame físico, a paciente está afebril. Pressão arterial = 132/74 mmHg em decúbito dorsal e 128/68 mmHg na posição em pé, frequência de pulso = 66/min em decúbito dorsal e 76/min em pé, e frequência respiratória = 14/min. IMC = 22. Seus exames cardíaco, pulmonar, abdominal e neurológico estão normais.

Os exames laboratoriais são significativos por hemograma completo e painel metabólico abrangente normais, inclusive glicose plasmática em jejum e provas da função renal. Um teste urinário para gravidez teve resultado negativo.

Qual das alternativas seguintes é o próximo exame diagnóstico mais apropriado?

(A) IRM do cérebro
(B) Ecocardiografia
(C) Eletrocardiografia ambulatorial de 48 horas
(D) Teste da mesa inclinada
(E) Nenhum outro exame

Caso 92

Homem, 31 anos, avaliado por histórico de preocupação, irritabilidade, inquietação, sono de má qualidade e fadiga. O paciente sente-se "tenso", tem dificuldade para se concentrar nas tarefas e se preocupa constantemente com relação à sua saúde, desempenho no trabalho e questões financeiras. Em recente avaliação de desempenho funcional, seu trabalho foi considerado "ruim". O paciente se afastou dos seus círculos sociais e tem vida sedentária. Ele sente frequentes dores de cabeça, fezes moles e aceleração dos batimentos cardíacos. Por causa desses sintomas, o paciente se preocupa, acreditando ter algum problema médico não diagnosticado. Seus escores para o questionário PHQ-9 e para a escala de 7 itens para transtorno de ansiedade generalizada (TAG-7) são, respectivamente, 9 e 13. Ao ser perguntado sobre o impacto dos sintomas na sua capacidade de trabalho, no cuidado com as coisas domésticas ou no relacionamento com outras pessoas, informa que eles dificultaram muito essas atividades. O paciente não fuma nem usa drogas ilícitas; bebe uma dose de bebida alcoólica por dia.

Ao exame físico, pressão arterial = 138/84 mmHg e frequência de pulso = 100/min. IMC = 28. O restante do exame físico nada revela digno de nota.

Os exames laboratoriais, inclusive as provas da função tireoidiana, estão normais.

Qual das alternativas a seguir é o diagnóstico mais provável?

(A) Transtorno do déficit de atenção/transtorno de hiperatividade
(B) Transtorno de ansiedade generalizada
(C) Depressão maior
(D) Transtorno obsessivo-compulsivo

Caso 93

Mulher, 27 anos, avaliada durante consulta de acompanhamento. A paciente está planejando uma viagem à China e sua situação de imunização está sendo revisada. Recebeu a primeira dose da série de vacina para o vírus da hepatite B (HBV) há 18 meses, e a segunda dose 1 mês depois. Mas a paciente não recebeu a terceira dose. Seu histórico clínico nada revela de importante e a paciente não faz uso de medicações.

Os resultados do exame físico nada trazem de novo.

Qual das alternativas seguintes é a conduta terapêutica mais apropriada?

(A) Administrar já a terceira dose da série da vacina para HBV
(B) Solicitar títulos de anticorpo de superfície anti-hepatite B, para avaliar a imunidade
(C) Reiniciar a série da vacina para HBV
(D) Não há necessidade de vacinação adicional para HBV

Caso 94

Homem, 43 anos, avaliado por dor e inchaço do cotovelo esquerdo com duração de algumas semanas. O paciente é motorista de táxi e tem trabalhado mais do que o habitual. Ao dirigir, tende a movimentar o cotovelo para a frente e para trás ao longo do descanso do braço; o inchaço vem se desenvolvendo de modo progressivo. O paciente não informa trauma agudo, ruptura da pele, erupção ou febre. Também informa não ter histórico de gota ou de uso de bebida alcoólica. Seu histórico clínico nada revela de importante e o paciente não faz uso de medicações.

Ao exame físico, os sinais vitais estão normais. IMC = 26. A bolsa do olécrano esquerda está flutuante mas sem sensibilidade e não se nota rubor ou calor. O cotovelo esquerdo tem amplitude de movimento completa. O restante do exame está normal.

Além da proteção da área do cotovelo, qual das alternativas a seguir seria a terapia mais apropriada?

(A) Injeção de glicocorticoide
(B) Terapia com AINE
(C) Lidocaína tópica
(D) Tramadol

Caso 95

Mulher, 36 anos, avaliada por histórico de 5 anos de inúmeros sintomas, inclusive dor nas costas, intolerâncias alimentares, dores de cabeça, dor pélvica, náusea, mialgia, rigidez articular, vertigem e fadiga. A paciente informa que seu sintoma mais incômodo é a dor nas costas (região média/lombar). Informa não ter sofrido trauma, febre, perda de peso, erupção ou incontinência urinária ou intestinal. Observou que, se remover alimentos ultraprocessados de sua dieta, os sintomas parecem melhorar e, em especial, a fadiga.

Ao longo dos últimos 3 anos, a paciente foi avaliada por um cirurgião ortopédico, alergologista, neurologista, gastrenterologista, ginecologista e reumatologista, e também por três internistas diferentes. A paciente está casada e não tem histórico de violência por parceiro íntimo. Não fuma, não bebe nem usa drogas ilícitas. As medicações em uso são citalopram, gabapentina, tramadol e preparações fitoterápicas variadas.

Ao exame físico, os sinais vitais estão normais. IMC = 21. O exame das costas revela leve sensibilidade à palpação ao longo dos músculos paraespinais. O teste de elevação da perna estendida tem resultado negativo para sintomas radiculares, mas reproduz efetivamente seu desconforto lombar. O restante do exame nada revela digno de nota.

Prontuários prévios realizados ao longo do ano passado revelam painel metabólico abrangente, creatina quinase, hemograma completo e nível de hormônio estimulante da tireoide com resultados normais. A velocidade de hemossedimentação obtida há 1 mês foi de 25 mm/h e a sorologia de Lyme realizada na mesma ocasião teve resultado negativo. Uma radiografia da região lombossacral da coluna vertebral obtida há 6 meses estava normal.

Em prosseguimento ao tratamento, qual das alternativas será o teste diagnóstico mais apropriado a ser solicitado?

(A) Teste para alergia a alimentos
(B) IRM da região lombossacral da coluna vertebral
(C) Repetição da sorologia de Lyme
(D) Nenhum exame adicional

Caso 96

Homem, 59 anos, avaliado no departamento de emergência por causa de um episódio de síncope. O paciente sentiu vertigem ao levantar de uma cadeira e, em seguida, ocorreu perda temporária da consciência, de acordo com testemunha. O paciente despertou imediatamente e, dentro de 10 segundos, estava alerta. Não ocorreu perda da função vesical ou intestinal. Fora esses achados, o paciente estava assintomático antes do evento. Seu histórico clínico é significativo por hipertensão e diabetes melito tipo 2 mal controlado. As medicações em uso são benazepril, insulina glargina e rosuvastatina.

Ao exame físico, o paciente está afebril. Pressão arterial = 147/72 mmHg em decúbito dorsal e 120/76 mmHg na posição em pé, frequência de pulso = 72/min em decúbito dorsal e 94/min em pé, e frequência respiratória = 14/min. IMC = 27. Não está presente distensão de veia jugular. Os exames cardiopulmonar e abdominal estão normais. Ao exame neurológico, o paciente se mostra alerta e orientado. O exame neurológico nada revela de importante, exceto pela diminuição bilateral da sensibilidade ao toque nos pés.

Os exames laboratoriais são significativos em virtude do achado de glicose plasmática = 338 mg/dL (18,8 mmol/L).

Um eletrocardiograma de 12 derivações revela ritmo sinusal com eixo e intervalos normais e nenhuma alteração aguda no segmento ST e onda T.

Qual das alternativas seguintes é a causa mais provável da síncope desse paciente?

(A) Hipotensão ortostática
(B) Convulsão
(C) Isquemia cardíaca silenciosa
(D) Arritmia ventricular

Caso 97

Mulher, 62 anos, avaliada durante exame de rotina. A paciente está assintomática. Seus testes de Papanicolaou e para papilomavírus humano mais recentes foram realizados há 3 anos, com resultados negativos. O painel lipídico e a glicose plasmática em jejum obtidos no último ano foram normais. A paciente nunca foi fumante. O histórico familiar em nada contribui. A paciente não faz uso de medicações.

Ao exame físico, a paciente está afebril. Pressão arterial = 116/78 mmHg e frequência de pulso = 78/min. IMC = 24. O restante do exame físico teve resultado normal.

Qual das alternativas a seguir é o teste de avaliação mais apropriado para essa paciente?

(A) Perfil lipídico em jejum
(B) Glicose plasmática em jejum
(C) Teste para HIV
(D) Teste de Papanicolaou

Caso 98

Mulher, 85 anos, avaliada durante exame de acompanhamento. A paciente vive independentemente e é a cuidadora principal de seu marido idoso, que sofre de demência. Ao longo dos últimos 6 meses, a paciente observou maior dificuldade em ler o texto impresso nos frascos das pílulas prescritas para seu marido. A paciente usa óculos há muitos anos e tem a visão corrigida estável; sua última prescrição para óculos ocorreu há cerca de 9 meses. Informa não ter dor de cabeça, claudicação maxilar, ou dores musculares. O histórico clínico é significativo por hipertensão e osteoporose. A paciente jamais fumou e não bebe. As medicações em uso são anlodipino, cálcio, vitamina D e alendronato.

Ao exame físico, a paciente está afebril. Pressão arterial = 137/82 mmHg, frequência de pulso = 77/min e frequência respiratória = 13/min. IMC = 23. O exame físico geral nada revela de importante e não foram observados achados neurológicos focais. Exame oftalmoscópico não dilatado sem achados relevantes.

Em prosseguimento ao tratamento da visão dessa paciente, qual das alternativas será o curso de ação mais apropriado?

(A) Velocidade de hemossedimentação
(B) Teste do orifício estenopeico (*pinhole testing*)
(C) Encaminhamento ao oftalmologista
(D) Teste com a tabela de Snellen para acuidade visual

Caso 99

Mulher, 37 anos, avaliada por histórico de 4 meses de dor na face anterior do joelho esquerdo e que teve seu início depois que a paciente começou a treinar para uma maratona. A dor surgiu de modo gradual, tendo piorado lentamente. A paciente classifica a dor (quando está mais intensa) como de grau 5 em uma escala de 10 pontos. A dor aumenta quando a paciente sobe escadas ou quando fica sentada durante um período prolongado. Informa ausência de instabilidade ou de trauma recente no joelho. Em virtude da dor, a paciente diminuiu suas corridas. Seu histórico clínico nada revela de importante. Sua única medicação é ibuprofeno (em caso de necessidade) para alívio da dor.

Ao exame físico, os sinais vitais estão normais. IMC = 25. A dor é reproduzida pela aplicação de pressão direta na patela esquerda; nota-se aumento da frouxidão patelar com deslocamento lateral e medial. Não ocorre frouxidão em varo ou em valgo, sensibilidade na linha articular medial ou lateral, efusão ou inchaço palpável na articulação, ou qualquer outra sensibilidade durante a palpação. Os testes da gaveta anterior, gaveta posterior e de Lachman são negativos. O restante do exame nada revela digno de nota.

Qual das alternativas a seguir é o diagnóstico mais provável?

(A) Síndrome do trato iliotibial
(B) Síndrome da dor patelofemoral
(C) Bursite de pata anserina
(D) Bursite pré-patelar

Caso 100

Mulher, 68 anos, em cuidados paliativos, avaliada por caquexia. A paciente padece de câncer de mama intensamente metastático que evoluiu ao longo de vários ciclos de quimioterapia. Sua expectativa de vida estimada é de meses. A paciente informa anorexia e perdeu 8% de seu peso corporal, apesar das tentativas de aumento do seu consumo de calorias por meio de medidas nutricionais e suplementos altamente calóricos. A dor está satisfatoriamente controlada e a paciente informa não ter sintomas de sedação, depressão, náusea ou constipação. A paciente, seu marido e sua filha expressam preocupação com relação à sua perda de apetite e de peso e solicitam informações sobre as opções farmacológicas para ganho de peso. As medicações atualmente em uso são morfina de liberação prolongada e bisacodil.

Ao exame físico, a paciente parece estar confortável, mas está muito magra e com perceptível degeneração nas têmporas. A temperatura da paciente está normal; pressão arterial = 112/72 mmHg e frequência de pulso = 66/min. IMC = 17. As membranas mucosas estão úmidas. O exame do abdome revela fígado aumentado, sem sensibilidade à palpação. Os ruídos hidroaéreos intestinais estão normais. O restante do exame nada revela digno de nota.

Qual das alternativas a seguir é a conduta terapêutica mais apropriada para a caquexia dessa paciente?

(A) Dronabinol
(B) Nutrição enteral
(C) Megestrol
(D) Continuar com o tratamento atual

Caso 101

Mulher, 29 anos, avaliada por histórico de 5 meses de dor muscular generalizada. A princípio, a dor era insidiosa e vem piorando gradativamente com o passar do tempo. A paciente descreve a dor como "dolorosa por natureza", com agravamento depois de atividade prolongada. Informa não ter sensações de queimação, formigamento ou dormência. Os sintomas têm interferido em sua capacidade de cumprir as tarefas de casa e também em seu trabalho (é caixa de banco) por não poder ficar em pé durante longos períodos por causa da dor. A paciente observa que tem dormido mal e que desperta sentindo que seu sono não foi renovador. Informa não estar com humor depressivo e seu escore do questionário PHQ-9 não sugere depressão. A paciente observa que, recentemente, não teve fatores de estresse em sua vida e que ela gosta de seu trabalho. Fora essas observações, seu histórico clínico nada revela de importante. Não há histórico familiar de doença reumatológica. A paciente não faz uso de medicações.

Ao exame físico, os sinais vitais estão normais. Ao exame musculoesquelético, nota-se sensibilidade muscular generalizada que envolve bilateralmente os músculos deltoides, romboides, trapézios, paraespinais e glúteos, além das coxas e panturrilhas. A paciente não sente dor com a amplitude de movimento articular e não há sinovite articular. A força está normal em todos os grupos musculares. Os reflexos estão universalmente normais. Não há erupção presente.

Os exames laboratoriais revelam valores normais para a velocidade de hemossedimentação e para a proteína C reativa.

Qual dos tipos de dor listados a seguir é responsável pelo problema da paciente?

(A) Dor central
(B) Dor neuropática
(C) Dor nociceptiva
(D) Dor psicológica

Qual das alternativas seguintes é o tratamento farmacológico mais apropriado para essa paciente?

(A) Clonazepam
(B) Diazepam
(C) Propranolol
(D) Sertralina

Caso 102

Homem, 35 anos, avaliado no departamento de emergência após acidente automobilístico. O paciente sofreu trauma abdominal significativo bem como várias lacerações e contusões. As imagens abdominais demonstram laceração esplênica, com hemorragia intra-abdominal. Planeja-se laparotomia urgente para realização de esplenectomia. O histórico clínico nada revela de importante e o paciente não tem alergias conhecidas. Ele não faz uso de medicações.

Ao exame físico, o paciente está alerta e orientado e informa dor moderada. Está afebril; pressão arterial = 124/76 mmHg, frequência de pulso = 105/min e frequência respiratória = 16/min. IMC = 23. O exame cardiopulmonar está normal. Observa-se sensibilidade abdominal significativa no quadrante superior esquerdo. Também são observadas lacerações dispersas nas regiões do tórax e abdome. O restante do exame físico nada revela digno de nota.

Qual das alternativas a seguir é a estratégia para vacinação pneumocócica mais apropriada para esse paciente?

(A) Administrar agora vacina pneumocócica conjugada (VPC13) e vacina pneumocócica polissacarídica (VPP23)
(B) Administrar VPC13 agora e VPP23 em 8 semanas
(C) Administrar VPP23 agora
(D) Administrar VPP23 agora e VPC13 em 8 semanas

Caso 103

Mulher, 29 anos, avaliada por nervosismo crescente associado a falar em público. Recentemente, a paciente foi promovida para uma posição de liderança em seu trabalho; seu posto precedente dependia de pouca interação com terceiros e nenhuma necessidade de falar em público. Ao ser solicitada para falar a um grupo de pessoas, a paciente fica extremamente ansiosa e cada vez mais vem procurando formas de evitar essa responsabilidade. Nas ocasiões em que isso é imprescindível, a paciente transpira e fica taquicárdica – e ela se preocupa, acreditando que será vista como pessoa nervosa e incompetente. A paciente declara que "preferiria morrer" a falar publicamente, e que "não quer ser o centro das atenções". Relata que sempre se sentiu pouco à vontade com pessoas à sua volta, evita reuniões sociais e raramente tem encontros. A paciente reconhece que seu medo de falar em público é excessivo. Seus escores para os questionários PHQ-9 e da escala de 7 itens para transtorno de ansiedade generalizada (TAG-7) são, respectivamente, 2 e 4. Fora esses achados, a paciente não tem outras preocupações ou problemas de saúde.

Ao exame físico, pressão arterial = 118/72 mmHg e frequência de pulso = 84/min. IMC = 23. O restante do exame físico nada revela digno de nota.

Caso 104

Mulher, 74 anos, examinada por avaliação pré-operatória com vistas a reparo artroscópico de ruptura do manguito rotador direito. A dor e a fraqueza limitam significativamente suas atividades da vida diária; a paciente não responde ao paracetamol, AINE e fisioterapia. O histórico clínico é digno de nota em virtude da grave estenose aórtica diagnosticada há 6 meses. Ela não informa sintomas cardíacos e seu quadro funcional permaneceu inalterado nos últimos 6 meses. Atualmente, a paciente não atende aos critérios para substituição de valva da aorta. As medicações correntes são paracetamol e ibuprofeno.

Ao exame físico, pressão arterial = 142/78 mmHg e frequência de pulso = 76/min. Observa-se sopro em crescendo-decrescendo de grau 3/6 na base cardíaca, com irradiação para as artérias carótidas e diminuição de S_2. Os achados do ombro direito são fraqueza do músculo supraespinal, fraqueza com a rotação lateral e um teste de queda de braço positivo no braço direito.

Ecocardiograma obtido há 6 meses revela fração de ejeção = 65% e estenose aórtica grave (área da valva da aorta: 1 cm^2; gradiente médio da valva da aorta: 42 mmHg; velocidade de pico da valva da aorta: 4,1 m/s).

Eletrocardiograma obtido há 5 meses teve resultado normal. O teste de esforço com exercício em esteira rolante, como parte da avaliação da estenose aórtica e estratificação de risco de 5 meses atrás demonstrou que a paciente alcançou 4 equivalentes metabólicos (MET) e 90% da frequência cardíaca máxima prevista; a paciente interrompeu o teste em virtude da dor no joelho, mas teve resposta normal de pressão arterial ao exercício e não apresentou sintomas ou alterações eletrocardiográficas com o exercício.

Qual das alternativas seguintes é a conduta terapêutica mais apropriada?

(A) Cancelar a cirurgia
(B) Obter ecocardiografia de estresse com dobutamina
(C) Prosseguir com a cirurgia
(D) Repetir a ecocardiografia

Caso 105

Homem, 48 anos, avaliado por histórico de 3 meses de edema bilateral de membro inferior, sobretudo nos tornozelos. Aparentemente, o edema não varia durante o dia e vem ficando cada vez pior. O paciente informa não sentir dor nas pernas. Não observou dispneia, ortopneia, distensão abdominal, ou sintomas constitucionais. Não passou recentemente por qualquer procedimento cirúrgico nem viajou. O histórico clínico é significativo por hipertensão. Suas medicações atuais são anlodipino e hidroclorotiazida.

Ao exame físico, o paciente está afebril; pressão arterial = 132/76 mmHg, frequência de pulso = 76/min e frequência respiratória = 16/min. IMC = 28. Não há elevação na pressão venosa central. Os pulmões estão limpos. Não são auscultados sopros ou bulhas cardíacas extras. O exame do abdome não revela hepatomegalia, deslocamento de macicez, onda de fluido ou abaulamento nos flancos. Não há linfadenopatia inguinal. Presença de edema depressível bilateral ao nível dos tornozelos.

Os exames laboratoriais são significativos por química hepática normal e prova de função renal normal; nível sérico de albumina = 4,1 g/dL (41 g/L). A urinálise está normal.

Em prosseguimento ao tratamento, qual das alternativas a seguir será o curso de ação mais apropriado?

(A) Meias de compressão
(B) Ultrassonografia duplex venosa dos membros inferiores
(C) Trocar anlodipino por lisinopril
(D) Trocar hidroclorotiazida por furosemida

Caso 106

Mulher, 30 anos, avaliada por desconforto muito intenso nas mamas, que piora na semana que antecede seus períodos menstruais. As duas mamas ficam doloridas e incomodam com o movimento; ao toque, a mama esquerda causa maior dor do que a mama direita. A paciente não notou qualquer nódulo, alteração de pele, ou secreção pelos mamilos. Por outro lado, a paciente sente-se bem e sem febre, tosse ou dores articulares. Suas menstruações ocorrem regularmente. Jamais engravidou e não fuma nem usa drogas ilícitas. Toma uma ou duas xícaras de café a cada manhã. Sua tia materna teve câncer de mama aos 52 anos. A paciente toma vitamina D diariamente, mas nenhuma outra medicação.

Ao exame físico, os sinais vitais estão normais. IMC = 27. Exceto pela sensibilidade difusa, os resultados do exame das mamas são bilateralmente normais, sem alterações de pele ou retração cutânea, ausência de anormalidades focais ou massas, sem secreção pelos mamilos e ausência de linfadenopatia supraclavicular, cervical ou axilar. Observa-se nodularidade simétrica difusa mais evidente no quadrante externo superior das duas mamas. Não se nota sensibilidade da parede torácica e o exame mostra que o coração e os pulmões estão normais.

Qual das alternativas a seguir é a conduta terapêutica mais apropriada?

(A) Ultrassonografia das mamas
(B) Dieta sem cafeína
(C) Anticoncepcional oral hormonal combinado
(D) Danazol
(E) Sutiã de sustentação

Caso 107

Homem, 72 anos, avaliado no departamento de emergência em decorrência de um episódio testemunhado de síncope. O paciente estava sentado na igreja quando percebeu vertigem de surgimento agudo acompanhada por aceleração dos batimentos cardíacos. O paciente perdeu a consciência de modo abrupto e ficou sem reagir durante 1 minuto. Aparentemente não houve atividade convulsiva nem incontinência vesical ou intestinal, também não mordeu a língua. Ao recobrar a consciência, o paciente estava cambaleante, mas alerta, sem amnésia retrógrada, dor no peito, falta de ar ou fraqueza. Atualmente o paciente é fumante, com histórico de consumo de 50 anos-maço de cigarro ao longo da vida. O histórico clínico é digno de nota em virtude da presença de diabetes melito tipo 2, hipertensão e hiperlipidemia. As medicações em uso são metformina, lisinopril e sinvastatina.

Ao exame físico, temperatura = 36,7ºC, pressão arterial = 138/86 mmHg sem mudança ortostática, frequência de pulso = 56/min e regular, e frequência respiratória = 15/min. IMC = 33. Saturação de oxigênio por oximetria de pulso = 93% com o paciente respirando ar ambiente. As expansões de pulso carotídeo (*carotid upstrokes*) estão normais e sem sopros. Os pulmões estão limpos. O exame cardíaco revela batimentos prematuros ocasionais, mas, fora esse achado, o exame tem resultado normal.

O eletrocardiograma revela ritmo sinusal normal com desvio do eixo esquerdo, intervalo QRS = 140 ms e padrão de bloqueio completo do ramo esquerdo do feixe (inalterado com relação a exame de 1 ano atrás). A radiografia torácica está normal.

Em prosseguimento ao tratamento, qual das alternativas a seguir será o curso de ação mais apropriado?

(A) Monitor ambulatorial de 24 horas para eventos cardíacos
(B) Monitor implantável de eventos cardíacos do tipo *loop recorder*
(C) Monitoração cardíaca com o paciente internado
(D) Inserção de marca-passo

Caso 108

Homem, 46 anos, avaliado por dor no ombro esquerdo que surgiu de modo súbito há 2 semanas. A dor é agravada por atividades acima da cabeça e à noite. O paciente observa limitação na amplitude de movimento e dor ao levantar o braço. Informa não ter sofrido trauma no ombro e jamais ter sentido tal dor antes. Ele trabalha como pintor e a dor está interferindo em sua capacidade funcional. O histórico clínico nada revela de importante. Sua única medicação é ibuprofeno, que proporciona alívio modesto.

Ao exame físico, os sinais vitais estão normais. O ombro esquerdo tem aspecto normal e não se observa sensibilidade à palpação das estruturas ósseas. O exame revela teste positivo para arco doloroso. A dor é provocada sobre a face anterolateral do ombro esquerdo com abdução ativa do ombro, mas não com abdução passiva. Os testes de resistência à rotação lateral, do sinal de "cancela" (*lag sign.*) em rotação lateral e do sinal *lag* de rotação medial são negativos. O paciente não sente dor com o braço esquerdo em flexão completa, sendo capaz de baixar esse braço de maneira lenta e suave até a cintura. Ao ser solicitado para que mantenha o braço flexionado em 90º com o antebraço dobrado também em 90º (na posição de 12 horas), o paciente não sente dor ao fazer a rotação medial do braço à frente de seu corpo (teste de Hawkins negativo). Quando o ombro esquerdo é mobilizado em abdução até 90º e em seguida mobilizado em adução em 30º no plano escapular com o polegar apontado para baixo, ao ser aplicada pressão para baixo no cotovelo contra resistência o paciente não sente qualquer dor ou fraqueza (teste da lata vazia negativo). A força é 5/5 durante todo o teste.

Em prosseguimento ao tratamento, qual das alternativas a seguir será o curso de ação mais apropriado?

(A) Terapia conservadora
(B) IRM do ombro esquerdo
(C) Avaliação de cirurgia ortopédica
(D) Radiografias do ombro esquerdo

Caso 109

Homem, 32 anos, avaliado por histórico de 2 semanas de dor lombar sem irradiação. O paciente observa que a dor surgiu insidiosamente e que piora com o aumento da atividade física, por exemplo, jogar basquete. Não tem rigidez matinal. Não sofreu qualquer trauma e informa não sentir fraqueza ou sensação anormal nos membros inferiores. Sente-se bem e não apresenta outros sintomas. O histórico clínico nada revela de importante. O paciente não bebe excessivamente nem fuma ou usa drogas ilícitas. Não toma medicações, exceto ibuprofeno (em caso de necessidade), que proporciona apenas alívio modesto para a dor.

Ao exame físico, os sinais vitais estão normais. IMC = 23. A avaliação clínica geral, inclusive exames dos olhos e da pele, nada revela de importante. O exame musculoesquelético indica inexistência de escoliose ou cifose e ausência de sensibilidade à palpação na região lombar e na coluna vertebral. Volume e tônus musculares normais e sensibilidade normal nos membros inferiores. A flexão e a extensão das costas ficam limitadas pela dor. O teste de elevação da perna estendida resulta negativo. O exame das articulações nada revela de importante e os reflexos dos tendões profundos estão normais.

Em prosseguimento ao tratamento, qual das alternativas seguintes será o teste diagnóstico mais apropriado?

(A) Velocidade de hemossedimentação
(B) Teste de HLA-B27
(C) Radiografia da região lombar da coluna vertebral
(D) Sem testes adicionais

Caso 110

Homem, 64 anos, avaliado por surgimento gradual de sintomas do sistema urinário inferior ao longo do último ano. O paciente observa um jato urinário fraco e noctúria uma vez por noite. Bebe duas xícaras de café a cada manhã e não bebe líquidos no intervalo de 3 horas antes de se recolher para dormir. O paciente informa não apresentar disúria, hematúria ou febre. O histórico clínico é digno de nota em virtude de hiperlipidemia e osteoartrite. Bebe duas doses de álcool por semana e, fora isso, seu histórico social nada traz de significativo. As medicações em uso são sinvastatina e ácido acetilsalicílico.

Ao exame físico, o paciente está afebril; pressão arterial = 100/54 mmHg e frequência de pulso = 60/min. IMC = 27. Crescimento difuso da próstata, volume de cerca de 30 mL (normal, 20 mL); não foram detectados nódulos. Os exames cardíaco e pulmonar estão normais. O pênis está normal. O paciente obteve 4 pontos no Escore Internacional de Sintomas Prostáticos (*International Prostatic Symptom Score*, IPSS) da American Urological Association.

A urinálise com microscopia demonstra 2 leucócitos/cga; fora esse achado, o exame nada revela de importante.

Qual das alternativas a seguir é a conduta terapêutica mais apropriada?

(A) Ciprofloxacina
(B) Finasterida
(C) Tansulosina
(D) Observação

Caso 111

Homem, 52 anos, avaliado por surgimento súbito de disfunção erétil, com persistência ao longo de 6 meses. O paciente informa ter ereções inadequadas para a penetração vaginal. Sente-se culpado por não ser capaz de satisfazer os desejos de sua esposa para as relações sexuais, embora ainda tenha desejos sexuais. O paciente tem dormido mal e sente-se fadigado ao longo de todo o dia. Informa que não ronca nem tem sonolência diurna e, fora isso, sua anamnese não apresenta nada relevante. Sua esposa informa que o paciente não tem episódios de respiração ofegante ou de apneia noturna. Pela manhã, ao despertar, o paciente tem ereções vigorosas. Há anos, o paciente corre 3,2 km sem sentir dor no peito ou dispneia limitadora de exercício, embora não tenha demonstrado interesse na prática do exercício nas últimas semanas. O histórico clínico é digno de nota por causa de hipertensão. O histórico familiar é significativo por causa da morte de seu pai por infarto do miocárdio aos 70 anos e de sua mãe por complicações de um AVC aos 94 anos. O paciente jamais fumou cigarro. Seu risco de doença cardiovascular aterosclerótica em 10 anos foi calculado em 5%, com base nas Equações de Coorte Combinadas. As medicações em uso são hidroclorotiazida e lisinopril. O paciente vem tomando essas medicações ininterruptamente por 6 anos.

Ao exame físico, o paciente está afebril; pressão arterial = 132/64 mmHg. IMC = 26. Os exames cardíaco, pulmonar e abdominal estão normais. Não há circuncisão peniana; o pênis não apresenta anormalidades e os testículos têm dimensões normais.

Os exames laboratoriais revelam glicose plasmática em jejum = 98 mg/dL (5,4 mmol/L).

Qual das alternativas a seguir é a causa mais provável da disfunção erétil desse paciente?

(A) Hipogonadismo
(B) Transtorno do humor
(C) Apneia obstrutiva do sono
(D) Prolactinoma

Caso 112

Procedeu-se à revisão de um estudo no qual os pesquisadores randomizaram 150 pacientes com asma para um programa de meditação de atenção plena (*mindfulness*) e 150 pacientes com asma para uma intervenção simulada de leitura em uma sala tranquila. Todos os participantes eram pacientes do mesmo centro médico acadêmico. O grupo de intervenção participou de um programa de meditação administrado em julho, enquanto o grupo de controle participou da intervenção simulada durante os meses de janeiro a março. Os desfechos, que foram mensurados 1 hora depois da meditação e da intervenção simulada, consistiram em medidas de pico de fluxo e de escores validados para qualidade de vida no domínio da saúde. Os pesquisadores verificaram que os pacientes com asma randomizados para a meditação obtiveram medidas de pico de fluxo e escores de qualidade de vida significativamente melhores do que os participantes no grupo de controle.

Qual das alternativas seguintes melhoraria a validade dos resultados desse estudo?

(A) Inclusão de pacientes com DPOC
(B) Aumento do tamanho da amostra
(C) Mensuração simultânea dos desfechos dos dois grupos do estudo
(D) Uso de uma medida mais precisa da função respiratória

Caso 113

Mulher, 43 anos, avaliada por histórico de 3 dias de vertigem de surgimento recente. A paciente informa que a vertigem intensa, acompanhada de náusea e vômito, teve início de modo abrupto e tem sido persistente. Não há manobras que acentuem ou que aliviem totalmente seus sintomas e a gravidade da vertigem impede que a paciente cumpra suas atividades habituais tanto em casa como no trabalho. A paciente prefere ficar deitada na cama com os olhos fechados. Não sofreu trauma craniano nem sente dores de cabeça; além disso, informa não sentir fraqueza motora, dormência, formigamento, otalgia, disartria, diplopia, perda auditiva, zumbido, febre ou calafrios. Há 10 dias, a paciente apresentou infecção do sistema respiratório superior. Fora esses achados, o histórico clínico nada revela de importante; a paciente não faz uso de medicações.

Ao exame físico, a paciente está afebril; pressão arterial = 135/80 mmHg, frequência de pulso = 98/min e frequência respiratória = 14/min. IMC = 22. Parece estar confortável e está deitada sobre a mesa de exame com os olhos fechados. A paciente não é capaz de caminhar por causa da vertigem. Sua audição está normal. As pupilas têm diâmetros iguais, estão redondas e reagem à luz. O exame fundoscópico revela discos e vasculatura normais. O restante do exame clínico geral nada revela digno de nota. Ao exame neurológico, os testes de dedo ao nariz, movimentos alternados rápidos e do calcanhar ao joelho e à canela estão normais. A manobra de Dix-Hallpike promove um nistagmo torsional com fase rápida para cima depois de 6 segundos e que dura cerca de 30 segundos; então, a paciente se torna muito sintomática e vomita. O restante do exame neurológico está normal.

Qual das alternativas a seguir é o diagnóstico mais provável?

(A) Vertigem posicional paroxística benigna
(B) Infarto de tronco cerebral
(C) Labirintite
(D) Neuronite vestibular

Caso 114

Homem, 46 anos, vai ao consultório para discutir medidas preventivas. O paciente sente-se bem e está assintomático, embora pergunte se deveria tomar suplementos vitamínicos para diminuir o risco de doença cardiovascular e de câncer. Informa a prática regular de exercícios e uma alimentação saudável, com inclusão de frutas e vegetais. No histórico familiar se destacam a morte de seu pai por infarto do miocárdio aos 72 anos e o câncer de cólon que acometeu um tio paterno na sétima década de vida. O paciente não faz uso de medicações.

Ao exame físico, o paciente está afebril; pressão arterial = 118/78 mmHg, frequência de pulso = 76/min e frequência respiratória = 16/min. IMC = 25. O restante do exame nada revela digno de nota.

Qual das alternativas a seguir é a recomendação mais apropriada para esse paciente, com vistas à redução do seu risco para doença cardiovascular e câncer?

(A) Betacaroteno
(B) Polivitamínico com minerais
(C) Vitamina C
(D) Nenhuma suplementação vitamínica

Caso 115

Mulher, 28 anos, avaliada por histórico de 3 meses de dor bilateral e vermelhidão nos olhos, com agravamento recente. A paciente descreve a dor como intensa e constante e observa que ela piora à noite. Também informa fotofobia. A paciente não usa lentes de contato. Já tentou vários tipos de colírios de venda livre sem que houvesse melhora dos sintomas. Fora isso, a paciente é uma mulher saudável e não faz uso de medicações.

Ao exame físico, a paciente está afebril; pressão arterial = 100/62 mmHg e frequência de pulso = 94/min. IMC = 24. O exame oftalmológico demonstra vermelhidão difusa bilateral, com preservação das pálpebras e íris. A acuidade visual está normal. Um exame fundoscópico sem dilatação nada revela de importante. O restante do exame tem resultado normal.

Qual das alternativas seguintes é o diagnóstico mais provável?

(A) Episclerite
(B) Ceratoconjuntivite seca
(C) Esclerite
(D) Hemorragia subconjuntival

Caso 116

Mulher, 30 anos, avaliada por histórico de 2 semanas de irritabilidade, incapacidade de dormir, sentimentos de vacuidade e ideações suicidas. Imediatamente antes dos sintomas, seu namorado, considerado pela paciente como "um perdedor", rompeu o namoro. A paciente foi examinada há 1 mês para uma avaliação de serviços preventivos, inclusive com exame pélvico e teste de Papanicolaou. Naquela ocasião, a paciente descreveu seu então novo namorado, que ela conheceu on-line, como "perfeito", embora estivesse desempregado e fosse ex-presidiário. Logo em seguida ao encontro, passaram praticamente todo o tempo juntos e a paciente fez uma autodescrição: jamais tinha se sentido tão feliz. Contudo, em breve o casal começou a brigar e o namorado rompeu com ela. Ao longo dos anos, a paciente vem tendo relacionamentos semelhantes, associados a altos e baixos emocionais. O histórico clínico é digno de nota por causa das hospitalizações prévias e tentativas de suicídio.

Qual das alternativas a seguir é o diagnóstico principal mais provável?

(A) Transtorno bipolar
(B) Transtorno da personalidade *borderline*
(C) Depressão
(D) Transtorno de ansiedade generalizada

Caso 117

Homem, 61 anos, avaliado por surgimento gradual de dificuldade em conseguir ereções ao longo do último ano. O paciente informa bom relacionamento com sua esposa e grande interesse em ter relações sexuais; não está com humor depressivo. Não tem mais ereções noturnas. Nos últimos meses, tem ficado cansado e dispneico diante de qualquer esforço normal; esses sintomas desaparecem depois de 10 minutos de repouso. Normalmente, o paciente leva uma vida sedentária. Ele jamais fumou. O histórico clínico é digno de nota pela hiperlipidemia tratada exclusivamente por dieta e pela hiperplasia prostática benigna tratada com tansulosina.

Ao exame físico, o paciente demonstra afeto normal. Pressão arterial = 104/64 mmHg. IMC = 25. Os exames do coração, pulmões, próstata, pênis e testículos são normais.

O eletrocardiograma revela ritmo sinusal normal e, em geral, tem resultados normais. A radiografia torácica está normal.

Em prosseguimento ao tratamento, qual das alternativas seguintes será o curso de ação mais apropriado?

(A) Iniciar tadalafil
(B) Obter um teste de esforço cardíaco
(C) Realizar avaliação psiquiátrica
(D) Recomendar perda de peso com dieta e exercícios

Caso 118

Adolescente, 16 anos, avaliado durante uma visita ao consultório. O adolescente foi levado ao consultório por sua mãe, que tem preocupações com relação ao seu comportamento. A mãe observou que, desde que era um bebê, ele se mostrava incapaz de fazer amigos e preferia ficar sozinho. Ele tem dificuldade de se envolver em conversas sociais e na leitura de sinais não verbais, por causa disso evita interações sociais. O paciente teve grande dificuldade na escola por hesitar em se comunicar com os outros. A mãe também descreve o quanto seu filho se mostra determinado a aderir a rotinas e como se frustra com mudanças. Como exemplo, ela conta que o filho precisa ligar e desligar a luz três vezes, antes de fechar a porta de seu quarto. Também tem uma coleção de cordões de sapato que ele organiza em linha todas as noites antes de se deitar; além disso, carrega consigo o seu ursinho de brinquedo para todos os lugares.

Ao exame físico, o paciente está desperto e alerta, mas minimamente comunicativo. Os sinais vitais estão normais, e o restante do exame físico nada revela digno de nota.

Qual das alternativas a seguir é o diagnóstico mais provável?

(A) Transtorno de personalidade antissocial
(B) Transtorno do espectro autista
(C) Transtorno obsessivo-compulsivo
(D) Transtorno de ansiedade social

Caso 119

Mulher, 35 anos, avaliada em consulta de acompanhamento depois do tratamento de seu quarto episódio de candidíase vulvovaginal no ano passado. Seus sintomas habituais são um corrimento vaginal branco, espesso, associado a prurido intenso, sensação de queimação e dispareunia. Seu último episódio ocorreu há 2 semanas e foi tratado com uma dose única de fluconazol oral, que resultou em resolução completa dos sintomas. No entanto, a paciente quer discutir suas opções para evitar a ocorrência de futuras infecções. Fora isso, os históricos clínico e ginecológico nada revelam de importante; a paciente não faz uso de medicações. Ela tem um parceiro sexual e usa anticoncepcional oral.

Ao exame físico, os sinais vitais estão normais. IMC = 24. Os exames clínico geral e ginecológico nada revelam de importante.

Qual das alternativas a seguir é a recomendação mais apropriada para diminuir as infecções recorrentes?

(A) Tratamento antifúngico de seu parceiro sexual
(B) Curso prolongado de terapêutica antifúngica
(C) Recolonização com *Lactobacillus*
(D) Trocar para um método anticoncepcional alternativo

Caso 120

Homem, 55 anos, avaliado por histórico de 2 semanas de sintomas visuais no olho esquerdo. O paciente informa que está enxergando manchas negras que se movimentam através de seu olho e *flashes* de luz, seguidas por perda progressiva da visão no campo lateral, como se metade de sua visão estivesse coberta por uma sombra. O paciente informa inexistência de dores de cabeça ou traumas. Não usa lentes de contato, mas usa óculos para a correção de miopia. O paciente não fuma. Fora esses dados, o histórico clínico nada revela de importante e o paciente não faz uso de medicações.

Ao exame físico, os sinais vitais estão normais. IMC = 28. A acuidade visual está intacta. As pupilas têm aspecto normal e reagem igualmente à luz. Ao exame oftalmoscópico com dilatação, nota-se que a retina está ondulada e fora de foco no olho esquerdo. Não se observa palidez da retina e não há manchas algodonosas ou hemorragias. O restante do exame físico está normal.

Qual das alternativas a seguir é o diagnóstico mais provável?

(A) Degeneração macular relacionada ao envelhecimento
(B) Oclusão de ramo da veia da retina
(C) Oclusão de artéria central da retina
(D) Descolamento de retina

Caso 121

Homem, 78 anos, avaliado por dor na região lombar e nas pernas. O paciente observou os sintomas pela primeira vez há cerca de 2 anos e eles vêm piorando de modo contínuo.

Descreve uma sensação de dor enfadonha na região lombar, que se irradia até as duas pernas. A dor nas pernas piora durante a deambulação e desaparece na posição sentada, seus sintomas são particularmente perceptíveis ao subir escadas. O paciente não relata trauma prévio, fraqueza ou sintomas sistêmicos. O histórico clínico é significativo por hipertensão, hiperlipidemia e obesidade. O paciente é um carpinteiro aposentado. Medicações em uso: ramipril, rosuvastatina, bem como paracetamol e naproxeno (em caso de necessidade).

Ao exame físico, os sinais vitais estão normais. IMC = 31. O exame clínico geral nada revela de importante. O volume e tônus musculares estão normais nos membros inferiores e as extremidades distais estão quentes, com pulsos palpáveis nas artérias dorsal do pé e tibial posterior. Não foi detectada sensibilidade pontual com a palpação da coluna vertebral. A hiperextensão das costas exacerba a dor. Não se observa fraqueza nos membros inferiores, e os reflexos e achados do exame sensitivo estão normais.

Qual das alternativas seguintes é a causa mais provável dos sintomas desse paciente?

(A) Fratura de compressão
(B) Osteoartrite do quadril
(C) Doença arterial periférica
(D) Estenose espinal

Caso 122

Mulher, 40 anos, avaliada durante uma consulta de acompanhamento por histórico de 4 anos de sintomas sem explicação clínica. A paciente informa falta de ar, dor generalizada, fadiga, artralgia, náusea, dores de cabeça e disestesia migratória. Já foi avaliada por vários médicos de atendimento primário e por especialistas e, durante esse período, visitou mais de 20 vezes o departamento de emergência; todos os testes têm sido normais. Tentativas de duas medicações antidepressivas diferentes não obtiveram êxito. A qualidade de vida da paciente declinou significativamente nos últimos anos. Fora isso, o histórico clínico nada revela de importante. O histórico familiar é significativo em virtude da fibromialgia da mãe da paciente. As medicações em uso são tramadol, albuterol e ibuprofeno – todos tomados em caso de necessidade.

Ao exame físico, temperatura = 36,0°C, pressão arterial = 125/80 mmHg, frequência de pulso = 88/min e frequência respiratória = 16/min. IMC = 28. O restante do exame físico está normal.

Qual das alternativas a seguir é a conduta terapêutica mais apropriada para essa paciente?

(A) Benzodiazepínico de ação prolongada
(B) Teste neuropsicológico
(C) Fisioterapia
(D) Consultas periódicas para atendimento primário

Caso 123

Homem, 45 anos, hospitalizado em decorrência de febre e tosse; foi iniciada a antibioticoterapia apropriada para pneumonia adquirida na comunidade. Durante a internação no hospital, o paciente sofre de dor de cabeça e começa a se sentir inquieto e agitado. Bebe quatro cervejas em cada noite dos dias úteis e oito cervejas diariamente nos fins de semana. O paciente padece de doença hepática crônica e, no passado, sofreu convulsões por abstinência alcoólica. Consumiu seu último drinque há cerca de 12 horas. Os medicamentos tomados fora do hospital são lactulose e propranolol, mas o paciente não tem seguido regularmente esse regime. Foi medicado com tiamina, glicose, líquidos intravenosos e polivitamínicos.

Ao exame físico, o paciente está diaforético. Está alerta e orientado, mas trêmulo. Temperatura = 38,4°C, pressão arterial = 182/94 mmHg, frequência de pulso = 118/min e frequência respiratória = 20/min. Observa-se icterícia. Estão presentes numerosos angiomas aracneiformes e eritema palmar. Fora a taquicardia, o exame cardíaco está normal. Crepitações são auscultadas no campo inferior esquerdo do pulmão. Observa-se pequeno volume de ascite. O fígado não pode ser palpado, mas a ponta do baço é facilmente palpável. Os reflexos de tendões profundos estão rápidos. Não há clonias.

Qual das alternativas a seguir é a conduta terapêutica mais apropriada para os atuais sintomas desse paciente?

(A) Clordiazepóxido
(B) Clonidina
(C) Lorazepam
(D) Propranolol

Caso 124

Homem, 35 anos, avaliado durante exame de rotina. Está assintomático, mas se mostra interessado em dar início a uma dieta e programa de exercícios. No ensino médio era atlético, magro e estava em forma, mas desde então vem gradualmente ganhando peso. Trabalha durante longas horas em uma ocupação sedentária, não se exercita e ocasionalmente fuma um charuto. Bebe duas ou três doses de bebida alcoólica por dia nos fins de semana e frequentemente se alimenta com *fast food*. O paciente informa ronco ocasional, mas sente-se revigorado ao despertar pela manhã. Informa não ter sonolência diurna ou intrusões no sono. Não tem sintomas associados a esforço sugestivos de isquemia cardíaca. O histórico clínico não revela nada digno de nota. O paciente não faz uso de medicações.

Ao exame físico, o paciente está afebril; pressão arterial = 126/76 mmHg e frequência de pulso = 78/min. IMC = 31. O abdome está protuberante, sem estrias patológicas. O restante do exame físico tem resultado normal.

Qual das alternativas a seguir é a estratégia mais apropriada para a estratificação de risco cardiovascular?

(A) Teste de esforço/exercício
(B) Oximetria noturna
(C) Eletrocardiografia de repouso
(D) Medida da circunferência abdominal

Caso 125

Homem, 48 anos, avaliado durante uma consulta de acompanhamento. Há 3 meses, o paciente sofreu infarto do miocárdio com supradesnivelamento do segmento ST, tendo sido submetido a uma intervenção coronariana percutânea e introdução de um *stent* metálico não farmacológico na artéria circunflexa esquerda. O paciente passou a ser tratado com terapia de alta intensidade com rosuvastatina na época de seu infarto do miocárdio; os níveis séricos de alanina aminotransferase e creatinina estavam normais. Sua recuperação vem ocorrendo sem maiores problemas. O paciente segue uma dieta saudável para o coração e pratica exercícios regularmente, sem dor no peito, dispneia, palpitações ou vertigem. Informa não sentir fadiga, dores musculares, dor abdominal, ou alterações na cor da pele. O histórico clínico é significativo por hipertensão. As medicações em uso são ácido acetilsalicílico, metoprolol, lisinopril, rosuvastatina e clopidogrel.

Ao exame físico, os sinais vitais estão normais. Não há sensibilidade muscular ou abdominal. O restante do exame físico nada revela digno de nota.

Qual das alternativas a seguir é o exame laboratorial mais apropriado a ser obtido nessa consulta?

(A) Nível de alanina aminotransferase
(B) Nível de creatina quinase
(C) Perfil lipídico em jejum
(D) Nível de proteína C reativa de alta sensibilidade

Caso 126

Mulher, 65 anos, avaliada durante um exame de rotina. A paciente está assintomática. Seu mais recente exame de controle para câncer de colo do útero ocorreu há 2 anos, aos 63 anos, e um teste de Papanicolaou feito na ocasião teve resultado normal. A paciente vem fazendo testes de Papanicolaou nos últimos 30 anos e todos os testes realizados no período foram negativos. Trata-se de uma viúva que está com novo parceiro sexual há 2 anos. Seu histórico clínico nada revela de importante. O histórico familiar em nada contribui. A paciente não faz uso de medicações.

Ao exame físico, a paciente está afebril; pressão arterial = 122/74 mmHg e frequência de pulso = 82/min. IMC = 28. O restante do exame físico teve resultado normal.

Qual das alternativas a seguir é a recomendação mais apropriada para a monitoração do câncer de colo do útero?

(A) Obter um teste de Papanicolaou em 1 ano
(B) Obter um teste de Papanicolaou em 3 anos
(C) Obter imediatamente um teste de Papanicolaou
(D) Descontinuar a monitoração

Caso 127

Mulher, 58 anos, avaliada por histórico de 8 semanas de dor persistente na face posterior do pescoço. A paciente descreve a dor como uma sensação de queimação e de formigamento, ocasionalmente irradiada para os dois braços. Informa não ter dor de cabeça, alterações na visão, ou fraqueza muscular nos membros superiores. Não há histórico de trauma. Seu histórico clínico nada revela de importante. Suas únicas medicações são paracetamol e naproxeno, sem que haja alívio efetivo da dor.

Ao exame físico, os sinais vitais estão normais. O exame clínico geral nada revela de importante. Ao exame musculoesquelético, observa-se limitação da amplitude de movimento do pescoço. Não há dor à palpação na área do pescoço e parte superior das costas. A força muscular dos membros superiores está normal e não ocorre espasticidade ou hiper-reflexia dos membros superiores. Movimentos de extensão e de rotação do pescoço da paciente na direção de qualquer dos lados, com aplicação de pressão no topo da cabeça, reproduz o desconforto. O restante do exame físico nada revela digno de nota.

Uma radiografia simples do pescoço revela osteoartrite. Uma IRM da região cervical da coluna vertebral revela evidência de extensas alterações degenerativas, hipertrofia de faceta e estenose de espaço discal.

Em prosseguimento ao tratamento, qual das alternativas a seguir será o curso de ação mais apropriado?

(A) Diazepam
(B) Injeções epidurais de glicocorticoide
(C) Velocidade de hemossedimentação
(D) Gabapentina

Caso 128

Uma mulher de 87 anos é internada no hospital por alteração do estado mental. Antes de sua doença, a paciente vivia em um asilo. Tem histórico de comprometimento cognitivo leve e agora está incapaz de tomar decisões. A paciente tem diretivas antecipadas de vontade que nomeia sua filha como procuradora (decisora substituta). A filha da paciente solicita uma ordem de não reanimar (ONR), em concordância com as preferências previamente expressadas pela paciente.

A urinálise revela > 100 leucócitos/cga e bactérias. Os achados sugerem que o estado mental alterado da paciente pode ser decorrente de uma infecção do sistema urinário e, portanto, pode ser reversível. Foram recomendadas culturas de sangue e urina, bem como administração de fluidos e antibióticos intravenosos; contudo, a filha da paciente recusa tais procedimentos, afirmando que sua mãe tem uma ONR.

Em prosseguimento ao tratamento, qual das alternativas abaixo será o curso de ação mais apropriado?

(A) Avaliar a compreensão da filha da paciente, com relação ao estado e desejos da mãe
(B) Obter emergencialmente um tutor designado pela justiça
(C) Solicitar uma consulta de ética
(D) Suspender novos testes e tratamentos

Caso 129

Homem, 59 anos, avaliado por hiperlipidemia. O médico sugere iniciar a medicação com estatina, e o paciente pergunta qual será a sua eficácia em termos de prevenção do infarto do miocárdio (IM). O médico revisa um estudo controlado randomizado, realizado com o objetivo de determinar se as estatinas são capazes de reduzir o risco de morte por IM. Um total de 2.146 pacientes foi randomizado para receber estatina ou placebo. Transcorridos 5 anos, os pesquisadores determinaram o número de mortes por IM em cada grupo de estudo. Os achados revelaram que 93 de 1.093 pacientes no grupo de placebo morreram de IM, enquanto apenas 53 de 1.053 pacientes no grupo da estatina morreram de IM.

Com base nos resultados do estudo, qual é a redução do risco absoluto na mortalidade por infarto do miocárdio depois de 5 anos de uso de estatina?

(A) 4%
(B) 14%
(C) 24%
(D) 94%

Caso 130

Mulher, 48 anos, avaliada durante exame ginecológico de rotina. Em geral, sua menstruação ocorre regularmente; o último período ocorreu há 3 semanas. A paciente não apresenta sangramento ou corrimento anormal nem disúria. Engravidou duas vezes e teve dois filhos. A paciente não tem histórico de trauma sexual ou cirurgia pélvica.

Ao ser questionada com perguntas abertas de rastreio sobre questões sexuais, a paciente hesita em admitir que esteja tendo dificuldades no casamento, porque perdeu o interesse por sexo nos últimos 2 anos. Ela vem praticando atividade sexual para manter seu parceiro feliz, mas não gosta de relações sexuais. Tem evitado cada vez mais a intimidade sexual e isso se tornou uma fonte de atrito em seu casamento. Usa um lubrificante para suas relações sexuais; esse produto tem se mostrado adequado para a diminuição do desconforto.

Os resultados do exame físico, inclusive o exame pélvico, nada revelam de importante.

Qual das alternativas a seguir é o diagnóstico mais provável?

(A) Transtorno da dor genitopélvica/penetração
(B) Transtorno orgásmico
(C) Transtorno da excitação/interesse sexual
(D) Vulvodínia

Caso 131

Homem, 18 anos, examinado para avaliação com vistas à sua participação em esportes. O paciente não apresenta sintomas específicos. Na universidade, jogou basquete nos últimos 3 anos sem qualquer limitação e permanece ativo fora da temporada participando em corridas *cross-country* e futebol. Recentemente, seu pai foi diagnosticado com hipertensão; seus dois irmãos mais novos são ambos saudáveis. Não tem histórico familiar de miocardiopatia ou de morte súbita inexplicada.

Ao exame físico, pressão arterial = 112/62 mmHg e frequência de pulso = 52/min. À auscultação, os pulmões estão limpos. O pulso venoso jugular demonstra contorno normal e as expansões de pulso carotídeo (*carotid upstrokes*) estão normais. O exame precordial revela impulso apical proeminente não prolongado ou aumentado. Há leve aumento da intensidade de S_1; e S_2 está normalmente bipartido. Não estão presentes sopros, atritos ou galopes. O restante do exame físico nada revela digno de nota.

Em prosseguimento ao diagnóstico, qual das alternativas a seguir será o curso de ação mais apropriado?

(A) Ecocardiografia
(B) Teste eletrocardiográfico de esforço
(C) Electrocardiografia
(D) Nenhum outro teste

Caso 132

Homem, 52 anos, avaliado durante uma consulta de acompanhamento para dor crônica nas costas, causada por lesões na coluna sofridas em acidente automobilístico há 1 ano. Na época do acidente, o paciente passou por uma cirurgia de estabilização da coluna e vem sentindo dor significativa desde sua recuperação. A dor não respondeu a tentativas apropriadas de analgésicos não opioides, injeções de glicocorticoides e fisioterapia. Novas avaliações ortopédicas e neurocirúrgicas sugerem que não há indicação para outras intervenções cirúrgicas. O paciente cumpriu um programa de reabilitação multimodal intensivo para a dor e continua a praticar técnicas de meditação de atenção plena para a redução do estresse. Pratica exercícios diariamente na forma de natação. Embora essas intervenções tenham ajudado até certo ponto, o paciente permanece com déficit funcional por causa da dor. O paciente tem medo de acabar perdendo o seu emprego como programador de computação em virtude da impossibilidade de sentar-se em uma cadeira durante todo o dia. O paciente é confiável e está envolvido em seu tratamento.

Ao exame físico, os sinais vitais estão normais. Seu exame físico geral nada revela de importante, exceto pelas alterações pós-cirúrgicas nas costas. O exame neurológico está normal.

No questionário DIRE (Diagnóstico, Intratabilidade, Risco e Eficácia) para avaliação de risco, o paciente teve pontuação que o enquadrou na categoria de baixo risco para terapia com opioides. O teste para triagem de drogas na urina teve resultado negativo. Tanto o paciente como seu médico assinam um termo de concordância de tratamento com opioides e, em seguida, tem início a terapia de longa duração com opioides.

Qual das alternativas seguintes é o método mais apropriado para a monitoração do tratamento desse paciente com opioides?

(A) Documentação de avaliação funcional 2 vezes ao ano
(B) Visitas ao consultório durante 3 meses, seguidas de visitas conforme a necessidade
(C) Visitas periódicas a cada 3 meses ao consultório, com obtenção de um teste de drogas na urina a cada visita
(D) Uso de um programa de monitoração de medicações prescritas a cada visita

Caso 133

Homem, 41 anos, avaliado durante um exame para estabelecimento de tratamento. O paciente informa que, em geral, é saudável e assintomático, embora tenha um estilo de vida sedentário e esteja obeso. Os históricos clínico e familiar em nada contribuem. O paciente não fuma, não bebe excessivamente nem usa drogas ilícitas. Não faz uso de medicações.

Ao exame físico, o paciente está afebril; pressão arterial = 132/82 mmHg, frequência de pulso = 80/min e frequência respiratória = 11/min. IMC = 32. O restante do exame físico nada revela digno de nota.

Exames laboratoriais:

Colesterol total	251 mg/dL (6,50 mmol/L)
LDL-colesterol	172 mg/dL (4,45 mmol/L)
HDL-colesterol	35 mg/dL (0,91 mmol/L)
Triglicérides	220 mg/dL (2,49 mmol/L)
Hemoglobina A_{1c}	5%

O risco estimado para doença cardiovascular aterosclerótica em 10 anos é de 3,4%, com base nas Equações de Coorte Combinadas.

Qual das alternativas a seguir é a conduta terapêutica mais apropriada para a hiperlipidemia desse paciente?

(A) Ezetimiba
(B) Terapia de alta intensidade com rosuvastatina
(C) Terapia de intensidade moderada com rosuvastatina
(D) Niacina
(E) Modificação terapêutica do estilo de vida

Caso 134

Uma mulher de 28 anos é internada no hospital com necrólise epidérmica tóxica. Duas semanas antes de sua internação, a paciente foi examinada no consultório por um colega do médico responsável, ocasião em que foi receitado trimetoprima-sulfametoxazol para uma infecção do sistema urinário. O prontuário médico da paciente indica alergia à sulfa. No hospital, a paciente é informada sobre os novos achados e o plano terapêutico e expressa preocupação em virtude da receita inicial com medicação contendo sulfa. Pergunta se o colega do médico responsável cometeu um erro.

Além de reconhecer a ocorrência de um erro, qual das alternativas a seguir seria o curso de ação mais apropriado?

(A) Aconselhar a paciente a compartilhar suas preocupações com o médico que cometeu o erro
(B) Informar à paciente que o farmacêutico errou por não evitar o erro
(C) Oferecer uma transferência do atendimento à paciente para um médico em outro hospital
(D) Dizer à paciente que o colega será informado de seu erro e que medidas serão tomadas para que, no futuro, tais equívocos não venham a ocorrer

Caso 135

Homem, 58 anos, examinado para avaliação pré-operatória antes de reparo de hérnia umbilical marcado para daqui a 1 semana. Tem estado em boa saúde, exceto pelo aumento da dor no local de sua hérnia umbilical. O paciente não sofreu encarceramento da hérnia. Exercita-se regularmente e está assintomático. Não tem histórico de AVC ou de ataque isquêmico transitório. O histórico clínico é digno de nota por causa da substituição de valva da aorta com uma prótese mecânica de duplo folheto realizada há 3 anos para uma valva da aorta bicúspide e diminuição da capacidade de exercício. Suas medicações em uso são varfarina e ácido acetilsalicílico em baixas doses.

Ao exame físico, pressão arterial = 124/72 mmHg e frequência de pulso = 70/min. O exame cardiovascular revela ritmo regular, S_2 mecânica e um sopro sistólico em crescendo-decrescendo 1/6 prematuro na base cardíaca, sem irradiação.

Os exames laboratoriais revelam um nível sérico de creatinina normal.

O eletrocardiograma realizado há 2 meses demonstrou ritmo sinusal normal com intervalos normais. O ecocardiograma realizado também há 2 meses demonstrou função normal do ventrículo esquerdo e função normal da prótese mecânica de valva da aorta.

Além de dar continuidade ao ácido acetilsalicílico e de interromper a administração de varfarina 5 dias antes da cirurgia, qual das alternativas a seguir seria a conduta terapêutica mais apropriada para a terapia-ponte pré-operatória com anticoagulação?

(A) Heparina não fracionada intravenosa
(B) Enoxaparina subcutânea em dose profilática
(C) Enoxaparina subcutânea em dose terapêutica
(D) Não uso de terapia-ponte com anticoagulação

Caso 136

Homem, 42 anos, avaliado por histórico de 3 meses de tosse. O paciente descreve a tosse como não produtiva e associada a congestão sinusal. Também observa aumento na produção de muco, com pigarro frequente. Informa ainda que não sente falta de ar, respiração ofegante, hemoptise, ou dor no peito. Não observa qualquer mudança na tosse com o exercício. Informa que já passou por períodos prolongados de tosse parecidos, habitualmente no outono ou na primavera. Já tentou dextrometorfano de venda livre e descongestionantes, isoladamente ou em combinação, sem que houvesse melhora perceptível. Fora isso, o histórico clínico nada revela de importante. O paciente jamais fumou e não faz uso de medicações.

Ao exame físico, o paciente está afebril; pressão arterial = 124/84 mmHg, frequência de pulso = 68/min e frequência respiratória = 15/min. Os cornetos nasais estão dilatados. À auscultação, os pulmões estão limpos. O restante do exame tem resultado normal.

Qual das alternativas abaixo é a conduta terapêutica mais apropriada?

(A) Antibioticoterapia
(B) Anti-histamínico-descongestionante
(C) Broncodilatador por inalação
(D) Corticoide intranasal

Caso 137

Homem, 38 anos, avaliado durante um exame de rotina. Desde o ensino médio, o paciente ganhou 25 kg gradativamente. Tem um trabalho sedentário, não faz exercício e almoça e janta *fast food*, além de fazer lanchinhos ao longo do dia. O paciente jamais foi tratado com agentes farmacológicos para perder peso e deseja saber se é candidato para cirurgia bariátrica com banda gástrica. Informa que não tem sintomas associados a esforço sugestivos de isquemia cardíaca e de maneira geral é uma pessoa saudável. O histórico clínico e a revisão dos sistemas nada revelam de importante. O paciente não faz uso de medicações.

Ao exame físico, a temperatura está normal; pressão arterial = 122/70 mmHg, frequência de pulso = 78/min e frequência respiratória = 12/min. IMC = 36. Circunferência abdominal = 106 cm.

Os exames da cabeça, pescoço, pulmões e coração estão normais. O abdome está protuberante e sem estrias patológicas.

Em prosseguimento ao tratamento, além do aumento da atividade física, qual das alternativas a seguir será o curso de ação mais apropriado?

(A) Aplicação laparoscópica de banda gástrica ajustável
(B) Lorcaserina
(C) Orlistate
(D) Reduzir a ingestão de calorias, com manutenção de um déficit de 500 kcal/d

Caso 138

Homem, 60 anos, avaliado por frequência miccional aumentada com duração de alguns anos. Seus sintomas pioraram ao longo dos últimos 6-12 meses e o paciente descreve vários episódios de noctúria nos últimos 3 meses. Informa não ter febre ou disúria. Seu histórico clínico é digno de nota por causa de hipertensão e a única medicação em uso é anlodipino; o paciente não toma medicações de venda livre.

Ao exame físico, pressão arterial = 140/60 mmHg e frequência de pulso = 64/min. IMC = 30. Não há evidência de distensão suprapúbica da bexiga. A próstata demonstra crescimento difuso, está firme e não sensível; além disso, não foram observados nódulos. Pênis de aspecto normal. O restante do exame tem resultado normal.

Em prosseguimento ao tratamento, qual das alternativas a seguir será o curso de ação mais apropriado?

(A) Determinação do volume de urina residual pós-eliminação
(B) Ultrassonografia de próstata
(C) Urinálise
(D) Testes do fluxo urinário

Caso 139

Homem, 42 anos, avaliado por histórico de insônia ao longo de toda a sua vida. O paciente informa que sempre teve problema para dormir, mas o início do sono e sua manutenção se tornaram mais difíceis nos últimos anos. Sofre de sonolência diurna, mas não tem oportunidade de tirar um cochilo. Informa não ter humor depressivo ou anedonia. Sua esposa não percebeu ronco excessivo ou anormalidade ou ausência de respiração durante o sono. O paciente bebe uma xícara de café pela manhã e toma uma dose de bebida alcoólica 3-4 noites/semana. Nos demais aspectos, seu histórico clínico nada revela de importante. O paciente não faz uso de medicações.

Ao exame físico, o paciente está afebril; pressão arterial = 142/82 mmHg, frequência de pulso = 78/min e frequência respiratória = 14/min. IMC = 27. O restante do exame físico tem resultado normal.

Em prosseguimento ao tratamento, qual das alternativas seguintes será o curso de ação mais apropriado?

(A) Orientação para cessação da bebida alcoólica
(B) Orientação para a higiene do sono
(C) Trazodona
(D) Zolpidem

Caso 140

Homem, 27 anos, avaliado durante um exame pré-admissional. Está assintomático. A revisão dos sistemas tem resultado negativo, inclusive sem perda de audição, zumbido, ou dor de ouvido. Em geral, seu histórico clínico nada revela de importante. Ele não faz uso de medicações.

Ao exame físico, os sinais vitais estão normais. IMC = 21. O exame geral está normal, exceto por entupimento dos dois condutos auditivos com cerume. Não é possível a visualização das membranas timpânicas. A acuidade auditiva geral está normal. O restante do exame nada revela digno de nota.

Qual das alternativas a seguir é a conduta terapêutica mais apropriada?

(A) Agente ceruminolítico
(B) Irrigação do ouvido
(C) Remoção manual do cerume
(D) Observação clínica

Caso 141

Homem, 52 anos, avaliado em consulta de acompanhamento para um grande osteossarcoma pélvico inoperável que, no momento, está sendo tratado por procedimentos paliativos. O paciente informa dor pélvica e abdominal cada vez mais intensa. Previamente, a dor vinha sendo controlada com analgésicos não opioides (em caso de necessidade), embora o paciente tenha sentido uma dor crescente com o crescimento do tumor. Exceto pela dor, o paciente não apresenta outros sintomas. Fora isso, o histórico clínico nada revela de importante e as medicações atualmente em uso são paracetamol e naproxeno (em caso de necessidade).

Ao exame físico, o paciente parece estar sofrendo levemente com a dor. Os sinais vitais estão normais. IMC = 22. Observa-se massa na pelve direita, moderadamente sensível à palpação. O restante do exame nada revela digno de nota.

O médico receita hidromorfona oral programada para controle da dor.

Qual dos tratamentos adjuvantes diários descritos a seguir deve ser prescrito para esse paciente?

(A) Docusato
(B) Suplementação com fibra
(C) Metilnaltrexona
(D) Sene

Caso 142

Homem, 66 anos, diagnosticado com câncer de cólon em estágio III; na véspera, foi realizada laparotomia com ressecção do tumor e construção de colostomia. O paciente tolerou a anestesia geral sem complicações e teve cerca de 100 mL de perda de sangue durante o procedimento. O paciente anda, se alimenta e evacua sem problemas. Desde a internação, tem utilizado dispositivos de compressão pneumática intermitente nas pernas quando está no leito. O médico também receitou paracetamol e oxicodona para uso em caso de necessidade para a dor pós-operatória.

Ao exame físico, os sinais vitais estão normais. A incisão abdominal está intacta, sem eritema circunjacente, endurecimentos, sensibilidade ou exsudato. O abdome está macio e sem sensibilidade, e os sons intestinais estão normais. Não há edema periférico.

Os exames laboratoriais são significativos por hemoglobina = 13,8 g/dL (138 g/L) (14,2 g/dL [142 g/L] antes da cirurgia), contagem de plaquetas = 308.000/mcL (308 × 10^9/L) e nível sérico de creatinina normal.

Qual das alternativas a seguir é a conduta terapêutica mais apropriada para a profilaxia de tromboembolia venosa?

(A) Continuar com a compressão pneumática intermitente apenas até a alta hospitalar
(B) Iniciar ácido acetilsalicílico por até 35 dias após a cirurgia
(C) Iniciar enoxaparina em dose profilática por até 28 dias após a cirurgia
(D) Iniciar enoxaparina em dose profilática até a alta hospitalar
(E) Iniciar varfarina em dose terapêutica por até 35 dias após a cirurgia

Caso 143

Homem, 50 anos, com diagnóstico novo de câncer pulmonar de não pequenas células, examinado em consulta de acompanhamento. Por ocasião do diagnóstico, foi verificado que o câncer havia se espalhado em metástases para o fígado, ossos e cérebro. O paciente completou radioterapia cerebral total para as metástases cerebrais e está programado para iniciar a quimioterapia. Afirma que no momento sente-se bem e que as dores ósseas estão bem controladas com paracetamol e AINE, que toma em caso de necessidade.

Na discussão sobre seu tratamento, o paciente diz compreender que sua doença é incurável e que o seu objetivo geral é viver tanto quanto possível de maneira confortável para que possa passar o máximo possível de um tempo com qualidade junto a seus filhos.

Qual das alternativas a seguir é a abordagem mais apropriada ao tratamento desse paciente?

(A) Internar o paciente em uma instituição de cuidados paliativos
(B) Dar início aos cuidados paliativos depois de completado o tratamento ativo
(C) Dar início aos cuidados paliativos se o controle da dor se tornar ineficaz
(D) Dar início imediato aos cuidados paliativos
(E) Continuar o tratamento atual

Caso 144

Mulher, 88 anos, internada no hospital há 17 dias com obstrução de intestino delgado causada por aderências. A paciente não respondeu ao tratamento conservador e necessitou de intervenção cirúrgica. Seu curso no hospital ficou complicado por fibrilação atrial, infarto do miocárdio sem supradesnivelamento do segmento ST e lesão renal aguda que está melhorando sem a necessidade de terapia de substituição renal. A função intestinal vem se recuperando lentamente, e a paciente está aumentando sua ingestão de alimentos e líquidos pela boca de forma gradativa. Antes da internação, a paciente estava vivendo em sua casa de modo independente. Os filhos da paciente a visitavam diariamente e levavam a maioria de suas refeições. A paciente usava um andador, mas passava a maior parte do dia em uma cadeira, vendo televisão ou lendo. Ela contava com a ajuda de uma enfermeira domiciliar que a auxiliava com suas medicações.

No hospital, a paciente está fatigada e fraca; participa na terapia, mas se cansa depois de 30 minutos. Necessita da ajuda de uma pessoa para transferências e uso da cadeira sanitária ao lado do leito. A família da paciente não tem possibilidade de acomodá-la em sua casa durante a fase de recuperação, mas poderia continuar com seu nível de ajuda precedente depois da alta hospitalar.

Qual das opções a seguir para a alta hospitalar é a mais apropriada para essa paciente?

(A) Em casa, com a atenção da família e com serviços de reabilitação domiciliar
(B) Reabilitação em um hospital de cuidados intensivos prolongados
(C) Reabilitação durante curto período em uma instituição de enfermagem especializada
(D) Reabilitação durante curto período em um hospital especializado em reabilitação

Caso 145

Homem, 82 anos, avaliado durante uma consulta de acompanhamento. A princípio, o paciente foi avaliado por relato de dificuldade de visão ao dirigir o automóvel, descrita como turvação nos dois olhos, mas informa não ter outros problemas de visão. O histórico clínico é significativo pelo consumo de 45 anos-maço de cigarro ao longo da vida; o paciente continua fumando. Sua única medicação é ácido acetilsalicílico diário em baixa dose.

Ao exame físico, o paciente está afebril; pressão arterial = 134/82 mmHg, frequência de pulso = 82/min e frequência respiratória = 16/min. IMC = 32. Ao exame fundoscópico, são observadas grandes drusas bilaterais. Não há outros achados oftalmológicos. O restante do exame físico tem resultado normal.

Uma avaliação oftalmoscópica confirma degeneração macular seca moderada, relacionada à idade.

Além de incentivar o paciente para que deixe de fumar, qual das alternativas a seguir seria a terapia mais apropriada?

(A) Vitaminas antioxidantes em altas doses
(B) Terapia *laser*
(C) Terapia com inibidor de fator de crescimento de endotélio vascular
(D) Observação clínica

Caso 146

Mulher, 79 anos, internada no hospital por falta de ar em virtude da sobrecarga de volume, hipercalemia e acidemia. Padece de doença renal crônica em estágio 4. Com base no histórico e no exame físico, há indicação clínica para hemodiálise urgente e o médico discute esse procedimento com a paciente. O médico faz com que ela compreenda as indicações para a hemodiálise e as consequências da recusa de tratamento, inclusive possível morte. A paciente decide-se por declinar a hemodiálise, dizendo que está em paz com sua vida e com Deus. A paciente tem um testamento vital que nomeia seu filho como tomador de decisões substituto.

Qual das alternativas seguintes é a conduta terapêutica mais apropriada para essa paciente?

(A) Obter avaliação psiquiátrica para determinar competências
(B) Solicitar hemodiálise
(C) Tentar a permissão, junto ao filho da paciente, para a realização da hemodiálise
(D) Dispensar a hemodiálise

Caso 147

Homem, 24 anos, avaliado por histórico de 1 semana de dor e rigidez na face posterior do calcanhar esquerdo. A dor se desenvolveu gradualmente e o paciente a classifica como 8 em uma escala de 10 pontos, quando a dor piora. Ele descreve a dor com característica de queimação e observa que ela piora com a atividade e melhora com o repouso. Informa não ter ocorrido trauma recente, mas afirma que tem corrido mais em preparação para uma maratona. O histórico clínico nada revela de importante. Sua única medicação é ibuprofeno, que proporciona algum alívio da dor.

Ao exame físico, os sinais vitais estão normais. IMC = 23. Nota-se sensibilidade à palpação em um ponto situado cerca de 2-3 cm proximalmente ao calcâneo esquerdo. Não se observa déficit de tendão do calcâneo. A dorsiflexão e flexão plantar do pé estão intactas. Ao ser comprimida a panturrilha do paciente (posição de joelhos com os pés pendentes da borda da mesa de exame), ocorre flexão plantar (teste de Thompson negativo). Não se nota sensibilidade à palpação da superfície plantar medial. Não há dor com a compressão medial-lateral da perna esquerda à altura da metade da panturrilha (teste do aperto negativo), ou quando o paciente cruza as pernas e posiciona a parte média da panturrilha da perna esquerda sobre o joelho direito (teste da perna cruzada negativo).

Qual das alternativas a seguir é o diagnóstico mais provável?

(A) Tendinopatia do calcâneo
(B) Ruptura do tendão do calcâneo
(C) Entorse alta do tornozelo
(D) Síndrome do túnel do tarso

Caso 148

Mulher, 53 anos, avaliada por histórico de 1 ano de dispareunia. Já tentou usar lubrificantes, mas ainda sente desconforto e perdeu o interesse nas relações sexuais. A paciente informa prurido vaginal, mas sem corrimento, sangramento ou odor. Na menopausa há 2 anos, observa fogachos ocasionais que não chegam a incomodá-la. Não há histórico de trauma sexual, infecção sexualmente transmitida, ou cirurgia pélvica. Informa não ter problemas matrimoniais. Seu histórico clínico também é significativo por hipertensão. Sua única medicação é benazepril.

Ao exame físico, a paciente está afebril; pressão arterial = 130/78 mmHg, frequência de pulso = 72/min e frequência respiratória = 14/min. IMC = 27. O exame clínico geral nada revela de importante. Ao exame pélvico, a paciente pode tolerar apenas a inserção de um espéculo estreito, e a mucosa vaginal está pálida e seca, com paredes vaginais lisas e diminuição das rugas. Presença de corrimento vaginal escasso. O exame bimanual tem resultado normal.

A avaliação microscópica de um preparado vaginal revela ausência de hifas, fungos ou células-chave (*clue cells*).

Qual das alternativas a seguir é a conduta terapêutica mais apropriada?

(A) Descontinuar benazepril
(B) Terapêutica sistêmica com estrogênio e progestógeno
(C) Testosterona tópica
(D) Estradiol tópico na vagina

Caso 149

Homem, 78 anos, avaliado por histórico de 6 meses de zumbido bilateral. O zumbido é agudo, contínuo e não pulsátil e não perturba seu sono. Não há associação com febre, tontura, vertigem, ou dor de cabeça. O paciente está aposentado, mas tem histórico de exposição a ruído ocupacional depois de ter trabalhado em uma fábrica durante 30 anos. Quando há ruído de fundo, tem alguma dificuldade para ouvir conversas. O histórico clínico é significativo por hipertensão e hiperlipidemia e suas únicas medicações são benazepril e pravastatina.

Ao exame físico, os sinais vitais estão normais. IMC = 28. O exame otológico demonstra membranas timpânicas normais e inexistência de entupimento com cerume. Ao ser aplicado um diapasão vibratório na linha mediana da testa do paciente (teste de Weber), a vibração é ouvida igualmente nos dois ouvidos. Quando o diapasão é aplicado contra o processo mastoide até que não possa mais ser ouvido e, em seguida, colocado imediatamente ao lado do ouvido (teste de Rinne), o som é mais audível após sua remoção do mastoide.

O restante dos exames físico e neurológico nada revela digno de nota.

Qual das alternativas seguintes é a causa mais provável do zumbido nesse paciente?

(A) Neuroma acústico
(B) Doença de Ménière
(C) Otosclerose
(D) Perda auditiva sensório-neural

Caso 150

Homem, 50 anos, avaliado por histórico de 1 ano de diminuição da visão em ambos os olhos. Ao longo desse período, o paciente vem notando diminuição da visão periférica, mais evidente quando dirige seu automóvel. O paciente não apresenta dor, vermelhidão, ou outros sintomas oculares. Usa apenas óculos para leitura e não usa lentes de contato. O histórico clínico é significativo por hipertensão e hiperlipidemia. O paciente tem histórico de tabagismo (35 anos-maço de cigarro ao longo da vida) e é fumante atualmente. Suas medicações são losartana e sinvastatina.

Ao exame físico, a temperatura está normal; pressão arterial = 138/88 mmHg e frequência de pulso = 84/min. IMC = 32. À inspeção, os olhos têm aspecto normal. Os testes clínicos para campo visual comprovam leve perda da visão periférica. Estão relatados os achados do exame fundoscópico. Pressão intraocular bilateral = 35 mmHg. O restante do exame nada revela digno de nota.

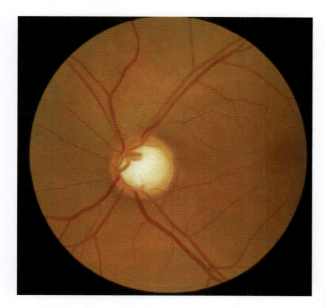

Qual das alternativas a seguir é o diagnóstico mais provável?

(A) Oclusão da artéria oftálmica
(B) Neurite óptica
(C) Papiledema
(D) Glaucoma de ângulo aberto primário

Caso 151

Mulher, 56 anos, avaliada por histórico de 8 meses de insônia. Tem dificuldade para adormecer e manter o sono por mais de 3 horas; ao despertar, frequentemente fica na cama por até 1 hora, tentando adormecer de novo. Ao que parece, seus sintomas pioram durante a semana de trabalho e estão prejudicando seu estado de vigília durante o dia. A paciente informa não ter passado por eventos estressantes recentes em sua vida nem por sintomas sugestivos de distúrbios respiratórios no sono ou síndrome das pernas inquietas. A paciente não consome bebidas cafeinadas ou álcool. Pratica exercício durante 30 minutos, 5 vezes por semana, ao retornar à casa na volta do trabalho. Não tira cochilos durante o dia, tentou um regime de relaxamento na cama, não vê televisão nem usa dispositivos eletrônicos na cama; além disso, na hora de dormir mantém seu quarto sossegado e na penumbra, sem que isso melhore sua insônia. Fora isso, seu histórico clínico nada revela de importante e a paciente não faz uso de medicações.

O exame físico tem resultado normal.

Em prosseguimento ao tratamento de insônia dessa paciente, qual das alternativas a seguir será o curso de ação mais apropriado?

(A) Difenidramina
(B) Mudar o regime de exercício para antes da hora de dormir
(C) Orientação para restrição do sono
(D) Zolpidem

Caso 152

Mulher, 32 anos, avaliada por histórico de 4 semanas de sintomas oculares. A paciente notou vermelhidão dos dois olhos, acompanhada por coceira e irritação. Nota-se uma secreção aquosa e leve formação de crostas, sobretudo pela manhã. A visão está normal, e a paciente não observa outros sintomas, exceto por espirros intermitentes. Não teve contato com ninguém que tenha sintomas similares, ou que esteja enfermo. A paciente não usa lentes de contato. O histórico clínico é significativo por hipotireoidismo. Suas medicações são levotiroxina e um anticoncepcional oral.

Ao exame físico, a paciente está afebril; pressão arterial = 124/60 mmHg e frequência de pulso = 62/min. O exame da pele está normal. Observa-se vermelhidão com edema das conjuntivas nos dois olhos. Está presente uma secreção aquosa e nota-se leve inchaço bilateral das pálpebras superiores. A acuidade visual está normal. O restante do exame físico não revela nada digno de nota.

Qual das alternativas seguintes é o diagnóstico mais provável?

(A) Conjuntivite alérgica
(B) Conjuntivite bacteriana
(C) Blefarite
(D) Conjuntivite viral

Caso 153

Homem, 70 anos, internado no hospital com episódio (de 1 hora) de fraqueza do braço e perna esquerdos e é diagnosticado com ataque isquêmico transitório. O paciente tem histórico de hipertensão, diabetes melito tipo 2 e consumo de 30 anos-maço de cigarro ao longo da vida. O histórico familiar em nada contribui. Suas medicações são metformina e lisinopril.

Ao exame físico, o paciente está afebril; pressão arterial = 148/88 mmHg. O restante do exame nada revela digno de nota.

Exames laboratoriais:

Alanina aminotransferase	28 U/L
Colesterol total	239 mg/dL (6,19 mmol/L)
LDL-colesterol	140 mg/dL (3,63 mmol/L)
HDL-colesterol	38 mg/dL (0,98 mmol/L)
Creatinina sérica	0,8 mg/dL (70,7 mcmol/L)
Triglicerídeos	302 mg/dL (3,41 mmol/L)

Além do ácido acetilsalicílico, qual das alternativas a seguir é a conduta terapêutica mais apropriada?

(A) Terapia de alta intensidade com atorvastatina
(B) Terapia de intensidade moderada com atorvastatina
(C) Fenofibrato
(D) Terapia de alta intensidade com atorvastatina e com fenofibrato

Caso 154

Homem, 27 anos, avaliado por histórico de 4 dias de inflamação de garganta, mal-estar, rinite e febre. O paciente informa não ter tosse, diarreia ou vômito. Sua filha de 4 anos, que frequenta a pré-escola, apresenta sintomas parecidos. O histórico clínico em nada contribui, e o paciente não tem alergias. Sua única medicação é ibuprofeno.

Ao exame físico, o paciente não apresenta alterações e não tem falta de ar. Temperatura = 38,1°C, pressão arterial = 112/52 mmHg, frequência de pulso = 99/min e frequência respiratória = 12/min. IMC = 23. As membranas timpânicas estão normais. A orofaringe revela exsudato tonsilar. Está presente linfadenopatia cervical anterior com sensibilidade. Os pulmões estão limpos, sem evidência de consolidação. O exame abdominal está normal. O restante do exame nada revela digno de nota.

Qual das alternativas a seguir é a conduta terapêutica mais apropriada?

(A) Penicilina
(B) Teste rápido de antígeno estreptocócico
(C) Cultura de garganta
(D) Observação clínica

Caso 155

Mulher, 81 anos, internada no hospital com dor intratável em um quadro de câncer de mama metastático. Seu histórico clínico por miocardiopatia isquêmica é significativo. A paciente tem um desfibrilador cardioversor implantável (DCI) para prevenção de morte cardíaca súbita e, no passado, ocorreu disparo de seu DCI. A paciente começou o tratamento com morfina intravenosa e a dor diminuiu. A paciente sabe que está morrendo e, por isso, solicita apenas medidas que aumentem seu conforto. Também pede que seu DCI seja desativado para que não possa emitir choques. Ela entende as consequências da desativação do DCI e se mostra firme em sua decisão. A paciente tem um testamento vital que nomeia sua filha como tomadora de decisão substituta.

Qual das alternativas seguintes é a conduta terapêutica mais apropriada diante da solicitação dessa paciente?

(A) Continuar com o DCI
(B) Desativar o DCI
(C) Obter avaliação psiquiátrica para competência antes da desativação do DCI
(D) Obter permissão da filha da paciente para continuar o DCI

Caso 156

Mulher, 27 anos, com gestação de 30 semanas, avaliada durante um exame de rotina. Engravidou 2 vezes e teve 1 criança; há 20 meses, teve seu primeiro filho por parto vaginal, sem complicações. Durante sua primeira gestação, foi vacinada contra tétano, difteria e coqueluche acelular (DTPa). Sua única medicação é um polivitamínico pré-natal diário.

Ao exame físico, os achados nada revelam de importante.

Qual das alternativas seguintes é a conduta terapêutica mais apropriada para o quadro de vacinação dessa paciente?

(A) Administrar a vacina DTPa depois da 36ª semana de gestação
(B) Administrar agora a vacina DTPa
(C) Administrar agora a vacina contra tétano e difteria (dT)
(D) Administrar a vacina dT depois da 36ª semana de gestação
(E) Não administrar a vacina dT ou DTPa durante essa gestação

Caso 157

Homem, 36 anos, avaliado por histórico de 1 ano de fadiga, dores de cabeça intermitentes, garganta inflamada, dores articulares e musculares. O paciente informa não ter dificuldade em adormecer e, a cada noite, dormir 10 horas de um sono ininterrupto, mas não reparador. Ao longo do ano passado, o paciente consultou vários médicos. A avaliação constou de hemograma completo com contagem diferencial, nível de hormônio estimulante da tireoide e glicose plasmática que estavam normais por ocasião da primeira apresentação e também normais há 2 meses. O teste para HIV realizado há 4 meses foi negativo. O paciente está em uma relação heterossexual monógama e não há histórico de transfusões de sangue ou de uso de drogas injetáveis. Em geral, seu histórico clínico nada revela de importante. O histórico familiar é significativo por depressão e diabetes melito tipo 2. O paciente não faz uso de medicações.

Ao exame físico, o paciente parece estar ansioso. Os sinais vitais e o restante do exame físico estão normais. A avaliação do paciente para distúrbios do sono tem resultado normal. Um teste de triagem para depressão resulta negativo.

Em prosseguimento ao tratamento, qual das alternativas a seguir será o teste diagnóstico mais apropriado?

(A) Título para o vírus de Epstein-Barr
(B) Título para doença de Lyme
(C) Repetição do teste para HIV
(D) Nenhum outro teste

Caso 158

Homem, 78 anos, avaliado por perda auditiva gradual no ouvido esquerdo ao longo dos últimos anos. Embora a audição em seu ouvido direito pareça estar normal, o paciente tem observado que está mais difícil ouvir as vozes de homens ou vozes mais graves com seu ouvido esquerdo. O paciente informa não sentir tontura ou zumbido e não sofreu infecção ou exposição prévia desse ouvido a ruídos intensos. O histórico clínico é significativo por hipertensão, hiperlipidemia e doença arterial coronariana. Suas medicações em uso são losartana, rosuvastatina e ácido acetilsalicílico em baixas doses.

Ao exame físico, o paciente está afebril; pressão arterial = 134/82 mmHg, frequência de pulso = 85/min e frequência respiratória = 13/min. IMC = 29. As membranas timpânicas estão normais. O restante do exame clínico geral nada revela digno de nota. No exame neurológico, ao ser aplicado um diapasão vibratório em contato com a linha mediana da testa do paciente a vibração é ouvida com maior intensidade no ouvido esquerdo.

Qual das alternativas a seguir é o diagnóstico mais provável?

(A) Perda auditiva induzida por agente farmacológico
(B) Doença de Ménière
(C) Otosclerose
(D) Presbiacusia

Caso 159

Homem, 47 anos, avaliado durante um exame de acompanhamento. Trata-se de paciente obeso, com hipertensão, diabetes melito tipo 2 e apneia do sono obstrutiva. Informa que sempre teve sobrepeso e que, ao longo dos anos, seu peso aumentou gradativamente até 123 kg. Durante os últimos 2 anos, o paciente tentou várias dietas comerciais; uma dieta com restrição de calorias e monitorada por um nutricionista; aumento da atividade física; orlistate; e uma combinação dessas intervenções, todas sem que fosse alcançada uma perda de peso contínua. Seu histórico clínico também é significativo para dor de joelho bilateral e depressão. O paciente faz uso de pressão positiva contínua nas vias aéreas para a apneia obstrutiva do sono e suas medicações são lisinopril, anlodipino, metformina, paroxetina e ibuprofeno (que toma em caso de necessidade).

Ao exame físico, o paciente está afebril; pressão arterial = 144/78 mmHg, frequência de pulso = 86/min e frequência respiratória = 18/min. IMC = 36. Os exames cardiovascular e pulmonar estão normais. O abdome está protuberante, sem estrias patológicas. Os joelhos demonstram hipertrofia óssea com crepitação, nota-se também edema bilateral nos membros inferiores.

Os exames laboratoriais são significativos para hemoglobina A_{1c} = 9,1%.

Qual das alternativas seguintes é a conduta terapêutica mais apropriada para ajudar esse paciente a perder peso de maneira prolongada?

(A) Cirurgia bariátrica
(B) Hipnose
(C) Lorcaserina
(D) Dieta de baixíssimo teor de calorias, monitorada pelo médico

Caso 160

Mulher, 90 anos, conduzida ao departamento de emergência por seu filho. Com histórico de 1 semana de piora da cognição, fraqueza, tontura e anorexia. A paciente vive em uma instituição de cuidados assistidos e é consciente com a cognição preservada. Ela consegue andar com a ajuda de uma bengala. Possui antecedente pessoal de hipertensão, insuficiência cardíaca crônica, doença renal crônica, osteoartrite, rinite alérgica, hiperlipidemia e incontinência urinária de esforço. Suas medicações atualmente em uso são lisinopril, bisoprolol, oxibutinina, loratadina, paracetamol, pravastatina e omeprazol.

Ao exame clínico, a paciente tem aspecto frágil, mas não está em sofrimento agudo. A temperatura está normal; pressão arterial = 100/60 mmHg, frequência de pulso = 88/min e frequência respiratória = 14/min. IMC = 20. Saturação de oxigênio por oximetria de pulso = 97% com a paciente respirando ar ambiente. Não há hipotensão ortostática. O exame cardíaco revela uma frequência anormalmente irregular. O exame dos pulmões revela sons respiratórios bilaterais levemente diminuídos, mas sem estertores. O abdome apresenta leve distensão, mas não há sensibilidade. O exame retal revela fezes endurecidas e está negativo para pesquisa de sangue oculto. Não há edema. Exame neurológico sem sinais focais e a paciente obteve pontuação 24/30 no Miniexame do estado mental.

Exames laboratoriais:

Hematócrito	34%
Contagem de leucócitos	7.100/mcl (7,1 × 10⁹/L); contagem diferencial normal
Creatinina	1,6 mg/dL (141 mcmol/L) (há 2 meses: 1,3 mg/dL [114 mcmol/L])
Eletrólitos	Normal
Glicose	78 mg/dL (4,3 mmol/L)
Urinálise	Traços de proteína e de corpos cetônicos, acelular

A radiografia torácica não revela evidência de insuficiência cardíaca ou de infiltrados pulmonares.

Qual das alternativas a seguir é a causa mais provável dos sintomas recentes dessa paciente?

(A) Lesão renal aguda
(B) Efeitos adversos da medicação
(C) Pneumonia oculta
(D) Infecção do sistema urinário

Caso 161

Mulher, 32 anos, avaliada durante uma consulta de acompanhamento para tratamento de depressão. A paciente se apresentou há 3 meses com humor depressivo, diminuição da energia, hipersonia e anedonia, mas sem ideação suicida. No questionário PHQ-9 sua pontuação foi 13, indicativo de depressão moderada. Foi iniciada a medicação com citalopram, 20 mg/d, ajustada para 40 mg/d há 6 semanas. A paciente observa melhora no humor, energia e sono, com um progresso de 6 pontos no seu escore no questionário PHQ-9. Contudo, ela relata náusea e azia persistentes, acompanhadas por anorgasmia completa durante o período de uso dessa medicação. Seu histórico clínico é significativo por sobrepeso, mas, fora esse achado, nada revela de importante. A paciente não faz uso de outras medicações.

Ao exame físico, pressão arterial = 126/78 mmHg. IMC = 29. O exame do coração revela desdobramento fisiológico de S_2. O abdome está mole e sem sensibilidade, e os sons intestinais estão normais. O restante do exame apresenta resultado normal.

Qual das alternativas a seguir é o agente antidepressivo mais apropriado a ser recomendado para essa paciente?

(A) Amitriptilina
(B) Bupropiona
(C) Buspirona
(D) Mirtazapina

Caso 162

Homem, 62 anos, avaliado durante uma consulta de acompanhamento de rotina. O paciente manifesta sua preocupação com relação à possibilidade de câncer de próstata porque seu pai foi diagnosticado com essa doença aos 55 anos. Ele leu que finasterida, um inibidor da 5-alfa-redutase, pode prevenir o câncer de próstata e pergunta se seria um candidato indicado para o tratamento com essa medicação.

O médico revisa um estudo para determinar se finasterida previne o câncer de próstata. No estudo, os pesquisadores randomizaram 2.000 pacientes em dois grupos iguais para tratamento com finasterida ou placebo. Sete anos depois, todos os pacientes foram submetidos a uma biópsia de próstata. Os resultados demonstraram que ocorreu câncer de próstata em 200 de 1.000 (20%) pacientes que tomaram finasterida em comparação com 300 de 1.000 (30%) pacientes que tomaram placebo.

Com base nesse estudo, qual o número de pacientes que precisa ser tratado (número necessário para tratar) com finasterida durante 7 anos para a prevenção de um caso de câncer de próstata?

(A) 2
(B) 3
(C) 5
(D) 10

Caso 163

Homem, 54 anos, examinado para avaliação pré-operatória. Está planejada uma laminectomia da região cervical da coluna vertebral. Apesar da dor no pescoço, o paciente continua a cumprir todas as atividades da vida diária, inclusive lavar roupas em seu subsolo e carregar peso ao subir e descer escadas. O paciente não sente dor no peito, dispneia, palpitações ou vertigem com essa atividade, ou quando está em repouso. Não tem ortopneia nem dispneia noturna. Seu histórico clínico é digno de nota por infarto do miocárdio com supradesnivelamento do segmento ST, ocorrido previamente, tratado com a aplicação de um *stent* farmacológico na artéria circunflexa esquerda há 3 anos; um ecocardiograma obtido após o infarto do miocárdio demonstrou função normal no ventrículo esquerdo. O paciente também sofre diabetes melito tipo 2, hipertensão e hiperlipidemia. As medicações em uso são ácido acetilsalicílico, lisinopril, atorvastatina e metformina.

Ao exame físico, pressão arterial = 138/82 mmHg e frequência de pulso = 62/min. Pressão venosa central = 6 cmH$_2$O. Os exames cardíaco e pulmonar estão normais. Há vestígios de edema pedal bilateral.

Os exames laboratoriais revelam hemoglobina A$_{1c}$ = 6,3% e creatinina sérica normal.

Em prosseguimento ao tratamento, qual das alternativas a seguir será o teste diagnóstico mais apropriado?

(A) Eletrocardiografia
(B) Teste não invasivo de esforço cardíaco farmacológico
(C) Ecocardiografia em repouso
(D) Ecocardiografia de esforço em esteira rolante

Caso 164

Homem, 52 anos, avaliado por histórico de 3 anos de inúmeros sintomas, inclusive fadiga, tontura, dor de cabeça, dor na parte superior das costas, falta de ar e dor abdominal. O paciente foi submetido a extensa avaliação de seus sintomas; os exames laboratoriais revelam diabetes melito tipo 2 e hiperlipidemia. A avaliação radiográfica e consultas com o neurologista, cardiologista e gastrenterologista não identificaram uma causa para seus sintomas. O paciente continua o acompanhamento mensal com seu clínico; não ocorreram mudanças em seus sintomas nem nos achados do exame físico.

O paciente sente-se frustrado e desanimado pela falta de um diagnóstico e pelo impacto negativo dos sintomas em sua vida. Ao longo do ano passado, ele se afastou das atividades familiares, dorme em excesso durante o dia e praticamente está sem esperança de readquirir sua saúde. Recentemente, tirou uma licença do trabalho a pedido de seu chefe em decorrência da produtividade em queda. O paciente está ansioso, por achar que não será capaz de pagar as mensalidades da faculdade de seu filho e também por ter problemas para dormir à noite. Suas medicações em uso são sulfato ferroso, vitamina B12, rosuvastatina e metformina.

Ao exame físico, os sinais vitais estão normais. IMC = 24. O restante do exame físico nada revela digno de nota.

Qual das alternativas a seguir é a conduta terapêutica mais apropriada?

(A) Alprazolam
(B) Citalopram
(C) Lítio
(D) Metilfenidato

Caso 165

Mulher, 20 anos, avaliada por histórico de 3 dias de dor, inchaço e vermelhidão no olho direito. A paciente não pode abrir o olho por causa do inchaço. Há 1 semana, foi acometida por febre, acompanhada por congestão sinusal e secreção pós-nasal. Exceto por uma febre subjetiva persistente, esses sintomas desapareceram. A paciente não tem histórico de trauma ou de cirurgia ocular. A paciente não faz uso de medicações.

Ao exame físico, temperatura = 38,0°C, pressão arterial = 100/62 mmHg e frequência de pulso = 88/min. IMC = 23. O exame do olho direito revela pálpebras (superior e inferior) avermelhadas e edematosas, com eritema de conjuntiva. O reflexo pupilar à luz está intacto. A inspeção revela ausência de corpos estranhos. A paciente não pode mover o olho. Um exame fundoscópico limitado apresenta resultado normal. O olho esquerdo está normal e o restante do exame físico nada revela de importante.

Qual das alternativas a seguir é o diagnóstico mais provável?

(A) Blefarite
(B) Endoftalmite
(C) Celulite orbital
(D) Celulite pré-septal

Caso 166

Mulher, 40 anos, avaliada por intenso sangramento vaginal (episódios intermitentes) ao longo do ano passado. Até cerca de 2 anos, suas menstruações ocorriam com regularidade, quando então passaram a vir irregularmente e, em algumas ocasiões, deixavam de ocorrer durante vários meses. Seu último período foi há 3 meses e se prolongou por quase 3 semanas. Sua menarca ocorreu quando a paciente tinha 12 anos. Jamais engravidou e, no momento, não está sexualmente ativa. Seu mais recente exame de triagem para câncer de colo do útero foi realizado há 2 anos. No geral, seu histórico clínico nada revela de importante e a paciente não faz uso de medicações.

Ao exame físico, os sinais vitais estão normais. IMC = 29. O exame clínico geral nada revela de significativo, da mesma forma que o exame pélvico. Um teste urinário para gravidez teve resultado negativo.

Em prosseguimento ao tratamento dessa paciente, qual das alternativas a seguir será o teste diagnóstico mais apropriado?

(A) Biópsia de endométrio
(B) Nível de hormônio folículo-estimulante
(C) Nível de gonadotrofina coriônica humana beta
(D) Ultrassonografia transvaginal

Caso 167

Mulher, 68 anos, avaliada por histórico de 4 dias de dor no pescoço. A dor surgiu de modo abrupto e despertou a paciente de seu sono. Está localizada na região cervical posterior, sem irradiação para os braços; piora com os movimentos do pescoço, mas melhora quando a paciente está deitada. Informa que não houve trauma nem febre, fraqueza muscular, ou perda de peso. Seu histórico clínico é significativo por carcinoma ductal *in situ* tratado há 10 anos, sem evidência de recidiva. A única medicação em uso é naproxeno para controle da dor.

Ao exame físico, os sinais vitais estão normais. Tanto os movimentos passivos como ativos da amplitude de movimentos estão gravemente reduzidos. A rotação da cabeça está limitada pela dor. Os músculos paraespinais cervicais estão tensos e sensíveis à palpação. A força dos músculos dos membros superiores e os reflexos estão normais.

Qual das alternativas a seguir é a conduta terapêutica mais apropriada para essa paciente?

(A) Mielograma e tomografia computadorizada
(B) IRM da região cervical da coluna vertebral
(C) Radiografia simples da região cervical da coluna vertebral
(D) Cuidados sintomáticos

Caso 168

Homem, 52 anos, avaliado em exame de triagem de câncer de cólon. O paciente está se sentindo bem e assintomático. Seu tio sofreu parada respiratória com a sedação durante uma colonoscopia de triagem e o paciente está irredutível e não permitirá a realização de uma colonoscopia. Não há histórico familiar de câncer de cólon ou de pólipos colônicos.

Ao exame físico, os sinais vitais estão normais. O restante do exame físico tem resultado normal.

Nesse paciente, qual das alternativas a seguir seria a estratégia mais apropriada para a triagem de câncer de cólon?

(A) TC colonografia a cada 10 anos
(B) Exame fecal imunoquímico todos os anos
(C) Sigmoidoscopia flexível a cada 5 anos e pesquisa de sangue oculto nas fezes todos os anos
(D) Teste anual de DNA fecal

Respostas comentadas

Caso 1   Resposta: A
Objetivo educacional: rastreamento de osteoporose em paciente com fatores de risco.

Nesse paciente, deve-se fazer rastreamento de osteoporose com absorciometria com raios X de dupla energia (DEXA). A U.S. Preventive Services Task Force (USPSTF) recomenda o rastreamento de osteoporose com a determinação da densidade mineral óssea em mulheres a partir de 65 anos e em mulheres mais jovens com risco de fratura igual ou superior ao risco para uma mulher branca com 65 anos (9,3%). Pode-se usar a pontuação do Fracture Risk Assessment Tool (FRAX) (disponível em www.shef.ac.uk/FRAX/) para determinar se o risco de ocorrência de fratura em 10 anos para mulheres mais jovens é superior ou igual a 9,3%. São fatores de risco com possibilidade de aumentar a pontuação FRAX: um parente de primeiro grau com histórico de fratura de quadril, abuso de bebida alcoólica, tabagismo, baixa massa corporal e uso de glicocorticoides. Embora essa paciente tenha menos de 65 anos, seu histórico familiar de fratura de quadril aumenta o risco de sofrer uma fratura para 13%; portanto, ela deve ser examinada para osteoporose com DEXA.

A USPSTF sugere que se faça rastreamento de distúrbios lipídicos a cada 5 anos em todos os homens a partir de 35 anos e em todas as mulheres a partir de 45 anos que estejam em maior risco de sofrer doença cardíaca coronariana. Esse intervalo deve ser adaptado para o risco individual. Tendo em vista que o painel lipídico dessa paciente estava normal ao ser testado no último ano, não seria adequado fazer o rastreamento.

Embora seja desconhecido o intervalo ideal entre rastreamentos de diabetes melito, a American Diabetes Association recomenda que o rastreamento dessa doença seja realizado a cada 3 anos em adultos a partir de 45 anos e em adultos com menos de 45 anos, mas com IMC ≥ 25 e com um fator de risco para diabetes. Em 2008, a USPSTF recomendou que o rastreamento para diabetes melito tipo 2 apenas deveria ser realizado em adultos assintomáticos com pressão arterial persistentemente > 135/80 mmHg. Uma diretriz provisória publicada em outubro de 2014 recomenda a realização de rastreamento de glicemia anormal e diabetes tipo 2 em adultos com fatores de risco, aí incluídos a idade a partir de 45 anos, obesidade ou sobrepeso, parentesco de primeiro grau com diabetes, histórico de diabetes gestacional ou de síndrome do ovário policístico e certas origens étnicas de alto risco (afro-americanos, índios norte-americanos/nativos do Alasca, ásio-americanos, hispânicos/latinos, ou nativos havaianos/habitantes das ilhas do Pacífico). Essa paciente foi examinada para diabetes no último ano; assim, não há necessidade de ser novamente avaliada.

Pode-se usar uma combinação de citologia (teste de Papanicolaou) e teste do papilomavírus humano (HPV) a cada 5 anos em mulheres com 30 a 65 anos no rastreamento de câncer de colo do útero. Também é aceitável um rastreamento realizado exclusivamente com um teste de Papanicolaou a cada 3 anos. Há 3 anos, essa paciente apresentou testes de Papanicolaou e de HPV normais.

A USPSTF conclui que as evidências são insuficientes para que se possa fazer recomendações a favor ou contra o rastreamento de doença da tireoide. O American College of Physicians recomenda o rastreamento em mulheres com mais de 50 anos e que tenham pelo menos um sintoma que possa ser atribuído à doença da tireoide. A American Thyroid Association e a American Association of Clinical Endocrinologists recomendam que seja feita a determinação do nível de hormônio estimulante da tireoide (TSH) em indivíduos com fatores de risco para hipotireoidismo (p. ex., com histórico pessoal de doença autoimune, radioterapia cervical, ou cirurgia de tireoide) e que seja considerada a obtenção de um teste para TSH em adultos a partir de 60 anos. Essa paciente não tem qualquer sintoma de doença da tireoide e, portanto, não deve fazer rastreamento.

> **PONTO-CHAVE**
> - Mulheres a partir de 65 anos e mulheres mais jovens que tenham risco de fratura ≥ 9,3% devem fazer rastreamento de osteoporose.

Bibliografia
U.S. Preventive Services Task Force. Screening for osteoporosis: U.S. Preventive Services Task Force recommendation statement. Ann Intern Med. 2011 Mar 1;154(5):356-64. [PMID: 21242341]

Caso 2   Resposta: D
Objetivo educacional: identificar o impacto relativamente importante do abandono do tabagismo na melhora da saúde.

Essa paciente seria enormemente beneficiada com aconselhamento para o abandono do tabagismo. O consumo de cigarros aumenta o risco de câncer, doença cardíaca, AVC e doença pulmonar; é a principal causa evitável de morte nos Estados Unidos. Parar de fumar é, isoladamente, a coisa mais importante que os fumantes podem fazer para melhorar a qualidade e a duração da vida. A cessação do tabagismo antes dos 40 anos diminui em aproximadamente 90% o risco de morte associado ao uso contínuo do tabaco. A U.S. Preventive Services Task Force (USPSTF) recomenda que os clínicos perguntem a todos os adultos acerca do uso do tabaco e providenciem intervenções de cessação para seus usuários. Foi constatado que o aconselhamento comportamental para abandono do tabagismo em instituições de atendimento primário melhora os percentuais de abandono e de abstinência persistente calculados depois de 1 ano. Mesmo intervenções mínimas no consultório, definidas como tendo menos de 3 minutos de duração, são efetivas em termos de aumentar os percentuais de abandono do tabagismo.

Uma metanálise sugeriu que mulheres consumidoras de uma média de duas ou mais doses de bebida alcoólica por dia tiveram aumento no percentual de mortes, em comparação com mulheres abstêmias; assim, essa paciente poderá se beneficiar com aconselhamento para a redução do consumo de álcool. Não obstante, é ainda provável que os benefícios derivados de uma breve intervenção para o abandono do tabagismo causem maior impacto para essa paciente.

Tanto a prática de exercícios como o consumo de uma dieta saudável têm impacto positivo significativo na saúde e tais práticas foram fortemente ligadas à diminuição da incidência de doença cardiovascular. Entretanto, é pequeno o efeito do aconselhamento comportamental na promoção de uma dieta saudável e da atividade física em adultos sem doença cardiovascular conhecida, hipertensão, hiperlipidemia, ou diabetes. Diante do pequeno efeito potencial, limitações de tempo e custo de oportunidade, a USPSTF recomenda que o oferecimento do aconselhamento comportamental para as áreas nutricional e de exercícios seja feito exclusivamente com base em circunstâncias individuais do paciente. Nessa paciente, a orientação para a cessação do tabagismo resultará em maior benefício em comparação com o aconselhamento com vistas à promoção de uma dieta saudável e de atividade física.

As técnicas de redução do estresse e de relaxamento têm o potencial de melhorar a saúde da paciente; contudo, é provável que os benefícios do abandono do tabagismo para sua saúde sejam mais expressivos.

PONTO-CHAVE
- A U.S. Preventive Services Task Force recomenda que os clínicos perguntem a todos os adultos atendidos sobre o uso do tabaco, e que providenciem intervenções com vistas à cessação do tabagismo para todos os fumantes.

Bibliografia
Jha P, Ramasundarahettige C, Landsman V, et al. 21st-century hazards of smoking and benefits of cessation in the United States. N Engl J Med. 2013 Jan 24;368(4):341-50. [PMID: 23343063]

Caso 3   Resposta: B
Objetivo educacional: tratar um paciente com vertigem posicional paroxística benigna.

A manobra de Epley deve ser aplicada a essa paciente, que se apresentou com sintomas de vertigem posicional paroxística benigna (VPPB). Em pacientes com vertigem, a manobra de Dix-Hallpike pode ajudar a diferenciar causas periféricas de causas centrais. Em casos de vertigem periférica, a manobra resultará em nistagmo, com início depois de breve período de latência (2-40 segundos) e duração inferior a 1 minuto. Com a repetição das tentativas, é possível que o nistagmo não seja mais provocado. Em casos de vertigem de origem central, o nistagmo não está associado com latência, normalmente se prolonga por mais de 1 minuto e não ocorre fadiga com a repetição das tentativas. VPPB é a causa mais comum de vertigem, sendo atribuída a detritos (canaliatíase),

geralmente no canal semicircular posterior, com perturbação dos receptores sensitivos do labirinto e tendo como resultado a percepção equivocada da aceleração angular da cabeça. VPPB se caracteriza por episódios abruptos de vertigem que duram menos de 1 minuto e que são provocados por uma mudança súbita da posição da cabeça. A manobra de Epley, que é realizada para o reposicionamento dos otólitos do canal semicircular até o vestíbulo, pode ser curativa em pacientes com VPPB. A manobra envolve o posicionamento sequenciado do paciente, de modo a incentivar a mobilização dos otólitos; versões modificadas do procedimento permitem que os pacientes façam, eles próprios, a manobra para episódios recorrentes. Uma metanálise demonstrou que pacientes com VPPB e que são tratados com a manobra de Epley têm percentuais significativamente mais altos de melhora dos sintomas em comparação com pacientes que foram tratados com simulacro (razão de probabilidade [*odds ratio*, OR] 4,4; IC de 95%, 2,6-7,2).

A terapia farmacológica para VPPB, inclusive com anti-histamínicos de ação central (p. ex., meclizina), supressores vestibulares (p. ex., diazepam) e antieméticos, pode ajudar os sintomas durante algum tempo; mas, em geral, essa estratégia não tem eficácia para o tratamento no longo prazo, ou para a cura.

A terapia de reabilitação vestibular, quando manejada por fisioterapeutas ou terapeutas ocupacionais treinados, trará benefícios para pacientes com vertigem periférica, e em particular para aqueles com sintomas recorrentes ou refratários; contudo, o tratamento inicial da paciente em questão que se apresentou com VPPB é a realização da manobra de Epley.

PONTO-CHAVE
- A vertigem posicional paroxística benigna pode ser tratada de modo eficaz com a manobra de Epley, que é realizada com o objetivo de reposicionar os otólitos do canal semicircular até o vestíbulo da orelha.

Bibliografia
Kim JS, Zee DS. Clinical practice. Benign paroxismal positional vertigo. N Engl J Med. 2014 Mar 20;370(12):1138-47. [PMID: 24645946]

Caso 4   Resposta: D
Objetivo educacional: avaliar risco pulmonar em paciente pré-operatório.

Não há necessidade de mais estudos diagnósticos para essa paciente assintomática, com cirurgia marcada. Para pacientes sem histórico de doença cardiopulmonar e sem sintomas cardíacos ou respiratórios, estudos diagnósticos pulmonares pré-operatórios não resultarão em benefícios. Além disso, esses estudos aumentam consideravelmente os custos e o risco potencial (p. ex., exposição à radiação com as radiografias do tórax). Embora o tabagismo seja um fator de risco para complicações pulmonares pós-operatórias, um histórico de tabagismo sem outras evidências de doença não é indicação para radiografia de tórax, espirometria, ou gasometria arterial em situações gerais ou pré-operatórias. Diversos estudos demonstraram que tais procedimentos não ampliam o valor prognóstico em comparação ao que ocorre em pacientes que tiveram apenas uma avaliação clínica e raramente alterarão o tratamento.

Pode-se considerar uma radiografia de tórax em pacientes que sabidamente padecem de doença ou sintomas cardiopulmonares. Com frequência, recorre-se à avaliação espirométrica antes de uma cirurgia cardiotorácica, mas essa avaliação tem valor limitado em outros tipos de cirurgia. Em casos de cirurgia não torácica, a espirometria deverá ser realizada pelas mesmas razões existentes em uma situação não operatória (p. ex., avaliação de dispneia ou hipóxia). Dentro dessa mesma linha, a análise de gases do sangue arterial realizada no pré-operatório pode identificar hipercapnia em pacientes em risco de retenção de dióxido de carbono, mas estudos publicados não demonstraram ganho em termos de benefício diagnóstico com esse procedimento.

PONTO-CHAVE
- Para pacientes sem histórico de doença cardiopulmonar e sem sintomas cardíacos ou respiratórios, não haverá benefício em realizar estudos diagnósticos pulmonares no pré-operatório.

Bibliografia
Joo HS, Wong J, Naik VN, Savoldelli GL. The value of screening preoperative chest x-rays. Can J Anaesth. 2005 Jun-Jul;52(6):568-74. [PMID: 15983140]

Caso 5   Resposta: A
Objetivo educacional: tratar epicondilite lateral.

Essa paciente, que apresenta sinais e sintomas com epicondilite lateral, deve ser orientada a limitar as atividades indutoras de dor. A epicondilite lateral, também conhecida como "cotovelo de tenista", é induzida por atividades que exigem repetidas extensões do punho, por exemplo, uso prolongado do computador ou a prática de esportes de raquete. A dor se localiza sobre a face lateral do cotovelo, mas também pode irradiar para a face dorsal do antebraço. Sensibilidade sobre a face lateral do cotovelo e dor com a extensão do punho contra resistência são achados característicos do exame. Evidências crescentes sugerem que a epicondilite é uma tendinose crônica em que ocorre desorganização e neovascularização dos tecidos, e não um processo inflamatório agudo ou crônico, como se acreditava tradicionalmente. Tendo em vista que o mecanismo principal de lesão parece ser a tensão mecânica e que o uso repetido de tecidos lesionados diminui a possibilidade de cura, o tratamento primário consiste em evitar essas atividades causadoras de dor e de lesão contínua à área afetada. O uso de braçadeiras poderá ajudar naqueles casos em que atividades causadoras de exacerbação não possam ser evitadas; e também poderá ajudar o uso de uma braçadeira de contraforte, que altera a tensão mecânica incidente nos tendões do cotovelo. Com o repouso, geralmente a dor cede, embora a realização de exercícios contra resistência também possa resultar em benefícios. O efeito analgésico de AINE tópicos e orais pode proporcionar alívio sintomático durante curtos períodos.

Há indicação de tratamento cirúrgico apenas para os casos refratários de epicondilite. Em primeiro lugar, os pacientes devem ser tratados com medidas conservadoras apropriadas, inclusive repouso e AINE. Nessa paciente, os riscos da intervenção cirúrgica seriam justificados apenas se não tivesse havido resposta a todos os tratamentos conservadores.

No curto prazo, injeções de glicocorticoides podem melhorar os sintomas, mas os dados sobre benefícios mais duradouros são conflitantes. Além disso, há algumas evidências que sugerem que as injeções de glicocorticoides podem levar a maior risco de recidiva. Há riscos associados (hiperglicemia em pacientes com diabetes melito, infecção) que também devem ser levados em consideração. Nessa paciente, que não passou por um curso adequado de terapia conservadora, não é possível justificar o uso de injeções de glicocorticoides.

Para o diagnóstico de epicondilite lateral, não há necessidade de estudos de imagem (inclusive IRM) se o paciente tiver achados clínicos consistentes com essa doença. Haveria indicação para um estudo de IRM se essa paciente tivesse achados atípicos, ou se ela não respondesse ao tratamento inicial.

PONTO-CHAVE
- O tratamento primário de epicondilite lateral consiste em evitar as atividades que causam dor.

Bibliografia
Ahmad Z, Siddiqui N, Malik SS, et al. Lateral epicondylitis: a review of pathology and management. Bone Joint J. 2013;95-B(9):1158-64. [PMID: 23997125]

Caso 6   Resposta: B
Objetivo educacional: selecionar um método apropriado de melhora da qualidade para redução dos tempos de espera.

O modelo Lean seria o método com maior utilidade para a redução dos tempos de espera. Vários modelos para melhora da qualidade, que aplicam processos rigorosos para a identificação, mensuração e correção de áreas que estejam precisando de melhoras, encontram-se em uso em sistemas de saúde. É importante que se tenha uma compreensão da aplicação apropriada desses modelos para a obtenção de desfechos de melhora da qualidade ideais. O modelo Lean é um método de melhora da qualidade que se concentra na eliminação de atividades que não agregam valor ou na supressão de desperdícios em um sistema. Lean lança mão do mapeamento de fluxo de valor, um instrumento que exibe em gráfico as etapas de um processo e o tempo exigido para cada etapa, desde seu início até a conclusão. Isso possibilita a identificação de etapas no processo que possam ser problemáticas. O modelo Lean é particularmente apropriado para a análise de processos visivelmente ineficazes ou redundantes, por exemplo, tempos de espera prolongados, mediante a identificação do ponto em que estejam ocorrendo atrasos no sistema.

O processo Definir, Mensurar, Analisar, Melhorar e Controlar (DMAIC) (do inglês, *Define-Measure-Analyze-Improve-Control*) é uma abordagem de cinco passos empregada no âmbito do modelo Six Sigma, um modelo de melhora da qualidade originalmente desenvolvido para aperfeiçoar a qualidade da produção industrial que, desde então, foi adaptado para a otimização do funcionamento dos sistemas de saúde. Esse processo tende a se concentrar mais no controle de qualidade em cada etapa de um processo, e não na otimização da eficiência global de determinado sistema.

O ciclo Planejar, Executar, Estudar e Agir (PDSA) (do inglês, *Plan-Do-Study-Act*) consiste em testes rápidos de mudança, em que dados basais são coletados, se planeja uma intervenção que, em seguida, é implementada em pequena escala; os resultados são analisados e se elabora um plano de ação. Os ciclos PDSA tendem a se concentrar em pontos específicos em um sistema; normalmente, não são usados para o estudo da funcionalidade e eficiência globais do sistema.

Six Sigma é um modelo para melhora da qualidade projetado para reduzir a variação e para impulsionar um processo para a obtenção de uma situação de quase perfeição. O nome Six Sigma foi derivado de uma medida estatística, indicativa do número de desvios padrão da média em que não ocorrem defeitos de produção. Assim, uma medida Six Sigma indica uma qualidade quase perfeita da produção. No âmbito do modelo Sigma Six, são várias as metodologias práticas que são orientadas para a qualidade de cada etapa em determinado processo. Exemplificando, uma UTI pode ter um percentual inaceitavelmente alto de infecções; o modelo Six Sigma poderia ser empregado para reduzir o percentual do defeito (infecções). Tendo em vista que o modelo Six Sigma está altamente focado na qualidade de cada etapa em um processo, esse modelo não seria ideal para a avaliação de fatores que levam às ineficiências de um sistema, por exemplo, os tempos de espera dos pacientes.

> **PONTO-CHAVE**
>
> - O modelo Lean é um método de melhora da qualidade que se concentra na eliminação de atividades que não agregam valor, ou na supressão de desperdícios, em um sistema.

Bibliografia
Varkey P, Reller MK, Resar RK. Basics of quality improvement in health care. Mayo Clin Proc. 2007 Jun;82(6):735-9. [PMID: 17550754]

Caso 7   Resposta: A
Objetivo educacional: tratar dismenorreia primária.

O tratamento mais apropriado para essa paciente é a pílula anticoncepcional combinada de estrogênio-progestógeno. Seu histórico de dores cíclicas e os achados normais no exame pélvico são consistentes com dismenorreia primária, que ocorre em até 50% das mulheres que menstruam e que causa desconforto significativo e interrupção nas atividades. Acredita-se que a etiologia esteja associada à liberação de prostaglandinas, com indução de contrações uterinas como parte da menstruação, o que resulta em aumento do tônus uterino basal. Esse aumento do tônus pode diminuir o fluxo sanguíneo na microvasculatura uterina, com uma isquemia relativa e dor resultante. Evidências apoiam a eficácia dos inibidores da prostaglandina (AINE e inibidores da ciclo-oxigenase-2) no tratamento da dismenorreia; contudo, considerando que essa paciente não tolerava os efeitos adversos gastrintestinais associados ao uso de AINE, o próximo passo é um curso de pílulas anticoncepcionais combinadas de estrogênio-progestina, medida que, com frequência, proporciona alívio clínico.

Acetato de medroxiprogesterona de depósito e pílulas anticoncepcionais que contêm apenas progestina são formas eficazes de contracepção que podem causar supressão menstrual, embora os padrões de sangramento sejam muito variáveis. Não há dados para o tratamento da dismenorreia primária com acetato de medroxiprogesterona de depósito ou com pílulas anticoncepcionais que contêm apenas progestina.

Pode-se considerar o tratamento com inibidores seletivos da recaptação de serotonina (ISRS) para o tratamento da síndrome pré-menstrual (SPM), em que ocorrem repetidamente sintomas comportamentais ou físicos de perturbação durante a segunda metade do ciclo menstrual; ou do transtorno disfórico pré-menstrual (TDPM), que se caracteriza por sintomas graves de irritabilidade, oscilações do humor, depressão, ansiedade, perturbação do sono, dor de cabeça, fadiga e dor musculoesquelética. Embora SPM ocorra em 30-80% das mulheres mais jovens que menstruam, TDPM tem menor prevalência, pois ocorre em 3-8% das mulheres em idade reprodutiva. Os sintomas dessa paciente estão relacionados ao seu período menstrual e não dão base para um diagnóstico de SPM ou TDPM; portanto, não é apropriado iniciar um ISRS.

O ácido tranexâmico é uma medicação antifibrinolítica utilizada no tratamento do sangramento menstrual muito intenso. Não é tratamento apropriado para dismenorreia.

> **PONTO-CHAVE**
>
> - AINE e inibidores da ciclo-oxigenase-2 constituem tratamento efetivo para dismenorreia primária; contudo, em pacientes que não podem tolerar AINE, ou que têm alívio incompleto dos sintomas, o uso da terapia contraceptiva hormonal combinada com estrogênio-progestina é efetivo.

Bibliografia
Osayande AS, Mehulic S. Diagnosis and initial management of dysmenorrhea. Am Fam Physician. 2014 Mar 1;89(5):341-6. [PMID: 24695505]

Caso 8   Resposta: C
Objetivo educacional: prevenir úlceras por pressão em paciente idoso.

Um colchão/cobertura de espuma é a intervenção mais apropriada para essa paciente em risco de sofrer úlcera por pressão. Úlceras por pressão ocorrem comumente em hospitais e em instituições de longa permanência. Nos Estados Unidos, essas lesões afetam até 3 milhões de pacientes e representam gastos de cerca de 11 bilhões de dólares anuais. É muito mais econômico prevenir as úlceras por pressão a tratá-las; assim, os médicos devem ter uma atitude proativa na avaliação do risco para ocorrência de úlceras por pressão e na instituição de medidas preventivas baseadas em evidências. Os fatores de risco são idade avançada, deficiência cognitiva, mobilidade reduzida, comprometimento sensitivo e problemas comórbidos que possam afetar a integridade da pele (p. ex., baixo peso corpóreo, incontinência, edema, microcirculação deficiente e hipoalbuminemia). Nessa paciente, a intervenção se justifica diante de vários fatores de risco, incluindo idade avançada, demência avançada, paciente acamado e incontinência urinária e fecal. Uma diretriz para práticas clínicas, publicada pelo American College of Physicians (ACP), recomenda o uso de um colchão estático avançado (um colchão fabricado com espuma ou gel, que não se move quando a pessoa se deita), ou uma cobertura estática avançada (material como pele de carneiro, ou um coxim com preenchimento de ar, água, gel, ou espuma, fixado à parte de cima do colchão da cama) para evitar úlceras por pressão em indivíduos em risco. Foi constatado que essas intervenções diminuem o risco de formação de úlceras por pressão em comparação com os colchões hospitalares comuns. Colchões estáticos avançados e coberturas funcionam mediante a redistribuição das pressões e redução das forças de cisalhamento, que podem acarretar a formação das úlceras.

Não foi demonstrado que superfícies de suporte dinâmico, por exemplo, camas de baixa perda de ar ou colchões de ar ou coberturas com alternância da pressão, sejam benéficas em termos da prevenção de úlceras por pressão; e as orientações do ACP não recomendam seu uso na prevenção dessas lesões. Ademais, esses sistemas dinâmicos são muito caros e seu uso, com essa finalidade, representa uma intervenção que acrescenta pouco valor terapêutico. Também ainda não ficou claro o papel das superfícies de suporte dinâmico no tratamento de pacientes com úlceras por pressão estabelecidas, pois não está definitivamente comprovado que tais superfícies melhoram os resultados em comparação com as superfícies de suporte estático e com os reposicionamentos frequentes do paciente.

Embora a desnutrição seja claramente um fator de risco para úlceras por pressão, são mínimos os dados em apoio à eficácia da alimentação enteral como intervenção para a prevenção de úlceras por pressão. Em alguns estudos, o risco de surgimento de uma úlcera foi aparentemente maior em pacientes tratados com alimentação enteral em comparação com pacientes que não receberam tal nutrição. Ademais, a alimentação enteral não está isenta de complicações e pode influenciar negativamente a qualidade de vida. Embora haja evidência de que a suplementação com proteínas e aminoácidos resulte em benefício para pacientes com úlceras por pressão estabelecidas, ainda não ficou determinado o papel da suplementação nutricional e, em especial, da nutrição enteral para a prevenção de úlceras por pressão.

O reposicionamento frequente é um procedimento realizado com frequência como componente de intervenções multimodais para a prevenção de úlceras por pressão. Foi demonstrado que essas intervenções multimodais trazem benefícios; mas são escassos os estudos que tratam exclusivamente do reposicionamento e não há boas evidências em apoio ao uso exclusivo desse procedimento como instrumento de prevenção de úlceras por pressão. Não obstante, o reposicionamento sempre deverá fazer parte de uma abordagem multimodal para prevenção de úlceras por pressão.

PONTO-CHAVE

- Colchões ou coberturas estáticas avançadas diminuem o risco de úlceras por pressão em pacientes em risco.

Bibliografia

Qaseem A, Mir TP, Starkey M, Denberg TD; Clinical Guidelines Committee of the American College of Physicians. Risk assessment and prevention of pressure ulcers: a clinical practice guideline from the American College of Physicians. Ann Intern Med. 2015 Mar 3;162(5):359-69. [PMID: 25732278]

Caso 9 Resposta: D

Objetivo educacional: identificar o momento em que o rastreamento de câncer de mama deve ser descontinuado.

Nessa paciente, é apropriada a recomendação para descontinuação do rastreamento de câncer de mama. Não foram ainda publicados estudos clínicos de mamografias de rastreamento em mulheres com ≥ 75 anos; portanto, desconhecemos os benefícios em termos de sobrevida da mamografia de rastreamento de câncer de mama nessa população. Ademais, estudos observacionais sugerem que há benefícios potenciais com a realização de rastreamentos de câncer de mama em mulheres com ≥ 75 anos apenas nos casos em que a expectativa de vida exceda os 10 anos. Nessa paciente idosa com doença renal em estágio terminal, a expectativa de vida foi estimada em aproximadamente 3 anos. Também há danos potenciais consideráveis com relação ao rastreamento, incluindo resultados falso-positivos que levam ao tratamento exagerado e à angústia psicológica. Por causa desses fatores, a American Society of Nephrology, por meio da campanha *Choosing Wisely*, recomenda a não realização de rastreamentos de rotina de câncer em pacientes em diálise, com expectativas de vida limitadas e sem sinais ou sintomas de câncer. Assim, é provável que a continuação dos rastreamentos de câncer de mama com mamografia nessa paciente, tanto anual como bianualmente, venha a causar danos não acompanhados por benefícios significativos, sendo apropriada a descontinuação do rastreamento.

Além da mamografia, a indicação de um estudo da mama com ressonância magnética será válida apenas em mulheres com risco de câncer de mama para toda a vida de 20-25% ou superior, de acordo com cálculos por modelos fortemente dependentes do histórico familiar ou de outras circunstâncias clínicas. O uso da ressonância magnética da mama não seria apropriado nessa paciente, que não está em grande risco, nem tem indicação clara para a continuação dos rastreamentos.

PONTO-CHAVE

- Para que sejam beneficiadas com uma mamografia de rastreamento, as mulheres devem ter uma expectativa de vida mínima de 10 anos.

Bibliografia

Walter LC, Schonberg MA. Screening mammography in older women: a review. JAMA. 2014 Apr 2;311(13):1336-47. [PMID: 24691609]

Caso 10   Resposta: D

Objetivo educacional: diagnosticar bulimia nervosa.

O diagnóstico mais provável é bulimia nervosa. É importante diferenciar entre os tipos de transtornos alimentares, pois o tratamento varia, dependendo do diagnóstico. A bulimia nervosa se caracteriza por episódios frequentes (≥ 1 por semana) de compulsão alimentar periódica, seguidos por comportamentos compensatórios inadequados (vômito autoinduzido ou abuso de laxantes, diuréticos e enemas), por causa do temor de ganhar peso. O exame físico pode revelar erosão do esmalte dentário, inchaço de glândula parótida, xerose e sinal de Russell (formação de cicatrizes ou de calos no dorso da mão, se o membro for utilizado na indução do vômito). Essa paciente satisfaz aos critérios diagnósticos para bulimia nervosa por ter episódios recorrentes de compulsão alimentar periódica com purgação recorrente na tentativa de compensar a ingestão de calorias.

A anorexia nervosa se caracteriza pela persistente restrição de ingestão de calorias, o que leva a um peso corpóreo significativamente baixo, imagem corporal distorcida e a um temor intenso de ganhar peso, ou de engordar. Os subtipos são: tipo restritivo (sem comportamentos de compulsão alimentar purgativa) e tipo de compulsão alimentar periódica/purgação (purgação com ou sem compulsão alimentar periódica). O fator diferenciador entre bulimia nervosa e o subtipo de purgação da anorexia nervosa é o IMC. Tendo em vista que tanto a purgação como o abuso de laxantes são ineficazes na remoção de calorias (embora possam causar perda de peso de água), pacientes com bulimia nervosa tendem a ter peso normal ou ligeiro sobrepeso, conforme se observa nessa paciente. Por outro lado, os critérios diagnósticos para anorexia exigem que o paciente esteja com subpeso, em geral com IMC < 18,5. Irregularidades menstruais ocorrem tanto em casos de anorexia nervosa como de bulimia nervosa e estão presentes em cerca de metade a um terço dos pacientes com bulimia. Embora previamente a amenorreia fosse uma exigência para o diagnóstico de anorexia nervosa, esse fator foi removido dos critérios diagnósticos no DSM-5. Muitos especialistas consideram anorexia nervosa e bulimia nervosa como um continuum, pois com frequência um desses problemas evolui a partir do outro.

Transtorno da compulsão alimentar periódica é definido como episódios de ingestão de uma quantidade significativamente maior de alimentos em curto período, em comparação com a maioria das pessoas, pelo menos 1 vez por semana ao longo de 3 meses ao mesmo tempo que a pessoa tem uma sensação de falta de controle frequentemente acompanhada por sentimentos subsequentes de repulsa ou de culpa, mas sem a tentativa de comportamentos compensatórios pela ingestão excessiva de calorias.

PONTO-CHAVE

- A bulimia nervosa se caracteriza por episódios frequentes (≥ 1 por semana) de compulsão alimentar periódica, seguidos por comportamentos compensatórios inadequados (vômito autoinduzido ou abuso de laxantes, diuréticos e enemas), por causa do temor de ganhar peso.

Bibliografia

Attia E. In the clinic. Eating disorders. Ann Intern Med. 2012 Apr 3; 156(7):ITC4-1-16. [PMID: 22473445]

Caso 11   Resposta: D

Objetivo educacional: tratar otite média com efusão.

Esse paciente se apresentou com otite média com efusão (OME) e a observação clínica é a ação mais indicada para dar prosseguimento ao tratamento. OME é definida como fluido na orelha média, mas sem sinais de infecção. Esse problema está associado à disfunção da tuba auditiva, com comprometimento da secreção e retenção de líquido na orelha média; frequentemente ocorre em seguida a uma infecção das vias aéreas superiores, ou com a exacerbação de alergias sazonais, como ocorreu nesse paciente. Com frequência, pacientes com OME se apresentam com sintomas de plenitude aural e perda auditiva; o exame demonstra um líquido transparente ou amarelado localizado por detrás de uma membrana timpânica retraída. Na maioria dos casos, ocorrerá resolução da OME sem tratamento ao longo de um período de 12 semanas. Embora muitos pacientes com OME sejam tratados com descongestionantes, anti-histamínicos, ou corticoides nasais, são muito limitadas as evidências de eficácia. No entanto, seria razoável a tentativa de tratamentos focados nos sintomas associados aos problemas subjacentes que possam contribuir para a disfunção da tuba auditiva e para a OME, como a congestão nasal decorrente de alergias sazonais nesse paciente.

A otite média aguda se caracteriza pela presença de líquido e pela inflamação na orelha média, juntamente com sintomas de infecção. Embora não haja evidência que permita orientar o tratamento da otite média aguda em adultos, antibióticos orais (p. ex., amoxicilina) associados a analgésicos e descongestionantes, constituem a base fundamental da terapia. Nesse paciente, não há evidência de infecção; assim, não há indicação de antibioticoterapia.

Otite externa é a inflamação do meato acústico externo, que pode se apresentar na forma aguda ou crônica. O exame revela inflamação do meato acústico externo, e o tratamento pode se constituir de um agente ototópico combinado que contém antibiótico e glicocorticoide, por exemplo, a combinação de neomicina, polimixina B e hidrocortisona. No paciente em questão, no qual o exame não revelou evidência de inflamação do meato acústico externo, não há indicação para o uso de gotas de neomicina, polimixina B e hidrocortisona.

Embora na maioria dos pacientes os sintomas de OME venham a desaparecer dentro de 12 semanas, indivíduos com sintomas persistentes que se prolongam além desse período e que não responderam a outras intervenções podem ser considerados para miringotomia com tubos de ventilação. Nesse ponto do curso do paciente em questão, seria prematuro optar por esse tratamento.

PONTO-CHAVE

- Quase todos os casos de otite média com efusão desaparecem de modo espontâneo; o procedimento apropriado é a observação e o tratamento sintomático das condições que contribuem para a disfunção da tuba auditiva.

Bibliografia

Harmes KM, Blackwood RA, Burrows HL, et al. Otitis media: diagnosis and treatment. Am Fam Physician. 2013;88:435-40. Errata em: Am Fam Physician. 2014;89:318. [PMID: 24134083]

Caso 12 Resposta: D

Objetivo educacional: tratar de paciente com dor neuropática.

Um adesivo de lidocaína é o tratamento mais apropriado para essa paciente com dor neuropática. Foi demonstrado em ensaios controlados randomizados que o uso tópico de lidocaína na forma de adesivo ou creme (mais barato) é medicação muito efetiva para o tratamento da neuralgia pós-herpética e da neuropatia periférica diabética. Também foi demonstrado que essa medicação é mais bem tolerada, além de causar menos efeitos colaterais em comparação com as terapias sistêmicas. Nessa mesma linha, capsaicina tópica consiste em terapia tópica efetiva para a dor neuropática. Em pacientes com dor que responde à terapia localizada e particularmente naqueles indivíduos em que o tratamento sistêmico possa ser problemático, como nessa paciente com comprometimento cognitivo e em maior risco de sofrer quedas, é preferível optar por um agente tópico que evite toxicidade do sistema nervoso central como terapia de primeira linha.

Fentanila é um opioide potente, indicado apenas para pacientes com tolerância a opioides por causa do tratamento crônico; e essa paciente não vem sendo regularmente medicada com opioides. Ademais, o uso de fentanila resulta no mesmo risco de delírio dos demais opioides; portanto, esse agente não seria uma escolha apropriada, com base em seus episódios prévios de delírio associados a opioide.

Gabapentina é terapia de primeira linha para problemas de dor neuropática sistêmica que afetam grandes partes do corpo, com dificuldade de tratamento tópico. Mas tontura e sonolência são efeitos adversos importantes da gabapentina e podem aumentar o risco da paciente para quedas, além de piorar sua função cognitiva. Essa paciente sofre dor localizada, mais apropriada para uma terapia tópica; assim, gabapentina seria considerada como terapia de segunda linha.

Tramadol se liga aos receptores de opioides no sistema nervoso central e pode causar reações adversas similares àquelas decorrentes do uso de outras medicações opioides não toleradas por essa paciente. Tramadol também exibe ampla gama de interações farmacológicas potenciais e um perfil significativo de efeitos colaterais, o que faz desse agente uma má escolha para pacientes idosos. Portanto, tramadol não é escolha apropriada para tratamento da dor dessa paciente, que responde a terapias tópicas.

PONTO-CHAVE

- Lidocaína tópica é efetiva no tratamento da neuralgia pós-herpética.

Bibliografia

Dubinsky RM, Kabbani H, El-Chami Z, Boutwell C, Ali H; Quality Standards Subcommittee of the American Academy of Neurology. Practice parameter: treatment of postherpetic neuralgia: an evidence-based report of the Quality Standards Subcommittee of the American Academy of Neurology. Neurology. 2004 Sep 28;63(6):959-65. [PMID: 15452284]

Caso 13 Resposta: D

Objetivo educacional: diagnosticar uveíte.

Essa paciente sofre de uveíte, que é uma inflamação que envolve a úvea (íris, corpo ciliar e coroide). Habitualmente, a uveíte se apresenta com dor ocular unilateral, vermelhidão e fotofobia. Ao exame físico, o achado característico é um rubor circunferencial em torno da margem da córnea (limbo corneano), denominado injeção ciliar, que representa a dilatação dos vasos conjuntivais. Com frequência, também se observa miose pupilar. É comum que um exame com lâmpada de fenda revele células inflamatórias ("*flare*") na câmara anterior. A uveíte pode ser idiopática, ou pode ocorrer como parte de uma condição sistêmica subjacente, por exemplo, distúrbios autoimunes, artrites associadas ao antígeno HLA-B27, infecção (sífilis, tuberculose, vírus do herpes simples), malignidade e sarcoidose. Essa paciente apresenta sintomas sugestivos de espondilite anquilosante, incluindo fadiga e dor lombar que a desperta do sono e que melhora com a atividade e tratamento com AINE. Espondilite anquilosante é um problema sistêmico que pode ocorrer em associação com uveíte.

Úlceras de córnea são causadas por trauma, uso de lente de contato, infecção pelo vírus do herpes simples, infecção bacteriana e distúrbios do tecido conjuntivo (espondilite anquilosante). Embora úlceras corneanas possam ocorrer em paciente com espondilite anquilosante, a injeção ciliar é mais característica de uveíte.

Em geral, pacientes com episclerite se apresentam com vermelhidão, irritação e lacrimejamento, mas sem que ocorra dor ocular significativa. Ademais, habitualmente o rubor observado em casos de episclerite está mais disseminado em vez de limitado à região perilímbica do olho envolvido. Diante disso, torna-se menos provável um diagnóstico de episclerite nessa paciente.

Esclerite pode ocorrer em associação com distúrbios autoimunes; contudo, em geral essa condição ocorre bilateralmente, com rubor por toda a esclera e, além disso, não ocorre injeção ciliar.

PONTO-CHAVE

- A uveíte se caracteriza por dor ocular unilateral, fotofobia e injeção ciliar; comumente, essa condição está associada a distúrbios autoimunes, artrites associadas ao antígeno HLA-B27, infecção, malignidade e sarcoidose.

Bibliografia

Bal SK, Hollingworth GR. Red eye. BMJ. 2005 Aug 20;331(7514):438. [PMID: 16110072]

Caso 14 Resposta: B

Objetivo educacional: tratar o sobrepeso de paciente com terapia farmacológica.

O tratamento mais apropriado para o sobrepeso dessa paciente é a administração de orlistate. Pode-se recorrer ao tratamento farmacológico como adjuvante à dieta, atividade física e terapias comportamentais em pacientes com IMC ≥ 30 ou em pacientes com IMC ≥ 27 com comorbidades associadas a sobrepeso ou obesidade. À luz das tentativas dessa paciente de emagrecer com dieta (inclusive monitoradas por nutricionista), com atividade física e com terapia comportamental, sem que houvesse perda de peso prolongada, a paciente deve ser considerada para tratamento farmacológico; e o agente farmacológico mais apropriado nesse caso é orlistate. Orlistate é um inibidor das lipases gástrica e pancreática. Administrado 3 vezes/dia (durante as refeições, ou até 1 hora após), ele resulta em má absorção de aproximadamente 30% da gordura ingerida. O tratamento com orlistate durante 12 meses na dose de 120 mg 3 vezes/dia, ou 60 mg (disponível por venda livre) 3 vezes/dia resulta em uma perda de peso média de 3,4 kg ou de 2,5 kg, respectivamente, em comparação com placebo. Orlistate também reduz o IMC, a circunferência abdominal, a pressão arterial, o nível sanguíneo de colesterol e o risco para diabetes melito tipo 2. Fezes moles constituem efeito colateral comum do orlistate; mas é possível que esse efeito não preocupe muito essa paciente, tendo em vista sua constipação crônica.

Lorcaserina, um agonista do receptor 2C da serotonina no cérebro, é agente supressor do apetite. Locaserina deve ser administrada com cautela em pacientes que estejam tomando medicações que aumentam os níveis de serotonina, por exemplo, sertralina. Portanto, o médico deve evitar locarserina para essa paciente.

A combinação de fentermina (agente simpatomimético) e topiramato (medicação antiepiléptica), ambas em baixas doses, demonstrou eficácia na redução do peso, possivelmente graças à supressão do apetite, alteração do paladar e aumento do metabolismo. Mas a combinação fentermina-topiramato está contraindicada em pacientes com glaucoma; assim, essa opção deve ser evitada para essa paciente.

O encaminhamento para a cirurgia bariátrica é indicado para todos os pacientes com IMC ≥ 40 e em pacientes com IMC ≥ 35 com condições comórbidas relacionadas à obesidade. Essa paciente não satisfaz aos critérios para cirurgia bariátrica.

PONTO-CHAVE

- Pode-se recorrer ao tratamento farmacológico como adjuvante à dieta, atividade física e terapias comportamentais em pacientes com IMC ≥ 30, ou em pacientes com IMC ≥ 27 com comorbidade associadas a sobrepeso ou obesidade.

Bibliografia

Yanovski SZ, Yanovski JA. Long-term drug treatment for obesity: A systematic and clinical review. JAMA 2014 Jan 1;311(1):74-86. [PMID: 24231879]

Caso 15   Resposta: B

Objetivo educacional: orientar um idoso condutor de veículo, de alto risco.

A paciente em questão deve ser aconselhada a parar de dirigir. A American Medical Association recomenda que os médicos avaliem pacientes idosos para déficits físicos ou mentais que possam afetar de maneira adversa sua competência na direção de um veículo. A avaliação de motoristas idosos é tarefa complexa, que depende muito do julgamento clínico do médico, além de uma avaliação das condições subjacentes que representem risco para uma direção segura. Os fatores de risco que aumentam a probabilidade de um evento adverso durante a condução de veículos são: disfunção cognitiva, informação do cuidador com relação à incompetência na direção, histórico de multas ou de acidentes, dirigir menos de 96 km/semana, uso de bebida alcoólica ou de medicações que afetam o sistema nervoso central, agressão ou impulsividade emocional, comprometimento da mobilidade (inclusive amplitude de movimento do pescoço, amplitude de movimento dos membros e coordenação), déficit visual e distúrbios clínicos predisponentes à perda da consciência. Quanto maior for o número de fatores de risco do paciente, maior será o risco de evento adverso durante a condução de um veículo. Essa paciente apresenta quatro desses fatores de risco (disfunção cognitiva, dirige menos de 96 km/semana, preocupação externada pelo cuidador e déficit visual) e nenhum deles pode ser facilmente revertido. Portanto, tendo em vista seu nível de risco, a paciente deve ser orientada a parar de dirigir.

Foi demonstrado que a autoclassificação do paciente com relação à sua competência na condução de um veículo não tem utilidade na avaliação do risco de dirigir. As informações do cuidador relativas à capacidade do paciente como motorista constituem fonte mais confiável. Embora essa paciente confie em sua competência como motorista, o relato de suas filhas, de "quase acidentes", deve ser levado em consideração, juntamente com os fatores de risco da paciente para um evento adverso durante a condução do veículo.

Essa paciente está sendo monitorada por um oftalmologista para perda da visão, que tem permanecido estável e satisfaz aos limites mínimos para sua competência como motorista. Embora seu oftalmologista possa emitir uma opinião sobre o quadro e prognóstico da perda de visão dessa paciente, a avaliação da capacidade de dirigir com segurança é tarefa complexa e multifatorial, para a qual a função visual é apenas um elemento. Portanto, o estabelecimento da capacidade da paciente de dirigir com segurança deve ser tarefa do clínico, que detém o conhecimento desses diferentes fatores e é capaz de avaliá-los no contexto global da paciente.

Embora um exame neuropsicológico possa fornecer mais detalhes com relação à leve disfunção cognitiva dessa paciente, não é provável que isso vá mudar a recomendação de parar de dirigir, tendo em vista os vários fatores de risco existentes, além da sua disfunção cognitiva.

PONTO-CHAVE

- Pacientes idosos com vários fatores de risco para evento adverso durante a condução de um veículo, por exemplo, disfunção cognitiva, informação do cuidador com relação à incompetência na direção, histórico de multas ou de acidentes, comprometimento da mobilidade e déficit visual, devem ser orientados a parar de dirigir.

Bibliografia

Iverson DJ, Gronseth GS, Reger MA, Classen S, Dubinsky RM, Rizzo M; Quality Standards Subcommittee of the American Academy of Neurology. Practice parameter update: evaluation and management of driving risk in dementia: report of the Quality Standards Subcommittee of the American Academy of Neurology. Neurology. 2010 Apr 20;74(16):1316-24. [PMID: 20385882]

Caso 16   Resposta: C
Objetivo educacional: tratar sintomas clinicamente inexplicáveis com terapia cognitivo-comportamental.

Essa paciente com sintomas clinicamente inexplicáveis (SCI) obteria maiores benefícios com a terapia cognitivo-comportamental (TCC). A paciente se apresenta com muitos dos sintomas comuns observados em pacientes com SCI e seus sintomas estão afetando significativamente sua qualidade de vida. A paciente passou por uma avaliação clínica extensa e dispendiosa com resultados normais; além disso, diversas medicações foram testadas sem qualquer ganho. Embora seja tentador para a paciente e seu médico pensar que estudos ou medicações adicionais poderão elucidar um diagnóstico previamente oculto, é raro isso acontecer. Com frequência esse padrão de tratamento acarreta lesão iatrogênica, custos excessivos com a saúde e insatisfação do paciente. Os objetivos do tratamento devem se deslocar do diagnóstico clínico para uma abordagem sobre impacto dos sintomas da paciente em sua vida. A TCC pressupõe que a paciente seja orientada de modo a compreender o plano terapêutico e suas finalidades; que seja convencida a se envolver vigorosamente com o plano terapêutico escolhido, com o estabelecimento e revisão das metas da paciente, conjuntamente escolhidas; e que sejam acordados novos planos e terapias, conforme a necessidade. Foi demonstrado que a TCC é eficaz em pacientes com SCI. Embora em geral a TCC seja aplicada por terapeutas treinados, o clínico pode reforçar os princípios básicos dessa metodologia a cada consulta de acompanhamento.

Não é cabível a solicitação de outros estudos diagnósticos, como IRM cerebral, nos casos em que não haja uma forte suspeita clínica de doença. Apesar dos diversos sintomas neurológicos dessa paciente, não foram feitos achados neurológicos focais e nem qualquer indicação para um estudo de imagem do cérebro.

Pacientes com SCI podem padecer de depressão subjacente; mas essa paciente não informa humor ou afeto depressivo, anedonia, ou problemas de concentração. Além disso, uma tentativa prévia com um inibidor seletivo da recaptação de serotonina não obteve sucesso. Portanto, não há indicação para tratamento com outra medicação antidepressiva.

Com frequência, haverá necessidade do encaminhamento de pacientes com SCI para um especialista, ou o clínico deverá pensar na possibilidade de encaminhamento em virtude da frustração ou incerteza. Nessa paciente, o encaminhamento para outro médico significa o risco de maior fragmentação do atendimento e de duplicação de testes ou realização de estudos mais invasivos – procedimentos que não estão indicados nesse caso.

Consultas periodicamente agendadas com um clínico, acompanhadas por exames físicos direcionados, são essenciais para o paciente com SCI. Ensaios aleatorizados sugerem que esse plano terapêutico pode melhorar a funcionalidade física dos pacientes. Ademais, evidências recentes sugerem que um contato telefônico pode ser substituto efetivo das consultas presenciais. O intervalo de 6 meses entre consultas de acompanhamento é demasiadamente longo para um tratamento efetivo dessa paciente com SCI.

PONTO-CHAVE
- A terapia cognitivo-comportamental pode se revelar benéfica no tratamento de sintomas clinicamente inexplicáveis, devendo ser considerada em lugar de novos estudos/testes.

Bibliografia
Kent C, McMillan G. A CBT-based approach to medically unexplained symptoms. Adv Psychiatr Treat. 2009 Feb 27;15(2):146-151.

Caso 17   Resposta: C
Objetivo educacional: avaliar massa palpável da mama em mulher pós-menopáusica.

Deve-se fazer uma biópsia por agulha grossa da massa palpável da mama dessa paciente, com vistas ao estabelecimento de um diagnóstico histológico. Embora haja indicação para uma mamografia em casos de nódulo mamário recentemente detectado como ajuda na avaliação, esse procedimento tem percentuais de 10-20% de falsos-negativos, mesmo naqueles casos em que um sistema padronizado de informação, como o *Breast Imaging Reporting and Data System* (BI-RADS), sugere um achado negativo, como nessa paciente com categoria 1 BI-RADS – classificação indicativa de ausência de massas radiográficas, distúrbios da arquitetura, ou calcificações suspeitas. Assim, há necessidade de biópsia para massa palpável na mama, mesmo diante de um resultado negativo ou não diagnóstico da mamografia como ocorreu nessa paciente. A aspiração por agulha fina para citologia também é uma opção, mas evidências sugerem sensibilidade e especificidade ligeiramente melhores para as biópsias com agulha de calibre mais grosso.

Uma ressonância magnética de mama pode definir mais detalhadamente as características da massa, mas não irá proporcionar informações suficientes para que deixe de haver a necessidade de um diagnóstico histológico definitivo.

O tratamento conservador, com a reavaliação em uma consulta de acompanhamento depois de 4 semanas ou com a retomada da monitoração mamográfica periódica, não é apropriado no caso de uma mulher pós-menopáusica com uma massa palpável em sua mama – um achado que torna imperiosa a necessidade de uma avaliação mais detalhada e imediata.

PONTO-CHAVE
- Há necessidade de biópsia para uma massa palpável na mama, mesmo nos casos em que uma mamografia tenha resultado negativo ou não diagnóstico.

Bibliografia
Harvey JA, Mahoney MC, Newell MS, et al. ACR appropriateness criteria: palpable breast masses. J Am Coll Radiol. 2013 Oct;10(10):742-9.e1-3. [PMID: 24091044]

Caso 18   Resposta: C

Objetivo educacional: avaliar paciente com desequilíbrio.

Essa paciente idosa apresenta desequilíbrio, ou instabilidade ao caminhar ou na posição em pé; é provável que seja beneficiada com a fisioterapia. Sofre de atordoamento e tontura sem pré-síncope, síncope, ortostase ou vertigem. Com frequência ocorre desequilíbrio em pacientes idosos e frágeis que sofrem de vários déficits sensitivos (p. ex., comprometimento da acuidade visual ou auditiva e deficiência de propriocepção), fraqueza motora, dores articulares, doença psiquiátrica, ortostase, efeitos colaterais da medicação, ou doenças neuropáticas e cerebelares que afetam o equilíbrio e a marcha. Em muitos casos, é possível identificar mais de uma causa em determinado paciente. Esforços multidisciplinares (fisioterapia, rastreamento visual e auditivo seguido pela correção da deficiência e meios auxiliares para mobilidade, que estabilizam a deambulação) podem resultar em melhoras no quadro funcional.

Não é provável que uma TC da cabeça ajude no delineamento da causa da tontura, pois o exame neurológico dessa paciente teve resultado normal e ela não tem histórico de quedas ou de trauma craniano que pudesse representar risco de hematoma subdural. Em estudos de TC da cabeça, são poucas as probabilidades de obtenção de imagens da fossa posterior e do cerebelo; assim, se houvesse suspeita de uma causa central para os sintomas dessa paciente, um estudo de IRM do cérebro seria o estudo preferido.

Nessa paciente, o ganho diagnóstico da monitoração eletrocardiográfica ambulatorial de 24-48 horas, em termos da descoberta de arritmias cardíacas significativas responsáveis pela debilitação generalizada e pela tontura, seria pequeno sem um histórico ou sintomas de doença cardíaca.

Essa paciente deve ser avaliada por um fisioterapeuta, para a escolha do meio auxiliar mais apropriado para sua deambulação. No momento, a paciente está impossibilitada de usar uma bengala de modo eficaz; e haverá necessidade de uma avaliação mais aprofundada e de treinamento no uso do melhor dispositivo auxiliar. Não se deve providenciar um andador sem uma avaliação mais detalhada.

PONTO-CHAVE

- O tratamento do desequilíbrio envolve fisioterapia, rastreamentos visual e auditivo (com subsequente correção da deficiência) e meios auxiliares para a mobilidade que estabilizem a deambulação; não há necessidade de imagens e testes mais complexos.

Bibliografia

Barin K, Dodson EE. Dizziness in the elderly. Otolaryngol Clin North Am. 2011 Apr;44(2):437-54, x. [PMID: 21474016]

 ### Caso 19   Resposta: D
Objetivo educacional: tratar anemia pós-operatória em paciente com doença cardiovascular.

Não há necessidade de transfusão ou de outros estudos diagnósticos para esse paciente com anemia pós-operatória e doença cardiovascular. Houve declínio considerável no nível de hemoglobina, mas esse achado é consistente com o volume de sangue perdido, observado na cirurgia (1.200 mL). Além disso, esse nível de perda de sangue em seguida a uma fusão espinal em vários níveis não é atípico. Diversos estudos demonstraram que uma abordagem conservadora ao manejo perioperatório do sangue é tão boa, ou superior, a uma abordagem liberal (p. ex., a manutenção de um nível de hemoglobina > 10 g/dL [100 g/L]). Essa abordagem ficou demonstrada mesmo em pacientes sabidamente com doença cardíaca ou com fatores de risco para doença cardíaca. As orientações atuais recomendam a transfusão de hemácias se o paciente tiver sintomas atribuíveis à anemia, ou um nível de hemoglobina < 7-8 g/dL (70-80 g/L).

Em geral, há indicação para a administração intravenosa de ferro em pacientes incapazes de receber ferro por via oral, ou que não possam ingerir a substância em quantidades adequadas em presença de perda de sangue crônica, e também em pacientes com insuficiência renal e anemia. Mas é provável que essa paciente com anemia leve e provavelmente com reservas de ferro normais não necessite de terapia de reposição de ferro para a anemia pós-operatória; além disso, ela não tem uma indicação clara para ferro parenteral no caso de haver necessidade dessa terapia.

Não há indicação para transfusão de uma unidade de concentrado de hemácias, porque a paciente não tem indicação clara para transfusão. Se houvesse indicação de transfusão, o número de unidades administradas deveria tomar por base o nível-alvo de hemoglobina, devendo também ser levado em consideração se está ocorrendo perda sanguínea ativa. Em geral, uma unidade de concentrado de hemácias eleva o nível de hemoglobina em 1 g/dL (10 g/L).

Uma prática frequente adotada pelos clínicos é solicitar não menos de duas unidades de concentrado de hemácias a cada vez. Essa prática se baseia na suposição equivocada de que "mais é melhor," e que os riscos transfusionais representados pela administração de duas unidades não são maiores do que os riscos com o uso de uma unidade. Tais práticas resultam em depleção desnecessária do fornecimento de sangue e risco dobrado para efeitos adversos decorrentes da transfusão, pois cada unidade carrega em si o potencial próprio para complicações.

PONTO-CHAVE

- Para pacientes com doença cardiovascular e anemia pós-operatória, fica recomendada a transfusão de hemácias, se o paciente estiver com sintomas atribuíveis à anemia, ou se foi determinado um nível de hemoglobina < 7-8 g/dL (70-80 g/L).

Bibliografia

Hogshire LC, Patel MS, Rivera E, Carson JL. Evidence review: periprocedural use of blood products. J Hosp Med. 2013 Nov;8(11):647-52. [PMID: 24124069]

Caso 20   Resposta: A
Objetivo educacional: diagnosticar degeneração de articulação acromioclavicular.

A apresentação desse paciente é mais consistente com degeneração de articulação acromioclavicular. Em geral, a degeneração de articulação acromioclavicular se apresenta com dor localizada na face superior do ombro, embora em alguns pacientes essa dor possa estar indistintamente localizada. Ao exame, pode haver sensibilidade à palpação da articulação acromioclavicular, além de dor com a adução do braço transversalmente ao corpo (teste do braço cruzado) e com a abdução do ombro além de 120°. Radiografias simples podem revelar alterações degenerativas da articulação acromioclavicular, embora habitualmente não haja necessidade desse tipo de estudo. A terapia de primeira linha consiste em AINE e em modificação da atividade.

Normalmente, pacientes com capsulite adesiva informam diminuição da amplitude de movimento e dor com o movimento em todas as direções. Ao exame, nota-se perda da amplitude de movimento, tanto ativo como passivo, com todos os movimentos cardinais do ombro, além de sensibilidade na inserção do tendão do deltoide. Em geral, as radiografias simples estão normais.

Caracteristicamente, os pacientes com rupturas de manguito rotador sentem dor com movimentos de abdução, rotação medial, ou rotação lateral do ombro, dependendo do tendão ou tendões envolvidos. Mas um achado diferencial decisivo para uma ruptura completa de manguito rotador é a perda da força. Um resultado positivo para o teste do braço caído sugere ruptura do supraespinal. Ausência de fraqueza e um resultado negativo para o teste do braço caído atestam a ausência de ruptura de manguito rotador.

Tendinite do supraespinal se caracteriza por dor durante a abdução ativa do ombro e um arco doloroso positivo. A rotação (tanto medial como lateral) também pode promover dor com o envolvimento de outros tendões do manguito rotador. Em geral, a dor é promovida com a amplitude de movimento ativo, mas não passivo.

PONTO-CHAVE

- Caracteristicamente, a degeneração de articulação acromioclavicular se apresenta com dor localizada na face superior do ombro, sensibilidade à palpação da articulação acromioclavicular, além de dor com adução e abdução do ombro além de 120°.

Bibliografia

Armstrong A. Evaluation and management of adult shoulder pain: a focus on rotator cuff disorders, acromioclavicular joint arthritis and glenohumeral arthritis. Med Clin North Am. 2014 Jul;98(4):755-75, xii. [PMID: 24994050]

Caso 21   Resposta: D

Objetivo educacional: transmitir uma notícia desfavorável para o paciente.

O médico deve informar que o câncer voltou. Com frequência, os médicos sentem dificuldade em comunicar más notícias a seus pacientes e se preocupam por pensar que diminuirão as esperanças deles, ou os deixarão emocionalmente desconsolados. O protocolo SPIKES (*setting, perception, invitation, knowledge, empathy, strategize*/contexto, percepção, convite, conhecimento, empatia, estratégia) fornece um esquema para que informações críticas sejam reveladas de uma forma que possibilite ao paciente ouvir essas informações, ao mesmo tempo que dá suporte às suas reações emocionais, mantendo assim a esperança. No caso em questão, o médico já abordou as etapas S, P e I do protocolo SPIKES e se encontra no ponto de comunicar o conhecimento (K). Ao transmitir esse tipo de informação, é importante que o médico o faça por meio de sentenças declarativas curtas, sem uso de jargão ou de eufemismos. Essa abordagem pode parecer contundente; entretanto, ela passa uma mensagem inequívoca, e a torna mais inteligível para o paciente. Depois de transmitir a má notícia, o médico deverá cuidar do aspecto emocional de modo enfático, durante a etapa E do protocolo SPIKES, evitando com isso que sua mensagem pareça desinteressada ou fria. Na última etapa do SPIKES, médico e paciente refletem sobre novas metas, como um método de manutenção da esperança.

A narrativa de eventos anteriores durante a comunicação de uma notícia ruim, por exemplo, explicar a estratégia de vigilância planejada, gera uma resposta prolixa com informações não pertinentes que mascaram a notícia real. É grande o risco de que o paciente não ouça ou não entenda o que está sendo comunicado. Além disso, esse tipo de resposta tenta "disfarçar" a má notícia (o câncer do paciente voltou) por implicar que na realidade se trata de uma boa notícia (a recorrência do câncer foi identificada). Más notícias não podem ser transformadas em boas notícias; o médico apenas poderá minimizar as consequências da má notícia. A manipulação na comunicação de má notícia por esse estratagema aumenta ainda mais o risco de que o paciente não compreenderá a notícia passada.

A formulação de uma resposta com eufemismos (nesse caso, a palavra "lesão") não é apropriado. Eufemismos acrescentam certo grau de incerteza na comunicação, o que aumenta o risco de mal-entendidos e de atraso na informação da verdade. Não resta dúvida de que esse paciente tem câncer de próstata recorrente, e o médico deve comunicar esse fato claramente.

Informar ao paciente que o câncer voltou, mas que existem opções terapêuticas, também não é apropriado. Nessa resposta, o médico usa a palavra "câncer", mas seguida imediatamente por uma tentativa de "consertar" a situação. Esse tipo de resposta "de conserto" é particularmente atraente para muitos médicos, acreditando que é uma forma de evitar que o paciente perca a esperança. Essa resposta "pula" a abordagem à emoção gerada pela má notícia (etapa E no protocolo SPIKES), o que pode tornar a conversa menos complicada para o médico; mas o processamento de uma resposta emocional à má notícia é um estágio necessário para os pacientes antes que possam refletir sobre os próximos passos. Ademais, se o médico oferecer uma solução antes que o paciente tenha tido a oportunidade de refletir, com base nas esperanças e metas pessoais, o paciente não poderá participar integralmente no processo de tomada de decisão.

PONTO-CHAVE

- O protocolo SPIKES (*setting, perception, invitation, knowledge, empathy, strategize*/contexto, percepção, convite, conhecimento, empatia, estratégia) pode ser utilizado para transmitir más notícias aos pacientes, ao mesmo tempo que são mantidas suas esperanças.

Bibliografia

Evans WG, Tulsky JA, Back AL, Arnold RM. Communication at times of transitions: how to help patients cope with loss and re-define hope. Cancer J. 2006 Sep-Oct;12(5):417-24. [PMID: 17034677]

Caso 22   Resposta: C

Objetivo educacional: fazer rastreamento de câncer de pulmão em ex-fumante.

Em pacientes de alto risco para câncer de pulmão, é recomendável uma TC anual de baixa dosagem para o rastreamento dessa doença. São pacientes de alto risco adultos com 55 a 80 anos com histórico de consumo de 30 anos-maço ou mais de cigarro ao longo da vida, inclusive ex-fumantes que largaram o vício nos últimos 15 anos. Os candidatos para o rastreamento devem ter uma expectativa de vida razoável e desejar passar por cirurgia pulmonar curativa. A U.S. Preventive Services Task Force (USPSTF) recomenda a descontinuação do rastreamento tão logo o paciente tenha atingido 15 anos sem fumar, ou nos casos em que ocorra um problema de saúde que limite substancialmente a expectativa de vida ou o desejo de ter uma cirurgia pulmonar curativa. Um grande ensaio controlado randomizado, o *National Lung Screening Trial* (NLST), observou uma redução de 20% na mortalidade por câncer de pulmão em pacientes que passaram por rastreamento com TC de baixa dosagem em comparação com pacientes cujo rastreamento foi realizado com radiografias do tórax. O número de pacientes de alto risco necessários para o rastreamento com TC de baixa dosagem para a prevenção de uma morte por câncer de pulmão foi de 320. Os danos potenciais relacionados ao rastreamento são um percentual elevado de falsos-positivos, exposição à radiação, potencial para a descoberta de achados incidentais, riscos associados ao acompanhamento do paciente e sobrediagnóstico. Vinte e quatro por cento dos pacientes que fizeram rastreamento com TC de baixa dosagem tiveram rastreamento positivo; e 96% desses casos eram resultados falso-positivos.

Os maiores fatores de risco para a ocorrência de aneurisma aórtico abdominal (AAA) são idade, gênero masculino (a relação homem:mulher é de 6:1) e histórico de tabagismo. A USPSTF recomenda apenas um procedimento de rastreamento de AAA com ultrassonografia abdominal em todos os homens com 65 a 75 anos que tenham fumado pelo menos 100 cigarros em toda a sua vida; e recomenda um rastreamento seletivo para homens nessa faixa etária que jamais fumaram. Com relação aos homens enquadrados nessa categoria, podem ser incluídos aqueles com parente de primeiro grau que tenha necessitado de reparo de um AAA ou que tenha morrido em decorrência de ruptura de AAA. Esse paciente deverá fazer rastreamento de AAA ao completar 65 anos.

Não é recomendável recorrer à radiografia simples do tórax para o rastreamento de câncer de pulmão, qualquer que seja a população.

A espirometria de rotina não é recomendável em indivíduos assintomáticos, inclusive fumantes assintomáticos, no rastreamento de doença pulmonar obstrutiva crônica.

PONTO-CHAVE

- É recomendável fazer um rastreamento anual de câncer de pulmão com TC de baixa dosagem para pacientes de alto risco, definidos como adultos com 55 a 80 anos com histórico de consumo de 30 anos-maço ou mais de cigarro ao longo da vida, inclusive ex-fumantes que largaram o vício nos últimos 15 anos.

Bibliografia

National Lung Screening Trial Research Team, Aberle DR, Adams AM, et al. Reduced lung-cancer mortality with low-dose computed tomographic screening. N Engl J Med. 2011 Aug 4;365(5):395-409. [PMID: 21714641]

Caso 23   Resposta: D

Objetivo educacional: tratar síndrome da cauda equina.

O paciente em questão apresenta sinais e sintomas consistentes com síndrome da cauda equina; deve-se fazer uma avaliação cirúrgica em regime de emergência. A síndrome da cauda equina é um problema raro, mas potencialmente catastrófico, causado pela compressão e isquemia de algumas ou todas as 18 raízes nervosas descendentes que compõem a cauda equina, com resultante comprometimento neurológico. As causas podem ser benignas (p. ex., alterações degenerativas, hérnia de disco, espondilose e outras anormalidades estruturais da coluna vertebral, infecção, ou sangramento) ou malignas (os cânceres mais comumente associados são mieloma múltiplo, linfoma e câncer de próstata). Os achados clínicos clássicos são dor lombar aguda, dor radicular, parestesias ou anestesia nas regiões perineal e da parte superior da coxa (denominada "anestesia em sela" em virtude da sua distribuição em uma área onde a sela faria contato com o corpo ao se cavalgar), retenção urinária, incontinência fecal, fraqueza dos membros inferiores e diminuição ou ausência dos reflexos distais. Mas apenas raramente todas essas características estarão presentes desde o início da síndrome. Exemplificando, a dor é o sintoma precoce mais comum, podendo preceder outros achados neurológicos; em geral, as disfunções intestinal e vesical são manifestações tardias e não ocorrem em todos os pacientes. A detecção precoce e o tratamento cirúrgico oferecem a melhor probabilidade de se evitar uma lesão neurológica permanente; para tanto, faz-se necessária uma cuidadosa avaliação dos pacientes que possam ter esse problema. Embora os achados clínicos do paciente em questão estejam incompletos, ficam indicados a rápida obtenção de imagens e uma avaliação cirúrgica.

No paciente em questão, os benefícios advindos do tratamento com glicocorticoides epidurais ou em alta dose não estão bem claros, porque não há evidência definida de distúrbio inflamatório e, além disso, não há evidência que sugira que uma lesão compressiva aguda responderia aos glicocorticoides.

Não é de se esperar que o exame do líquido cerebrospinal ajude na maioria dos pacientes com síndrome da cauda equina e, além disso, não há necessidade desse teste para o estabelecimento do diagnóstico.

> **PONTO-CHAVE**
>
> - Há necessidade de uma avaliação urgente para descompressão cirúrgica em todos os pacientes com achados de síndrome da cauda equina, caracterizada por dor lombar aguda, achados radiculares, anestesia em sela, retenção urinária, ausência de reflexos e diminuição do tônus anal.

Bibliografia

Gitelman A, Hishmeh S, Morelli BN, et al. Cauda equina syndrome: a comprehensive review. Am J Orthop (Belle Mead NJ). 2008 Nov;37(11): 556-62. [PMID: 19104682]

Caso 24   Resposta: D

Objetivo educacional: tratar a disfunção erétil em paciente obeso.

A próxima medida no tratamento desse paciente, que é obeso e padece de disfunção erétil (DE), é a modificação do estilo de vida, inclusive perda de peso. Os tratamentos de primeira linha para DE são modificação do estilo de vida (perda de peso, exercício, abandono do tabagismo), psicoterapia conforme a necessidade, e inibidores de fosfodiesterase tipo 5 (PDE-5). Ensaios controlados randomizados demonstraram que homens obesos que perdem peso por meio de mudanças na dieta e de prática de exercícios melhoram significativamente sua função erétil em comparação com homens obesos que não perdem peso. É provável que o estilo de vida sedentário desse paciente tenha contribuído para sua obesidade. Provavelmente ele conseguiria melhorar sua função erétil, como resultado de uma substancial perda de peso, graças a uma dieta saudável e à prática de exercício. Depois de conversar com o paciente, será possível tomar uma decisão: se as mudanças no estilo de vida serão instituídas isoladamente ou em combinação com um inibidor de PDE-5.

No tratamento da DE, a aplicação intrauretral de alprostadil é mais efetiva do que os inibidores de PDE-5. Contudo, é baixa a adesão dos pacientes com o uso intrauretral de alprostadil; essa opção não é considerada como tratamento de primeira linha para DE.

Embora seja importante inquirir os pacientes com disfunção sexual sobre seus relacionamentos românticos, o paciente em questão informa que seu casamento é satisfatório; portanto, não haveria lugar para aconselhamento matrimonial.

Não seria apropriado prescrever venlafaxina para depressão nesse paciente, pois ele informa que seu estado de espírito é excelente. Ademais, venlafaxina está associada a disfunção sexual.

> **PONTO-CHAVE**
>
> - A terapia de primeira linha para disfunção erétil consiste na modificação do estilo de vida (perda de peso, prática de exercícios, abandono do tabagismo), psicoterapia (onde houver necessidade) e inibidores da fosfodiesterase tipo 5.

Bibliografia

Esposito K, Guigliano F, Di Palo C, et al. Effect of lifestyle changes on erectile dysfunction in obese men: a randomized controlled trial. JAMA. 2004 Jun 23;291(24):2978-84. [PMID: 15213209]

Caso 25   Resposta: B

Objetivo educacional: tratar hiperlipidemia em paciente com doença cardiovascular aterosclerótica e com fatores de risco para efeitos adversos associados ao uso de estatina.

O tratamento mais apropriado para esse paciente é a terapia de intensidade moderada com uma estatina, por exemplo, rosuvastatina. Esse paciente sofre de doença arterial periférica, uma forma de doença cardiovascular aterosclerótica (DCVA) clínica e, portanto, satisfaz aos critérios para um de quatro grupos de pacientes para os quais ficaram demonstrados ganhos quando a hiperlipidemia é tratada com uma estatina. Os pacientes com DCVA clínica são mais beneficiados com a terapia de alta intensidade com uma estatina; contudo, para aqueles com fatores de risco para efeitos adversos associados ao uso de estatinas, é recomendável a terapia de intensidade moderada com um desses agentes. O paciente em questão será tratado mais adequadamente com uma estatina de intensidade moderada, pois apresenta três desses fatores de risco: mais de 75 anos, doença renal crônica e uso de medicação com sabida interação com estatinas (diltiazem).

O uso da terapia de alta intensidade com rosuvastatina nesse paciente tem potencial significativo para causar efeitos adversos, inclusive miopatia e disfunção hepática. Nesse paciente, os riscos associados à terapia de alta intensidade com uma estatina superam os possíveis benefícios, especialmente tendo em vista que a terapia de intensidade moderada com uma estatina pode reduzir em 30-49% o nível de LDL-colesterol, além de proporcionar prevenção secundária de eventos cardiovasculares.

Não foi demonstrado que a monoterapia com niacina diminui a incidência de eventos cardiovasculares e, por isso, essa opção não é considerada como terapia de primeira linha para a prevenção de DCVA. Niacina e outras medicações não pertencentes à classe das estatinas apenas são recomendadas para pacientes com hipertrigliceridemia grave, que não respondem à terapia com uma estatina, ou que têm histórico de intolerância a essa medicação.

Seria inadequado não proporcionar tratamento adicional a esse paciente com DCVA. As atuais orientações do American College of Cardiology/American Heart Association recomendam a terapia com uma estatina para todos os pacientes com DCVA clínica, independentemente dos níveis de LDL-colesterol, com o objetivo de diminuir o risco de eventos cardiovasculares.

> **PONTO-CHAVE**
>
> - Em pacientes com doença cardiovascular aterosclerótica clínica e com fatores de risco para efeitos adversos associados ao uso de estatinas, é recomendável uma terapia de intensidade moderada com uma estatina.

Bibliografia

Stone NJ, Robinson JG, Lichtenstein AH, et al; American College of Cardiology/American Heart Association Task Force on Practice Guidelines. 2013 ACC/AHA guideline on the treatment of blood cholesterol to reduce atherosclerotic cardiovascular risk in adults: a report of the American College of Cardiology/American Heart Association Task Force on Practice Guidelines. Circulation. 2014 Jun 24;129(25 Suppl 2):S1-45. Errata em: Circulation. 2014 Jun 24;129(25 Suppl 2):S46-8. [PMID: 24222016]

Caso 26   Resposta: D

Objetivo educacional: identificar o risco relativo como medida de desfecho padrão para mensuração em um estudo de coorte.

Nesse estudo de coorte, a medida de desfecho padrão é o risco relativo. Estudos de coorte são um tipo de estudo observacional que examina os desfechos de pacientes com diferentes exposições ou riscos. O estudo em questão investigou os desfechos (pontuações para função erétil) de dois grupos de homens tratados com radioterapia para câncer de próstata; um desses grupos foi exposto à tadalafila enquanto o outro grupo não recebeu essa medicação.

Risco relativo é a razão entre a probabilidade da ocorrência de um desfecho específico (nesse caso, pontuação para função erétil) em um grupo com exposição, ou fator de risco presente (tratamento com tadalafila) *versus* a probabilidade de ocorrência do desfecho específico em um grupo sem exposição, ou fator de risco (sem tratamento com tadalafila). Um risco relativo > 1 ou < 1 indica um desfecho mais provável ou menos provável, respectivamente, para a variável medida no grupo com a exposição ou com fator de risco em comparação com o grupo sem a exposição ou sem fator de risco.

Intervalos de confiança são um método para a indicação da faixa de variação na qual um valor derivado de um estudo tem probabilidade de se situar; 95% é a faixa de variação habitualmente calculada. Embora um valor P seja calculado com o objetivo de avaliar se há probabilidade do resultado de um estudo ter ocorrido simplesmente por acaso, os intervalos de confiança proporcionam uma faixa do tamanho do efeito possível compatível com os dados. Os intervalos de confiança podem ser calculados para a maioria das medidas descritivas estatísticas; contudo, tais intervalos não são empregados *per se* como uma medida de desfecho na avaliação dos resultados do estudo.

Número necessário para tratar (NNT) é uma estimativa do número de pacientes que precisam passar por uma intervenção para que um paciente obtenha o desfecho benéfico de interesse. NNT se tornou uma medida descritiva padrão para ensaios controlados randomizados. Essa estimativa é calculada pela obtenção do inverso da mudança de risco absoluto entre os grupos de estudo. O conceito de NNT tem sido aplicado a estudos de coorte, com o objetivo de sugerir a magnitude do efeito de uma exposição (em alguns casos, conhecida como número necessário a ser exposto); contudo, tendo em vista que estudos de coorte são pesquisas observacionais e não experimentais, o cálculo de medidas similares para estudos de coorte é mais difícil, em termos estatísticos, do que em estudos experimentais. Além disso, é menos clara a exatidão dessas medidas para estudos de coorte. Portanto, o risco relativo permanece sendo a principal medida de desfecho utilizada para estudos de coorte.

Em termos conceituais, razão de chances (*odds ratio*) é similar ao risco relativo, mas em vez de comparar a relação de percentuais de ocorrência de determinado evento entre grupos de estudo, a razão de chances compara a probabilidade (i. e., a razão entre a probabilidade de que o evento irá ocorrer e a probabilidade de que o evento não irá ocorrer) entre os grupos de estudo. Há necessidade do uso da razão de chances em estudos que lançam mão de dados retrospectivos, por exemplo, estudos de caso-controle nos quais os grupos em comparação talvez não tenham risco similar para a condição. Os estudos de caso-controle comparam os desfechos de pacientes com uma doença (casos) com aqueles sem a doença (controles). Considerando que todos os pacientes no estudo em questão padeciam de câncer de próstata tratado com radioterapia (coorte), com avaliação de risco ou exposição subsequente específica, esse estudo não é do tipo caso-controle, e uma razão de chances não seria a medida de desfecho padrão.

> **PONTO-CHAVE**
> - Estudos de coorte investigam os desfechos de pacientes similares com exposições diferentes; a medida de desfecho padrão para um estudo de coorte é o risco relativo.

Bibliografia

Guyatt GH, Haynes RB, Jaeschke RZ, et al. Users' Guides to the Medical Literature: XXV. Evidence-based medicine: principles for applying the Users' Guides to patient care. Evidence-Based Medicine Working Group. JAMA. 2000 Sep 13;284(10):1290-6. [PMID: 10979117]

Caso 27   Resposta: C

Objetivo educacional: diagnosticar perda auditiva em paciente idoso.

Esse paciente idoso deve ser avaliado para perda auditiva com o teste da voz sussurrada. A perda auditiva é comum em idosos e essa deficiência resulta em comprometimento significativo na qualidade de vida, com possibilidade de levar à depressão e ao isolamento social. Tendo em vista que os pacientes sentem dificuldades em sua compreensão e comunicação, com frequência a perda auditiva é erroneamente diagnosticada como disfunção cognitiva. Há alguma evidência de que o uso de aparelhos auditivos por idosos melhora não só a audição, mas também a qualidade de vida; portanto, pacientes que se apresentam com problemas cognitivos ou afetivos que possam estar relacionados à audição devem ser avaliados para perda da audição. Até agora, nenhum teste de audição se revelou superior aos demais. O teste da voz sussurrada, o teste de atrito dos dedos, o questionário de perda auditiva e a audiometria portátil são instrumentos de rastreamento razoáveis. Muitos pacientes com perda significativa da audição negam ter qualquer déficit nessa área e podem compensar sua perda auditiva no ambiente tranquilo do consultório; portanto, o médico não deve considerar a percepção do paciente quanto à sua própria audição, nem sua capacidade em conduzir uma conversação normal no ambiente do consultório, como evidência de audição adequada. Pacientes que tenham um teste positivo, ou que informem perda auditiva, devem ser encaminhados para a realização de testes audiológicos formais, devendo ser considerada a amplificação com aparelhos auditivos.

Esse paciente sofre de disfunção cognitiva leve e estável, que não interfere com seu funcionamento executivo. Sua funcionalidade social está prejudicada, mas a perda auditiva não foi descartada como causa de sua socialização afetada.

Desse modo, atualmente não há indicação para uma medicação para demência, por exemplo, donepezila.

Isolamento social é um sintoma de depressão; contudo, esse paciente foi avaliado apropriadamente com o método das duas perguntas ("No mês passado, o senhor ficou incomodado por sentir-se desanimado, deprimido ou desesperançado?" e "No mês passado, o senhor ficou incomodado pelo pouco interesse ou prazer em fazer coisas?"); esse teste tem sensibilidade de 97% para a identificação da depressão em idosos. Não é provável que uma avaliação mais aprofundada para depressão, como o questionário PHQ-9, venha a acrescentar informações úteis no caso desse paciente.

Apenas com a observação clínica o diagnóstico de perda auditiva e sua correção deixariam de ser estabelecidos.

> **PONTO-CHAVE**
>
> - Pacientes idosos que se apresentam com sintomas de transtorno do humor ou com disfunção cognitiva devem ser examinados para perda auditiva.

Bibliografia

Moyer VA; U.S. Preventive Services Task Force. Screening for hearing loss in older adults: U.S. Preventive Services Task Force recommendation statement. Ann Intern Med. 2012 Nov 6;157(9):655-61. [PMID: 22893115]

Caso 28   Resposta: C
Objetivo educacional: diagnosticar sacroileíte.

É muito provável que esse paciente esteja padecendo de sacroileíte, ou a inflamação das articulações sacroilíacas (SI). As articulações SI são articulações sinoviais verdadeiras, localizadas entre o sacro e o ilíaco, na pelve. A articulação SI pode estar envolvida como parte de uma síndrome inflamatória sistêmica, por exemplo, espondiloartrite, em particular a espondilite anquilosante, mas também pode estar envolvida como problema musculoesquelético isolado. Os fatores biomecânicos predisponentes para lesões à articulação SI são as forças de torção repetidas ou forças de cisalhamento pélvicas unidirecionais, como a que poderia ocorrer quando a pessoa pisa em falso no meio-fio. Pacientes com discrepância no comprimento das pernas ou com outros problemas que possam alterar a mecânica pélvica, como gravidez, escoliose, ou fixação lombar, também podem estar em maior risco. O diagnóstico de sacroileíte é corroborado pela localização posterior da dor do quadril desse paciente e por um teste de FABER positivo, em que o quadril é Flexionado, ABduzido e lateralmente (em inglês, *Externally*) Rotacionado e, em seguida, aplica-se ao joelho uma suave pressão para baixo. Esse teste tem elevada especificidade para sacroileíte, mas com sensibilidade um pouco mais baixa. O tratamento para a sacroileíte é parecido com o tratamento para a dor em outras articulações: repouso, medicações anti-inflamatórias e, possivelmente, fisioterapia. Vários tratamentos adicionais, inclusive injeções de glicocorticoides, são tentados em pacientes que não responderam à terapia conservadora.

A osteoartrite do quadril causa dor diretamente na articulação do quadril, frequentemente irradiando-se até a virilha. A amplitude de movimento é normalmente limitada e reproduz a dor. A dor desse paciente não se irradia, e sua amplitude de movimento está normal, o que o torna um diagnóstico menos provável.

A síndrome do piriforme resulta da compressão ou limitação do nervo isquiático pelo músculo piriforme. Em geral, causa sintomas similares aos da compressão do nervo isquiático na região lombossacral da coluna vertebral, com dor, formigamento e dormência que se irradiam até a perna – achados que não estão presentes nesse paciente.

Classicamente, a bursite trocantérica provoca dor na face lateral do quadril, sobre a bolsa trocantérica, que se localiza sobre o trocanter maior, lateralmente à articulação do quadril. A dor associada à bursite trocantérica pode se irradiar até a nádega ou o joelho e, com frequência, piora quando o paciente deita sobre o lado afetado. Essa condição não afeta a amplitude de movimento. A bursite trocantérica pode ser diferenciada da dor na articulação do quadril com base na sua localização característica em relação à dor associada a uma sacroileíte.

> **PONTO-CHAVE**
>
> - A sacroileíte se caracteriza por sensibilidade à palpação da articulação sacroilíaca, dor que é reproduzida com o teste FABER (flexão, abdução e rotação lateral), mas que não ocorre com a amplitude de movimento passivo dos quadris.

Bibliografia

Byrd JW. Evaluation of the hip: history and physical examination. N Am J Sports Phys Ther. 2007 Nov;2(4):231-40. [PMID: 21509142]

Caso 29   Resposta: D
Objetivo educacional: tratar paciente que fez teste genético obtido na venda direta ao consumidor.

Nessa paciente sem histórico familiar de câncer de mama ou de ovário, não há necessidade de mais testes, apesar dos resultados do teste genético obtido na venda direta ao consumidor. Esse tipo de produto, embora atrativo para as pacientes, se faz acompanhar por inúmeros inconvenientes potenciais, inclusive a validade incerta dos próprios testes. Essa forma de teste se fundamenta em uma abordagem baseada em caso-controle. Polimorfismos de nucleotídeo único (*single-nucleotide polymorphisms*, SNP) que são detectados de modo desproporcional em indivíduos afetados com uma doença específica são identificados e, em seguida, são calculadas as razões de probabilidade indicativas da influência de determinados SNP na probabilidade pré-teste para a doença. Infelizmente, em sua maioria os SNP têm razões de probabilidade muito baixas e contribuem apenas em pequena proporção para o ônus total da doença. Essa abordagem também não captura a complexa interação entre influências genéticas no desenvolvimento da doença ou o efeito de outros fatores, como as exposições ambientais, entre outros aspectos potencialmente complicadores. Portanto, frequentemente um resultado positivo com esse tipo de teste não indica maior probabilidade de se ter a doença; por outro lado, pode gerar desnecessariamente preocupação e ansiedade na paciente.

Além disso, e considerando que a mulher não recebeu qualquer orientação antes da realização do teste (um componente essencial para a obtenção de um teste genético apropriado e o momento em que o médico pode explicar os conceitos básicos da aplicação e interpretação do teste), é muito grande a probabilidade de que a paciente interprete equivocadamente os resultados obtidos. É fundamental que essa paciente seja orientada com respeito às implicações dos resultados de seu teste, inclusive suas limitações. A paciente em questão deve ser informada de que seu risco de vir a ter um câncer de mama não é de 52,5% – em vez disso, o risco é muito menor. Mesmo se os resultados desse teste fossem confirmados como válidos, seu risco no tempo de vida de vir a sofrer um câncer de mama aumentaria de 12,4% (o risco no tempo de vida para mulheres nascidas nos Estados Unidos e consideradas como tendo risco médio) para aproximadamente 19%.

De acordo com a U.S. Preventive Services Task Force (USPSTF), o teste genético para *BRCA* deve ficar limitado àquelas pacientes cujo histórico familiar indique possível herança familiar, o que fica determinado pela presença de malignidades ligadas a *BRCA*. Não há tal indicação de um padrão familiar de doença nessa paciente; portanto, não haveria indicação para o teste genético para *BRCA*.

RM de mama é um estudo altamente sensível para a detecção de cânceres de mama e de outras patologias mamárias. Contudo, seu uso apropriado como instrumento de rastreamento está em fase de evolução e existem recomendações variáveis para seu uso em pacientes consideradas em alto risco para câncer de mama. Essa paciente não apresenta um risco aumentado claro, com base no histórico e nos resultados de seus testes genéticos obtidos na venda direta ao consumidor. Assim, não seria adequado iniciar um estudo de RM para rastreamento nessa paciente.

Não foi demonstrado que o autoexame das mamas é método confiável para a detecção de câncer de mama em mulheres de risco médio, ou naquelas em maior risco; a USPSTF alerta contra seu uso com a finalidade de rastreamento. Portanto, o autoexame não seria uma recomendação de controle apropriada para essa paciente.

PONTO-CHAVE

- A validade clínica dos testes genéticos obtidos na venda direta ao consumidor é questionável; seu uso pode levar a interpretações equivocadas dos resultados do teste por parte do paciente e a uma ansiedade desnecessária.

Bibliografia

Bellcross CA, Page PZ, Meaney-Delman D. Direct-to-consumer personal genome testing and cancer risk prediction. Cancer J. 2012 Jul-Aug;18(4):293-302. [PMID: 22846729]

Caso 30   Resposta: D

Objetivo educacional: tratar dispneia no final da vida.

O tratamento mais apropriado para a dispneia dessa paciente é morfina oral. Dispneia é comum em muitas doenças progressivas crônicas próximas do final da vida; os opioides sistêmicos constituem o padrão de tratamento para dispneia refratária em casos de doença avançada. Embora tenha sido demonstrada a grande eficácia dos opioides no tratamento da dispneia, ainda não ficaram bem definidos os exatos mecanismos subjacentes a esse benefício. Os possíveis mecanismos de ação que reduzem a dispneia são a alteração da percepção central da dispneia, ou a modulação da atividade dos receptores periféricos nos pulmões, que contribuem para a sensação de dispneia.

Muitos médicos se preocupam com relação à depressão do impulso respiratório com o uso de opioides em pacientes dispneicos com doença em estágio terminal. Com efeito, numerosos estudos demonstraram que os opioides, quando apropriadamente dosados e titulados, não aceleram a morte, não aumentam a PCO2 nem acarretam insuficiência respiratória, mas efetivamente controlam a sensação de dispneia. Logo, uma declaração de consenso emitida pelo American College of Chest Physicians afirma que os opioides sistêmicos, quando apropriadamente dosados e titulados, constituem medicação efetiva e segura para dispneia em pacientes com doença avançada. Em geral, a dose é titulada para que seja obtida a mais baixa dose efetiva necessária para o tratamento adequado da dispneia do paciente. O enfisema dessa paciente já se encontra maximamente controlado por meios farmacológicos, sem melhora dos sintomas; portanto, a paciente deve ser medicada com morfina oral.

Em certas circunstâncias, lidocaína nebulizada é empregada para a supressão de tosse intratável, mas esse agente não tem papel no tratamento da dispneia.

Com frequência, morfina nebulizada é receitada para alívio da dispneia. Mas uma metanálise demonstrou que o uso dessa formulação não resulta em benefícios, em comparação com salina nebulizada, no tratamento da dispneia. Assim, a morfina nebulizada não deve substituir o uso de opioides sistêmicos no tratamento da dispneia.

Com frequência, a dispneia produz ansiedade nos pacientes geriátricos, e os benzodiazepínicos podem ter um papel no tratamento de pacientes acometidos tanto por dispneia como por ansiedade. Além disso, estudos demonstraram que os benzodiazepínicos podem ter utilidade ao serem adicionados aos opioides, mas esta última medicação continua sendo o tratamento de primeira linha para a dispneia. A paciente em questão não apresenta ansiedade; portanto, não há indicação para lorazepam.

PONTO-CHAVE

- Opioides sistêmicos são o padrão de tratamento para dispneia refratária em pacientes com doença avançada.

Bibliografia

Mahler DA, Selecky PA, Harrod CG, et al. American College of Chest Physicians consensus statement on the management of dyspnea in patients with advanced lung or heart disease. Chest. 2010 Mar;137(3):674-91. [PMID: 20202949]

Caso 31   Resposta: A

Objetivo educacional: controlar medicações para diabetes melito no período pré-operatório.

O manejo mais apropriado da insulina desse paciente antes da cirurgia é a administração de insulina glargina conforme o habitual, com descontinuação da insulina lispro marcada. O tratamento pré-operatório do diabetes melito exige a determinação do regime clínico do paciente, um controle glicêmico recente, estresse/duração da cirurgia e a duração antecipada do jejum periprocedimento. Na maioria dos casos, deve-se dar continuidade às insulinas de ação prolongada (glargina e detemir), sem interrupções e na mesma dose, a menos que o paciente tenha fatores de risco para hipoglicemia, ou vá ser submetido a um procedimento que exija um período prolongado sem nutrição enteral. Por outro lado, as doses marcadas de insulina de ação rápida, por exemplo, insulina lispro, devem ser suspensas durante o período de jejum, pois sua finalidade é a supressão da hiperglicemia pós-prandial. Nesse caso, o paciente não sofrerá um procedimento prolongado, nem necessitará de um longo período de jejum. Ele também não tem fatores de risco para hipoglicemia e seu nível médio de glicose é mais alto do que a meta. Portanto, a continuação da insulina de ação prolongada, com a suspensão das doses marcadas de insulina de ação rápida, é a melhor abordagem para o controle glicêmico no período perioperatório imediato.

A continuação da insulina lispro juntamente com a insulina glargina aumenta o risco de hipoglicemia durante o estado de jejum. Insulinas de ação rápida devem ser suspensas quando o paciente não estiver ingerindo nada via oral, a menos que haja necessidade de doses de correção para uma hiperglicemia significativa (glicose plasmática > 200 mg/dL [11,1 mmol/L]).

Normalmente a infusão contínua de insulina fica reservada para pacientes com hiperglicemia não controlada, com acidose metabólica, ou que sejam submetidos a procedimentos de alto risco (p. ex., cirurgia cardíaca). O paciente em questão tem um nível plasmático de glicose aceitável e passará por uma cirurgia de risco intermediário.

O não oferecimento da terapia com insulina aumenta o risco de hiperglicemia significativa nesse paciente sob estresse fisiológico. Assim, há indicação do tratamento para que não venham a ocorrer aumentos significativos no nível plasmático de glicose.

PONTO-CHAVE
- Durante o jejum, a continuação da insulina de ação prolongada, ao mesmo tempo que a administração da insulina de ação rápida é suspensa, possibilita a melhor abordagem ao controle glicêmico no período perioperatório imediato.

Bibliografia
Inzucchi SE. Management of hiperglycemia in the hospital setting. N Engl J Med. 2006 Nov 2;355(18):1903-11. [PMID: 17079764].

Caso 32   Resposta: C
Objetivo educacional: tratar transtorno bipolar I.

O tratamento com o agente antipsicótico atípico, a quetiapina, é apropriado para esse paciente com transtorno bipolar I, que é definido como um ou mais episódios maníacos. O episódio maníaco se caracteriza por um mínimo de 7 dias de humor anormal e persistentemente expansivo, eufórico, ou irritável em associação com pelo menos três dos seguintes sintomas (quatro, se estiver ocorrendo apenas humor irritável): grandiosidade ou autoestima inflada, fala desorganizada, fuga de ideias, distratibilidade, aumento da atividade orientada para metas ou agitação psicomotora, envolvimento excessivo em atividades prazerosas com grande potencial para consequências adversas (p. ex., gastos excessivos e relações sexuais) e diminuição da necessidade de dormir. A disfunção é substancial. O episódio não é atribuível aos efeitos fisiológicos de uma substância, ou a outro problema clínico. Na maioria das vezes, pacientes com transtorno bipolar I sofrem episódios depressivos e se encontram em maior risco para suicídio. Nos pacientes com transtorno bipolar, os períodos de depressão são mais frequentes do que os períodos de mania ou de hipomania.

Na seleção da terapia para pacientes com transtorno bipolar, é essencial identificar a atual fase da enfermidade no paciente. Para a fase maníaca ou hipomaníaca da doença, há 10 tratamentos diferentes: um agente antipsicótico típico, lítio, dois agentes antiepilépticos e seis agentes antipsicóticos atípicos. Os pacientes que se apresentam na fase depressiva da doença têm duas opções terapêuticas (monoterapia com quetiapina, ou terapia combinada com olanzapina-fluoxetina). Existem opções terapêuticas diferentes para pacientes na fase de manutenção da doença. Tendo em vista a necessidade de identificação da fase da doença no paciente e de determinação de escolhas terapêuticas complexas, é essencial que o psiquiatra seja envolvido nos cuidados de pacientes com transtorno bipolar.

O paciente em questão está sofrendo depressão aguda. Os tratamentos farmacológicos aprovados pela FDA para depressão bipolar são monoterapia com quetiapina e uma combinação de olanzapina-fluoxetina. Pacientes com depressão bipolar tratados com quetiapina devem ser monitorados para hiper-sonolência, ganho de peso, discinesia tardia e hiperglicemia. Lamotrigina é um agente aprovado pela FDA para o tratamento de manutenção do transtorno bipolar I. Lamotrigina pode ser receitada para pacientes que estejam sendo medicados com quetiapina e que sofrem efeitos colaterais inaceitáveis, ou nos quais não esteja ocorrendo melhora da depressão.

Não é recomendável a monoterapia com antidepressivo (nem essa opção é aprovada pela FDA) para pacientes deprimidos com transtorno bipolar por causa da baixa eficácia e do risco para uma mudança, nos pacientes afetados, para hipomania ou mania. Assim, o paciente em questão não deve ser medicado com desipramina, paroxetina, ou venlafaxina.

PONTO-CHAVE
- Os tratamentos farmacológicos aprovados pela FDA para a depressão bipolar são: monoterapia com quetiapina e uma combinação de olanzapina-fluoxetina.

Bibliografia
Frye MA. Clinical practice. Bipolar disorder–a focus on depression. N Engl J Med. 2011 Jan 6;364(1):51-9. [PMID: 21208108]

Caso 33 Resposta: B
Objetivo educacional: tratar paciente com suspeita de intensa apneia obstrutiva do sono no período pós-operatório.

Esse paciente deve manter a cabeceira de sua cama elevada em 30°. Ele está em grande risco para sofrer apneia obstrutiva do sono (AOS), o que ficou evidenciado por seu escore STOP-BANG = 6 (ronco, episódios apneicos observados, hipertensão, IMC > 35, idade > 50 anos e gênero masculino). Pacientes com um escore STOP-BANG ≥ 5 estão em maior risco de AOS grave e de morbidade pós-operatória. As medidas pós-operatórias conservadoras que podem diminuir o risco de complicações pulmonares em decorrência de uma AOS suspeitada são o posicionamento que não seja em decúbito dorsal (manter a cabeceira da cama com uma inclinação de 30°), o uso cuidadoso de sedativos e opioides e oximetria de pulso contínua.

Nesse paciente, a intubação nasogástrica não é apropriada, pois não se sabe se esse procedimento altera o risco de complicações de uma possível AOS no pós-operatório. O uso de tubos nasogástricos está associado a maior risco de aspiração e de pneumonia. Evidências de boa qualidade apoiam o uso seletivo da intubação nasogástrica para as mesmas indicações válidas para o cenário não operatório (p. ex., distensão gástrica grave e emese de grande volume intratável).

O paciente não sofre de ofegação, dispneia, ou de qualquer outra evidência de obstrução das pequenas vias aéreas. Portanto, nesse caso não há indicação para o uso de albuterol.

A essa altura, não há indicação para o uso de ventilação por pressão positiva contínua nas vias aéreas (CPAP). O paciente se encontra alerta, respirando confortavelmente e com boa oxigenação. Ademais, sua dor está bem controlada; assim, não necessitará de doses elevadas de opioides sistêmicos. A American Society of Anesthesiology recomenda que a CPAP seja implementada apenas para pacientes em risco de AOS que evoluam para hipóxia ou sofram episódios apneicos. Pelo menos um estudo sugeriu que o uso empírico de CPAP para todos os pacientes em risco de AOS não melhorou os resultados e, por outro lado, aumentou a permanência no hospital.

PONTO-CHAVE

- As medidas pós-operatórias conservadoras que podem diminuir o risco de complicações pulmonares em decorrência de uma apneia obstrutiva do sono são: posicionamento que não seja em decúbito dorsal, uso cuidadoso de sedativos e opioides e oximetria de pulso contínua.

Bibliografia
American Society of Anesthesiologists Task Force on Perioperative Management of Patients with Obstructive Sleep Apnea. Practice guidelines for the perioperative management of patients with obstructive sleep apnea: an updated report by the American Society of Anesthesiologists Task Force on Perioperative Management of Patients with Obstructive Sleep Apnea. Anesthesiology. 2014 Feb;120(2):268-86. [PMID: 24346178]

Caso 34 Resposta: E
Objetivo educacional: fazer uma avaliação pré-operatória em paciente que passará por cirurgia de baixo risco.

Esse paciente tem operação marcada para extração de catarata, que é um procedimento cirúrgico de baixo risco e que dispensa estudos diagnósticos específicos para a avaliação pré-operatória. Para esses e outros procedimentos invasivos de baixo risco, inclusive reparos de hérnias e cirurgias superficiais, os estudos diagnósticos pré-operatórios de rotina resultam em pouquíssimos benefícios, não sendo provável que venham a afetar o tratamento perioperatório. Nessas situações, testes diagnósticos serão solicitados apenas se algo indicar tal medida, fora do contexto pré-operatório (p. ex., solicitar uma urinálise em paciente com disúria).

Raramente uma radiografia de tórax obtida no pré-operatório aumentará a informação útil na avaliação de pacientes em risco para complicações pulmonares perioperatórias. Pelo menos quatro revisões sistemáticas e orientações não recomendam a obtenção, como rotina, de radiografias de tórax pré-operatórias em pacientes sem suspeita de doença intratorácica.

Também não há indicação para uma avaliação rotineira de contagens de sangue e de parâmetros da coagulação para a maioria dos procedimentos cirúrgicos, inclusive a cirurgia de baixo risco nos olhos. A avaliação para uma hemostasia adequada requer apenas um histórico minuciosamente obtido e um exame físico, exceto para procedimentos nos quais mesmo um pequeno volume de sangramento possa ser catastrófico (p. ex., cirurgia intracraniana). Fica indicada uma contagem de leucócitos apenas se houver a preocupação quanto a possíveis anormalidades da medula óssea, ou infecção. É razoável obter a dosagem de hemoglobina e hematócrito em pacientes com achados sugestivos de anemia, ou que serão submetidos a uma cirurgia com grande perda de sangue (p. ex., artroplastia total do quadril).

Como rotina, a eletrocardiografia não é indicada para qualquer tipo de cirurgia; esse estudo apenas será obtido antes de uma cirurgia de baixo risco se houver a preocupação com uma doença cardíaca nova ou evolutiva. Em conformidade com as orientações do American College of Cardiology/American Heart Association, deve-se obter uma eletrocardiografia dentro de 30 dias antes de uma cirurgia que não seja de baixo risco para pacientes com doença arterial coronariana ou seus equivalentes, ou que se apresentem com arritmia.

Não há necessidade de obter determinações de eletrólitos séricos, nem de creatinina, antes de uma cirurgia de baixo risco, a menos que o paciente exiba sinais ou sintomas sugestivos de doença ativa que possa afetar esses valores (p. ex., vômito ou diarreia). Mesmo para pacientes com doenças crônicas ou em medicação que possa afetar a função renal ou os eletrólitos, uma avaliação antes de procedimentos de baixo risco será necessária apenas se tiver ocorrido uma mudança significativa no quadro do paciente (p. ex., aumento recente na dose de um diurético).

PONTO-CHAVE

- Em geral, estudos diagnósticos de rotina no pré-operatório não são recomendados para pacientes saudáveis que serão submetidos a cirurgia de baixo risco.

Bibliografia
Keay L, Lindsley K, Tielsch J, Katz J, Schein O. Routine preoperative medical testing for cataract surgery. Cochrane Database Syst Rev. 2012 Mar 14;3:CD007293. [PMID: 22419323]

Caso 35   Resposta: A

Objetivo educacional: avaliar massa em mama de mulher jovem.

O tratamento mais apropriado para a massa na mama dessa paciente é o ultrassom diagnóstico. Embora até 90% das massas mamárias sejam cistos ou fibroadenomas benignos, nem o histórico nem o exame físico podem confirmar ou descartar definitivamente de modo preciso uma malignidade subjacente. Assim, a presença de uma massa palpável exige que a paciente seja avaliada em maior profundidade, com mamografia ou ultrassonografia; nessa mulher de 29 anos, um ultrassom diagnóstico é a ação mais indicada por ser procedimento mais sensível do que a mamografia em mulheres mais jovens. A ultrassonografia pode determinar, com eficácia, se a lesão é sólida ou cística, pode delinear seus contornos e ajudar a determinar se há indicação para uma avaliação mais detalhada com biópsia.

A mamografia, seja digital ou convencional (de filme), é menos sensível em mulheres com idade inferior a 35 anos por causa da maior densidade mamária. Portanto, a ultrassonografia é a escolha de exame de imagem inicial mais apropriada para a paciente em questão.

A biópsia de aspiração não deve ser o próximo passo nessa jovem mulher em baixo risco para câncer de mama. Ela não tem histórico familiar ou pessoal de câncer de mama, não tem histórico de irradiação torácica e não é obesa. A ultrassonografia é o modo mais sensível e não invasivo para que seja determinado se há ou não necessidade de uma biópsia.

Não é preciso descontinuar a contracepção hormonal em mulheres jovens em risco de gravidez e na ausência de neoplasia, ou de alto risco para neoplasia. Um dos benefícios terapêuticos da contracepção hormonal combinada é a redução na prevalência de cistos mamários. Tendo em vista a estratificação de risco individualizado para essa jovem com baixo risco para malignidade mamária, é razoável que seu método anticoncepcional tenha prosseguimento até que haja uma definição para a massa na mama.

A presença de uma massa palpável na mama impõe a necessidade de uma avaliação mais aprofundada, qualquer que seja a idade da paciente. Não é provável que o histórico e o exame físico venham a excluir malignidade; e é essencial que a possibilidade de uma lesão maligna seja descartada.

PONTO-CHAVE

- A presença de uma massa palpável na mama sempre implicará uma avaliação mais aprofundada, com mamografia ou ultrassonografia; este último procedimento é o teste mais sensível em mulheres com menos de 35 anos.

Bibliografia

Onstad M, Stuckey A. Benign breast disorders. Obstet Gynecol Clin North Am. 2013 Sep;40(3):459-73. [PMID: 24021252]

Caso 36   Resposta: B

Objetivo educacional: tratar doença sistêmica de intolerância ao esforço (antes conhecida como síndrome da fadiga crônica) com terapia cognitivo-comportamental.

A ação mais indicada para dar prosseguimento ao tratamento dessa paciente que satisfaz aos critérios clínicos para doença sistêmica de intolerância ao esforço (DSIE), antes conhecida como síndrome da fadiga crônica, é a terapia cognitivo-comportamental (TCC). A paciente sente fadiga intensa que vem persistindo por mais de 6 meses, não se deve a esforço praticado, não é aliviada pelo repouso e está interferindo nas atividades diárias precedentes à enfermidade. Além disso, a fadiga se faz acompanhar por um sono não reparador, dificuldade de concentração, mialgia e artralgia. O exame físico está normal e uma avaliação aprofundada para alguma condição clínica subjacente secundária, por exemplo, distúrbios do sono, teve resultado normal. Não há indicação para outros estudos diagnósticos e os esforços, no momento, devem se concentrar no tratamento baseado em evidências. As duas estratégias terapêuticas já demonstradas como de maior benefício no tratamento desses pacientes são TCC e programas de exercícios gradativos. Em vários ensaios controlados randomizados, foram demonstradas melhorias na fadiga e nas funções físicas. A TCC, geralmente administrada por clínicos treinados, tem como objetivo ajudar os pacientes a modificarem suas crenças com relação à enfermidade e comportamentos de apoio, e incorporar estratégias eficazes de enfrentamento ao seu cotidiano.

Aproximadamente 70% dos pacientes com DSIE satisfazem aos critérios para depressão, ansiedade, ou distimia. Mas essa paciente não satisfaz aos atuais critérios do DSM-5 para depressão ou ansiedade. Não é provável que citalopram, ou qualquer outro agente antidepressivo, traga benefícios importantes para a paciente em questão.

Em estudos de curta duração (4 semanas), metilfenidato efetivamente melhorou a fadiga em 30% dos pacientes com DSIE, embora sua eficácia no longo prazo e possíveis efeitos adversos associados ao uso prolongado sejam desconhecidos. Ademais, nessa paciente em idade fértil e com hipertensão, o uso do metilfenidato aumentaria os riscos no curto e no longo prazo. Assim, em prosseguimento ao tratamento da paciente, metilfenidato não seria a melhor opção.

Embora diversos vírus tenham sido implicados no surgimento de DSIE, ainda não ficou estabelecida uma causa precisa, não tendo sido demonstrado qualquer benefício claro com o uso de medicações antivirais como o valaciclovir.

PONTO-CHAVE

- Foi demonstrado que a terapia cognitivo-comportamental e programas de exercícios gradativos melhoram a fadiga e as funções físicas em pacientes com doença sistêmica de intolerância ao esforço.

Bibliografia

White PD, Goldsmith KA, Johnson AL, et al; PACE trial management group. Comparison of adaptive pacing therapy, cognitive behaviour therapy, graded exercise therapy and specialist medical care for chronic fatigue syndrome (PACE): a randomized trial. Lancet. 2011 Mar 5;377(9768): 823-36. [PMID: 21334061]

Caso 37   Resposta: C

Objetivo educacional: prescrever contracepção para mulher jovem com enxaqueca complexa.

O método anticoncepcional mais apropriado a ser recomendado para essa paciente é um dispositivo intrauterino (DIU), juntamente com o uso da camisinha para diminuir o risco de infecções sexualmente transmitidas. Evidências demonstram que se pode oferecer DIU a mulheres nulíparas ou multíparas ao longo de toda a sua vida reprodutiva, com percentuais elevados de continuidade e de eficácia. Não contamos com evidências de maior risco de doença inflamatória pélvica, infecção, ou infertilidade com o uso do DIU. Existem dois tipos de DIU disponíveis: um sem hormônio e outro que contém levonorgestrel. Em geral, o DIU de levonorgestrel promove uma diminuição significativa do sangramento menstrual, embora a resposta do endométrio seja variável. Considerando que essa paciente não tolerava bem o progestógeno, o DIU isento de hormônio é também uma escolha racional.

Na escolha da contracepção, devem ser levados em conta as preferências da paciente, a aceitabilidade, os problemas clínicos concomitantes e a resposta a outros métodos utilizados no passado. Por causa de sua enxaqueca com aura visual, essa paciente não deve ser tratada com um anticoncepcional que contenha estrogênio. Embora seja baixo o risco absoluto de tromboembolia venosa ou de AVC em mulheres jovens, esse risco aumenta com um histórico de enxaqueca com aura visual nos casos em que sejam empregadas preparações que contêm estrogênio. Portanto, fica contraindicado um anticoncepcional oral de estrogênio-progestógeno, ou um anel vaginal.

Essa paciente também informou ter sofrido sangramento inesperado com o uso de injeções de acetato de medroxiprogesterona de depósito, um efeito colateral comum dessa medicação. Outros métodos com uso exclusivo de progestógeno (p. ex., implantes subcutâneos e pílulas), embora induzam frequentemente períodos de amenorreia, podem estar associados a sangramentos irregulares ou de surgimento súbito, sendo talvez menos desejáveis para essa paciente.

PONTO-CHAVE
- Em função do maior risco de AVC, a contracepção hormonal combinada que contém estrogênio é contraindicada para mulheres com histórico de enxaquecas precedidas por aura visual.

Bibliografia
Curtis KM, Tepper NK, Jamieson DJ, Marchbanks PA. Adaptation of the World Health Organization's Selected Practice Recommendations for Contraceptive Use for the United States. Contraception. 2013 May; 87(5):513-6. [PMID: 23040134]

Caso 38   Resposta: B
Objetivo educacional: identificar tipos de viés que afetam os instrumentos de rastreamento.

Um viés de tempo de duração é a explicação mais provável para o desfecho positivo do estudo. Quase sempre, os benefícios aparentes do diagnóstico e da intervenção precoces em casos detectados por rastreamento, em comparação com casos detectados por sinais e sintomas da doença, são mais favoráveis do que os reais efeitos observados, quando os desfechos de uma população geral avaliada são comparados a uma não avaliada para a doença. Essa diferença é causada por diversos tipos de viés, que tendem a ocorrer ao se examinar a efetividade dos estudos de rastreamento – um deles é o viés de tempo de duração. Considerando que a doença de evolução indolente tem período de latência mais longo, em comparação com formas mais agressivas da doença (com maior probabilidade de detecção com o surgimento dos sintomas), é mais provável que a doença indolente seja detectada pelo rastreamento. O viés de tempo de duração ocorre nos casos em que há representação excessiva da doença de evolução indolente (de baixa intensidade) na coorte detectada pelo rastreamento, e representação excessiva da doença agressiva na coorte com detecção pela sintomatologia (que não fez rastreamento), como foi o caso nesse estudo hipotético. Isso faz com que a coorte detectada pelo rastreamento, com maior prevalência da apresentação indolente da doença, pareça falsamente ter melhor prognóstico do que os pacientes que apresentam sintomas e sinais na coorte que não fez o rastreamento. Um tipo drástico de viés de tempo de duração é denominado sobrediagnóstico; esse tipo ocorre quando uma doença de evolução muito lenta, a ponto de não ter sido clinicamente significativa durante a vida do paciente, é detectada pelo rastreamento.

O viés de contaminação ocorre quando o grupo de controle é exposto involuntariamente à intervenção, o que distorce a estimativa em relação à hipótese nula. É improvável que, no presente caso, tenha havido um viés de contaminação, pois houve pouco *cross-over* (cruzamento) entre os grupos.

O viés de observador ocorre quando o conhecimento da hipótese ou da intervenção recebida influencia o registro dos dados; entretanto, não seria de se esperar que tenha ocorrido tal influência nesse estudo, em que os pesquisadores seguiam a metodologia "cega".

O viés de seleção se refere ao erro sistemático em um estudo, como resultado do processo de seleção dos participantes para o estudo. Esse tipo de viés pode influenciar os resultados, quando as características dos participantes selecionados para determinado estudo diferem sistematicamente das características da população-alvo, ou quando os grupos de estudo e de comparação são selecionados de diferentes populações. Um exemplo é o viés de voluntário, em que pacientes que buscam participar em um estudo de rastreamento são frequentemente mais saudáveis do que os que não farão rastreamento. Tendo em vista que os pacientes nesse estudo foram selecionados por método randômico da população geral, essa não seria uma causa provável de viés significativo.

PONTO-CHAVE
- Ensaios controlados randomizados para procedimentos de rastreamento podem ser afetados pelo viés de tempo de duração, que ocorre nos casos em que há representação excessiva da doença de evolução indolente na coorte detectada pelo rastreamento, e representação excessiva da doença agressiva na coorte com detecção pela sintomatologia (sem rastreamento).

Bibliografia

Berry DA. Failure of researchers, reviewers, editors and the media to understand flaws in cancer screening studies: application to an article in Cancer. Cancer. 2014 Sep 15;120(18):2784-91. [PMID: 24925345]

Caso 39   Resposta: A
Objetivo educacional: tratar bursite pré-patelar.

A ação mais indicada para dar prosseguimento ao tratamento desse paciente é a aspiração da coleção líquida na bolsa, com finalidades diagnósticas e terapêuticas. Deve-se fazer aspiração e análise do líquido na bolsa em todos os pacientes que se apresentem com bursite pré-patelar. Há necessidade de aspiração para que seja estabelecida a diferenciação definitiva da causa da bursite pré-patelar (ou seja, trauma, gota e infecção). Devem ser obtidas uma coloração de Gram e uma cultura do líquido da bolsa para a contagem de leucócitos e verificação da presença de cristais. Uma contagem de leucócitos extremamente elevada (> 50.000/mcL [50 × 10^9/L]) deve fazer com que o médico suspeite de bursite séptica, embora contagens mais baixas não eliminem inteiramente essa possibilidade.

Há indicação para compressão apenas depois de ter sido efetuada a aspiração do líquido da bolsa. Os curativos devem ser usados por 24-48 horas e os pacientes devem ser alertados para que evitem aplicar pressão direta à bolsa. Tão logo o curativo de compressão seja removido, o paciente deve ser orientado para que use uma joelheira de neoprene.

Não há indicação para uma injeção de glicocorticoide na coleção líquida em pacientes que se apresentam com bursite pré-patelar aguda. A injeção de glicocorticoide deve ficar reservada para casos crônicos de bursite pré-patelar de causa não infecciosa, ou que esteja em fase pós-infecciosa (após a antibioticoterapia, foram obtidas culturas negativas).

Em geral, não há necessidade de se obter estudos de imagem (radiografia simples ou ultrassonografia) para o diagnóstico de bursite pré-patelar. A radiografia simples pode revelar inchaço dos tecidos moles nas projeções laterais, mas raramente terá utilidade no estabelecimento do diagnóstico correto. A ultrassonografia demonstrará uma coleção líquida, mas não ajudará a identificar a causa. Assim, não há indicação para radiografia simples ou ultrassonografia nesse paciente.

PONTO-CHAVE

- Deve-se fazer aspiração de líquido da bolsa, tanto com finalidades diagnósticas como terapêuticas, em todos os pacientes que se apresentem com bursite pré-patelar.

Bibliografia

Baumbach SF, Lobo CM, Badyine I, Mutschler W, Kanz KG. Prepatellar and olecranon bursitis: literature review and development of a treatment algorithm. Arch Orthop Trauma Surg. 2014 Mar;134(3):359-70. [PMID: 24305696]

Caso 40   Resposta: A
Objetivo educacional: tratar o risco de insuficiência suprarrenal perioperatória de paciente em terapia crônica com glicocorticoide.

O tratamento mais apropriado na manhã da cirurgia é aquele em que a paciente toma sua dose matinal atual de prednisona de 5 mg. Para pacientes medicados cronicamente com glicocorticoides, o tratamento clínico apropriado é crucial para que sejam evitadas complicações como rejeição de órgão transplantado e insuficiência suprarrenal. São escassas as evidências em orientação à tomada de decisão; uma revisão Cochrane recentemente publicada constatou que os dados disponíveis são insuficientes para que recomendações possam ser feitas. Apesar disso, as orientações dos especialistas proporcionam um consenso razoável para uma tomada de decisão clínica informada. Para os pacientes medicados com baixas doses de prednisona (< 10 mg/d), normalmente não há necessidade de doses de estresse de glicocorticoides mesmo antes de procedimentos cirúrgicos de alto risco (p. ex., cirurgia intratorácica). Em vez disso, os pacientes devem tomar sua dose habitual de glicocorticoide na manhã da cirurgia. A paciente em questão tem um procedimento de baixo risco (liberação de túnel do carpo) marcado e está tomando prednisona em baixa dose; portanto, tomar a dose habitual de prednisona na manhã da cirurgia é o tratamento mais apropriado.

Dobrar a dose habitual de prednisona para essa paciente não é a opção mais apropriada, porque ela será submetida a um procedimento de baixo risco, com mínimo risco de insuficiência suprarrenal perioperatória. O aumento da dose de prednisona apenas aumentaria o risco de outras complicações como a hiperglicemia.

Para a paciente em questão, não há necessidade de administrar hidrocortisona intravenosa, considerando sua baixa dose diária de prednisona e a natureza de baixo risco do procedimento. A administração intravenosa empírica de hidrocortisona é uma opção razoável para pacientes com insuficiência suprarrenal primária, ou para aqueles medicados com doses elevadas de glicocorticoides (equivalente de prednisona ≥ 10 mg/d) com cirurgias de maior risco marcadas. Em tais circunstâncias, administra-se hidrocortisona intravenosa na dose de 50-100 mg logo antes da indução da anestesia, tendo então continuidade de 8-8 horas até 48 horas após a cirurgia.

Embora a paciente esteja sendo medicada em baixa dose, não é recomendável a suspensão da prednisolona para o procedimento porque a interrupção dessa terapia poderia causar flutuações desnecessárias em sua imunossupressão, ou nos níveis de glicocorticoide, sem que houvesse um benefício indiscutível para seu resultado cirúrgico.

PONTO-CHAVE

- Para pacientes medicados com baixas doses de glicocorticoides, normalmente não há necessidade de doses de estresse. Os pacientes devem tomar sua dose habitual de glicocorticoide na manhã da cirurgia.

Bibliografia

Njoke MJ. Patients with chronic endocrine disease. Med Clin N Am. 2013 Nov;97(6):1123-37. [PMID: 24182723]

Caso 41   Resposta: C
Objetivo educacional: avaliar a capacidade de tomada de decisão em paciente com demência leve.

Esse paciente tem a capacidade de tomar uma decisão acerca do procedimento proposto; portanto, o médico deve prosseguir com a angiografia coronariana. O consentimento informado envolve uma discussão das informações que um paciente razoável gostaria de saber sobre sua enfermidade (planos diagnóstico e terapêutico propostos, riscos e benefícios dos planos propostos e alternativas possíveis), uma avaliação do entendimento do paciente e a aceitação ou recusa do tratamento. Para que o consentimento seja considerado válido, é preciso que o paciente tenha a capacidade para tomar decisões e que cada decisão seja tomada por vontade própria. Um paciente (p. ex., com demência leve) pode ter a capacidade para tomar algumas decisões, mas não para outras mais complexas. Quanto mais graves forem as consequências da decisão, maior será a capacidade exigida. A capacidade de tomada de decisões está presente quando o paciente demonstra condições de compreender informações relevantes, entender a situação e suas possíveis consequências, manipular racionalmente as informações e fazer uma escolha fundamentada. Apesar da leve demência desse paciente, ele preenche essas condições e, com isso, está capacitado a tomar uma decisão com respeito ao procedimento.

Não é preciso esperar pelo consentimento da esposa do paciente para o procedimento. Na verdade, a espera pela chegada da esposa e o atraso no tratamento aumentam o risco de danos ao paciente.

Não há necessidade de aplicar o Miniexame do Estado Mental. Provavelmente esse instrumento confirmará o diagnóstico de demência leve, mas não terá utilidade na avaliação da capacidade de tomada de decisões do paciente. Um diagnóstico de demência ou de enfermidade mental não significa necessariamente que um paciente esteja incapacitado para tomar decisões sobre sua saúde. O clínico deve avaliar se a decisão tomada pela paciente parece consistente com seus valores e objetivos terapêuticos. Em caso afirmativo, provavelmente a decisão poderá ser aceita como válida.

Não há necessidade de obter uma segunda opinião, na avaliação da capacidade de tomada de decisão desse paciente. Os componentes principais da capacidade de tomada de decisões são a compreensão da situação existente, a compreensão dos riscos e benefícios da decisão que está sendo tomada e a capacidade de comunicar a decisão. A paciente em questão demonstrou atender a esses elementos principais.

PONTO-CHAVE
- A capacidade de tomada de decisões está presente quando o paciente demonstra condições de compreender informações relevantes, entender a situação e suas possíveis consequências, manipular racionalmente as informações e fazer uma escolha fundamentada.

Bibliografia
Leo RJ. Competency and the capacity to make treatment decisions: a primer for primary care physicians. Prim Care Companion J Clin Psychiatry. 1999 Oct;1(5):131-141. [PMID: 15014674]

Caso 42   Resposta: A
Objetivo educacional: diagnosticar epididimite.

O diagnóstico mais provável nesse paciente é epididimite, que causa dor superolateral ao testículo e é resultante de inflamação do epidídimo. Habitualmente, em casos de epididimite os sintomas surgem de modo subagudo, embora em certos pacientes a dor possa ocorrer de maneira relativamente aguda, ou pode ter natureza mais crônica. O exame é caracterizado por uma dor que é aliviada com a elevação do testículo. Mais amiúde a epididimite tem causa infecciosa e apresenta uma distribuição etária bimodal: homens com menos de 35 anos e com mais de 55 anos. Pacientes com menos de 35 anos têm maior probabilidade de se apresentar com etiologias sexualmente transmitidas, como clamídia ou gonorreia, enquanto em geral as causas nos pacientes de mais idade são *Escherichia coli*, bacilos da família Enterobacteriaceae, ou espécies de Pseudomonas. A apresentação desse paciente envolve idade jovem; histórico de atividade sexual desprotegida; início subagudo dos sintomas; sintomas do sistema urinário inferior; consistência amolecida e dor à palpação sobre o polo superior do testículo, bem como alívio da dor com a elevação do testículo – sem exceção, esses achados clínicos são consistentes com epididimite.

A torção testicular se apresenta de forma aguda, juntamente com náusea e vômito. Ao contrário do que ocorre nesse paciente, o testículo deveria estar "acavalado" e com orientação transversal, com uma dor que se agrava com a elevação manual. A ultrassonografia Doppler, para a avaliação do fluxo sanguíneo, é procedimento sensível (82%) e específico (100%) para o estabelecimento do diagnóstico de torção testicular.

Disúria, frequência e urgência podem acompanhar a epididimite e seu achado sugere a possível presença de infecção do sistema urinário. Mas a presença de um testículo com consistência amolecida e dor ao exame, na ausência de piúria significativa na urinálise, não apoia um diagnóstico de infecção do sistema urinário.

Varicocele não se apresenta com surgimento subagudo, sintomas de sistema urinário, inchaço e dor do epidídimo. Além disso, o exame físico revelaria uma consistência característica de "saco de vermes" com a palpação do conteúdo escrotal, que aumenta na posição em pé e diminui em decúbito dorsal.

PONTO-CHAVE
- Epididimite causa dor subaguda na face superolateral do testículo, frequentemente está associada a sintomas do sistema urinário inferior e é aliviada pela elevação testicular.

Bibliografia
Tracy CR, Steers WD, Costabile R. Diagnosis and management of epididymitis. Urol Clin North Am. 2008 Feb;35(1):101-8. [PMID: 18061028]

Caso 43   Resposta: B
Objetivo educacional: tratar incontinência urinária de esforço em uma mulher.

Para essa paciente, o tratamento mais apropriado é o treinamento dos músculos do assoalho pélvico (TMAP). A perda urinária involuntária quando a paciente espirra, tosse, ri, ou faz esforço físico é consistente com incontinência de esforço. Acredita-se que a incontinência de esforço esteja ligada a alterações anatômicas, em que as estruturas de sustentação da uretra estão enfraquecidas (seja pela idade, gestação e parto, ou por esforços repetidos do assoalho pélvico), o que diminui a capacidade da uretra de manter uma pressão adequada para que a incontinência não ocorra. O tratamento para a incontinência de esforço tem início com medidas conservadoras. Nessa paciente, a opção terapêutica de primeira linha é o treinamento da bexiga com o uso de TMAP, juntamente com a orientação para perda de peso. Essas medidas diminuem a pressão na bexiga e aumentam a pressão gerada pela uretra e tecidos circunjacentes.

Em geral, a perda de peso em mulheres com sobrepeso ou obesas melhora o controle urinário. Foi demonstrado que uma diminuição de 8% no IMC reduz a incontinência em 50%. A prática do TMAP em mulheres envolve o aprendizado de exercícios repetidos (exercícios de Kegel) com o objetivo de fortalecer o esfíncter da uretra voluntário e o músculo levantador do ânus. Os resultados são ainda melhores nos pacientes tratados por uma combinação de TMAP e *biofeedback*, e quando fisioterapeutas experientes orientam o treinamento. A adesão à terapia ainda é problemática, pois, para que os melhores resultados sejam alcançados, TMAP deve ser efetuado repetidas vezes e de forma consistente.

Oxibutinina é um dos vários agentes anticolinérgicos aprovados para tratamento de bexiga hiperativa. Esse fármaco não está indicado para tratamento de incontinência de esforço não complicada, nem a farmacoterapia é tratamento de primeira linha para esse distúrbio.

Nessa paciente, não há necessidade de determinar o volume de urina residual pós-micção; a apresentação é consistente com incontinência de esforço. A avaliação clínica e o histórico, inclusive as informações da paciente de frequência, gravidade, fatores precipitantes e impacto na qualidade de vida, é suficiente para a discriminação entre os tipos de incontinência e para a tomada de decisões terapêuticas não cirúrgicas. Diários com dados de micção têm utilidade na definição dos sintomas.

Micção imediata e micção programada podem ajudar pacientes idosos com incontinência urinária funcional. O oferecimento de ajuda e a micção programada são medidas eficazes para pacientes com comprometimento da mobilidade ou da cognição – e a paciente em questão não padece de qualquer desses problemas.

Não há indicação para estudos urodinâmico em mulheres com incontinência urinária de esforço não complicada. Em comparação com o diagnóstico da paciente com base nas informações da sintomatologia, revisões baseadas em evidências indicam que os estudos urodinâmico não são capazes de prognosticar mais apropriadamente a resposta ao tratamento.

> **PONTO-CHAVE**
>
> - O treinamento para os músculos do assoalho pélvico, juntamente com outras medidas conservadoras, como a perda de peso, é a terapia de primeira linha para mulheres com incontinência urinária de esforço.

Bibliografia

Qaseem A, Dallas P, Forciea MA, et al; Clinical Guidelines Committee of the American College of Physicians. Nonsurgical management of urinary incontinence in women: a clinical practice guideline from the American College of Physicians. Ann Intern Med. 2014 Sep;161(6):429-40. [PMID: 25222388]

Caso 44   Resposta: B

Objetivo educacional: fazer rastreamento de câncer de colo do útero em mulher jovem.

Essa paciente deve fazer um teste de Papanicolaou em 2 anos. De acordo com a U.S. Preventive Services Task Force e o American Congress of Obstetricians and Gynecologists, mulheres na faixa etária de 21-65 anos devem fazer rastreamento de câncer de colo do útero a cada 3 anos com citologia (teste de Papanicolaou). A realização de tal rastreamento com maior frequência acrescentará pouco em termos de benefício; por outro lado, aumentarão os perigos para a paciente. Alguns desses perigos são a avaliação e tratamento de lesões temporárias e também a obtenção de resultados falso-positivos no rastreamento, o que poderá levar a colposcopias desnecessárias e angústia emocional. Não é recomendável fazer rastreamento de câncer de colo do útero em mulheres com menos de 21 anos, em mulheres com 65 anos ou mais que não estejam no grupo de alto risco e que tiveram resultados adequados em seus testes de Papanicolaou precedentes e em mulheres que já tenham passado por uma histerectomia com remoção do colo sem histórico de lesão pré-cancerosa. Essa paciente teve um teste de Papanicolaou normal, realizado há 1 ano; portanto, deverá fazer o próximo em 2 anos.

Por causa da baixa especificidade, não se recomenda rastreamento realizado apenas com o teste do DNA para papilomavírus humano (HPV). O teste para HPV não é recomendado em mulheres com menos de 30 anos, pois HPV não apenas tem alta prevalência, mas também há maior probabilidade de sua resolução sem tratamento nessa faixa etária. Em mulheres na faixa etária de 30-65 anos que desejem espaçar mais o intervalo entre rastreamentos, pode-se fazer uma combinação de citologia e teste para o HPV a cada 5 anos. As pacientes devem ser informadas da maior probabilidade de obtenção de um resultado positivo para o rastreamento com o teste para HPV + citologia em comparação com o rastreamento exclusivamente com a citologia. Em geral, um resultado positivo para HPV exigirá a realização imediata de um teste adicional, além de indicar uma vigilância mais frequente.

Todas as mulheres com 11-26 anos devem ser vacinadas contra HPV. A situação de vacinação contra HPV não modifica as recomendações para rastreamento de câncer de colo do útero.

> **PONTO-CHAVE**
>
> - Mulheres na faixa etária de 21-65 anos devem fazer rastreamento de câncer de colo do útero a cada 3 anos com colpocitologia oncótica; em mulheres na faixa etária de 30-65 anos que desejem espaçar mais o intervalo entre rastreamentos, pode-se fazer uma combinação de citologia e teste para HPV a cada 5 anos.

Bibliografia

Moyer VA; U.S. Preventive Services Task Force. Screening for cervical cancer: U.S. Preventive Services Task Force recommendation statement. Ann Intern Med. 2012 Jun 19;156(12):880-91, W312. Errata em: Ann Intern Med. 2013 Jun 4;158(11):852. [PMID: 22711081]

Caso 45   Resposta: B
Objetivo educacional: tratar hiperlipidemia em paciente com diabetes melito e risco cardiovascular elevado.

O tratamento mais apropriado para esse paciente é a terapia de alta intensidade com uma estatina, por exemplo, com atorvastatina. Evidências robustas sugerem que as estatinas são efetivas tanto para a prevenção primária como secundária da doença cardiovascular aterosclerótica (DCVA). De acordo com as orientações do American College of Cardiology/American Heart Association, esse paciente diabético e sem DCVA clínica satisfaz aos critérios para um dos quatro grupos de pacientes que, conforme foi demonstrado, são beneficiados com o tratamento da hiperlipidemia com uma estatina. Para pacientes na faixa etária de 40 a 75 anos com diabetes melito e um LDL-colesterol = 70 a 189 mg/dL (1,8-4,90 mmol/L), a intensidade da terapia com uma estatina é ditada pelo risco estimado para ocorrência de DCVA em 10 anos como determinado pelas Equações de Coorte Combinadas. A terapia de alta intensidade com uma estatina (p. ex., atorvastatina, 40 a 80 mg/d, ou rosuvastatina, 20 a 40 mg/d) fica recomendada para todos os pacientes com um risco para ocorrência de DCVA em 10 anos ≥ 7,5%; a terapia de intensidade moderada fica indicada para pacientes com risco < 7,5%. Nesse paciente, o risco de DCVA em 10 anos excede os 7,5%; portanto, fica recomendada a terapia de alta intensidade.

Não foram claramente demonstradas reduções significativas nos eventos cardiovasculares com a monoterapia com fibratos; isso torna a genfibrozila uma opção inferior para esse paciente com risco elevado de DCVA clínica. Fibratos estão indicados para pacientes com níveis de triglicerídeos > 500 mg/dL (5,65 mmol/L), para pacientes com pancreatite induzida por hipertrigliceridemia e para pacientes com resposta inadequada à terapia com estatina.

Não se deve optar pela terapia de intensidade moderada com uma estatina (p. ex., sinvastatina, 20 a 40 mg/d; atorvastatina, 10 a 20 mg/d; ou rosuvastatina, 5 a 10 mg/d) nesse paciente com diabetes, risco elevado para ocorrência de DCVA em 10 anos, outros fatores de risco cardiovasculares (histórico familiar de doença cardiovascular prematura) e sem contraindicações para a terapia de alta intensidade. A terapia de intensidade moderada com uma estatina é alternativa aceitável (em lugar da terapia de alta intensidade) em pacientes sem boa tolerância às estatinas, ou que tenham fatores de risco para efeitos adversos associados a esses fármacos (deficiência da função renal ou hepática, histórico de distúrbios musculares, uso de fármacos que afetam o metabolismo das estatinas [bloqueadores de canal de cálcio, fibratos, inibidores da protease, amiodarona, antibióticos macrolídeos] e idade > 75 anos). Tendo em vista a ausência de todos esses fatores no paciente em questão, a terapia de alta intensidade com uma estatina seria a abordagem terapêutica ideal diante desse perfil de risco.

Mudanças terapêuticas no estilo de vida são fundamentais no tratamento para a hiperlipidemia, devendo ser incentivadas em todos os pacientes; contudo, fica indicado o tratamento adicional com estatinas nesse paciente diabético e com um elevado risco de DCVA em 10 anos.

> **PONTO-CHAVE**
>
> - Em adultos com 40 a 75 anos e com diabetes melito, LDL-colesterol = 70 a 189 mg/dL (1,8 a 4,90 mmol/L) e um risco estimado ≥ 7,5% para doença cardiovascular aterosclerótica em 10 anos, fica recomendada a terapia de alta intensidade com uma estatina.

Bibliografia

Stone NJ, Robinson JG, Lichtenstein AH, et al; American College of Cardiology/American Heart Association Task Force on Practice Guidelines. 2013 ACC/AHA guideline on the treatment of blood cholesterol to reduce atherosclerotic cardiovascular risk in adults: a report of the American College of Cardiology/American Heart Association Task Force on Practice Guidelines. Circulation. 2014 Jun 24;129(25 Suppl 2): S1-45. Errata em: Circulation. 2014 Jun 24;129(25 Suppl 2):S46-8. [PMID: 24222016]

Caso 46   Resposta: D
Objetivo educacional: manuseio dos testes cardiológicos em paciente assintomático com baixo risco cardiovascular.

Esse paciente dispensa qualquer outro estudo. Embora seja paciente obeso com histórico de hipertensão, tem baixo risco para doença cardiovascular. Tradicionalmente, a avaliação de risco para doença cardiovascular aterosclerótica (DCVA) tem sido realizada como pontuação de risco de Framingham, embora as Equações de Coorte Combinadas do American College of Cardiology/American Heart Association, um novo método de avaliação que envolve variáveis extras para a estratificação do risco, venha sendo cada vez mais empregado. Com esse método, o risco de DCVA em 10 anos é classificado como se segue: < 5% indica baixo risco, 5% até < 7,5% é considerado risco intermediário, e ≥ 7,5% é designado como alto risco. O paciente em questão tem risco calculado de DCVA em 10 anos = 3,2%, o que o insere no grupo de baixo risco para DCVA. Assim, no momento não há necessidade de estudos adicionais.

Pacientes em baixo risco para doença cardiovascular, como esse, não são beneficiados com a modificação agressiva dos fatores de risco e, assim, não obteriam ganhos pelo rastreamento com o uso de fatores de risco não tradicionais, por exemplo, o escore de calcificação nas artérias coronárias.

A U.S. Preventive Services Task Force (USPSTF) concluiu que as evidências são insuficientes para a avaliação do equilíbrio de benefícios e prejuízos com o uso de fatores de risco não tradicionais no rastreamento de pacientes assintomáticos de risco intermediário sem histórico de cardiopatia coronariana. Os fatores de risco não tradicionais são o índice tornozelo-braquial, TC para avaliação da calcificação das artérias coronárias, proteína C reativa de alta sensibilidade, espessura das camadas íntima e média das carótidas e níveis de homocisteína e lipoproteína (a). Ademais, a Society of Cardiovascular Computed Tomography, por meio da campanha Choosing Wisely, alerta contra a obtenção de um escore de calcificação nas artérias coronárias com finalidades de rastreamento em indivíduos assintomáticos que estejam em baixo risco para doença cardiovascular, exceto para aqueles com histórico familiar de doença arterial coronariana prematura.

A USPSTF e o American College of Physicians não recomendam a obtenção de eletrocardiografia (ECG) em repouso ou de esforço para o rastreamento da doença cardiovascular em adultos assintomáticos em baixo risco para eventos cardiovasculares. O paciente em questão está assintomático e tem baixo risco para doença cardiovascular; portanto, não há indicação para ECG em repouso e de esforço. Para os indivíduos em risco intermediário para doença cardiovascular, a USPSTF conclui que há evidência insuficiente para que seja possível avaliar o equilíbrio entre benefícios e prejuízos para o rastreamento com ECG em repouso ou de esforço.

> **PONTO-CHAVE**
> - Em pacientes assintomáticos em baixo risco para doença cardiovascular, não há necessidade de estudos cardíacos.

Bibliografia

Chou R, Arora B, Dana T, Fu R, Walker M, Humphrey L. Screening Asymptomatic Adults for Coronary Heart Disease With Resting or Exercise Electrocardiography: Systematic Review to Update the 2004 U.S. Preventive Services Task Force Recommendation. Rockville (MD): Agency for Healthcare Research e Quality (US); 2011 Sep. Disponível em www.ncbi.nlm.nih.gov/books/NBK63671/. [PMID: 21977523]

Caso 47   Resposta: D

Objetivo educacional: reduzir o risco de queda em paciente idoso com suplementação de vitamina D.

A vitamina D deve ser receitada para esse paciente idoso com alto risco para quedas. Além de seu papel na saúde dos ossos, essa vitamina também oferece benefícios neuromusculares. Diversos ensaios controlados randomizados e também metanálises demonstraram que a suplementação com vitamina D diminui significativamente o risco de quedas em adultos idosos que vivem na comunidade, mesmo naqueles com níveis normais da vitamina. O mecanismo de suplementação da vitamina D na prevenção de quedas ainda não ficou devidamente esclarecido, embora tenham sido propostas mudanças na densidade mineral óssea e na função muscular como fatores contributivos. Com excelente perfil de segurança, baixo custo e um número necessário para tratar = 15, a suplementação com vitamina D é uma terapia subutilizada para a prevenção de quedas. Para essa finalidade, a American Geriatrics Society recomenda 800 unidades/dia.

Meias de compressão são receitadas para alguns pacientes com hipotensão ortostática, com o objetivo de prevenir o acúmulo de sangue em áreas baixas. Mas meias de compressão são difíceis de usar, tornando problemática a adesão dos pacientes ao uso desses dispositivos, além da possibilidade de ocorrência de outros efeitos adversos, por exemplo, ruptura da pele. Portanto, meias de compressão não devem ser indicadas para diminuir quedas nesse paciente, que não tem evidência de hipotensão ortostática.

Protetores de quadril são dispositivos mecânicos usados para diminuir o risco de fraturas caso ocorram quedas; esses protetores não evitam as quedas propriamente. Numerosos estudos demonstraram ser baixa a adesão a essa intervenção e não contamos com evidências robustas de que os protetores sejam efetivos na prevenção de fraturas do quadril. Portanto, não se deve indicar o uso de protetores de quadril para esse paciente.

A suplementação com um mineralocorticoide pode ajudar a melhorar a ortostase; mas não há evidência de que as quedas sofridas por esse paciente se devam a sintomas ortostáticos. Em consequência disso, não há indicação de melhora do paciente com a suplementação com um mineralocorticoide.

> **PONTO-CHAVE**
> - A suplementação com vitamina D diminui o risco de quedas em adultos idosos, independentemente de haver ou não deficiência dessa vitamina.

Bibliografia

Panel on Prevention of Falls in Older Persons, American Geriatrics Society and British Geriatrics Society. Summary of the updated American Geriatrics Society/British Geriatrics Society clinical practice guideline for prevention of falls in older persons. J Am Geriatr Soc. 2011 Jan;59(1):148-57. [PMID: 21226685]

Caso 48   Resposta: C

Objetivo educacional: diagnosticar depressão em paciente com doença terminal.

O sentimento de culpa desse paciente é indicativo de depressão patológica. Embora o luto antecipatório possa ser comum no final da vida, a depressão jamais é normal em pacientes moribundos. No entanto, pode ser tarefa muito desafiadora fazer a diferença entre luto normal e depressão em doentes terminais. Os instrumentos validados para o rastreamento de depressão, como o questionário PHQ-9, dependem muito da presença de sintomas associados com funções necessárias para a manutenção da vida (historicamente denominados sintomas vegetativos), como as mudanças no apetite, sono e nível de energia, que são comuns e esperadas em pacientes com enfermidade avançada. Isso faz com que esses instrumentos ofereçam mais dificuldade na interpretação, nas avaliações para depressão. Muitos pacientes com enfermidade terminal, como o paciente em questão, verbalizam pensamentos de morte ou expressam o desejo para uma morte acelerada. Pensamentos suicidas persistentes e generalizados, não observados nesse paciente, não são normais e, quando presentes, devem ser imediata e agressivamente abordados. Culpa ou autorrecriminação é de ocorrência exclusiva na depressão; essa situação não é observada no sofrimento normal. Outros sintomas exclusivos para a depressão são desesperança, desamparo e sensação de inutilidade. Ao ser feita a diferenciação entre depressão e luto, é importante que esses sintomas sejam avaliados, pois a depressão é altamente tratável mesmo em pacientes terminais.

Transtorno de adaptação com humor depressivo ocorre em pacientes que não satisfazem aos critérios para depressão maior, mas que se apresentam com humor depressivo. Os sintomas têm início dentro de 3 meses a contar de um evento estressante e não duram mais do que 6 meses. A culpa desse paciente é indicativa de depressão, não sendo um transtorno de adaptação.

Luto antecipatório ocorre em pacientes e entes queridos ao prantear as muitas perdas que antecedem uma morte esperada. Esse luto tem natureza oscilatória (i. e., aumenta e diminui em intensidade), com períodos de tristeza entremeados com períodos de alegria.

Um luto com duração superior a 12 meses (6 meses em crianças) associado a nostalgia, enlutamento ou preocupação persistentes com o morto; desestruturando o funcionamento normal ou as relações sociais e desproporcional com relação às normas culturais, é denominado transtorno do luto complexo persistente, antes conhecido como transtorno do luto complicado. O transtorno do luto complexo persistente ocorre em entes queridos depois de uma morte, não no paciente que está morrendo.

> **PONTO-CHAVE**
> - Em um paciente com doença terminal, os sentimentos de culpa, desesperança, desamparo e sensação de inutilidade podem diferenciar depressão e luto antecipatório.

Bibliografia
Swetz KM, Kamal AH. In the clinic. Palliative care. Ann Intern Med. 2012 Feb 7;156(3):ITC2-1-TC2-16. [PMID: 22312158]

Caso 49   Resposta: E
Objetivo educacional: avaliar paciente para hipogonadismo.

A repetição da dosagem do nível de testosterona é apropriada para esse paciente idoso com fadiga, fraqueza e disfunção erétil (DE). Homens com sinais e sintomas específicos de deficiência de andrógeno devem ser avaliados com a determinação do nível total de testosterona matinal como teste diagnóstico inicial. Homens com níveis de testosterona baixos ou baixos-normais devem passar por um teste confirmatório antes que seja iniciada a terapia com testosterona; e deve-se realizar uma avaliação mais aprofundada da causa do hipogonadismo antes que o tratamento (se houver indicação) seja iniciado. Se o nível sérico de testosterona total for mais ambíguo (200-350 ng/dL [6,9-12,1 nmol/L]), ou se for provável uma anormalidade de globulina ligadora de hormônios sexuais no paciente em avaliação, a obtenção de um nível sérico de testosterona livre por diálise de equilíbrio, ou um nível sérico de testosterona livre calculado poderá determinar se realmente o hipogonadismo está presente.

Depois de confirmado o hipogonadismo, o próximo passo é determinar se o paciente está padecendo de hipogonadismo primário ou secundário mediante a determinação dos níveis de hormônio luteinizante (LH) e de hormônio folículo-estimulante (FSH). Hipogonadismo primário fica sugerido por níveis supranormais de LH e FSH. Se houver confirmação de hipogonadismo secundário por níveis inadequadamente normais ou baixos de LH e FSH, devem ser obtidas as dosagens de prolactina sérica para a avaliação de hiperprolactinemia, e o nível de saturação do ferro (níveis de saturação de transferrina e de ferritina) para exclusão de hemocromatose como avaliação da possível causa. Além desses estudos, também devem ser avaliadas quaisquer deficiências de hormônio hipofisário.

Deve ser solicitado um estudo de IRM da hipófise para a exclusão de massas hipotalâmicas ou hipofisárias como causa de diminuição da produção e secreção de gonadotrofina, se estiver presente qualquer sintoma consistente com efeito de massa, inclusive dores de cabeça, alterações do campo visual, testosterona total sérica < 150 ng/dL (5,2 nmol/L), nível de prolactina aumentado, ou qualquer deficiência hormonal hipofisária.

A reposição de testosterona em homens idosos deverá ser efetuada apenas em um quadro de hipogonadismo fundamentado em sintomas (p. ex., diminuição da libido e miastenia generalizada) e diante de níveis séricos matinais de testosterona total < 200 ng/dL (6,9 nmol/L) em pelo menos duas ocasiões distintas. Portanto, é preciso obter a confirmação com a repetição dos testes, antes de considerar a terapia de reposição de testosterona nesse paciente.

> **PONTO-CHAVE**
> - Homens com níveis de testosterona baixos ou baixos-normais devem obter um teste confirmatório dos níveis séricos matinais de testosterona total antes que seja iniciada a terapia com testosterona; e deve haver uma avaliação mais aprofundada da causa do hipogonadismo antes que o tratamento seja iniciado.

Bibliografia
Heidelbaugh JJ. Management of erectile dysfunction. Am Fam Physician. 2010 Feb 1;81(3):305-12. [PMID: 20112889]

Caso 50   Resposta: C
Objetivo educacional: diagnosticar fascite plantar.

O diagnóstico mais provável é fascite plantar. Caracteristicamente, a dor associada à fascite plantar é aguda e está presente com os primeiros passos após uma inatividade prolongada, por exemplo, ao despertar pela manhã ou depois de ficar na posição sentada durante um longo período. A fascite plantar tem uma incidência de pico entre os 40-60 anos. Os fatores de risco são obesidade, pé chato (*pes planus*) e estilo de vida sedentário. Ao exame, nota-se dor com a palpação do tubérculo medial do calcâneo, o local de inserção da fáscia plantar. A dor também é tipicamente provocada com a dorsiflexão passiva dos dedos do pé (teste do molinete).

Tipicamente, a tendinopatia do calcâneo está associada a uma dor na face posterior do calcanhar, rigidez e sensibilidade em um local situado a cerca de 2-6 cm proximalmente à inserção do tendão do calcâneo. Em geral, a dor se desenvolve depois de ter ocorrido rápido aumento no nível dos exercícios. Normalmente, a dor é do tipo em queimação, se agrava com a atividade e melhora com o repouso.

A síndrome do coxim gorduroso consiste em uma inflamação localizada dos tecidos moles que recobrem o calcanhar, sendo frequentemente causada quando o indivíduo caminha com os pés descalços sobre superfícies duras. Pacientes com essa síndrome se apresentam com dor na parte média do calcanhar (que pode ser reproduzida ao exame) e pode ocorrer atrofia do coxim do calcanhar. Nenhum desses achados está presente no paciente em questão.

Caracteristicamente, fraturas por sobrecarga causam dor em indivíduos que aumentaram drasticamente sua atividade física, ou que se exercitam repetidas vezes e com descanso insuficiente. Habitualmente, a dor associada a uma fratura por sobrecarga do osso navicular tarsal se localiza na face dorsal do mediopé, com ocasional irradiação até o arco medial – o que não ocorre nesse paciente.

PONTO-CHAVE
- A fascite plantar se caracteriza por dor e sensibilidade nas proximidades da superfície plantar medial do calcanhar, que habitualmente ocorre com os primeiros passos dados depois de inatividade prolongada.

Bibliografia
Young C. In the clinic. Plantar fasciitis. Ann Intern Med. 2012 Jan 3;156(1 Pt 1): ITC1-1-ITC1-15. [PMID: 22213510]

Caso 51   Resposta: D
Objetivo educacional: tratar dor lombar subaguda inespecífica.

É muito provável que essa paciente com dor lombar subaguda fosse beneficiada com massoterapia. A dor nas costas é classificada como aguda (com duração < 4 semanas), subaguda (com duração de 4-12 semanas), ou crônica (com duração > 12 semanas); assim, os achados clínicos dessa paciente são consistentes com um processo subagudo. O prognóstico geral para a maioria das formas de dor musculoesquelética nas costas na ausência de achados neurológicos ou sistêmicos é excelente, e 90% dos paciente se recuperam dentro de 6 semanas com autocuidados (permanência em atividade e aplicação de calor superficial) e terapias farmacológicas (paracetamol ou AINE). Os pacientes que não melhorarem nesse período poderão se beneficiar com intervenções terapêuticas adicionas, por exemplo, manipulação da coluna vertebral ou massoterapia. Foi demonstrado que a massoterapia é uma intervenção efetiva em pacientes com sintomas de dor subaguda ou crônica nas costas; portanto, seria apropriado recomendar esse tratamento para a paciente em questão. Os pacientes também devem ser informados que a maioria das dores lombares desaparecem espontaneamente sem intervenção.

Historicamente, tem-se recomendado repouso na cama como tratamento para a dor nas costas, mas já foi demonstrado que essa prática diminui a recuperação funcional e aumenta os níveis de dor em muitos pacientes. Com base nesses dados, os pacientes com dores lombares, como esse, devem ser incentivados a manter suas atividades diárias se possível.

Apesar de seu efeito anti-inflamatório, não ficou demonstrada a eficácia dos glicocorticoides sistêmicos (como a prednisona) no tratamento da dor lombar, quando esses agentes são usados durante curtos períodos de tratamento, ou em cursos mais prolongados.

Não foi demonstrado que suportes lombares sejam efetivos no tratamento da dor lombar, mesmo em pacientes fisicamente ativos. Assim, esse não seria um tratamento apropriado para o paciente em questão.

PONTO-CHAVE
- É provável que a massoterapia ajude em pacientes com sintomas subagudos ou crônicos e sem achados neurológicos anormais.

Bibliografia
Furlan AD, Imamura M, Dryden T, Irvin E. Massage for low-back pain. Cochrane Database Syst Rev. 2008 Oct 8;(4):CD001929. [PMID: 18843627]

Caso 52   Resposta: B
Objetivo educacional: continuar com betabloqueadores no período perioperatório.

Esse paciente deve tomar o seu betabloqueador, metoprolol, na manhã da cirurgia. Ele toma três medicações crônicas, das quais duas são normalmente tomadas pela manhã. Todas as medicações devem ter continuidade, sem interrupções, ao longo de toda a cirurgia, a menos que os potenciais efeitos adversos decorrentes de sua continuação suplantem os benefícios. Não apenas o metoprolol tem importância no tratamento da hipertensão do paciente, mas a suspensão do betabloqueador no período perioperatório poderia causar taquicardia e aumento na demanda de oxigênio do miocárdio. O American College of Cardiology (ACC) e a American Heart Association (AHA) publicaram uma recomendação de nível 1 para a continuação dos betabloqueadores durante todo o período perioperatório. Assim, o paciente deverá tomar metoprolol na manhã da cirurgia.

Metformina tem o potencial de causar acidose láctica e de induzir hipoglicemia, caso seja tomada durante o jejum. Assim, essa medicação não deverá ser tomada na manhã da cirurgia. Alguns especialistas aconselham a suspensão dessa medicação por 24-48 horas antes da cirurgia, embora sejam limitados os dados para um período específico de suspensão.

O ACC e a AHA recomendam que, para pacientes atualmente medicados com uma estatina e com cirurgia não cardíaca agendada, essa medicação deverá ter continuidade. Essa recomendação se fundamenta em diversas revisões sistemáticas, que constataram uma associação entre o uso perioperatório de estatinas e uma redução na síndrome coronariana aguda e na mortalidade no pós-operatório. Esse paciente deverá retomar sua terapia com estatina na noite seguinte a essa operação, mantendo o seu esquema de administração habitual.

> **PONTO-CHAVE**
>
> - O uso de betabloqueadores no perioperatório deverá ter continuidade, sem interrupções, em pacientes que já estejam sendo medicados com um betabloqueador.

Bibliografia

Wijeysundera DN, Duncan D, Nkonde-Price C, et al; ACC/AHA Task Force Members. Perioperative beta blockade in noncardiac surgery: a systematic review for the 2014 ACC/AHA guideline on perioperative cardiovascular evaluation and management of patients undergoing noncardiac surgery: a report of the American College of Cardiology/American Heart Association Task Force on Practice Guidelines. Circulation. 2014 Dec 9;130(24):2246-64. [PMID: 25085964]

Caso 53   Resposta: A

Objetivo educacional: diagnosticar ruptura de ligamento cruzado anterior.

O diagnóstico mais provável é uma ruptura de ligamento cruzado anterior. Em geral, ocorre lesão ao ligamento cruzado anterior quando há uma rápida desaceleração, seguida por um giro da pessoa; mas a lesão também pode ocorrer após um trauma direto que resulte em hiperextensão do joelho. Deve-se suspeitar de ruptura completa quando o paciente informa ter ouvido um estalo, além da dor e da instabilidade do joelho. O achado característico do exame é uma grande efusão, com aumento da frouxidão tanto no teste da gaveta anterior como no teste de Lachman. No paciente em questão, o surgimento súbito da dor, inchaço e instabilidade no joelho; o mecanismo da lesão (lesão sem contato que ocorreu com a desaceleração e o giro); e o aumento da frouxidão observado ao exame tanto com o teste da gaveta anterior como com o teste de Lachman são achados que sugerem ter ocorrido uma ruptura completa do ligamento cruzado anterior.

As rupturas de ligamento colateral lateral são resultantes de forças aplicadas em uma direção lateral (em varo) no joelho e estão associadas à dor na face lateral dessa articulação, além de inchaço e instabilidade. Ao exame, observa-se sensibilidade na linha articular lateral e aumento da frouxidão com a aplicação de forças direcionadas em varo. É comum a observação de efusões no joelho. Embora esse paciente exiba inchaço e instabilidade – o que poderia ser consistente com uma ruptura de ligamento colateral lateral, não há sensibilidade na linha articular lateral e aumento da frouxidão com a aplicação de forças direcionadas em varo, achados que não indicam uma ruptura de ligamento colateral lateral.

Rupturas de ligamento colateral medial ocorrem como resultado de uma lesão por contato originada por uma força com direção medial (em valgo). Caracteristicamente, pacientes com rupturas de ligamento colateral medial se apresentam com dor na face medial do joelho e com instabilidade articular. Ao exame, nota-se sensibilidade na linha articular medial e aumento da frouxidão em um teste de estresse em valgo, o que não foi observado no paciente em questão. Também é comum a presença de uma efusão palpável no joelho.

Normalmente, pacientes com rupturas de menisco são capazes de apoiar peso imediatamente depois da lesão e, em muitos casos, poderão continuar a participar na atividade em que estavam envolvidos antes da lesão, ao contrário desse paciente. Além do mais, em muitos casos os pacientes com rupturas de menisco relatarão uma sensação de bloqueio ou de "articulação presa". Ao exame, podem ser observadas respostas anormais tanto para o teste de Thessaly como para o teste pré-patelar medial-lateral (*grind test*). Pode haver ou não presença de efusões no joelho.

> **PONTO-CHAVE**
>
> - A ruptura de ligamento cruzado anterior se caracteriza por dor e instabilidade do joelho, que ocorrem depois de uma desaceleração rápida seguida por um giro da pessoa; os achados são uma grande efusão, com aumento da frouxidão tanto no teste da gaveta anterior como no teste de Lachman.

Bibliografia

Solomon DH, Simel DL, Bates DW, Katz JN, Schaffer JL. The rational clinical examination. Does this patient have a torn meniscus or ligament of the knee? Value of the physical examination. JAMA. 2001 Oct 3;286(13): 1610-20. [PMID: 11585485]

Caso 54   Resposta: A

Objetivo educacional: identificar a ancoragem (confiança excessiva nas primeiras informações) como fonte de erro cognitivo.

A equipe de atendimento demonstrou ancoragem, um erro cognitivo diagnóstico que se verifica quando o profissional se aferra às características da apresentação inicial do paciente e faz o tratamento para esse diagnóstico, apesar do surgimento de novas informações clínicas. No paciente em questão, a equipe médica se aferrou ao histórico inicial e aos achados radiográficos de constipação, deixando de reconhecer ou de atuar em conformidade com os demais indícios clínicos, como febre, leucocitose e agravamento da dor abdominal (apesar do tratamento) – todos relacionados ao diagnóstico correto de colecistite.

O viés de confirmação envolve o uso ou a interpretação de informações (p. ex., estudos diagnósticos) de tal modo que haja confirmação de uma hipótese atual. Esse erro cognitivo é decorrente da tendência em buscar evidências para a confirmação de um diagnóstico suspeitado, em vez de considerar evidências que refutem esse diagnóstico e que poderiam levar a outra opção diagnóstica. Em virtude do aferramento ao diagnóstico inicial, a equipe de atendimento não procurou por evidências clínicas extras que pudessem ser interpretadas em apoio a esse diagnóstico.

Efeito de enquadramento é uma forma de erro cognitivo que ocorre quando o modo de apresentação, ou de "enquadramento", das informações clínicas afeta as decisões fundamentadas em tais informações. Um exemplo é a percepção de maior efetividade de determinado tratamento, quando os benefícios desse tratamento são descritos em termos relativos, em vez de absolutos, pois frequentemente os benefícios relativos parecem ser mais expressivos do que os benefícios absolutos. Dentro dessa mesma linha, decisões clínicas baseadas no risco cardiovascular poderão diferir se o risco avaliado se baseia em um percentual anual de eventos, comparativamente a um risco cumulativo para 10 anos. O efeito de enquadramento não parece ser fator significativo no desfecho do presente caso.

Viés de direcionamento de triagem (*triage cueing*) ocorre quando o modo como são tomadas as decisões de triagem influencia a avaliação e o diagnóstico (p. ex., quando um paciente com dor no peito é internado em um serviço de cardiologia e é submetido a uma minuciosa avaliação para infarto do miocárdio, e não uma avaliação para refluxo gastresofágico). Ao que parece, um direcionamento apropriado para o tratamento inicial foi realizado nesse paciente, mas as mudanças subsequentes em seu curso clínico não foram abordadas em virtude do aferramento ao diagnóstico inicial.

> **PONTO-CHAVE**
>
> - Ancoragem (excessiva confiança nas primeiras informações) é um erro cognitivo diagnóstico que se verifica quando o profissional se aferra às características da apresentação inicial do paciente, apesar do surgimento de novas informações clínicas.

Bibliografia

Croskerry P. The importance of cognitive errors in diagnosis and strategies to minimize them. Acad Med. 2003 Aug;78(8):775-80. [PMID: 12915363]

Caso 55   Resposta: D

Objetivo educacional: tratar sinusite aguda.

Essa paciente, que se apresenta com sinusite aguda, deve ser tratada com cuidados de apoio. Com mais frequência a sinusite aguda é causada por infecções virais associadas ao resfriado comum e tem etiologia bacteriana em apenas pequeno percentual de casos. A sinusite aguda se caracteriza por sintomas de congestão e obstrução nasais; dor facial, pressão e repleção que geralmente pioram quando o paciente se inclina para a frente; dor de cabeça; secreção nasal purulenta; e dor nos dentes da arcada superior. Quando o problema é causado por infecção viral, pode ocorrer febre dentro das primeiras 24-48 horas a contar do início dos sintomas, frequentemente em associação com outros sintomas como mialgia e fadiga, mas a temperatura normaliza depois de transcorrido esse tempo. Uma sinusite bacteriana será mais provável se estiverem presentes sintomas graves associados a febre alta durante 3-4 dias consecutivos após o surgimento da enfermidade, ou se os sintomas forem persistentes (com duração superior a 10 dias). O tratamento inicial da sinusite aguda deve se concentrar no alívio dos sintomas com analgésicos, descongestionantes (sistêmicos ou tópicos), anti-histamínicos, corticoides intranasais e irrigação nasal com salina; essas opções terapêuticas constituiriam o tratamento mais apropriado para a paciente em questão, que não apresenta achados que reflitam uma possível etiologia bacteriana.

No momento, não há indicação para o uso de antibióticos nessa paciente. Embora mais de 90% dos casos de sinusite aguda tenham origem viral, é comum que os médicos receitem antibióticos para pacientes que se apresentam com sintomas de sinusite aguda. A antibioticoterapia deve ficar reservada para pacientes com sintomas persistentes e intensos (p. ex., febre alta e dor facial intensa), sintomas progressivamente agravados, ou a não ocorrência de melhora do paciente depois de 10 dias de cuidados de apoio. Quando houver indicação do uso de antibióticos, tanto amoxicilina-clavulanato como doxiciclina são agentes de primeira linha apropriados. Embora essa paciente tenha secreção nasal purulenta, a natureza aguda dos sintomas faz com que, no momento, a administração de antibióticos seja inadequada.

Raramente haverá necessidade de estudos de imagem, com radiografias simples ou TC em casos de sinusite aguda; tais estudos não ajudarão a diferenciar entre causa bacteriana e viral.

> **PONTO-CHAVE**
>
> - Corticoides intranasais, anti-histamínicos e descongestionantes tópicos são, todos, medicações apropriadas para o tratamento inicial da sinusite aguda; inicialmente, não se deve recorrer a antibióticos.

Bibliografia

Chow AW, Benninger MS, Brook I, et al. IDSA clinical practice guideline for acute bacterial rhinosinusitis in children and adults. Clin Infect Dis. 2012 Apr 54(8):e72-e112. [PMID: 22438350]

Caso 56   Resposta: C

Objetivo educacional: tratar sintomas vasomotores em mulher de baixo risco na menopausa.

O tratamento mais apropriado dessa paciente é uma combinação de estradiol e progestógeno por via oral. Sintomas vasomotores graves são tratados mais adequadamente com terapêutica hormonal sistêmica. Uma abordagem individualizada, baseada nos fatores de risco pessoais (incluindo idade, tempo desde a menopausa e ausência de maior risco para doença cardiovascular, tromboembolia e câncer de mama), sugere que essa paciente é uma candidata apropriada. Os riscos absolutos associados ao uso da terapêutica hormonal em mulheres saudáveis com menos de 60 anos são baixos, da mesma forma que os riscos de eventos cardiovasculares adversos, nos casos em que o tempo transcorrido desde a menopausa seja inferior a 10 anos. Estradiol pode ser administrado por via oral ou transdérmica em formulação de gel, adesivo, ou *spray*; há necessidade de progestógeno para a prevenção da proliferação endometrial nessa paciente com o útero intacto.

O tratamento deve ter início com a mais baixa dose efetiva necessária para a obtenção do alívio dos sintomas. A terapêutica hormonal sistêmica trata os sintomas presentes nessa paciente, como fogachos, atrofia vaginal e alterações do humor.

A dose, a duração e a via para a terapêutica hormonal sistêmica devem tomar por base a resposta dos sintomas, estratificação de risco individualizada e preferências da paciente. Tendo em vista que uma duração de tratamento superior a 5 anos está associada a aumento no risco de câncer de mama, a necessidade do tratamento deverá ser anualmente reavaliada.

Uma paciente que esteja amenorreica por mais de 12 meses está, por definição, menopáusica. Portanto, a determinação do nível do hormônio folículo-estimulante não mudará o tratamento e, além disso, representa uma medida terapêutica desnecessária e de baixo ganho.

A determinação de níveis séricos de estrogênio nessa paciente não ajudariam na orientação do tratamento. O tratamento dos sintomas vasomotores em paciente na menopausa se baseia na apresentação clínica e na resposta ao tratamento; como rotina, não há indicação para a solicitação de exames laboratoriais antes de dar início à terapia.

Foi demonstrado que os inibidores seletivos da recaptação de serotonina (ISRS) em baixas doses (p. ex., paroxetina) aliviam os sintomas vasomotores. Mas agentes não hormonais como os ISRS ou gabapentina não aliviarão os sintomas de atrofia vaginal e dispareunia nessa paciente.

Estradiol vaginal aliviará os sintomas de atrofia vaginal; contudo, a terapêutica tópica não aliviará seus intensos fogachos e alterações do humor. Assim, a terapêutica hormonal sistêmica é a melhor escolha para essa paciente.

PONTO-CHAVE
- Os riscos absolutos para o uso da terapêutica hormonal em mulheres saudáveis com menos de 60 anos são baixos, da mesma forma que os riscos de eventos cardiovasculares adversos, se o tempo transcorrido desde a menopausa for inferior a 10 anos.

Bibliografia
Manson JE. Current recommendations: what is the clinician to do? Fertil Steril. 2014 Apr;101(4):916-21. [PMID: 24680650]

Caso 57   Resposta: A
Objetivo educacional: usar um diagrama de causa e efeito (em espinha de peixe) para organizar os resultados de uma análise de causa raiz.

Deve-se elaborar um diagrama de causa e efeito, também conhecido como diagrama em espinha de peixe ou de Ishikawa. A análise de causa raiz é empregada com o objetivo de descobrir os fatores que contribuem para um problema identificado e envolve a captura de informações de todas as partes interessadas envolvidas, por exemplo, perguntar a cada indivíduo envolvido por que ele acredita que o problema pode estar ocorrendo. Mas esse volume potencialmente grande de informações deve ser organizado de maneira lógica para que possam ser extraídas conclusões relevantes para a abordagem do problema. Usa-se um diagrama de causa e efeito na organização das causas raiz de determinado problema; o problema, ou processo sistêmico, forma a "espinha dorsal" do diagrama e as causas contribuintes se ramificam a partir dessa coluna (como as espinhas de um peixe). Exemplificando, nesse caso a equipe de qualidade pode realizar uma análise de causa raiz para determinar o motivo do alto percentual de infecções associadas ao uso do cateter urinário (a "espinha dorsal"). Depois de entrevistar os médicos, enfermeiros, funcionários e pacientes, as possíveis causas contribuintes são identificadas e registradas (as espinhas). O exame dessas possíveis causas, como a inexistência de um protocolo para a descontinuação dos cateteres urinários, em relação ao problema, ajudará na identificação da natureza dos fatores contribuidores e sua localização no processo de atendimento. Com a aplicação desse método, a organização das informações para as causas principais pode resultar em uma avaliação mais clara de problemas sistêmicos específicos e intervenções que poderão ajudar na resolução dos problemas e na promoção de mudanças no sistema.

O diagrama de controle na melhora da qualidade objetiva exibir graficamente as variações em um processo com o passar do tempo. Esse método pode ajudar a determinar se as variações são decorrentes de uma causa previsível ou não previsível. Além disso, o diagrama de controle pode ser empregado para determinar se uma intervenção resultou em mudança positiva. Por exemplo, o percentual de erros de medicação pode ser rastreado nos períodos que precederam e se seguiram à implementação de um sistema de prescrição eletrônica para que seja determinado se o sistema teve influência na redução dos erros.

O diagrama de Pareto é outro método para organização das causas principais, exibindo-as em um gráfico em ordem decrescente de frequência. Ao contrário do diagrama em espinha de peixe, utilizado na identificação de potenciais fatores causais de um problema e a possível relação entre diferentes variáveis, o diagrama de Pareto tem mais utilidade por se concentrar as iniciativas de melhoras nas causas principais mais comuns do problema.

Os diagramas de espaguete são utilizados para a exibição visual do fluxo ao longo de um sistema. Os fluxos são desenhados como linhas em um mapa e lembram o macarrão espaguete. Por exemplo, pode-se usar um diagrama de espaguete para rastrear uma receita de medicação em uma unidade hospitalar, desde a geração da receita até a administração da medicação. Esse diagrama pode ajudar a evidenciar ineficiências ou redundâncias no sistema.

PONTO-CHAVE
- O diagrama de causa e efeito, também conhecido como diagrama em espinha de peixe ou de Ishikawa, é um instrumento para melhoria da qualidade empregado na organização das causas principais de um problema.

Bibliografia
Varkey P, Reller MK, Resar RK. Basics of quality improvement in health care. Mayo Clin Proc. 2007 Jun;82(6):735-9. [PMID: 17550754]

Caso 58   Resposta: D
Objetivo educacional: avaliar o risco cardíaco perioperatório em paciente sem fatores de risco significativos para eventos cardíacos adversos maiores.

Não há necessidade de outros estudos diagnósticos para a avaliação de risco cardiovascular pré-operatório nesse paciente. Ele tem cirurgia agendada (artroplastia total do joelho) e sua capacidade funcional é indeterminada; contudo, ele não apresenta doença arterial coronariana ou seus equivalentes (doença renal crônica, doença cerebrovascular, insuficiência cardíaca, ou diabetes melito). Se for usado um calculador de risco (p. ex., o calculador de risco cirúrgico do National Surgical Quality Improvement Program do American College of Surgeons) ou uma abordagem simplificada à avaliação do risco cardíaco perioperatório (como o índice de risco cardíaco revisado), o risco para esse paciente para eventos cardíacos adversos maiores seria baixo. Portanto, não há indicação para outros estudos diagnósticos.

Conforme ficou definido pelas orientações do American College of Cardiology/American Heart Association (ACC/AHA), os testes de estresse farmacológico cardíaco não invasivo não são apropriados para pacientes assintomáticos com baixo risco para complicações cardíacas. Esses testes resultam em poucos benefícios e, além disso, tendem a dar resultados falso-positivos. Por outro lado, pode-se considerar o uso de um teste de estresse cardíaco em pacientes com risco cardíaco elevado e capacidade funcional limitada ou indeterminada se seus resultados vierem a alterar o tratamento perioperatório.

A ecocardiografia em repouso é útil para a avaliação de doença cardíaca estrutural (p. ex., doença valvar ou cardiomiopatia). Essa não é uma modalidade apropriada para a avaliação de doença arterial coronariana. Considerando que esse paciente não apresenta sinais ou sintomas de cardiopatia estrutural, não há indicação para uma ecocardiografia em repouso.

A utilidade dos biomarcadores cardíacos, como a troponina sérica, na avaliação do risco cardíaco pré-operatório ainda é objeto de discussão; as orientações do ACC/AHA não recomendam seu uso na estratificação do risco perioperatório. Mesmo se seu uso fosse considerado para a estratificação do risco, tais biomarcadores não seriam apropriados para pacientes sem outros fatores de risco cardíaco em função da possibilidade de resultados falso-positivos nessa população.

PONTO-CHAVE

- Se o paciente não tem histórico, sintomas, ou fatores de risco para doença arterial coronariana, não há necessidade de uma avaliação coronariana pré-operatória.

Bibliografia

Fleisher LA, Fleischmann KE, Auerbach AD, et al; American College of Cardiology; American Heart Association. 2014 ACC/AHA Guideline on perioperative cardiovascular evaluation and management of patients undergoing noncardiac surgery: a report of the American College of Cardiology/American Heart Association Task Force on practice guidelines. J Am Coll Cardiol. 2014 Dec 9;64(22):e77-137. [PMID: 25091544]

Caso 59   Resposta: B
Objetivo educacional: avaliar paciente com síncope.

É provável que essa paciente tenha vivenciado um episódio de síncope neuromediada (síncope reflexa), devendo fazer uma eletrocardiografia. A síncope neuromediada é a causa mais comum de síncope e está associada ao pródromo vagal de náusea, calor e atordoamento. Além de um histórico e exame físico cuidadosos (inclusive com a determinação da pressão arterial ortostática e do pulso), a European Society of Cardiology e o National Institute for Health and Care Excellence preconizam a obtenção de um eletrocardiograma (ECG) de 12 derivações em pacientes com síncope. O ECG normal tem alto valor preditivo negativo para desfechos adversos graves. Se o ECG estiver normal nessa paciente com sintomas clássicos de síncope vasovagal, sem histórico cardíaco e com um exame físico normal (inclusive sinais vitais ortostáticos), poderá receber alta com segurança para retornar à sua casa, com acompanhamento ambulatorial.

Não é recomendável a obtenção de um estudo ecocardiográfico como parte da avaliação inicial da síncope, a menos que existam achados históricos ou clínicos sugestivos de cardiopatia estrutural – ausentes nessa paciente.

Doença cerebrovascular é causa rara de síncope; o American College of Physicians não recomenda a obtenção de estudos de imagem do cérebro com TC ou IRM em qualquer paciente com síncope simples e um exame neurológico normal, como é o caso dessa paciente.

Embora o histórico clínico dessa paciente seja compatível com síncope neurocardiogênica, é recomendável que seja obtido um eletrocardiograma em repouso como parte da avaliação da síncope. Portanto, a não realização de estudos adicionais seria uma opção inadequada.

PONTO-CHAVE

- Além de histórico e exame físico cuidadosos, incluindo a determinação dos sinais vitais ortostáticos, deve-se obter uma eletrocardiografia em todos os pacientes com síncope.

Bibliografia

Task Force for the Diagnosis and Management of Syncope; European Society of Cardiology (ESC); European Heart Rhythm Association (EHRA); Heart Failure Association (HFA); Heart Rhythm Society (HRS), Moya A, Sutton R, Ammirati F, et al. Guidelines for the diagnosis and management of syncope (version 2009). Eur Heart J. 2009 Nov;30(21):2631-71. [PMID: 19713422]

Caso 60   Resposta: B
Objetivo educacional: tratar paciente com intervenção coronariana percutânea recente que possui agendamento para cirurgia não cardíaca eletiva.

Esse paciente, que passou por uma intervenção coronariana percutânea com aplicação de um *stent* farmacológico eluidor de everolimo há 4 meses, o procedimento pré-operatório ideal é o adiamento da cirurgia por pelo menos 18 meses. As orientações do American College of Cardiology e da American Heart Association (ACC/AHA) recomendam um adiamento ideal para cirurgias não cardíacas eletivas durante um mínimo de 12 meses após a aplicação de um *stent* farmacológico com eluição (SFE) por causa do maior risco de complicações cardiovasculares, independentemente do tipo de terapia antiplaquetária. Embora alguns dados sugiram que 6 meses podem bastar para a normalização do risco, o ACC/AHA ainda aconselha o adiamento das cirurgias eletivas por 12 meses a contar da aplicação do SFE. As orientações do ACC/AHA preconizam que entre 6-12 meses após a aplicação do SFE será possível considerar a cirurgia não cardíaca se os benefícios suplantarem os riscos. Para tanto, há necessidade de uma tomada de decisão colaborativa, juntamente com o cardiologista do paciente. Pacientes que foram tratados exclusivamente com intervenção coronariana percutânea deverão evitar a cirurgia por 14 dias após sua intervenção, ao passo que para revascularizações do miocárdio e aplicações de *stent* metálico coronariano o adiamento mínimo da cirurgia será de 30 dias.

Pacientes que receberam um SFE devem ser tratados com terapia antiplaquetária dupla (TAP) durante um mínimo de 12 meses após sua intervenção. A única exceção perioperatória é para os casos que necessitam de cirurgia urgente, nos quais os riscos de sangramento são considerados demasiadamente altos para justificar a continuação da TAP (p. ex., cirurgia intracraniana). Para aqueles pacientes que precisam de uma cirurgia não cardíaca antes da duração mínima da TAP, pode-se levar em consideração a continuação dos dois agentes antiplaquetários, ou o uso exclusivo do ácido acetilsalicílico, dependendo das discussões entre todos os membros da equipe de atendimento perioperatório. Contudo, no caso do paciente em questão a cirurgia é eletiva e idealmente deverá ser adiada por um mínimo de 12 meses, no total, após a aplicação do SFE.

Também há controvérsias com relação à terapia antiplaquetária em pacientes de cirurgia eletiva com histórico prévio de intervenção coronariana e que ultrapassaram a duração mínima da TAP. O ACC/AHA recomenda uma tomada de decisão consensual entre os clínicos que estão atendendo ao paciente, de modo a proporcionar um plano individualizado para a terapia antiplaquetária, enquanto o American College of Chest Physicians aconselha que, para pacientes tratados com ácido acetilsalicílico e com risco moderado a elevado para eventos cardiovasculares, essa medicação tenha continuidade ao longo de toda a cirurgia. Os pacientes em risco cardiovascular moderado a elevado se apresentam com cardiopatia isquêmica, insuficiência cardíaca, diabetes melito, AVC precedente, doença renal, ou submetidos a procedimentos vasculares.

PONTO-CHAVE

- Idealmente, as cirurgias não cardíacas eletivas devem ser adiadas por 1 ano após a aplicação de um *stent* farmacológico com eluição por causa do maior risco de complicações cardiovasculares, independentemente do tipo de terapia antiplaquetária.

Bibliografia

Fleisher LA, Fleischmann KE, Auerbach AD, et al; American College of Cardiology; American Heart Association. 2014 ACC/AHA Guideline on perioperative cardiovascular evaluation and management of patients undergoing noncardiac surgery: a report of the American College of Cardiology/American Heart Association Task Force on practice guidelines. J Am Coll Cardiol. 2014 Dec 9;64(22):e77-137. [PMID: 25091544]

Caso 61   Resposta: D

Objetivo educacional: tratar transtorno do pânico.

O tratamento com um inibidor seletivo da recaptação de serotonina (ISRS) como a sertralina é opção apropriada para esse paciente, que satisfaz aos critérios diagnósticos para transtorno do pânico. O transtorno do pânico se caracteriza por episódios recorrentes, inesperados e abruptos de ansiedade extrema, que atinge um pico dentro de minutos e se faz acompanhar por quatro ou mais dos sintomas a seguir: palpitações, sudorese, tremores, dispneia, sensação de sufocação, dor no peito, náusea ou dor abdominal, tontura, calafrios ou sensações de calor, dormência ou formigamento, sensação de estar separado de si próprio e medo de perder o controle, ou de morrer. Para o estabelecimento do diagnóstico, é preciso que o ataque seja seguido pelo menos por 1 mês de preocupação, da parte do paciente, de que haverá recorrência do ataque. O tratamento recomendado do transtorno do pânico é uma combinação de terapia cognitivo-comportamental e de medicação, pois foi demonstrado que esse esquema é mais efetivo do que qualquer desses tratamentos considerados isoladamente. Existem diversas formas de tratamento farmacológico para o transtorno do pânico: ISRS, inibidores da recaptação de serotonina-noradrenalina (IRSN), benzodiazepínicos, antidepressivos tricíclicos e inibidores da monoamino-oxidase. ISRS, IRSN, benzodiazepínicos e antidepressivos tricíclicos são igualmente efetivos no tratamento da ansiedade e na redução da frequência dos ataques de pânico. Mas os ISRS constituem a base fundamental do tratamento farmacológico para o transtorno do pânico por causa dos efeitos colaterais associados às outras classes farmacológicas. A dose inicial do ISRS deve ser baixa e será gradativamente aumentada, com o objetivo de eliminar os ataques de pânico. Se a resposta for inadequada, então é recomendável trocar a medicação para outro ISRS, ou para outra classe farmacológica.

Benzodiazepínicos, como o alprazolam, não são recomendados como primeira escolha terapêutica para o transtorno do pânico por causa de seus efeitos colaterais (potencial de dependência e síndrome de abstinência). Contudo, os benzodiazepínicos (como o clonazepam) podem desempenhar um papel no curto prazo em combinação com um ISRS para o tratamento inicial do transtorno do pânico. Essas combinações de curta duração (mas não de uso prolongado) resultam em uma resolução mais rápida dos sintomas e na eliminação dos ataques, comparativamente ao tratamento exclusivo com um ISRS.

Buspirona tem eficácia no tratamento do transtorno generalizado da ansiedade, mas não em pacientes com transtorno do pânico.

Betabloqueadores, como o propranolol, podem reduzir os sintomas de ansiedade específicos de uma situação (p. ex., ao falar em público), mas não são efetivos como monoterapia para o transtorno do pânico.

PONTO-CHAVE

- Os inibidores seletivos da recaptação de serotonina constituem a base fundamental do tratamento farmacológico para o transtorno do pânico.

Bibliografia
Katon WJ. Clinical practice. Panic disorder. N Engl J Med. 2006 Jun 1;354(22):2360-7. [PMID: 16738272]

Caso 62   Resposta: D
Objetivo educacional: avaliar paciente antes de prescrever contracepção hormonal.

Depois da obtenção de um teste de rastreamento negativo para gravidez, pode-se receitar um anticoncepcional hormonal combinado oral para essa paciente. Antes que seja iniciada a contracepção, deve-se obter um teste de gravidez se o último período menstrual ocorreu há mais de 1 semana, como é o caso nessa paciente.

Em mulheres saudáveis sem problemas crônicos, são poucos os testes necessários antes da implementação de contraceptivos hormonais combinados, e essa paciente não tem histórico de tabagismo, tromboembolia, ou enxaqueca que poderia influenciar na escolha do método contraceptivo. Antes de iniciado o uso do anticoncepcional hormonal combinado, deve-se medir a pressão arterial. Os valores basais do peso e do IMC têm utilidade para a monitoração das usuárias de contraceptivos ao longo do tempo. Na paciente em questão, não há indicação para qualquer outro teste.

Os contraceptivos orais de última geração, que contêm doses mais baixas e menos hormônios androgênicos, minimizaram seus efeitos nos diferentes parâmetros lipídicos. Tendo em vista que as alterações lipídicas observadas com a contracepção hormonal são leves, em geral temporárias e não claramente associadas a um aumento no risco cardiovascular, não há indicação para a obtenção de valores dos parâmetros lipídicos antes do início do tratamento.

Também não é recomendável fazer rastreamento de câncer de mama com mamografia antes do início da contracepção hormonal. Os rastreamentos de câncer de mama devem ser realizados em conformidade com as orientações recomendadas.

Em mulheres saudáveis em idade reprodutiva, não há necessidade de um exame pélvico de rastreamento, nem um rastreamento de câncer de colo do útero, antes da implementação de contraceptivos hormonais combinados na ausência de sintomas ou de outros achados clínicos. O rastreamento do câncer de colo do útero deve seguir as orientações recomendadas, e essa paciente está em dia com seus rastreamentos apropriados para a idade.

Os contraceptivos hormonais combinados – pílulas, adesivos transdérmico e anéis vaginais – podem ser iniciados em qualquer fase do ciclo menstrual. Considerando que esses são métodos contraceptivos que dependem de um uso consistente e correto, são essenciais as orientações para a paciente e o seu envolvimento no tratamento. Foi demonstrado que a disponibilização de informações relativas aos efeitos colaterais comuns, por exemplo, sangramentos imprevistos, em especial durante os primeiros 3-6 meses de uso, aumenta os percentuais de continuação com a medicação. Em geral, as irregularidades hemorrágicas não causam danos e em muitos casos melhoram com o uso continuado. A paciente também deve ser orientada com relação à contínua necessidade do uso da camisinha, com o objetivo de minimizar o risco de infecções sexualmente transmitidas e de infecção pelo HIV.

PONTO-CHAVE
- Antes que seja iniciada a contracepção hormonal, deve-se obter um teste de gravidez se o último período menstrual ocorreu há mais de 1 semana.

Bibliografia
Division of Reproductive Health, National Center for Chronic Disease Prevention and Health Promotion, Centers for Disease Control and Prevention (CDC). U.S. Selected Practice Recommendations for Contraceptive Use, 2013: adaptado de the World Health Organization selected practice recommendations for contraceptive use, 2nd edition. MMWR Recomm Rep. 2013 Jun 21;62(RR-05):1-60. [PMID: 23784109]

Caso 63   Resposta: B
Objetivo educacional: tratar infecção das vias aéreas superiores.

Esse paciente deve ser tratado com uma combinação de anti-histamínico e descongestionante, por exemplo, clorfeniramina-pseudoefedrina. Esse não fumante, que nos demais aspectos é pessoa saudável, sofre uma tosse aguda mais provavelmente causada por infecção viral das vias aéreas superiores. Os achados do exame não implicam infecção das vias aéreas inferiores e não há evidência de doença reativa das vias aéreas. O tratamento das infecções virais agudas das vias aéreas superiores é sintomático. Podem ser usadas preparações que contenham um anti-histamínico de primeira geração e um descongestionante (p. ex., clorfeniramina-pseudoefedrina) e inalações com ipratrópio e cromolina sódica para diminuir os espirros e a rinorreia.

Como rotina, a antibioticoterapia para infecções virais descomplicadas das vias aéreas superiores em pacientes imunocompetentes não é eficaz e, além disso, essa opção está associada a muitos efeitos adversos, contribui para a resistência aos antibióticos e representa tratamento de baixo valor; assim, não deve ser recomendada. A natureza purulenta do escarro desse paciente não faz diferenciação confiável entre causas virais e bacterianas de infecção, portanto, não deve ser medicado com um antibiótico.

Codeína tem menos utilidade como supressor da tosse em pacientes com tosse aguda, como é o presente caso. Mas estudos sugerem que os opioides podem diminuir a frequência e a gravidade da tosse em pacientes com tosse crônica.

Esse paciente não apresenta ofegação ou histórico de doença reativa das vias aéreas; portanto, não há indicação para a inalação de agonistas beta 2, como o albuterol.

PONTO-CHAVE
- O tratamento da tosse aguda associada a uma infecção das vias aéreas superiores é sintomático; não é recomendável recorrer rotineiramente à antibioticoterapia.

Bibliografia
Kenealy T, Arroll B. Antibiotics for the common cold and acute purulent rhinitis. Cochrane Database Syst Rev. 2013 Jun 4;6:CD000247. [PMID: 23733381]

Caso 64   Resposta: B

Objetivo educacional: diagnosticar suspeita de ruptura completa de manguito rotador.

Em prosseguimento ao tratamento dessa paciente, a ação mais indicada será a obtenção de um estudo de IRM do ombro direito. É provável que essa paciente tenha sofrido ruptura aguda completa do tendão do supraespinal direito, o que fica sugerido por sua incapacidade de abduzir o ombro direito além dos 90°, em abaixar o braço a partir dos 90° de abdução (teste do braço caído) e em manter uma rotação lateral completa quando o braço é mobilizado passivamente em rotação lateral a 20° de abdução (teste "do sinal de cancela" de rotação lateral; *lag sign*). Para a confirmação do diagnóstico nessa paciente, o tratamento mais apropriado seria a obtenção de uma IRM do ombro por se tratar de uma modalidade de grande acurácia e de ampla disponibilidade para o diagnóstico de rupturas completas. A ultrassonografia musculoesquelética é também ferramenta de grande sensibilidade para rupturas do manguito rotador; a modalidade pode ser usada como estudo diagnóstico para suspeitas de lesões a essa estrutura. No caso de uma ruptura aguda completa, fica indicado o tratamento cirúrgico imediato.

Embora a injeção de glicocorticoide possa levar a uma melhora da dor no curto prazo, são limitadas as evidências para seu uso em rupturas do manguito rotador. Essas injeções podem influenciar negativamente os tendões saudáveis do ombro, o que resultará em piores desfechos cirúrgicos. Portanto, tais medicações devem ser evitadas em pacientes que sejam candidatos cirúrgicos potenciais.

O uso exclusivo da fisioterapia não seria adequado nessa paciente com suspeita de ruptura completa do manguito rotador e que é candidata cirúrgica, pois atrasos no encaminhamento ao serviço ortopédico (> 6 semanas) poderiam resultar em desfechos cirúrgicos não ideais.

Embora o exame dessa paciente tenha revelado fraqueza, não houve outros achados, como parestesias ou dor em uma distribuição dermatômica, sugestivos de lesão nervosa e que poderiam fazer com que um estudo de condução nervosa ajudasse no diagnóstico.

PONTO-CHAVE
- IRM é a modalidade de imagem preferida para o diagnóstico de lesões completas do manguito rotador.

Bibliografia
Nam D, Maak TG, Raphael BS, Kepler CK, Cross MB, Warren RF. Rotator cuff tear arthropathy: evaluation, diagnosis and treatment: AAOS exhibit selection. J Bone Joint Surg Am. 2012 Mar 21;94(6):e34. [PMID: 22438007]

Caso 65   Resposta: B

Objetivo educacional: tratar depressão que não responde à monoterapia com antidepressivo em dose máxima.

A descontinuação de citalopram e a implementação de um antidepressivo diferente, por exemplo, bupropiona, é o próximo passo mais apropriado no tratamento desse paciente. Cerca de 40% dos pacientes com depressão não respondem à monoterapia com antidepressivo. No entanto, pacientes que não respondem à monoterapia com dose integral de antidepressivo durante 6 semanas podem responder à troca para um agente antidepressivo diferente, seja da mesma ou de outra classe, ou à adição de uma segunda medicação antidepressiva.

As evidências disponíveis não são convincentes quanto à eficácia da liotironina em combinação com o (ou para reforço do) tratamento com um inibidor seletivo da recaptação de serotonina para a depressão.

Pacientes que não respondem à monoterapia com dose integral de um antidepressivo durante 6 semanas podem responder à adição de um agente antipsicótico. A FDA aprovou as seguintes combinações de medicamentos antidepressivos e antipsicóticos para o tratamento da depressão: aripiprazol ou quetiapina de liberação prolongada adicionados a qualquer antidepressivo, e olanzapina adicionada à fluoxetina. Mas a monoterapia com olanzapina não é um tratamento apropriado para esse paciente.

A terapia eletroconvulsiva pode ser apropriada para pacientes com depressão refratária a várias medicações antidepressivas (ou com intolerância a tais agentes), com ou sem psicoterapia e para pacientes com depressão grave, com risco para a vida (p. ex., ideação suicida e catatonia).

Em sua maioria, pacientes com depressão são tratados com medicações antidepressivas ou com psicoterapia; uma minoria recebe a terapia combinada. Mas em uma metanálise recentemente publicada, farmacoterapia combinada com psicoterapia se revelou um esquema mais efetivo em comparação com o uso exclusivo da farmacoterapia no tratamento da depressão. Além de trocar para um antidepressivo diferente ou adicionar um segundo antidepressivo ou um agente antipsicótico, o clínico deve considerar a psicoterapia para pacientes deprimidos que não respondem à monoterapia farmacológica com um antidepressivo.

PONTO-CHAVE
- Pacientes refratários à monoterapia em dose integral com um antidepressivo dentro de 6 semanas podem responder a uma mudança na terapia, que pode consistir na troca por outro antidepressivo (da mesma, ou de outra classe), ou na adição de um segundo antidepressivo.

Bibliografia
Gaynes BN, Dusetzina SB, Ellis AR, et al. Treating depression after initial treatment failure: directly comparing switch and augmenting strategies in STAR*D. J Clin Psychopharmacol. 2012 Feb;32(1):114-9. [PMID: 22198447]

Caso 66   Resposta: A

Objetivo educacional: identificar conduta médica não profissional em mídia social.

O médico deve se reunir com a colega para aconselhá-la a remover o conteúdo inadequado. O uso das mídias sociais cresceu enormemente nos últimos anos e mudou o modo pelo qual as pessoas se comunicam e interagem. Embora as mídias sociais possam ter utilidade para o aprimoramento dos cuidados e do apoio aos pacientes, seu uso gera desafios para o profissionalismo. Os médicos devem manifestar on-line as atividades que reflitam os padrões de comportamento profissional e, além disso, se esforçar para que sua vida social se mantenha separada da profissional nessa mídia, conduzindo-se profissionalmente em ambas as esferas. Ademais, os médicos devem estar cientes de que todo conteúdo postado é geralmente público e permanente; e devem assumir que os pacientes terão possibilidade de visualizar as postagens nas mídias sociais. No presente caso, o médico deve se reunir com sua colega para expressar suas preocupações acerca das postagens na mídia social, e por que essas postagens não refletem os padrões de profissionalismo; podem diminuir a confiança dos pacientes no médico, em seu grupo e na profissão; e, se possível, devem ser removidas.

Neste momento, não há necessidade de relatar tais preocupações ao médico-chefe do serviço; é bem provável que a colega responda favoravelmente a um *feedback* discreto. Se não o fizer, seria indicada uma intensificação a fim de envolver as lideranças do serviço.

Um comentário na página da colega na mídia social sobre o conteúdo pouco profissional é uma forma inadequada de proporcionar *feedback*.

O médico não deve ignorar as postagens inadequadas na mídia social, mesmo que nenhum conteúdo possa ser vinculado a pacientes específicos.

PONTO-CHAVE

- Os médicos devem manter a sua vida social separada da profissional no ambiente on-line, conduzindo-se profissionalmente em ambas as esferas.

Bibliografia

Mostaghimi A, Crotty BH. Professionalism in the digital age. Ann Intern Med. 2011 Apr 19;154(8):560-2. [PMID: 21502653]

Caso 67   Resposta: D

Objetivo educacional: tratar tosse crônica causada por doença do refluxo gastresofágico.

O tratamento mais apropriado desse paciente com tosse crônica é um curso empírico com um inibidor de bomba de prótons. Em geral, uma abordagem algorítmica à tosse crônica (i. e., uma tosse com duração superior a 8 semanas) conduzirá a resultados bem-sucedidos em mais de 90% dos pacientes. No caso de pacientes com tosse crônica, sobretudo fumantes, deve ser obtida uma radiografia de tórax. Se o estudo radiográfico não revelar uma possível causa da tosse, o médico deverá pensar na possibilidade de síndrome da tosse das vias aéreas superiores, asma, bronquite eosinofílica não asmática e doença do refluxo gastresofágico (DRGE), dando início a uma abordagem em etapas para avaliação e tratamento. O diagnóstico definitivo pode ficar sugerido pelos achados do histórico e do exame físico, com confirmação por um tratamento empírico bem-sucedido. Esse paciente obeso, com histórico de consumo de 15 anos-maço de cigarro ao longo da vida, tem tosse crônica e sintomas típicos de DRGE (azia, tosse que piora depois de uma refeição pesada). Além disso, o uso do tabaco, bebidas alcoólicas e consumo de cafeína são fatores de risco para DRGE. A implementação do tratamento com um inibidor de bomba de prótons, como o omeprazol é o próximo passo mais apropriado; essa medicação pode ser iniciada sem a necessidade de monitoração de 24 horas do pH esofágico. Todos os pacientes com tosse crônica e que são fumantes também devem ser aconselhados com vistas à cessação do tabagismo.

Uma combinação de anti-histamínico e descongestionante terá utilidade para pacientes com tosse causada pela síndrome da tosse das vias aéreas superiores; mas esse paciente não se apresenta com sintomas ou sinais dessa síndrome (sintomas alérgicos, ou gotejamento pós-nasal).

Em presença de uma radiografia torácica normal, é pouco provável que uma broncoscopia venha a resultar em benefícios, modalidade que deve ficar reservada para os exames de segunda linha, no caso de não haver melhora nos sintomas do paciente depois de alguns meses de tratamento otimizado com um inibidor de bomba de prótons.

A ecocardiografia ajuda na avaliação da função do ventrículo esquerdo ou de doença valvar cardíaca como causa da tosse; mas na ausência de sintomas (falta de ar, dispneia noturna paroxística) ou de achados no exame físico (crepitações, S3, edema, sopros), não há necessidade do ecocardiograma, que seria procedimento de baixo valor.

PONTO-CHAVE

- A terapia com um inibidor de bomba de prótons pode ser iniciada sem a necessidade de monitoração de 24 horas do pH esofágico em pacientes com tosse crônica e que tenham uma radiografia torácica normal e sintomas sugestivos de doença do refluxo gastresofágico.

Bibliografia

Chang AB, Lasserson TJ, Gaffney J, Connor FL, Garske LA. Gastrooesophageal reflux treatment for prolonged non-specific cough in children and adults. Cochrane Database Syst Rev. 2011 Jan 19;(1):CD004823. [PMID: 21249664]

Caso 68   Resposta: C

Objetivo educacional: fazer rastreamento de fibrilação atrial durante o exame físico.

No exame físico desse paciente deve ser incluída a palpação do pulso como rastreamento de fibrilação atrial. Foi demonstrado que a palpação do pulso aumenta os achados de casos de fibrilação atrial entre adultos com ≥ 65 anos. Um ensaio clínico controlado randomizado por agrupamento que envolveu mais de 14 mil pacientes constatou que a detecção de novos casos de fibrilação atrial foi de 1,64% por ano em pacientes randomizados para recepção de rastreio oportunista (tomada de pulso e convite para uma eletrocardiografia se o pulso estivesse irregular) em comparação com 1,04% em pacientes randomizados para não recepção de rastreio ativo.

Foi demonstrado que a palpação abdominal para a detecção de aneurisma aórtico abdominal (AAA) é pouco

245

confiável. Ultrassonografia é o estudo de rastreio preferido para a detecção de AAA, por não ser invasivo, de fácil implementação e por ter sensibilidade e especificidade excelentes. A The U.S. Preventive Services Task Force (USPSTF) recomenda apenas um rastreio para AAA com ultrassonografia abdominal em todos os homens com 65-75 anos que tenham fumado pelo menos 100 cigarros em toda a sua vida e o rastreio seletivo em homens nessa faixa etária que jamais tenham fumado.

Também foi demonstrado que a auscultação da carótida para sopros, com vistas à detecção de estenose carotídea, tem pouca acurácia. Embora a ultrassonografia tenha sensibilidade e especificidade maiores, em comparação com a auscultação, a USPSTF recomenda a não realização do rastreio para estenose carotídea em adultos, pois os danos decorrentes do rastreio suplantam seus benefícios.

A USPSTF recomenda que não sejam feitos exames de rotina dos testículos para as finalidades do rastreio para câncer, principalmente pela baixa incidência e elevado percentual de sobrevida dos pacientes com câncer de testículo, mesmo nos casos em que a neoplasia foi detectada clinicamente. Os danos associados ao rastreio para câncer de testículo incluem resultados falso-positivos e ansiedade desnecessária.

PONTO-CHAVE
- Foi demonstrado que a palpação do pulso aumenta o percentual de detecções de fibrilação atrial entre adultos com ≥ 65 anos.

Bibliografia
Fitzmaurice DA, Hobbs FD, Jowett S, et al. Screening versus routine practice in detection of atrial fibrillation in patients aged 65 or over: cluster randomized controlled trial. BMJ. 2007 Aug 25;335(7616):383. [PMID: 17673732]

Caso 69   Resposta: D
Objetivo educacional: tratar tricomoníase.

A intervenção adicional mais apropriada nessa paciente é o tratamento de seu parceiro. Ela apresenta os achados característicos de uma secreção amarelada e espumosa, queimação e dispareunia, associados à infecção por *Trichomonas vaginalis*, cujos organismos podem ser visualizados ao microscópio. A tricomoníase é a doença sexualmente transmitida (DST) curável mais comumente observada em todo o mundo; apresenta uma distribuição equitativa entre mulheres de todas as faixas etárias, ao contrário de outras DST, que predominam em indivíduos jovens. A tricomoníase é causada por protozoários flagelados com motilidade que infectam o sistema urogenital, causando vaginite e uretrite inflamatórias. O tratamento com dose única de 2 g de metronidazol está associado a elevado percentual de cura e deve ser oferecido a todas as mulheres sintomáticas. É importante que os parceiros sexuais também sejam tratados, mesmo se estiverem assintomáticos, por causa do elevado percentual de reinfecções; não há necessidade de documentação da infecção antes do tratamento de quaisquer parceiros. Tão logo a tricomoníase tenha sido identificada, o médico deverá pensar na obtenção de testes para outras DST em ambos os indivíduos.

Tradicionalmente a tricomoníase tem sido associada com um pH vaginal > 4,5 e diagnosticada por visualização direta das tricômonas na microscopia em solução salina. Contudo, a especificidade de um elevado pH vaginal e a sensibilidade dos achados na microscopia em solução salina são baixas. Assim, imunoensaios rápidos com um esfregaço vaginal no local de atendimento e testes de PCR para a detecção de *T. vaginalis* vêm sendo cada vez mais considerados como o padrão-ouro para o diagnóstico e, em particular, nos casos em que não se pode recorrer à microscopia. O teste de PCR pode ser efetuado em amostras obtidas com um esfregaço vaginal (ou endocervical), amostras de urina, ou com um exame de Papanicolaou em meio líquido. Nessa paciente com tricômonas visualizadas ao microscópio, não há necessidade de um exame de confirmação com outro teste.

A tricomoníase provoca vaginite inflamatória e pode ocorrer sangramento de contato cervical em decorrência da inflamação causada pela infecção. Essa inflamação desaparece com o tratamento da infecção e, na ausência de sintomas ou achados adicionais, não há necessidade de um exame de Papanicolaou de acompanhamento.

O tratamento da tricomoníase com dose única de metronidazol é altamente efetivo; portanto, não há necessidade de um teste para determinar a cura em pacientes cujos sintomas foram resolvidos com a terapêutica.

PONTO-CHAVE
- A tricomoníase se caracteriza pela presença de uma secreção abundante e malcheirosa, de coloração amarelo-pálida ou acinzentada e de aspecto espumoso, acompanhada por prurido vulvar, queimação e sangramento pós-coito; pode ser efetivamente tratada com uma dose única de metronidazol.

Bibliografia
Workowski KA, Bolan GA. Sexually transmitted diseases treatment guidelines, 2015. MMWR Recomm Rep. 2015 Jun 5;64(RR-03):1-137. [PMID: 26042815]

Caso 70   Resposta: A
Objetivo educacional: reduzir o risco cardiovascular em paciente com síndrome metabólica.

Ácido acetilsalicílico é o tratamento mais apropriado para a diminuição do risco cardiovascular nesse paciente com síndrome metabólica. De acordo com a International Diabetes Federation e a American Heart Association (AHA), o diagnóstico de síndrome metabólica fica estabelecido pela presença de três ou mais dos cinco critérios seguintes: (1) aumento da circunferência abdominal; (2) triglicerídeos séricos ≥ 150 mg/dL (1,70 mmol/L) (ou em uso de medicações para hipertrigliceridemia); (3) HDL-colesterol < 40 mg/dL (1,04 mmol/L) em homens e < 50 mg/dL (1,30 mmol/L) em mulheres (ou em uso de medicação específica para baixo HDL-colesterol); (4) pressão arterial ≥ 130/85 mmHg (ou em uso de medicações anti-hipertensivas); e (5) glicose plasmática em jejum ≥ 100 mg/dL (5,6 mmol/L) (ou em uso de medicações para hiperglicemia). O paciente satisfaz pelo menos a três critérios (nível elevado de triglicerídeos, nível diminuído de HDL-colesterol, tratamento anti-hipertensivo). O tratamento de pacientes com síndrome metabólica deve se concentrar na otimização da saúde geral e na atenção direcionada para os componentes individuais da síndrome metabólica. As mudanças no estilo de vida são a orientação sobre a importância do consumo de uma dieta saudável para o coração, a implementação de um plano de perda de peso e a prática de 30 minutos diários de exercícios pelo menos 5 vezes por semana. Pacientes hipertensos devem ser intensivamente tratados de modo a cumprirem as metas de pressão arterial definidas pelo Eighth Joint National Committee. Dentro dessa mesma linha, a dislipidemia deve ser tratada em conformidade com as orientações para tratamento do colesterol do American College of Cardiology (ACC) e da AHA, e a hiperglicemia deve ser tratada com base nas orientações da American Diabetes Association. Além disso, a AHA recomenda o uso de ácido acetilsalicílico em baixa dose para pacientes com síndrome metabólica com risco de evento cardiovascular em 10 anos ≥ 10%. A hipertensão e hiperlipidemia desse paciente estão sendo tratadas; contudo, ele também deve ser medicado com ácido acetilsalicílico, com base em seu maior risco, desde que o risco para sangramento não esteja aumentado.

Nesse paciente, o uso de diltiazem não resultará em maior redução do risco de evento cardiovascular. Ademais, não há indicação de intensificação de sua terapia para hipertensão, pois a meta para a pressão arterial para pacientes com menos de 60 anos é uma pressão sistólica < 140 mmHg e uma pressão diastólica < 90 mmHg. As pressões desse paciente se encontram dentro dessa faixa.

Fenofibrato aumenta a possibilidade de efeitos colaterais farmacologicamente induzidos, sendo incerta a redução extra do risco cardiovascular quando esse agente é administrado com estatinas, que têm indicação clara nesse paciente com base nas orientações do ACC/AHA. A terapia com fibrato deve ficar reservada para pacientes com hiperlipidemia que não tolerem (ou não respondam) à monoterapia com uma estatina, pacientes com níveis de triglicerídeos > 500 mg/dL (5,65 mmol/L), ou pacientes com pancreatite induzida por hipertrigliceridemia.

Ainda não ficou claramente definido o papel da metformina na síndrome metabólica. Esse agente pode reduzir a incidência de síndrome metabólica em pacientes de risco, mas modificações para um estilo de vida saudável são igualmente efetivas, ou mesmo superiores, à metformina na redução do risco cardiovascular. Também não foi demonstrado que o uso de metformina reduz os eventos cardiovasculares em pacientes não diabéticos. Metformina seria uma escolha razoável tanto para o tratamento da hiperglicemia como da melhoria dos parâmetros metabólicos se esse paciente efetivamente demonstrasse comprometimento da glicose em jejum ou tivesse baixa tolerância à glicose; e seria a medicação de primeira escolha se o paciente se tornasse diabético.

PONTO-CHAVE

- Pacientes com síndrome metabólica e com risco de evento cardiovascular em 10 anos ≥ 10% devem ser tratados com baixas doses de ácido acetilsalicílico para a prevenção primária de doença cardiovascular.

Bibliografia

Blaha MJ, Bansal S, Rouf R, Golden SH, Blumenthal RS, Defilippis AP. A practical "ABCDE" approach to the metabolic syndrome. Mayo Clin Proc. 2008 Aug;83(8):932-41. [PMID: 18674478]

Caso 71   Resposta: C

Objetivo educacional: tratar sintomas vasomotores menopáusicos graves em mulher histerectomizada.

A administração de estradiol transdérmico sem um progestógeno é a escolha mais apropriada para essa paciente que se apresenta com graves sintomas vasomotores de menopausa, refratários ao tratamento conservador e que estão afetando sua qualidade de vida. O uso do estrogênio sistêmico melhora tanto os fogachos como os sintomas geniturinários. A paciente passou por uma histerectomia e, portanto, dispensa o uso de um progestógeno para fazer oposição aos efeitos proliferativos do estrogênio no endométrio – o que torna a terapêutica exclusivamente com estrogênio uma opção apropriada.

O uso de hormônios no tratamento de sintomas menopáusicos depende de uma avaliação entre os benefícios e riscos potenciais, e deve ser considerado um perfil de risco individualizado. Apenas recentemente essa mulher entrou na menopausa, tem menos de 60 anos e não tem histórico de tromboembolia ou de cardiopatia, nem tem risco aumentado para câncer de mama. O tratamento com estrogênio sistêmico seria uma escolha razoável e essa medicação pode ser administrada por via oral ou transdérmica com a aplicação de adesivo, gel, ou *spray*. São poucas as evidências de que o estrogênio transdérmico pode estar associado a menor risco tromboembólico, em comparação com o estrogênio oral, por evitar o efeito de primeira passagem hepática. Todas as formulações são igualmente efetivas no tratamento dos sintomas vasomotores.

As evidências atuais não apoiam o uso exclusivo de progestógeno no tratamento dos sintomas vasomotores. Embora os progestógenos possam melhorar os sintomas vasomotores, não existem dados de segurança para o uso exclusivo desses agentes. Do mesmo modo, no estudo Women's Health Initiative o risco de câncer de mama estava aumentado no grupo de estrogênio e acetato de medroxiprogesterona, mas não no grupo exclusivamente tratado com estrogênio, o que aumentou a preocupação de que o risco de câncer de mama possa estar relacionado ao uso dos progestógenos. Portanto, o uso exclusivo de um progestógeno não é a escolha mais apropriada para o tratamento de sintomas vasomotores.

A terapêutica com estradiol vaginal tem utilidade no tratamento dos sintomas geniturinários da menopausa, como ressecamento, prurido, disúria e dispareunia. Mas o tratamento tópico local não alivia os sintomas vasomotores ou outros sintomas sistêmicos da menopausa. Nessa paciente, que se apresenta tanto com sintomas vaginais como com sintomas vasomotores graves, o exclusivo tratamento vaginal não seria adequado.

PONTO-CHAVE

- Em mulheres histerectomizadas que estejam em terapia com estrogênio sistêmico para os sintomas da menopausa, não há indicação para o uso concomitante de progestina.

Bibliografia

ACOG Practice Bulletin No. 141: management of menopausal symptoms. Obstet Gynecol. 2014 Jan;123(1):202-16. [PMID: 24463691]

Caso 72 — Resposta: A

Objetivo educacional: ajustar as medicações em mulher que pode engravidar.

Há indicação para descontinuação do uso de atorvastatina nessa paciente que está planejando engravidar. As medicações que contêm estatinas devem ser evitadas durante a gravidez em virtude do risco potencial para anomalias congênitas. Em pacientes que estejam ativamente planejando engravidar, a dislipidemia pode ser tratada mais adequadamente com dieta e modificação no estilo de vida ao longo da duração da gestação. Tendo em vista serem desconhecidos os efeitos do uso de estatina durante o aleitamento, seu uso durante essa fase deve ser desencorajado.

Inibidores da ECA e bloqueadores dos receptores de angiotensina também estão contraindicados em função do risco potencial de teratogenicidade; essas medicações devem ser descontinuadas em mulheres que estejam planejando engravidar, como foi o caso da paciente em questão. A hipertensão da paciente deve ser acompanhada e tratada, se necessário, com outro agente sabidamente seguro para uso por gestantes, como os betabloqueadores, bloqueadores de canal de cálcio, ou metildopa.

Os hipoglicemiantes orais deverão ter continuidade em mulheres que estejam pensando em engravidar para a manutenção do controle do diabetes melito. Metformina é uma medicação classificada na categoria B para gravidez pela FDA (sem estudos definitivos em mulheres gestantes, mas sem estudos em animais que demonstrem risco para o feto), sendo opção razoável para o controle da hiperglicemia dessa paciente antes da gestação. Evidências sugerem que metformina e sulfonilureias são medicações aceitáveis durante a gestação; mas outras decisões terapêuticas terão maior chance de acerto com o cotratamento dos problemas clínicos e obstétricos com um obstetra especializado em alto risco.

No tratamento da depressão, talvez não seja adequada a descontinuação da medicação em mulheres com histórico de depressão maior ou recorrente. Alguns inibidores seletivos da recaptação de serotonina (ISRS), inclusive sertralina e fluoxetina, estão classificados na categoria C para gravidez pela FDA (sem estudos definitivos em mulheres gestantes, mas com evidência de danos potenciais em estudos de reprodução em animais, embora os benefícios potenciais justifiquem seu uso, apesar dos riscos potenciais); portanto, o uso de tais medicações deve ser decidido caso a caso. Em caso de necessidade, esses agentes podem ter continuidade, mas os riscos e benefícios do tratamento (levando em consideração a gravidade dos sintomas depressivos, o estágio da gestação e as circunstâncias associadas) deverão ser avaliados por um psiquiatra ou obstetra de alto risco. ISRS não devem ser interrompidos de maneira precipitada.

Considerando que essa paciente está sendo tratada com medicação conhecida, classificada na categoria X para gestação pela FDA (atorvastatina), não seria adequado dar prosseguimento ao tratamento com esse agente.

PONTO-CHAVE

- Estatinas, inibidores da ECA e bloqueadores dos receptores da angiotensina são teratogênicos e devem ter seu uso descontinuado em mulheres que estejam planejando engravidar.

Bibliografia

Callegari LS, Ma EW, Schwarz EB. Preconception care and reproductive planning in primary care. Med Clin North Am. 2015 May;99(3):663-82. [PMID: 25841606]

Caso 73 — Resposta: A

Objetivo educacional: tratar paciente com sobrepeso por meio de terapia comportamental.

O tratamento adicional mais apropriado para essa paciente é a terapia comportamental. Com IMC = 29, essa paciente está com sobrepeso, com circunferência abdominal = 92 cm e independentemente associada com aumento do risco cardiovascular. Segundo o American College of Cardiology, a American Heart Association e a The Obesity Society, deve-se oferecer a todos os pacientes com sobrepeso e obesos uma intervenção abrangente no estilo de vida (que consiste em dieta, atividade física e tratamento comportamental) para a perda de peso. A terapia comportamental consiste em propor aos pacientes estratégias que facilitem uma mudança dos padrões alimentares mal-adaptativos pessoais para um quadro de alimentação saudável e de prática de exercícios, particularmente na paciente em questão, pois ela reconhece que come para diminuir o estresse e que faz escolhas nutricionais aquém do ideal. Essas estratégias estão associadas à perda de peso e à diminuição do risco para a ocorrência de diabetes melito e hipertensão. Embora seja orientada mais adequadamente por um terapeuta treinado, a terapia comportamental pode ser iniciada pelo clínico. Especificamente, os clínicos podem enfatizar os componentes da terapia comportamental de automonitoração, controle dos estímulos, estabelecimento de metas e apoio social. Considerando os padrões de consumo de alimento dessa paciente e suas tentativas anteriores de fazer dieta, deve-se oferecer a terapia comportamental.

Deve-se considerar a opção de cirurgia bariátrica, por exemplo, banda gástrica laparoscópica ajustável, em todos os pacientes com IMC ≥ 40 e em pacientes com IMC ≥ 35 com condições comórbidas ligadas à obesidade; assim, não há indicação para essa opção na paciente em questão.

Agentes farmacológicos, como o orlistate ou a fentermina, são usados juntamente com a dieta, atividade física e tratamento comportamental em pacientes com IMC ≥ 30, ou em pacientes com IMC ≥ 27 com comorbidades associadas à obesidade. No momento, essa paciente não satisfaz aos critérios para a terapia farmacológica.

PONTO-CHAVE

- Deve-se oferecer a todos os pacientes com sobrepeso e obesos uma intervenção abrangente no estilo de vida para a perda de peso, que consista em dieta, atividade física e tratamento comportamental.

Bibliografia

Jensen MD, Ryan DH, Apovian CM, et al; American College of Cardiology/American Heart Association Task Force on Practice Guidelines; Obesity Society. 2013 AHA/ACC/TOS guideline for the management of overweight and obesity in adults: a report of the American College of Cardiology/American Heart Association Task Force on Practice Guidelines and The Obesity Society. J Am Coll Cardiol. 2014 Jul 1;63(25 Pt B):2985-3023. Errata em: J Am Coll Cardiol. 2014 Jul 1;63(25 Pt B):3029-3030. [PMID: 24239920]

Caso 74   Resposta: D

Objetivo educacional: diagnosticar transtorno de sintomas somáticos.

A paciente satisfaz aos critérios diagnósticos para transtorno de sintomas somáticos. Esses critérios são: apresentar-se com pelo menos um sintoma somático que cause angústia ou que interfira na vida diária do paciente; pensamentos, sentimentos e comportamentos excessivos, relacionados aos sintomas somáticos; e persistência dos sintomas somáticos por um mínimo de 6 meses. Ademais, devem ser excluídas as possíveis causas clínicas. A paciente em questão apresenta dois sintomas somáticos (dor torácica e abdominal) com duração bem superior a 6 meses e não tem uma origem orgânica identificável, apesar do exame diagnóstico minucioso. Suas faltas ao trabalho demonstram a interferência em sua funcionalidade cotidiana e a utilização frequente de serviços de saúde, e a pesquisa diária em busca de recursos na internet são indicativas de preocupação excessiva com relação a seus sintomas.

Transtorno de conversão envolve um ou mais sintomas de uma função anormal ou motora, não explicados por problema clínico e que não são compatíveis com os achados do exame físico. Os sintomas dessa paciente são somáticos, não neurológicos, o que elimina a possibilidade de um transtorno de conversão.

Pacientes com transtorno factício falsificam deliberadamente os sintomas ou infligem lesões a si próprios ou a terceiros. Embora pacientes com transtorno factício possam não obter benefício externo evidente para sua enfermidade fabricada, essa paciente não demonstra qualquer evidência (p. ex., sensibilidade ao exame abdominal) de que esteja falsificando os seus sintomas.

O transtorno de ansiedade de doença (antes conhecido como hipocondria) se caracteriza pela excessiva preocupação com respeito à saúde em geral e está associado a uma ênfase indevida em atividades ligadas à saúde. Entretanto, ao contrário dessa paciente com sintomas somáticos debilitantes, pacientes com transtorno de ansiedade por enfermidade se apresentam com sintomas somáticos mínimos ou ausentes.

PONTO-CHAVE

- Os critérios diagnósticos para o transtorno de sintomas somáticos são: apresentar-se com pelo menos um sintoma somático que cause angústia ou que interfira na vida diária do paciente; pensamentos, sentimentos e comportamentos excessivos relacionados aos sintomas somáticos; e persistência dos sintomas somáticos por um mínimo de 6 meses.

Bibliografia

Dimsdale JE, Creed F, Escobar J, et al. Somatic symptom disorder: an important change in DSM. J Psychosom Res. 2013 Sep;75(3):223-8. [PMID: 23972410]

Caso 75   Resposta: A

Objetivo educacional: tratar dor crônica com terapia cognitivo-comportamental.

As intervenções cognitivo-comportamentais são alguns dos instrumentos com maior utilidade para ajudar no tratamento da dor crônica, sendo consistentemente recomendadas nas orientações para controle da dor. São muitos os tipos diferentes de intervenções cognitivo-comportamentais, por exemplo, reestruturação cognitiva, técnicas de relaxamento e redução do estresse com técnica de mindfulness (atenção plena), que substituem os padrões de enfrentamento mal-adaptativos (p. ex., catastrofização, evitação do medo e generalização exagerada) por habilidades de enfrentamento mais construtivas. O modo pelo qual as técnicas cognitivo-comportamentais são incorporadas à estratégia terapêutica multimodal para determinado paciente depende dos recursos locais e da preferência do paciente; mas vários estudos demonstraram que os médicos de atendimento primário podem implementar algumas técnicas cognitivo-comportamentais de maneira eficaz em seu próprio consultório.

A lidocaína veiculada por adesivo é um agente tópico efetivo para a dor neuropática localizada; contudo, essa não seria uma opção efetiva para o tratamento da dor central disseminada, como a observada nessa paciente com fibromialgia.

Pode-se pensar no tratamento com AINE para exacerbações intermitentes de dor, mas em geral essa medicação não tem eficácia quando usada em um esquema programado para a dor central.

São poucas as evidências que apoiam o uso de opioides em pacientes com dor não neoplásica crônica; por outro lado, são amplas as evidências de danos potenciais da terapia crônica com opioides em tais pacientes. Ademais, contamos com evidências pouco consistentes de que os opioides podem, com efeito, piorar a dor central. Assim, deve-se considerar o uso de opioides apenas como último recurso em certos pacientes de baixo risco, depois de terem fracassado todas as demais modalidades.

PONTO-CHAVE

- A terapia cognitivo-comportamental, em que padrões de enfrentamento mal-adaptativos são substituídos por habilidades de enfrentamento mais construtivas, fica recomendada no tratamento da dor crônica.

Bibliografia

Hooten WM, Timming R, Belgrade M, et al. Institute for Clinical Systems Improvement. Assessment and management of chronic pain. Disponível em https://www.icsi.org/_asset/bw798b/ChronicPain.pdf. Atualizado em novembro de 2013. Acessado em 24 de abril de 2015.

Caso 76   Resposta: A

Objetivo educacional: processar a solicitação de paciente para um teste genético.

O atendimento mais apropriado dessa paciente é a obtenção de um histórico familiar que alcance até a terceira geração e que avalie especificamente a presença de câncer de mama, câncer de ovário e neoplasias em outros locais. Em conformidade com a U.S. Preventive Services Task Force (USPSTF), a decisão de realizar ou não um teste genético para BRCA deve tomar por base o histórico familiar da mulher com foco no câncer de mama. Os atributos do histórico familiar sugestivos de maior probabilidade da presença de uma mutação do gene BRCA são: presença de vários membros da família com câncer de mama, presença tanto de câncer de mama como de ovário, diagnóstico de câncer de mama antes dos 50 anos, câncer de mama em um ou mais membros masculinos da família, câncer de mama bilateral e herança judaica Ashkenazi. Para as mulheres em que foi constatado aumento no risco da presença de mutações dos genes BRCA1 e BRCA2, deve-se oferecer aconselhamento genético e, se for cabível após a orientação, um teste genético para BRCA. A USPSTF recomenda a não realização rotineira de testes para mutações dos genes BRCA1 e BRCA2 em mulheres que não têm histórico familiar sugestivo de tais mutações.

A solicitação de uma mamografia para rastreamento nessa mulher de 32 anos não é opção apropriada por causa de sua juventude. Atualmente, a USPSTF recomenda a realização bienal da mamografia para mulheres com 50 a 74 anos. A USPSTF também recomenda decisões de rastreamento individualizadas para mulheres com menos de 50 anos, com base no contexto da paciente e nos valores relativos aos benefícios e danos específicos.

Segundo a USPSTF, não seria apropriado realizar testes para mutações dos genes BRCA1 e BRCA2 antes da obtenção de um histórico familiar detalhado.

Nesse estágio, também não seria uma opção válida o encaminhamento da paciente para aconselhamento genético. Deve-se fazer o encaminhamento para aconselhamento genético se, depois de obtido um histórico familiar que alcance até a terceira geração, houver indicação para um teste genético para BRCA. O aconselhamento genético sempre deverá ocorrer antes que seja efetuado qualquer teste genético.

PONTO-CHAVE
- O teste genético para mutações do gene BRCA apenas será realizado em pacientes com histórico familiar que seja sugestivo de aumento do risco genético.

Bibliografia
Moyer VA; U.S. Preventive Services Task Force. Risk assessment, genetic counseling and genetic testing for BRCA-related cancer in women: U.S. Preventive Services Task Force recommendation statement. Ann Intern Med. 2014 Feb 18;160(4):271-81. [PMID: 24366376]

Caso 77   Resposta: D
Objetivo educacional: prevenir a ocorrência de quedas em paciente com deficiência cognitiva.

Não existe intervenção específica que seria benéfica nessa paciente idosa com deficiência cognitiva; portanto, é apropriado que o tratamento atualmente em curso tenha continuidade. Em adultos idosos, as quedas são causa de morbidade, mortalidade, diminuição da funcionalidade e internação prematura. São inúmeros os fatores de risco para a ocorrência de quedas: fraqueza dos membros inferiores, histórico de quedas, déficits da marcha ou do equilíbrio, polifarmácia, baixo nível de vitamina D, comprometimento visual e comprometimento cognitivo. Muitos fatores de risco respondem à remediação; contudo, as evidências são insuficientes para apoiar qualquer intervenção específica com o objetivo de reduzir o risco de quedas em pacientes com deficiência cognitiva, além daqueles fatores de risco passíveis de tratamento. Essa paciente se encontra sob cuidadosa supervisão, está sendo bem cuidada por sua família e não possui fatores de risco claramente reversíveis. Portanto, é razoável dar continuidade aos atuais cuidados proporcionados por sua família.

Embora tenha sido demonstrado que programas de exercícios individualizados para a diminuição de quedas são eficazes em adultos com a cognição intacta e que vivem em comunidade, não ficou ainda esclarecido se esses programas de exercícios beneficiam indivíduos com déficit cognitivo. Especula-se que os poucos benefícios sejam decorrentes da incapacidade do paciente com déficit cognitivo de reter e incorporar as instruções com o passar do tempo.

Não foi demonstrado que medicações antipsicóticas, como a risperidona, diminuem as quedas em pacientes com déficits cognitivos. Ademais, risperidona pode induzir hipotensão ortostática, que na verdade pode tornar maior o risco de quedas.

Embora muitos pacientes sejam internados em clínicas de repouso especializadas por causa das quedas, não há evidências de que os cuidados em uma dessas instituições tenha maior probabilidade de diminuir o número de quedas, em comparação com os cuidados conscienciosos do paciente em sua casa. Isso é particularmente verdadeiro no presente caso, no qual a filha da paciente é uma pessoa evidentemente meticulosa nos cuidados proporcionados.

PONTO-CHAVE
- Não existem intervenções específicas que sejam benéficas na redução do risco de ocorrência de quedas em pacientes com déficit cognitivo, além do tratamento dos fatores de risco reversíveis.

Bibliografia
Panel on Prevention of Falls in Older Persons, American Geriatrics Society and British Geriatrics Society. Summary of the updated American Geriatrics Society/British Geriatrics Society clinical practice guideline for prevention of falls in older persons. J Am Geriatr Soc. 2011 Jan;59(1):148-57. [PMID: 21226685]

Caso 78   Resposta: A
Objetivo educacional: administrar vacina antigripal sazonal a paciente com histórico de alergia a ovo.

Esse paciente, com histórico de alergia a ovo, deve ser vacinado com vacina inativada contra a gripe (IIV). Embora IIV seja preparada com base em ovos de galinha e contenha proteína de ovo em quantidade muito pequena, foi demonstrado que ela é segura em pacientes que tiveram apenas urticária após a exposição a ovos, em conformidade com as recomendações publicadas pelo Advisory Committee on Immunization Practices (ACIP). Mas como precaução, IIV deve ser administrada nesses pacientes por um profissional da saúde treinado na identificação das manifestações da alergia a ovo e, além disso, o paciente deverá ficar sob observação durante 30 minutos, ou mais, para qualquer sinal de reação adversa. Tendo em vista que esse paciente teve apenas urticária, não anafilaxia, por ocasião da exposição ao ovo, poderá ser vacinado com IIV.

A vacina viva atenuada contra a gripe (LAIV) também contém apenas pequena quantidade de proteína de ovo; contudo, essa vacina está aprovada somente para ser administrada em adultos imunocompetentes com ≤ 49 anos e sem histórico de qualquer alergia a ovo, pois o produto ainda não foi estudado detalhadamente em pacientes com essa alergia. Portanto, LAIV não seria uma opção apropriada para o paciente em questão.

Não é recomendável que se faça um teste cutâneo (seja por picadas, seja por via intradérmica) com a vacina contra a gripe antes da administração da vacina em pacientes com alergia a ovo, porque a presença de um teste cutâneo positivo não é preditiva de uma reação sistêmica subsequente. O teste cutâneo com a vacina pode ser procedimento apropriado para a avaliação de pacientes com possível alergia à própria vacina, mas não especificamente para a alergia a ovo.

A vacinação contra a gripe é prática recomendada para todas as pessoas com ≥ 6 meses, a menos que haja contraindicação específica. Considerando que a vacina inativada contra a gripe pode ser administrada com segurança a pacientes com história de urticária após terem sido expostos a ovo, não é adequado deixar de vacinar o paciente em questão contra a gripe.

A vacina recombinante contra a gripe (RIV) é produzida com o uso da tecnologia do DNA recombinante, não contém proteínas do ovo e pode ser usada em pacientes com grave alergia ao ovo (p. ex., indivíduos que sofreram anafilaxia). Contudo, não seria o caso do paciente em questão, que é um candidato para a administração rotineira de IIV.

PONTO-CHAVE

- A vacina inativada contra a gripe pode ser administrada com segurança em pacientes que sofreram apenas urticária após a exposição a ovos.

Bibliografia

Grohskopf LA, Olsen SJ, Sokolow LZ, et al; Centers for Disease Control and Prevention. Prevention and control of seasonal influenza with vaccines: recommendations of the Advisory Committee on Immunization Practices (ACIP) - United States, 2014-15 influenza season. MMWR Morb Mortal Wkly Rep. 2014 Aug 15;63(32):691-7. [PMID: 25121712]

Caso 79   Resposta: D

Objetivo educacional: recomendar o tratamento farmacológico apropriado para abandono do tabagismo.

É mais provável que vareniclina proporcione a esse paciente a maior chance de sucesso em deixar de fumar. Uma metanálise Cochrane recentemente publicada demonstrou que a vareniclina aumentou as probabilidades de descontinuação do tabagismo em comparação com placebo (OR, 2,88; IC de 95%, 2,40-3,47). Embora tenha havido preocupação com relação ao uso da vareniclina e aumento nos eventos cardiovasculares, a FDA observou que os benefícios superam os riscos potenciais em termos de risco cardiovascular.

A vareniclina é mais efetiva do que a bupropiona (OR, 1,59; IC de 95%, 1,29 a 1,96). Além disso, também há a preocupação de que a bupropiona pode baixar o limiar para a ocorrência de convulsões e, por isso, não seria a melhor opção para esse paciente com histórico de convulsões. Tanto a vareniclina como a bupropiona mereceram alertas da FDA, destacando o risco de graves sintomas neuropsiquiátricos em pacientes usuários dessas medicações.

Os cigarros eletrônicos talvez não tenham eficácia na redução dos percentuais de abandono do tabagismo. Em um recente ensaio controlado randomizado e de superioridade, fumantes adultos foram designados aleatoriamente para cigarros eletrônicos de nicotina, adesivos de nicotina, ou cigarros eletrônicos de placebo (sem nicotina), com pouco apoio comportamental. Depois de transcorridos 6 meses, a diferença do risco para cigarros eletrônicos de nicotina *versus* adesivos de nicotina foi de 1,51 (IC de 95%, 2,49-5,51); para cigarros eletrônicos de nicotina *versus* cigarros eletrônicos de placebo, 3,16 (IC de 95%, -2,29-8,61). O poder estatístico foi insuficiente para que fosse possível concluir pela superioridade dos cigarros eletrônicos de nicotina *versus* adesivos ou cigarros eletrônicos de placebo. No momento, não se tem certeza quanto ao papel dos cigarros eletrônicos no abandono do tabagismo.

Também foi demonstrado que vareniclina é mais efetiva do que o adesivo de nicotina (OR, 1,51; IC de 95%, 1,22-1,87) e do que a goma de nicotina (OR, 1,72; IC de 95%, 1,38-2,13) e nicotina por inalação, em *spray*, comprimidos ou pastilhas (OR, 1,42; IC de 95%, 1,12-1,79), todos usados isoladamente. Vareniclina não se mostrou mais efetiva do que a terapia combinada de reposição de nicotina (OR, 1,06; IC de 95%, 0,75-1,48), como a combinação de um produto de reposição de nicotina de início rápido (p. ex., *spray* ou inalador de nicotina) com um produto de reposição de nicotina de longa duração (p. ex., um adesivo de nicotina).

PONTO-CHAVE

- Vareniclina é mais efetiva em conseguir a cessação do tabagismo do que bupropiona ou a monoterapia de reposição de nicotina, mas não é mais efetiva do que a terapia combinada de reposição de nicotina.

Bibliografia

Cahill K, Stevens S, Perera R, Lancaster T. Pharmacological interventions for smoking cessation: an overview and network meta-analysis. Cochrane Database Syst Rev. 2013 May 31;5:CD009329. [PMID: 23728690]

Caso 80   Resposta: D

Objetivo educacional: diagnosticar AVC de tronco cerebral em paciente com vertigem.

Esse paciente sofre de síndrome vestibular aguda (SVA), que pode ser causada por infarto ou hemorragia de tronco cerebral, devendo ser submetido a uma IRM do cérebro. SVA se caracteriza por uma vertigem prolongada com surgimento agudo, nistagmo espontâneo, instabilidade postural e sintomas autônomos. Os sintomas da SVA podem mimetizar neuronite vestibular; contudo, nesse paciente idoso com doença vascular, diplopia, instabilidade da marcha e nistagmo imediato com a manobra de Dix-Hallpike, deve-se excluir uma causa central de vertigem. IRM é o estudo inicial de escolha no paciente que se apresenta com suspeita de causa central para sua vertigem. É recomendável um estudo de IRM do cérebro com restrição de difusão, em lugar da TC, na avaliação da fossa posterior, pois artefatos relacionados a material ósseo acarretam a obtenção de imagens inadequadas pela TC.

Esse paciente não demonstra sinais ou sintomas neurológicos na distribuição da artéria carótida (perda de visão monocular, achados hemissensitivos ou hemimotores, apraxia, ou problemas de fala); assim, não há indicação para a ultrassonografia Doppler de carótida.

TC da cabeça e uma punção lombar são os estudos de escolha para a avaliação de hemorragia subaracnóidea, que normalmente se faz acompanhar por dor de cabeça muito intensa e sem vertigem. Nesse paciente, o estudo de TC não geraria eficazmente imagens da fossa posterior.

PONTO-CHAVE

- A vertigem central fica sugerida pelos sintomas concomitantes de disartria, disfagia, diplopia, fraqueza, dormência ou ataxia.

Bibliografia

Labuguen RH. Initial evaluation of vertigo. Am Fam Physician. 2006 Jan 15;73(2):244-51. Errata em: Am Fam Physician. 2006 May 15;73(10):1704. [PMID: 16445269]

Caso 81   Resposta: C
Objetivo educacional: tratar paciente com histórico familiar sugestivo de transtorno hereditário.

Esse paciente deve ser encaminhado para aconselhamento genético. Doença de Huntington, um transtorno neurodegenerativo, é transmitida como condição autossômica dominante, sendo causada pela expansão da repetição dos trinucleotídeos citosina-adenina-guanina (CAG) no gene HD (também conhecido como huntingtina ou gene HTT). Esse paciente tem membros da família em várias gerações que já foram diagnosticados com doença de Huntington, ele tem uma probabilidade de 50% de ter herdado o gene de seu pai. No paciente em questão, seria apropriada a obtenção de um teste genético pré-sintomático; contudo, o teste somente deverá ser realizado após o aconselhamento genético do paciente. Os componentes essenciais do aconselhamento genético são a informação do paciente quanto às finalidades do teste, as implicações dos resultados do teste, opções de teste alternativas (inclusive a opção de um teste prévio) e possíveis riscos e benefícios do teste.

Embora os movimentos coreiformes observados em pacientes com doença de Huntington sintomática possam ser capturados na eletromiografia, normalmente essa modalidade não é utilizada no diagnóstico dessa doença e não tem qualquer papel em testes pré-sintomáticos. Portanto, não seria apropriado obter um eletromiograma nesse paciente.

A realização do teste genético sem primeiramente proporcionar um aconselhamento genético apropriado não constitui intervenção adequada. É essencial que os pacientes tomem conhecimento de todas as ramificações do teste antes que este seja realizado para que se possa tomar uma decisão orientada.

Não é adequado informar a esse paciente que o teste genético é procedimento desnecessário. Obviamente um teste genético se justificará se o paciente optar por sua realização.

PONTO-CHAVE

- Pacientes com histórico familiar sugestivo de um transtorno hereditário devem receber aconselhamento genético antes da realização de testes genéticos.

Bibliografia

Bordelon YM. Clinical neurogenetics: Huntington disease. Neurol Clin. 2013 Nov;31(4):1085-94. [PMID: 24176425]

Caso 82   Resposta: C

Objetivo educacional: facilitar a tomada de decisão para paciente sem capacidade de tomar decisões.

O curso de ação mais apropriado consiste em perguntar aos decisores substitutos desse paciente, seus filhos, quais decisões o paciente tomaria se estivesse capaz. No caso de um paciente incapaz de tomar decisões, um substituto deve orientar a tomada de decisões. Se tal paciente possui uma diretiva antecipada de vontade, a pessoa nomeada nesse documento é o substituto mais apropriado (e legalmente habilitado). Se a diretiva antecipada de vontade do paciente não nomeia um substituto, ou se o paciente não possui uma diretiva antecipada de vontade, o melhor substituto será a pessoa que melhor conhece os valores, objetivos e preferências do paciente em termos de cuidados da saúde; embora muitos estados dos EUA estipulam uma hierarquia para decisores substitutos na ausência de uma diretiva antecipada de vontade (p. ex., a esposa do paciente, seguida por um filho adulto, e assim por diante). É comum que decisões sejam tomadas por substitutos na ausência de uma diretiva antecipada de vontade, pois apenas cerca de 20% dos adultos nos EUA têm uma diretiva antecipada de vontade. No caso desse paciente, seus dois filhos adultos são os substitutos mais apropriados. Eles têm obrigações éticas e legais para tomar decisões com base nos valores, objetivos e preferências de seu pai em termos de cuidados da saúde (ou seja, um julgamento substituto). O médico deve perguntar qual seria a decisão que o pai tomaria com relação ao seu tratamento caso estivesse capaz para tal.

Com frequência, muitos substitutos são conhecedores dos valores, objetivos e preferência dos pacientes; contudo, se esses valores, objetivos e preferências não forem conhecidos, o substituto deve tomar decisões com vistas aos melhores interesses do paciente.

O substituto não deve tomar decisões com base em seus próprios valores, preferências, ou no que ele acredita ser o curso correto de ação, pois esses pontos de vista podem diferir do que o paciente pensa.

Tendo em vista que pessoas não médicas talvez não sejam capazes de transmitir com precisão os detalhes clínicos específicos que podem influenciar o processo de tomada de decisão, os médicos não devem delegar essas discussões a terceiros (p. ex., assistentes sociais). Além disso, o envolvimento no processo de tomada de decisões terapêuticas é responsabilidade profissional inerente ao médico responsável pelo atendimento.

Tutores nomeados pela justiça são selecionados para pacientes incapazes de tomar decisões; cujos valores, objetivos e preferências em relação aos cuidados de saúde sejam desconhecidos; e para os quais não exista um tomador de decisão substituto óbvio. No caso desse paciente, há substitutos disponíveis.

> **PONTO-CHAVE**
>
> - Quando o paciente está incapaz para tomar decisões e não tem uma diretiva antecipada de vontade, o substituto que conheça melhor os valores, objetivos e preferências do paciente em termos de cuidados da saúde deverá tomar as decisões.

Bibliografia

Snyder L; American College of Physicians Ethics, Professionalism and Human Rights Committee. American College of Physicians Ethics Manual: sixth edition. Ann Intern Med. 2012 Jan 3;156(1 Pt 2):73-104. [PMID: 22213573]

Caso 83   Resposta: B

Objetivo educacional: fazer rastreamento de câncer de mama em paciente com alta densidade mamária.

Essa paciente que apresenta alta densidade mamária deve fazer uma mamografia digital de rastreamento de rotina. A alta densidade mamária, categorizada como um tecido mamário com densidade heterogênea, ou com extrema densidade (com o uso das categorias para densidade mamária do *Breast Imaging Reporting and Data System* [BI-RADS]) na mamografia, implica maior risco de câncer de mama (risco relativo [RR] = 1,2 para tecido mamário heterogeneamente denso, RR de 2,1 para tecido mamário extremamente denso). Cerca de 50% das mulheres apresentam alta densidade mamária, e alguns estados dos EUA determinam que a presença de densidade mamária aumentada em uma mamografia seja diretamente comunicada à paciente para que tome ciência de seu maior risco. A alta densidade mamária também diminui a sensibilidade da mamografia na detecção de pequenas lesões. Embora isoladamente a alta densidade mamária dispense estudos de imagem mamários extras ou, com mais frequência, realizados além da mamografia de rastreamento de rotina, há evidências de que a mamografia digital tem maior sensibilidade para a detecção de pequenas lesões em mamas densas em comparação com a mamografia de filme; portanto, a mamografia digital é a modalidade de escolha para o rastreamento de rotina se estiver disponível.

Não é recomendável recorrer a estudos de ressonância magnética para o rastreamento primário, nem como teste complementar para mulheres com aumento na densidade mamária, em virtude da ausência de documentação de eficácia e do elevado percentual de falso-positivos, o que resulta em biópsias desnecessárias.

A ultrassonografia das mamas é recomendada por algumas organizações como estudo complementar à mamografia em mulheres com mamas densas. Mas no momento não existem estudos prospectivos de ultrassonografia da mama como modalidade de rastreamento primário e, além disso, seu papel como estudo complementar à mamografia ainda não ficou claramente definido. Portanto, essa opção não é recomendável como substituto para a mamografia digital.

> **PONTO-CHAVE**
>
> - Mulheres com alta densidade mamária, categorizada como um tecido mamário com densidade heterogênea, ou com extrema densidade (com o uso das categorias para densidade mamária do *Breast Imaging Reporting and Data System* [BI-RADS]), devem fazer rastreamento rotineiro por mamografia digital.

Bibliografia

Wang AT, Vachon CM, Brandt KR, Ghosh K. Breast density and breast cancer risk: a practical review. Mayo Clin Proc. 2014 Apr;89(4):548-57. [PMID: 24684876]

Caso 84   Resposta: D

Objetivo educacional: avaliar edema em membro inferior causado por insuficiência venosa crônica.

No caso desse paciente não há indicação para outros estudos. É muito provável que o edema bilateral isolado nos membros inferiores seja decorrente de insuficiência venosa crônica, pois, fora esse achado, seu exame físico está normal e inexistem resultados anormais dos testes laboratoriais. Assim, outros estudos diagnósticos são dispensáveis. Caracteristicamente, o edema associado à insuficiência venosa crônica surge de modo insidioso e piora quando o paciente fica em pé durante longos períodos, melhorando com a elevação das pernas e com caminhadas. O desconforto nas pernas também surge de modo gradual, sendo descrito como uma sensação de pernas cansadas ou pesadas. Outros sintomas que podem ser observados são: prurido, descoloração da pele e ulceração. O uso de meias de compressão é considerado como terapia de primeira linha para pacientes com edema de membro inferior causado por doença venosa crônica. O médico deve orientar seu paciente a colocar as meias pela manhã, antes que o edema esteja presente; as meias deverão ser usadas durante o maior tempo possível, quando o paciente estiver na posição em pé, e podem ser removidas à noite.

Não seria cabível obter um estudo de TC abdominal/pélvico nesse paciente, pois ele não apresenta sinais e sintomas sugestivos de patologia abdominal ou pélvica.

Não há necessidade de uma ultrassonografia venosa com Doppler dos membros inferiores nesse paciente que não se apresenta com fatores de risco para trombose venosa profunda (imobilidade prolongada, histórico conhecido de câncer, ou uso de medicações predisponentes) e, além disso, seu quadro clínico não é compatível com trombose venosa profunda bilateral.

Na ausência de sintomas e de achados do exame sugestivos de insuficiência cardíaca (p. ex., ortopneia, dispneia,

dispneia noturna paroxística, elevação da pressão venosa central, crepitações nos campos pulmonares baixos e bulhas cardíacas S_3 e/ou S_4), provavelmente haverá pouca utilidade com a obtenção de um ecocardiograma transtorácico. Assim, essa modalidade não é apropriada para o paciente em questão.

> **PONTO-CHAVE**
>
> - O diagnóstico de edema de membro inferior causado por insuficiência venosa crônica pode ser estabelecido com base em uma apresentação clínica consistente e com estudos laboratoriais mínimos.

Bibliografia
Trayes KP, Studdiford JS, Pickle S, Tully AS. Edema: diagnosis and management. Am Fam Physician. 2013 Jul 15;88(2):102-10. [PMID: 23939641]

Caso 85   Resposta: C

Objetivo educacional: tratar incontinência funcional em idosa fragilizada.

A terapia comportamental com uso da micção imediata é o tratamento mais apropriado para essa paciente. Sua incontinência pode ser decorrente de inúmeros fatores, inclusive causas estruturais e funcionais complicadas por déficit cognitivo e redução da mobilidade. A micção programada envolve perguntas regulares à paciente para que informe a ocorrência de incontinência, se ela precisa urinar, além de proporcionar assistência com o acesso ao toalete e elogiar a paciente pela continência. Foi demonstrado que essa técnica diminui a incontinência urinária em pacientes idosos que contam com cuidadores capazes de trabalhar com eles, como ocorre no caso em questão, bem como para pacientes que residem em instituições de longa permanência. Normalmente, essa intervenção é também programada para que a micção ocorra antes que haja acúmulo de um grande volume de urina na bexiga, com diminuição da probabilidade de ocorrência da incontinência. Com um envolvimento ativo e consistente nos cuidados, a micção programada e imediata poderá ajudar na obtenção de um controle mais apropriado da bexiga.

Agentes antimuscarínicos são administrados com o objetivo de diminuir a urgência, frequência, ou incontinência na bexiga excessivamente ativa com incontinência de urgência. Entretanto, é comum a ocorrência de efeitos adversos, como constipação, boca seca, tontura e confusão, e pacientes idosos estão em maior risco para consequências adversas. Portanto, o uso de um agente antimuscarínico não seria uma escolha terapêutica apropriada para essa paciente idosa e com déficit cognitivo.

O treinamento para os músculos do assoalho pélvico tem eficácia na redução da incontinência, mas essa técnica exige participação ativa por parte do paciente. Embora o treinamento seja implementado por fisioterapeutas ou por enfermeiros de prática avançada, os treinamentos para os músculos do assoalho pélvico e da bexiga dependem de uma cognição intacta e da capacidade pessoal do paciente a fim de praticar e manter um regime de treinamento. Assim, não é provável que tais procedimentos venham a ser efetivos nessa paciente com demência.

Não foi demonstrado que a terapia com estrogênio sistêmico alivie a incontinência urinária; essa opção pode até piorar os sintomas e está também associada a maiores riscos cardiovasculares quando implementada em mulheres cuja menopausa ocorreu há mais de 10 anos.

São extremamente importantes a atenção aos cuidados com a pele e o uso de produtos absortivos com trocas frequentes para a prevenção de lesões cutâneas em pacientes idosos com incontinência. Também terá utilidade uma revisão dos fatores modificáveis, por exemplo, o uso de medicações, aspectos da mobilidade, redução do peso e diminuição do consumo de cafeína.

> **PONTO-CHAVE**
>
> - Foi demonstrado que a terapia comportamental com o uso da micção programada diminui a incontinência urinária em pacientes idosos com demência.

Bibliografia
Markland AD, Vaughan CP, Johnson TM 2nd, Burgio KL, Goode PS. Incontinence. Med Clin North Am. 2011 May;95(3):539-54. [PMID: 21549877]

Caso 86   Resposta: D

Objetivo educacional: tratar úlcera por pressão não estadiável em paciente idoso.

Esse paciente está com uma úlcera de decúbito no sacro não passível de estadiamento, e o tratamento mais apropriado é o desbridamento cirúrgico. Úlceras por pressão não estadiáveis se caracterizam pela perda de tecido em sua espessura completa em que a base da úlcera é coberta por esfacelo ou escara. A escara negra na base da ferida não permite uma avaliação adequada da profundidade da ferida e ainda compromete a sua cicatrização. Portanto, esse paciente deve ser tratado com desbridamento da escara para que o tecido viável sadio fique exposto; com isso, o médico poderá avaliar a profundidade da ferida, sendo possível então o estadiamento da ferida e a promoção da cicatrização. O desbridamento pode ser efetuado por método cirúrgico ou com curativos especializados, tais como os curativos em meio de salina úmido-seco ou curativos autolíticos.

É muito improvável que ocorra invasão linfomatosa da pele nesse paciente sem outras evidências de doença ativa em seguida a tratamento recente; assim, não há indicação para uma biópsia.

Haveria indicação de antibioticoterapia no caso de uma úlcera por pressão infectada; contudo, no momento não há evidência de que a ferida desse paciente esteja infectada. Não se nota secreção ou pus visíveis e também não há eritema circunjacente sugestivo de celulite. Ademais, o paciente não apresenta sinais ou sintomas sistêmicos de infecção.

O ambiente desejável para uma cicatrização ideal da ferida é um leito úmido que controle o exsudato em excesso. O leito da ferida não deve ficar demasiadamente úmido (macerado) nem demasiadamente ressecado. Raramente – ou nunca – o procedimento de deixar uma ferida aberta ao ar para secar constituirá tratamento apropriado.

> **PONTO-CHAVE**
> - Há necessidade de desbridamento da escara em pacientes com úlceras por pressão não estadiáveis para que se torne possível avaliar a profundidade da ferida e promover sua cicatrização.

Bibliografia
Schiffman J, Golinko MS, Yan A, Flattau A, Tomic-Canic M, Brem H. Operative debridement of pressure ulcers. World J Surg. 2009 Jul;33(7):1396-402. [PMID: 19424752]

Caso 87   Resposta: B
Objetivo educacional: tratar sintomas extrapiramidais em paciente esquizofrênico.

O tratamento mais apropriado para esse paciente com esquizofrenia é a troca da clorpromazina para clozapina. Seu histórico e achados do exame físico são sugestivos de sintomas extrapiramidais e, particularmente, de discinesia tardia. Os sintomas extrapiramidais são transtornos do movimento induzidos por fármacos, que normalmente ocorrem com agentes bloqueadores dos receptores da dopamina. Embora muitos agentes farmacológicos diferentes possam estar associados a sintomas extrapiramidais, esses sintomas são causados mais frequentemente por medicações antipsicóticas de primeira geração (p. ex., clorpromazina), que antagonizam os receptores D_2 da dopamina. Caracteristicamente, os sintomas extrapiramidais são acatisia (a sensação de inquietude motora, com forte necessidade de se movimentar, o que torna difícil para o paciente ficar sentado e quieto), distonia (espasmos e contrações contínuos e involuntários de grandes grupos musculares) e parkinsonismo (tremor, rigidez e bradicinesia). Discinesia tardia é uma forma específica de transtorno extrapiramidal do movimento que ocorre com o uso mais prolongado (normalmente > 1 mês) de agentes bloqueadores da dopamina, com achados variáveis de discinesia orofacial, caretas faciais, movimentos atetósicos (lentos e contorcidos) e tiques. Os sintomas extrapiramidais são mais comuns com o uso de agentes antipsicóticos de primeira geração em comparação com as medicações antipsicóticas de segunda geração. Assim, a troca para clozapina, uma medicação antipsicótica de segunda geração, seria a melhor opção nesse paciente. Uma metanálise recentemente publicada demonstrou que clozapina não só era o agente com menor probabilidade de causar sintomas extrapiramidais entre as medicações antipsicóticas, mas também era o agente mais efetivo. Esse paciente também exibe uma quantidade significativa de sintomas negativos (afeto apático, fala monótona, desligamento social) que podem responder mais satisfatoriamente a uma medicação antipsicótica de segunda geração.

A continuação da medicação com clorpromazina não seria uma opção adequada nesse paciente porque a discinesia tardia é manifestação grave de sintomas extrapiramidais e, se a medicação for prolongada, o problema poderá se tornar intratável. Assim, o agente agressor deve ser descontinuado tão logo seja possível.

Foi demonstrado que haloperidol tem probabilidade significativamente maior de causar sintomas extrapiramidais em comparação com qualquer outra medicação antipsicótica de primeira ou segunda geração; portanto, nesse paciente a troca para haloperidol não seria uma opção apropriada.

Dentro dessa mesma linha, é provável que, no paciente em questão, a troca para outro agente antipsicótico de primeira geração, a tioridazina, também não resolveria os efeitos colaterais associados à terapia.

> **PONTO-CHAVE**
> - Clozapina, um agente antipsicótico de segunda geração, é a opção terapêutica mais apropriada para pacientes com esquizofrenia que exibam sintomas extrapiramidais.

Bibliografia
Leucht S, Cipriani A, Spineli L, et al. Comparative efficacy and tolerability of 15 antipsychotic drugs in schizophrenia: a multiple-treatments metaanalysis. Lancet. 2013 Sep 14;382(9896):951-62. Errata em: Lancet. 2013 Sep 14;382(9896):940. [PMID: 23810019]

Caso 88   Resposta: A
Objetivo educacional: tratar sintomas geniturinários na menopausa.

Comprimidos vaginais de estradiol constituem o tratamento mais apropriado para essa paciente com síndrome geniturinária da menopausa, o que fica indicado por seu histórico de ressecamento vaginal, dispareunia e por uma mucosa pálida com diminuição das rugas ao exame físico, bem como por um pH vaginal > 4,5. Em mulheres na menopausa, baixos níveis de estrogênio resultam em mudanças fisiológicas nos tecidos urogenitais que podem acarretar sintomas geniturinários. A secreção vaginal anormal é compatível com a friabilidade de tecido atrófico.

Os sintomas geniturinários menopáusicos que não respondem a lubrificantes vaginais são tratados mais adequadamente com estradiol vaginal tópico em baixas doses, disponível em comprimidos vaginais ou em creme. As formulações vaginais em baixa dose não são sistemicamente absorvidas em grau significativo e, assim, não há necessidade de usar um progestógeno oral nos casos de uso desses agentes tópicos. Também estão disponíveis anéis vaginais de polímero flexível que contêm estrogênio, mas apenas o anel de baixa dose é apropriado para o tratamento de sintomas geniturinários pós-menopáusicos.

Comumente, a vaginose bacteriana se caracteriza por uma secreção rala, malcheirosa e de coloração acinzentada, com o teste das aminas (*whiff test*) positivo e com células-chave (*clue cells*) na microscopia em solução salina. A ausência desses achados se opõe a esse diagnóstico, e o tratamento para a vaginose bacteriana com gel vaginal de metronidazol não seria apropriado.

O creme vaginal com miconazol é o tratamento para a candidíase vulvovaginal. Essa paciente não apresentava a secreção branca nem o prurido que estão associados às infecções fúngicas; e a avaliação a fresco foi negativa para hifas. Assim, esse não seria um tratamento apropriado para a paciente em questão.

Quando sintomas geniturinários são a preocupação principal em uma mulher na menopausa, o tratamento-padrão é o estradiol vaginal em baixa dose. A terapia hormonal sistêmica pode ser usada seletivamente no tratamento de sintomas vasomotores sistêmicos moderados a graves; mas, para essa paciente, não está indicada a terapia hormonal sistêmica.

PONTO-CHAVE
- Sintomas geniturinários menopáusicos que não respondem aos lubrificantes vaginais são tratados mais apropriadamente com estradiol vaginal em baixa dose de uso tópico.

Bibliografia
Management of symptomatic vulvovaginal atrophy: 2013 position statement of The North American Menopause Society. Menopause. 2013 Sep;20(9):888-902. [PMID: 23985562]

Caso 89   Resposta: B
Objetivo educacional: tratar dor aguda em paciente no final da vida.

Essa paciente com dor aguda intensa deve ser tratada com hidromorfona. Esse analgésico opioide é medicação muito efetiva para a dor. Deve-se dar preferência à hidromorfona em vez da morfina em pacientes com insuficiência renal, pois o agente é metabolizado principalmente pelo fígado e tem menor probabilidade de acarretar acúmulo de metabólitos potencialmente tóxicos. Nos casos em que haja indicação de uma via parenteral para a administração da medicação, por exemplo, na titulação da medicação para dor aguda, será aceitável a via intravenosa ou subcutânea. Com o uso da via intravenosa, obtém-se um início de ação mais rápido, embora a medicação seja mais rapidamente eliminada. A via subcutânea tem seu início de ação um pouco mais lentamente, mas seu efeito pode durar mais. A absorção e os efeitos são muito confiáveis, não importando qual a via de administração. Embora a via intravenosa tenda a ser utilizada mais comumente, a administração subcutânea é uma alternativa razoável em pacientes hospitalizados que talvez não sejam bons candidatos para medicações intravenosas, ou que não desejem um acesso intravenoso, o que pode ocorrer em pacientes que recebem medidas paliativas.

Adesivos transdérmicos de fentanila devem ser utilizados apenas em pacientes que já tenham certo grau de tolerância a opioides – e a paciente em questão jamais fez uso de tais agentes. Além disso, o início da ação para um adesivo de fentanila é de 12-18 horas – um período excessivamente longo para uma paciente que está sentindo dor aguda intensa.

A administração de morfina está contraindicada em casos com insuficiência renal significativa (taxa de filtração glomerular estimada < 30 mL/min/1,73 m^2), mesmo no final da vida, em virtude do acúmulo de metabólitos tóxicos que podem causar neurotoxicidade, juntamente com sintomas de delírio, mioclonia e convulsões.

Ao exame, essa paciente não se apresenta com ruídos hidroaéreos intestinais e não está claro se ela poderia absorver medicação oral, como o tramadol. Ademais, as medicações orais demoram mais a iniciar sua ação em comparação com a via intravenosa ou subcutânea. Em um caso de dor aguda intensa, será mais apropriada a opção por uma via parenteral, com uma absorção mais confiável e início mais rápido da ação.

PONTO-CHAVE
- Deve-se evitar o uso de morfina em casos com insuficiência renal.

Bibliografia
Swetz KM, Kamal AH. In the clinic. Palliative care. Ann Intern Med. 2012 Feb 7;156(3):ITC2-1-TC2-16. [PMID: 22312158]

Caso 90   Resposta: B
Objetivo educacional: informar às autoridades pertinentes sobre colega com atitudes negligentes.

O médico deve informar o comportamento de seu colega ao supervisor desse colega. Os médicos podem se mostrar relutantes em denunciar colegas suspeitos de negligência por causa do desconforto associado ao ato de "delatar", ao temor de retaliação e ao desejo de proteger colegas. Mas os médicos têm o dever de denunciar, pois os comportamentos negligentes e disruptivos de um colega podem causar danos aos pacientes, afetar negativamente o moral da equipe e impedir o aprendizado. O colega desse médico manifesta diversos comportamentos sugestivos de falta de profissionalismo, incluindo faltas frequentes ao trabalho, alteração do humor, lapsos de julgamento e variações no desempenho clínico. Tendo em vista que o médico já confrontou diretamente o seu colega e que suas preocupações foram desprezadas, ele deve denunciar o colega negligente ao supervisor apropriado.

Ao perguntar a outros médicos se fizeram observações semelhantes, o processo de notificação ao supervisor sofre atraso e, além disso, não isenta o médico que observou o comportamento negligente de sua responsabilidade de notificar o colega com suspeita de comportamento não profissional.

Médicos não devem revisar prontuários de pacientes que não estejam sob seus cuidados; portanto, o médico que observou o comportamento não deve revisar as anotações do colega em busca de evidências de atendimento negligente. As revisões de prontuários atrasam e não eximem o médico que testemunhou o comportamento de sua responsabilidade de denunciar o colega com comportamento suspeito. Ademais, assumindo que o médico que testemunhou o comportamento não é o médico pessoal do colega, seria antiético e ilegal (quebra de confidencialidade) se o médico revisasse os prontuários clínicos do colega para determinar se poderia haver uma razão clínica ou psiquiátrica para seu comportamento mesmo sob circunstâncias de possível negligência.

O médico que observou o comportamento tem a responsabilidade profissional e ética de denunciar o colega. Não agir poderá resultar em danos para os pacientes.

> **PONTO-CHAVE**
> - Os médicos têm o dever de se manifestar sobre colegas com comportamentos negligentes ou disruptivos para proteger o bem-estar dos pacientes.

Bibliografia
Topazian RJ, Hook CC, Mueller PS. Duty to speak up in the health care setting: a professionalism and ethics analysis. Minn Med. 2013 Nov;96(11):40-3. [PMID: 24428018]

Caso 91   Resposta: D
Objetivo educacional: avaliar a síncope com o uso apropriado do teste da mesa inclinada.

O estudo diagnóstico mais apropriado é o teste da mesa inclinada. Esse teste pode ter utilidade em pacientes com síncope reflexa iniciada pela posição em pé, pacientes em condições de alto risco (p. ex., operários na construção, cirurgiões) com episódios não explicados de síncope, pacientes com episódios recorrentes de síncope na ausência de cardiopatia orgânica, ou pacientes com episódios recorrentes em presença de cardiopatia, quando as causas cardíacas de síncope são excluídas. Tendo em vista que a síncope dessa paciente foi deflagrada pelo longo período na posição em pé no centro cirúrgico, ocorreu em cenário de alto risco (que representa um risco ocupacional significativo) e na ausência de cardiopatia orgânica, a paciente em questão deve ser submetida a um teste da mesa inclinada. Embora a sensibilidade, especificidade e reprodutibilidade desse teste sejam baixas, nessas circunstâncias ele poderá ajudar na elucidação do diagnóstico e na diferenciação entre hipotensão ortostática e síncope neurocardiogênica.

O American College of Physicians e outros grupos não recomendam a obtenção de imagens cerebrais (seja com TC, ou IRM), em casos de síncope testemunhada sem atividade de convulsão ou outros sintomas neurológicos, por ser extremamente baixa a probabilidade de uma causa de sistema nervoso central para a síncope, e os desfechos para o paciente não melhoram com outros testes neurológicos. Essa paciente não exibia atividade convulsiva e seu exame neurológico teve resultado normal; assim, não há indicação para IRM do cérebro.

Há recomendação de ecocardiografia para a avaliação da síncope nos casos em que haja suspeita de cardiopatia estrutural. Mas é extremamente baixa a probabilidade de uma causa cardíaca para a síncope dessa paciente, que não tem histórico de cardiopatia estrutural ou isquêmica, não tem sintomas sugestivos de cardiopatia, sem sopros ao exame e com um eletrocardiograma de 12 derivações normal.

Os ganhos diagnósticos com a monitoração eletrocardiográfica de 24-48 horas são muito limitados (1-2%), a menos que haja ocorrência de episódios frequentes de síncope durante breve período. Tendo em vista que essa paciente já passou por uma monitoração eletrocardiográfica ambulatorial de 24 horas com resultados normais e que, além disso, seus episódios ocorrem a intervalos de alguns meses, não é provável que a monitoração eletrocardiográfica ambulatorial de 48 horas venha a ajudar no diagnóstico. Se houvesse forte suspeita de arritmia, um monitor implantável de eventos eletrocardiográficos (*loop recorder*) seria uma opção diagnóstica mais apropriada para essa paciente.

Considerando que essa paciente sofreu três episódios distintos de síncope que ocorreram em situações de alto risco, deve-se prosseguir com a avaliação diagnóstica a fim de determinar a causa da síncope e orientar o tratamento.

> **PONTO-CHAVE**
> - O teste da mesa inclinada tem utilidade na avaliação da síncope reflexa iniciada pela posição em pé, por episódios não explicados de síncope em cenário de alto risco, episódios recorrentes de síncope na ausência de cardiopatia orgânica, ou episódios recorrentes de síncope em presença de cardiopatia, quando as causas cardíacas são excluídas.

Bibliografia
Forleo C, Guida P, Iacoviello M, et al. Head-up tilt testing for diagnosing vasovagal syncope: a meta-analysis. Int J Cardiol. 2013 Sep 20;168(1):27-35. [PMID: 23041006]

Caso 92   Resposta: B
Objetivo educacional: diagnosticar transtorno de ansiedade generalizada.

O diagnóstico mais provável é um transtorno de ansiedade generalizada (TAG). Os critérios diagnósticos do DSM-5 para TAG são: 1) ansiedade ou preocupação excessiva acerca de diversos eventos ou atividades (p. ex., escola ou trabalho), que ocorrem na maior parte dos dias nos últimos 6 meses; 2) o paciente reconhece que é difícil controlar a preocupação; 3) a ansiedade ou preocupação está associada a pelo menos três dos sintomas a seguir: inquietude, cansaço fácil, dificuldade de concentração, irritabilidade, tensão muscular e perturbação do sono; 4) a ansiedade, preocupação, ou os sintomas causam problemas na escola, trabalho, ou em outros ambientes, que não podem ser atribuídos a condições clínicas ou a outras condições psiquiátricas, medicações, ou uso de droga. Um instrumento útil para a identificação e avaliação da gravidade do TAG é o questionário de avaliação para Transtorno de Ansiedade Generalizada-7 (TAG-7), que classifica sete itens em uma escala de 0-3, com base no aumento da gravidade. Um escore = 5-9 indica ansiedade leve; 10-14, ansiedade moderada; e 15-21, ansiedade grave. Esse paciente satisfaz aos critérios do DSM-5 e seu escore TAG-7 = 13 é compatível com esse diagnóstico. As opções de tratamento são psicoterapia e medicações. A terapia cognitivo-comportamental é a psicoterapia mais efetiva para TAG; em estudos publicados, foi demonstrada uma eficácia equivalente à do tratamento farmacológico.

Os sintomas de TAG se sobrepõem àqueles de um transtorno do déficit de atenção/hiperatividade. Mas os principais sintomas desse paciente são a preocupação e a ansiedade, com sintomas físicos associados.

Pacientes com TAG podem manifestar sintomas de depressão; com efeito, pacientes com transtornos da ansiedade também podem sofrer depressão. Mas os principais sintomas desse paciente não estão ligados ao estado de espírito, mas sim à preocupação e ansiedade.

O paciente em questão não manifesta sintomas de transtorno obsessivo-compulsivo (como pensamentos ou impulsos recorrentes e persistentes), o que torna improvável esse diagnóstico.

> **PONTO-CHAVE**
>
> - O transtorno de ansiedade generalizada se caracteriza por ansiedade e preocupação excessivas com relação a diversos eventos ou atividades que ocorrem na maioria dos dias durante um mínimo de 6 meses, com dificuldade de controlar a preocupação.

Bibliografia

Patel G, Fancher TL. In the clinic. Generalized anxiety disorder. Ann Intern Med. 2013 Dec 3;159(11):ITC6-1-ITC6-12. [PMID: 24297210]

Caso 93   Resposta: A

Objetivo educacional: orientar a vacinação contra vírus da hepatite B em paciente com série de vacinas interrompida.

Essa paciente deve receber uma terceira dose da vacina contra o vírus da hepatite B (HBV) para completar a série de vacinação. A vacinação para HBV fica indicada nessa paciente que viajará para a China, um país onde a prevalência para o antígeno de superfície da hepatite B (HBsAg) é de 5 a 7%. Caracteristicamente, a série de vacinação é administrada como um regime de 3 doses ao longo de 6 meses; as doses são administradas a 0, 1 e 6 meses. A administração da série completa, de acordo com o esquema cronológico recomendado, leva à soroconversão e a uma imunidade adequada em mais de 95% das pessoas vacinadas. Essa paciente recebeu apenas 2 doses ao longo de um período de 18 meses; em consequência, considera-se que a série foi interrompida. Ao ocorrer interrupção de uma série de vacinação, a abordagem mais apropriada é retomar, e não reiniciar a série, pois o desenvolvimento da imunidade é progressivo e em geral a administração de doses a intervalos mais longos do que o recomendado não diminui a resposta imunológica final. Portanto, a terceira dose da vacina para HBV deve ser administrada agora a essa paciente.

Não há necessidade de um teste sorológico com o objetivo de determinar a imunidade dessa paciente contra hepatite B, pois essa mulher ainda deve completar a série primária de vacinação contra HBV, e o Centers for Disease Control and Prevention não recomenda a realização de testes de rotina pós-vacinação. Testes sorológicos pós-vacinação são indicados somente em pacientes cujo tratamento subsequente dependa de seu quadro de imunidade. Nesse grupo, pode-se incluir profissionais da saúde e segurança pública,

indivíduos HIV-positivos, pessoas submetidas à hemodiálise crônica, parceiros sexuais de indivíduos positivos para HBsAg e usuários de drogas injetáveis.

A administração de apenas duas das três doses recomendadas da vacina para HBV diminui a probabilidade de soroconversão. Assim, não seria apropriada a descontinuação da série de vacinação após a administração de apenas duas doses.

> **PONTO-CHAVE**
>
> - Ao ocorrer interrupção de uma série de vacinação, a abordagem mais apropriada é retomar, em vez de reiniciar, a série.

Bibliografia

Kim DK, Bridges CB, Harriman KH; Centers for Disease Control and Prevention; Advisory Committee on Immunization Practices (ACIP); ACIP Adult Immunization Work Group. Advisory committee on immunization practices recommended immunization schedule for adults aged 19 years or older – United States, 2015. MMWR Morb Mortal Wkly Rep. 2015 Feb 6;64(4):91-2. [PMID: 25654609]

Caso 94   Resposta: B

Objetivo educacional: tratar paciente com bursite olecraniana.

O tratamento mais apropriado para esse paciente é a administração de um AINE. O paciente se apresenta com uma bursite olecraniana, mais provavelmente causada pela repetição de traumas de baixa intensidade, com a fricção do seu cotovelo contra o descanso de braço do carro. A bolsa subcutânea do olécrano é um saco subcutâneo revestido de sinóvia, situado em uma posição suprajacente ao processo do olécrano na face proximal da ulna. A bolsa protege o olécrano e diminui a fricção entre o olécrano e a pele durante os movimentos. Por causa da sua localização superficial, a bolsa do olécrano fica particularmente suscetível à inflamação com traumas agudos ou crônicos. Embora na maioria dos casos a bursite olecraniana seja não infecciosa, esse problema pode ser causado por infecção bacteriana, particularmente no caso de haver abrasão ou celulite suprajacente. Uma causa menos comum para a bursite olecraniana é um processo cristalino, por exemplo, gota. Fica indicada a aspiração em pacientes com bursite infecciosa ou cristalina suspeitada, ou se o inchaço é considerável e está comprometendo as atividades, mesmo que pareça ser benigno. A base fundamental da terapia é a proteção da bolsa contra novos traumas ou irritações; habitualmente, o tratamento com um agente anti-inflamatório e que proporcione alívio da dor ajudará a diminuir o acúmulo de líquido e proporcionará alívio dos sintomas. Os AINE têm efeitos analgésicos e anti-inflamatórios, o que é ideal para essa finalidade. Tendo em vista a boa saúde desse paciente nos demais aspectos, um breve curso terapêutico com um AINE em dose anti-inflamatória proporcionará máximo benefício, com risco relativamente pequeno.

A injeção intrabursal de glicocorticoides pode diminuir o inchaço em casos de bursite. Contudo, não contamos com evidências robustas que indiquem eficácia quando esse procedimento é utilizado em áreas superficiais como a bolsa do olécrano; além disso, existe um risco significativo de efeitos colaterais, incluindo atrofia cutânea, formação de um trato de fístula drenante e infecção. Além disso, glicocorticoides não proporcionam analgesia. Assim, esses agentes serão administrados apenas em casos graves ou refratários de bursite olecraniana.

Lidocaína e tramadol tópicos são agentes analgésicos e não têm efeitos anti-inflamatórios. Esses agentes proporcionarão algum alívio para a dor, mas não reduzirão o inchaço da bursite. O uso de analgésicos tópicos pode ser válido por minimizar a exposição a agentes farmacológicos sistêmicos; contudo, esse não seria um problema maior para o paciente.

> **PONTO-CHAVE**
> - Proteção física da bolsa e terapia com AINE são tratamentos efetivos para a bursite olecraniana não infecciosa.

Bibliografia
Baumbach SF, Lobo CM, Badyine I, Mutschler W, Kanz KG. Prepatellar and olecranon bursitis: literature review and development of a treatment algorithm. Arch Orthop Trauma Surg. 2014 Mar;134(3):359-70. [PMID: 24305696]

Caso 95   Resposta: D
Objetivo educacional: avaliar paciente com sintomas clinicamente inexplicáveis.

Essa paciente com sintomas clinicamente inexplicáveis (SCI) não deve passar por testes repetidos ou adicionais. A repetição de exames físicos e dos testes laboratoriais e auxiliares apropriados por clínicos e especialistas ao longo de períodos prolongados não revelou qualquer doença significativa. Sem uma mudança significativa no quadro clínico, não há indicação para novos estudos/testes. Em vez disso, o médico deve se concentrar no estabelecimento e fortalecimento de uma aliança terapêutica com o paciente, mediante o uso de métodos centrados no paciente. Poderá ser válida a implementação, no consultório, de uma terapia cognitivo-comportamental que consiste em: 1) educar o paciente para que ele compreenda os sintomas; 2) fazer com que o paciente se comprometa a assumir a responsabilidade por sua melhora; 3) facilitar metas realistas; e 4) discutir um plano terapêutico. Uma revisão sistemática de 34 ensaios controlados randomizados demonstrou que, na maioria dos estudos, a terapia cognitivo-comportamental foi eficaz no tratamento de pacientes com SCI.

Embora essa paciente possa ter intolerância a certos alimentos e acredite que a manipulação da dieta melhora seus sintomas, não há evidência de alergia alimentar significativa, que pode se manifestar como uma reação alérgica mediada por IgE, nem sintomas isolados mais crônicos ligados ao trato gastrintestinal. Essa paciente também foi avaliada por um alergologista, que não solicitou testes de alergia alimentar. Portanto, é provável que a obtenção de testes de alergia alimentar resulte em algum benefício para essa paciente.

Embora essa paciente esteja com dor lombar crônica, não existem sintomas preocupantes ou achados do exame físico que justifiquem a obtenção de outros estudos de imagem da região lombossacral da coluna vertebral; portanto, uma IRM não ajudaria.

Nessa paciente, também não se justifica a repetição do teste sorológico para doença de Lyme. Embora frequentemente os sintomas sistêmicos e a fadiga crônica sejam atribuídos à infecção de Lyme, essa é uma ocorrência muito rara que seria extremamente improvável nessa paciente sem achados clínicos e com sorologia negativa.

> **PONTO-CHAVE**
> - Pacientes com sintomas clinicamente inexplicáveis não devem passar por testes repetidos ou adicionais, se não ocorrer mudança na apresentação clínica.

Bibliografia
Isaac ML, Paauw DS. Medically unexplained symptoms. Med Clin North Am. 2014 May;98:663-72. [PMID: 24758967]

Caso 96   Resposta: A
Objetivo educacional: diagnosticar síncope causada por hipotensão ortostática.

Nesse paciente, a causa mais provável de síncope é a hipotensão ortostática. Síncope é a perda temporária completa e não traumática da consciência e a perda do tônus postural. Seu início é abrupto e a recuperação espontânea, rápida e completa. A síncope ortostática está associada a um declínio ≥ 20 mmHg na pressão arterial sistólica (ou queda ≥ 10 mmHg na pressão arterial diastólica) dentro de 3 minutos na posição em pé. Síncope ortostática pode ocorrer como resultado de insuficiência autônoma primária, insuficiência autônoma secundária (causada por diabetes melito, amiloidose, lesões à medula espinal, ou doença de Parkinson), hipovolemia, medicações (vasodilatadores, diuréticos), ou alterações associadas à idade na regulação da pressão arterial. Ao exame, esse paciente exibe ortostase significativa pela determinação da pressão arterial e do pulso. Essas alterações ortostáticas podem ser decorrentes da contração de volume secundária a seus níveis glicêmicos cronicamente elevados, o que resulta em diurese osmótica, insuficiência autônoma como consequência do prolongado diabetes e do tratamento com uma medicação vasodilatadora para a pressão arterial. O tratamento inicial consiste na hidratação com salina isotônica e está indicada uma nova avaliação de seu controle diabético e do regime farmacológico.

Ausência de aura, de movimentos involuntários rítmicos, de confusão pós-ictal e de mordedura da língua fazem da convulsão uma causa improvável da síncope desse paciente.

Embora pacientes diabéticos estejam em risco para isquemia cardíaca, esse paciente não apresenta sintomas cardíacos e tem um eletrocardiograma sem alterações agudas nem evidência de infarto do miocárdio prévio – achados contrários a uma causa cardíaca isquêmica subclínica.

A síncope cardíaca causada por arritmia surge abruptamente e pode se fazer acompanhar por palpitações – o que não ocorre nesse paciente. Além disso, não seria de se esperar a ocorrência de alterações ortostáticas ou de outras evidências de depleção de volume (presentes no paciente em questão) em caso de arritmia, isquemia, ou convulsões.

> **PONTO-CHAVE**
>
> - A síncope ortostática se caracteriza por um declínio ≥ 20 mmHg na pressão arterial sistólica (ou queda ≥ 10 mmHg na pressão arterial diastólica) dentro de 3 minutos na posição em pé; e ocorre como resultado de insuficiência autônoma, hipovolemia, uso de medicação, ou alterações associadas à idade na regulação da pressão arterial.

Bibliografia

Puppala VK, Dickinson O, Benditt DG. Syncope: classification and risk stratification. J Cardiol. 2014 Mar;63(3):171-7. [PMID: 24405895]

Caso 97   Resposta: C

Objetivo educacional: rastreamento de infecção por HIV.

Essa paciente deve ser avaliada para infecção por HIV. A U.S. Preventive Services Task Force (USPSTF) recomenda apenas um rastreamento para HIV para todos os adultos com 15 a 65 anos. Pode haver indicação de rastreamento em adolescentes com menos de 15 anos e adultos com mais de 65 anos, dependendo dos fatores de risco individuais. O método atualmente recomendado para o teste inicial é um imunoensaio combinado que detecta tanto o anticorpo anti-HIV como o antígeno p24, uma proteína de capsídeo viral que fica elevada no início da infecção. Esse teste substitui o ensaio imunoenzimático ELISA, de grande sensibilidade e previamente utilizado para anticorpos anti-HIV. Estima-se que cerca de 25% das pessoas com infecção pelo HIV não têm conhecimento desse diagnóstico. A implementação da terapia antirretroviral em pacientes assintomáticos, em comparação com indivíduos com a apresentação clínica, está associada à diminuição do risco para morte ligada à aids.

A USPSTF recomenda enfaticamente uma avaliação dos lipídios em mulheres ≥ 45 anos que se apresentem com fatores de risco para cardiopatia coronariana (diabetes melito, histórico pessoal de cardiopatia coronariana ou de aterosclerose não coronariana, histórico familiar de doença cardiovascular antes dos 50 anos em parentes homens, ou antes dos 60 anos em parentes mulheres, uso do tabaco, hipertensão, obesidade [IMC ≥ 30]). Embora ainda não tenha sido determinado o intervalo ideal entre avaliações, é razoável fazer novo rastreamento a cada 5 anos, ou em intervalo mais curto se os níveis lipídicos do paciente estiverem próximos daqueles que indicariam o tratamento. As orientações do American College of Cardiology/American Heart Association para risco cardiovascular publicadas em 2013 sugerem ser sensata a avaliação dos fatores de risco tradicionais (inclusive níveis de colesterol total e de HDL-colesterol) a cada 4 a 6 anos em adultos com idades entre 20 a 79 anos e que estejam livres de doença cardiovascular aterosclerótica. Os níveis lipídicos da paciente em questão estavam normais no ano passado e, em geral, trata-se de paciente de baixo risco para doença cardiovascular; portanto, ela não seria beneficiada com uma repetição da avaliação lipídica.

Atualmente a USPSTF recomenda que o rastreamento para diabetes melito tipo 2 se faça apenas em adultos assintomáticos com uma pressão arterial persistente > 135/80 mmHg; mas orientações provisórias da USPSTF publicadas em 2014 recomendavam uma avaliação para glicemia anormal e para diabetes tipo 2 em adultos com fatores de risco, incluindo idade ≥ 45 anos, obesidade ou sobrepeso, parente de primeiro grau com diabetes, histórico de diabetes gestacional ou síndrome do ovário policístico, e certas origens étnicas de alto risco (afro-americanos, índios norte-americanos/nativos do Alasca, ásio-americanos, hispânicos/latinos, ou nativos havaianos/habitantes das ilhas do Pacífico). A American Diabetes Association recomenda o rastreamento para o diabetes em todos os adultos com idade ≥ 45 anos e em adultos com menos de 45 anos com IMC ≥ 25 e com fator de risco para diabetes. Desconhece-se o intervalo ideal entre rastreamentos, embora a American Diabetes Association recomende a realização do rastreamento a cada 3 anos. Considerando que, na paciente em questão, foi obtida uma glicose plasmática no último ano, a essa altura não há necessidade de repetir o teste.

Em mulheres com 30 a 65 anos nas quais a citologia (esfregaço Pap) e o teste para papilomavírus humano (HPV) tiveram resultados negativos, é recomendável que esses testes sejam repetidos em 5 anos. Tendo em vista que há 3 anos foram realizados testes de Papanicolaou e para HPV nessa paciente, ela deverá ser novamente avaliada para câncer de colo do útero em 2 anos.

> **PONTO-CHAVE**
>
> - A triagem para HIV é recomendável para todos os adultos com 15 a 65 anos.

Bibliografia

Marrazzo JM, del Rio C, Holtgrave DR, et al; International Antiviral Society-USA Panel. HIV prevention in clinical care settings: 2014 recommendations of the International Antiviral Society-USA Panel. JAMA. 2014 Jul 23-30;312(4):390-409. Errata em: JAMA. 2014 Jul 23-30;312(4):403. JAMA. 2014 Aug 13;312(6):652. [PMID: 25038358]

Caso 98   Resposta: C

Objetivo educacional: Tratar paciente idoso com comprometimento visual.

Essa paciente idosa com dificuldades de visão deve ser encaminhada ao oftalmologista. A deficiência visual é comum em idosos e, ao contrário do que ocorre em pacientes mais jovens, pacientes idosos têm maior propensão para se apresentar com problemas como glaucoma, degeneração macular, ou doenças do corpo vítreo ou da retina. Um exame oftalmoscópico sem dilatação no atendimento primário não será suficiente para o diagnóstico desses distúrbios oculares. A avaliação para glaucoma envolve a mensuração da pressão intraocular (tonometria) e a maioria dos consultórios clínicos não tem condições para tal; além disso, outros problemas com envolvimento do corpo vítreo ou da retina dependem da dilatação do olho e de um exame com lâmpada de fenda para que seja possível fazer uma avaliação completa. Ademais, a mudança relativamente rápida na visão dessa paciente, que no geral é estável, sugere um processo agudo ou de rápida progressão. Portanto, um oportuno encaminhamento da paciente para o oftalmologista é o próximo passo mais apropriado no tratamento dos sintomas da visão dessa paciente.

É preciso obter uma velocidade de hemossedimentação em pacientes com suspeita de arterite de células gigantes; mas a paciente em questão não se apresenta com sintomas de dor de cabeça, dores musculares, ou claudicação maxilar, o que torna muito baixa a probabilidade pré-teste de uma arterite de células gigantes. Portanto, no momento não há indicação para obtenção de uma velocidade de hemossedimentação.

Testes de avaliação visual, como a tabela de Snellen para acuidade visual ou o teste do orifício estenopeico (*pinhole testing*), são utilizados principalmente em avaliações para presbiopia. Embora esses testes possam ter resultado anormal para essa paciente, não foram avaliados suficientemente outros problemas visuais potencialmente graves que possam estar presentes.

PONTO-CHAVE

- O recurso exclusivo dos testes de acuidade visual é insuficiente para uma avaliação adequada de distúrbios oculares em pacientes idosos.

Bibliografia
U.S. Preventive Services Task Force. Screening for impaired visual acuity in older adults: U.S. Preventive Services Task Force recommendation statement. Ann Intern Med. 2009 Jul 7;151(1):37-43, W10. [PMID: 19581645]

Caso 99   Resposta: B

Objetivo educacional: diagnosticar síndrome da dor patelofemoral.

Essa paciente está com síndrome da dor patelofemoral. Essa síndrome tem etiologia obscura, mas provavelmente se deve a vários fatores diferentes que afetam a distribuição das cargas por baixo da patela, como o descondicionamento e o mau alinhamento patelofemoral. A síndrome da dor patelofemoral se caracteriza por uma dor de lento surgimento na face anterior do joelho e que tipicamente piora quando o paciente corre, sobe escadas ou permanece sentado durante longos períodos. Ao exame, é frequente observar aumento da frouxidão patelar com o deslocamento medial e lateral. Além disso, pode-se reproduzir a dor ao ser aplicada à patela uma pressão com direção posterior. Com frequência o tratamento é complicado; mas em geral consiste em tratar qualquer causa subjacente conhecida (p. ex., descondicionamento), modificar as atividades e recorrer à fisioterapia.

Síndrome da banda iliotibial pode ocorrer por uso excessivo, ou em decorrência de alterações no alinhamento anatômico ou na função biomecânica. Caracteristicamente, essa síndrome causa dor lateral no joelho, que piora quando o indivíduo desce um plano inclinado. Ao exame, nota-se frequentemente sensibilidade à palpação do epicôndilo lateral do fêmur, que se situa a cerca de 2-3 cm proximalmente à linha articular lateral; essa sensibilidade se faz acompanhar por fraqueza dos músculos abdutores do quadril e dos músculos extensores e flexores do joelho. A dor é reproduzida quando o examinador flexiona e estende por diversas vezes o joelho com o paciente em decúbito dorsal, com o polegar do examinador sobre o epicôndilo lateral do fêmur (teste de Noble positivo).

Bursite de pata anserina é causada pela inflamação da bolsa anserina, localizada na face anteromedial da tíbia proximal. Em geral, a bursite ocorre como resultado do uso excessivo ou de fricção constante e de tensão na bolsa. A bursite da bolsa anserina é comum em atletas, em particular corredores. A palpação reproduz a sensibilidade na face anteromedial do joelho, em um ponto situado 4-5 cm abaixo da linha articular.

Bursite pré-patelar é causada pela inflamação da bolsa do maléolo pré-patelar, suprajacente à superfície anterior da patela. Pacientes com bursite pré-patelar se apresentam com dor e inchaço na face anterior do joelho. As causas possíveis são: trauma direto, gota e infecção. Ao exame, frequentemente nota-se a presença de uma coleção líquida palpável.

PONTO-CHAVE

- A síndrome da dor patelofemoral se caracteriza por uma dor de lento surgimento na face anterior do joelho e que, tipicamente, piora quando o paciente corre, sobe escadas ou permanece sentado durante longos períodos.

Bibliografia
Collado H, Fredericson M. Patellofemoral pain syndrome. Clin Sports Med. 2010 Jul;29(3):379-98. [PMID: 20610028]

Caso 100   Resposta: D

Objetivo educacional: tratar caquexia em paciente com câncer.

O tratamento atualmente em curso para essa paciente deve ter continuidade. Anorexia, perda de peso e caquexia refletem um caminho comum final durante a fase terminal da maioria dos processos patológicos. Assumindo que condições potencialmente reversíveis (náusea, alteração do paladar, efeitos colaterais das medicações, obstrução intestinal, disfagia, comorbidades psicológicas) tenham sido excluídas, a caquexia relacionada a doença é causada por um meio inflamatório neuro-hormonal alterado que, por sua vez, resulta em profundas alterações no metabolismo. Essas alterações acarretam perda do apetite e aceleração do catabolismo, o que leva à perda de peso progressiva. A intervenção principal consiste na orientação dessa paciente e de sua família a respeito da etiologia e fisiopatologia da caquexia, o que poderá ajudá-los a compreender mais apropriadamente e a aceitar o curso esperado da doença.

Apenas 20-30% dos pacientes que tomam agentes farmacológicos (p. ex., dronabinol e megestrol) para a caquexia da doença avançada ganharão algum peso, se tanto. Para aqueles pacientes que efetivamente ganham peso, não ocorre melhora em termos de mortalidade, e a maioria dos estudos sobre a farmacoterapia em pacientes com caquexia associada a câncer não demonstrou melhoria na qualidade de vida. Ainda está por ser definido o papel de outros agentes no tratamento da caquexia em pacientes com doença avançada

(p. ex., esteroides anabólicos, maconha e seus derivados de uso medicinal, melatonina e AINE).

A caquexia não pode ser significativamente revertida quando se apela a métodos mais agressivos ou invasivos de suporte nutricional, como a nutrição enteral (ou parenteral); essas intervenções no contexto da caquexia da doença avançada não melhoram a morbidade ou a mortalidade. Além disso, as intervenções implementadas com o objetivo de proporcionar nutrição artificial, como o uso de tubo nasogástrico ou nasojejunal, ou a aplicação de um tubo de gastrostomia endoscópica percutânea, trazem consigo algum risco associado e também, possivelmente, um efeito negativo na qualidade de vida do paciente.

> **PONTO-CHAVE**
> - A nutrição artificial e agentes farmacológicos não melhoram a morbidade e a mortalidade, ou a qualidade de vida, em pacientes com câncer e com caquexia.

Bibliografia
Swetz KM, Kamal AH. In the clinic. Palliative care. Ann Intern Med. 2012 Feb 7;156(3):ITC2-1-TC2-16. [PMID: 22312158]

Caso 101   Resposta: A
Objetivo educacional: diagnosticar síndrome da dor central.

Essa paciente sofre de fibromialgia, um tipo de síndrome da dor central. A dor central é resultante da desregulação das vias de processamento sensitivo no sistema nervoso. Essa desregulação amplifica as informações sensitivas, com aumento na percepção da dor. A dor central pode ser classicamente neuropática, por exemplo, a dor após AVC ou a dor após lesão de medula espinal, ou pode ser mais indistinta, como a que ocorre em pacientes com fibromialgia. Habitualmente, a dor é constante, com episódios de uma dor mais intensa, com frequência exacerbada pela tosse, mudanças de temperatura, movimentos, ou emoções. As síndromes da dor central também podem advir de uma dor crônica incessante, nos casos em que a estimulação persistente de receptores periféricos da dor resulta na super-regulação dos moduladores centrais para a dor. É importante que o médico identifique pacientes que se apresentam com dor resultante de mecanismos centrais, pois essas condições respondem de modo particularmente satisfatório ao tratamento analgésico multimodal; as medicações neuromoduladoras são mais efetivas para esse tipo de dor em comparação com os opioides.

Os aspectos distintivos da dor neuropática são sensações de ardor, queimação, ou formigamento – e nenhuma delas está presente na paciente em questão. Além disso, a dor neuropática acompanha a distribuição dos nervos afetados. Essa paciente descreve uma dor disseminada por todo o seu corpo, o que não é compatível com uma distribuição nervosa anatômica.

A dor nociceptiva é uma dor desconfortável, persistente, ou latejante causada por lesão aos tecidos. Essa dor está localizada na área da lesão. Essa paciente não tem evidência de lesão aos tecidos e sua dor não é localizada.

Embora problemas psicológicos possam influenciar a maneira pela qual os pacientes sentem a dor, ou possam perpetuar essa dor, não se acredita que tais condições constituam um mecanismo de geração da dor. Além disso, não há evidência de comorbidade psicológica nessa paciente.

> **PONTO-CHAVE**
> - A dor central varia amplamente em caráter e pode afetar uma área específica do corpo, ou pode ocorrer mais difusamente; em geral, a dor é constante, com episódios de uma dor mais intensa, frequentemente exacerbada pela tosse, mudanças de temperatura, movimento, ou emoções.

Bibliografia
Hooten WM, Timming R, Belgrade M, et al. Institute for Clinical Systems Improvement. Assessment and management of chronic pain. Disponível em https://www.icsi.org/_asset/bw798b/ChronicPain.pdf. Atualizado em novembro de 2013. Acessado em 24 de abril de 2015.

Caso 102   Resposta: B
Objetivo educacional: vacinar paciente com asplenia anatômica contra doença pneumocócica.

Essa paciente, que será submetida a uma esplenectomia, deve ser vacinada já com a vacina pneumocócica conjugada (PCV13), seguida pela vacina com polissacarídeo pneumocócico (PPSV23) depois de 8 semanas. Indivíduos com asplenia funcional ou anatômica estão em risco de sofrer infecção com microrganismos encapsulados e, portanto, devem ser vacinados contra pneumococos. Existem duas vacinas pneumocócicas: uma vacina polissacarídica composta de material capsular de 23 subtipos pneumocócicos (PPSV23) e uma vacina conjugada que contém material de 13 subtipos pneumocócicos conjugados a uma proteína atóxica (PCV13), que aumenta a sua imunogenicidade. Ambas as vacinas pneumocócicas estão recomendadas para esses pacientes; mas quando há indicação para PCV13, essa vacina deve ser administrada antes da PPSV23. Assim, a administração de PCV13 seria apropriada agora, seguida por uma dose única de PPSV23 8 semanas depois. É recomendável a administração de uma segunda dose de PPSV23 depois de 5 anos da administração da primeira dose da PPSV23 para pacientes com 19-64 anos com asplenia funcional ou anatômica. Por outro lado, indivíduos vacinados com a PPSV23 antes dos 65 anos devem receber uma dose extra de PPSV23 ao completarem 65 anos, desde que se tenham passado pelo menos 5 anos desde a administração mais recente da PPSV23. Portanto, a paciente em questão deve receber uma segunda dose da PPSV23 aos 40 anos e uma terceira dose de PPSV23 assim que completar 65 anos, desde que ela continue dentro do prazo. Não há necessidade de outras doses da vacina PCV13.

De acordo com o Advisory Committee on Immunization Practices, PCV13 e PPSV23 não devem ser administradas juntas. O intervalo mínimo aceitável entre as administrações de PCV13 e PPSV23 é de 8 semanas.

A PPSV23 não deve ser a única vacina pneumocócica administrada em pacientes asplênicos, pois esse produto é significativamente menos imunogênico do que PCV13. PPSV23 tem eficácia de apenas 60 a 70% na prevenção de doença pneumocócica invasiva; contudo, a efetividade da PCV13 é superior a 90%.

Vários ensaios controlados randomizados multicêntricos demonstraram queda na resposta sorológica em pacientes vacinados com PCV13 depois da PPSV23 em comparação a pacientes vacinados primeiramente com PCV13; diante disso, não é recomendável administrar a PPSV23 agora e a PCV13 em 8 semanas.

> **PONTO-CHAVE**
>
> - Pacientes com asplenia funcional ou anatômica devem ser vacinados com uma dose de vacina pneumocócica conjugada (PCV13), seguida por uma dose da vacina com polissacarídeo pneumocócico (PPSV23) 8 semanas depois.

Bibliografia

Centers for Disease Control and Prevention. Use of 13-valent pneumococcal conjugate vaccine and 23-valent pneumococcal polysaccharide vaccine for adults with immunocompromising conditions: recommendations of the Advisory Committee on Immunization Practices. MMWR Morb Mortal Wkly Rep. 2012 Oct 12;61(40):816-9. [PMID: 23051612]

Caso 103   Resposta: D

Objetivo educacional: tratar o transtorno da ansiedade social.

O tratamento farmacológico mais apropriado para essa paciente com transtorno da ansiedade social é um inibidor seletivo da recaptação de serotonina (ISRS), como a sertralina. O transtorno da ansiedade social se caracteriza por uma ansiedade intensa e persistente, ou pelo temor de situações sociais ou de desempenho (fala em público, encontro com pessoas estranhas) que se prolonga por pelo menos 6 meses. Em tais situações, os pacientes afetados sofrem ansiedade e sintomas físicos, como palpitações, dispneia e rubor. Os pacientes reconhecem que sua ansiedade é excessiva, mas mesmo assim evitam situações deflagradoras (ou as suportam com extrema ansiedade), o que resulta em prejuízos em casa, no trabalho e em outros ambientes. ISRS e venlafaxina, um inibidor da recaptação de serotonina-noradrenalina (IRSN) constituem a terapia de primeira linha para o transtorno da ansiedade social. Além desse tratamento, a terapia cognitivo-comportamental (TCC) tem grande eficácia para o transtorno da ansiedade social.

Evidências limitadas sugerem que os benzodiazepínicos, como o clonazepam e o diazepam, podem ser úteis em pacientes com transtorno da ansiedade social; esses agentes são comumente utilizados em pacientes com esse transtorno e que não podem tolerar, ou não respondem adequadamente à medicação com ISRS ou com IRSN. Entretanto, os benzodiazepínicos não são agentes farmacológicos de primeira linha para o transtorno da ansiedade social por causa de seus efeitos colaterais, como o potencial para dependência e para a síndrome de abstinência, além do potencial para prejuízo da clareza mental em situações nas quais esta pode ser importante (p. ex., durante um discurso).

Betabloqueadores são válidos (para uso conforme a necessidade) para a ansiedade de desempenho (p. ex., propranolol, 10-20 mg por via oral 60 minutos antes de uma atuação, ou fala). Mas a ansiedade dessa paciente com relação à interação social prejudica sua capacidade de funcionar com eficácia em seu local de trabalho. Assim, a terapia episódica para a ansiedade de desempenho não seria opção apropriada para essa paciente, que tem indicação para tratamento de um transtorno da ansiedade mais amplo.

Demonstrou-se que a TCC, que busca resolver crenças mal-adaptativas, sentimentos de ansiedade e comportamentos de evitação, é uma opção benéfica, além de ser uma abordagem alternativa à farmacoterapia. São limitadas as evidências indicativas de que a combinação de farmacoterapia e TCC seja superior a qualquer desses tratamentos administrados isoladamente.

> **PONTO-CHAVE**
>
> - Inibidores seletivos da recaptação de serotonina e venlafaxina, um inibidor da recaptação de serotonina-noradrenalina, são terapia de primeira linha para pacientes com transtorno da ansiedade social.

Bibliografia

Schneier FR. Clinical practice. Social anxiety disorder. N Engl J Med. 2006 Sep 7;355(10):1029-36. [PMID: 16957148]

Caso 104   Resposta: C

Objetivo educacional: avaliar paciente com estenose aórtica grave assintomática que será submetido à cirurgia não cardíaca eletiva.

O tratamento mais apropriado para essa paciente é prosseguir com a cirurgia, com uma consulta ao anestesiologista. Essa paciente está com estenose aórtica grave assintomática, uma condição que anteriormente estava associada a alto risco de eventos cardíacos adversos. Mas os avanços nas técnicas anestésicas e cirúrgicas resultaram em uma redução significativa nas complicações perioperatórias; dados mais recentes indicam apenas uma duplicação no risco de infarto do miocárdio pós-operatório e na mortalidade para 30 dias. As orientações do American College of Cardiology/American Heart Association (ACC/AHA) e do American College of Chest Physicians (ACCP) recomendam que cirurgias não cardíacas eletivas sejam consideradas como procedimentos razoáveis em pacientes com estenose aórtica grave assintomática, desde que haja monitoração hemodinâmica intraoperatória e pós--operatória apropriada (o que pode ficar determinado pela consulta com o anestesiologista). Os riscos do atraso cirúrgico devem ser ponderados contra os riscos do procedimento. Nessa paciente que não satisfaz aos critérios para substituição de valva aórtica e que está perdendo sua capacidade de executar as atividades da vida diária, a realização de uma artroscopia eletiva do ombro oferece o melhor balanço para os riscos.

O atraso ou a não realização da cirurgia evitaria possíveis riscos perioperatórios, mas também deixaria a paciente com uma incapacitação significativa, que poderia pôr em perigo sua capacidade de permanecer independente na comunidade.

Não há indicação para a ecocardiografia de estresse com dobutamina porque a paciente passou por um teste de esforço adequado há menos de 1 ano e não demonstrou evidência de isquemia ou de sintomas depois de ter obtido uma frequência cardíaca-alvo e 4 equivalentes metabólicos (MET).

A repetição da ecocardiografia pouco iria acrescentar, por ser altamente improvável que a estrutura e o funcionamento do coração dessa paciente tenham mudado em menos de 1 ano. As orientações do ACC/AHA recomendam a realização de uma ecocardiografia pré-operatória para pacientes com doença valvar moderada (ou pior), desde que já tenha transcorrido mais de 1 ano desde o último estudo; ou se o paciente apresentou alteração em seu quadro clínico.

PONTO-CHAVE

- Cirurgias não cardíacas eletivas são procedimentos razoáveis em pacientes com estenose aórtica grave assintomática, com monitoração hemodinâmica intraoperatória e pós-operatória apropriada.

Bibliografia

Fleisher LA, Fleischmann KE, Auerbach AD, et al; American College of Cardiology; American Heart Association. 2014 ACC/AHA guideline on perioperative cardiovascular evaluation and management of patients undergoing noncardiac surgery: a report of the American College of Cardiology/American Heart Association Task Force on practice guidelines. J Am Coll Cardiol. 2014 Dec 9;64(22):e77-137. [PMID: 25091544]

Caso 105   Resposta: C
Objetivo educacional: tratar edema de membro inferior induzido por medicação.

A ação mais indicada para dar prosseguimento ao tratamento consiste em trocar anlodipino por lisinopril. Com base nos achados normais do exame físico e dos estudos laboratoriais, é muito provável que esse paciente tenha edema farmacológico induzido por anlodipino, o bloqueador de canal de cálcio. Edema periférico é efeito colateral comum dos bloqueadores de canal de cálcio, que ocorre em até 25% dos pacientes medicados com tais medicações. O risco de ocorrência de edema parece depender tanto da dose como da duração do tratamento; doses altas e longos períodos de tratamento estão associados a maior incidência. Caracteristicamente, o edema induzido por medicação desaparece após a descontinuação do agente agressor. Portanto, o primeiro passo no tratamento desse paciente é a descontinuação de anlodipino e a mudança para um agente anti-hipertensivo alternativo, como o lisinopril.

Meias de compressão podem ajudar a diminuir o edema desse paciente; mas talvez não haja necessidade de seu uso se o edema for decorrente da medicação. Pode-se substituir o anlodipino por um agente aceitável em sua terapia anti-hipertensiva. Além disso, frequentemente é baixa a cooperação com o uso de meias de compressão em função da dificuldade que os pacientes têm em colocar e tirar as meias.

Pode-se recorrer à ultrassonografia duplex venosa nos membros inferiores para a avaliação da presença de trombose venosa; entretanto, a apresentação clínica desse paciente e a ausência de sensibilidade nas panturrilhas não são compatíveis com trombose venosa profunda. Assim, não há necessidade de uma ultrassonografia duplex venosa e essa modalidade não tem bom custo-benefício para o paciente em questão.

Com frequência, pacientes são medicados com diuréticos para tratamento do edema generalizado causado por cirrose ou insuficiência cardíaca, pois essas condições estão associadas à sobrecarga de volume corporal total. Mas o mecanismo do edema de membro inferior no paciente em questão está associado às propriedades vasodilatadoras da medicação e não com a sobrecarga de volume. Portanto, os diuréticos ajudam pouquíssimo no tratamento do edema causado pelos bloqueadores de canal de cálcio. Além disso, o uso de diuréticos pode levar à ocorrência de anormalidades dos eletrólitos e disfunção renal.

PONTO-CHAVE

- O tratamento do edema de membro inferior induzido por medicação consiste na descontinuação do agente agressor.

Bibliografia

Makani H, Bangalore S, Romero J, et al. Peripheral edema associated with calcium channel blockers: incidence e withdrawal rate - a meta-analysis of randomized trials. J Hipertens. 2011 Jul;29(7):1270-80. [PMID: 21558959]

Caso 106   Resposta: E
Objetivo educacional: tratar mastalgia cíclica.

O tratamento mais apropriado para a dor mamária nessa paciente é o uso do sutiã de sustentação. A dor nas mamas é comum entre as mulheres e é categorizada basicamente como cíclica e não cíclica. Essa paciente se apresenta com mastalgia cíclica bilateral e que piora nos dias que antecedem a menstruação, desaparecendo em seguida. Foi demonstrado que o uso de um sutiã de sustentação bem ajustado alivia o desconforto para muitas mulheres. A tranquilização da paciente e orientações pertinentes são medidas importantes; com frequência as pacientes ficam enormemente aliviadas em ouvir que apenas raramente a sua dor mamária será sintoma de malignidade.

Na ausência de anormalidades palpáveis, alterações da pele, ou outros achados patológicos, não há indicação para recorrer a estudos de imagem diagnósticos. Não há lugar para a ultrassonografia no tratamento da mastalgia cíclica.

Não há evidências definidas de que a exclusão das metilxantinas presentes no chá, café, refrigerantes à base de cola e chocolate melhora os sintomas. Dentro dessa mesma linha, estudos controlados por placebo não apoiaram a eficácia das vitaminas A, B e E no tratamento da dor de mama.

A contracepção hormonal combinada não é efetiva no tratamento da mastalgia cíclica; essa opção pode até mesmo estar associada ao aumento da sensibilidade mamária.

Em geral, o tratamento clínico da mastalgia cíclica fica reservado para mulheres com dor intensa e persistente que não respondeu a medidas conservadoras e que interfere na qualidade de vida. Danazol é medicação aprovada pela FDA para o tratamento da mastalgia cíclica, mas é frequente a ocorrência de efeitos colaterais, o que limita seu uso. Danazol não seria apropriado para essa paciente antes de uma tentativa com medidas conservadoras.

> **PONTO-CHAVE**
>
> - Inicialmente, a mastalgia cíclica é tratada por procedimentos conservadores; as medidas aplicáveis são: orientação, tranquilização da paciente e uso de um sutiã de sustentação bem ajustado.

Bibliografia
Onstad M, Stuckey A. Benign breast disorders. Obstet Gynecol Clin North Am. 2013 Sep;40(3):459-73. [PMID: 24021252]

Caso 107   Resposta: C
Objetivo educacional: tratar síncope cardíaca com monitoração cardíaca apropriada em regime de internação em paciente de alto risco.

A melhor opção para esse paciente é a monitoração cardíaca em regime de internação por causa de seu histórico clínico e apresentação condizentes com síncope cardiogênica. A perda da consciência ocorreu de modo abrupto, sem pródromo, exceto para palpitações; além disso, o episódio ocorreu em um momento em que o paciente estava sentado. Todas são características condizentes com a apresentação de síncope cardiogênica. Ademais, esse paciente se encontra em grande risco para cardiopatia isquêmica com base em seus fatores de risco, que são hipertensão, hiperlipidemia, diabetes melito, uso de tabaco e bloqueio do ramo do feixe esquerdo (observado no eletrocardiograma). A síncope cardíaca está associada a alto taxa de mortalidade (percentual de 18-33% para mortalidade em 1 ano), enquanto o risco para desfechos negativos para a maioria das demais causas de síncope é significativamente menor. Assim, pacientes com síncope de possível etiologia cardíaca, como é o caso em questão, devem ser internados no hospital para monitoração e avaliação.

O médico conta com vários instrumentos para estratificação de risco que podem ajudá-lo a tomar decisões de internação em pacientes com síncope. O índice *Risk Stratification of Syncope in the Emergency Department* (ROSE) é um instrumento validado que identifica preditores independentes específicos para desfechos graves em 1 mês (infarto do miocárdio, arritmia com risco para a vida, embolia pulmonar, AVC, hemorragia intracraniana ou subaracnóidea, ou inserção de marca-passo). Esses preditores são: concentração elevada de peptídeo natriurético do tipo B (≥ 300 pg/mL), bradicardia (≤ 50 batimentos/minuto), sangue oculto fecal em pacientes com suspeita de sangramento gastrintestinal, anemia (hemoglobina ≤ 9 g/dL [90 g/L]), dor no peito, eletrocardiograma com ondas Q (não na derivação III) e saturação de oxigênio por oximetria de pulso < 94% em ar ambiente. Outros fatores de risco são: idade > 65 anos; ECG anormal; histórico de insuficiência cardíaca, cardiopatia isquêmica, ou arritmia ventricular; ou ausência de sinais ou sintomas de alerta. Em pacientes com esses achados clínicos, muitos dos quais estão presentes no paciente em questão, é recomendável a monitoração e avaliação em regime de internação.

Tendo em vista que esse paciente com histórico sugestivo de síncope cardíaca se encontra em alto risco para eventos adversos, não seria apropriada uma avaliação ambulatorial com monitoração de eventos.

É mais apropriado reservar o uso de um monitor implantável de eventos cardíacos do tipo *loop recorder* para pacientes com síncope recorrente inexplicada – o que não ocorre nesse paciente. Monitoração e avaliação cardíaca mais aprofundada para isquemia com o paciente internado são os passos mais indicados para prosseguimento do tratamento.

Os critérios para a inserção de um marca-passo em um paciente com síncope são bradicardia sintomática ou pausas assistólicas. No momento, esse paciente sofre apenas leve bradicardia, que não seria a causa de sua síncope; assim, não há indicação imediata para a implantação de um marca-passo. O paciente deve ser monitorado para um declínio progressivo na frequência cardíaca e para a sintomatologia, ou para a ocorrência de um bloqueio de grau avançado e outras arritmias sintomáticas. Inicialmente, essa monitoração deve ser efetuada com o paciente internado no hospital.

> **PONTO-CHAVE**
>
> - Pacientes com síncope e que tiveram fatores de risco clínicos identificados para desfechos adversos devem ser monitorados e avaliados em regime de internação hospitalar.

Bibliografia
Ebell MH. Risk stratification of patients presenting with syncope. Am Fam Physician. 2012 Jun 1;85(11):1047-52. [PMID: 22962874]

Caso 108   Resposta: A
Objetivo educacional: tratamento de paciente com tendinite de manguito rotador.

É mais provável que esse paciente esteja sofrendo de tendinite de manguito rotador (especificamente, tendinite do supraespinal). Ao exame, a dor se manifesta com atividades acima da cabeça, um arco doloroso e dor com abdução ativa – todos esses achados são condizentes com esse diagnóstico. Além disso, o paciente em questão trabalha como pintor, uma profissão que frequentemente envolve atividades acima da cabeça, que são predisponentes para a ocorrência de tendinite de manguito rotador. Considerando a apresentação do paciente e seus achados ao exame, pode-se diagnosticar o paciente sem outros estudos. Normalmente, o tratamento inicial envolve repouso, evitação de atividades agravantes, administração de AINE e fisioterapia, que fortalece os músculos do manguito rotador e aumenta a flexibilidade.

Nos casos em que o diagnóstico não está evidente e se há a preocupação de uma ruptura de manguito rotador, devem-se obter imagens do ombro. A modalidade de imagem de escolha é a IRM (sensibilidade > 90%), embora a ultrassonografia, em mãos experientes, também seja uma opção válida. Esse paciente não apresenta evidência de ruptura de manguito rotador, pois sua força está preservada e os testes do braço caído, do sinal de "cancela" (*lag sign*) em rotação lateral e do sinal *lag* de rotação medial são negativos – fatores que contestam uma ruptura em espessura completa. Portanto, no paciente em questão não há necessidade de um estudo de IRM do ombro esquerdo.

Seria prematuro um encaminhamento para a cirurgia ortopédica antes de um curso de medidas conservadoras durante 6-9 meses.

Na ausência de trauma e sensibilidade à palpação das estruturas ósseas, é provável que a obtenção de radiografias do ombro tenha valor limitado, portanto, essa modalidade é desnecessária para esse paciente.

> **PONTO-CHAVE**
>
> - Em geral, não há necessidade de imagens do ombro para o diagnóstico de tendinite de manguito rotador, mas tais recursos deverão ser levados em consideração nos casos de suspeita de ruptura completa de manguito rotador, ou em que haja incerteza diagnóstica.

Bibliografia

Hermans J, Luime JJ, Meuffels DE, Reijman M, Simel DL, Bierma-Zeinstra SM. Does this patient with shoulder pain have rotator cuff disease?: The Rational Clinical Examination systematic review. JAMA. 2013 Aug 28;310(8):837-47. [PMID: 23982370]

Caso 109   Resposta: D

Objetivo educacional: avaliar dor lombar aguda inespecífica.

Esse paciente com dor lombar inespecífica não necessita de mais estudos ou testes. Em pacientes que se apresentam com dor lombar, o histórico e o exame físico devem se concentrar na determinação da probabilidade de um problema subjacente específico que esteja causando a dor nas costas e na identificação de qualquer envolvimento neurológico que possa estar presente. Em pacientes nos quais a dor lombar não possa ser atribuída a uma doença específica ou anormalidade da coluna vertebral (definida como dor lombar inespecífica), o American College of Physicians e outras organizações não recomendam a obtenção, como rotina, de estudos de imagem ou de outro tipo. Tais estudos devem ficar reservados para pacientes nos quais haja suspeita de uma condição subjacente grave, naqueles com déficit neurológico grave ou progressivo, ou pacientes cujos sintomas não melhoraram depois de 4-6 semanas de tratamento conservador. Considerando que o paciente em questão satisfaz à definição de dor lombar inespecífica, não há indicação para quaisquer outros estudos de imagem ou testes antes do início da terapia.

Velocidade de hemossedimentação é um marcador de inflamação; esse teste fica indicado apenas se houver suspeita de um processo inflamatório sistêmico ou causa infecciosa para a dor lombar, e nenhuma dessas possibilidades ficou sugerida nesse paciente.

Espondilite anquilosante é uma espondiloartrite com características sistêmicas que tipicamente se apresenta com dor lombar, rigidez matinal e sacroileíte; como manifestação extra-articular, pode ocorrer uveíte. Nas circunstâncias clínicas apropriadas, a obtenção de um teste para HLA-B27 poderá ajudar a reforçar o diagnóstico de espondilite anquilosante; contudo, pode-se obter um resultado positivo para HLA-B27 também em outros processos patológicos. Esse paciente não apresenta sintomas adicionais associados à dor nas costas, nem achados sugestivos ao exame, o que torna improvável um diagnóstico de espondilite anquilosante.

Haverá indicação para a radiografia da região lombar da coluna vertebral apenas se houver suspeita de fratura, artrite degenerativa, ou de um processo inflamatório como a espondilite anquilosante – e nenhum desses problemas são considerações diagnósticas prováveis no paciente em questão.

> **PONTO-CHAVE**
>
> - Em pacientes com dor lombar inespecífica, não se deve obter como rotina estudos de imagem ou outros testes diagnósticos.

Bibliografia

Chou R, Qaseem A, Snow A, et al. Diagnosis and treatment of low back pain: a joint clinical practice guideline from the American College of Physicians and the American Pain Society. Ann Intern Med. 2007 Oct 2;147(7): 478-91. [PMID: 17909209]

Caso 110   Resposta: D

Objetivo educacional: tratar sintomas de sistema urinário inferior leves causados por hiperplasia prostática benigna.

Esse paciente, que apresenta sintomas de sistema urinário inferior (SSUI) leves causados por hiperplasia prostática benigna (HPB) devem ser tratados de forma conservadora com observação. A principal finalidade do tratamento de SSUI presumivelmente decorrente de HPB é a redução dos sintomas incômodos. O escore *American Urological Association Symptom Index* (AUA-SI) é um questionário validado, empregado para que seja determinada a gravidade dos SSUI e para sua monitoração. Esse questionário avalia frequência, noctúria, jato fraco, hesitação, intermitência, esvaziamento incompleto e urgência; cada pergunta é classificada em uma escala de 5 pontos, desde 0 (não presença) até 5 (quase sempre presente). A pontuação total é interpretada como se segue: 1-7 (leve), 8-19 (moderado) e 20-35 (grave). Nesse paciente, o escore AUA-SI = 4 indica sintomas leves. Atualmente, a AUA sugere uma abordagem terapêutica fundamentada na gravidade do escore AUA-SI. SSUI leves decorrentes de HPB podem ser tratados por observação. Algumas medidas conservadoras que podem ajudar pacientes com sintomas leves incluem a redução da ingestão de líquidos, micção programada (a cada 3 horas, quando o paciente estiver acordado), limitação da cafeína e do álcool, medicações modificadoras, melhoria da mobilidade e não uso de irritantes da bexiga.

Urinálise é o único estudo indicado para todos os pacientes com SSUI considerado como secundário à HPB.

Mas a urinálise desse paciente, que demonstra apenas 2 leucócitos/cga, não indica com nitidez a presença de uma infecção do sistema urinário; além disso, sua apresentação clínica não sugere prostatite crônica. Portanto, não há indicação para antibioticoterapia com ciprofloxacina.

Inibidores da 5-alfa redutase, como a finasterida, são indicados em pacientes com próstatas grandes (40 mL), níveis elevados de antígeno específico da próstata e/ou sintomas graves de HPB. Nesse paciente com sintomas leves, não há indicação para o uso de finasterida.

Alfa-bloqueadores, como a tansulosina, são considerados como terapia de primeira linha no tratamento da HPB. Mas a observação desacompanhada de terapia farmacológica seria a abordagem de primeira linha mais apropriada nesse paciente com HPB leve.

PONTO-CHAVE

- Em pacientes com sintomas de sistema urinário inferior leves causados por hiperplasia prostática benigna, será apropriada a observação acompanhada por medidas terapêuticas conservadoras.

Bibliografia

Beckman TJ, Mynderse LA. Evaluation and medical management of benign prostatic hiperplasia. Mayo Clin Proc. 2005 Oct;80(10):1356-62. [PMID: 16212149]

Caso 111   Resposta: B

Objetivo educacional: identificar transtorno do humor como causa de disfunção erétil.

Esse paciente padece de disfunção erétil (DE) secundária a um transtorno do humor, mais provavelmente um transtorno depressivo maior. Os achados característicos de uma DE inorgânica (psicológica) são o súbito surgimento dos sintomas e a persistência de ereções noturnas ou matinais – uma indicação de que os mecanismos anatômicos e fisiológicos para a ereção estão intactos. Esse paciente se apresenta com culpa, pouca energia e diminuição do interesse – que são sintomas de depressão. Pacientes com DE inorgânica podem ser tranquilizados acerca do problema, que provavelmente desaparecerá com o tempo e com um tratamento efetivo para seu transtorno do humor.

Não é provável que esse homem de meia-idade tenha hipogonadismo. Seus testículos têm volume normal e o paciente informa ter desejos sexuais contínuos. Um dos sintomas mais precoces do hipogonadismo é a redução substancial, ou mesmo ausência, de pensamentos sexuais.

O sono desse paciente é ruim; mas ele não está com sobrepeso e informa que não ronca e não tem respiração ofegante, apneia ou sonolência diurna. Depressão é a causa mais provável da fadiga desse paciente, considerando sua culpa, anedonia e DE inorgânica. Embora a DE seja um sinal precoce de prolactinoma, a persistência de ereções noturnas e matinais nesse paciente torna improvável uma causa orgânica. Ademais, o paciente não apresenta outros sintomas de prolactinoma, como dor de cabeça, alterações visuais, ou redução dos pelos corporais e faciais.

PONTO-CHAVE

- Os aspectos característicos da disfunção erétil inorgânica são o súbito surgimento dos sintomas e a persistência de ereções noturnas ou matinais.

Bibliografia

Beckman TJ, Abu-Lebdeh HS, Mynderse LA. Evaluation and medical management of erectile dysfunction. Mayo Clin Proc. 2006 Mar;81(3): 385-90. [PMID: 16529142]

Caso 112   Resposta: C

Objetivo educacional: identificar ameaças à validade de um estudo.

A validade desse estudo pode ser melhorada com a mensuração dos desfechos para os dois grupos de estudo na mesma época. A validade, isto é, a credibilidade dos resultados de determinado estudo, pode ficar ameaçada por muitos fatores, incluindo erros de amostragem, de mensuração e de análise dos dados. Erros sistemáticos são resultantes de um viés que influencia os achados do estudo para certa direção. Um erro sistemático deve ser abordado com a eliminação das fontes de viés; e essa tarefa é um objetivo primário do modelo do estudo. A variação sazonal nos sintomas da asma é fato amplamente reconhecido e, nesse estudo, a separação dos grupos de estudo em meses de verão e de inverno constitui um erro sistemático que poderia ser responsável pelas diferenças nas medidas de pico de fluxo e nos escores para a qualidade de vida entre os grupos. Isso representa um viés possivelmente significativo, que poderia ameaçar a validade dos desfechos do estudo. Portanto, esse estudo poderia ser melhorado com a mensuração dos desfechos para ambos os grupos de estudo na mesma época do ano para que essa fonte potencial de viés fosse eliminada.

A inclusão de pacientes com DPOC no estudo não melhoraria sua validade em relação ao impacto da meditação nos desfechos de pacientes com asma.

O aumento do tamanho da amostra e a precisão das medidas seriam eficazes para a redução do impacto de erros aleatórios, mas não de erros sistemáticos.

PONTO-CHAVE

- O erro sistemático põe em risco a validade de um estudo e deve ser reparado pela eliminação do viés.

Bibliografia

Guyatt GH, Haynes RB, Jaeschke RZ, et al. Users' Guides to the Medical Literature: XXV. Evidence-based medicine: principles for applying the Users' Guides to patient care. Evidence-Based Medicine Working Group. JAMA. 2000 Sep 13;284(10):1290-6. [PMID: 10979117]

Caso 113   Resposta: D

Objetivo educacional: diagnosticar neuronite vestibular.

Essa paciente padece de neuronite vestibular, que se manifesta por uma grave e persistente vertigem periférica não posicional. A neuronite vestibular pode se seguir a uma infecção viral das vias aéreas superiores; acredita-se que essa condição seja causada pela inflamação pós-viral da parte vestibular do nervo craniano VIII. Os sintomas podem ser intensos e prolongados. É comum a ocorrência de náusea e de vômito. Quando a manobra de Dix-Hallpike é executada nesse paciente, os resultados são condizentes com vertigem periférica, com nistagmo que é provocado após um breve período de latência, sendo relativamente grave e de curta duração (< 1 minuto).

Classicamente, vertigem posicional paroxística benigna (VPPB), a causa mais comum de vertigem, é precipitada pelo movimento da cabeça e causada por otólitos que perturbam os receptores sensitivos do labirinto. Em um paciente com VPPB, em geral os episódios de vertigem duram menos de 1 minuto.

Infarto ou hemorragia do tronco cerebral, e também infarto ou hemorragia cerebelar, causam vertigem de origem central. Em casos de vertigem central, não há latência na ocorrência de nistagmo com a aplicação da manobra de Dix-Hallpike. Em comparação com os achados em um paciente com vertigem periférica, em geral o nistagmo dura mais de 1 minuto e os sintomas são menos graves. Com base no histórico e no exame físico, a apresentação do paciente em questão não é compatível com infarto de tronco cerebral.

Labirintite é similar à neuronite vestibular em termos de etiologia e apresentação, exceto que nos casos de labirintite os pacientes exibem deficiência auditiva. A audição está preservada nesse paciente, e isso faz da labirintite um diagnóstico improvável.

PONTO-CHAVE

- Neuronite vestibular se caracteriza por vertigem periférica não posicional aguda, grave e persistente.

Bibliografia
Huh YE, Kim JS. Bedside evaluation of dizzy patients. J Clin Neurol. 2013 Oct;9(4):203-13. [PMID: 24285961]

Caso 114   Resposta: D
Objetivo educacional: orientar o risco de doença cardiovascular e câncer em paciente saudável.

No caso desse paciente não há indicação para a suplementação vitamínica com o objetivo de diminuir o risco de doença cardiovascular e de câncer. Embora um terço dos adultos norte-americanos use suplementos vitamínicos, a U.S. Preventive Services Task Force (USPSTF) concluiu que são insuficientes as evidências para a avaliação do equilíbrio entre benefícios e danos do uso de vitaminas, inclusive combinações de vitamina A, vitamina C e antioxidantes, na prevenção da doença cardiovascular e do câncer. Essa recomendação se aplica às preparações polivitamínicas e às preparações monovitamínicas ou que contenham vitaminas pareadas, com a exceção da vitamina E e betacaroteno. Por causa dos possíveis efeitos adversos associados ao seu uso, a USPSTF faz recomendações específicas contra o uso da vitamina E e do betacaroteno para essas finalidades. Esse paciente deve ser informado que, ao tomar suplementos vitamínicos ou minerais, isso não diminuirá o risco para doença cardiovascular e câncer. Em lugar disso, ele deve continuar a consumir uma dieta balanceada que inclua frutas e vegetais, além de praticar exercício com regularidade.

A suplementação com vitaminas deve ser empregada no tratamento de deficiências conhecidas, ou em situações clínicas nas quais sua eficácia foi demonstrada, como a suplementação com vitamina D em pacientes com osteoporose.

PONTO-CHAVE

- Não foi demonstrado que a suplementação vitamínica, seja com produtos polivitamínicos, seja com preparações monovitamínicas ou com vitaminas pareadas, reduz o risco para doença cardiovascular ou câncer.

Bibliografia
Moyer VA; U.S. Preventive Services Task Force. Vitamin, mineral and multivitamin supplements for the primary prevention of cardiovascular disease and cancer: U.S. Preventive services Task Force recommendation statement. Ann Intern Med. 2014 Apr 15;160(8):558-64. [PMID: 24566474]

Caso 115   Resposta: C
Objetivo educacional: diagnosticar esclerite.

É muito provável que essa paciente esteja com esclerite. Esclerite é uma inflamação das camadas fibrosas do olho, subjacentes à episclera e conjuntiva, e suprajacentes à coroide. Os pacientes afetados podem se apresentar com dor ocular intensa, contínua e perfurante que se irradia para as áreas faciais circunjacentes, vermelhidão, fotofobia e lacrimejamento. Mais comumente, a esclerite afeta ambos os olhos e com frequência piora à noite; e em função da tração dos músculos extraoculares na esclera, a dor frequentemente é pior com os movimentos oculares. A visão pode estar normal, mas o comprometimento pode ser resultante do envolvimento inflamatório de estruturas oculares adjacentes, ou perda da integridade do globo. Aproximadamente 50% dos pacientes com esclerite também padecem de uma doença sistêmica subjacente, como algum distúrbio inflamatório do tecido conjuntivo (artrite reumatoide) ou infecção (tuberculose). Considerando que a esclerite pode ser uma condição com risco para a visão, sua ocorrência implica encaminhamento urgente para um oftalmologista para avaliação e tratamento mais aprofundados.

A episclera é uma estrutura fibroelástica vascular, posicionada anteriormente à esclera. A inflamação da episclera, ou episclerite, está associada com menos frequência a dor ou fotofobia, como foi observado nesse paciente, porém mais amiúde com vermelhidão, irritação e lacrimejamento. Em geral, esse histórico é mais útil na diferenciação entre esclerite e episclerite, pois pode ser difícil a distinção dessas condições exclusivamente pelo exame físico. Episclerite também está (raramente) associada a risco para comprometimento da visão.

A ceratoconjuntivite seca (xeroftalmia, olho seco) vem acompanhada dos sintomas de ressecamento, irritação e queimação. Essa paciente não tem apresentação condizente com xeroftalmia.

Pacientes com hemorragia subconjuntival se apresentam com manchas avermelhadas (causadas por sangue que extravasou), tipicamente confinadas a determinada área da conjuntiva. A hemorragia subconjuntival é indolor, ocorre espontaneamente e desaparece dentro de algumas semanas. A dor intensa no olho sentida pelo paciente, a vermelhidão difusa e a persistência dos sintomas não indicam o diagnóstico de hemorragia subconjuntival.

> **PONTO-CHAVE**
>
> - Com frequência, casos de esclerite (inflamação dolorosa das camadas fibrosas do olho subjacentes à episclera e à conjuntiva) estão associados a doenças sistêmicas, incluindo distúrbios inflamatórios do tecido conjuntivo e infecções.

Bibliografia

Bal SK, Hollingworth GR. Red eye. BMJ. 2005 Aug 20;331(7514):438. [PMID: 16110072]

Caso 116   Resposta: B

Objetivo educacional: diagnosticar transtorno da personalidade *borderline*.

Essa paciente está sofrendo transtorno da personalidade *borderline* (TPB). As características do TPB são: hipersensibilidade interpessoal (p. ex., relacionamentos intensos e instáveis e esforços intensos para evitar o desamparo), dificuldade em controlar emoções como a raiva, comportamento impulsivo ou destrutivo (p. ex., gastar dinheiro, ou praticar sexo promíscuo), gestos suicidas recorrentes e autoimagem instável. TPB pode ser equivocadamente diagnosticado como depressão ou transtorno bipolar. Cerca de 6% dos pacientes de atendimento primário sofrem de TPB. A base fundamental do tratamento para o TPB é a psicoterapia. O tratamento farmacológico do TPB é adjuvante à psicoterapia. Não existem medicações aprovadas pela FDA para transtornos da personalidade; mas medicações são empregadas para o alívio dos sintomas (p. ex., estabilizadores do humor para casos de oscilações do humor e impulsividade).

Pacientes com transtorno bipolar relatam sintomas neurovegetativos diferentes dos informados por pacientes com TPB, como uma diminuição da necessidade de dormir e acordar com maior energia; esses pacientes relatam aumento nas atividades, mas podem passar de uma coisa para outra sem completar as tarefas e podem se tornar mais sociais ou hipersexuais, mas sem indicação de perda interpessoal. Com frequência o paciente fala alto e sua fala está repleta de piadas e trocadilhos; esse paciente pode se mostrar distraído, respondendo a estímulos irrelevantes. Pacientes com TPB tendem a se comportar de maneira raivosa, impulsiva, ou autodestrutiva no contexto de uma perda interpessoal real ou percebida; esse padrão não se verifica em pacientes com transtorno bipolar.

Humor deprimido, anedonia, falta de motivação, falta de energia ou reatividade do humor, excesso no consumo de alimentos e sono excessivo são características típicas de um transtorno depressivo. Muitas vezes as depressões do TPB se caracterizam por sentimentos de vazio; com frequência o humor do paciente melhora depois de se reunir com um parceiro "perdido" ou de encontrar um novo amor.

Transtorno de ansiedade generalizada (TAG) se caracteriza por uma ansiedade excessiva e pela preocupação relacionada a diversos eventos ou atividades na maioria dos dias durante um mínimo de 6 meses, com dificuldade para o controle da preocupação. Os sintomas associados são fadiga, irritabilidade, inquietude, insônia e dificuldade de concentração. Com frequência tais pacientes apresentam comorbidade, como transtornos da ansiedade, depressão, ou abuso de droga. Muitas vezes, pacientes com TAG se apresentam com sintomas somatoformes, o que pode torná-los grandes usuários dos recursos do atendimento clínico. A paciente em questão não exibe nenhum desses sintomas, o que torna improvável esse diagnóstico.

> **PONTO-CHAVE**
>
> - As características do transtorno da personalidade *borderline* incluem hipersensibilidade interpessoal, dificuldade em controlar emoções como a raiva, comportamento impulsivo e destrutivo, gestos suicidas recorrentes e autoimagem instável.

Bibliografia

Gunderson JG. Clinical practice. Borderline personality disorder. N Engl J Med. 2011 May 26;364(21):2037-42. [PMID: 21612472]

Caso 117   Resposta: B

Objetivo educacional: avaliar o risco cardiovascular em paciente com disfunção erétil antes de começar a terapia.

A ação mais indicada para dar prosseguimento ao tratamento é um teste de esforço cardíaco para esse paciente com disfunção erétil (DE) e com sintomas indicativos de doença cardiovascular. A terapia de primeira linha para DE consiste na modificação do estilo de vida (abandono do tabagismo, exercício e perda de peso) e tratamento com inibidor da fosfodiesterase do tipo 5 (PDE-5). DE e doença cardiovascular compartilham muitos fatores de risco (diabetes melito, hiperlipidemia e hipertensão), e a DE em si mesma é um fator de risco cardíaco preditor independente de mortalidade; a DE confere um risco semelhante ao que incide em fumantes moderados. Assim, antes de dar início ao tratamento com um inibidor de PDE-5, é importante uma avaliação do risco cardiovascular e da segurança para a atividade sexual. Em geral, tal objetivo pode ser concretizado com o uso das orientações estabelecidos pela Third Princeton Consensus Conference. O paciente em questão sofre de dispneia de esforço e fadiga que desaparecem com repouso, o que torna maior a possibilidade de cardiopatia isquêmica. Em consequência, esse paciente deve ser submetido a um teste de esforço cardíaco, especialmente antes de considerar o tratamento clínico para DE.

Pacientes com sintomas de cardiopatia isquêmica devem passar por um teste de esforço antes do início de um inibidor de PDE-5, como o tadalafil. Se o teste de esforço demonstrar que o paciente pode alcançar 5-6 equivalentes metabólicos sem isquemia, considera-se como baixo o risco do paciente para eventos cardiovasculares com o tratamento com o inibidor de PDE-5 e com a prática sexual. Dentro desse raciocínio, esse paciente já está tomando tansulosina, um alfa-bloqueador, e tem pressão arterial normal. Medicações inibidoras de PDE-5 e alfa-bloqueadores devem ser combinadas com cautela em função do risco de ocorrência de uma hipotensão profunda.

No paciente em questão, não há necessidade de uma avaliação psiquiátrica, pois não estão presentes sintomas evidentes de transtorno do humor. As características de seu histórico sexual indicativas de inexistência de transtorno do humor são as relações interpessoais intactas, forte libido, surgimento gradual de disfunção erétil e desaparecimento das ereções noturnas.

Em praticamente um terço dos homens obesos ocorrerá melhora nos sintomas de DE simplesmente com a prática regular de exercícios e com a perda de peso. Diante disso, devem ser feitas tentativas para que o IMC caia para menos de 30. Mas a perda de peso não é o próximo passo mais apropriado no tratamento desse paciente com leve sobrepeso, que pode estar padecendo de doença arterial coronariana não tratada.

PONTO-CHAVE

- Tendo em vista que a disfunção erétil compartilha muitos fatores de risco com doença cardiovascular aterosclerótica e, em si mesma, é um fator de risco independente, deve ser efetuada uma avaliação do risco cardiovascular do paciente antes que seja receitado um inibidor da fosfodiesterase tipo 5 para tratamento da disfunção erétil.

Bibliografia

Nehra A, Jackson G, Miner M, et al. The Princeton III Consensus recommendations for the management of erectile dysfunction and cardiovascular disease. Mayo Clin Proc. 2012 Aug;87(8):766-78. [PMID: 22862865]

Caso 118   Resposta: B

Objetivo educacional: identificar transtorno do espectro autista.

Esse paciente satisfaz aos critérios para transtorno do espectro de autismo (TEA). TEA engloba um grupo de condições heterogêneas caracterizadas por (1) déficits persistentes na comunicação e na interação social associados ao comprometimento funcional, e (2) interesses e comportamentos repetitivos inflexíveis e não funcionais frequentemente limitados. Os problemas persistentes desse paciente com a comunicação social e com a interação, inclusive a dificuldade com os relacionamentos e com a leitura da linguagem corporal, a adesão às rotinas e comportamentos repetitivos, são compatíveis com esse diagnóstico. O DSM-5 eliminou as subclassificações do autismo (inclusive síndrome de Asperger) e fundiu todas as entidades relacionadas no TEA.

Transtorno da personalidade antissocial se caracteriza pela ausência de remorso e desconsideração com terceiros. Habitualmente, pacientes portadores desse transtorno não têm nenhum respeito pelo que é certo e pelo que é errado. Embora esse paciente demonstre dificuldade com os relacionamentos sociais, seus sintomas não são consistentes com transtorno de personalidade antissocial.

Embora a insistência desse paciente em ligar e desligar a luz três vezes e, à noite, alinhar seus cordões de sapato possam ser classificadas como obsessões, sua dificuldade com as relações sociais e com a comunicação torna esses achados clínicos mais consistentes com autismo, não com transtorno obsessivo-compulsivo.

O transtorno da ansiedade social se caracteriza pela presença de uma ansiedade grave e persistente com relação a situações sociais, inclusive falar em público e conhecer novas pessoas. Pacientes com esse transtorno também podem ter dificuldade com as relações sociais, acompanhada por uma ansiedade significativa e frequentemente debilitante. Mas pacientes acometidos por transtorno da ansiedade social não exibem os comportamentos limitados ou repetitivos associados ao autismo, como foi observado no paciente em questão.

PONTO-CHAVE

- O transtorno do espectro autista engloba um grupo de condições heterogêneas caracterizadas por interesses e comportamentos repetitivos e por déficits persistentes na comunicação e na interação social associados ao comprometimento funcional.

Bibliografia

Lai MC, Lombardo MV, Baron-Cohen S. Autism. Lancet. 2014 Mar 8;383(9920):896-910. [PMID: 24074734]

Caso 119   Resposta: B

Objetivo educacional: prevenir candidíase vulvovaginal recorrente.

Para essa paciente, a recomendação mais apropriada é um tratamento prolongado com terapêutica antifúngica, com o objetivo de diminuir o risco de candidíase vulvovaginal (CVV) recorrente. Embora CVV ocorra comumente, uma CVV complicada é recorrente (definido como quatro ou mais episódios em 1 ano), caracterizada por sintomas mais graves, ou pode ser causada por uma cândida não *albicans*, como a *Candida glabrata*. Uma complicação da infecção pode ocorrer em mulheres gestantes, com diabetes melito não controlado, ou imunossuprimidas, mas também pode ocorrer em pacientes sem problemas clínicos associados, como a paciente em questão. Em mulheres com CVV complicada, talvez haja necessidade de um tratamento mais prolongado de infecção recorrente, para que haja alívio dos sintomas e cura. Ao que parece, a terapêutica antifúngica de curso prolongado diminui o risco de recorrência; além disso, são mínimas as evidências sugestivas de que um tratamento mais prolongado aumenta o nível de resistência fúngica a agentes antimicrobianos. Entretanto, ainda não foram definidos nem o regime antifúngico, nem o prazo para a medicação.

Ainda não ficou esclarecido o papel da atividade sexual em casos recorrentes de CVV, e existem evidências ambíguas de que o tratamento do parceiro sexual para *Candida* resulta em benefício por diminuir o risco de infecção recorrente. Diante disso, não é recomendável que o parceiro sexual dessa paciente seja tratado na ausência de sintomas.

Algumas vezes, pacientes tomam o probióticos *Lactobacillus* por via oral ou intravaginal na tentativa de diminuir a colonização da vagina por *Candida*, o que reduziria o risco de CVV recorrente. Contudo, contamos com poucos dados que sugerem que mulheres com CVV apresentam deficiência de lactobacilos, ou que a tentativa de redução de *Candida* vaginal por esse método seja efetiva em termos da diminuição da CVV recorrente. Portanto, esse não é um método recomendável para a prevenção de infecções recorrentes.

Embora métodos anticoncepcionais permanentes (p. ex., esponjas vaginais, diafragmas e dispositivos intrauterinos) tenham sido consistentemente associados à colonização por *Candida*, não se deve esperar que a troca para um método anticoncepcional alternativo traga benefícios em termos da redução das infecções nessa paciente.

> **PONTO-CHAVE**
> - Agentes antifúngicos em tratamento prolongado podem ajudar a diminuir o risco de candidíase vulvovaginal recorrente.

Bibliografia
Achkar JM, Fries BC. Candida infections of the genitourinary tract. Clin Microbiol Rev. 2010 Apr;23(2):253-73. [PMID: 20375352]

Caso 120   Resposta: D

Objetivo educacional: diagnosticar descolamento de retina.

É muito provável que esse paciente tenha descolamento de retina. Esse problema, que acomete sobretudo os pacientes com miopia, acontece quando a camada neurossensorial da retina se separa da camada do epitélio pigmentar da retina e da coroide. Os achados característicos do descolamento de retina são a presença de "moscas volantes" (*floaters*), *flashes* luminosos (fotopsias) e "rabiscos", seguidos por uma perda súbita do campo visual periférico que lembra uma cortina negra e que evolui até abranger todo o campo visual. A fisiopatologia do descolamento de retina regmatogênico envolve o descolamento do vítreo posterior (DVP), que tipicamente ocorre em pessoas com 50-75 anos. Em geral, os sintomas evoluem ao longo de um período de 1 semana a 3 meses e podem levar à cegueira. Pacientes com descolamento de retina devem ser avaliados em regime de urgência por um oftalmologista.

Degeneração macular relacionada à idade (DMRI) é uma causa importante de cegueira em pacientes idosos. Em casos de DMRI seca, ocorre depósito de material extracelular (drusas) na região macular de um ou de ambos os olhos. Com frequência os pacientes informam perda gradual da visão. Em casos de DMRI úmida, pacientes com DMRI seca preexistente evoluirão para o desenvolvimento de neovascularização sub-retiniana. O sangramento e a exsudação desses vasos resultam em turvação ou distorção indolor e súbita (ou com surgimento rápido, ao longo de semanas) da visão central. A DMRI úmida ocasiona perda grave de visão. A perda da visão periférica do paciente em questão e a presença de *floaters* e de fotopsias não são achados consistentes com DMRI.

Em geral, pacientes com oclusão de ramo venoso da retina, que é causada pela compressão arterial dessa veia, são assintomáticos. O exame fundoscópico pode revelar um defeito pupilar aferente, congestão das veias da retina, hemorragias retinianas dispersas e manchas algodonosas na região da oclusão – achados que não estão presentes no paciente em questão.

A oclusão de artéria central da retina (OACR) é causada por vasoespasmo ou por êmbolos. Habitualmente, pacientes com OACR são pessoas idosas que se apresentam com perda grave e súbita da visão. Ao exame fundoscópico, os achados são defeito pupilar aferente relativo e fóvea vermelho-cereja, que se acentua por uma retina pálida; o paciente em questão não apresenta tais achados.

> **PONTO-CHAVE**
> - O descolamento de retina, que ocorre sobretudo em pacientes com miopia, se caracteriza pela presença de "moscas volantes" (*floaters*), fotopsias e "rabiscos" e, em seguida, por uma deficiência súbita do campo visual periférico que lembra uma cortina negra e que evolui até abranger o campo de visão periférico.

Bibliografia
Lee E, Dogramaci M, Williamson T. Displacement of the retina. Ophthalmology. 2012 Jan;119(1):206.e1; resposta dos autores 206-7. [PMID: 22214956]

Caso 121   Resposta: D

Objetivo educacional: diagnosticar estenose espinal.

A causa mais provável dos sintomas desse paciente é uma estenose espinal. A estenose espinal é causada pelo estreitamento do canal vertebral, geralmente em decorrência de artrite degenerativa da coluna vertebral, o que provoca compressão mecânica e isquemia das raízes nervosas da região lombossacral da coluna vertebral. As manifestações clínicas da estenose espinal são um desconforto lombar que se agrava progressivamente e dores intensas nas pernas, que tendem a ser minimizadas com a flexão da região lombar (o que faz com que o paciente se incline para a frente) e pioram com a extensão da coluna vertebral (p. ex., quando o paciente fica em pé ou sobe degraus). As radiografias simples podem revelar alterações degenerativas na estrutura mecânica da região lombossacral da coluna vertebral; contudo, um estudo de TC poderá ter mais utilidade para a definição das alterações ósseas; IRM é o estudo de escolha para a avaliação das estruturas nervosas na região lombar. É importante ter em mente que a estenose espinal pode ser detectada por acaso em um número substancial de pacientes assintomáticos que passam por um estudo de imagem por outras razões e nos quais o grau de estenose não prognostica a ocorrência de sintomas. Portanto, na ausência de sintomas ou de achados clínicos possivelmente associados, apenas esse achado não impõe uma avaliação mais aprofundada.

Fraturas por compressão podem causar dor lombar e, se forem graves, poderão causar compressão nervosa e radiculopatia. Mas esse paciente não apresenta fatores de risco evidentes para fratura por compressão (p. ex., trauma, uso de glicocorticoide, ou osteoporose) e os sintomas associados a uma fratura de compressão tendem a surgir agudamente (não são progressivos, como ocorre no paciente em questão), com sensibilidade pontual significativa sobre a coluna vertebral ao nível da fratura. Ademais, os sintomas associados a uma fratura de compressão tendem a ser menos posicionais em comparação com a sintomatologia observada em casos de estenose espinal.

A osteoartrite do quadril pode sofrer agravamento com a deambulação, e a dor pode se irradiar posteriormente na direção da região lombar e da virilha. Contudo, essa condição não explicaria os sintomas de membro inferior nesse paciente e outros achados posicionais.

Em alguns casos, os sintomas associados à estenose espinal são denominados pseudoclaudicação, por piorarem com a deambulação e melhorarem com repouso, de modo parecido com os sintomas da claudicação causada por arteriopatia periférica. Mas em geral essas condições são diferenciadas pelo fato de que os sintomas da claudicação vascular não tendem a piorar na posição em pé ou com a extensão da coluna vertebral. Além do mais, esse paciente não apresenta fatores de risco evidentes para arteriopatia periférica.

PONTO-CHAVE

- A estenose espinal se caracteriza pela pseudoclaudicação e por uma dor intensa nas pernas, que desaparece na posição sentada e que pode ser aliviada quando o paciente se inclina para a frente.

Bibliografia
Berger D. Leg discomfort: beyond the joints. Med Clin North Am. 2014 May;98(3):429-44. [PMID: 24758955]

Caso 122 Resposta: D
Objetivo educacional: tratar paciente com sintomas clinicamente inexplicáveis.

O tratamento mais adequado para essa paciente que passou por profunda avaliação de numerosos sintomas inespecíficos e que apropriadamente foi diagnosticada com sintomas clinicamente inexplicáveis (SCI) consiste em consultas periódicas com seu clínico. A base fundamental do tratamento consiste na marcação regular de consultas de acompanhamento consistentes, com obtenção de um histórico e exame físico breves e enfocados, em vez de consultas *ad hoc* não programadas para tratamento de crise. As consultas periódicas possibilitam o crescimento do relacionamento entre médico e paciente e a chance de discutir o diagnóstico e os sintomas específicos com o paciente, com a antecipação de problemas e outros aspectos potenciais. Os sintomas dessa paciente são persistentes, mas não progressivos e, nos exames, ou nos estudos diagnósticos precedentes, não houve achados patológicos concomitantes. Ademais, os sintomas da paciente em questão têm afetado de maneira adversa sua qualidade de vida, e as tentativas precedentes com medicação antidepressiva foram malsucedidas. Embora o tratamento conjunto com o psiquiatra possa trazer benefícios no plano terapêutico de alguns pacientes com SCI, o clínico assume o papel central; essa deve ser a abordagem mais apropriada ao tratamento dessa paciente.

Não é recomendável o uso de benzodiazepínicos de ação prolongada em pacientes com SCI, porque não ficou comprovado qualquer benefício com o uso desses agentes no tratamento dos sintomas; por outro lado, seus efeitos sedativos e o risco de dependência superam qualquer possível benefício.

Em geral, testes neuropsicológicos são realizados com o objetivo de avaliar de modo mais aprofundado a disfunção cognitiva, mas tais testes são desnecessários na paciente em questão, que se apresenta com função cognitiva clinicamente normal.

A fisioterapia pode ser benéfica em pacientes com sintomas musculoesqueléticos importantes. Mas esses sintomas estão ausentes na paciente em questão e, além disso, a fisioterapia não suplantaria o papel fundamental das consultas regulares com o clínico.

PONTO-CHAVE

- Consultas de acompanhamento consistentes e periódicas, com obtenção de histórico e exame físico breves e focalizados, constituem a base fundamental do tratamento de pacientes com sintomas clinicamente inexplicáveis.

Bibliografia
Isaac ML, Paauw DS. Medically unexplained symptoms. Med Clin North Am. 2014 May;98:663-72. [PMID: 24758967]

Caso 123 Resposta: C
Objetivo educacional: tratar paciente com abstinência alcoólica.

Lorazepam é o tratamento mais apropriado para esse paciente com abstinência alcoólica e doença hepática crônica. Os sintomas da abstinência alcoólica podem ter início dentro de 4 horas até alguns dias depois da última dose. O álcool ativa os mesmos receptores que o ácido gama-aminobutírico, que é o principal neurotransmissor inibitório no cérebro, causando depressão do sistema nervoso central. Em um quadro no qual o etanol está presente em um bebedor contumaz com suficiente frequência para que ocorram tolerância e dependência, a súbita descontinuação da bebida gera um estado de hiperatividade do sistema nervoso central que pode pôr em risco a vida do paciente. Os sintomas iniciais são agitação, tremores, dor de cabeça e sintomas de hiperatividade autônoma (febre, diaforese, taquicardia e hipertensão). À medida que a abstinência passa a ser mais grave, os pacientes podem sofrer convulsões e/ou alucinações, habitualmente dentro de 12-24 horas de abstinência. *Delirium tremens* é uma síndrome sistêmica caracterizada por hipertensão, taquicardia, diaforese, febre, desorientação e alucinações. Em geral, o início ocorre 48-96 horas depois da última dose e em alguns casos persiste por muitos dias. Benzodiazepínicos constituem o tratamento de escolha para abstinência alcoólica. Tiamina, glicose e folato são rotineiramente suplementados, e a nutrição deve ser instituída logo.

Todos os benzodiazepínicos parecem ter eficácia similar em termos da redução dos sinais e sintomas de abstinência alcoólica. Agentes de ação mais prolongada, como o clordiazepóxido, podem ser mais efetivos na prevenção de convulsões, mas podem representar risco de sedação excessiva em adultos idosos e em pacientes com doença hepática importante, como é o caso nesse paciente. Deve-se dar preferência a benzodiazepínicos de curta ação, como o lorazepam, em lugar dos benzodiazepínicos de ação prolongada em pacientes com doença hepática, porque os benzodiazepínicos de curta ação causam menor acúmulo de metabólitos no fígado. Nesse paciente, a administração de um benzodiazepínico não só ajudará no controle dos seus sintomas, como também ajudará a evitar que evolua para uma abstinência alcoólica grave.

Clonidina e betabloqueadores, como o propranolol, têm sido utilizados como terapia adjuvante em casos de abstinência alcoólica, pois tais agentes reduzem os sintomas de abstinência relacionados à hiperatividade autônoma. Mas são poucas as evidências de que qualquer dessas medicações reduza ou evite convulsões e o "*delirium*".

PONTO-CHAVE
- Benzodiazepínicos são o tratamento de escolha para a abstinência alcoólica.

Bibliografia
Kosten TR, O'Connor PG. Management of drug and alcohol withdrawal. N Engl J Med. 2003 May 1;348(18):1786-95. [PMID: 12724485]

Caso 124   Resposta: D
Objetivo educacional: avaliar paciente obeso.

A estratégia para estratificação de risco cardiovascular mais apropriada para esse paciente obeso é medir a circunferência abdominal. A American Heart Association, o American College of Cardiology e a The Obesity Society (AHA/ACC/TOS) recomendam que, no tratamento do sobrepeso e da obesidade, se faça o rastreamento com o cálculo do IMC em consultas anuais, ou com maior frequência. Além disso, essas instituições recomendam a mensuração da circunferência abdominal no nível da crista ilíaca dos pacientes com sobrepeso e obesos. (Não há necessidade de medir a circunferência abdominal em pacientes com IMC > 35, pois provavelmente a circunferência abdominal será elevada.) Adiposidade central (circunferência abdominal > 102 cm em homens e > 88 cm em mulheres) está associada a maior risco para hipertensão, diabetes melito tipo 2 e cardiopatia coronariana, independentemente do IMC. Em conjunto, IMC e circunferência abdominal são indicadores que podem ser empregados na estratificação do risco para os pacientes.

Em geral, há indicação para um teste de esforço a fim de avaliar a dor no peito em indivíduos sintomáticos. Esse paciente está assintomático e provavelmente tem baixo risco para cardiopatia coronariana. Portanto, não há indicações para um teste de esforço.

Embora o paciente informe roncos ocasionais, relata ter sono reparador e não ter hiper-sonolência diurna, achados que seriam sugestivos de apneia obstrutiva do sono. Portanto, não há indicação para oximetria noturna ou polissonografia.

Nesse paciente, não se deve fazer rastreamento com eletrocardiografia em repouso. O American College of Physicians recomenda especificamente que não se faça rastreamento em adultos de baixo risco e assintomáticos para cardiopatia isquêmica com eletrocardiografia em repouso ou de esforço, ecocardiografia de esforço, ou estudos de imagem de esforço com perfusão de miocárdio. Em vez desses procedimentos, o clínico deve cuidar dos fatores de risco cardiovasculares modificáveis, como obesidade, tabagismo, hipertensão, hiperlipidemia e diabetes; além disso, deve incentivar o paciente para que adote uma dieta saudável e pratique exercícios em nível apropriado.

Juntamente com o histórico e o exame físico, as recomendações para obesidade da AHA/ACC/TOS preconizam avaliações clínicas e laboratoriais, inclusive com determinação da pressão arterial, níveis plasmáticos de glicose e de lipídios em jejum para pacientes com sobrepeso e obesos, com o objetivo de avaliar os fatores de risco cardiovasculares e comorbidades associadas à obesidade.

PONTO-CHAVE
- Adiposidade central aumenta o risco para hipertensão, diabetes melito tipo 2 e cardiopatia coronariana. Em pacientes obesos e com sobrepeso, a mensuração da circunferência abdominal é uma forma com bom custo-benefício para a estratificação do risco para os pacientes.

Bibliografia
Jensen MD, Ryan DH, Apovian CM, et al; American College of Cardiology/American Heart Association Task Force on Practice Guidelines; Obesity Society. 2013 AHA/ACC/TOS guideline for the management of overweight and obesity in adults: a report of the American College of Cardiology/American Heart Association Task Force on Practice Guidelines and The Obesity Society. J Am Coll Cardiol. 2014 Jul 1;63(25 Pt B):2985-3023. Errata em: J Am Coll Cardiol. 2014 Jul 1;63(25 Pt B):3029-3030. [PMID: 24239920]

Caso 125   Resposta: C
Objetivo educacional: monitorar a terapia com estatina em paciente assintomático com hiperlipidemia.

Um perfil lipídico em jejum é o estudo laboratorial mais apropriado para esse paciente. Ele se apresenta com um histórico de doença cardiovascular aterosclerótica e está sendo tratado com terapia de alta intensidade com uma estatina de acordo com as orientações do American College of Cardiology/American Heart Association para tratamento do colesterol. Antes de dar início à terapia com estatina, deve ser obtido um painel lipídico com o paciente em jejum, que consiste em colesterol total, triglicérides, HDL-colesterol e LDL-colesterol. Embora não haja ajuste da terapia para que sejam atingidos níveis específicos de LDL-colesterol, será apropriado obter um novo perfil lipídico em jejum 1-3 meses após o início da terapia com estatina para que seja determinada a adesão do paciente à medicação e a eficácia do tratamento, que fica definida como uma redução ≥ 50% no nível de LDL-colesterol em comparação com o nível basal anterior ao tratamento. A monitoração subsequente da terapia com estatina deve ser individualizada, mas em pacientes tratados com uma dose estável, as orientações recomendam a realização de novos testes a intervalos de 3-12 meses.

Antes do começo do tratamento, é preciso obter um nível de alanina aminotransferase com o objetivo de excluir doença hepática não diagnosticada; contudo, com base no baixo risco de hepatotoxicidade, a FDA suprimiu a sugestão de uma determinação das enzimas hepáticas durante a terapia com estatina. Se o paciente vier a demonstrar sintomas sugestivos de disfunção hepática (fadiga, anorexia, icterícia, náusea ou dor abdominal), será apropriada a avaliação das aminotransferase hepáticas.

Uma avaliação basal do nível de creatinofosfoquinase terá utilidade para pacientes com histórico familiar de miopatia, ou com fatores de risco para miopatia induzida por estatina (p. ex., tratamento simultâneo com medicações que alteram o metabolismo das estatinas). A avaliação rotineira da creatina quinase pouco representa em termos de ganhos e, além disso, seu custo-benefício é baixo, pois a incidência de miopatia é relativamente rara. Para esse paciente sem sintomas ou fatores de risco para miopatia, não há indicação para uma determinação inicial de creatina quinase, nem desse estudo durante o tratamento com a estatina.

A obtenção de um nível elevado de proteína C reativa de alta sensibilidade é fator de risco para doença cardiovascular e pode ser útil em pacientes para os quais não se tem certeza acerca de qual a melhor abordagem terapêutica para a hiperlipidemia. Contudo, esse paciente tem clara indicação para a terapia de alta intensidade com estatina, com base em sua doença cardiovascular aterosclerótica clínica. Portanto, não há indicação para um teste de proteína C reativa de alta sensibilidade.

PONTO-CHAVE

- Deve ser obtido um novo perfil lipídico em jejum 1-3 meses após o início da terapia com estatina para que seja determinada a adesão do paciente à medicação e a eficácia do tratamento.

Bibliografia

Stone NJ, Robinson JG, Lichtenstein AH, et al; American College of Cardiology/American Heart Association Task Force on Practice Guidelines. 2013 ACC/AHA guideline on the treatment of blood cholesterol to reduce atherosclerotic cardiovascular risk in adults: a report of the American College of Cardiology/American Heart Association Task Force on Practice Guidelines. Circulation. 2014 Jun 24;129(25 Suppl 2):S1-45. Errata em: Circulation. 2014 Jun 24;129(25 Suppl 2):S46-8. [PMID: 24222016]

Caso 126   Resposta: D

Objetivo educacional: orientar o rastreamento de câncer de colo do útero em mulher idosa.

Nessa paciente, o rastreamento para câncer de colo do útero, com a realização de testes de Papanicolaou e do papilomavírus humano (HPV), deve ser descontinuado. O rastreamento para câncer de colo do útero pode ser interrompido em mulheres com ≥ 65 anos que tenham passado anteriormente por um rastreamento adequado, que consistiu em três testes de Papanicolaou consecutivos negativos, ou em dois testes de Papanicolaou + HPV consecutivos negativos dentro dos últimos 10 anos. O teste mais recente deve ter sido realizado dentro dos últimos 5 anos. Essa paciente satisfaz a esses critérios; seus rastreamentos com o teste de Papanicolaou foram consistentemente negativos; o último desses estudos foi obtido há 2 anos. A American Cancer Society recomenda que o rastreamento seja descontinuado em mulheres com > 65 anos, mesmo naquelas que tenham um novo parceiro sexual. Independentemente da idade, não se deve fazer rastreamento de mulheres que tenham sido submetidas a uma histerectomia com remoção do colo do útero por razões benignas (sem histórico de lesões pré-cancerosas de alto grau, ou de câncer de colo do útero). Nesse grupo, estão incluídas mulheres que passaram por uma histerectomia com remoção do colo durante uma cirurgia para câncer de ovário ou endométrio, pois tais pacientes não são consideradas como de alto risco para câncer de colo do útero.

Em mulheres com ≥ 65 anos em alto risco para câncer de colo do útero, como mulheres imunocomprometidas (p. ex., com infecção pelo HIV), mulheres com exposição *in utero* ao dietilestilbestrol (DES) e mulheres que já tenham sido tratadas de lesão pré-cancerosa de alto grau, o rastreamento deverá ter continuidade.

PONTO-CHAVE

- O rastreamento para câncer de colo do útero pode ser interrompido em mulheres ≥ 65 anos que tenham passado anteriormente por três testes de Papanicolaou consecutivos negativos, ou em dois testes de Papanicolaou + papilomavírus humano consecutivos negativos dentro dos últimos 10 anos. O teste mais recente deve ter sido realizado dentro dos últimos 5 anos.

Bibliografia

Moyer VA; U.S. Preventive Services Task Force. Screening for cervical cancer: U.S. Preventive Services Task Force recommendation statement. Ann Intern Med. 2012 Jun 19;156(12):880-91, W312. Errata em: Ann Intern Med. 2013 Jun 4;158(11):852. [PMID: 22711081]

Caso 127   Resposta: D

Objetivo educacional: tratar dor neurogênica crônica no pescoço.

Essa paciente deve ser tratada com gabapentina. Os achados de seu histórico e exame físico são compatíveis com dor neurogênica crônica no pescoço. As características que apoiam esse diagnóstico são a qualidade da dor (em queimação e formigamento), irradiação para os braços, limitação da amplitude de movimento do pescoço e reprodução da dor com a compressão dos nervos espinais com o teste de Spurling. Os achados de força normal da musculatura dos membros superiores, a ausência de hiper-reflexia e de espasticidade nos membros superiores e os resultados da avaliação de imagem tornam improvável um envolvimento da medula espinal, da mesma forma que a falta de evidências de um processo sistêmico, como a malignidade. Frequentemente, pacientes com dor neurogênica crônica no pescoço não respondem aos analgésicos, como o paracetamol, nem a medicações anti-inflamatórias, como os AINE. Mas esses pacientes podem responder a agentes como a gabapentina e antidepressivos tricíclicos.

Em alguns casos, miorrelaxantes como a ciclobenzaprina são usados por pacientes com dores no pescoço e nas costas, sobretudo se estiverem presentes espasmos musculares. Contudo, os miorrelaxantes tendem a ser mais efetivos para a dor aguda do que a crônica e, além disso, têm efeitos colaterais consideráveis, como sedação. Por outro lado, embora benzodiazepínicos como o diazepam tenham propriedades miorrelaxantes, não foi demonstrado que esses fármacos sejam superiores aos miorrelaxantes não benzodiazepínicos; outra preocupação é que tais medicamentos têm maior potencial para abuso. Portanto, em muitos casos essas medicações ficam reservadas para uso em pacientes com espasmos musculares, nos quais outros miorrelaxantes fracassaram. Não haveria indicação para a terapia com um miorrelaxante, sobretudo da classe dos benzodiazepínicos, sem evidência de espasmo muscular significativo associado à dor no pescoço.

Os dados em apoio à eficácia de injeções epidurais de glicocorticoide para dor neurogênica crônica do pescoço são limitados e inconsistentes. Embora essa medicação seja ocasionalmente administrada em pacientes com dor crônica refratária a outras terapias, a FDA publicou uma comunicação sobre segurança farmacológica com relação à injeção epidural de glicocorticoides por causa dos efeitos adversos raros, mas graves. Assim, essa não seria uma intervenção apropriada nessa paciente, que não foi tratada com outras intervenções analgésicas.

Também não há indicação para estudos laboratoriais, como a velocidade de hemossedimentação, na ausência de evidências clínicas de algum distúrbio sistêmico que possa ser a causa da dor no pescoço. Fora isso, essa paciente é mulher saudável e não existe indicação clara para a obtenção de exames laboratoriais como parte da avaliação de sua dor no pescoço.

> **PONTO-CHAVE**
> - Pacientes com dor neurogênica crônica no pescoço podem responder a agentes como a gabapentina e antidepressivos tricíclicos.

Bibliografia

Newman JS, Weissman BN, Angevine PD, et al; Expert Panel on Musculoskeletal Imaging. ACR Appropriateness Criteria®: chronic neck pain. American College of Radiology Web site. Disponível em https://acsearch.acr.org/docs/69426/Narrative/. Acessado em 5 de junho de 2015.

Caso 128   Resposta: A
Objetivo educacional: orientar a tomada de decisão substituta em paciente sem capacidade de tomar decisões.

Deve-se avaliar a compreensão do tomador de decisões substituto com relação ao estado clínico dessa paciente e de seus valores e desejos relativos à saúde previamente expressos. Para pacientes que estejam incapazes para tomar decisões, o decisor substituto não deve decidir com base em seus próprios valores e preferências. Em vez disso, o substituto tem obrigações éticas e legais para a tomada de decisões que estejam fundamentadas nos valores, metas e preferências de saúde do paciente (o conceito de julgamento substituto). Se esses valores, metas e preferência forem desconhecidos, o substituto deverá tomar decisões baseadas no que ele considera atender aos melhores interesses do paciente. Nesse caso, a filha da paciente pode pensar que o prognóstico para sua mãe é sombrio e pode agir com base nessa concepção equivocada. A filha da paciente deve ser envolvida em uma discussão para que seja avaliada a sua compreensão com relação ao estado da paciente e também para o esclarecimento das preferências da paciente sobre a sua saúde, de modo que haja garantia de que a decisão seja compatível com os desejos da paciente previamente expressos.

Nesse caso, não há indicação para a designação de um tutor designado pela justiça, pois a paciente declarou com clareza seus pontos de vista em suas diretivas antecipadas de vontade; as decisões subsequentes com relação à sua saúde serão tomadas por um substituto devidamente nomeado, com base nos desejos da paciente. A abordagem mais apropriada consiste em explorar a compreensão da filha com respeito ao estado clínico de sua mãe, e também seu entendimento com relação aos desejos e valores relacionados à saúde expressos previamente por sua mãe.

A recusa pela filha da paciente em dar prosseguimento ao tratamento não deve ser sumariamente aceita. Em vez disso, o médico deve determinar o grau de entendimento da filha com relação ao plano terapêutico proposto e sugerir uma recomendação de tratamento que não conflite com os desejos previamente expressos pela paciente. Se as decisões do substituo não parecerem ser compatíveis com os valores ou diretivas prévias do paciente, o clínico deverá proceder com extrema cautela. Consultas éticas ajudam na reconciliação desses conflitos.

> **PONTO-CHAVE**
> - O decisor substituto tem obrigações éticas e legais para tomar decisões fundamentadas nos valores, metas e preferências do paciente com relação à sua saúde.

Bibliografia

Snyder L; American College of Physicians Ethics, Professionalism and Human Rights Committee. American College of Physicians Ethics Manual: sixth edition. Ann Intern Med. 2012 Jan 3;156(1 Pt 2):73-104. [PMID: 22213573]

Caso 129   Resposta: A

Objetivo educacional: avaliar um estudo com uso de redução do risco absoluto.

De acordo com esse estudo, a redução do risco absoluto (RRA) na mortalidade por infarto do miocárdio (IM) depois da medicação com uma estatina durante 5 anos é de 4%.

Com frequência, a eficácia de diferentes intervenções terapêuticas é descrita como diferenças de risco relativo ou absoluto entre grupos em estudo. Comparações relativas confrontam os percentuais de eventos, por exemplo, morte ou complicações, em dois grupos em estudo e, habitualmente, as diferenças entre grupos são relatadas como risco relativo (RR), razão de chances (odds ratio), ou razão de risco. As comparações absolutas, entretanto, representam a diferença absoluta (i. e., total) nos desfechos entre os grupos experimental e de controle. As medidas absolutas também podem ser empregadas no cálculo do número necessário para tratar (NNT), uma estimativa do número de pacientes que devem ficar expostos a determinada intervenção para a expectativa da ocorrência do desfecho estudado. Para a realização dos cálculos para testes diagnósticos e terapêuticas clínicas, será útil a criação de uma tabela (a seguir):

	Doença	
	Sim	Não
Exposição	a	b
Não exposição	c	d

Os dados extraídos desse estudo estão descritos na tabela a seguir:

	Morte por infarto do miocárdio	
	Sim	Não
Estatina	53	1.000
Placebo	93	1.000

Então, pode-se calcular RRA conforme segue:

Taxa de eventos no grupo de controle (TEC) = $c/(c + d)$ = $93/(93 + 1.000)$ = 0,085

Taxa de eventos no grupo experimental (TEE) = $a/(a + b)$ = $53/(53 + 1.000)$ = 0,050

RRA = TEC − TEE = 0,085 − 0,050 = 0,035

NNT = 1/0,035 = 29

A redução do risco relativo (RRR) pode ser calculada conforme segue:

RR = TEE/TEC = 0,050/0,085 = 0,59

RRR = 1 − RR = 1 − 0,59 = 0,41

Uma desvantagem das comparações relativas é a possibilidade de desfechos exagerados, sobretudo se os desfechos forem incomuns. Exemplificando, embora as medicações da classe das estatinas tenham sido associadas a uma RRR = 41% na mortalidade por IM, a RRA foi de apenas 4%.

PONTO-CHAVE

- Uma desvantagem das comparações relativas é a possibilidade de desfechos exagerados, sobretudo se os desfechos forem incomuns; o cálculo da redução do risco absoluto pode fornecer uma estimativa mais realista do risco em comparação com a redução do risco relativo.

Bibliografia

Barratt A, Wyer PC, Hatala R, et al; Evidence-Based Medicine Teaching Tips Working Group. Tips for learners of evidence-based medicine: 1. Relative risk reduction, absolute risk reduction and number needed to treat. CMAJ. 2004 Aug 17;171(4):353-8. [PMID: 15313996]

Caso 130   Resposta: C

Objetivo educacional: diagnosticar transtorno da excitação/interesse sexual.

É mais provável que essa mulher esteja sofrendo de transtorno da excitação/interesse sexual. A paciente informa falta de interesse persistente e diminuição à receptividade da atividade sexual ao longo dos 2 últimos anos; essas ocorrências vêm angustiando-a. A disfunção sexual abrange diversos problemas sexuais, com sobreposição de componentes biológicos, psicológicos e interpessoais. Em vez de categorias diagnósticas discretas, o DSM-5 categoriza a disfunção sexual feminina em domínios amplos, que possibilitam maior complexidade em um diagnóstico. O transtorno da excitação/interesse sexual se caracteriza pela presença de pelo menos três dos sintomas a seguir: falta de interesse sexual, falta de pensamentos ou fantasias sexuais, diminuição da iniciação da atividade sexual ou redução na capacidade de resposta às tentativas de iniciação do parceiro, redução da excitação ou do prazer durante a atividade sexual, diminuição da resposta a estímulos sexuais, ou redução nas sensações durante a atividade sexual; para o diagnóstico, há necessidade da presença de angústia pessoal associada. Ademais, para o estabelecimento de um diagnóstico de disfunção sexual, há necessidade de um período de duração mínimo de 6 meses para que seja feita a diferenciação entre dificuldades sexuais temporárias e uma disfunção mais persistente.

O transtorno da penetração/dor genitopélvica se caracteriza por uma dor urogenital persistente associada à relação sexual que não está ligada exclusivamente à lubrificação inadequada ou a vaginismo. As condições fisiológicas que podem causar dispareunia e dor pélvica são cistite intersticial, aderências pélvicas, infecção e endometriose. A ausência de dor decorrente do ato sexual e a falta de outros sinais e sintomas associados tornam improvável a ocorrência desse transtorno.

Transtorno orgásmico é um atraso persistente ou recorrente do orgasmo, ou sua ausência, em seguida a uma fase de excitação normal. Nessa paciente, a angústia está associada à falta de interesse e à diminuição da libido, e não à ausência de orgasmo; assim, esse é um diagnóstico menos provável.

Vulvodinia é uma síndrome de desconforto ou dor de queimação vulvar ou vestibular persistente, que em geral ocorre na ausência de achados clinicamente identificáveis. A dor é significativa e crônica, mas variável em termos de intensidade, constância e de aspectos provocativos. Sua etiologia é desconhecida. Na paciente em questão, não ocorre sintomatologia de dor e, portanto, esse não é um diagnóstico correto.

> **PONTO-CHAVE**
>
> - O transtorno da excitação/interesse sexual se caracteriza pela falta de interesse ou de excitação sexual; os sintomas devem estar presentes por um mínimo de 6 meses e devem causar angústia pessoal.

Bibliografia

Latif EZ, Diamond MP. Arriving at the diagnosis of female sexual dysfunction. Fertil Steril. 2013 Oct;100(4):898-904. [PMID: 24012196]

Caso 131   Resposta: D
Objetivo educacional: excluir miocardiopatia hipertrófica em atleta do ensino médio.

Para esse paciente não há necessidade de qualquer outro estudo diagnóstico. Para pessoas que devam passar por uma avaliação de pré-participação em prática esportiva, as atuais orientações da American Heart Association consistem em histórico clínico e exame físico em 12 etapas que se concentram no rastreamento cardiovascular. Os elementos desse exame são: obtenção de histórico familiar em busca de evidências de cardiopatia ou morte prematura, avaliação do paciente para sintomas relacionados ao coração (p. ex., quase-síncope/síncope inexplicada, ou fadiga, ou dispneia de esforço) e a realização de um exame físico. Em geral, o achado do exame físico em pacientes com cardiomiopatia hipertrófica (CMH) é um sopro sistólico em crescendo-decrescendo, frequentemente auscultado com mais clareza na borda esternal inferior esquerda, e que se deve à obstrução do trato de efluxo ventricular esquerdo. O sopro da CMH fica mais explícito por manobras que diminuem o retorno venoso (Valsalva) e fica diminuído pelas manobras que aumentam a pré-carga (elevação da perna) ou a pós-carga (aperto de mão). Na ausência de histórico familiar ou de sintomas suspeitos, ou de achados anormais do exame físico, não há indicação para outros exames ou testes, seja por imagens cardiovasculares, seja por eletrocardiografia. Portanto, não há indicação para novos estudos diagnósticos nesse paciente com achados normais no exame físico e sem sintomas ou achados de histórico suspeitos.

Considerando que CMH é a causa mais comum de morte cardíaca súbita em pessoas com < 35 anos, sobretudo durante o treinamento e competições esportivas, frequentemente o enfoque de uma avaliação de pré-participação em esportes recai nesse diagnóstico. Contudo, o uso rotineiro de eletrocardiografia, ecocardiografia, ou do teste eletrocardiográfico de esforço para a exclusão de CMH nos Estados Unidos é provavelmente impraticável, não tem bom custo-benefício comprovado e dependeria de uma infraestrutura considerável que atualmente não existe. Ademais, esse rastreamento também poderia causar danos a muitos jovens atletas por causa de resultados falso-positivos que acarretariam outras avaliações desnecessárias, causariam ansiedade e possivelmente justificariam a desqualificação do esporte. Essas orientações diferem das orientações europeias, onde é comum um eletrocardiograma de 12 derivações ser incorporado nas avaliações de pré-participação esportiva. O rastreamento enfocado fica indicado apenas para parentes de primeiro grau de pacientes com CMH; os intervalos entre rastreamentos tomarão por base a idade, atividade aeróbia, histórico familiar e suspeita clínica. Nesses indivíduos, o rastreamento consiste em eletrocardiografia e um estudo de imagem, além de histórico e exame físico detalhados.

> **PONTO-CHAVE**
>
> - Na ausência de histórico familiar, sintomas suspeitos ou achados anormais no exame físico de um paciente a ser avaliado para pré-participação esportiva, não há indicação para outros estudos com imagens cardiovasculares ou eletrocardiografia com o objetivo de excluir miocardiopatia hipertrófica.

Bibliografia

Maron BJ, Thompson PD, Ackerman MJ, et al; American Heart Association Council on Nutrition, Physical Activity and Metabolism. Recommendations and considerations related to preparticipation screening for cardiovascular abnormalities in competitive athletes: 2007 update: a scientific statement from the American Heart Association Council on Nutrition, Physical Activity and Metabolism: endorsed by the American College of Cardiology Foundation. Circulation. 2007 Mar 27;115(12):1643-55. [PMID: 17353433]

Caso 132   Resposta: D
Objetivo educacional: monitorar paciente com dor crônica não neoplásica em terapia com opioide.

Nesse paciente, o tratamento prolongado com opioide deve ser monitorado com a vigilância de um programa de monitoração de prescrições, caso esse recurso esteja disponível. Programas de monitoração de prescrições são sistemas estatais que coletam informações sobre prescrições para substâncias controladas provenientes das farmácias e dos prescritores e permitem que estes tomem conhecimento do histórico da substância controlada para os pacientes e monitorem o seu uso controlado. Essas informações ajudam na documentação da adesão à medicação e na detecção precoce de possíveis abusos.

Embora haja pouca ou nenhuma evidência em apoio ao tratamento prolongado com opioides para a dor crônica não neoplásica, existem riscos substanciais documentados mesmo em pacientes cooperativos e cuja medicação foi receitada em conformidade com as orientações recomendadas. Diante disso, a decisão de tratar pacientes com a terapia prolongada com opioides deve ser tomada com extremo cuidado. Embora sejam fracas as evidências que demonstram melhores desfechos com as diversas estratégias de diminuição do risco, quase todas as orientações recomendam enfaticamente o uso de um instrumento de avaliação do risco (como o escore DIRE [*Diagnosis, Intractability, Risk, and Efficacy*]; diagnóstico, intratabilidade, risco e eficácia), rastreamento basal de drogas na urina e termos de concordância por escrito.

As orientações também concordam com a necessidade de monitoração da adesão à medicação, na forma de uma vigilância periódica por programas de monitoração de prescrições, com o objetivo de diminuir o abuso de drogas prescritas. Com uma monitoração contínua para adesão, a terapia com opioides poderá ser mantida em populações apropriadas, o que resultará em melhoria do quadro físico funcional e em efeitos adversos mínimos.

Em cada consulta, é recomendável a documentação dos efeitos colaterais dos opioides (deficiência cognitiva, sedação, constipação, quedas), ausência de comportamento aberrante de opioide (perda de prescrições, pedidos antecipados de reabastecimento, vários fornecedores simultâneos de opioides ou a prática de "*doctor shopping*" [consultas a vários médicos em curto espaço de tempo, muitas vezes com aquisição de medicamentos controlados], pacientes que faltam consistentemente às consultas, ou acompanhamento errático) e também da melhora funcional duradoura do paciente, com o objetivo de justificar que, com o prosseguimento da terapia com opioides, o paciente continuará a se beneficiar.

Os especialistas recomendam consultas ambulatoriais frequentes, periódicas e indefinidas, enquanto o paciente permanecer em tratamento com opioides. A avaliação funcional de acompanhamento duas vezes ao ano em um paciente que começou tratamento prolongado com opioides não seria adequada para a monitoração da adesão do paciente à medicação, da adequação das doses, ou dos possíveis efeitos colaterais. Também não seria apropriada a conversão, depois de transcorridos 3 meses, para um acompanhamento conforme a necessidade.

As orientações recomendam a obtenção de estudos urinários basais e periódicos para avaliação da adesão à medicação, mas não há recomendações em favor da realização desses exames a cada consulta.

> **PONTO-CHAVE**
> - Nos pacientes em tratamento prolongado com opioides para dor crônica não cancerosa, a monitoração da adesão, na forma de vigilância periódica com programas de monitoração de prescrições, deve ser realizada com o objetivo de diminuir o abuso de drogas prescritas.

Bibliografia

Manchikanti L, Abdi S, Atluri S, et al; American Society of Interventional Pain Physicians. American Society of Interventional Pain Physicians (ASIPP) guidelines for responsible opioid prescribing in chronic non-cancer pain: Part 2 - guidance. Pain Physician. 2012 Jul;15(3 Suppl):S67-116. [PMID: 22786449]

Caso 133   Resposta: E

Objetivo educacional: tratar hiperlipidemia em paciente com baixo risco para doença cardiovascular aterosclerótica.

A modificação terapêutica do estilo de vida é a terapia mais apropriada para esse paciente. É o elemento essencial do tratamento para todos os pacientes com parâmetros lipídicos elevados, mas é a terapia principal para aqueles com hiperlipidemia sem doença cardiovascular aterosclerótica (DCVA) clínica, diabetes melito, elevação de LDL-colesterol > 190 mg/dL (4,92 mmol/L), ou risco aumentado para ocorrência de DCVA em 10 anos. As orientações terapêuticas da American Heart Association/American College of Cardiology publicadas em 2013 para tratamento com modificação do estilo de vida recomendam enfaticamente que os adultos que sejam beneficiados com a redução do LDL-colesterol (1) consumam uma dieta que valorize vegetais, frutas e cereais integrais e limitem o consumo de doces e carnes vermelhas; (2) tenham como meta a ingestão nutricional de 5-6% de calorias oriundas de gordura saturada; e (3) reduzam o percentual de calorias provenientes de gorduras saturadas e trans. As recomendações com ênfase moderada são a prática de uma atividade física aeróbia (3-4 sessões por semana, com média de 40 minutos por sessão e que envolvam atividade física de intensidade moderada a vigorosa) para a redução do nível de LDL-colesterol, do nível do colesterol não-HDL e da pressão arterial.

Não se deve recomendar ezetimiba como terapia de primeira linha para hiperlipidemia em pacientes com indicação de tratamento, pois há insuficiência de dados sobre a eficácia de ezetimiba na redução do risco de DCVA. Também não há indicação para seu uso em pacientes de baixo risco.

Em pacientes sem DCVA clínico ou diabetes, o tratamento com uma estatina fica geralmente reservado para aqueles com um nível de LDL-colesterol ≥ 190 mg/dL (4,92 mmol/L), ou com um risco estimado de DCVA em 10 anos ≥ 7,5%. Ainda não ficaram estabelecidos os benefícios advindos do tratamento com estatina em pacientes saudáveis com um nível de LDL-colesterol < 190 mg/dL (4,92 mmol/L). Nesse paciente, não seria apropriado o oferecimento da terapia de alta ou de moderada intensidade com uma estatina.

Embora a niacina promova diversos efeitos favoráveis nos lipídios, esse agente é menos eficaz do que as estatinas na prevenção de DCVA e também não é recomendada como terapia de primeira linha para pacientes com indicação de tratamento. Niacina também não seria tratamento apropriado para o paciente em questão, que não apresenta indicação clara para a terapia farmacológica de redução de lipídios.

> **PONTO-CHAVE**
> - Em pacientes com hiperlipidemia, mas sem doença cardiovascular aterosclerótica (DCVA) clínica, diabetes melito, um nível de LDL-colesterol ≥ 190 mg/dL (4,92 mmol/L), ou com risco aumentado para ocorrência de DCVA em 10 anos, a intervenção principal é a modificação terapêutica do estilo de vida para prevenção de DCVA.

Bibliografia

Eckel RH, Jakicic JM, Ard JD, et al; American College of Cardiology/American Heart Association Task Force on Practice Guidelines. 2013 AHA/ACC guideline on lifestyle management to reduce cardiovascular risk: a report of the American College of Cardiology/American Heart Association Task Force on Practice Guidelines. Circulation. 2014 Jun 24;129(25 Suppl 2):S76-99. Errata em: Circulation. 2014 Jun 24;129(25 Suppl 2):S100-1. [PMID: 24222015]

Caso 134   Resposta: D

Objetivo educacional: lidar com a revelação de erro médico a paciente afetado.

O colega do médico responsável deve ser informado do erro médico e devem ser tomadas medidas para que erros futuros sejam evitados. Os médicos são obrigados, ética e legalmente, a divulgar erros médicos aos pacientes. Os erros médicos não representam necessariamente comportamento antiético, negligência, ou má prática; entretanto, a não divulgação desses erros pode representar. A não divulgação, se descoberta, quebra a confiança, gera irritação do paciente e de sua família e aumenta a probabilidade de uma ação legal. Por outro lado, a completa revelação do erro facilita a tomada de decisão informada com relação ao cuidado futuro. Os pacientes que são informados de erros médicos e que recebem desculpas autênticas são mais propensos a perdoar e trabalhar com os cuidadores envolvidos. Nesse caso, o colega que errou ao prescrever trimetoprim-sulfametoxazol deve ser responsabilizado pelo erro. Mas a informação do erro ao colega não é responsabilidade da paciente. Em vez disso, o médico encarregado pelo atendimento tem esse dever e deve responsabilizar o colega (p. ex., tomando medidas que evitem erros futuros).

Embora o farmacêutico compartilhe a responsabilidade pelo erro, atribuir culpas neste momento (antes da realização da investigação) é inapropriado.

O médico responsável pelo atendimento não deve propor a transferência da paciente para os cuidados de um médico em outro hospital, a menos que deixe de existir uma relação terapêutica e de confiança com a paciente, ou se a paciente desejar tal transferência.

PONTO-CHAVE

- Os médicos são obrigados tanto ética como legalmente a divulgar erros médicos aos pacientes.

Bibliografia

Snyder L; American College of Physicians Ethics, Professionalism and Human Rights Committee. American College of Physicians Ethics Manual: sixth edition. Ann Intern Med. 2012 Jan 3;156(1 Pt 2):73-104. [PMID: 22213573]

Caso 135   Resposta: D

Objetivo educacional: orientar a anticoagulação perioperatória em paciente em terapia crônica com varfarina com baixo risco anual de tromboembolia.

Esse paciente deve descontinuar a varfarina 5 dias antes da realização da cirurgia de reparo de hérnia umbilical, mas não há necessidade de anticoagulação de ponte. O paciente tem procedimento invasivo agendado com risco moderado ou alto de sangramento; assim, é preciso que a varfarina seja descontinuada para a cirurgia. A interrupção da varfarina 5 dias antes da cirurgia é medida tipicamente suficiente para assegurar uma IRN normalizada para o procedimento. Para pacientes que necessitem da interrupção da anticoagulação crônica, deve-se determinar a necessidade da anticoagulação de ponte com base no risco tromboembólico do paciente. As modernas próteses mecânicas de valva aórtica apresentam baixo (< 5%) risco anual de tromboembolia; as orientações recomendam não fazer anticoagulação de ponte para pacientes com essas próteses se estiverem em ritmo sinusal e não apresentarem fatores de risco adicionais para tromboembolia arterial. Ainda é objeto de discussão a continuação do ácido acetilsalicílico no período perioperatório em paciente cuja única indicação para terapia antiplaquetária seja uma prótese valvar mecânica. Tanto o American College of Chest Physicians como o American College of Cardiology/American Heart Association sugerem que o ácido acetilsalicílico tenha continuidade ao longo de toda a cirurgia em qualquer paciente para o qual os benefícios da antitrombose suplantem os riscos de sangramento. Se o ácido acetilsalicílico tiver continuidade, o risco de sangramento adicional conferido por essa medicação deve ser levado em consideração por ocasião da tomada de decisão concernente à anticoagulação de ponte.

Tanto a heparina não fracionada intravenosa como a enoxaparina subcutânea em dose terapêutica não são apropriadas nesse paciente. Qualquer dessas medicações é forma aceitável de anticoagulação de ponte para pacientes em risco intermediário ou alto de tromboembolia, mas para pacientes com baixo risco de tromboembolia, as possíveis complicações hemorrágicas da anticoagulação de ponte suplantam a possível prevenção da tromboembolia. Para os pacientes qualificados para a anticoagulação de ponte, com frequência se dá preferência ao uso de heparina de baixo peso molecular (HBPM), pois esse produto pode ser administrado em nível ambulatorial e dispensa monitoração laboratorial; contudo, não contamos com evidências sugestivas de qualquer diferença nos resultados com HBPM ou heparina não fracionada.

Enoxaparina subcutânea em dose profiláctica somente será uma escolha aceitável para a anticoagulação de ponte perioperatória em pacientes de risco intermediário (5-10% para o percentual anual de tromboembolia) tratados com varfarina para um histórico de tromboembolia venosa. Para outras indicações de anticoagulação crônica (fibrilação atrial e valvas cardíacas mecânicas), não existem dados disponíveis que sugiram benefício com o uso da HBPM em dose profiláctica.

PONTO-CHAVE

- Não há indicação para anticoagulação de ponte para pacientes que interrompam a terapia crônica com varfarina antes da cirurgia e que tenham baixo risco anual de tromboembolia.

Bibliografia

Baron TH, Kamath PS, McBane RD. Management of antithrombotic therapy in patients undergoing invasive procedures. N Engl J Med. 2013 May 30;368(22):2113-24. [PMID: 23718166]

Caso 136   Resposta: D

Objetivo educacional: tratar a síndrome de tosse das vias aéreas superiores causada por rinite alérgica.

O tratamento mais apropriado para esse paciente é um corticoide intranasal. Esse paciente se apresenta com tosse crônica (tosse com mais de 8 semanas de duração) causada pela síndrome de tosse das vias aéreas superiores (STAS) associada à rinite alérgica. STAS está associada a condições causadoras de uma produção excessiva de muco nas vias aéreas superiores e gotejamento pós-nasal, o que deflagra a tosse. Rinite alérgica é causa frequente de STAS e provavelmente acomete esse paciente com evidências de alergias sazonais (secreção nasal transparente, gotejamento pós-nasal) e com sintomas que pioram nas estações de pico de casos de alergia (outono e primavera). Pacientes com STAS causada por rinite alérgica respondem satisfatoriamente ao uso de corticoides intranasais, agentes que são considerados como terapia de primeira linha.

Não há indicação para antibióticos nesse paciente, que não apresenta evidências clínicas de sinusite bacteriana aguda ou crônica.

Recomenda-se o uso de anti-histamínicos de primeira geração e da terapia descongestionante para pacientes com STAS causada por rinite não alérgica. Considerando que a apresentação do paciente em questão é típica das alergias sazonais, corticoides intranasais são uma opção mais adequada. Ademais, os efeitos colaterais sistêmicos associados às medicações orais não ocorrem com a administração intranasal.

Embora a tosse possa ser uma manifestação da asma, esse paciente não informa respiração ofegante, mesmo com a prática de exercício, e o exame físico não revelou presença de chiados ou de limitações do fluxo aéreo. Portanto, não há indicação de broncodilatadores.

> **PONTO-CHAVE**
> - Corticoides intranasais são considerados como terapia de primeira linha para pacientes com síndrome de tosse das vias aéreas superiores causada por rinite alérgica; os pacientes não devem ser tratados com antibióticos sem que haja clara evidência de infecção bacteriana.

Bibliografia
Wallace DV, Dykewicz MS, Bernstein DI, et al; Joint Task Force on Practice; American Academy of Allergy; Asthma Immunology; American College of Allergy; Asthma and Immunology; Joint Council of Allergy, Asthma and Immunology. The diagnosis and management of rhinitis: a updated practice parameter. J Allergy Clin Immunol. 2008 Aug;122(2 Suppl):S1-84. Errata em: J Allergy Clin Immunol. 2008 Dec;122(6):1237. [PMID: 18662584]

Caso 137   Resposta: D

Objetivo educacional: tratar obesidade com modificação do estilo de vida.

O médico deve aconselhar esse paciente a reduzir sua ingestão de calorias para que seja mantido um déficit de 500 kcal/d. Com um IMC = 36, esse paciente satisfaz ao critério para obesidade (IMC ≥ 30). Além disso, a circunferência de sua cintura é > 102 cm, o que consiste em fator independentemente associado a aumento do risco cardiovascular. O tratamento de pacientes com sobrepeso e obesos deve ter início com o estabelecimento de uma meta para perda de peso e com um plano terapêutico individualizado. Uma meta razoável é a perda de peso de 0,5-1,0 kg/semana, para uma perda de peso total = 10%. A base fundamental do tratamento da obesidade é a modificação do estilo de vida, que consiste em dieta para perda de peso, aumento na atividade física e terapia comportamental. Além do aumento da atividade física e da implementação da terapia comportamental (que tem por objetivo evitar *fast food* e "lanchinhos" desnecessários), deve ser prescrita uma dieta que mantenha um déficit de 500 kcal/d. A manutenção de um balanço energético continuamente negativo de 500 kcal/d resulta em uma perda de peso aproximada de 0,5 kg/semana. O envolvimento de nutricionistas, fisioterapeutas e terapeutas comportamentais aumentará as chances de sucesso.

Deve-se considerar a realização de cirurgia bariátrica, por exemplo, a aplicação laparoscópica de banda gástrica ajustável ou gastrectomia vertical, em todos os pacientes com IMC ≥ 40 e em pacientes com IMC ≥ 35 com condições comórbidas ligadas à obesidade. No momento, esse paciente não satisfaz aos critérios para cirurgia bariátrica.

De preferência, o tratamento farmacológico é empregado como terapia adjuvante em pacientes com IMC ≥ 30 ou em pacientes com IMC ≥ 27 com comorbidade associadas a sobrepeso ou obesidade e que não conseguiram perder um peso significativo com intervenções abrangentes em seu estilo de vida. Orlistate é um inibidor de lipases gástricas e pancreáticas que promove má absorção de aproximadamente 30% das gorduras ingeridas. Essa medicação pode ser adquirida sem necessidade de receita e por prescrição médica. Se as intervenções no estilo de vida se revelarem ineficazes no tratamento da obesidade, pode-se adicionar um agente farmacológico como o orlistate – mas não como substituto para as intervenções no estilo de vida.

Lorcaserina é outro agente para o emagrecimento que funciona como supressor do apetite mediante a estimulação do receptor 2C da serotonina no cérebro. Contudo, o uso desse agente não seria um próximo passo preferencial no tratamento antes da implementação de intervenções abrangentes no estilo de vida.

> **PONTO-CHAVE**
> - A base fundamental do tratamento da obesidade é a modificação do estilo de vida, que consiste em dieta para perda de peso, aumento na atividade física e terapia comportamental.

Bibliografia
Jensen MD, Ryan DH, Apovian CM, et al; American College of Cardiology/American Heart Association Task Force on Practice Guidelines; Obesity Society. 2013 AHA/ACC/TOS guideline for the management of overweight and obesity in adults: a report of the American College of Cardiology/American Heart Association Task Force on Practice Guidelines and The Obesity Society. J Am Coll Cardiol. 2014 Jul 1;63(25 Pt B):2985-3023. Errata em: J Am Coll Cardiol. 2014 Jul 1;63(25 Pt B):3029-3030. [PMID: 24239920]

Caso 138   Resposta: C

Objetivo educacional: avaliar paciente com hiperplasia prostática benigna.

A obtenção de uma urinálise é a ação mais indicada para dar prosseguimento ao tratamento desse paciente com hiperplasia prostática benigna (HPB), uma causa comum de sintomas do sistema urinário inferior (SSUI). Quase todos os homens com ≥ 60 anos exibem SSUI em grau variável, associados a um aumento no volume da próstata. Os sintomas podem ser leves e consistem em diminuição do fluxo urinário, esvaziamento incompleto da bexiga, frequência urinária e noctúria. Podem ser observados sintomas graves, por exemplo, retenção urinária, urgência e incontinência. Na maioria dos casos, o diagnóstico de HPB fica estabelecido pelo histórico e pelo exame físico, com a exclusão de outras causas potenciais de SSUI, a saber, malignidade (próstata, bexiga), infecção (prostatite, infecções sexualmente transmitidas), causas neurológicas (lesão à medula espinal, AVC, doença de Parkinson), problemas clínicos (diabetes melito mal controlado, hipercalcemia) e comportamentais (consumo de álcool ou de cafeína, consumo excessivo de água). Nos casos em que não haja forte suspeita dessas outras causas, fica recomendada apenas uma urinálise para exclusão de infecção (bactérias e piúria), malignidade (hematúria), ou nefropatia pós-obstrutiva (sedimento urinário ativo). Não há indicação de antígeno específico da próstata como exame de rotina para o diagnóstico ou acompanhamento do curso da HPB, pois seu valor pode estar inconsistentemente elevado por causa da hipertrofia prostática; além disso, níveis elevados de antígeno específico da próstata associados a HPB não têm correlação confiável com SSUI.

A obtenção de um volume aumentado de urina residual pós-eliminação, determinado por cateterização ou ultrassonografia, apoiam a presença de HPB, mas não há necessidade desse estudo para o diagnóstico. Esse estudo também tem sido empregado como indicador de obstrução significativa para a informação de decisões relativas à necessidade de intervenção cirúrgica em pacientes com HPB, embora não existam evidências significativas de que o volume residual pós-eliminação é preditor confiável de resultados cirúrgicos. Considerando que esse paciente não exibe evidência de retenção urinária significativa, a determinação de um volume residual pós-eliminação é dispensável.

Ultrassonografia prostática é um método efetivo para mensurar o volume prostático, ou para avaliar outras anormalidades da próstata, por exemplo, nódulos. Contudo, não há necessidade de medir o volume pela ultrassonografia para o diagnóstico de HPB e esse paciente não apresenta outras indicações para a obtenção de estudos prostáticos de imagem.

Estudos de fluxo urinário constituem uma forma precisa de determinar a obstrução infravesical. Contudo, em geral esses estudos ficam reservados para pacientes com sintomas atípicos e para os quais não há um diagnóstico claro de HPB, ou se há a preocupação com outros problemas de fluxo do sistema urinário além da HPB. Tendo em vista que esse paciente apresenta sintomas típicos leves consistentes com HPB, os estudos de fluxo urinário são dispensáveis.

PONTO-CHAVE

- Em pacientes com os sintomas habituais de hiperplasia prostática benigna (HPB), geralmente um histórico e exame físico cuidadosos resultarão no estabelecimento do diagnóstico; também fica indicada uma urinálise de avaliação da HPB para exclusão de infecção, malignidade ou nefropatia pós-obstrutiva.

Bibliografia

Beckman TJ, Mynderse LA. Evaluation and medical management of benign prostatic hyperplasia. Mayo Clin Proc. 2005 Oct;80(10):1356-62. [PMID: 16212149]

Caso 139   Resposta: B
Objetivo educacional: tratar paciente com insônia crônica.

Esse paciente com insônia crônica deve buscar aconselhamento com relação à higiene do sono. Insônia é definida como a incapacidade de iniciar ou de manter um sono adequado, trata-se de distúrbio comum. A insônia pode levar à sonolência diurna, absenteísmo do trabalho, acidentes automobilísticos, má saúde em geral, déficits funcionais e comprometimento da qualidade de vida. O tratamento inicial da insônia se concentra na implementação de uma boa higiene do sono, o que implica a otimização dos fatores ambientais e comportamentais associados ao sono. O paciente deve ser orientado a estabelecer uma rotina regular de relaxamento na hora de dormir; associar a cama e o seu quarto com o sono; evitar as interrupções cada vez mais comuns do sono, como o celular, a televisão, ou o uso do computador no quarto de dormir; aderir a horas estáveis de ir para a cama e de acordar; e manter o ambiente do quarto tranquilo e na penumbra.

Bebidas alcoólicas perturbam um sono contínuo; mas é improvável que o consumo modesto de álcool pelo paciente em questão esteja contribuindo para sua insônia crônica e progressiva.

A terapia antidepressiva pode melhorar as dificuldades para dormir no paciente deprimido. Além disso, alguns antidepressivos, como a trazodona, doxepina e mirtazapina, têm efeitos colaterais sedativos, que podem ser vantajosamente utilizados em pacientes deprimidos e com insônia significativa. Doxepina, em doses mais baixas do que as necessárias para causar um efeito antidepressivo, é o único agente antidepressivo aprovado para o tratamento da insônia. Esse paciente não manifesta outros sintomas de depressão, portanto, na ausência desse problema não há indicação para o tratamento da insônia com agentes antidepressivos diferentes da doxepina.

Zolpidem é um agente não benzodiazepínico de curta ação empregado no tratamento da insônia. Em virtude dos efeitos adversos potenciais, o uso de agentes farmacológicos como o Zolpidem deverão ser considerados apenas depois que fracassaram as tentativas com a terapia comportamental e outras intervenções não farmacológicas.

PONTO-CHAVE

- O tratamento inicial da insônia se concentra na implementação da boa higiene do sono, o que implica a otimização dos fatores ambientais e comportamentais associados ao sono.

Bibliografia

Masters PA. In the clinic. Insomnia. Ann Intern Med. 2014 Oct 7;161:ITC1-15. [PMID: 25285559]

Caso 140   Resposta: D
Objetivo educacional: tratar obstrução por cerume.

Observação clínica é o tratamento mais apropriado para esse paciente. Cerume, ou cera de orelha, é secretado na porção referente ao terço lateral do meato acústico externo e funciona como revestimento protetor contra danos causados pela água e infecções. Em geral, o cerume é progressivamente removido da orelha por migração epitelial e pelo movimento dos tecidos moles do meato acústico lateral em virtude de movimentos normais como a mastigação. Pode ocorrer acúmulo de cerume se houver produção excessiva ou interferência nesse processo normal de remoção. O entupimento por cerume consiste no acúmulo desse material, resultando em sintomas ou em bloqueio da visualização da membrana timpânica. As orientações sugerem que há indicação de tratamento do entupimento por cerume apenas em pacientes sintomáticos, ou se houver necessidade de visualizar a membrana timpânica. Tendo em vista que no paciente em questão o entupimento por cerume foi descoberto por acaso e que, além disso, o paciente não apresenta perda da audição, zumbido, ou dor auricular, tudo o que se faz necessário no momento é observação clínica.

Sem exceção, o uso de agentes ceruminolíticos, a remoção manual e a irrigação são meios efetivos de remoção do cerume em pacientes sintomáticos. Não existe agente ceruminolítico que tenha demonstrado superioridade com relação aos demais. A remoção manual não submete o meato acústico à umidade; assim, esse procedimento pode estar associado a percentuais mais baixos de infecção. Mas a remoção manual depende da habilidade do operador e de um paciente cooperativo, e há a possibilidade de lesão mecânica ao meato acústico e à membrana timpânica. Existem dispositivos a vácuo que extraem o cerume por sucção e evitam muitas das complicações da irrigação ou da remoção manual do cerume.

PONTO-CHAVE
- O tratamento do entupimento por cerume fica indicado apenas em pacientes sintomáticos, ou para os casos em que haja necessidade de visualizar a membrana timpânica.

Bibliografia
Roland PS, Smith TL, Schwartz SR, et al. Clinical practice guideline: Cerumen impaction. Otolayngol Head Neck Surg. 2008 Sep;139(3 Suppl 2):S1-S21. [PMID: 18707628]

Caso 141   Resposta: D
Objetivo educacional: controlar os efeitos colaterais gastrintestinais da terapia com opioides.

Para esse paciente, o tratamento mais apropriado consiste em acrescentar um laxante estimulante programado, por exemplo, o sene. A constipação induzida por opioide é ocorrência praticamente universal em pacientes em terapia com curso programado de opioides. Ao contrário de outros efeitos colaterais das medicações opioides, como náusea e sonolência, não ocorre tolerância à constipação com o passar do tempo. Portanto, para todos os pacientes em cursos programados de opioides, deve-se receitar um laxante estimulante programado, como o sene ou bisacodil. Se essa terapia não controlar adequadamente a constipação associada a opioides, poderão ser adicionados agentes osmóticos (polietilenoglicol em pó, sorbitol, lactulose).

Emolientes fecais, como o docusato, são inadequados para tratamento da constipação induzida por opioides, quando tais agentes são administrados isoladamente. Mas os emolientes fecais podem ser administrados com um laxante estimulante, como reforço na prevenção da constipação em pacientes em terapia crônica com opioides. Dentro dessa mesma linha, suplementos de fibra ou outros agentes de volume são ineficazes no tratamento da constipação induzida por opioide.

Metilnaltrexona, um antagonista de receptor opioide periférico injetável, é medicação muito efetiva no tratamento da constipação induzida por opioides, sem afetar adversamente a analgesia. Mas esse agente deve ficar reservado para os casos de constipação induzida por opioides que não responderam a um regime laxante agressivo, sendo por essa razão considerado como terapia de segunda linha. O paciente em questão não foi tratado com um curso laxante agressivo; assim, ainda não há indicação para o uso de metilnaltrexona.

PONTO-CHAVE
- Para todos os pacientes em terapia programada com opioides, deve-se receitar um laxante estimulante programado.

Bibliografia
Swetz KM, Kamal AH. In the clinic. Palliative care. Ann Intern Med. 2012 Feb 7;156(3):ITC2-1-TC2-15. [PMID: 22312158]

Caso 142   Resposta: C
Objetivo educacional: realizar profilaxia pós-operatória para tromboembolia venosa em paciente com câncer abdominal.

Para esse paciente, enoxaparina em dose profiláctica, administrada durante até 28 dias após a cirurgia, é o tratamento mais apropriado para a profilaxia da tromboembolia venosa (TEV). O paciente acabou de passar por uma cirurgia abdominal importante para ressecção de malignidade. O risco de TEV em pacientes após cirurgia de câncer abdominal é particularmente elevado em função do estado pró-trombótico causado por um neoplasma e também pela imobilidade decorrente da cirurgia abdominal de grande porte. Nesses pacientes, a menos que o risco de sangramento seja considerado proibitivo, deve-se implementar a profilaxia farmacológica para TEV. As atuais orientações do American College of Chest Physicians (ACCP) recomendam o uso de heparinas de baixo peso molecular em dose profiláctica durante até 28 dias após a cirurgia. Esse paciente sofreu perda sanguínea relativamente pequena, tendo ocorrido apenas pequeno declínio em seu nível de hemoglobina e inexistem outros fatores de risco para sangramento grave. Portanto, o risco de sangramento para esse paciente não é elevado. Por causa desse quadro, o tratamento mais apropriado é o uso de enoxaparina em dose profiláctica durante o mês subsequente à cirurgia.

Os dispositivos de compressão pneumática intermitente não proporcionam profilaxia suficiente para TEV em pacientes que passaram por cirurgia abdominal e que tenham outros fatores de risco, por exemplo, câncer. O uso desses dispositivos será apropriado se o paciente tiver risco de sangramento elevado, mas o paciente em questão não demonstra evidência de sangramento nem fatores de risco para essa complicação (p. ex., terapia antiplaquetária concomitante).

Ácido acetilsalicílico não é uma escolha aceitável para a profilaxia de TEV em seguida a uma cirurgia abdominal. As orientações do ACCP apenas recomendam o uso do ácido acetilsalicílico como opção depois de uma artroplastia de quadril ou de joelho e, nessa situação, a medicação com esse agente deverá ter continuidade por 35 dias após a cirurgia. São escassos os dados sobre a dose mais efetiva de ácido acetilsalicílico em casos de profilaxia para TEV em pacientes submetidos a cirurgia ortopédica maior.

Não se considera que a administração de enoxaparina em dose profiláctica, com seu uso limitado ao período de hospitalização, seja uma terapia de duração suficiente.

De modo semelhante ao ácido acetilsalicílico, a varfarina terapêutica será uma opção para profilaxia de TEV recomendável apenas para grandes cirurgias ortopédicas (substituição de quadril ou joelho, ou reparo de fratura do quadril).

PONTO-CHAVE

- A profilaxia mais apropriada para a tromboembolia venosa em pacientes que passaram por cirurgia de câncer é a administração de heparina de baixo peso molecular em dose profiláctica durante até 28 dias após a cirurgia.

Bibliografia

Douketis JD, Spyropoulos AC, Spencer FA, et al; American College of Chest Physicians. Perioperative management of antithrombotic therapy: Antithrombotic Therapy and Prevention of Thrombosis, 9th ed: American College of Chest Physicians Evidence-Based Clinical Practice Guidelines. Chest. 2012 Feb;141(2 Suppl):e326S-50S. Errata em: Chest. 2012 Apr;141(4):1129. [PMID: 22315266]

Caso 143   Resposta: D

Objetivo educacional: iniciar cuidados paliativos em paciente apropriado.

Os cuidados paliativos devem ter início imediato nesse paciente com enfermidade grave e com limitação da vida. Os cuidados paliativos se concentram na concretização de metas terapêuticas individualizadas e na coordenação dos cuidados para que essas metas se concretizem. Historicamente, os cuidados paliativos equivaliam apenas aos cuidados de final da vida ou eram considerados apropriados apenas quando outras terapias potencialmente curativas fracassavam. Contudo, ao contrário dessa visão, os cuidados paliativos podem ser oferecidos simultaneamente com terapias de prolongamento da vida, ou com terapias com intenção curativa. Os cuidados paliativos podem ser apropriadamente acessados em qualquer momento durante a enfermidade do paciente, desde o diagnóstico até sua morte. Idealmente, os cuidados paliativos são iniciados cedo e integrados ao longo de toda a trajetória da doença para ajudar na otimização do enfoque da terapia nos valores e objetivos terapêuticos do paciente – um importante aspecto do enfrentamento de uma doença complexa e séria. Foi demonstrado que a pronta prestação de cuidados paliativos resulta no prolongamento de uma vida com maior qualidade. Exemplificando, pacientes com câncer pulmonar de não pequenas células com metástases randomizados para cuidados paliativos imediatos obtiveram melhoria na qualidade de vida, cuidados menos agressivos ao final da vida e, em média, viveram mais 2,7 meses do que os pacientes randomizados para os cuidados de rotina (sobrevida mediana 11,6 meses *versus* 8,9 meses). Esse é um benefício para a sobrevida comparável à quimioterapia de primeira linha em pacientes com câncer pulmonar de células não pequenas. Uma concepção equivocada comum e infeliz é a de que os cuidados paliativos diminuem a expectativa de vida.

A assistência hospice proporciona um tipo especializado de cuidados paliativos, que é reservado para pacientes na fase terminal de sua enfermidade, arbitrariamente definida como os últimos 6 meses de vida. Tendo em vista que o paciente em questão tem interesse em dar prosseguimento ao tratamento de prolongamento da vida, não seria apropriado iniciar os cuidados no hospice.

Embora um dos principais objetivos dos cuidados paliativos seja o tratamento agressivo dos sintomas, a presença de sintomas sem controle não é requisito para o envolvimento dos cuidados paliativos. Cuidados paliativos têm muito a oferecer a pacientes fora dos domínios do tratamento sintomatológico, incluindo coordenação dos cuidados, ajuda no estabelecimento de metas terapêuticas e orientação de tomadas de decisão complexas, além de ajuda com o enfrentamento de problemas. Assim, não há necessidade de esperar até que o paciente sinta dor ou complete o tratamento ativo antes de acessar os cuidados paliativos.

PONTO-CHAVE

- Cuidados paliativos que são iniciados cedo e integrados ao longo de toda a trajetória da doença resultam no prolongamento de uma vida com maior qualidade em pacientes com grave enfermidade em comparação com pacientes que não recebem cuidados paliativos.

Bibliografia

Temel JS, Greer JA, Muzikansky A, et al. Early palliative care for patients with metastatic non-small-cell lung cancer. N Engl J Med. 2010 Aug 19;363(8):733-42. [PMID: 20818875]

Caso 144   Resposta: C

Objetivo educacional: orientar a transição de cuidados em paciente idoso que necessita de reabilitação pós-hospitalar.

O tratamento mais apropriado para essa paciente é a reabilitação durante curto período em uma instituição de enfermagem especializada (IEE). A finalidade da reabilitação é maximizar a recuperação funcional e a independência da paciente. Pacientes idosos, como no caso em questão, frequentemente precisam de reabilitação após a hospitalização em função do descondicionamento associado à enfermidade clínica ou cirúrgica. A reabilitação pode ser proporcionada em muitos ambientes diferentes, e o tipo e local da reabilitação dependem das necessidades clínicas do paciente e de sua capacidade de participar nas atividades de reabilitação. Essa paciente depende da assistência de outra pessoa, por uma questão de segurança, para a realização das atividades básicas da vida diária como transferências e uso do toalete; e embora sua família preste assistência, os cuidadores podem não ter condições de proporcionar o nível de cuidados necessário. Além disso, essa paciente participa ativamente na terapia e está progredindo; no entanto, no presente ela não é capaz de tolerar serviços intensivos de reabilitação (normalmente definidos como 3 horas/dia, 5 dias/semana). Por essas razões, uma opção melhor seria oferecer reabilitação de menor intensidade em uma IEE; em sua maioria, essas instituições estão capacitadas a proporcionar esses serviços.

Os serviços de reabilitação podem ser proporcionados em nível ambulatorial, seja na própria casa do paciente (se não puder deixar sua casa), ou em uma clínica de reabilitação ambulatorial (em pacientes com maior funcionalidade). Contudo, considerando que a família não tem possibilidade de dar atenção à paciente durante o tempo adequado em sua casa, os serviços de reabilitação não serão uma opção apropriada nesse ambiente.

Hospitais de cuidados intensivos prolongados (HCIP) são instituições planejadas para a acomodação das necessidades de cuidados intensivos complexos para pacientes que necessitam de contato frequente com médicos, mas que não mais necessitam da hospitalização normal. Os pacientes que necessitam de cuidados em um HCIP são indivíduos em processo de suspensão de ventilação mecânica, que tenham necessidade de cuidados para feridas complexas, ou que dependam de várias terapias intravenosas. Embora o HCIP possa oferecer serviços de reabilitação, essa não é sua função principal. Essa paciente não necessita do nível de cuidados clínicos oferecido em um HCIP; a ênfase de seus cuidados deve recair na reabilitação.

Hospitais ou unidades independentes de reabilitação oferecem serviços intensivos e especializados de reabilitação de alta intensidade sob a direção de fisiatras. Essas instituições estabelecem critérios específicos para a internação, um dos quais é geralmente a possibilidade de participar em 3 horas de terapia/dia durante a semana – situação não tolerável por essa paciente.

PONTO-CHAVE

- Em pacientes idosos que necessitam de reabilitação pós-hospitalar, mas que não são capazes de tolerar uma terapia intensiva ativa (3 horas/dia, 5 dias/semana), os serviços de reabilitação poderão ser oferecidos em uma instituição de enfermagem especializada.

Bibliografia

Kane RL. Finding the right level of posthospital care: "We didn't realize there was any other option for him". JAMA. 2011 Jan 19;305(3):284-93. [PMID: 21245184]

Caso 145   Resposta: A

Objetivo educacional: tratar degeneração macular relacionada à idade de intensidade moderada e do tipo seco com altas doses de antioxidantes para prevenção da progressão até a doença avançada.

Esse paciente com degeneração macular relacionada à idade (DMRI) seca moderada deve ser tratado com vitaminas antioxidantes e zinco, e a formulação utilizada deve ser a do estudo *Age-related Eye Disease Study* 2 (AREDS2). DMRI é uma doença macular degenerativa que resulta na perda da visão central. DMRI seca é observada caracteristicamente na forma de depósitos sub-retinianos de material extracelular amarelado ou branco (drusas) e de atrofia do epitélio pigmentar da retina. DMRI úmida se caracteriza pelo crescimento de vasos sanguíneos anormais (neovascularização) no espaço sub-retiniano. Embora a DMRI seca ocorra com maior frequência, a DMRI úmida está associada a maior risco de perda da visão. No estudo *Age-related Eye Disease Study* (AREDS) foi constatado que a administração de doses diárias elevadas de vitaminas C e E, betacaroteno e dos minerais zinco e cobre (a formulação do estudo AREDS) retardava a progressão da DMRI seca moderada (definida pela presença de várias drusas de dimensões intermediárias, ou de pelo menos uma grande lesão, ou pela atrofia significativa do epitélio pigmentar da retina em um ou ambos os olhos) para DMRI úmida. Um segundo ensaio randomizado, o AREDS2, se concentrou em descobrir se a formulação determinada no estudo AREDS poderia ser melhorada com a adição de ácidos graxos ômega-3 e/ou certos antioxidantes (luteína e zeaxantina), com subtração do betacaroteno. Embora os resultados do estudo não demonstrassem qualquer ganho adicional com a administração dos ácidos graxos ômega-3, foi constatado que a luteína e a zeaxantina constituíam substitutos apropriados para o betacaroteno. Tendo em vista que o uso do betacaroteno foi associado a maior risco de câncer pulmonar, sobretudo em fumantes e ex-fumantes, a formulação determinada no estudo AREDS2 é uma escolha mais apropriada para esse paciente, que tem histórico significativo de tabagismo; a formulação determinada no estudo AREDS seria uma escolha adequada para não fumantes.

Não foi demonstrado que a terapia *laser* resulta em benefícios em pacientes com DMRI seca, podendo mesmo ser prejudiciais por aumentar as velocidades de neovascularização. A terapia *laser* pode ter papel muito limitado no tratamento de pacientes selecionados com DMRI úmida, mas esse não seria tratamento apropriado no paciente em questão.

Inibidores do fator de crescimento endotelial constituem tratamento estabelecido para a DMRI úmida por causa do seu efeito inibitório da neovascularização, mas esses agentes não têm qualquer ação no tratamento da DMRI seca.

A observação clínica sem tratamento com vitaminas antioxidantes não seria opção apropriada nesse paciente com DMRI seca moderada, tendo em vista os benefícios já estabelecidos dos antioxidantes na redução do risco de ocorrência de uma doença mais avançada, com risco potencial para a visão.

> **PONTO-CHAVE**
>
> - Vitaminas antioxidantes administradas em altas doses estão indicadas para a prevenção da progressão da degeneração macular relacionada à idade (DMRI) seca moderada para uma DMRI úmida.

Bibliografia

Aronow ME, Chew EY. Age-related Eye Disease Study 2: perspectives, recommendations, and unanswered questions. Curr Opin Ophthalmol. 2014 May;25(3):186-90. [PMID: 24614146]

Caso 146   Resposta: D
Objetivo educacional: lidar com a recusa do paciente em aceitar o tratamento de prolongamento da vida.

Nessa paciente que recusou o tratamento, a hemodiálise deve ser descontinuada. O paciente tem o direito de recusar qualquer tipo de tratamento, inclusive aqueles voltados para o prolongamento da vida. A decisão do paciente em recusar tratamentos de prolongamento da vida não é necessariamente irracional; bem ao contrário; muitas vezes tal decisão se fundamenta nos valores, metas e preferências do paciente com relação à sua saúde, no contexto dos benefícios e prejuízos percebidos do tratamento proposto. Nesses casos, o dever do médico é entender o raciocínio para a tomada da decisão e assegurar ao paciente a possibilidade de tomar uma decisão informada. Essa paciente declarou sua recusa informada para a hemodiálise – e sua decisão deve ser respeitada pelo médico.

No caso em questão, não há necessidade de uma avaliação psiquiátrica, pois a paciente demonstrou todos os três elementos de capacitação para a tomada de decisões: compreensão de sua atual situação, entendimento dos riscos e benefícios de sua decisão e a capacidade de comunicar sua decisão. Além disso, sua decisão parece ser compatível com suas crenças subjacentes. Um psiquiatra poderá ajudar na determinação da capacidade de tomada de decisões em situações nas quais haja dúvida com relação à capacidade do paciente de tomar decisões, ou diante de um aparente desalinhamento entre a decisão e as crenças subjacentes. Por outro lado, o psiquiatra não tem capacidade de determinar se o paciente é competente, pois essa é uma decisão legal tomada pela justiça.

Se um médico iniciar ou prosseguir com um tratamento recusado por seu paciente, estará cometendo lesão corporal. Passar por cima da recusa dessa paciente em receber hemodiálise é atitude antiética e ilegal.

Nessa paciente, não há evidência que indique incapacitação para a tomada de decisões; portanto, não há necessidade de consultar o testamento vital dessa mulher, nem de pedir a seu filho para que tome uma decisão com relação à hemodiálise para sua mãe.

> **PONTO-CHAVE**
>
> - No caso de um paciente que recuse o tratamento de prolongamento da vida, o dever do médico é entender o raciocínio para a decisão e assegurar ao paciente a possibilidade de tomar uma decisão informada; desde que a decisão satisfaça a esses critérios, ela deverá ser honrada pelo médico.

Bibliografia

Snyder L; American College of Physicians Ethics, Professionalism and Human Rights Committee. American College of Physicians Ethics Manual: sixth edition. Ann Intern Med. 2012 Jan 3;156(1 Pt 2):73-104. [PMID: 22213573]

Caso 147   Resposta: A
Objetivo educacional: diagnosticar tendinopatia do calcâneo.

É mais provável que essa paciente sofra de tendinopatia do calcâneo que, classicamente, se apresenta com uma dor em queimação e rigidez no calcanhar que se agrava com a atividade e melhora com o repouso. Como não ocorre inflamação nos exames histopatológicos, é preferível usar o termo tendinopatia em vez de tendinite. Ao exame, nota-se frequentemente sensibilidade à palpação em uma área localizada a cerca de 2-6 cm proximal à inserção do tendão do calcâneo no osso calcâneo. Em geral, os sintomas têm início depois que o indivíduo aumenta seu nível de atividade física, como é o caso nessa paciente.

Essa paciente não apresenta evidência de ruptura do tendão do calcâneo que, em geral (mas nem sempre) se apresenta com surgimento súbito de dor no calcanhar enquanto a pessoa está participando em uma atividade extenuante. Pacientes afetados também podem informar que ouviram um som de estalido. Ao exame, pode estar presente um defeito no tendão do calcâneo e, em geral, o teste de Thompson tem resultado positivo.

Tipicamente, entorses altas no tornozelo são o resultado da excessiva dorsiflexão ou eversão que causa lesão aos ligamentos sindesmóticos tibiofibulares que conectam as faces distais da tíbia e a fíbula. Ao contrário do que ocorre nessa paciente, a dor é caracteristicamente promovida pela compressão medial-lateral da perna ao nível da parte intermediária da panturrilha (teste do aperto), ou ao fazer com que o paciente cruze suas pernas de um modo que a parte intermediária da panturrilha da perna dolorida repouse sobre o outro joelho (teste da perna cruzada).

A síndrome do túnel do tarso é causada pela compressão do nervo tibial posterior em seu trajeto no interior do túnel do tarso, por baixo do maléolo medial. Essa síndrome se caracteriza por dor e parestesias na face medial do tornozelo, que se estende até o mediopé. É comum que os sintomas se agravem na posição em pé, em caminhadas e em corridas. Ao exame, a dor pode ser provocada pela percussão sobre o nervo tibial posterior ao longo de seu curso.

> **PONTO-CHAVE**
> - Classicamente, a tendinopatia do calcâneo se apresenta com dor em queimação e rigidez no calcanhar, que piora com a atividade e melhora com o repouso.

Bibliografia
Roche AJ, Calder JD. Achilles tendinopathy: a review of the current concepts of treatment. Bone Joint J. 2013 Oct;95-B(10):1299-307. [PMID: 24078523]

Caso 148   Resposta: D
Objetivo educacional: tratar a síndrome geniturinária da menopausa.

O tratamento mais apropriado para essa mulher com dispareunia causada por síndrome geniturinária da menopausa é o uso tópico de estradiol na vagina. Os sintomas de vaginite atrófica afetam 10-40% das mulheres na pós-menopausa e incluem secura vaginal, dispareunia, irritação vulvovaginal e prurido. A dispareunia associada pode fazer com que a mulher evite a atividade sexual por causa do desconforto. O tratamento para a síndrome geniturinária da menopausa pode consistir em umectantes vaginais não hormonais, que podem controlar os sintomas em algumas mulheres. Se os sintomas persistirem com o uso do lubrificante, estradiol tópico poderá ajudar no alívio dos sintomas vaginais. Existe um comprimido que contém 25 mcg (baixa dose) de 17-beta estradiol; em geral, essa medicação é inserida todas as noites durante 2 semanas e, em seguida, 2 vezes por semana em noites não consecutivas, para a restauração do epitélio vaginal. Habitualmente, não há indicação para uso simultâneo de um progestógeno para mulheres com o útero intacto e que estejam sendo medicadas apenas com estrogênio vaginal em baixa dose, pois a absorção sistêmica é mínima.

São várias as classes farmacológicas capazes de exacerbar a secura vaginal, incluindo antiestrógenos (tamoxifeno, inibidores da aromatase), progestógenos, anti-histamínicos e anticolinérgicos. Entretanto, os inibidores da ECA, como o benazepril, não estão associados à secura vaginal.

Em pacientes com o útero intacto, pode-se recorrer à terapêutica sistêmica com estrogênio por meio da aplicação de um adesivo, gel ou comprimido, junto com o estrogênio vaginal, para o tratamento dos sintomas vasomotores (ou para outras indicações) simultaneamente ao tratamento com progestógeno. Sintomas vasomotores moderados a graves podem ser tratados com terapêutica hormonal sistêmica naquelas pacientes com estratificação de risco apropriada; mas os sintomas de fogachos na paciente em questão são toleráveis e não justificam a terapêutica hormonal sistêmica.

Nessa paciente, é provável que a diminuição do interesse nas relações sexuais esteja relacionada à dispareunia, e não por diminuição da libido. Ademais, atualmente a FDA não aprova o uso de testosterona tópica ou sistêmica para tratamento da diminuição da libido em mulheres, e seu uso para essa finalidade é desencorajado pela Endocrine Society, até que possam ficar estabelecidos dados de segurança de longo prazo.

> **PONTO-CHAVE**
> - A terapêutica com estrogênio vaginal é efetiva no tratamento de mulheres com sintomas moderados a graves de síndrome geniturinária da menopausa que não tenham respondido a lubrificantes.

Bibliografia
Management of symptomatic vulvovaginal atrophy: 2013 position statement of The North American Menopause Society. Menopause. 2013 Sep;20(9):888-902; quiz 903-4. [PMID: 23985562]

Caso 149   Resposta: D
Objetivo educacional: diagnosticar a causa de zumbido.

Esse paciente está sofrendo de perda auditiva sensório-neural, que é a causa mais comum do zumbido agudo e contínuo. A perda auditiva sensório-neural resulta da diminuição da percepção dos sons por causa de distúrbios da cóclea ou do nervo vestibulococlear. Os fatores de risco incluem idade (presbiacusia), exposição a ruídos altos e medicações ototóxicas. Tendo em vista a idade desse paciente, sintomas crônicos e bilaterais, exposição a sons no passado e dificuldade de audição nos casos em que haja ruído de fundo, a perda auditiva sensório-neural é a causa mais provável do seu zumbido. A avaliação para a perda auditiva no consultório pode ser realizada com a aplicação do teste da voz sussurrada, em que o examinador fica em pé a pouca distância (um braço) e atrás do paciente; o paciente fecha o meato acústico não testado. Então, o examinador sussurra seis conjuntos de combinações de três letras ou algarismos para o paciente; a não repetição correta de pelo menos três dos seis conjuntos constitui um resultado positivo.

Neuroma acústico (ou schwannoma vestibular) é um tumor derivado das células de Schwann com origem na porção vestibular do nervo craniano VIII e que pode causar perda auditiva sensório-neural e zumbido. Contudo, raramente os neuromas acústicos são bilaterais, ou causam perda auditiva simétrica, como é o caso no paciente em questão, o que torna esse diagnóstico improvável.

A doença de Ménière se caracteriza tipicamente pela tríade de perda auditiva sensório-neural, zumbido e vertigem. Embora esse paciente exiba evidências de perda auditiva sensório-neural e de zumbido (que frequentemente surgem em conjunto), não sofre vertigem. Portanto, é muito menos provável que esse seja um caso de doença de Ménière.

Otosclerose é uma causa de perda auditiva condutiva, que resulta de alterações ósseas na orelha média. Embora habitualmente esse problema também tenha surgimento progressivo, a otosclerose resulta na perda da capacidade de ouvir sons graves sem a ocorrência de zumbido. A perda auditiva condutiva pode ser diferenciada da perda auditiva sensório-neural no consultório, com a aplicação dos testes de Weber e Rinne.

> **PONTO-CHAVE**
>
> - A perda auditiva sensório-neural é a causa mais comum de zumbido agudo e contínuo; os fatores de risco são idade, exposição a ruídos altos e medicações ototóxicas.

Bibliografia
Walling AD, Dickson GM. Hearing loss in older adults. Am Fam Physician. 2012 Jun 15;85(12):1150-6. [PMID: 22962895]

Caso 150   Resposta: D
Objetivo educacional: diagnosticar glaucoma primário de ângulo aberto.

Esse paciente sofre de glaucoma primário de ângulo aberto (GPAA). Pacientes com GPAA se apresentam com perda visual periférica bilateral de ocorrência gradual e indolor. Ao exame, os achados são o aumento na relação escavação/disco, extensão vertical da escavação central e hemorragias de disco. Os testes demonstram elevação da pressão intraocular (em geral, considera-se > 22 mmHg) e perda do campo visual periférico. O tratamento principal para GPAA é a diminuição da pressão intraocular com medicações. Tradicionalmente, betabloqueadores têm sido empregados como terapia de primeira linha, embora as prostaglandinas venham sendo cada vez mais usadas para essa finalidade. Outras opções farmacológicas são os agonistas alfa-adrenérgicos, agentes colinérgicos e inibidores da anidrase carbônica para uso tópico; embora efetivos, esses medicamentos estão associados a maior número de efeitos colaterais oculares em comparação com os betabloqueadores ou as prostaglandinas. Outras intervenções cabíveis são a terapia *laser* e o tratamento cirúrgico, como a iridectomia ou trabeculectomia.

Oclusão de artéria oftálmica ou de artéria ciliar posterior (algumas vezes conhecida como neuropatia óptica isquêmica anterior arterítica) é a causa mais comum de perda permanente da visão em pacientes com arterite das células gigantes, pois a artéria oftálmica e a artéria ciliar posterior (um ramo da artéria oftálmica, proveniente da artéria carótida interna) constituem a principal irrigação arterial ao nervo óptico. No paciente em questão, é improvável que esteja ocorrendo uma arterite das células gigantes por causa de sua pouca idade, sintomas crônicos, envolvimento bilateral e ausência de sintomas sistêmicos, como fadiga, febre, ou perda de peso.

Neurite óptica é uma condição desmielinizante inflamatória que ocorre mais amiúde em um quadro de esclerose múltipla que tipicamente se apresenta com surgimento rápido (horas a dias) de dor ocular (sobretudo com o movimento) e perda monocular da visão. Esse diagnóstico não é apoiado pelo quadro clínico ou apresentação desse paciente.

O papiledema, ou inchaço do disco óptico, é resultante do aumento da pressão intracraniana. Pode-se observar um papiledema diante da ocorrência de qualquer entidade que cause aumento na pressão intracraniana, incluindo lesões tumorais intracranianas, edema cerebral e anormalidades da produção ou da drenagem de líquido cerebrospinal. Os achados do exame fundoscópico são o ingurgitamento venoso, borramento dos limites do nervo óptico e elevação do disco óptico – e nada disso foi observado no paciente em questão.

> **PONTO-CHAVE**
>
> - Os achados do glaucoma primário de ângulo aberto são: aumento na relação escavação/disco, extensão vertical da escavação central, hemorragias de disco e aumento da pressão intraocular.

Bibliografia
Weinreb RN, Aung T, Medeiros FA. The pathophysiology and treatment of glaucoma: a review. JAMA. 2014 May 14;311(18):1901-11. [PMID: 24825645]

Caso 151   Resposta: C
Objetivo educacional: tratar a insônia em paciente para o qual as técnicas de higiene do sono são ineficazes.

A ação mais indicada para dar prosseguimento ao tratamento dessa paciente é recomendar a orientação para restrição do sono. Insônia é a incapacidade de iniciar ou de manter um sono adequado; esse problema pode ser agudo ou crônico. Os sintomas dessa paciente têm se mostrado persistentes. O passo inicial da avaliação de um paciente com insônia é a obtenção do histórico completo e de um exame físico minucioso. Nos casos em que não haja evidência de uso de estimulantes, respiração desordenada no sono, síndrome das pernas inquietas, hipotireoidismo, depressão, ou outros problemas clínicos crônicos que possam prejudicar o sono (DPOC, insuficiência cardíaca, osteoartrite), o tratamento inicial deve se concentrar na higiene do sono e, se não for obtido êxito, em uma tentativa de restrição do sono. A restrição do sono limita e, em seguida, aumenta gradualmente o tempo na cama para dormir. Esse procedimento se fundamenta no conceito da eficiência do sono (tempo total de sono dividido pelo tempo total na cama). O paciente calcula o tempo total de sono médio por noite e, em seguida, passa esse tempo na cama, mantendo constante a hora de despertar. Exemplificando, se um paciente que o tempo total de sono é de 6 horas por noite e que seu horário de despertar seria às 6 horas, seu horário de ir para a cama seria a 0 hora, mesmo que se sinta cansado antes desse horário. O tempo na cama aumentará gradualmente em 15 minutos enquanto a eficiência do sono for > 85%. A paciente em questão implementou boas técnicas de higiene do sono (evitar "sonecas" durante o dia, limitar o consumo de cafeína e álcool, manter o quarto de dormir tranquilo e na penumbra e evitar o uso de aparelhos eletrônicos na cama), mas sem que tenha obtido benefício significativo. Nessa paciente, a restrição do sono deverá ter início em seguida.

Difenidramina, um anti-histamínico sedativo de venda livre, é empregado comumente no tratamento da insônia. Esse agente induz sedação, mas seus efeitos colaterais anticolinérgicos resultantes, a sonolência diurna e o comprometimento cognitivo limitam sua segurança e benefícios em geral.

Na maioria dos pacientes, dá-se preferência às intervenções não farmacológicas para o tratamento da insônia, particularmente do tipo crônico. Se houver necessidade de terapia farmacológica, normalmente não se recomenda difenidramina por causa de seu perfil de efeitos colaterais significativos.

Em geral, a prática regular de exercícios poderá ajudar a melhorar o sono. Contudo, exercícios vigorosos antes da hora de dormir devem ser evitados, pois tal prática poderá comprometer a capacidade de adormecer.

Zolpidem, um agonista não benzodiazepínico seletivo para os receptores do ácido gama-aminobutírico (GABA), é receitado para o tratamento da insônia de curta duração, ou da insônia situacional. Esse agente pode ter menos efeitos colaterais do que os soníferos mais antigos de prescrição para insônia; contudo, já foi relatada a ocorrência de comprometimento cognitivo, insônia de rebote, dependência, sedação e, em raros casos, dormir dirigindo, comendo e andando. Na paciente em questão, antes da terapia farmacológica, deve ser tentado um procedimento de restrição do sono.

> **PONTO-CHAVE**
> - Em pacientes com insônia e para os quais as técnicas de higiene do sono fracassaram, a restrição do sono poderá resultar em benefícios; a restrição do sono limita e, em seguida, aumenta gradualmente o tempo na cama para dormir.

Bibliografia
Masters PA. In the clinic. Insomnia. Ann Intern Med. 2014 Oct 7;161:ITC1-15. [PMID: 25285559]

Caso 152   Resposta: A

Objetivo educacional: diagnosticar conjuntivite alérgica.

É mais provável que essa paciente sofra de conjuntivite alérgica, que tipicamente se apresenta com olhos avermelhados, prurido e lacrimejamento; em muitos casos, ocorrem também sintomas de alergia em seguida à exposição a um alérgeno. Em geral, os achados oculares são bilaterais e em muitos casos o examinador observará quemose (edema de conjuntiva) e uma secreção aquosa e não purulenta. O tratamento da conjuntivite alérgica envolve evitar alérgenos e fazer outras intervenções não farmacológicas, por exemplo, a aplicação de compressas tópicas frias e o uso de lágrimas artificiais. Comumente o médico também recomenda a descontinuação do uso de lentes de contato para os pacientes sintomáticos. O tratamento farmacológico pode envolver o uso de colírios anti-histamínicos/vasoconstritores, anti-histamínicos orais, ou anti-histamínicos tópicos (olopatadina oftálmica 0,1%, cetotifeno oftálmico).

Conjuntivite bacteriana tende a se apresentar como um processo agudo que, comumente, ocorre em um dos olhos. Com frequência os pacientes informam vermelhidão, prurido e uma secreção mucopurulenta que resulta na formação de crostas pela manhã, mas que também persiste ao longo do dia. Em geral, a conjuntivite bacteriana é causada pela infecção com *Staphylococcus aureus, Streptococcus pneumoniae, Haemophilus influenzae* ou *Moraxella catarrhalis*. Esse tipo de conjuntivite tende a ser muito contagioso e seu tratamento consiste na aplicação de antibióticos tópicos. A secreção aquosa observada nos olhos da paciente em questão não é compatível com conjuntivite bacteriana.

Blefarite é uma inflamação difusa das glândulas sebáceas ou dos folículos ciliares nas pálpebras. São causas comuns a infecção por *S. aureus*, rosácea e dermatite seborreica. Essa paciente não se apresenta com evidências de dermatite seborreica que, se estivesse ocorrendo, seria fator predisponente para blefarite.

Comumente a conjuntivite viral é um processo agudo associado a uma infecção prévia das vias aéreas superiores. Em geral a conjuntivite viral é causada por qualquer dos vários tipos de adenovírus e frequentemente é uma decorrência da exposição a indivíduos infectados. Em muitos casos, apenas um dos olhos está envolvido, embora o outro olho possa também ser acometido depois da instalação da virose no primeiro olho. Os sintomas dessa virose são prurido, sensação de corpo estranho e uma secreção aquosa ou mucoide, acompanhada pela formação de crosta das pálpebras depois que o paciente adormece. O paciente deve receber tratamento de suporte, que consiste na aplicação de compressas frias e de lágrimas artificiais. Os sintomas dessa paciente e o curso clínico tornam menos provável um diagnóstico de conjuntivite viral.

> **PONTO-CHAVE**
> - Conjuntivite alérgica, que ocorre em seguida à exposição a um alérgeno, se caracteriza por vermelhidão ocular bilateral, quemose, prurido e lacrimejamento.

Bibliografia
Bal SK, Hollingworth GR. Red eye. BMJ. 2005 Aug 20;331(7514):438. [PMID: 16110072]

Caso 153   Resposta: A

Objetivo educacional: prevenir AVC com tratamento à base de estatina, em seguida a um ataque isquêmico transitório.

Esse paciente será adequadamente cuidado com terapia de alta intensidade com estatina (atorvastatina, 40-80 mg/d; rosuvastatina, 20-40 mg/d); o paciente sofreu ataque isquêmico transitório, uma manifestação clínica da doença cardiovascular aterosclerótica (DCVA). Além do ácido acetilsalicílico e do tratamento de outros fatores de risco cardiovasculares (hipertensão, diabetes melito, tabagismo), a terapia com estatina deve ser iniciada por causa de seus benefícios, já devidamente estabelecidos, no tratamento dos níveis sanguíneos de colesterol, com o objetivo de diminuir futuros eventos cardiovasculares. Mesmo diante de uma hipertrigliceridemia simultânea, a terapia de alta intensidade com estatina é ainda o tratamento principal para pacientes com DCVA clínica, a menos que o paciente tenha fatores de risco para efeitos adversos relacionados a essa classe farmacológica.

A terapia de intensidade moderada com estatina (atorvastatina, 10-20 mg/d; sinvastatina, 20-40 mg/d; fluvastatina, 40 mg 2 vezes/d; lovastatina, 40 mg/d; pitavastatina, 2-4 mg/d; pravastatina, 40-80 mg/d; rosuvastatina, 5-10 mg/d) não é a primeira escolha para pacientes com DCVA clínica em função dos benefícios superiores obtidos com a terapia de alta intensidade com estatina nessa população. Se o paciente se apresentasse com fatores de risco para efeitos adversos relacionados ao uso de estatina, por exemplo, idade > 75 anos ou disfunção renal ou hepática, a terapia de intensidade moderada com estatina é um tratamento de segunda linha apropriado.

Fibratos são efetivos no tratamento da hipertrigliceridemia; contudo, a monoterapia com fibrato (p. ex., fenofibrato) não é uma escolha inicial aceitável para a prevenção secundária em pacientes com DCVA clínica. Embora o tratamento da hiperlipidemia não mais se concentre em um alvo específico de LDL-colesterol, o objetivo principal do tratamento permanece sendo a redução de LDL-colesterol; e foi demonstrado que as estatinas são eficazes na redução dos níveis de LDL-colesterol e da recorrência de eventos cardiovasculares. O tratamento com um fibrato deverá ser levado em consideração apenas nos casos em que os níveis de triglicerídeos excedam 500 mg/dL (5,65 mmol/L), ou se o paciente tiver histórico de pancreatite induzida por hipertrigliceridemia.

Estudos demonstraram que não ocorre diminuição extra no risco de DCVA com o uso do tratamento combinado (estatina + medicações não estatínicas). As medicações não estatínicas também têm potencial significativo para causar efeitos adversos. Assim, a terapia combinada deverá ficar reservada para aqueles pacientes com resposta inadequada, ou com baixa tolerância ao tratamento com estatina.

> **PONTO-CHAVE**
> - Há indicação de terapia de alta intensidade com estatina para a prevenção secundária em pacientes com doença cardiovascular aterosclerótica clínica.

Bibliografia

Stone NJ, Robinson JG, Lichtenstein AH, et al; American College of Cardiology/American Heart Association Task Force on Practice Guidelines. 2013 ACC/AHA guideline on the treatment of blood cholesterol to reduce atherosclerotic cardiovascular risk in adults: a report of the American College of Cardiology/American Heart Association Task Force on Practice Guidelines. Circulation. 2014 Jun 24;129(25 Suppl 2): S1-45. Errata em: Circulation. 2014 Jun 24;129(25 Suppl 2):S46-8. [PMID: 24222016]

Caso 154   Resposta: A

Objetivo educacional: tratar paciente em alto risco para faringite por estreptococo do grupo A.*

Esse paciente se encontra em alto risco para faringite por estreptococo do grupo A (EGA) e deve ser tratado com penicilina. Com muita frequência, a faringite tem causas virais (até 80% dos casos). Mas a faringite por EGA, que responde por aproximadamente 15% dos casos, deve ser detectada para que sejam prevenidas complicações potencialmente graves, por exemplo, a febre reumática aguda. O diagnóstico e tratamento de pacientes com faringite por EGA são ajudados pelos critérios de quatro pontos de Centor: (1) febre, (2) ausência de tosse, (3) exsudatos tonsilares e (4) linfadenopatia cervical anterior sensível. Todos os indivíduos que satisfazem aos quatro critérios, como o paciente em questão, se encontram em maior risco e podem ser tratados empiricamente com antibióticos. Penicilina é o agente de primeira linha; em pacientes alérgicos à penicilina, fica indicado o uso de um antibiótico macrolídeo.

Fica indicada a obtenção de um teste rápido para antígeno estreptocócico ou uma cultura de garganta para GAS, para confirmação do diagnóstico em pacientes que satisfaçam a dois ou três dos critérios de Centor. A detecção rápida do antígeno GAS tem especificidade > 95% e sensibilidade de 85-95%. A antibioticoterapia apenas deverá ser iniciada se qualquer dos testes resultar positivo.

Nos casos em que apenas um dos critérios de Centor estiver presente, ficam recomendados a tranquilização do paciente e o tratamento sintomático.

> **PONTO-CHAVE**
> - Com base nos critérios de Centor, pacientes em alto risco para faringite por estreptococo do grupo A devem ser tratados com antibióticos empíricos.

Bibliografia

Weber R. Pharyngitis. Prim Care. 2014 Mar;41:91-8. [PMID: 24439883]

Caso 155   Resposta: B

Objetivo educacional: lidar com a solicitação do paciente de descontinuar o tratamento de prolongamento da vida.

O pedido dessa paciente para a desativação do cardioversor-desfibrilador implantável (CDI) deve ser atendido. Pacientes têm o direito de recusar qualquer tratamento, ou pedir sua descontinuação – mesmo aqueles tratamentos com a função de prolongar a vida (i. e., inevitavelmente a morte se seguirá à descontinuação do tratamento). Nessas circunstâncias, o dever do médico é compreender as razões para tal solicitação e assegurar-se de que o pedido esteja informado. Pacientes com CDI estão sujeitos a sofrer choques desconfortáveis durante o processo de morte; para que tais choques sejam evitados, alguns pacientes solicitam a desativação do CDI. A paciente em questão entende as consequências da desativação do CDI e sua solicitação deve ser respeitada. Nos cuidados para pacientes no final da vida, a descontinuação de um tratamento que é percebido pelo paciente como incômodo ou que possa causar desconforto (no presente caso, os choques do CDI) é condizente com o maior conforto do paciente.

Não existe tratamento com estado moral absoluto, isto é, não há tratamento que sempre deva ser administrado, ou que obrigatoriamente terá continuidade depois de iniciado. Essa paciente demonstrou de forma clara e consistente sua

---

* N.E.: A nova alternativa correta é a B. Este caso foi modificado em decorrência da recém-publicada recomendação de cuidado em saúde baseado em valor (*high value care*) do American College of Physicians (Harris AM, Hicks LA, Qaseem A; High Value Care Task Force of the American College of Physicians and for the Centers for Disease Control and Prevention. Appropriate antibiotic use for acute respiratory tract infection in adults: advice for high-value care from the American College of Physicians and the Centers for Disease Control and Prevention. Ann Intern Med. 2016 Mar 15;164(6):425-34. [PMID: 26785402]). É recomendado que pacientes com sintomas sugestivos de faringite por estreptococos do grupo A sejam submetidos ao teste rápido de detecção do antígeno e/ou cultura de garganta; os antibióticos devem ser iniciados somente em casos confirmados de faringite por estreptococos. Sendo assim, a opção B (teste rápido de antígeno estreptocócico) é a nova alternativa correta.

capacidade de tomar decisões; portanto, seria antiético recusar-se a atender a seus desejos e prosseguir com o CDI.

Tanto sob o ponto de vista ético como legal, é permitido ao médico sonegar ou descontinuar tratamentos para o paciente que não mais queira o procedimento sem que haja necessidade de uma avaliação psiquiátrica, desde que o paciente demonstre de maneira clara e consistente sua competência para tomar decisões. Além disso, uma avaliação psiquiátrica não pode determinar a competência do paciente, pois essa é uma determinação legal promulgada pela justiça.

É ilegal invocar procurações e testamento vital para essa paciente, pois tais instrumentos legais entram em efeito apenas quando o próprio paciente se mostra incapaz de tomar suas próprias decisões. Desde que o paciente esteja desperto e demonstre competência na tomada de decisões, as suas escolhas suplantarão as definidas em sua procuração e as delineadas em seu testamento vital.

> **PONTO-CHAVE**
>
> - Pacientes com a capacidade de tomada de decisões intacta têm o direito de solicitar a descontinuação de qualquer tratamento – mesmo aqueles que são prolongadores da vida.

Bibliografia

Lampert R, Hayes DL, Annas GJ, et al; American College of Cardiology; American Geriatrics Society; American Academy of Hospice and Palliative Medicine; American Heart Association; European Heart Rhythm Association; Hospice and Palliative Nurses Association. HRS expert consensus statement on the management of cardiovascular implantable electronic devices (CIEDs) in patients nearing end of life or requesting withdrawal of therapy. Heart Rhythm. 2010 Jul;7(7):1008-26. [PMID: 20471915]

Caso 156 Resposta: B

Objetivo educacional: administrar a vacina acelular contra tétano, difteria e coqueluche durante a gravidez.

Essa paciente grávida deve ser imediatamente vacinada com a vacina acelular contra tétano, difteria e coqueluche (Tdap). Com vistas à diminuição da incidência de coqueluche infantil (o grupo em maior risco para a doença), o Advisory Committee on Immunization Practices (ACIP) recomenda que as gestantes recebam uma dose única da vacina Tdap durante cada gestação, independentemente de quando foram vacinadas pela última vez com a vacina contra tétano e difteria (Td) ou com a vacina Tdap. Tendo em vista que a imunidade materna desaparece com o passar do tempo, considera-se que a administração da vacina Tdap entre 27-36 semanas de gestação proporciona proteção ideal contra a coqueluche para o bebê ao longo de todo o período neonatal; durante esse período a criança depende exclusivamente dos anticorpos maternos para sua proteção e essa vacina reforçará os níveis de anticorpos da mãe. As vacinas Td e Tdap não contêm elementos vivos e sua administração é considerada segura para mulheres grávidas, pois não há evidências que sugiram aumento do percentual de eventos adversos nessa população.

Embora a vacina Tdap possa ser administrada em qualquer ponto durante a gestação da mulher, acredita-se que a administração da vacina entre 27-36 semanas de gestação confira máxima proteção de anticorpos para os neonatos. Não é aconselhável esperar até depois da 36ª semana de gestação.

A vacina Td não proporciona proteção contra coqueluche e, assim, não deve ser administrada – nem imediatamente, nem depois da 36ª semana de gestação.

Não é cabível a recusa da vacina acelular contra tétano, difteria e coqueluche durante a gestação. Embora a paciente em questão tenha sido vacinada com Tdap durante sua primeira gestação, é pouco provável que essa vacinação proporcione proteção suficiente para seu segundo bebê por ocasião do parto, pois os níveis de anticorpos diminuem significativamente durante o primeiro ano após a vacinação.

> **PONTO-CHAVE**
>
> - Mulheres gestantes devem receber uma dose única da vacina acelular contra tétano, difteria e coqueluche (Tdap) entre 27-36 semanas de cada gestação, independentemente de quando foram vacinadas pela última vez com a vacina contra tétano e difteria (Td) ou com a vacina Tdap.

Bibliografia

Centers for Disease Control and Prevention (CDC). Updated recommendations for use of tetanus toxoid, reduced diphtheria toxoid and acellular pertussis vaccine (Tdap) in pregnant women–Advisory Committee on Immunization Practices (ACIP), 2012. MMWR Morb Mortal Wkly Rep. 2013 Feb 22;62(7):131-5. [PMID: 23425962]

Caso 157 Resposta: D

Objetivo educacional: avaliar paciente com doença sistêmica de intolerância ao esforço (antes conhecida como síndrome da fadiga crônica).

Não há indicação de outros exames para esse paciente que satisfaz aos critérios clínicos para doença sistêmica de intolerância ao esforço (DSIE) (antes conhecida como síndrome da fadiga crônica). O paciente sente uma fadiga que vem persistindo há mais de 6 meses e que não se deve a esforço, nem é aliviada com um sono adequado. Seu sono também não é reparador e o paciente sente dores musculares, dores articulares na ausência de sinovite, dores de cabeça e inflamação da garganta recorrente.

Não existe estudo laboratorial objetivo específico para o diagnóstico de DSIE; considerando que os sintomas de apresentação são inespecíficos, DSIE permanece sendo um diagnóstico de exclusão. Os estudos de rastreamento (baseados em valor) recomendados são: hemograma completo, níveis glicêmicos e provas de função da tireoide. Se houver indicação pelo histórico e exame físico, poderão ser obtidas as dosagens de eletrólitos, cálcio, nível de creatinina sérica, níveis de enzimas hepáticas, perfis de química hepática e teste de anticorpo antinuclear. O paciente em questão passou por uma avaliação para problemas clínicos subjacentes nos quais a fadiga é sintoma comum e todos os testes foram normais. No momento, não há indicação para qualquer outro exame; a atenção do médico deverá ser direcionada para o tratamento com exercícios gradativos ou com terapia cognitivo-comportamental.

Embora a doença de Lyme e o vírus de Epstein-Barr tenham sido implicados em casos de DSIE, ainda não ficou estabelecida a ligação definitiva com qualquer causa infecciosa isolada. Não seria indicado obter um título do vírus de Epstein-Barr, pois esse teste não tem valor diagnóstico e não se fundamenta em valor. Ademais, já foi demonstrada a ineficácia do tratamento antiviral. Também não se justifica um teste para doença de Lyme, pois os sintomas inespecíficos desse paciente não são consistentes com doença de Lyme. Por outro lado, a probabilidade de um caso de doença de Lyme na fase de pré-teste é baixa, e o American College of Rheumatology não recomenda a realização de teste para anticorpos anti-Lyme.

A repetição do teste para HIV nesse paciente pouco acrescentaria ao tratamento. Recentemente, o paciente teve um teste negativo para o HIV e não teve exposição de alto risco desde aquela ocasião.

PONTO-CHAVE

- Não existe estudo laboratorial objetivo específico para o diagnóstico de doença sistêmica de intolerância ao esforço (antes conhecida como síndrome da fadiga crônica); os estudos (fundamentados no valor) recomendados para exclusão dessa doença são um hemograma completo, níveis glicêmicos e provas de função da tireoide.

Bibliografia

Yancey JR, Thomas SM. Chronic fatigue syndrome: diagnosis and treatment. Am Fam Physician. 2012 Oct 15;86(8):741-6. [PMID: 23062157]

Caso 158   Resposta: C

Objetivo educacional: diagnosticar otosclerose como causa de perda auditiva condutiva.

É mais provável que esse paciente esteja com otosclerose, uma forma de perda auditiva condutiva. A otosclerose é causada pelo endurecimento e crescimento ósseo anormal na orelha média, com interrupção da transmissão dos sons da orelha média para a orelha interna. No paciente em questão, os achados diagnósticos são: surgimento gradual, dificuldade em ouvir sons graves e inexistência de histórico de exposição a ruídos altos. Nesse paciente, ao ser aplicado o teste de Weber, o diapasão vibratório é ouvido mais intensamente no lado esquerdo, o que sugere perda auditiva condutiva na orelha esquerda. O tratamento da otosclerose é uma estapedectomia cirúrgica ou de amplificação, em que uma parte do estribo é removida e substituída por uma prótese, com o objetivo de melhorar a audição condutiva.

A perda da audição induzida por agente farmacológico, uma forma de perda auditiva sensório-neural, pode ser causada por medicações ototóxicas, como os aminoglicosídeos, agentes quimioterápicos, ácido acetilsalicílico, agentes antimaláricos e diuréticos de alça. A dose de ácido acetilsalicílico tomada por esse paciente não seria suficientemente alta para causar ototoxicidade.

Classicamente, a doença de Ménière é uma tríade de perda auditiva sensório-neural, zumbido e vertigem. Esse paciente não apresenta zumbido, nem vertigem.

Presbiacusia, outra forma de perda auditiva sensório-neural, é ligada à idade; trata-se de deficiência caracteristicamente simétrica que afeta altas frequências. Embora esse paciente seja idoso, sua perda auditiva é simétrica e de baixa frequência, o que é menos compatível com presbiacusia.

PONTO-CHAVE

- Otosclerose é uma forma de perda auditiva condutiva, caracterizada pelo surgimento gradual, dificuldade em ouvir sons graves e inexistência de histórico de exposição a ruídos altos.

Bibliografia

Walling AD, Dickson GM. Hearing loss in older adults. Am Fam Physician. 2012 Jun 15;85(12):1150-6. [PMID: 22962895]

Caso 159   Resposta: A

Objetivo educacional: tratar paciente com obesidade clinicamente complicada.

Esse paciente com obesidade clinicamente complicada deve ser encaminhado para cirurgia bariátrica. Ele apresenta várias comorbidades associadas à obesidade, incluindo hipertensão, diabetes melito tipo 2 com controle inadequado, apneia obstrutiva do sono e osteoartrite bilateral no joelho. À luz das suas tentativas precedentes malsucedidas de perda de peso com dietas e agentes farmacológicos, o paciente em questão deve ser encaminhado para a cirurgia bariátrica. Deve-se considerar o encaminhamento para a cirurgia bariátrica em todos os pacientes com IMC ≥ 40 e em pacientes com IMC ≥ 35 com problemas de comorbidade relacionados à obesidade, como ocorre nesse paciente. O objetivo da cirurgia bariátrica é uma perda de peso que evite e trate as complicações associadas à obesidade. Os candidatos devem ser avaliados por uma equipe multidisciplinar que conte com especialistas clínicos, cirúrgicos, nutricionistas e psiquiatras.

Em pacientes obesos, não são claras as evidências para o uso da hipnose com vistas à perda de peso.

Lorcaserina, um agonista dos receptores 2C da serotonina no cérebro, funciona como supressor do apetite. Esse agente deve ser administrado com cautela em pacientes que estejam tomando medicações que aumentam os níveis de serotonina, como a paroxetina. Portanto, no paciente em questão deve-se evitar a administração de lorcaserina. Ademais, o paciente já tentou um agente farmacológico diferente (orlistate), sem ter conseguido perder peso de forma contínua.

Dietas para a perda de peso constituem um dos principais componentes do tratamento da obesidade. São muitas as dietas disponíveis, desde as ricas em proteína e em gordura até as dietas com teores muito baixos de gordura. Essas modalidades diferem em sua palatabilidade e na capacidade de suprimir o apetite em cada paciente; contudo, quando demonstram eficácia, essas dietas chegam ao mesmo resultado: déficits calóricos que resultam em perda de peso. Contudo, diante do insucesso desse paciente em conseguir uma perda de peso contínua no passado, não obstante as várias intervenções dietéticas, é provável que outra tentativa de dieta resulte em fracasso. Depois da realização da cirurgia bariátrica, o paciente deverá dar continuidade às medidas terapêuticas nutricionais, de estilo de vida (atividade física) e comportamentais.

> **PONTO-CHAVE**
> - Deve-se considerar o encaminhamento para a cirurgia bariátrica em todos os pacientes com IMC ≥ 40 e em pacientes com IMC ≥ 35 com problemas de comorbidade relacionados à obesidade.

Bibliografia
Jensen MD, Ryan DH, Apovian CM, et al; American College of Cardiology/American Heart Association Task Force on Practice Guidelines; Obesity Society. 2013 AHA/ACC/TOS guideline for the management of overweight and obesity in adults: a report of the American College of Cardiology/American Heart Association Task Force on Practice Guidelines and The Obesity Society. J Am Coll Cardiol. 2014 Jul 1; 63(25 Pt B):2985-3023. Errata em: J Am Coll Cardiol. 2014 Jul 1;63(25 Pt B):3029-3030. [PMID: 24239920]

Caso 160   Resposta: B
Objetivo educacional: controlar polifarmácia em paciente idoso.

Nessa paciente idosa, é mais provável que os achados clínicos sejam o resultado dos efeitos adversos das medicações, relacionados à polifarmácia; portanto, seu regime medicamentoso precisa ser ajustado. A paciente sofre de comorbidades clínicas significativas e toma várias medicações. A administração de diversas medicações aumenta o risco de uso inadequado, interações farmacológicas, reações adversas, pouca adesão aos esquemas terapêuticos e erros de medicação. Essa paciente está sendo medicada com dois agentes anticolinérgicos (oxibutinina para a incontinência urinária e loratadina, um anti-histamínico de venda livre). Os critérios de Beers da American Geriatrics Society publicaram recomendações contra o uso de agentes anticolinérgicos em pacientes idosos, pois tais medicações podem causar confusão, retenção urinária, constipação e boca seca. A paciente também está tomando omeprazol, um inibidor de bomba de prótons, aparentemente sem indicação terapêutica. Por outro lado, em pacientes muito idosos, deve-se reavaliar a relação de risco-benefício para o uso de agentes hipolipemiantes com o objetivo de conferir benefícios prolongados. Com frequência o médico preenche prescrições de estatinas com base em anos precedentes, mas o uso de estatina resulta em maiores despesas, comprimidos extras e maior risco para interações farmacológicas. Por último, os parâmetros para o controle da pressão arterial são menos rígidos em idosos e, no caso do paciente em questão, deve-se reavaliar o uso de agentes anti-hipertensivos, pois sua hipertensão está sobretratada. É recomendável uma revisão contínua das indicações, riscos, benefícios e dosagem de todas as medicações em pacientes idosos.

Essa paciente tem histórico de doença renal crônica leve; contudo, diante de um quadro volumétrico normal, eletrólitos normais e mínima alteração em seu nível sérico de creatinina, não há evidência, para a paciente, de agravamento significativo de sua função renal. Esses achados fazem com que lesão renal aguda seja uma causa improvável do seu atual quadro clínico.

Infecções constituem causa frequente de sintomas sistêmicos, como fraqueza, tontura, anorexia e alteração do quadro mental em pacientes idosos; os tipos de infecção mais comuns são pneumonia e infecção do sistema urinário. Mas essa paciente não exibe achados clínicos consistentes com pneumonia, tendo em vista a sua oxigenação, contagem de leucócitos e radiografia torácica normais; e também não há sugestão de infecção do sistema urinário, graças a uma urinálise normal. Assim, a ausência de evidências para uma infecção faz com que esta seja uma causa improvável de seus achados clínicos presentes.

> **PONTO-CHAVE**
> - A administração de várias medicações, especialmente em pacientes idosos, aumenta o risco de uso inadequado, interações farmacológicas, reações adversas e erros de medicação.

Bibliografia
Maher RL, Hanlon J, Hajjar ER. Clinical consequences of polypharmacy in elderly. Expert Opin Drug Saf. 2014;13(1):57-65. [PMID: 24073682]

Caso 161   Resposta: B
Objetivo educacional: controlar os efeitos colaterais sexuais em paciente medicado com inibidor seletivo da recaptação de serotonina.

Bupropiona, um inibidor da recaptação de noradrenalina e dopamina, é a recomendação terapêutica alternativa mais apropriada para essa paciente com depressão. As medicações antidepressivas mais amplamente receitadas são os inibidores seletivos da recaptação de serotonina (ISRS), que têm excelentes perfis de segurança quando comparados com os agentes antidepressivos tricíclicos. A paciente em questão tem respondido satisfatoriamente ao tratamento com o ISRS citalopram, com melhoria nos sintomas clínicos e na pontuação objetiva no questionário PHQ-9. Contudo, é comum que pacientes medicados com ISRS apresentem efeitos colaterais sexuais. Bupropiona é um agente alternativo apropriado para pacientes com sobrepeso e que estejam apresentando efeitos colaterais sexuais com um ISRS por ser um antidepressivo efetivo, com baixo percentual de efeitos colaterais sexuais e, além disso, por não estar associado a ganho de peso.

Antidepressivos tricíclicos também são agentes efetivos, mas estão associados tanto a efeitos colaterais sexuais como a ganho de peso; assim, amitriptilina não seria uma boa escolha terapêutica para essa paciente.

Buspirona está aprovada para tratamento de transtornos da ansiedade, mas não para depressão. Embora haja algumas evidências sugestivas de que o uso de buspirona, quando adicionada ao tratamento para depressão com ISRS, pode reforçar o efeito antidepressivo e se contrapor aos efeitos colaterais sexuais causados por esse agente, nessa paciente a buspirona não seria substituição apropriada para monoterapia.

Embora mirtazapina esteja associada a baixos percentuais de efeitos colaterais sexuais, esse agente estimula o apetite e está associado a ganho de peso. Mirtazapina é um antidepressivo apropriado para pacientes com anorexia e perda de peso causadas pela depressão.

> **PONTO-CHAVE**
>
> - Bupropiona, o inibidor da recaptação de noradrenalina e dopamina, é recomendação terapêutica alternativa como agente antidepressivo em pacientes com efeitos colaterais sexuais causados pelo tratamento com um inibidor seletivo da recaptação de serotonina.

Bibliografia
Bostwick JM. A generalist's guide to treating patients with depression with an emphasis on using side effects to tailor antidepressant therapy. Mayo Clin Proc. 2010 Jun;85(6):538-50. [PMID: 20431115]

Caso 162   Resposta: D

Objetivo educacional: avaliar um estudo com o uso do número necessário para tratar.

O número necessário para tratar (NNT) é 10. Números necessários são estimativas do número de pacientes que devem ser submetidos a uma intervenção para que um paciente vivencie o desfecho em estudo; se tal desfecho é benéfico, recebe o nome de NNT; se prejudicial, passa a se chamar número necessário para causar dano (NND). Números necessários são indicadores úteis do impacto clínico de uma intervenção, por proporcionarem uma percepção da magnitude esperada com a intervenção. Se estiverem disponíveis, os valores de NNT e NND para a mesma intervenção proporcionam um método conveniente para a avaliação dos benefícios e danos de determinada intervenção, o que é imensamente importante para a tomada de decisões terapêuticas de alto valor.

O NNT é calculado pela obtenção do inverso da redução do risco absoluto (RRA). Nesse estudo, o risco de ocorrência de câncer de próstata no grupo de controle (placebo) pode ser calculado do seguinte modo:

Risco absoluto (RA) = (pacientes com evento no grupo)/ (pacientes totais no grupo)
RA = 300/(300 + 700) = 300/1.000 = 0,30

O risco de ocorrência de câncer de próstata no grupo tratado com finasterida pode ser calculado como segue:

RA = 200/(200 + 800) = 200/1.000 = 0,20

RRA é a diferença nas razões de eventos entre o grupo de tratamento e o grupo de controle, que é igual a 0,10 para esse estudo. Portanto, NNT = 1/0,10, ou 10. Isso indica que 10 pacientes deveriam ser tratados com finasterida durante 7 anos para a prevenção de um caso de câncer de próstata.

> **PONTO-CHAVE**
>
> - O número necessário para tratar, que é o número de pacientes que devem ser submetidos a uma intervenção para que um paciente seja beneficiado com a intervenção, é o inverso da redução do risco absoluto.

Bibliografia
Cook RJ, Sackett DL. The number needed to treat: a clinically useful measure of treatment effect. BMJ. 1995;310(6977):452-4. Errata em: BMJ 1995;310(6986):1056. [PMID: 7873954]

Caso 163   Resposta: A

Objetivo educacional: avaliar o risco cardiovascular perioperatório em paciente com fatores de risco cardíacos, mas com boa capacidade funcional.

Para esse paciente com doença arterial coronariana (DAC), mas com função cardíaca normal e com agendamento de cirurgia de risco intermediário (definida como 1-5% de risco de morte cardíaca ou de infarto do miocárdio não fatal), há indicação de eletrocardiografia, em conformidade com as atuais orientações do American College of Cardiology/American Heart Association (ACC/AHA). Em virtude da DAC desse paciente, o eletrocardiograma basal pode estar anormal, mas provavelmente sem alterar os cuidados pré-operatórios. Na verdade, o eletrocardiograma orienta o manejo farmacológico pós-operatório pela identificação de transtornos de condução (p. ex., prolongamento do intervalo QT), tendo ainda utilidade para efeito de comparação caso venham a surgir sintomas cardíacos pós-operatórios.

No paciente em questão, as orientações do ACC/AHA não apoiam uma avaliação coronariana não invasiva (seja farmacológica, seja por teste de esforço). Independentemente dos fatores de risco cardíacos, não é aconselhável qualquer outra avaliação coronariana para pacientes com capacidade de exercício ≥ 4 equivalentes metabólicos (MET), e subir um lance de escadas satisfaz a esse critério. Em pacientes com capacidade de exercício < 4 MET, fica indicada uma avaliação coronariana se o risco estimado de eventos cardíacos adversos maiores for ≥ 1%. Em razão de seu valor prognóstico superior, dá-se preferência ao teste de esforço (em vez do teste de estresse farmacológico), a menos que haja contraindicação em decorrência de fatores do paciente.

O ecocardiograma em repouso apenas proporciona informações diagnósticas sobre cardiopatias estruturais, não sendo forma apropriada de avaliação coronariana não invasiva. Portanto, não há indicação para uma ecocardiografia pré-operatória nesse paciente sem evidência de cardiopatia estrutural significativa.

> **PONTO-CHAVE**
>
> - Em pacientes com fatores de risco cardíacos e que serão submetidos a procedimentos de risco elevado, não há necessidade de uma avaliação coronariana pré-operatória se o paciente tiver boa capacidade funcional (≥ 4 equivalentes metabólicos).

Bibliografia

Fleisher LA, Fleischmann KE, Auerbach AD, et al; American College of Cardiology; American Heart Association. 2014 ACC/AHA guideline on perioperative cardiovascular evaluation and management of patients undergoing noncardiac surgery: a report of the American College of Cardiology/American Heart Association Task Force on practice guidelines. J Am Coll Cardiol. 2014 Dec 9;64(22):e77-137. [PMID: 25091544]

Caso 164   Resposta: B

Objetivo educacional: tratar depressão subjacente em paciente com sintomas clinicamente inexplicáveis.

O tratamento mais apropriado para esse paciente com sintomas clinicamente inexplicáveis (SCI) é citalopram. Esse paciente tem histórico de 3 anos de vários sintomas inespecíficos com uma avaliação minuciosa negativa, o que é compatível com a apresentação de SCI. Pacientes com SCI frequentemente sofrem de depressão primária ou secundária subjacente, que pode passar despercebida durante a malsucedida busca por uma enfermidade orgânica unificadora ou previamente não diagnosticada. Esse paciente satisfaz aos critérios para depressão; está com afeto e humor depressivos há mais de 6 meses, juntamente com hipersonia e desesperança. Atualmente, o uso de um antidepressivo, por exemplo, citalopram, que é um inibidor seletivo da recaptação de serotonina (ISRS), é o tratamento mais apropriado. Uma revisão sistemática de 94 ensaios controlados randomizados constatou a ocorrência de melhora nos sintomas em pacientes com SCI tratados com antidepressivos.

Embora o paciente sinta ansiedade à noite e não seja capaz de dormir satisfatoriamente, alprazolam, um benzodiazepínico, é má escolha para o tratamento crônico de sua ansiedade. Alprazolam está associado à sedação, comprometimento cognitivo e a grande risco de dependência. É muito provável que os sintomas principais desse paciente – depressão e ansiedade – respondam a um ISRS.

A administração de lítio seria apropriada se o paciente tivesse sintomas consistentes com transtorno bipolar, mas ele não está manifestando qualquer sintoma de mania.

Metilfenidato é um estimulante do sistema nervoso central que é utilizado no tratamento do transtorno do déficit de atenção/hiperatividade e da narcolepsia. Metilfenidato pode ser usado *off-label* (i. e., cujo uso não foi contemplado na bula) para o tratamento da depressão em adultos com enfermidade terminal, ou que estejam sob cuidados paliativos. O tratamento de primeira linha para esse paciente com depressão subjacente é um ISRS.

PONTO-CHAVE

- Foi constatado que a terapia antidepressiva melhora os sintomas em pacientes com sintomas clinicamente inexplicáveis e com depressão primária ou secundária subjacentes.

Bibliografia

Edwards TM, Stern A, Clarke DD, Ivbijaro G, Kasney LM. The treatment of patients with medically unexplained symptoms in primary care: a review of the literature. Ment Health Fam Med. 2010 Dec;7(4):209-21. [PMID: 22477945]

Caso 165   Resposta: C

Objetivo educacional: diagnosticar celulite orbital.

Essa paciente tem celulite orbital, que é a inflamação das estruturas da órbita, inclusive músculos extraoculares e gordura orbital. Com frequência a celulite orbital é resultante de uma infecção dental ou sinusal contígua, como provavelmente era o caso nessa paciente. As características clínicas da celulite orbital são edema palpebral, oftalmoplegia, dor com a movimentação dos olhos e, ocasionalmente, proptose. Tendo em vista que essa é uma infecção profunda com envolvimento de estruturas críticas, há necessidade de um rápido diagnóstico/tratamento, para que haja preservação da visão e prevenção do acometimento por extensão de estruturas do sistema nervoso central. A tomografia computadorizada (TC) é utilizada na avaliação da extensão da infecção e também para a exclusão de abscesso, que poderia necessitar de drenagem cirúrgica. Essa paciente precisa ser hospitalizada e medicada com antibióticos intravenosos.

Blefarite é a inflamação das glândulas sebáceas ou dos folículos ciliares da pálpebra, um quadro que pode evoluir para conjuntivite ou ceratite. Em geral a blefarite se apresenta com achados limitados à pálpebra, embora o paciente possa se queixar de uma sensação de queimação e de "areia" no olho. A blefarite não está associada aos achados definidores da celulite orbital.

Endoftalmite é a inflamação do humor aquoso e vítreo. Os sintomas podem ser: perda da visão, fotofobia, dor e secreção oculares. Em geral, a endoftalmite é causada por uma infecção bacteriana ou fúngica em seguida a uma cirurgia, sobretudo para catarata. Outras causas são trauma no globo ocular e corpos estranhos.

Celulite pré-septal é uma inflamação que se limita às áreas das pálpebras e tecidos faciais localizados anteriormente ao septo orbital. Em adultos, a celulite pré-septal é mais comum do que a celulite orbital; habitualmente esse problema pode ser diferenciado da celulite orbital pela dor localizada nos tecidos anteriores, na ausência de oftalmoplegia, dor com os movimentos do olho, ou ausência de proptose – que o paciente em questão apresentava. Portanto, esse é um diagnóstico menos provável para o paciente.

PONTO-CHAVE

- Com frequência, a celulite orbital ocorre em um quadro de infecção dental ou sinusal recente; os achados característicos são edema de pálpebra, oftalmoplegia, dor com a movimentação do olho e, ocasionalmente, proptose.

Bibliografia

Gelston CD. Common eye emergencies. Am Fam Physician. 2013 Oct 15;88(8):515-9. [PMID: 24364572]

Caso 166   Resposta: A

Objetivo educacional: avaliar sangramento anovulatório em mulher pré-menopáusica.

A ação mais indicada para essa mulher com sangramento vaginal intenso intermitente é o encaminhamento para uma biópsia de endométrio. Seu sangramento é característico de um padrão anovulatório, com base na ocorrência imprevisível de sangramento com fluxo e duração variáveis. Em mulheres com anovulação prolongada, ocorre perda do fluxo hormonal normal, com exposição não oposta pelo progestógeno ao estrogênio, sem o efeito protetor normal do endométrio proporcionado pela progesterona. Essa situação aumenta o risco de hiperplasia e neoplasia de endométrio. Outros fatores de risco para o câncer de endométrio em mulheres na pré-menopausa são obesidade, nuliparidade, idade ≥ 35 anos, diabetes melito, histórico familiar de câncer de colón, infertilidade e tratamento com tamoxifeno. Em mulheres com menos de 35 anos que apresentam sangramento anovulatório e sem outros fatores de risco para câncer de endométrio, é apropriado o tratamento hormonal para a anovulação. Contudo, em mulheres com menos de 35 anos com fatores de risco, ou em qualquer paciente com sangramento anovulatório e idade ≥ 35 anos, deve-se obter uma biópsia de endométrio para a exclusão de doença endometrial significativa. Considerando que a paciente em questão tem 40 anos e apresenta um fator de risco adicional para câncer de endométrio (nuliparidade), a realização de uma biópsia endometrial é a ação mais indicada para dar prosseguimento ao tratamento.

Pode-se obter um nível de hormônio folículo-estimulante (FSH) para a avaliação de disfunção ovariana; mas os níveis variam, dependendo da fase menstrual, idade, medicações e distúrbios hormonais. O nível de FSH pode ser utilizado para confirmação do estado menopáusico se a mulher apresenta um quadro de amenorreia com duração superior a 12 meses. Contudo, a obtenção de um nível de FSH isolado pode levar a erro durante a perimenopausa, porque pode ocorrer variação nos níveis. Nessa paciente (que está na pré-menopausa) a determinação do nível de FSH terá uso limitado.

Em uma mulher em idade fértil com sangramento vaginal anormal, o primeiro estudo a ser realizado é sempre um teste urinário de gravidez, que é uma medida qualitativa sensível do nível de gonadotrofina coriônica humana beta; esse indicador já foi obtido nessa paciente. Não haverá ganho extra com a obtenção de um nível sérico de gonadotrofina coriônica humana beta, que é uma medida quantitativa, mas que não acrescenta valor a essa avaliação diagnóstica.

A ultrassonografia transvaginal pode ser válida para a avaliação do sangramento pós-menopáusico na avaliação da espessura do endométrio; mas esse não é um estudo de utilidade para a avaliação do sangramento em mulheres pré-menopáusicas em função das significativas variações na espessura do endométrio decorrentes da flutuação hormonal. Assim, a ultrassonografia transvaginal não é rotineiramente usada para a avaliação do sangramento pré-menopáusico, a menos que haja suspeita de uma anormalidade uterina estrutural que possa estar contribuindo para o sangramento.

> **PONTO-CHAVE**
>
> - Em mulheres com sangramento anovulatório e com fatores de risco para câncer endometrial, deve-se obter uma biópsia de endométrio para a exclusão de patologia endometrial significativa.

Bibliografia

Sweet MG, Schmidt-Dalton TA, Weiss PM, et al. Evaluation and management of abnormal uterine bleeding in premenopausal women. Am Fam Physician. 2012 Jan 1;85(1):35-43. [PMID: 22230306]

Caso 167   Resposta: D

Objetivo educacional: identificar as indicações para estudos de imagem no diagnóstico de dor no pescoço.

Para essa paciente ficam indicados cuidados sintomáticos. Em grande número de pacientes com dor no pescoço os estudos de imagem diagnósticos são dispensáveis. Há indicação para a obtenção de tais estudos para dores de pescoço após trauma, ou se houver suspeita de alguma anormalidade estrutural, por exemplo, uma fratura de compressão. Também pode haver indicação de um estudo de imagem em pacientes com fraqueza ou evidência clínica de envolvimento da medula espinal como causa da dor no pescoço. Além disso, tal estudo pode ter utilidade naqueles pacientes com apresentação clínica sugestiva de malignidade ou infecção como causa da dor no pescoço. A paciente em questão não tem histórico de trauma, fraqueza, nem achados sugestivos de causa espinal para sua dor. Apesar de seu histórico de neoplasia de mama, a paciente não tinha evidência de recorrência, nem outros sintomas ou achados sugestivos de metástase (tais como sensibilidade pontual à palpação sobre a coluna vertebral). Sua apresentação normal nos demais aspectos não apoia um processo sistêmico, como uma infecção. Portanto, não seria de se esperar que a realização de um estudo de imagem resultasse em benefício. Em vez disso, o foco deve recair no tratamento sintomático de sua dor no pescoço, com o uso das modalidades terapêuticas habituais – mobilização, exercícios e analgésicos.

Para uma tomomielografia, administra-se uma injeção de agentes de contraste hidrossolúveis não iônicos no canal vertebral e, em seguida, faz-se uma TC. Em função da eficácia de outras modalidades de imagem, habitualmente a tomomielografia fica reservada para situações específicas, nas quais essa modalidade possa proporcionar informações mais úteis, comparativamente aos demais estudos, tais como radiculopatias ou anormalidades discais em vários níveis ou discos fragmentados, ou em casos de pacientes já submetidos a uma cirurgia da coluna vertebral. A paciente em questão não tem indicação clara para esse tipo de estudo de imagem.

Um estudo de IRM da porção cervical da coluna vertebral pode delinear mais satisfatoriamente a medula espinal e as raízes nervosas, os discos intervertebrais, os tecidos moles circunjacentes, as estruturas ligamentares e as artérias vertebrais; contudo, não há indicação para essa modalidade na paciente em questão, que não apresenta sinais neurológicos, nem achados sugestivos de anormalidades nessas estruturas.

Uma radiografia simples da porção cervical da coluna vertebral pode ajudar na avaliação das estruturas ósseas da coluna e, portanto, é útil na exclusão de fratura em pacientes que tenham sofrido trauma ou que estejam sob suspeita de ter outras anormalidades ósseas, tais como fraturas de compressão, metástase, ou infecção que afetam a coluna vertebral. Contudo, essa paciente não tem histórico sugestivo de qualquer anormalidade passível de ser detectada com uma radiografia simples.

> **PONTO-CHAVE**
> - Na maioria dos casos, pacientes com dor no pescoço não necessitam de imagens diagnósticas.

Bibliografia
Cohen SP. Epidemiology, diagnosis and treatment of neck pain. Mayo Clin Proc. 2015 Feb;90(2):284-99. [PMID: 25659245]

Caso 168   Resposta: B
Objetivo educacional: orientar o rastreamento de câncer colorretal em paciente de risco médio.

A estratégia de rastreamento mais apropriada para esse paciente é um teste imunoquímico fecal (FIT, fecal immunochemical testing) anual. Uma pesquisa de alta sensibilidade para sangue oculto fecal realizada anualmente, como o teste do guaiaco para sangue oculto nas fezes (gFOBT, guaiac fecal occult blood testing) ou o teste FIT, é estratégia aceitável para o rastreamento de câncer de cólon em pacientes com risco médio. Ensaios controlados randomizados que empregaram a pesquisa para sangue oculto nas fezes com guaiaco detectaram reduções estatisticamente significativas na incidência (17 a 20%) e na mortalidade (15 a 33%) para o câncer colorretal com o rastreamento periódico com gFOBT. As limitações do rastreamento com gFOBT são: baixa sensibilidade para adenomas avançados (11 a 41%), interações entre a dieta e medicações que podem gerar resultados falso-positivos ou falso-negativos, e a necessidade de um acompanhamento diagnóstico apropriado (i.e., colonoscopia) se os resultados dos testes forem positivos, para que seja obtido o máximo benefício. Para a realização do FIT, são utilizados anticorpos específicos para a detecção de globina nas fezes; em geral, este é um estudo considerado mais sensível em comparação com os testes baseados no guaiaco. Em estudos transversais, a sensibilidade do FIT tem variado entre 60 a 85% para o câncer colorretal e entre 25 a 50% para adenomas avançados. Não há necessidade de restrições dietéticas antes da realização do teste. Como ocorre com o gFOBT, o teste FIT pressupõe um acompanhamento diagnóstico apropriado para os resultados positivos.

A U.S. Preventive Services Task Force (USPSTF) recomenda o rastreamento de todos os adultos com 50 a 75 anos para câncer colorretal com um dos diversos métodos disponíveis: pesquisa de alta sensibilidade para sangue oculto nas fezes (gFOBT ou FIT) realizado anualmente, sigmoidoscopia flexível a cada 5 anos, uma combinação de sigmoidoscopia flexível a cada 5 anos com pesquisa de alta sensibilidade para sangue oculto nas fezes a cada 3 anos, ou colonoscopia a cada 10 anos. As orientações para rastreamento de câncer colorretal da American Cancer Society (ACS), da U.S. Multi-Society Task Force on Colorectal Cancer e do American College of Radiology (ACR) incluem outras opções de rastreamento: TC colonografia (a cada 5 anos) e pesquisa de DNA fecal (intervalo desconhecido). Desde a publicação dessas orientações, a ACS tem recomendado que a pesquisa de DNA fecal seja realizada a cada 3 anos. Tendo em vista que esses são testes mais modernos e com muitas áreas de incerteza, atualmente não são recomendados pela USPSTF. O grupo ACS/U.S. Multi-Society Task Force/ACR também recomenda que, quando houver disponibilidade, seja dada preferência a testes de prevenção do câncer (colonoscopia, sigmoidoscopia flexível, enema de bário com duplo contraste, ou TC colonografia), em vez dos testes de detecção do câncer (gFOBT ou FIT).

A USPSTF recomenda a realização de uma sigmoidoscopia flexível a cada 5 anos, com a realização de gFOBT ou FIT a cada 3 anos, não anualmente. Ensaios controlados randomizados demonstraram consistentemente ganhos com relação à mortalidade para o câncer colorretal distal (mas não proximal) da ordem de 30 a 50% com a sigmoidoscopia flexível.

Em pacientes com risco médio, a colonoscopia pode ser realizada de 10 em 10 anos. Estudos observacionais demonstraram que a colonoscopia resulta em benefícios significativos com relação à mortalidade tanto para o câncer colorretal distal como proximal. A colonoscopia é o método preferido do American College of Gastroenterology.

> **PONTO-CHAVE**
> - Todos os adultos com 50 a 75 anos devem fazer rastreamento para câncer colorretal com o uso de um teste de alta sensibilidade para sangue oculto nas fezes realizado anualmente, sigmoidoscopia flexível a cada 5 anos, uma combinação de sigmoidoscopia flexível a cada 5 anos com teste de alta sensibilidade para sangue oculto nas fezes a cada 3 anos, ou colonoscopia a cada 10 anos.

Bibliografia
Lieberman DA. Clinical practice. Screening for colorectal cancer. N Engl J Med. 2009 Sep 17;361(12):1179-87. [PMID: 19759380]

Índice remissivo

Nota: números de página seguidos por *f* e *t* denotam figuras e tabelas, respectivamente. As questões referentes aos casos apresentados no teste de autoavaliação estão indicadas por Q.

A

Abdominal, aneurisma aórtico, monitoração para, 9, 11-12
Ablação transuretral com agulha, 97-99
Abrasões da córnea, 116-117
Absorciometria de raios X de dupla energia (DEXA), para monitoração da osteoporose, 12, Q1
Abstinência de álcool, 133, 135, Q123
Acamprosato, para transtorno do uso de álcool, 132--133
Acetato de medroxiprogesterona
    depósito, 104, 106, 105t
    para sangramento uterino anormal, 102-103
Acetazolamida, para glaucoma primário de ângulo aberto, 117t
Ácido acetilsalicílico, para síndrome metabólica, 88-89, Q70
Ácido tranexâmico, para menorragia, 102-103
Ácidos graxos Omega-3, para prevenção de DCVA, 85, 87-88, 85t
Aconselhamento comportamental, 23-24
Aconselhamento dietético e comportamental com exercício, 23-24
Aconselhamento genético, 16-18, Q81
Aconselhamento para estilo de vida sadio, 22-24
Aconselhamento para higiene do sono, para insônia, 60-61, 61t, Q139
Aconselhamento para restrição do sono, para insônia, 60-61, Q151
Acromioclavicular, degeneração de articulação, 76, Q20
Acteia, 26t
Acupuntura
    para dor crônica, 45-47
    para dor lombar, 71-72
    para dor no pescoço, 73-74
Adesivo de nicotina, para cessação do tabagismo, 134t
Adrenalina, para glaucoma primário de ângulo aberto, 117t
Agency for Healthcare Research and Quality (AHRQ), 9, 11
Agentes antifúngicos, para candidíase vulvovaginal recorrente, 113-114, Q119
Agonistas do hormônio liberador de gonadotrofina (GnRH), para sangramento uterino anormal, 102-103
AINE
    para bursite olecraniana, 76-77, Q94
    para capsulite adesiva, 76
    para dismenorreia, 106-107
    para distúrbios do manguito rotador, 75
    para dor crônica, 45-47
    para dor lombar, 71-72
    para dor metastática óssea, 41-42
    para dor no pescoço, 73-74
    para dor pélvica crônica, 103-104
    para entorses do tornozelo, 82
    para epicondilite, 76-77
    para sangramento uterino anormal, 102-103
Álcool, transtorno de uso de, 132-135
Alfa-bloqueadores, para hiperplasia prostática benigna, 97-99
Alfuzosina, para hiperplasia prostática benigna, 97-99
Alho, 26t
Alliance for Academic Internal Medicine, 1-2
Alprostadil, para disfunção erétil, 94-95
American College of Physicians (ACP), 1-2
Amitriptilina
    para depressão, 130t
    para dor neuropática, 40-41
Amoxicilina-clavulanato, para sinusite, 124-126
Analgésicos, 40-41, 41t, 45-47
    para otite média, 123
    para sinusite, 124-126
Análise da causa-raiz, 29-31
Análise estatística
    especificidade do teste, 4-6
    intervalo de confiança, 4-6
    números necessários, 7
    razão de probabilidade, 4-6
    risco relativo e absoluto, 6-7
    sensibilidade do teste, 4-6
    valor de P, 4-6
    valores preditivos, 4-6
Ancoragem, como erro cognitivo, 27-28, 28t, Q54
Andrógeno, deficiência de, 97
    diagnóstico e tratamento da, 97
    sintomas e sinais de, 98t
Anlodipino, e edema induzido por medicação, Q105
Anorexia, nos cuidados paliativos, 42-43
Anorexia nervosa, 137-138
Anormal, sangramento uterino, 101-103
Ansiedade, transtornos da, 131-133
    transtorno da ansiedade generalizada, 131-132
    transtorno da ansiedade social, 131-132
    transtorno do estresse pós-traumático, 131-133
    transtorno do pânico, 131-132
    transtorno obsessivo-compulsivo, 132-133
Anti-histamínicos
    para insônia, 61-62
    para rinite, 124-126
    para sinusite, 124-126
Antibióticos
    para otite externa, 123
    para otite média, 123
    para síndrome de Lemierre, 126
    para sinusite, 124-126
    para tosse, 52
Anticoagulação de ponte, Q135
Anticoncepcionais reversíveis de ação prolongada, 104, 106-107, 105t
Anticonvulsivantes, para dor crônica, 45-47
Antidepressivos, 129-131, 130t, Q65, Q161
    para bulimia nervosa, 137-138
    para dor crônica da pelve, 103-104
    para insônia, 61-62, 63t
    para sintomas clinicamente inexplicáveis, 49-50, Q164
    para sintomas da menopausa, 110
    para transtorno de compulsão alimentar, 137-138
    para transtorno do estresse pós-traumático, 132--133
    para transtorno do pânico, 131-132
Antidepressivos tricíclicos
    para depressão em pacientes terminalmente enfermos, 42-43
    para depressão, 130t
    para dor crônica, 45-47
    para dor neurogênica de pescoço, 73-74
    para dor neuropática, 40-41
    para transtorno da ansiedade generalizada, 131--132
Antipsicóticos
    para delírio, em cuidados paliativos, 42-43
    para depressão, 129-131
    para esquizofrenia, 138-139
    para transtorno do espectro autista, 138-139
Antitussígenos, para tosse crônica, 54
Aparelhos auditivos, 121-123
Apneia obstrutiva do sono (AOS), 152-153, 153t, Q33
Arroz de levedura vermelha, 26t
Artrocentese, 79-80
Aspiração de líquido da bolsa, em bursite pré--patelar, Q39
Assistência à autonomia no domicílio (*assisted living*), 143-144
Assistência *hospice*. *Ver* Cuidados para paciente terminal
Assistência hospitalar domiciliar, 141-143
Atividade física, recomendações para, 23-24
Atividades da vida diária (AVD), 138-139
Atividades instrumentais da vida diária (AIVD), 138--139
Atomoxetina, para transtorno de déficit de atenção/ hiperatividade, 138-139
Atorvastatina
    descontinuação de, na gravidez, Q72
    para prevenção de DCVA, 85, 87, Q45, Q153
Autoexame das mamas (AEM), 14-15
Autonomia do paciente, 35-37
Avanafil, para disfunção erétil, 94-95
Azitromicina, para faringite por EGA, 124-126

B

Bem-estar do paciente, primazia do, 33-35
Benzodiazepínicos
    na abstinência de álcool, 133, 135
    para delírio, em cuidados paliativos, 42-43
    para dispneia, em cuidados paliativos, 41-42
    para dor lombar, 71-72
    para insônia, 61-62, 63t
    para transtorno da ansiedade generalizada, 131--132
    para transtorno do pânico, 131-132

para transtorno obsessivo-compulsivo, 132-133
Benzofetamina, para tratamento da obesidade, 92-93
Betabloqueadores, em período perioperatório, Q52
Bifosfonatos, para dor metastática óssea, 41-42
Biópsia endometrial, para sangramento anovulatório, 101-102, Q166
Biópsia por agulha grossa, para massa palpável na mama, Q17
Black cohosh. Ver Acteia
Blefarite, 117, 115f, 116f
Brimonidina, para glaucoma primário de ângulo aberto, 117t
Bronquite aguda, tosse em, 50
Bulimia nervosa, 137-138, Q10
Buprenorfina, para analgesia em cuidados paliativos, 40-41
Bupropiona
    para cessação do tabagismo, 132-133, 135t
    para depressão, 130t, 129-131, Q65, Q161
Bupropiona-naltrexona, para perda de peso, 92-93
Bursite, 81-82
Bursite de pata anserina, 81-82
Bursite olecraniana, 76-77, 77f, Q94
Bursite pré-patelar, 81-82, Q39
Bursite trocantérica, 79-80
Butorfanol, para analgesia em cuidados paliativos, 40-41

C

Calcâneo, tendinopatia do, 82, Q147
Canalith, procedimento de reposicionamento de. *Ver* Manobra de Epley
Câncer, aconselhamento para prevenção de, 22-23
Câncer de mama, monitoração para, 13-15
    alta densidade mamária e, Q83
    descontinuação da, Q9
Câncer de pulmão, monitoração para, 15-16, Q22
Candidíase vulvovaginal, 112t, 113-114, Q119
Capacidade de tomada de decisão, 35-36, Q82
    em paciente com demência leve, Q41
    tomada de decisão substituta em paciente sem, Q128
Capsulite adesiva, 76
Caquexia, pacientes de câncer com, Q100
Carbamazepina, para dor neuropática, 40-41
Cardo mariano, 26t
Catarata, 116-117
Cateteres de condom, 145-146
Ceftriaxona e fluoroquinolona, para epididimite infecciosa, 99-101
Ceftriaxona mais doxiciclina, para epididimite, 99-101
Celulite orbital, 119-121, Q165
Celulite pré-septal, 119-120
Ceratoconjuntivite seca. *Ver* Olho seco
Cessação do tabagismo, 132-133, 134t-135t, Q2
Cetorolaco, para dor em abrasões da córnea, 116-117
Chances pós-teste, 5t
Chances pré-teste, 5t
Ciclosporina, para xeroftalmia, 118-119
Cirurgia bariátrica, 92-95, 93t, 94f, 94t, Q159
    aplicação laparoscópica de banda gástrica ajustável, 93-94
    critérios de pacientes para, 93t
    deficiências de nutrientes e reposição após, 94t
    gastrectomia vertical, 93-94
    Roux-en-Y, *bypass* gástrico, 93-94

Cirurgia de catarata, Q34
Cistos epididimários, 99-101
Cistos ganglionares, 77-78
Cistos poplíteos (de Baker), 81-82
Citalopram, para depressão, 130t, Q164
Clindamicina, para vaginose bacteriana, 113
Clinical Institute Withdrawal Assessment (CIWA), escala de, 133, 135
Clomipramina, para transtorno obsessivo--compulsivo, 132-133
Clonazepam, para vertigem posicional paroxística benigna, 59t
Clorfeniramina-pseudoefedrina, para infecção das vias respiratórias superiores, Q63
Clorpromazina, para delírio, em cuidados paliativos, 42-43
Clotrimazol, para candidíase vulvovaginal, 113-114
Clozapina, para esquizofrenia, 138-139
Colchão/cobertura de espuma, para redução do risco de úlceras de pressão, 146-147, Q8
Comprimidos vaginais de estradiol, para sintomas geniturinários da menopausa, 110, Q88, Q148
Comunicação, em cuidados paliativos, 38-40, 39t
Confidencialidade, 35, Q66
Conflitos de interesse, 35, 34t
Conjuntivite, 114, 115f
    alérgica, 114, Q152
    bacteriana, 114, 115f
    não alérgica, 114
    viral, 114, 115f
Consentimento informado, 35
Constipação induzida por opioide, 40-41, Q141
Contracepção, 104, 106-107
    adesivos transdérmicos, 104, 106
    anéis vaginais, 104, 106
    de emergência, 106-107
    esterilização, 106-107
    hormonal, 104, 106-107, Q62
        anticoncepcionais reversíveis de ação prolongada, 104, 106-107
        pílulas anticoncepcionais orais, 104, 106
    métodos de barreira, 106-107
    métodos para, 104, 106, 105t
Controle da dor, em cuidados paliativos, 38-42, 40f, 41t, Q89
Corticoides
    em gotas, para olho seco, 118-119
    para caquexia, 42-43
    para dor metastática óssea, 41-42
    para náusea, em cuidados paliativos, 42-43
    para rinite, 124-126, Q136
    para sinusite, 124-126
Costas, dor nas. *Ver* Dor lombar
Cotovelo de golfista, 76-77
Cotovelo de tenista, 76-77, Q5
Creche para idosos, 143-144
Cromona intranasal, para rinite, 124-126
Cuidado em saúde baseado em valor, 1-2, 1t
Cuidados avançados, planejamento de, 35-36
Cuidados paliativos, 37-44, Q143
    analgesia em, 38-42, 40f, 41t, Q89
    anorexia em, 42-43
    assistência *hospice*, 39t
    comunicação em, 38-40
    delírio em, 41-42
    depressão em, 42-43, 43t, Q48
    dispneia em, 41-42, Q30

informação sombria para o paciente, protocolo SPIKES para, 38-40t, Q21
náusea em, 41-43, 42t
Cuidados para paciente terminal, 37-38, 39t
Cuidados pré-concepcionais, 110-111
    avaliação de risco pré-concepção, 110t
    classificação da FDA de medicamentos na gestação, 111t
    exames e testes, 111
    imunizações em, 111
    medicações teratogênicas e, 111t
    suplementação de ferro e ácido fólico, 111
Curativos de hidrocoloide, 146-147

D

Danazol, para mastalgia cíclica, 103-104
Darifenacina, para incontinência de urgência, 145--146
DASH (Abordagens Dietéticas para a Hipertensão), 84-85, 87, 84-85t
Decongestionantes
    para otite média, 123
    para sinusite, 124-126
Deficiência cognitiva leve (DCL), em idosos, 140-141
Deformidade em hálux valgo (joanete), 83-84
Degeneração macular ligada à idade (DMRI), 117-118
    seca, 117-118, 118f, 120f
    úmida, 117-118, 118f, 120f
    vitaminas antioxidantes em altas doses para, 26-27, 117-118, Q145
Delírio, em cuidados paliativos, 42-43
Delirium tremens, 133
Demência, em idosos, 140-141
Depressão, 127-131
    causas de, 128-129
    diagnóstico de, 128-129
        depressão periparto, 128-129
        PHQ-9, 128-129
        transtorno afetivo sazonal, 128-129
        transtorno depressivo maior, 128-129
        transtorno depressivo persistente, 128-129
        transtorno disfórico pré-menstrual, 128-129
        transtorno do luto complexo e persistente, 128-129
    em idosos, 140-141
    em pacientes terminalmente enfermos, 42-43, 43t, Q48
    monitoração para, 12
    periparto, 128-129
    tratamento de, 129-131, 130t, Q65
Desbridamento cirúrgico, de úlceras de pressão, 146--147, Q86
Descolamento de retina, 118-119, 120f, Q120
Desequilíbrio, 60, Q18
Desvenlafaxina, para depressão, 130t
Dextrometorfano, para tosse crônica, 54
Diabetes melito
    e terapia com estatinas, 85, 87, Q45
    monitoração para, 9, 11
    tratamento perioperatório de, 156-158, Q31
Diagrama de causa e efeito, 29-31, Q57
Diagrama em espinha de peixe. *Ver* Diagrama de causa e efeito
Diazepam, para vertigem posicional paroxística benigna, 59t
Diclofenaco, para dor em abrasões da córnea, 116-117
Dieta, recomendações sobre a, 23-24
Dietilpropiona, para tratamento da obesidade, 92-93

Índice remissivo

Difenidramina
    para insônia, 61-62
    para tosse subaguda e crônica, 52
DIRE (Diagnóstico, Intratabilidade, Risco e Eficácia), escore, 45-47, 46t
Diretivas antecipadas de vontade, 35-36
Disfunção da tuba auditiva, 123
Disfunção erétil (DE), 94-95, 95t-96t, Q49
    doença cardiovascular e, Q117
    histórico e exame, 94-95
    medicações associadas a, 95t
    transtorno do humor e, Q111
    tratamento de, 94-95
        inibidores da fosfodiesterase tipo 5 (PDE-5), 94-95
        modificação do estilo de vida, 94-95, Q24
        prostaglandina E_1 intrauretral/injetada, 94-95
Disfunção sexual na mulher, 107-108
    transtorno da excitação/interesse sexual, 107--108, Q130
    transtorno da penetração/dor genitopélvica, 107--108
    transtorno orgásmico, 107-108
    tratamento para, 107-108
Dislipidemia, 83-89
    DASH, plano nutricional, 84-85, 87, 84t
    modificações do estilo de vida para, 84-85, 87, Q133
    níveis de lipídios, avaliação dos, 83-84
        DCVA, fatores de risco para, 83-84, 84-85t
        HDL-colesterol, 83-84
        LDL-colesterol, 83-84
        triglicerídeos, 83-84
    terapia com estatinas para, 85, 87, 86f, 85t, Q25, Q45, Q125
    terapia farmacológica combinada e sem estatina, 85, 87-88, 85t
    tratamento da hipertrigliceridemia, 88
    tratamento de, 84-89
Dismenorreia, 106-107, Q7
    pílula anticoncepcional combinada (estrógeno--progestógeno) para, Q7
Dispneia, em cuidados paliativos, 41-42, Q30
Dispositivos intrauterinos (DIU), 104, 106-107, 105t, Q37
Distúrbios do manguito rotador, 75-76, 75f
    RM do ombro em, Q64
    tendinite do, Q108
Distúrbios temporomandibulares, 127-128
Doença cardiovascular aterosclerótica, (DCVA), avaliação de risco para, 83-84, 84t-85t.
    Ver também Dislipidemia
Doença de Huntington, Q81
Doença hepática, tratamento perioperatório de, 159--160
Doença neurológica, tratamento perioperatório de, 159-160
Doença periodontal, 127-128
Doença renal, tratamento perioperatório de, 159-160
Doença sistêmica de intolerância ao esforço, 54-56, Q36, Q157
Doenças endócrinas, tratamento perioperatório de
    diabetes melito, 156-158, Q31
    doença tireoidiana, 158
    insuficiência suprarrenal, 158, 159t, Q40
Dor
    central, 44-45, Q101

    crônica, 44-49, 46t, Q75
    neuropática, 44-45, Q12
    nociceptiva, 44-45
Dor de cotovelo, 76-77
    bursite olecraniana, 76-77, 77f, Q94
    diagnóstico e avaliação de, 76-77
    encarceramento do nervo ulnar, 76-77
    epicondilite, 76-77
Dor de mama, 103-104
    sutiã de suporte para, Q106
Dor lombar, 67-72, Q109
    diagnóstico e avaliação de, 67-68, 67t-68t, 69f, 68t
    estudos diagnósticos para, 67-68
    inespecífica, Q109
    recomendações do ACP para, 67t
    teste de elevação da perna esticada, 67-68
    tratamento de intervenção e cirúrgico, 71-72
    tratamento de, 67-68, 70f, Q51
    tratamento farmacológico, 71-72
    tratamento não farmacológico, 71-72
Dor no antepé, 83-84
Dor no joelho, 79-82
    bursite, 81-82
    cistos poplíteos (de Baker), 81-82
    diagnóstico e avaliação, 79-80, 79t
    rupturas de ligamento e menisco, 80-82, Q53
    síndrome de dor patelofemoral, 81-82
    síndrome do trato iliotibial, 81-82
Dor no mediopé, 83-84
Dor no ombro, 73-74
Dor no pé
    antepé, 83-84
    mediopé, 83-84
    retropé, 82-84, 83f
Dor no pescoço, 71-74, Q167
    diagnóstico e avaliação de, 71-74, 72t-73t
    mecânica, 71-72
    neurogênica, 71-72, Q127
    tratamento para, 73-74
Dor no punho e na mão, 76-78
Dor no quadril, 77-80
    bursite trocantérica e, 79-80
    diagnóstico e avaliação de, 77-80, 78f
    doença degenerativa do quadril e, 79-80
    meralgia parestésica e, 79-80
    osteonecrose da cabeça do fêmur e, 79-80
    síndrome do piriforme e, 79-80
Dor no retropé, 82-84, 82f-83f
Dor pélvica crônica, 103-104, 106
Dor testicular e escrotal, 97-101
    epididimite, 99-101, Q42
    torção testicular, 97-101
Dorzolamida, para glaucoma primário de ângulo aberto, 117t
Doxazosina, para hiperplasia prostática benigna, 97-99
Doxepina, para insônia, 61-62, 63t
Doxiciclina, para sinusite, 124-126
Dronabinol, na caquexia, 42-43
Drug Abuse Screening Test (DAST-10), 13-14
Duloxetina
    para depressão, 130t
    para dor neuropática, 40-41
Duplo efeito, doutrina do, 36-37

E

ECA, inibidores da, tosse causada por, 52

Echinacea, 26t
Ecocardiografia, 150-152
Edema de membro inferior, 65-66, 66t, Q105
Edema de membro inferior induzido por fármaco, 65-66, 66t, Q105
Edema, de membro inferior, 65-66, 66t, Q105
Edema de perna, insuficiência venosa crônica e, 65-66, Q84
Ejaculação precoce, 95-96
Electronic Preventive Services Selector (ePSS), 9, 11
Eletrocardiografia, 64, 150-152, Q163
    para síncope, Q59
Encarceramento do nervo ulnar, 76-78
Endoftalmite, 119-120
Enoxaparina, para profilaxia de tromboembolia venosa (TEV), Q142
Ensaio clínico controlado randomizado (ECR), 2, 4, 3t
Entrada computadorizada de solicitação médica (CPOE), 31-32
Epicondilite, 76-77, Q5
Epicondilite lateral, 76-77
    limitação de atividades com indução de dor na, Q5
Epicondilite medial, 76-77
Epididimite, 99-101, Q42
    infecciosa, 99-101
Episclerite, 114-117, 115f-116f
    e esclerite, 117
Epistaxe, 126-128
Equação de Harris-Benedict, 91
Eritromicina, para faringite por EGA, 124-126
Erros cognitivos, 27-28, Q54
Erros de estudo, 4-6
Erros de medicação, 27-28
Erros diagnósticos, 27-28
    evitação de, 28t
    tipos de, 27-28
Erva-de-são-joão, 26t
Escala de depressão geriátrica, 140-141
Escala de Lawton e Brody para atividades instrumentais da vida diária (AIVD), 139t
Escitalopram, para depressão, 130t
Esclerite, 117, Q115
Especificidade do teste, 4-6, 5t
Esporte, avaliação pré-participação de, Q131
Esquizofrenia, 137-139
    sintomas extrapiramidais na, Q87
Estabilizadores do humor, para transtorno bipolar, 129-132
Estado funcional de idosos, avaliação do, 138-139, 139t
Estazolam, para insônia, 63t
Estenose aórtica assintomática grave, e cirurgia não cardíaca eletiva, Q104
Estenose espinal, 67t, Q121
Esterilização, 106-107
Estimulantes, para transtorno do déficit de atenção/hiperatividade, 138-139
Estradiol transdérmico, para sintomas vasomotores da menopausa, Q71
Estrógenos, para sangramento uterino anormal, 102--103
Estudo de caso-controle, 2, 4, 3t
Estudo de coorte, 2, 4, 3t, Q26
Estudo *quasi*-experimental, 2, 4, 3t
Estudo randomizado por agrupamento (*cluster*), 2, 4, 3t

299

Estudos experimentais, 2, 4, 3t
Estudos observacionais, 2, 4, 3t
Estudos transversais, 2, 4, 3t
Eszopiclona, para insônia, 61-62, 63t
Ética
    capacidade de tomada de decisão, 35-36, Q41, Q82
    confidencialidade, 35
    conflitos de interesse, 35, 34t
    consentimento informado, 35
    dilema ético, abordagem a, 37-38
    justiça, 36-37
    morte auxiliada pelo médico, 35-37
    planejamento de cuidados antecipados, 35-36
    recusa/supressão do tratamento, 35-36, Q146, Q155
    relações entre médico-paciente, 33-35
    responsabilidade dos colegas, 37-38
    revelação de erro médico, 36-38, Q134
    solicitações para intervenções, 36-37
    tomada de decisão substituta, 35-36, Q128
Exame clínico da mama, 14-15
Exame retal digital, 14-15
Exames farmacogenéticos, 16-17, 17t
Exercícios de Kegel, 145-146
Ezetimiba, para prevenção de DCVA, 85, 87, 85t

F

FABER, teste, 77-78, 78f
Fadiga, 54-56, 55t
Faringite, 124-126
Faringite por estreptococo do grupo A (EGA), 124--126, Q154
Fascite plantar, 82, Q50
Fendimetrazina, para tratamento da obesidade, 92-93
Fenilefrina, para epistaxe, 127-128
Fentanila, em cuidados paliativos, 40-41, 41t
Fentermina, para tratamento da obesidade, 92-93
Fentermina e topiramato, para perda de peso, 92-93
Fesoterodina, para incontinência de urgência, 145-146
Fibratos, para prevenção de DCVA, 85, 87-88, 85t
Finkelstein, teste de, 79-80
Fisioterapia
    para desequilíbrio, 60, Q18
    para rupturas meniscais, 80
Fluconazol, para candidíase vulvovaginal, 113-114
Fluoroquinolonas
    e tendinopatia do calcâneo, 82
    para sinusite, 124-126
Fluoxetina
    para bulimia nervosa, 137-138
    para depressão, 130t
    para ejaculação precoce, 95-96
    para transtorno obsessivo-compulsivo, 132-133
Flurazepam, para insônia, 61-62, 63t
Fluvoxamina
    para depressão, 130t
    para transtorno obsessivo-compulsivo, 132-133
Fotocoagulação a *laser*, para DMRI úmida, 117-118
Fracture Risk Assessment Tool (FRAX). *Ver* Instrumento de avaliação de risco de fratura
Fraturas do hamato, 77-78
Função cognitiva, em idosos, 140-141

G

Gabapentina
    para dor neurogênica no pescoço, 73-74, Q127
    para dor neuropática, 40-41
    para sintomas da menopausa, 110
    para tosse crônica, 54
Genética clínica, 15-16. *Ver também* Testes genéticos
Ginkgo biloba, 26t
Ginseng, 26t
Glaucoma, 116-118
    glaucoma agudo por fechamento angular, 117-118
    primário de ângulo aberto, 116-118, 117t, Q150
Goma de nicotina, para cessação do tabagismo, 134t
Gráficos de controle, 29-31
Gripe, imunização para, 18-20, 20f, Q78
Guaifenesina, para tosse crônica, 54

H

Halitose, 127-128
Haloperidol, para delírio em cuidados paliativos, 42-43
HDL-colesterol, determinação dos níveis de, 83-84
Hemodiálise, recusa de, Q146
Hemoptise, 54
Hemorragia subconjuntival, 116-117, 116f-117f
Hepatite A, imunização para, 21-22
Hepatite B
    imunização para, 22-23, Q93
    monitoração para, 13-14
Hepatite C, vírus da, monitoração para, 13-14
Hérnias, 101-102
    assintomáticas, 101-102
    inguinais, 101
    sintomáticas, 101-102
Herpes-zóster, imunização para, 19-20
Hidrocele, 99-101
Hidrocodona, em cuidados paliativos, 41t
Hidromorfona, em cuidados paliativos, 41t, Q89
Hiperlipidemia. *Ver* Dislipidemia
Hiperplasia prostática benigna, 97-99, Q138
    diagnóstico de, 97
    e sintomas de sistema urinário inferior, 97, Q110
    escore do índice de sintomas AUA (AUA-SI), 97-99
    tratamento de, 97-99
Hipertrigliceridemia, tratamento de, 88
Hipotensão ortostática, síncope causada por, 62-63, Q96
Histórico e exame físico
    exame periódico da saúde, 7
    de rotina, 7-9

I

Imunização, 18-23
    administração de vacina, 18
    em fumantes, 22-23
    em trabalhadores da saúde, 22-23
    gripe, 18-20, 20f, Q78
    hepatite A, 21-23
    hepatite B, 22-23, Q93
    herpes-zóster, 19-20
    meningocócica, 21-22
    papilomavírus humano, 21-22
    pneumocócica, 20-23, 21t, 22f, Q102
    recomendações do ACIP, 18, 19t
    sarampo, caxumba e rubéola, 21-22
    tétano, difteria e coqueluche, 19-20, Q156
    vacinas vivas, contraindicações para, 19t
    varicela, 19-20
    viajantes internacionais, 22-23
Imunotestes rápidos com esfregaço vaginal, 113-114
Inalador de nicotina, para cessação do tabagismo, 134t
Incontinência de esforço, 144-145, Q43. *Ver também* Incontinência miccional
Incontinência miccional, 143-146
    avaliação da, 144-145, 145f
    cirurgia para, 145-146
    classificação da, 144-145
    dispositivos e agentes injetáveis para, 145-145
    em pacientes idosos com demência, Q85
    epidemiologia da, 143-145
    incontinência de esforço, 144-145, Q43
    incontinência de urgência, 144-145
    incontinência mista, 144-145
    incontinência por transbordamento, 144-145
    modificações no estilo de vida para, 145-146
    terapia comportamental para, 145146
    terapia farmacológica para, 145-146
    tratamento de, 144-146
Índice de Barthel modificado, 139t
Índice de Katz de independência nas atividades da vida diária, 139-140t
Índice de risco cardíaco revisado, 147-50, 150t
Infecção pelo HIV, monitoração para, 12-15, Q97
Infecções das vias respiratórias superiores, Q63
    faringite, 124-126
    rinite, 124-126, 125f
    sinusite, 124-126, 124f
Infecções dentais, 127-128
Informação sombria para o paciente, 38-40, 39t, Q21
Inibidor da bomba de prótons, para tosse crônica causada pela doença de refluxo gastresofágico, Q67
Inibidores da 5-alfa-redutase, (5-ARI), para hiperplasia prostática benigna, 97-99
Inibidores da ciclo-oxigenase-2, para dismenorreia, 106-107
Inibidores da fosfodiesterase tipo 5 (PDE-5)
    para disfunção erétil, 94-95
    para hiperplasia prostática benigna, 97-99
Inibidores da recaptação de serotonina--noradrenalina (IRSN)
    para depressão em pacientes terminalmente enfermos, 42-43
    para depressão, 129-131, 130t
    para dor neuropática, 40-41
    para transtorno da ansiedade generalizada, 131--132
Inibidores do leucotrieno, para rinite, 124-126
Inibidores seletivos da recaptação de serotonina (ISRS)
    efeitos colaterais sexuais dos, Q161
    para depressão em idosos, 140-141
    para depressão em pacientes terminalmente enfermos, 42-43
    para depressão, 129-131, 130t
    para tontura subjetiva crônica, 60-61
    para transtorno da ansiedade generalizada, 131--132
    para transtorno obsessivo-compulsivo, 132-133
Injeção de toxina botulínica, para incontinência de urgência, 145-146
Injeções de corticoide
    na capsulite adesiva, 76
    na dor no pescoço, 73-74

Índice remissivo

na epicondilite, 76-77
na síndrome do túnel do carpo, 77-78
Injeções epidurais de corticoides, para dor lombar, 71-72
Insônia, 60-62, Q139, Q151
    avaliação de, 60-61
    boa higiene do sono, técnicas para, 61t
    definição de, 60-61
    encaminhamento em caso de, 61-62
    terapia farmacológica, 61-62
    terapia não farmacológica para, 60-62, 61t
Instituição de enfermagem especializada, reabilitação em curto prazo em uma, Q144
Instrumento de avaliação de risco de fratura, 12
Insuficiência venosa crônica, edema com, 65-66, Q84
Intervalo de confiança (IC), 4-6
Intervenções para cessação do tabagismo, 132-133, 144t-135t, Q2
Inventário de deficiência auditiva para os idosos, 121--123
Iodeto de ecotiofato, para glaucoma primário de ângulo aberto, 117t
Ioga, para dor lombar, 71-72
Irrigação nasal com solução salina
    para rinite, 124-126
    para sinusite, 124-126

J

Justiça, 36-37

L

Lamotrigina, para transtorno bipolar, 129-131
Latanoprosta, para glaucoma primário de ângulo aberto, 117t
LDL-colesterol, determinação dos níveis de, 83-84
Leitos com fluido de ar, 146-147
Lesão de ligamento cruzado anterior, 80, Q53
Lesão química nos olhos, 120-121
Levonorgestrel, 106-107
Libido reduzida, 95-96
Lidocaína tópica, para dor neuropática, 45-47, Q12
Liraglutida, para controle do peso, 92-93
Lorazepam, para abstinência alcoólica, Q123
Lorcaserina, para perda de peso, 92-93

M

Mama, massa palpável na, 102-104, Q17
    apresentação clínica de, 102-103
    avaliação de, 102-104
    BI-RADS (*Breast Imaging Reporting and Data System*), 102-103, 103t
    diagnóstico diferencial de, 102-103
    mamografia e ultrassonografia para, 102-103, Q35
Mamografia digital, 14-15, Q83
Manitol, para glaucoma primário de ângulo aberto, 117t
Manobra de Dix-Hallpike, 56, 58-59, 57f, 56t
Manobra de Epley, 56, 58-59, 58f, Q3
Manobras para exame do ombro, 74t
Massagem
    para dor crônica, 45-47
    para dor lombar, 71-72, Q51
Mastalgia cíclica, Q106
Mastalgia. *Ver* Dor na mama
Meclizina, para vertigem posicional paroxística benigna, 59t

Medicações antiepilépticas, para dor neuropática, 40-41
Medicações antimuscarínicas, para incontinência de urgência, 145-146
Medicina perioperatória
    controle da medicação, 147-50, 148t-149t, Q52
    exames pré-operatórios, 147-150, Q34
    recomendações gerais, 146-150
Meias de compressão, 65-66
Melatonina, para insônia, 61-62
Menopausa, 107-110
    prematura, 107-108
    sintomas da, 108-109
    sintomas geniturinários, tratamento de, 110, Q88, Q148
    sintomas vasomotores de, tratamento de, 108--110, 109t, Q56
    terapia não hormonal para, 110
Menstruação dolorosa. *Ver* Dismenorreia
Mensuração da circunferência abdominal, em paciente obeso, 89-91, Q124
Meralgia parestésica, 79-80
Metadona, para analgesia em cuidados paliativos, 40-41
Metanálise, 2, 4
Metformina, para síndrome metabólica, 88-89
Metilfenidato, para depressão em pacientes terminalmente enfermos, 42-43
Metilnaltrexona, 40-41
Metoclopramida, para náusea induzida por opioide, 40-41
Métodos anticoncepcionais de barreira, 105t, 106--107
Metoprolol, no período perioperatório, Q52
Metronidazol
    para tricomoníase, 113-114
    para vaginose bacteriana, 113
Miconazol, para candidíase vulvovaginal, 113-114
Mídia social, conduta médica não profissional na, Q66
Midodrina, para síncope, 65
Mini-Cog, instrumento de triagem, 140-141
Miniexame do estado mental (MEEM), 140-141
Minipílula, 104, 106, 105t
Miorrelaxantes, para dor lombar, 71-72
Mirtazapina
    para depressão em pacientes terminalmente enfermos, 42-43
    para depressão, 130t
    para insônia, 61-62
Modelo Lean, 29t-30t, 29-31, Q6
Modelos de estudo, 1-2
    estudos experimentais, 2, 4, 3t
    estudos observacionais, 2, 4, 3t
    revisões sistemáticas, 2, 4
Modelos de melhora da qualidade 29-31, 29t-30t
    modelo Lean, 29-31, Q6
    modelo de Melhoria, 29-31, 30f
    Six Sigma, 29-31
Monitoração
    para aneurisma de aorta abdominal, 9, 11-12
    para câncer, 13-16
    para câncer cervical, 14-15, Q44, Q126
    para câncer colorretal, 14-16, Q168
    para câncer de mama, 13-15, Q9, Q83
    para câncer de pele, 15-16
    para câncer de próstata, 14-15
    para câncer de pulmão, 15-16, Q22

    para clamídia, 12
    para diabetes tipo 2, 4, 9, 11
    para distúrbios lipídicos, 9, 11
    para doença cardiovascular aterosclerótica, 9, 11, Q46
    para doença tireoidiana, 12
    para doenças crônicas, 9, 11-12
    para doenças infecciosas, 12-14
    para fibrilação atrial, Q68
    para gonorreia, 12
    para hipertensão, 9, 11
    para HIV, 12-14, Q97
    para obesidade, 9, 11, 83
    para osteoporose, 12, Q1
    para sífilis, 13-14
    para transtornos por uso de substâncias, 13-14
    para tuberculose, 13-14
    para uso abusivo do álcool, 13-14
    para vírus da hepatite B, 13-14
    para vírus da hepatite C, 13-14
    princípios da, 9
    recomendações da USPSTF para, 9, 11, 10t
    recomendações para adultos, 9, 11, 10t, 11t
Morfina
    em cuidados paliativos, 41t
    para dispneia, em cuidados paliativos, Q30
Morte assistida pelo médico, 35-37
Motoristas idosos, avaliação de, 141-143, 141t, Q15

N

Nalbufina, para analgesia em cuidados paliativos, 40-41
Naltrexona, para transtorno do uso de álcool, 132-133
National Institutes of Health, índice de sintomas de prostatite crônica do, 99-101
National Patient Safety Goals (NPSG), 31-32
Náusea, em cuidados paliativos, 41-43, 42t
Náusea induzida por opioide, 40-41
Neonato, triagem de, 17t
Neurite óptica, 120-121
Neurite vestibular, e vertigem periférica, 56, 58-59, Q113
Neuroestimulação elétrica transcutânea (TENS), para dor crônica, 45-47
Neuroma de Morton, 83-84
Niacina, para prevenção de DCVA, 85, 87-88, 85t
Nitrato de prata, para epistaxe, 127-128
Níveis de atendimento, 141-144
Nomograma, para interpretação de resultados de exames diagnósticos, 6f
Nortriptilina
    para depressão, 130t
    para dor neuropática, 40-41
Número necessário para prejudicar (NNP), 7, 8t
Número necessário para tratar (NNT), 7, 8t, Q162
Números necessários, 7

O

Obesidade, 89-91
    calculadores on-line do IMC, 89-91
    central, 89-91
    cirurgia bariátrica para, 92-93, 93t, 94f, 94t, Q159
    definição de, 89-91
    epidemiologia da, 89-91
    exercício para controle da, 91-92
    medicações promotoras de ganho de peso, 89t, 91t

modificação do estilo de vida para, 91, Q137
redução no consumo de energia dietética na, 91-92
sobrepeso e, 89t, 91t
terapia comportamental para, 91-92
terapia farmacológica para, 91-93
tratamento de, 89-95, 90f, 93t
triagem e avaliação da, 89-91, 89t, 91t, Q124
Obstrução por cerume, 123-126, Q140
Oclusão da artéria central da retina, 119-120, 120f
Oclusão da artéria da retina, 119-120, 120f
Oclusão de ramo venoso da retina, 119-120
Oclusão venosa da retina, 119-120, 120f
Olanzapina
para anorexia nervosa, 137-138
para esquizofrenia, 138-139
Olanzapina-fluoxetina, para depressão bipolar, 131-132
Olho
emergências oculares, 119-121
seco, 118-120
vermelho, 114-117
blefarite, 117, 115f-116f
conjuntivite, 114, 115f, Q152
episclerite e esclerite, 114-117, 115f-116f
hemorragia subconjuntival, 116-117, 116f-117f
uveíte, 117, 115f-116f, Q13
Ombro congelado. Ver Capsulite adesiva
Opioides
para analgesia em cuidados paliativos, 40-41, 41t
para dispneia, em cuidados paliativos, 41-42, Q30
para dor crônica, 45-47, 46t
para dor lombar, 71-72
para dor no pescoço, 73-74
para tosse crônica, 52, 54
programa de monitoração de prescrição de, Q132
Orelha de nadador, 123
Organização Mundial da Saúde, escada analgésica da, 40-41, 40f
Orlistate, para perda de peso, 91-93, Q14
Osteonecrose da cabeça do fêmur, 79-80
Osteoporose, monitoração para, 12, Q1
Otite externa, 123
Otite média, 123
Otite média com efusão, 123, Q11
Otosclerose, 121t, Q158
Oxibutinina, para incontinência de urgência, 145-146
Oxicoco, 26t
Oxicodona, em cuidados paliativos, 41t
Oximetolazona, para epistaxe, 127-128
Oximorfona, em cuidados paliativos, 41t

P

Pacientes geriátricos, avaliação de, 138-139
audição, 139-141, Q27
avaliação funcional, 138-139, 139t
depressão, 140-141
função cognitiva, 140-141
motoristas idosos, avaliação de, 141-143, 141t, Q15
prevenção de quedas, 140-143, 142f, Q47, Q77
visão, 139-140
Pacientes terminalmente enfermos, depressão em, 42-43, 43t, Q48
Painel lipídico em jejum, 85, 87, Q125
Palpação do pulso, para detecção de fibrilação atrial, Q68

Papilomavírus humano (HPV), imunização para, 21-22
Paracetamol
para capsulite adesiva, 76
para distúrbios do manguito rotador, 75
para dor crônica, 45-47
para dor lombar, 71-72
para dor no pescoço, 73-74
Paroxetina
para depressão, 130t
para ejaculação precoce, 95-96
para transtorno obsessivo-compulsivo, 132-133
Pastilha de nicotina, para cessação do tabagismo, 134t
Patient Health Questionnaire (PHQ-2), 12
Penicilina, para faringite por estreptococo do grupo A, 124-126, Q154
Perda da audição, 120-123, 121t
condutiva, 120-121
em idosos, 139-141, Q27
método de triagem para, 121-123
mista, 120-121
sensório-neural, 120-123, Q149
testes de Weber e Rinne, 121-123, 122t
Perda de peso. Ver também Obesidade
orlistate para, 91-93, Q14
para tratamento de disfunção erétil, Q24
terapia comportamental para, 91-92, Q73
Pessários, para incontinência de esforço, 145-146
PHQ-9, 128-129, 140-141
Pilocarpina, para glaucoma primário de ângulo aberto, 117-118t
Pílulas anticoncepcionais orais, 104, 106
Planejar-Executar-Estudar-Agir (PDSA), ciclo, 29, 30f
Plugues puntais/canaliculares, 118-119
Polifarmácia, 143-144
em idosos, Q160
Polimorfismos de nucleotídeo único (SNP), 16-17
Pomadas antibióticas, para abrasões da córnea, 116-117
Pramipexol, 61-62
Pré-síncope, 60
Pregabalina, para dor neuropática, 40-41
Prevalência, 4-6, 5t
Prevenção de quedas, em idosos, 140-143, 142f, Q47, Q77
Pró-tussígenos, para tosse crônica, 52
Probabilidade pré-teste, 5t
Probabilidades pós-teste, 5t
Procedimento cirúrgico de baixo risco, avaliação pré-operatória em, Q34
Procedimento de sling na parte intermediária da uretra, 145-146
Proclorperazina
para náusea induzida por opioide, 40-41
para vertigem posicional paroxística benigna, 59t
Profissionalismo, 32-34, Q66, Q90
princípios e compromissos do, 33t
Progestógenos, na caquexia, 42-43
Programas de monitoração de prescrições, Q132
Prontuário médico eletrônico (PME), 9, 11, 29-32
Prostatite e dor pélvica, 99-101, 100t
Protocolo SPIKES, para informação sombria ao paciente, 39t, Q21
Psicoterapia
para anorexia nervosa, 137-138
para transtorno do estresse pós-traumático, 132-133

Q

Quazepam, para insônia, 63t
Quetiapina, para depressão bipolar, 131-132, Q32

R

Ramelteon, para insônia, 63t
Razão de probabilidade (RP), 4-6, 5t
negativa, 6, 5t
positiva, 6, 5t
Reconciliação de medicação, 29
Recusa/supressão do tratamento, 35-36, Q146, Q155
Redução do risco absoluto, 7, 8t, Q129
Redução do risco relativo (RRR), 8t
Reflexo cremastérico, 97-99
Regras de Ottawa para tornozelo e pé, 82, 83f
Relacionamento entre médico-paciente, 33-35
Relaxantes da musculatura esquelética, para dor no pescoço, 73-74
Repouso, Gelo, Compressão e Elevação (Rest, Ice, Compression, and Elevation, RICE), terapêutica de, para entorses do tornozelo, 82
Responsabilidade dos colegas, 37-38
Ressecção transuretral da próstata, 97-99
Resumos de alta, 26, 28t
Revelação de erro médico, 36-38, Q134
Revisões sistemáticas, 2, 4
Rinite, 124-126, 125f
alérgica, 124-126, Q136
não alérgica, 124-126
medicamentosa, 124-126
Rinossinusite bacteriana, 124-126, 124f
Rintatolimode, para doença sistêmica de intolerância ao esforço, 54-56
Risco absoluto, 6-7, 8t
Risco pulmonar, avaliação pré-operatória do, Q4
Risco relativo (RR), 6-7, 8t, Q26
RM de ombro, na ruptura de manguito rotador, Q64
ROSE – Risk stratification of Syncope in the Emergency Department (Estratificação do risco de síncope na unidade de emergência), regra, 65
Rosuvastatina, para prevenção de DCVA, 85, Q25
Ruptura de ligamento colateral lateral, 80
Ruptura de tendão do calcâneo, 82
Ruptura do ligamento colateral medial, 80
Rupturas agudas de ligamento cruzado posterior, 80
Rupturas meniscais, 80-82

S

Sacroileíte, Q28
Sangramento nasal. Ver Epistaxe
Sangramento uterino anormal, 101-103
anovulatório, 101-102
apresentação clínica do, 101-102
avaliação do, 101-103
em mulheres na pós-menopausa, 101-102
em mulheres na pré-menopausa, 101-102
ovulatório, 101-102
tratamento do, 102-103
Sarampo, caxumba e rubéola, vacina para, 21-22
Saw palmetto, 26t
Segurança e qualidade do paciente, 27-28
erros de medicação, 27-28
erros diagnósticos, 27-28, 28t
melhora da qualidade, determinação da, 29-32
modelos de melhora da qualidade, 29-31, 30f, 29t-30t
National Patient Safety Goals, 31-32

Índice remissivo

resumo padronizado para alta, 29t-30t
tecnologia de informação da saúde e, 31-32
transições de cuidados, 27-29, Q144
tratamento domiciliar centrado no paciente, 31-32
Sene, para constipação induzida por opioide, 40-41, Q141
Sensibilidade do teste, 4-6, 5t
Sequestrantes do ácido biliar, para prevenção de DCVA, 85, 87-88, 85t
Série de casos, 2, 4, 3t
Sertralina
    para depressão, 130t
    para ejaculação precoce, 95-96
    para transtorno da ansiedade social, Q103
    para transtorno do pânico, Q61
    para transtorno obsessivo-compulsivo, 132-133
Sildenafil, para disfunção erétil, 94-95
Silodosina, para hiperplasia prostática benigna, 97-99
Sinal de Hutchinson, 120-121
Sinal de Russell, 137-138
Síncope, 61-67
    cardíaca, 62-63, Q107
    classificação da, 64t
    com mediação neural, 62-63
    critérios de alto risco para, 66t
    diagnóstico e avaliação da, 64-65, Q59, Q91
    doença cerebrovascular e, 62-64
    estratificação de risco e decisão para internação no hospital, 65
    ortostática, 62-63, Q96
    prognóstico para, 65
    tratamento de, 65
Síndrome da cauda equina, 71-72, Q23
Síndrome da dor patelofemoral, 81-82, Q99
Síndrome da íris flácida, 147-150
Síndrome da serotonina, 129-131
Síndrome das pernas inquietas, 61-62
Síndrome de Lemierre, 126
Síndrome de realimentação, 137-138
Síndrome do desfiladeiro torácico, 73-74
    arterial, 73-74
    neurogênica, 73-74
    venosa, 73-74
Síndrome do impacto subacromial, 75
Síndrome do piriforme, 79-80
Síndrome do trato iliotibial, 81-82
Síndrome do túnel cubital, 76-77
Síndrome do túnel do carpo, 76-78, 77f
Síndrome do túnel do tarso, 83-84
Síndrome metabólica, 88-89, Q70
    diagnóstico de, 88t
    tratamento de, 88-89
Síndrome pós-trombótica, 65-66
Síndrome vestibular aguda, 56, 58-59, Q80
Síndromes de dor central, 44-45, Q101
Sintomas clinicamente inexplicáveis, 47-50, Q16, Q95, Q122, Q164
    apresentação clínica e avaliação, 47-49, 48t
    avaliação de acompanhamento em, 49t
    avaliação inicial em, 47-49, 48t
    critérios diagnósticos para transtorno de sintomas somáticos/de ansiedade em relação a doenças e, 48t
    tratamento de acompanhamento em, 51t
    tratamento de, 49-50

Sintomas somáticos e outros transtornos relacionados (SSTR), 135-138, Q74
Sintomas vasomotores, em mulheres na menopausa, 108-110, 109t, Q56, Q71
Sinusite, 124-126, 124f, Q55
    bacteriana, 124-126
    viral, 124-126
Sinvastatina, para prevenção de DCVA, 85, 87
Sobrepeso, 89-91. *Ver também* Obesidade
Solifenacina, para incontinência de urgência, 145-146
Spray nasal de nicotina, para cessação do tabagismo, 134t
Stent farmacológico (*Drug-eluting stent*, DES), 150-152
    cirurgia não cardíaca eletiva após, Q60
STOP-BANG, instrumento para monitoração de apneia obstrutiva do sono, 152-153, 153t, Q33
Suplementação com vitamina, 23-27, 25t, Q114
Suplementação com vitamina D, para idosos, 141, Q47
Suplemento nutricional, 23-24. *Ver também* Suplementos e terapias fitoterápicas
Suplementos e terapias fitoterápicas, 23-27
    suplementação vitamínica, 23-27, 25t
    suplementos fitoterápicos (botânicos), 26-27, 26t
Suplementos fitoterápicos, 26-27, 26t
Suporte para decisão clínica, 31-32
Suvorexant, para insônia, 63t

T

Tadalafila
    para disfunção erétil, 94-95
    para hiperplasia prostática benigna, 97-99
Tansulosina, para hiperplasia prostática benigna, 97-99
Tapentadol, para analgesia em cuidados paliativos, 40-41
TC torácica em baixa dose, para monitoração de câncer de pulmão, 15-16, Q22
Técnicas de relaxamento, para insônia, 61-62
Temazepam, para insônia, 61-62, 63t
Tenossinovite de De Quervain, 77-78
Terapêutica com estatina, para prevenção de DCVA, 85, 87, 86f, 85t, Q25, Q45, Q125
    de alta intensidade, 85, 87, Q153
    de intensidade moderada, 85, 87
Terapêutica de controle de estímulo, para insônia, 61-62
Terapia cognitivo-comportamental (TCC)
    para bulimia nervosa, 137-138
    para depressão, 129-131
    para disfunção sexual em mulheres, 107-108
    para doença sistêmica de intolerância ao esforço, 54-56, Q36
    para dor crônica, 45-47, Q75
    para dor lombar, 71-72
    para insônia, 60-62
    para sintomas clinicamente inexplicáveis, 49-50, Q16
    para tontura subjetiva crônica, 60-61
    para transtorno da ansiedade generalizada, 131-132
    para transtorno da ansiedade social, 131-132
    para transtorno de déficit de atenção/hiperatividade, 138-139
    para transtorno obsessivo-compulsivo, 132-133

Terapia com estrogênio vaginal, para sintomas geniturinários da menopausa, 110, Q148
Terapia comportamental
    para incontinência miccional, 145-146, Q85
    para perda de peso, 91-92, Q73
Terapia de reabilitação vestibular e do equilíbrio, para tontura subjetiva crônica, 60-61
Terapia de reabilitação vestibular, para vertigem periférica, 56, 58-59
Terapia de reposição de testosterona, para disfunção erétil, 94-95, Q49
Terapia hormonal, para sintomas vasomotores durante a menopausa, 108-110, 109t, Q56
Terapia sexual, para disfunção sexual em mulheres, 107-108
Terazosina, para hiperplasia prostática benigna, 97-99
Testagem genética preditiva, 16-17, 17t
Teste da mesa inclinada, 64, Q91
Teste da voz sussurrada, 121-123, Q27
Teste de detecção rápida de antígeno, para faringite por EGA, 124-126
Teste de gravidez, antes do início de anticoncepcionais hormonais, Q62
Teste de identificação de transtornos por uso de álcool (Alcohol Use Disorders Identification Test), 13-14
Teste de Spurling, 71-72
Teste de Thompson, 82, 82f-83f
Teste de triagem para abuso de medicação. *Ver Drug Abuse Screening Test* (DAST-10)
Teste do arco doloroso, 75, 74t, 75f
Teste do braço caído, 75, 74t, 75f
Teste do esfregaço dos dedos, 121-123
Teste do portador, 17t
Teste imunoquímico fecal (TIF), Q168
Teste para tumor, 17t
Teste pré-natal, 17t
Teste Timed Up and Go, 140-141
Testes de amplificação de ácido nucleico, (*Nucleic acid amplification tests*, NAAT), 113-114
Testes genéticos, 15-16, 35
    coloração de Giemsa para cromossomos, 16-17
    diagnósticos, 16-17, 17t
    direto ao consumidor, 16-17, Q29
    estratégias para, 16-17, 17t
    histórico familiar e, 15-17, 16t
    para mutações do gene *BRCA*, Q76
    testes bioquímicos, 16-17
    testes citogenéticos, 16-17
    testes diretos de DNA, 16-17
    testes indiretos de DNA, 16-17
Tetraciclinas, para inflamação palpebral, 118-119
Timolol, para glaucoma primário de ângulo aberto, 117-118t
Tolterodina, para incontinência de urgência, 145-146
Tomada de decisão substituta, 35-36, Q128
Tontura, 56, 58-61
    abordagem a paciente com, 56, 58-59
    desequilíbrio, 60, Q18
    inespecífica, 60
    pré-síncope, 60
    subjetiva crônica, 60-61
    vertigem central, 56, 58-60
    vertigem periférica, 56, 58-59, 58f, 59t
    vertigem, 56, 58-59, 57f, 56t
Topiramato, para transtorno de compulsão alimentar, 137-138

Torção testicular, 97-101
Tornozelo, entorses de, 81-82
    regras de Ottawa, para tornozelo e pé, 82, 82f, 83f
Tosse, 50, 52-54
    aguda, 50, 52, Q63
    asma e, 52
    bronquite eosinofílica não asmática e, 52
    crônica, 52-54, 53f, Q67
    doença de refluxo gastresofágico e, 52, Q67
    em paciente imunocomprometido, 54
    hemoptise, 54
    inibidor da ECA e, 52
    radiografia torácica na, 50, 52
    síndrome da tosse das vias aéreas superiores, 52
    subaguda, 52
Tramadol
    para analgesia em cuidados paliativos, 40-41
    para dor crônica, 45-47
Transições dos cuidados, 27-29, Q144
Transtorno afetivo sazonal, 128-129
Transtorno bipolar, 129-132, Q32
Transtorno conversivo, 135-136
Transtorno da ansiedade social, 131-132, Q103
Transtorno da excitação/interesse sexual, 107-108, Q130
Transtorno da personalidade borderline, 136t, Q116
Transtorno de ansiedade em relação a doenças, 47-49, 48t, 135-136
Transtorno de ansiedade generalizada (TAG), 131-132, Q92
Transtorno de compulsão alimentar (TCA), 137-138
Transtorno de déficit de atenção/hiperatividade (TDAH), 138-139
Transtorno depressivo maior, 128-129
Transtorno depressivo persistente, 128-129
Transtorno disfórico pré-menstrual, 128-129
Transtorno do desejo sexual hipoativo, 95-96
Transtorno do espectro autista, 138-139, Q118
Transtorno do estresse pós-traumático (TEPT), 131-133
Transtorno do luto complexo e persistente, 128-129
Transtorno do pânico, 131-132, Q61
Transtorno factício, 135-136
Transtorno obsessivo-compulsivo (TOC), 132-133
Transtornos alimentares, 137-138
Transtornos da personalidade, 135-136, 136t
Transtornos do humor, 127-132
    transtorno bipolar, 129-132
    transtornos depressivos, 127-131
Transtornos por abuso de substância
    álcool, 132-133
    drogas, 133
    tabaco, 132-133
Tratamento cardiovascular perioperatório
    avaliação de risco cardiovascular, 147-152, 151f, 150t, Q58
    tratamento de risco cardiovascular, 150-153
Tratamento com imidazol, para candidíase vulvovaginal, 113-114

Tratamento domiciliar centrado no paciente, 31-32, 32t
Tratamento para prolongamento da vida, recusa/suspensão do, Q146, Q155
Tratamento perioperatório, 146-150
    cardiovascular, 147-153, Q58
    doença hepática, 159-160
    doença neurológica, 159-160
    doença renal, 159-160
    doenças endócrinas, 156-158, Q40
    hematológico, 153-157
    pulmonar, 152-155
Tratamento perioperatório do pulmão, 152-155, Q4
    controle do risco, 153-155
    fatores de risco para complicações pulmonares, 152t
    modelos e calculadores de risco, 152-153
    STOP-BANG, pesquisa, 152-153, 153t, Q33
Tratamento perioperatório hematológico, 153-155
    anemia e, 156-157, Q19
    coagulopatias e, 156-157
    profilaxia da tromboembolia venosa, 153-155, 154t, 155t-156t, Q142
    terapia anticoagulante e, 153-156, 156t, Q135
    terapia antiplaquetária e, 156-157
    trombocitopenia e, 156-157
Trazodona
    para depressão, 130t
    para insônia, 61-62
    para transtorno do estresse pós-traumático, 132--133
Treinamento com exercícios gradativos, para doença sistêmica de intolerância ao esforço, 54-56
Treinamento da bexiga, 145-146
Treinamento da musculatura do assoalho pélvico (TMAP), 145-146, Q43
Triagem com antígeno específico da próstata, para câncer de próstata, 14-15
Triagem para visão, em idosos, 139-140, Q98
Triazolam, para insônia, 61-62, 63t
Tricomoníase, 112t, 113-114, Q69
Triglicerídeos, determinação dos níveis de, 83-84
Tromboembolia venosa (TEV), 153-155, 154t-156t, Q142
Tróspio, para incontinência de urgência, 145-146

U

U.S. Preventive Services Task Force (USPSTF), 7, 9
    definições de grau da, 8t
    hierarquia do modelo de pesquisa, 8t
    sobre triagem/monitoração, 11-16, 10t-11t, 89-91, 117-118, 120-121, 127-128
Úlceras da córnea, 116-117, 116f, 117f
Úlceras de pressão, 146-147
    apresentação clínica, 148t
    classificação das, 148t
    não estadiáveis, Q86
    prevenção e tratamento de, 146147, Q8

Ulipristal, 106-107
Ultrassonografia, para massa mamária, 102-103, Q35
Urinálise, para hiperplasia prostática benigna, 97-99, Q138
Uso de droga ilícita, 133, 135
Uso de tabaco, 132-133, 134t-135t
Uveíte, 117, 115f-116f, Q13

V

Vacina inativada contra a gripe (IIV), 18-20, Q78
Vacina meningocócica, 21-22
Vacina para tétano, difteria e coqueluche acelular (Tdap), 19-20
    durante a gestação, Q156
Vacina recombinante trivalente contra a gripe, 19-20
Vacina viva atenuada contra a gripe, 19-20
Vacinação. *Ver* Imunização
Vacinação pneumocócica, 20-22, 21t, 22f, Q102
Vaginite, 111-114, 112t
    candidíase vulvovaginal, 112t, 113-114
    tricomoníase, 112t, 113-114
Vaginose bacteriana, 111-114, 112t, 113f
Validade do estudo, 4-6, Q112
Valor de *P*, 4-6
Valor preditivo negativo (VPN), 4-6, 5t
Valor preditivo positivo (VPP), 4-6, 5t
Valores preditivos, 4-6
Vardenafil, para disfunção erétil, 94-95
Vareniclina, para cessação do tabagismo, 132-133, 135t, Q79
Varicela, imunização para, 19-20
Varicocele, 99-101
Venlafaxina
    para depressão, 130t
    para dor neuropática, 40-41
    para transtorno da ansiedade social, 131-132
Vertigem, 56, 58-59, 57f, 56t
    AVC de tronco cerebral em, Q80
Vertigem central, 56, 58-60, Q80
Vertigem periférica, 56, 58-59, 58f, 59t
Vertigem posicional paroxística benigna, 56, 58-59, Q3
Viés de tempo de duração, 9, Q38
Vieses, 4-6

W

Xeroftalmia. *Ver* Olho seco

Z

Zaleplon, para insônia, 61-62, 63t
Zolpidem, para insônia, 61-62, 63t
Zumbido, 121-123
    causas de, 121-123, Q149
    leve, 123
    medicamentos associados ao, 122t
    não pulsátil, 121-123
    pulsátil, 121-123